本套丛书被国家新闻出版广电总局评为：
向全国推荐优秀古籍整理图书

□明清名医全书大成

李中梓医学全书

主 编 包来发

编 委 金芷君 顾宏平

张 宁 郑贤国

中国中医药出版社

·北京·

图书在版编目（CIP）数据

李中梓医学全书/包来发主编. —2版. —北京：中国中医药出版社，2015.2(2021.4 重印)
（明清名医全书大成）
ISBN 978-7-5132-2336-2

Ⅰ. ①李…　Ⅱ. ①包…　Ⅲ. ①中国医药学-古籍-中国-明代
Ⅳ. ①R2-52

中国版本图书馆 CIP 数据核字（2015）第 013822 号

中 国 中 医 药 出 版 社 出 版
北京经济技术开发区科创十三街 31 号院二区 8 号楼
邮政编码　100176
传真　010 64405721
山东临沂新华印刷物流集团有限责任公司印刷
各地新华书店经销
*
开本 787×1092　1/16　印张 51.75　字数 1280 千字
2015 年 2 月第 2 版　　2021 年 4 月第 4 次印刷
书　号　ISBN 978-7-5132-2336-2
*
定价　220.00 元
网址　www.cptcm.com

明清名医全书大成丛书编委会

审定委员会 （按姓氏笔画排列）

马继兴　史常永　李今庸　李经纬　余瀛鳌

张灿玾　俞长荣　郭霭春　裘沛然

总 主 编　胡国臣

副总主编　傅　芳　宋志恒　张年顺　樊正伦　吴少祯

编　　委　（按姓氏笔画排列）

于　杰　于淑芬　王　燕　王　键　王　璟

王兴华　王国辰　王岱平　王育学　王咪咪

王振国　王晓平　包来发　田思胜　成肇仁

朱立专　乔海法　竹剑平　任春荣　齐　昉

刘　炜　刘　虹　刘　洋　刘华东　刘宏光

刘学义　刘明礼　刘振荣　孙中堂　孙洽熙

李　林　李　颖　李玉清　李世华　李庆和

李刘坤　李刘周　李志庸　李桂兰　李继明

李敬林　苏　礼　杨　利　杨　震　杨金萍

汪正宜　汪幼一　汪桂范　张　敏　张玉杰

张东超　张印生　张民庆　张志斌　张朝阳

陆　拯　　陆小左　　陈　钢　　陈　熠　　邵金阶

林慧光　　欧阳斌　　招萼华　　易　杰　　罗根海

周玉萍　　姜典华　　郑　林　　郑怀林　　郑洪新

项长生　　柳长华　　胡思源　　俞宜年　　施仁潮

祝建华　　姚昌绶　　秦建国　　袁红霞　　徐　麟

徐又芳　　徐春波　　高　萍　　高尔鑫　　高传印

高新民　　郭君双　　黄英志　　曹爱平　　盛　良

盛维忠　　盛增秀　　韩学杰　　焦振廉　　傅沛藩

傅海燕　　薛　军　　戴忠俊　　魏　平

学术秘书　芮立新

前　言

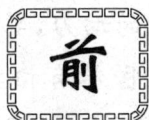

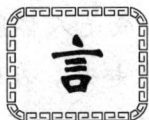

　　《明清名医全书大成》系列丛书是集明清 30 位医学名家医学著作而成。中医药学是一个伟大的宝库，其学术源远流长，发展到明清时期，已日臻成熟，在继承前代成就的基础上，并有许多发展，是中医的鼎盛时期。突出表现在：名医辈出，学派林立，在基础学科和临床各科方面取得了很大成就，特别是本草学和临床学尤为突出。同时著书立说很活跃，医学著作大量面世，对继承发扬中医药学起到了巨大的推动作用。

　　本草学在明代的发展达到了空前的高峰，其著述之多，内容之丰，观点之新，思想之成熟，都是历代难以与之媲美的。尤其是明代李时珍的《本草纲目》被誉为"天下第一药典"。全书 52 卷、62 目，载药 1892 种，附本草实物考察图谱 1110 幅，附方万余首。他"奋编摩之志，僭纂述之权"，"书考八百余家"，"剪繁去复，绳谬补遗，析族区类，振纲分目"，在药物分类、鉴定、生药、药性、方剂、炮制、编写体例等许多方面均有很大贡献，其刊行以来，受到国内外医药界的青睐，在中国药学史上起到了继往开来的作用，多种译本流传于世界诸多国家，其成就已远远超出医药学的范围，曾被英国生物学家达尔文誉为"中国的百科全书"。除时珍之卓越贡献之外，还有缪希雍的《神农本草经疏》，是对《神农本草经》的阐发和注释，与其一生药学经验的总结，详明药理及病忌、药忌，为明代本草注疏药理之先。更有清代张璐的《本经逢原》，其药物分类舍弃《神农本草经》三品窠臼，而遵《本草纲目》按自然属性划分，体例以药物性味为先，次以主治、发明，内容广泛，旁征博引，参以个人体会。全书以《神农本草经》为主，引申发明，凡性味效用，诸家治法以及药用真伪优劣的鉴别，都明确而扼要地作了叙述，使"学人左右逢源，不逾炎黄绳墨"而"足以为上工"也。另外，尚有薛己的《本草约言》，汪昂的《本草备要》，徐灵胎之《神农本草经百种录》，陈修园之《神农本草经读》，张志聪之《本草崇原》等，这些书也都各具特点，流传甚广。

　　明清时期基础理论的研究仍以《内经》以来所形成的自发唯物论和朴素辩

证法理论体系为基础，不断地总结医疗实践经验，有所发明，有所创造，从不同方面丰富和发展了中医学的理论。如明代的张景岳等十分强调命门在人体的重要作用，把命门看成是人体脏腑生理功能的动力，并受朱震亨相火论的影响，把命门、相火联系起来，在临床上对后世医学有相当影响。清代叶天士、吴鞠通、王孟英等对温热病发生、发展规律的探讨，以及对卫气营血辨证和三焦辨证的创立等。关于人体解剖生理的认识：有些医家对脑的功能有新的记述。如李时珍有"脑为元神之府"，汪昂记有"人之记性在脑"，喻嘉言有"脑之上为天门，身中万神集会之所"等记述，对于中医学理论体系的丰富和发展，都作出了很大的贡献。

临床各科在明清时期得到了很大发展，因此时医学十分注意临床观察，临床经验丰富。很多医家都非常重视辨证论治及四诊八纲，如李时珍的《濒湖脉学》，是这一时期重要的脉学著作，该书以歌诀形式叙述介绍了27种脉象，便于学习、理解、诵读和记忆，流传甚广。孙一奎在《赤水玄珠·凡例》中概括地指出："凡证不拘大小轻重，俱有寒热、虚实、表里、气血八个字。苟能于此八个字认得真切，岂必无古方可循？"张景岳在《景岳全书》中强调以阴阳为总纲，以表里、虚实、寒热为六变。他使中医基础理论和临床实践结合得更加紧密，形成了理、法、方、药的完整理论体系。

内科医著明清时期很多。薛立斋的《内科摘要》一书，首开中医"内科"书名之先河。也正式明确中医内科的概念，使内科病证的诊治有了很大提高。具有代表性的著作有王肯堂的《证治准绳》，张景岳的《景岳全书》等。从学术理论方面，以温补学派的出现和争论为其特点。其主要倡导者有薛立斋、孙一奎、张景岳、李中梓等，主要观点是重视脾肾。薛立斋注重脾肾虚损证，重视肾中水火和脾胃的关系，因而脾肾并举，注重温补。温补派的中坚张景岳的《类经附翼》《景岳全书》，原宗朱震亨说，后转而尊崇张元素和李杲，反对朱说，力倡"阳非有余，阴常不足"。极力主张温补肾阳在养生和临床上的重要性。李中梓则在薛立斋、张景岳的影响下，既重视脾胃，也重滋阴养阳。温补之说，成为明清时期临床医学发展上的一大特点。

温病学派的兴起是明清时期医学的突出成就之一。叶天士的《温热论》，创温病卫气营血由表入里的传变规律，开卫气营血辨证论治法则。吴鞠通的《温病条辨》，乃继承叶氏温病学说，但提出了温病的传变为"三焦由上及下，由浅入深"之说，成为温病三焦辨证的起始。其他如王孟英的《温热经纬》等著作都丰富了温病学说。

骨伤科、外科在明清时期也有了一定的发展。这一时期外科闻名的医家和医学专著空前增多。如薛立斋的《外科枢要》，汪石山的《外科理例》等，记述外科病证，论述外科证治，各有特点。骨伤科有王肯堂的《疡医证治准绳》，是继《普济方》之后对骨伤科方药诊治的进一步系统归纳。

妇产科在明清时期发展很快，成就比较显著。如万密斋的《广嗣纪要》对影响生育的男女生殖器畸形、损伤，以及妊娠等做了记述。薛立斋在《保婴撮要》中强调妇科疾病之养正，记述有烧灼断脐法，以预防脐风；王肯堂的《女科证治准绳》收录和综合前人对妇产科的论述。武之望的《济阴纲目》列述了经、带、胎、产等项，纲目分明，选方实用。

儿科在明清时期内容较前更加充实，专著明显增多。如万密斋的《全幼心鉴》《幼科发挥》《育婴秘诀》《广嗣纪要》《痘疹世医心法》等儿科专著，继承了钱乙之说，强调小儿肝常有余，脾常不足的特点，治疗重视调补脾胃，除药物外，还注意推拿等法。王肯堂的《幼科证治准绳》综合历代儿科知识，采集各家论述，对麻痘、热症等多种小儿疾病论述颇详，流传甚广。

眼、耳鼻咽喉及口腔科在这一时期也有一定的进展。如王肯堂的《证治准绳》论述眼疾171症，详述证治，是对眼病知识的较好汇集。薛立斋的《口齿类要》记述口、齿、舌、唇、喉部的疾患，注重辨证治疗，简明扼要，介绍医方604首，为现存以口齿科为名的最早专书之一。

气功及养生方面，在此期也较为重视，出现了不少有影响、有特色的养生学专著。如万密斋的《养生四要》。张景岳在《类经·摄生》中也阐发了《内经》的有关养生论述，对养神和养形做了精辟论述，富有唯物辩证精神。另如叶天士在《临证指南医案》中记述300例老年病的验案，强调颐养功夫，寒温调摄和戒烟酒等。

清朝末年，西方医学开始传入中国，因此，西医学术对中医学术产生很大影响，在临床上中西医病名相对照，并以此指导临床诊治，中西医汇通学派形成。如其代表人物唐容川，立足中西医汇通，发扬祖国医学，精研中医理论，遵古而不泥古，建立了治疗血证的完整体系。

综上所述，明清时期名医辈出，医学确有辉煌成就，在中医药学发展的长河中占有重要的位置，这就是我们编辑出版《明清名医全书大成》之目的所在。

全书共收录了30位医家，集成30册医学全书，其中明代13位，清代17

位。收录原则为成名于明清时期（1368～1911）的著名医家，其医学著作在两部以上（包括两部）；每位医家医学全书的收书原则：医家的全部医学著作；医家对中医经典著作（《内经》《难经》《神农本草经》《伤寒论》《金匮要略》）的注疏；其弟子或后人整理的医案。整理本着搞清版本源流、校注少而精，做到一文必求其确。整理重点在学术思想研究部分，力求通过学术思想研究达到继承发扬的目的。

本书为新闻出版署"九五"重点图书之一，在论证和编写过程中，得到了马继兴、张灿玾、李今庸、郭霭春、李经纬、余瀛鳌、史常永等审定委员的指导和帮助，在此表示衷心感谢。本书30位主编均为全国文献整理方面有名望的学科带头人，经过几年努力编撰而成。虽几经修改，但因种种原因，如此之宏篇巨著错误之处在所难免，敬请各位同仁指正。

编著者

1999 年 5 月于北京

　　《李中梓医学全书》集明末著名医家李中梓医学著作之大成。李中梓，字士材，号念莪，又号尽凡居士，生于1588年，卒于1655年，江苏云间南汇人。全书收录了李氏编撰的《内经知要》2卷、《医宗必读》10卷、《伤寒括要》2卷、《诊家正眼》2卷、《病机沙篆》2卷、《本草通玄》2卷、《删补颐生微论》4卷、《里中医案》1卷，以及由明代钱允治增补的《雷公炮制药性解》6卷。

　　本书主要内容包括李氏研究《内经》《伤寒论》的心得体会，对中医本草著作的提要钩玄、对中医脉诊的归纳总结、治疗内伤杂病的证治经验，以及对中医基础理论的独到见解与精湛的临床验案。书后有整理者撰写的"李中梓医学学术思想研究"一文，并附建国以来有关李中梓研究的论文题录。

　　本书系统整理校注了李中梓医书9部，共31卷，是历代收集整理李氏医学著作中最全的一部佳作。可供中医药专业人员以及学习中医、研究中医者阅读。

校 注 说 明

李中梓（1588～1655年），字士材，号念莪，又号尽凡居士，江苏云间南汇人，为明末清初著名医学家。著有《内经知要》《医宗必读》《伤寒括要》《诊家正眼》《病机沙篆》《本草通玄》《雷公炮制药性解》《删补颐生微论》及后人整理的《李中梓医案》。士材门人众多，首传沈朗仲，再传马元仪，三传尤在泾，皆以医名著称于世，世称士材学派。现将各书校注情况简述于下：

一、《内经知要》二卷

李氏从《黄帝内经》中选录切于实用的重要内容，分为八类，并加注阐释、校勘而成。内容简要，条理较清，对初学者有较大裨益。自明代崇祯十五年（1642）以《李士材医书二种》合刊形式问世后，历代不断重刊，有木刻本、石印本、铅印本、影印本多种版本形式。从卷数看，可以分为二卷本和十卷本二大体系。二卷本占多数，主要有清代乾隆二十九年（1764）扫叶山房刻本（简称乾隆本）、乾隆间长州薛氏扫叶庄刻本（简称薛本）、道光五年（1825）赵氏重校刻本、光绪九年（1883）上洋江左书林本（简称江左本）、光绪十一年（1885）苏州绿慎堂王氏刊本（简称王本）、光绪十六年（1890）云阳周氏医室藏板重刊本（简称周本）、以及崇德堂、文兴堂刊本；民国时期有1933年商务印书馆排印谢氏重订本（简称谢本）及普新书局、广益书局的石印本、上海世界书局影印本；建国后主要有人民卫生出版社影印本。十卷本有二种，即日本宽文二年（1662）武村市兵卫刻本（简称日刻本）、正德五年（1715）刻本。此外尚有讲义、语译、浅解、评注等形式的石印本和铅印本。本书版本众多，流传广泛，是明清以来影响最大的《内经》入门读本。这次整理，以明代金阊传万堂梓本（版面每半页高19.8厘米，宽14.1厘米，10行，每行20字）作底本，日刻本、乾隆本、薛本作主校本，江左本、王本、周本、谢本作参校本。它校引用的医书有《黄帝内经素问》（简称《素问》，用人民卫生出版社影印明嘉靖庚戌（1550）武陵顾从德翻宋刻本）、《灵枢经》（简称《灵枢》，用人民卫生出版社1963年排印本）、《黄帝内经太素》（简称《太素》）、《甲乙经》、《诸病源候论》（简称《病源》）、《千金备急要方》（简称《千金方》）、《脉经》等医著，并结合医理文义进行理校，作些必要的注释。我们主要作了下列三方面的工作：

1. 统一体例：明刻底本书中无序和目录，日刻本同明刻本。清代乾隆年间重刊时，加入薛雪所写的序言，后世重刊时皆选用，今亦宗之。所缺目录依正文编写。原书体例，辑录的经文，凡引自《素问》者，仅标明篇名，引自《灵枢》者，则标明《灵枢》与篇名。在各章中，同一篇经文的内容辑录在一起，首冠篇名。其间分段较少，在《内经》原文中上下不相连接的文字，大多未能区分开来。每章末有李中梓的按语，以"愚按"作标志。这次整理，统一了篇名的体例，校正了其中的脱漏、重复、篇名不全、讹误等问题。篇中文字，凡在《内经》原文中虽不直接连接，但所述内容相关者，则用省略号连接。若上下文内容可以独立者，则采用分段形式，将上下文分开。全书使用现代标点符号标点。

2．校勘文字：《内经》文义古奥，距今年代久远，版本众多，各本文中常有差异，经文中衍、误、脱、倒现象较为常见。李氏所辑录的经文与现行通行本比较，有文字出入者较多，究其原因有二：①李氏根据明末见到的《内经》各种传本和他校本，校勘后选用，书中校文有 16 处可证。②李氏辑录大多完全照录《内经》原文，有的以简要节录的形式选入，文字有脱漏。这次整理，凡文义可通者，则不予改动。若关键文字有脱漏，则予以补充。另外，《内经》经文的校勘工作，后世有了较大进展，凡属李氏未提及的衍误脱倒问题，我们充分吸取前贤和当今校勘成果，加入校记中。

3．注释词句：鉴于原书病能章《调经篇》将它书引文误作经文的实际情况，凡注文中出现"经曰"的文句，均予以查考，订正其中的讹误，并注明文句出处。经文中的语词，凡注文中未予解释，理解有困难者，则作简要的注释。

二、《医宗必读》十卷

明崇祯十年丁丑（1637）问世，至今三百多年，据《全国中医图书联合目录》记载，刊本有五十余种，流传十分广泛。此次整理以明崇祯十年丁丑（1637）刻本（版面每半页高 20．5 厘米，宽 14．2 厘米，9 行，每行 18 字）为底本，清康熙四十九年庚寅（1710）刻本（简称康熙本）为主校本，清光绪九年癸未（1883）群玉山房刻本（简称群玉山房本），清光绪二十四年戊戌（1898）常郡宛委山庄刻本（简称常郡本）为参校本。它校引用的医书有《黄帝内经素问》、《灵枢经》、《难经》、《中藏经》、《吴医汇讲》、《甲乙经》、《医林纂要》等多种医籍，并结合医理文义进行理校，根据本书前后的内容进行本校，对难懂的字词作必要的注释。遵照《中医古籍校注通则》的规定，凡底本与校本字句不一，难以断定是非，则原文不动，注明存疑；凡底本引用文献有误，改正后出注；书内脱标题的，今据目录补入后出注；插图据原刻本复制，对底本正文旁使用的□、◎等符号不再保留，均予删除。

三、《伤寒括要》二卷

李氏于清顺治二年（1645）撰《伤寒授珠》十卷，后毁于兵火，遂以《伤寒授珠》删繁去复，简邃选玄，于清顺治六年（1649）编成《伤寒括要》。这次整理，以清顺治六年己丑（1649）刻本（版面每半页高 22．2 厘米，宽 14 厘米，9 行，每行 18 字）作底本，清康熙年间刻本（简称康熙本）作主校本。清书三味楼刻本（简称三味楼本）、清朱二然校白鹿山房藏板刊本（简称白鹿山房本）和《珍本医书集成》本作参校本。它校引用的医书有《黄帝内经素问》《灵枢经》《伤寒论》《注解伤寒论》等，并结合医理文义进行理校、注释。

四、《诊家正眼》二卷

该书版本有二大体系：一类为原刻本体系，如清顺治十七年庚子（1660）二雅堂刻本（简称顺治本）、清康熙六年丁未（1667）世美堂重刻本（简称世美堂本）。另一类为《士材三书》丛书本体系，如清乾隆三十二年（1767）承德堂刊本（简称乾隆本）、清经纶堂刻本、上海锦章书局石印本等三十一种版本。经与原刻本对照，有尤乘增补的内容。《士材三书》本增补的情况较为复杂，凡是增补的内容较多，且较为集中者，在目录及正文标题均标有"增补"两字，作为标记。凡对李中梓原书仅作部分删节、改动或少量增补，则不予注明。由于本书问世以来，《士材三书》丛书本体系版本众多，流传广泛，而原刻本重刊较少，此次整理以《士材三书》丛书本体系的清康熙戊子年(1708)大盛堂本(版面每半页高18.5厘米，宽12.5厘米，9行，每行22字)为底本(简称大盛堂本)，乾隆本、经纶堂本为主校本，千顷堂本、原刻本体系的顺治本和世美堂本为参校本。它校引用的医书有《黄帝内经素问》、《灵枢经》、《八十一难经集解》、《脉经校释》、《注解伤寒论》、《奇经八脉考》、《诊家枢要》等多种医著，并结合医理文义进行理校，根据本书前后内容进行本校，对个别难懂的字词作必要的注释。

关于增补内容的整理，凡尤氏在标题上未注明"增补"，而正文中增加的内容比较集中之处，则在注文中予以指明。为了保持李中梓著作的原貌，凡书中内容被尤氏大量删节处，我们认为被删内容仍有参考价值的，则予补上，用"新补"二字作为标志。凡仅作少量增加或删节之处，意思相同，则保持原貌。

关于序文部分，为了使读者能较全面了解本书流传过程，从各种版本中选出序文六篇，除底本的尤序、董序外，又从顺治本收录了李中梓自序，从世美堂本收录了重订《诊家正眼》序，从康熙丁未年奎壁堂本收录了合镌三书序和《士材三书》序。

关于插图，原书上有图二幅，鉴于图象欠佳，这次选用顺治本的《内经》分配脏腑诊候图，经纶堂本脏腑配面图肢节配面二幅，并在注文中予以说明。

五、《病机沙篆》二卷

上卷载中风、虚劳、痰喘、噎膈反胃、痿、痹、水肿、疟、痢、水泻、厥十一症；下卷列头痛、眩晕、心痛等二十九症。每篇均有完整的理法方药及针灸处方，间附验案。此书于清康熙六年丁未(1667)以《士材三书》丛书本的形式刊刻问世后，由于内容简明，切于实用，历代不断重刊，迄今有三十余种版本，流传十分广泛。这次整理以清康熙六年(1667)奎壁堂原刻本(版面每半页高17厘米，宽13.2厘米，10行，每行24字)为底本，以乾隆三十二年(1767)承德堂刻本为主校本，宣统二年(1910)石印本为参校本。它校引用的医书有《黄帝内经素问》、《灵枢经》、《诸病源候论》、《脉经》、《医学发明》、《儒门事亲》、《脾胃论》、《难经》、《伤寒论》、《金匮要略》、《备急千金要方》、《本草纲目》、《鸡峰普济方》等多种医籍，并结合医理文义进行理校，根据本书前后的内容进行本校，对难懂的字词作必要的注释。

六、《本草通玄》二卷

上卷载草部、谷部；下卷载木部、菜部等十二部，以及用药机要、引经报使，书后附食物性鉴赋。本书选辑常用中药346种，每药论述了药物的性味、归经、功用、主治、配伍、产地、炮制、煎服法、注意事项、禁忌及辨别药物真伪等。此书于清康熙六年丁未(1667)以《士材三书》丛书本的形式刊刻问世后，由于内容简明，切于实用，历代不断重刊，迄今有三十余种版本，流传十分广泛。此次整理以康熙六年(1667)《士材三书》本(版面每半页高17厘米，宽13.2厘米，10行，每行23字)为底本，以乾隆三十二年(1767)承德堂刻、千顷堂刻本为主校本，清经纶堂刻本为参校本。它校引用的医书有《黄帝内经素问》、《灵枢经》、《日华诸家本草》、《名医别录》、《重修政和经史证类备用本草》、《本草纲目》、《难经》、《中药大辞典》等多种医籍，并结合医理文义进行理校，根据本书前后的内容进行本校，对难懂的字词作必要的注释。原上卷末附食物性鉴赋四首，由李中梓学生尤乘编写，今移于附录中。

七、《（镌补）雷公炮制药性解》六卷

该书是在李中梓所撰《药性解》二卷本的基础上，由姑苏钱允治在各药之下增补《雷公炮炙论》中有关炮制方法，厘为六卷而成。《药性解》约成书于万历末年（1619），后经钱允治订补，于天启二年（1622）刊刻问世。此书问世后，由于其在内容上药性炮制兼备、功用主治悉具，使后学易于检阅讨论，故流传甚广。其单行本自明至今，有三十余种版本；而与李杲《珍珠囊指掌补遗药性赋》合刊本则自清初以来达六十余种版本。

1、此次校勘，以现存最早的明代天启二年壬戌（1622）刻本（版面每半页高21.1厘米，宽12.2厘米，9行，每行20字）为底本，以明刻本为主校本，以清光绪二十三年丁酉（1897）金陵凤笙濮礼仪校刻本（以下简称"金陵濮氏本"）、清道光元年辛巳（1821）扫叶山房藏版、1956年上海卫生出版社《中国医学大成》本（以下简称大成本）等为参校本。

2、他校的内容，主要涉及《黄帝内经素问》和"雷公云"，其中"雷公云"以1957年人民卫生出版社影印《重修政和经史证类备用本草》（以下简称《政类本草》）和1986年上海中医学院出版社《雷公炮炙论》辑佚本为校勘依据。

3、对书中药物分类与《政类本草》《本草纲目》不尽相同者（如"枳壳"本书在果部而《政类本草》《本草纲目》归木部，"阿魏"本书在木部而《政类本草》《本草纲目》归草部等），为遵从原貌，一律不予改动。

4、《四库全书提要》根据《江南通志》载"李中梓所著书有《伤寒括要》《内经知要》《本草通玄》《医宗必读》《颐生微论》凡五种"而断定本书系托名之作，非李中梓原撰。为此，作了多方考证：其一，《医宗必读》虚劳医案中李中梓本人言到："邑宰何金阳令郎，虚损已濒于危，见余拙刻《微论》、《药解》、《脉象》诸书，遣使聘余，余遂往……"其二，《医宗必读》新安吴肇广序中言："先时先生有《颐生微论》《药性解》诸书行世，脍炙人口已二十年……"其三，《中国分省医籍考》载："《雷公炮制药性解》六卷，明·李中梓，见嘉庆二十三年《松江府志》卷七十二《艺文志·子部》。"其四，据尚志钧等著《历代中药文献精华》称："《本草通玄》有李氏门生戴子来序，提到在《本草通玄》之前，李中梓已有两种本草（即《本草徵药》、《药性解》），所以该书确系李氏原撰。"其五，本书订补者钱允治亦在合序中明确论道："本朝万历末，云间李中梓士材，玄禅之暇，研精此道，出其所蕴为注二卷……而炮炙则未遑也。余览雷公所论，僭为条附于各药之下，熬煮修事种种俱悉。"以上所论，可以证实《药性解》确系李中梓原撰，而《四库全书》编者未见天启二年原刊，仅据《江南通志》推断此书为托名，实误。

5、除天启二年（1622）原刻本之外，其后刻（印）本常略去订补者钱允治序，且《中国医籍考》、《中国医籍通考》均未收钱序，致使后世多误以为李中梓原书也包括"雷公云"的内容。此次校勘，由于采用原刻本为底本，得见钱允治所作"《药性赋》《注解炮炙》合序"及"《镌补雷公炮制药性解》凡例"，始明确"雷公云"之注，乃钱允治所补，解决了一个长期以来不甚明了的疑点。

八、《删补颐生微论》四卷

李氏先著《颐生微论》，刊于明万历戊午年（1618），现存有书林叶仰峰刊本。书前有苏松备兵使者东海高出、施沛及万历戊午仲冬李中梓书于飞映阁的序文各一篇，采辑书目，总目录并凡例。正文为三奇论第一至感应论第二十二。卷首题为"云间念莪李中梓士材父著、笠泽施沛沛然父校、书林叶仰峰梓行"。明崇祯十五年壬午（1642）再版时，士材对原书作了修订，即删去原书所有的序文、采辑书目、感应论第二十二，增加了"先天根本论、后天根本论"二节，对卷首著、校、梓行的文字作了改动，重新写序，收录了程峋、项煜序及李中梓自序。改名为《删补颐生微论》。由于书中总目录并凡例中有"感应论第二十四"，正文中未见，留下了正文与目录不符的问题。我们在京沪两地见到的明崇祯十五年刻本，均存在着这个问题。《删补颐生微论》自明末刊刻问世后，国内流传较少。现存有明崇祯十五年壬午刻本、清初复刻本、日本菊屋卫刊本及清抄本。这次整理以明崇祯间刊本（版面每半页高19.8厘米，宽14.1厘米，10行，每行20字）作底本，明聚文堂藏板刻本（简称聚文堂本）、明万历戊午书林叶仰峰刻本作校本，所缺"感应论第二十四"据明万历戊午刻本补齐。它校所引之书有《内经》《医方考》《伤寒明理论》《本草纲目》《难经》等多种医书。此外，结合医理文义进行理校，对个别文字作了必要的注释。原书虽有《总目》，扼要介绍各节内容，但寻检方药，十分不便，今依正文重新编写目录，置于篇首，以便查阅。

九、《里中医案》一卷

又名《李中梓医案》。据书中序文、后记，得知本书由李氏旧交于磐公据李中梓家藏医案抄录，复经其四世孙于升庵将凋落不堪的抄本续全，而留传至今。本书撰成后从未刊印，现仅存清抄本，因流传年代久远，书中不少文字因虫蛀变得难以辨认。这次整理以抄本（版面每半页高22.2厘米，宽14厘米，9行，每行24字）作底本，以李延昰（字辰山、期叔）辑著《脉诀汇辨》卷九所载李中梓医案（1963年上海科学技术出版社铅印本）、李中梓《医宗必读》（1987年上海科学技术出版社点校本）和《删补颐生微论》中所列医案作校本。据三书对照，本书161案中，见于《脉诀汇辨》者54案，《医宗必读》56案，《删补颐生微论》13案。四书内容不完全相同，有繁简详略之别，可以互相补充。原文不能辨认，又无校文可核，以"□"代之。原文加点现代标点。原书无目录，为便于检阅，今依正文内容编写目录，置于篇首。

此外，全书引文不论是直接引文，还是节引、意引，这次校勘，引文一律不加引号。引文经著者变化剪裁而实质上没有重要差别的，一律不动，不加校记。其中与原意不合及影响医疗的地方，便作更改，并加校记。如义可两存者，则不予改动，只加校记。个别文字有疑问，又缺乏版本依据者，则注明存疑。底本中各种异体字和笔划有差错残缺的，则直接改正。凡正文与目录不相符者，据正文改目录。原目录中有可取之处者，于正文中改正或补充。全书使用现代的标点符号。古书原为繁体竖排，现采用简体横排，所以书中方位词"右"全部改为"上"。

《李中梓医学全书》由包来发主编，其中《内经知要》由包来发校注；《医宗必读》由顾宏平校注；《伤寒括要》《诊家正眼》《本草通玄》由张宁校注；《病机沙篆》《（镌补）雷公炮制药性解》由金芷君校注；《删补颐生微论》《里中医案》由包来发、郑贤国校注。陆鸿元审阅《内经知要》，其余由包来发审阅。周珮青为《本草通玄》的校勘解决了底本问题，在此表示感谢。主编在撰写《李中梓学术思想研究》时，收集了建国以来国内发表的有关李中梓的研究论文，编制了论文题录，列于该文之后。对于各家的研究成果，予以充分吸收。本书在校注出版过程中，得到了出版社樊正伦、芮立新二位同志很多的帮助，在此致以衷心的感谢。由于我们水平有限，错误疏漏之处一定不少，祈望读者批评指正。

全 书 总 目

内 经 知 要

明·李中梓撰

包来发　校注
陆鸿元　审阅

序

　　古云：为人子者，不可以不知医。此言似乎专指孝友中之一端而言之者也。何也？夫人之禀体毋论，其它六淫戕其外，七情贼其中，苟不知节，鲜不病且殆也。为人子者，可以父母、伯叔、兄弟、妻子及诸眷属付之庸医之手乎？故不可不自知。然知之为知之则可，若强不知以为知，不如无知。从来偾事皆属一知半解之流，而不知奴隶之夫、乳臭之子，一朝而苟得权势，侥幸而世拥多资，便肆其骄慢之气，役医如吏，藐医如工。家有病人，遂促其调治，并以生死之权责成之。初不闻扁鹊有云"臣能使之起，不能使之复生"乎？在医者亦不思往古分医为十四科，使其各治一科为专科，志在济人。今则率皆相习成风，趋炎奔竞，其志不过啖名谋食而已，岂不卑哉！要知此道之源出自轩皇君臣，以羲皇一画之旨，终日详论世人疾病之所以然，垂教天下后世以治法之所当然。而药物则又出乎炎帝，躬行阅历，察四时山川水土之宜，考五金八石之性，尝水陆草木之味，以定其有毒无毒、寒热温平、攻补缓急之用。相传各有遗书，轩皇者曰《素问》、曰《灵枢》，炎帝者曰《本草》。《素问》自王冰注后，嗣出者不下数十余家。《本草》自陶氏《别录》外，历代以来何止汗牛充栋。无奈时师心喜置身于时路，茫茫然朝值衙门，退候缙绅，第^①应乡党。惟恐一人不悦，则谤端百出，飞祸无穷，所以无日不卑躬屈节，寝食俱废，岂有余力^②孳孳于诵读者哉！以故卷帙繁多，如李时珍、张介宾之所集，罔弗望涯而退，奚能念及此言似乎专指孝友中之一端而发者。扪心惝恍，务必旁通一贯，由亲亲而兼及于仁民耶。余久遭老懒，自丙子岁后，竟作退院老僧，绝口不谈此道矣。一日偶然忆及云间李念莪先生所辑诸书，惟《内经知要》比余向日所辑《医经原旨》，尤觉近人。以其仅得上下两卷，至简至要，方便时师之不及。用功于鸡声灯影者，亦可以稍有准则于其胸中也。叩之书贾，金云其板已没久矣，遂嗾余为之重刊。惜乎书可补读，理可渐明，其如笼中药物，悉非古之道地所产及时采取者矣。医岂易知而易为者哉，然亦不可不知者也。

乾隆甲申夏日牧牛老朽薛雪书时年八十又四

---

①　第：周本作"酬"。
②　力：江左本、王本、周本、谢本并作"日"。

目　　录

卷 上

一、道 生

《上古天真论》曰：夫上古圣人之教下也，皆谓之虚邪贼风，避之有时（教下者，教民避害也。风从冲后来者，伤人者也，谓之虚邪贼风。如月建在子，风从南来，对冲之火反胜也；月建在卯，风从西来，对冲之金克木也；月建在午，风从北来，对冲之水克火也；月建在酉，风从东来，对冲之木反胜也，必审其方，随时令而避之也），恬澹虚无，真气从之，精神内守，病安从来（恬者，内无所营。澹者，外无所遂①。虚无者，虚极静笃，即恬澹之极，臻于自然也。真气从之者，曹真人所谓神是性兮气是命，神不外弛气自定。张虚静曰：神一出便收来，神返身中气自回。又曰：人能常清静，天地悉皆归，真一之气皆来从我矣。精无妄伤，神无妄动，故曰内守。如是之人，邪岂能犯，病安从生乎）。

有真人者，提挈天地，把握阴阳，呼吸精气，独立守神，肌肉若一（真，天真也。不假修为，故曰真人；心同太极，德契两仪。提挈，把握也。全真之人，呼接天根，吸接地脉，精化为气也。独立守神，气化为神也。精气皆化，独有神存，故曰独立。肌肉若一者，神还虚无，虽有肌肉而体同虚空也。仙家所谓抱元守一。又曰了得一，万事毕。即形与神俱之义也），故能寿敝天地，无有终时，此其道

生（天地有质，劫满必散。真人之寿，前乎无始，后乎无终，天地有敝，吾寿无终矣。此非恋于形生，盖形神俱微妙，与道合真，故曰此其道生者，明非形生也）。

有至人者，淳德全道，和于阴阳，调于四时（至者，以修为而至者也。淳者，厚也。德厚道全，不惑于阴阳，不逆于四时，庶几奉若天时者矣），去世离俗，积精全神（去世离俗，藏形隐迹也。积精全神者，炼精化气，炼气化神也），游行天地之间，视听八远之外（全神之后，便能出隐显之神，故游行天地之间；尘纷不乱，便能彻耳目之障，故视听八远之外），此盖益其寿命而强者也，亦归于真人（前之真人，则曰道生；此言至人，则曰寿命、曰强，但能全形而已。亦归于真人者，言若能炼神还虚，亦可同于真人，此全以修为而至者也）。

有圣人者，处天地之和，从八风之理（圣者，大而化之，亦人中之超类者，与天地合德，四时合序，故能处天地之和而气赖以养，从八风之理而邪弗能伤也。八风者，《灵枢·九宫八风》篇云：风从所居之乡来者为实风，主生长，养万物；从其冲后来者为虚风，伤人者也，主杀主害；从南方来，名曰大弱风；从西南方来，名曰谋风；从西方来，名曰刚风；从西北方来，名曰折风；从北方来，名曰大刚风；从东北方来，名曰凶风；从东方来，名曰

---

① 遂：原作"逐"，依江左本。王本、周本改。

婴儿风；从东南方来，名曰弱风），适嗜欲于世俗之间，无恚嗔之心，被服章①，举不欲观于俗（饮食有节，起居有常，适嗜欲也。摄情归性，无恚嗔也。和光混俗，不离世也。被服章者，皋陶谟曰天命有德，五服五章哉。圣人之心，不磷不淄，虽和光混俗，而未尝观效于俗也），外不劳形于事，内无思想之患，以恬愉为务，以自得为功，形体不敝，精神不散，亦可以百数（外不劳形则身安，内无思想则神静。恬愉者，调服②七情也。自得者，素位而行，无入不自得也。如是者，形不受贼，精神不越而寿可百矣）。

有贤人者，法则天地，象似日月，辨列星辰，逆从阴阳，分别四时（贤人者，精于医道者也。法天地阴阳之理，行针砭药石之术。智者能调五脏，斯人是已），将从上古，合同于道，亦可使益寿而有极时（将从者，有志慕古，未能与之同其归也。合同于道者，医道通仙道也。调摄营卫，培益本元，勿干天地之和，自无夭札之患，故曰亦可益寿。亦者，次别上文之圣人也。有极时者，天癸数穷，形体衰惫，针砭药饵无可致力矣。真人者，无为而成；至人者，有为而至。圣人治未病，贤人治已病，修诣虽殊，尊生则一也。按有物浑成，先天地生，强名曰道，无迹象之可泥，岂形质之能几。白玉蟾③所以有四大④一身皆属阴，不知何物是阳精之说也。返本还元，湛然常寂，名之曰道。积精全神，益寿强命，名之曰术。《文始经》云忘精神而超生，见精神而久生是也。忘精神者，虚极静笃，精自然化气，气自然化神，神自然还虚也。见精神者，虚静以为本，火符⑤以为用，炼精成气，炼气成神，炼神还虚也。嗟！吾人处不停之运，操必化之躯，生寄死归，谁其获免？贪求者妄殆，自弃者失时。即有

一二盲修瞎炼，皆以身内为工夫，独不闻《胎息经》云：胎从伏气中结，气从有胎中息，气入身来谓之生，神去离形谓之死，知神气者可以长生。气有先天后天之别，后天者，呼吸往来之气也；先天者，无形无象，生天生地，生人生物者也。康节云：乾遇巽时观月窟，地逢雷处见天根。天根月窟间来往，三十六宫都是春，真既醉于先天之说也。惜乎下手无诀，讹传错教，妄以两目为月窟，阳事为天根，令人捧腹。若得诀行持，不过一时辰许，先天祖气忽然来归，鼻管如迎风之状，不假呼吸施为，不事闭气数息，特须一言抉破，可以万古长存。若非福分深长，鲜不闻而起谤，甚有俗医笑其迂妄。不知医道通仙，自古记之，亦在乎人而已矣）。

《四气调神大⑥论》曰：春三月，此谓发陈（发，生发也。陈，敷陈也。发育万物，敷布寰区，故曰发陈）。天地俱生，万物以荣（敷和之纪，木德周行。俱生者，缊缊之气也。天地缊缊，万物化醇。荣者，显也，发也）；夜卧早起，广步于庭（此言在天主发生之令，在人须善养之方。夫人卧与阴俱，起与阳并，卧既夜矣，起复早焉，令阳多而阴少，以象春升之气也。广步者，动而不休，养阳之道也）；被发缓形，以使志生（被发者，舒在头之春气也。缓者，和缓以应令也。如是则神志调适，肖天气之生矣）；生而勿杀，予而勿夺，赏而勿罚（《尚书纬》曰：

---

① 被服章：林亿校云："被服章三字，疑衍"。
② 服：原作"伏"，依乾隆本、薛本、日刻本改。
③ 白玉蟾：南宋道士，又名葛长庚，字如晦，又字白叟，号海琼子，琼州人，一说福建闽清人。
④ 四大：佛教名词，指地、水、火、风为构成一切物质的四元素。
⑤ 符：原作"苻"，依日刻本、乾隆本改。
⑥ 大：原脱，依《素问》篇名补。

东方青帝，好生不贼。禹禁云：春三月，山林不登斧。管子云：解怨赦罪，皆所以奉发生之德也）。此春气之应，养生之道也（四时之令，春生夏长，秋收冬藏。以上诸则，乃养生气之道也）。逆之则伤肝，夏为寒变，奉长者少（逆者，不能如上养生之道也。奉者，禀承也。肝木旺于春，春逆其养则肝伤，而心火失其所奉，故当夏令火不足而水侮之，因为寒变。寒变者，变热为寒也。春生之气既逆，夏长之气不亦少乎）。

夏三月，此谓蕃秀（布叶曰蕃，吐华①曰秀，万物亨嘉之会也）天地气交，万物华实（即司天在泉，三四气之交。《六元正纪大论》所谓上下交互，气交主之是也。阳气生长于前，阴气收成于后，故万物华实）；夜卧早起，毋厌于日（卧起同于春令，亦养阳之物也。按荀子云：夏不宛暍，言当避赫曦之暍，毋为日所厌苦）；使志无怒，使华英成秀，使气得泄，若所爱在外（怒则气上，助火亢炎，故使志无怒，则生意畅遂，譬如华英渐至成秀也。气泄者，肤腠宣通，法畅遂之时令也。发舒之极，遍满乾坤，其用外而不内，人奉之以养生，故所爱若在外，不知正所以调其中也）。此夏气之应，养长之道也。逆之则伤心，秋为痎疟，奉收者少（夜卧以下皆顺夏令养长之道也，否则与令为逆，乘时秉政之心主②不亦拂其性乎？心伤则暑乘之，秋金收肃，暑邪内郁，必为痎疟。夏长既逆，则奉长气而秋收者少矣），冬至重病（心火受伤，绵延至冬，则水来克火，病将重矣）。

秋三月，此谓容平（阴升阳降，大火西行，万物之容，至此平定，故曰容平）。天气以急，地气以明（风气劲疾曰急，物色清肃曰明）；早卧早起，与鸡俱兴（早卧以避初寒，早起以从新爽）；使志安宁，

以缓秋刑（阳德日减，阴惨日增，故须神志安宁，以缓肃杀之气）；收敛神气，使秋气平；无外其志，使肺气清。此秋气之应，养收之道也（曰收敛，曰无外，皆秋气之应，养收之道）。逆之则伤肺，冬为飧泄，奉藏者少（肺金主秋，秋失其养，故伤肺。肺伤则肾失其主，故当冬令而为飧泄。飧泄者，水谷不分，肾主二便，失封藏之职故也）。

冬三月，此谓闭藏（阳气伏藏，闭塞成冬也）。水冰地坼，无扰乎阳（阴盛阳衰，君子固密，则不伤于寒，即无扰乎阳也）；早卧晚起，必待日光（所以避寒也，即养藏也）；使志若伏若匿，若有私意，若已有得（曰伏曰匿，曰私曰得，皆退藏于密，法闭藏之本也）；去寒就温，无泄皮肤，使气亟夺（去寒就温，所以养阳。无使泄夺，所以奉藏。真氏曰：闭藏不密，温无霜雪，则来年阳气无力，五谷不登。人身应天地，可不奉时耶）。此冬气之应，养藏之道也。逆之则伤肾，春为痿厥，奉生者少（水归冬旺，冬失所养，则肾伤而肝木失主。肝主筋，故当春令筋病为痿。冬不能藏，则阳虚为厥。冬藏既逆，承气而为春生者少矣）。

天气，清静光明者也（静当作净。清阳之气，净而不杂，天之体也；居上而不亢，下济而光明，天之用也）。藏德不止，故不下也（藏德者，藏其高明而不肯自以为高明也。不止者，健运不息也。惟藏而不止，虽下降而实不之下，曷尝损其居上之尊乎，故曰不下也）。天明则日月不明，邪害空窍（惟天藏德，不自为用，故日月显明以表③造化。使天不藏德而自露其

---

① 华：同"花"。
② 主：原作"王"，诸本同，依文义改。
③ 表：日刻本作"襄"。

光明，则日月无以藉之生明。大明见者小明灭矣。此喻身中元本不藏，发皇于外，明中空而邪凑也）。阳气者闭塞，地气者冒明（天气自用，则孤阳上亢而闭塞乎阴气，地气隔绝而冒蔽乎光明矣）。云雾不精，则上应白露不下（地气上为云雾，天气下为雨露。上下否隔，则地气不升，而云雾不得输精于上；天气不降，而雨露不得施布于下。人身上焦如雾，膻中气化则通调水道，下输膀胱。气化不及州都，则水道不通，犹之白露不降矣）。交通不表，万物命故不施，不施则名木①多死（独阳不生，独阴不成。若上下不交，则阴阳乖而生道息，不能表见于万物之命，故生化不施而名木多死）。恶气不②发，风雨不节，白露不下，则菀槁③不荣（恶气不发，浊气不散也。风雨不节，气候乖乱也。白露不下，阴精不降也，即不表不施之义也。菀槁不荣，言草木抑菀枯槁，不能发荣，即名木多死之义也。上文言天地不交，此则专言天气不降也）。贼风数至，暴雨数起，天地四时不相保，与道相失，则未央绝灭（阴阳不和，贼风暴雨，数为侵侮，生长收藏不保其常，失阴阳惨舒自然之道矣。央，中半也。未及中半而早已绝灭矣）。惟圣人从之，故身无奇病，万物不失，生气不竭（从之者，法天地四时也，存神葆真以从其藏德，勇猛精勤以从其不止，收视返听以从其不自明，通任会督以从其阴阳之升降，则合乎常经，尚安得有奇病？万物不失，与时偕行，生气满乾坤也。不竭者，无未央绝灭之患也。愚按：四时者，阴阳之行也；刑德者，四时之合也。春凋秋荣，冬雷夏雪，刑德易节，贼气至而灾。夫德始于春，长于夏；刑始于秋，流于冬。刑德不失，四时如一。刑德离乡，时乃逆行，故不知奉④若天时，非尊生之典也。是以《天真论》

曰调于四时，曰分别四时。四气者，天地之恒经；调神者，修炼之要则。故春夏养阳，秋冬养阴，以从其根。根者，人本于天，天本于道，道本自然，此皆治未病之方，养生者所切亟也）。

《阴阳应象大⑤论》曰：能知七损八益，则二者可调，不知用此，则早衰之节也（二者，阴阳也。七为少阳之数，八为少阴之数。七损者，阳消也；八益者，阴长也。阴阳者，生杀之本始，生从乎阳，阳惧其消也；杀从乎阴，阴惧其长也。能知七损八益，察其消长之机，用其扶抑之术，则阳常盛而阴不乘，二者可以调和，常体春夏之令，永获少壮康强，是真把握阴阳者矣。不知用此，则未央而衰。用者，作用也。如复卦一阳生，圣人喜之，则曰不远复，无祗悔，元吉。姤卦一阴生，圣人谨⑥之，则曰系于金柅，贞吉，有攸往，见凶，羸豕孚蹢躅，此即仙家进阳火、退阴符⑦之妙用也。朱紫阳曰：老子言治人事天莫若啬。夫惟啬，是谓早服，早服是谓重积德。早服者，言能啬则不远，而复便在此也。重积德，言先有所积，而复养以啬，是又加积之也。此身未有所损，而又加以啬养，是谓早服而重积。若损而后养，仅足以补其所损，不得谓之重积矣。知此，则七阳将损，八阴将益，便早为之所；阳气不伤，阴用不张，庶调燮阴阳，造化在手之神用也。华元化曰：阳者生之本，阴者死之基。阴宜常

① 名木：高大的树木。
② 不：疑衍，宜据《太素》卷二"顺养"删。
③ 菀槁：槁，原作"薧"，依《素问》改。菀，茂盛。槁，稻麦的杆子，泛指禾苗。菀槁，即茂盛的禾苗。
④ 奉：原作"夫"，依日刻本改。
⑤ 大：原脱，依《素问》篇名补。下同。
⑥ 谨，旧刻本作"恶"。
⑦ 符：原作"苻"，依乾隆本、薛本改。

损，阳宜常益，顺阳者生，顺阴者灭。数语可作七损八益注疏）。年四十，而阴气自半也，起居衰矣（二十为少阳，三十为壮阳。东垣云：行年五十以上，降气多而升气少。降者阴也，升者阳也。由是则四十之时，正升阳之气与降阴之气相半，阳胜阴则强，阴胜阳则衰，阴阳相半，衰兆见矣）。年五十，体重，耳目不聪明矣（阳气者，轻而善运；阴气者，重而难舒。五十阴盛，故体重也。阳主通达，阴主闭塞，故耳不聪；阳为显明，阴为幽暗，故目不明）。年六十，阴痿，气大衰，九窍不利，下虚上实，涕泣俱出矣（阳气大衰，所以阴痿也。九窍不利者，阳气不充，不能运化也。下虚者，少火虚也。上实者，阴乘阳也。涕泣俱出，阳衰不能摄也）。故曰：知之则强，不知则老（知七损八益而调之，则强；不知，则阴渐长而衰老）。故同出而名异① 耳（同出者，阴与阳也；名异者，强与老也）。智者察同，愚者察异（智者洞明阴阳之故，故曰察同。愚者徒知强老之形，故曰察异）。愚者不足，智者有余。有余则耳目聪明，身体轻强，老者复壮，壮者益治（愚者阴长，日就衰削，故不足，智者阳生，日居强盛，故有余。有余则聪明轻健，虽既老而复同于壮，壮者益治，即老子早服重积之说也）。是以圣人为无为之事，乐恬憺之能（无为者，自然之道也。恬憺者，清静之乐也。老子之无为而无不为，庄子之乐全得大是也），从欲快志于虚无之守②，故寿命无穷，与天地终（从欲者，如孔子之从心所欲也。快志，即《大学》之自慊也。至虚极，守静笃，虚无之守也。天下之受伤者，实也，有也，与虚无同体，不受坏矣。故寿命无穷，与天地终。愚按：阳者轻清而无象，阴者重浊而有形。长生之术必曰虚无，得全于阳也。故仙真之用

在阴尽阳纯，仙真之号曰纯阳全阳，皆以阳为要也。《中和集》云：大修行人，分阴未尽则不仙；一切凡人，分阳未尽则不死。明乎此，而七损八益灼然不疑矣）。

遗篇《刺法论》曰，肾有久病者，可以寅时面向南，净神不乱思，闭气不息七遍，以引颈咽气顺之，如咽甚硬物，如此七遍后，饵舌下津令③ 无数（肾为水脏，以肺金为母，肺金主气。咽气者，母来顾子之法也。咽津者，同类相亲之道也。人生于寅，寅为阳旺之会，阳极于午，午为向明之方。神不乱思者，心似太虚，静定凝一也。闭气不息者，止其呼吸，气极则微微吐出，不令闻声。七遍者，阳数也。引颈者，伸之使直，气易下也。如咽甚硬物者，极力咽之，汩汩有声，以意用力送至丹田气海，气为水母，气足则精自旺也。饵舌下津者，为命门在两肾之间，上通心肺，开窍于舌下，以生津。古人制活字，从水从舌者，言舌水可以活人也。舌字从千从口，言千口水成活也。津与肾水，原是一家，咽归下极，重来相会，既济之道也。《仙经》曰：气是添年药，津为续命芝，世上漫忙兼漫走，不知求我更求谁。气为水母，水为命根，勤而行之，可以长生。《悟真篇》曰：咽津纳气是人行，有药方能造化生，炉内若无真种子，犹将水火煮空铛。此言虚极静笃，精养灵根气养神，真种子也）。

愚按：《素问》、《灵枢》各九卷，何字非尊生之诀？兹所摘者，不事百草而事守一，不尚九候而尚三奇。盖观天之道，执天之行，进百年为万古尊生之道，于是

① 名异：原作"异名"，依《素问·阴阳应象大论》乙转。

② 守：胡澍《素问校义》："守当作宇，形误。《广雅》：宇，居也。"

③ 令：原脱，依《素问·刺法论》及日刻本补。

为大矣。因知不根于虚静者，即是邪术；不归于易简者，即是旁门。诚能于此精求，则道德五千，丹经五卷，岂复有余蕴哉！

二、阴　阳

《阴阳应象大论》曰：阴阳者，天地之道也（太极动而生阳，静而生阴，天主于动，地主于静。《易》曰：一阴一阳之谓道。阴阳者，本道体以生，道者，由阴阳而显），万物之纲纪（总之为纲，大德敦化也；纷之为纪，小德川流也），变化之父母（经曰：物生谓之化，物极谓之变[①]。《易》曰：在天成象，在地成形，变化见矣。朱子曰：变者化之渐，化者变之成。阴可变为阳，阳可变为阴，然变化虽多，靡不统于阴阳，故为父母），生杀之本始（阴阳交则物生，阴阳隔则物死，阳来则物生，阴至则物死，万物之生杀，莫不以阴阳为本始也），神明之府也（变化不测之谓神，品物流形之谓明。府者，言变化流形，皆从此出也）。治病必求于本（人之疾病，虽非一端，然而或属虚，或属实，或属寒，或属热，或在气，或在血，或在脏，或在腑，皆不外于阴阳，故知病变无穷，而阴阳为之本。经曰知其要者，一言而终[②]是也。但明虚实，便别阴阳，然疑似之间大难剖别。如至虚有盛候，反泻含冤；大实有羸状，误补益疾；阴症似阳，清之者必败；阳症似阴，温之者必亡。气主煦之，血主濡之，气药有生血之功，血药无益气之理。病在腑而误攻其脏，谓之引贼入门；病在脏而误攻其腑，譬之隔靴搔痒。洞察阴阳，直穷病本，庶堪司命。若疑似之际，混而弗明，攻补之间，畏而弗敢，实实虚虚之祸尚忍言哉）。

故积阳为天，积阴为地。阴静阳躁（积者，汇萃之称也。合一切之属于阳者，莫不本乎天；合一切之属于阴者，莫不本乎地。阴主静，阳主躁，其性然也），阳生阴长，阳杀阴藏（阳之和者为发育，阴之和者为成实，故曰阳生阴长，此阴阳之治也。阳之亢者为焦枯，阴之凝者为封闭，故曰阳杀阴藏，此阴阳之乱也。《天元纪大论》曰：天以阳生阴长，地以阳杀阴藏。夫天为阳，阳主于升，升则向生，故曰天以阳生阴长，阳中有阴也。地为阴，阴主于降，降则向死，故曰地以阳杀阴藏，阴中有阳也，此言岁纪也。上半年为阳升，天气主之，故春生夏长；下半年为阴降，地气主之，故秋收冬藏。阳不独立，得阴而后成，如发生赖于阳和，而长养由乎雨露，故曰阳生阴长。阴不自专，因阳而后行，如闭藏因于寒冽，而肃杀出乎风霜，故曰阳杀阴藏。按：三说俱通，故并存之。第二则本乎经文，尤为确当。愚意万物皆听命于阳，而阴特为之顺承者也。阳气生旺，则阴血赖以长养；阳气衰杀，则阴血无由和调，此阴从阳之至理也），阳化气，阴成形（阳无形，故化气：阴有质，故成形）。寒极生热，热极生寒（冬寒之极，将生春夏之热，冬至以后，自复而之乾也。夏热之极，将生秋冬之寒，夏至以后，自姤而之坤也）。

寒气生浊，热气生清（寒属阴，故生浊。热属阳，故生清），清气在下，则生飧泄，浊气在上，则生䐜胀（清阳主升，阳陷于下而不能升，故为飧泄，完谷不化也。浊阴主降，阴逆于上而不能降，故为䐜胀，胸膈胀满也）。

---

① 物生谓之化，物极谓之变：文见《素问·天元纪大论》。

② 知其要者，一言而终：文见《素问·至真要大论》。

清阳为天，浊阴为地，地气上为云，天气下为雨（此以下明阳阳之升降，天人一理也。阴在下者为精，精即水也，精升则化为气，云因雨而出也。阳在上者为气，气即云也，气降即化为精，雨由云而生也。自下而上者，地交于天，故地气上为云。自上而下者，天交于地，故天气下为雨。就天地而言，谓之云雨；就人身而言，谓之精气。人身一小天地，讵不信然）。

故清阳出上窍，浊阴出下窍（上有七窍，耳目口鼻也。下有二窍，前阴、后阴也）；清阳发腠理，浊阴走五脏；清阳实四肢，浊阴归六腑（阳位乎外，阴位乎内，腠理四肢皆在外者，故清阳居之，五脏六腑皆在内者，故浊阴居之）。

水为阴，火为阳（水润下而寒，故为阴；火炎上而热，故为阳。炎上者，欲其下降。润下者，欲其上升，谓之水火交而成既济。火不制其上炎，水不禁其就下，谓之水火不交而成未济。肾者水也，水中生气，即真火也。心者火也，火中生液，即真水也。阴中有阳，阳中有阴，水火互藏，阴阳交体，此又不可不知者也）；阳为气，阴为味；味归形，形归气（气无形而升，故为阳；味有质而降，故为阴。味归形者，五味入口，生血成形也。形归气者，血皆依赖于气，气旺则自能生血，气伤而血因以败也）；气归精，精归化（气者，先天之元气与后天之谷气并而充身者也。肺金主之，金施气以生水，水即精也。精者，坎府之真铅，天一之最先也。精施则能化生，万化之本元也）；精食气，形食味（气为精母，味为形本。食者，子食母乳之义也）；化生精，气生形（万化之生必本于精，形质之生必本于气）；味伤形，气伤精（味本归形，味或不节，反伤形也。气本归精，气或不调，反伤精

也）；精化为气，气伤于味（气本归精，气为精母也。此云精化为气者，精亦能生气也。如不好色者，气因以旺也。水火互为之根，即上文天地云雨之义也。味不节则伤形，而气不免焉。如味过于酸，肝气以津，脾气乃绝之类）。阴味出下窍，阳气出上窍（味为阴，故下；气为阳，故上）；味厚者为阴，薄为阴之阳；气厚者为阳，薄为阳之阴（味属阴，味厚为纯阴，味薄为阴中之阳。气属阳，气厚为纯阳，气薄为阳中之阴）。味厚则泄，薄则通；气薄则发泄，厚则发热（阴味下行，味厚者能泄于下，味薄者能通利也。阳气上行，故气薄者能泄于表，气厚者能发热也）。壮火之气衰，少火之气壮；壮火食气，气食少火；壮火散气，少火生气（火者，阳气也。天非此火不能发育万物，人非此火不能生养命根，是以物生必本于阳。但阳和之火则生物，亢烈之火则害物，故火太过则气反衰，火和平则气乃壮。壮火散气，故云食气。少火生气，故云食火。阳气者，身中温暖之气也。此气绝，则身冷而毙矣。运行三焦，熟腐五谷，畴非真火之功，是以《内经》谆谆反复，欲人善养此火，但少则壮，壮则衰，特须善为调剂。世之善用苦寒、好行疏伐者，讵非岐黄之罪人哉）。

阴胜则阳病，阳胜则阴病；阳胜则热，阴胜则寒（阴阳和则得其平，一至[①]有偏胜，病斯作矣）；重寒则热，重热则寒（阴阳之变，水极则似火，火极则似水，阳盛则隔阴，阴盛则隔阳，故有内真寒而外假热，内真热而外假寒之症。不察其变，妄轻投剂，如水益深，如火益热。虽有智者，莫可挽救矣）；寒伤形，热伤气（寒属阴，形亦属阴，故寒则形消也。

———————

① 一至：日刻本作"阴阳"。

热为阳，气亦为阳，故热则气散也）；气伤痛，形伤肿（气喜宣通，气伤则壅闭而不通，故痛。形为质象，形伤则稽留而不化，故肿）。故先痛而后肿者，气伤形也；先肿而后痛者，形伤气也（气先伤而后及于形，气伤为本，形伤为标也。形先伤而后及于气，形伤为本，气伤为标也）。

喜怒伤气，寒暑伤形（举喜怒而悲恐忧统之矣。内伤七情，如喜则气缓，怒则气上，悲则气消，恐则气下，忧则气结，故曰伤气。举寒暑而风湿燥统之矣。外伤天气，如风胜则动，热胜则肿，燥胜则干，寒胜则浮，湿胜则泻，故曰伤形）。

天不足西北，故西北方阴也，而人右耳目不如左明也。地不满东南，故东南方阳也，而人左手足不如右强也（天为阳，西北阴方，故天不足西北。地为阴，东南阳方，故地不满东南。日月星辰，天之四象，犹人之有耳目口鼻，故耳目之左明于右，以阳胜于东南。水火金木，地之四体，犹人之有皮肉筋骨，故手足之右强于左，以阴强于西北也）。

阳之汗，以天地之雨名之（汗出从表，阳也，而本于阴水之属，故以天地之雨应之。雨虽属阴，非天之阳气降，则不雨也。知雨之义者，知汗之故矣）；阳之气，以天地之疾风名之（气为阳，阳胜则气逆喘急，如天地之疾风，阳气鼓动也）。

《金匮真言论》曰：平旦至日中，天之阳，阳中之阳也；日中至黄昏，天之阳，阳中之阴也；合夜①至鸡鸣，天之阴，阴中之阴也；鸡鸣至平旦，天之阴，阴中之阳也（子、午、卯、酉，天之四正也。平旦至日中，自卯至午也；日中至黄昏，自午至酉也；合夜至鸡鸣，自酉至子也；鸡鸣至平旦，自子至卯也。以一日分四时，则子、午当二至②，卯、酉当二分③，日出为春，日中为夏，日入为秋，

夜半为冬也）。

夫言人之阴阳，则外为阳，内为阴（以表里言）；言人身之阴阳，则背为阳，腹为阴（以前后言）；言人身之脏腑中阴阳，则脏者为阴，腑者为阳，肝、心、脾、肺、肾五脏皆为阴，胆、胃、大肠、小肠、膀胱、三焦，六腑皆为阳（五脏属里，藏精气而不泻，故为阴。六腑属表，传化物而不藏，故为阳）。

故背为阳，阳中之阳，心也；背为阳，阳中之阴，肺也；腹为阴，阴中之阴，肾也；腹为阴，阴中之阳，肝也；腹为阴，阴中之至阴，脾也（老子曰：负阴而抱阳，是以腹为阳、背为阴也。《内经》乃以背为阳、腹为阴，何也？邵子曰：天之阳在南，故日处之；地之刚在北，故山处之。然则老子之说言天象也，《内经》之说言地象也，况阳经行于背，阴经行于腹，人身脏腑之形体，本为地象也。第考伏羲六十四卦方圆二图，其义显然。夫圆图象天，阳在东南，方图象地，阳在西北，可以洞然无疑矣。心肺为背之阳，肝脾肾为腹之阴，何也？心肺在膈上，连近于背，故为背之二阳脏。肝脾肾在膈下，附近于腹，故为腹之三阴脏。然阳中又分阴阳者，心象人身之日，故为阳中之④阳；肺象人身之天，天体虽阳，色玄而不自明，包藏阴德，比之太阳有间，故肺为阳中之阴。阴中又分阴阳者，肾属水，故为阴中之阴；肝属木，故为阴中之阳；脾属坤土，故为阴中之至阴也）。

《生气通天论》曰：阳气者，若天与日，失其所，则折寿而不彰。故天运当以

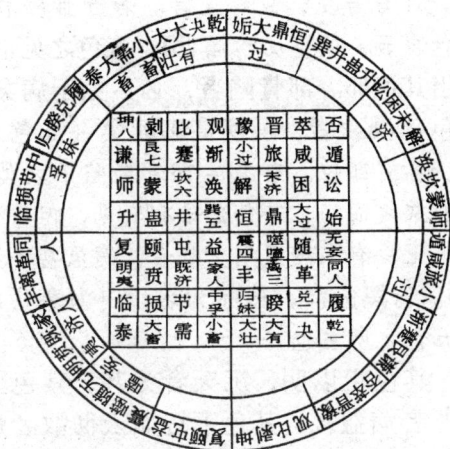

六十四卦图　方圆二图

圆图象天，乾居东南，坤居西北

六十四卦图①

方图象地，乾居西北，坤居东南

日光明（此明人生全赖乎阳气也。日不明则天为阴晦，阳不固则人为夭折，皆阳气之失所者，故天不自明，明在日月。月体本黑，得日乃明。此天运当以日光明也。太阳在午则为昼，而日丽中天，显有象之神明，离之阳在外也。太阳在子则为夜，而火伏水中，涵无形之元气，坎之阳在内也。天之运行，惟日为本，天无此日，则

昼夜不分，四时失序，晦冥幽暗，万物不彰矣。在于人者，亦惟此阳气为要。苟无阳气，孰分清浊，孰布三焦，孰为呼吸，孰为运行，血何由生，食何由化，与天之无日等矣。欲保天年，其可得乎？《内经》一百六十二篇，惟此节发明天人大义，最为切要，读者详之）。

凡阴阳之要，阳密乃固。两者不和，若春无秋，若冬无夏，因而和之，是谓圣度（阴主内守，阳主外护，阳密于外，则邪不能侵，而阴得以固于内也。不和者，偏也。偏于阳，若有春而无秋；偏于阴，若有冬而无夏。和之者，泻其太过，补其不足，俾无偏胜，圣人之法度也）。故阳强不能密，阴气乃绝（阳密则阴固，阳强而亢，岂能密乎？阴气被扰，将为煎厥而竭绝矣）；阴平阳秘，精神乃治（阴血平静于内，阳气秘密于外，阴能养精，阳能养神，精足神全，命之曰治）。

《五常政大论》曰：阴精所奉其人寿，阳精所降其人夭（岐伯本论东南阳方，其精降下而多夭；西北阴方，其精向②上而多寿。余尝广之，此阴阳之至理，在人身中者亦然。血为阴，虽肝藏之，实肾经真水之属也。水者，先天之本也。水旺则阴精充而奉上，故可永年，则补肾宜急也。气属阳，虽肺主之，实脾土饮食所化也。土者，后天之本也。土衰则阳精败而下陷，故当夭折，则补脾宜亟也。先哲云：水为天一之元，土为万物之母，千古而下，独薛立斋深明此义，多以六味地黄丸壮水，为奉上之计，兼以补中益气汤扶土，为降下之防。盖洞窥升降之微，深达

① 六十四卦图：原在方圆二图中，圆图卦在文字之下，方图卦在文字之旁，为了便于排版，今将卦图抽出单列。

② 向：日刻本作"奉"。

造化之旨者欤)。

　　愚按:医经充栋,不越于阴阳。诚于体之脏腑腹背、上下表里,脉之左右尺寸、浮沉迟数,时令之春夏秋冬,岁运之南政北政,察阴阳之微而调其虚实,则万病之本咸归掌握,万卷之富只在寸中,不亦约而不漏,简而可据乎!

三、色　诊

　　《脉要精微论》曰[①]:夫精明五色者,气之华也(精明见于目,五色显于面,皆气之华也,言气而血在其中矣),赤欲如白[②]裹朱,不欲如赭;白欲如鹅羽,不欲如盐;青欲如苍璧之泽,不欲如蓝;黄欲如罗裹雄黄,不欲如黄土;黑欲如重漆色,不欲如地苍(五色之欲者,皆取其润泽。五色之不欲者,皆恶其枯槁也)。五色精微象见矣,其寿不久也(此皆五色精微之象也,凶兆既见,寿不久矣)。夫精明者,所以视万物,别白黑[③],审长短,以长为短,以白为黑,如是则精衰矣(脏腑之精气,皆上朝于目而为光明,故曰精明。若精明不能上奉,则颠倒错乱,岂能保其生耶)。

　　《灵枢·五色》篇曰:明堂者鼻也,阙者眉间也,庭者颜也,蕃者颊侧也,蔽者耳门也。其间欲方大,去之十步,皆见于外,如是者寿必中百岁(庭者,天庭也,俗名额角。蕃蔽者,屏蔽四旁也。十步之外而部位显然,则方大可知,故寿可百岁也)。

　　明堂骨高以起,平以直,五脏次于中央,六腑挟其两侧,首面上于阙庭,王宫在于下极,五脏安于胸中,真色以致,病色不见,明堂润泽以清(五脏之候皆在中央[④],六腑之候皆在四旁。次者,居也。挟者,附也。下极,居两目之中,心之部

也。心为君主,故称王宫。若五脏安和,正色自显,明堂必清润也)。五色之见也,各出其色部。部骨陷者,必不免于病矣。其色部乘袭者,虽病甚不死矣(五色之见,各有部位。若有一部骨弱陷下之处,则邪乘之而病。若色部虽有变见,但得彼此生王,有乘袭而无克贼者,病虽甚不死矣)。青黑为痛,黄赤为热,白为寒(此言五色之所主也)。

　　其色粗以明,沉夭者为甚,其色上行[⑤]者病益甚,其色下行如云彻散者病方已(粗者,明爽之义。沉夭者,晦滞之义。言色贵明爽,若晦滞者为病甚也。色上行者,浊气方升,故病甚。下行者,浊气已退,故病已)。五色各有藏部,有外部,有内部也。色从外部走内部者,其病从外走内;其色从内走外者,其病从内走外。病生于内者,先治其阴,后治其阳,反者益甚;其病生于阳者,先治其外,后治其内,反者益甚(五色各有藏部,言脏而腑在其中矣。外部者,六腑之表,六腑挟其两侧也,内部者,五脏之里,五脏次于中央也。凡病色先起外部,而后及内部者,其病自表入里,是外为本而内为标,当先治其外,后治其内。若先起内部,而后及外部者,其病自里出表,是阴为本而阳为标,当先治其阴,后治其阳。若反者,皆为误治,病必转甚矣)。

　　常候阙中,薄泽为风,冲浊为痹,在地为厥,此其常也,各以其色言其病(阙中,眉间也,肺之部也。风病在阳,皮毛受之,故色薄而泽。痹病在阴,肉骨受之,故色冲而浊。厥逆为寒湿之变,病起

---

① 《脉要精微论》曰:原脱,体原书体例补篇名。
② 白:通"帛",即丝织物,此指白色丝织品。
③ 白黑:原作"黑白",依《素问》乙转。
④ 中央:日刻本作"鼻中"。
⑤ 行:原脱,依《灵枢》及日刻本补。

于下，故色之①先于地。地者，相家所谓地阁，即巨分巨屈之处也）。

大气入于脏腑者，不病而卒死（大气者，大邪之气也，如水色见于火部，火色见于金部之类。此元气大虚，贼邪已至，虽不病，必卒然而死矣）。

赤色出两颧，大如拇指者，病虽小愈，必卒死。黑色出于庭，大如拇指，必不病而卒死（形如拇指，最凶之色。赤者出于颧，颧者应在肩，亦为肺部，火色克金，病虽愈必卒死。天庭处于最高，黑者干之，是肾绝矣。虽不病，必卒死也）。

庭者，首面也（天庭处于最高，应首面之有疾）。阙上者，咽喉也（阙上者，眉心之上也，应咽喉之有疾）。阙中者，肺也（阙中者，正当两眉之中也，色见者，其应在肺）。下极者，心也（下极者，眉心之下也，相家谓之山根。心居肺下，故下极应心）。直下者，肝也（下极之下为鼻柱，相家谓之年寿。肝在心之下，故直下应肝）。肝左者，胆也（胆附于肝之短叶，故肝左应胆，而在年寿之左右也）。下者，脾也（年寿之下，相家谓之准头，亦名土星，本经谓之面王，又名明堂。准头居面之中央，故属土应脾）。方上者，胃也（准头两旁为方上，即迎香之上，鼻隧是也。相家谓之兰台廷尉，与胃为表里，脾居中而胃居外，故方上应胃）。中央者，大肠也（人中外五分迎香穴）②，大肠之应也，亦在面之中，故曰中央）。挟大肠者，肾也（接大肠迎香穴者，颊之上也。四脏皆一，惟肾有两，四脏居腹，惟肾附脊，故四脏次于中央，而肾独应于两颊）。当肾者，脐也（肾与脐对，故当肾之下应脐）。面王以上者，小肠也（面王，鼻准也。小肠为腑，应挟两侧，故面王之上，两颧之内，小肠之应也）。面王以下者，膀胱子处也（面王以下者，人中

也，乃膀胱子处之应。子处者，子宫也。凡人人中，平浅而无髭者，多主无子。妇人亦以人中深长者，善产育。此以上皆五脏六腑之应也）。颧者，肩也（此下皆言肢节之应也。颧为骨之本，居中部之上，故以应肩）。颧后者，臂也（臂接于肩，故颧后以应臂）。臂下者，手也。目内眦上者，膺乳也（目内眦上者，阙下两旁也。胸两旁高处为膺，膺乳者，应胸前也）。挟绳而上者，背也（颊之外曰绳，身之后曰背，故背应于挟绳之上）。循牙车以下③者，股也（牙车，牙床也。牙车以下主下部，故以应股）。中央者，膝也（中央者，牙车之中央也）。膝以下者，胫也。当胫以下者，足也（胫次于膝，足接于胫，以次而下也）。巨分者，股里也（巨分者，口旁大纹处也。股里者，股之内侧也）。巨阙者，膝膑也（巨阙，颊下曲骨也。膝膑者，膝盖骨也。此盖统指膝部而言）。

各有部分，有部分，用阴和阳，用阳和阴，当明部分，万举万当（部分既明，阴阳不爽，阳亢则滋其阴，谓之用阴和阳。阴寒则补其火，谓之用阳和阴。故明部分而施治法，万举万当也），能别左右，是谓大道；男女异位，故曰阴阳，审察泽夭，谓之良工（阳左阴右，左右者，阴阳之道路也，故能别左右，是为大道。男女异位者，男子左为逆、右为从，女子右为逆、左为从，故曰阴阳。阴阳既辨，然后审其色之润泽枯夭，以决死生，医之良也）。沉浊为内，浮泽为外（色之沉浊晦

---

① 之：日刻本"亦"。

② 人中外五分迎香穴：此句有误，据《甲乙经》、《针灸大成》，人中外五分为禾髎穴，迎香在禾髎上一寸，鼻孔旁五分，即当鼻唇沟的上段，横平鼻翼的凸出处。

③ 下：原作"上"，依日刻本及《灵枢·五色》改。

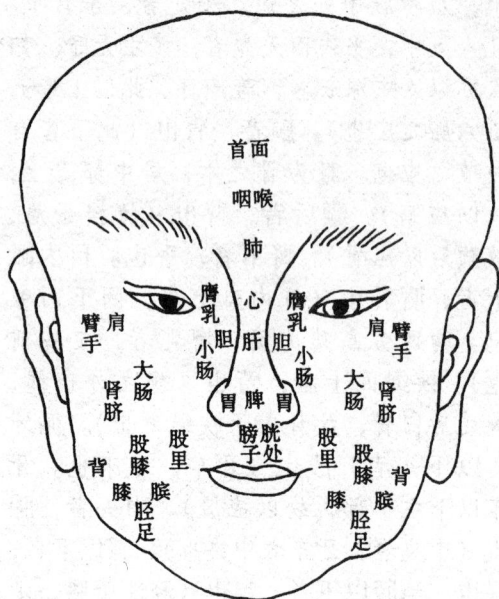

《灵枢》脏腑肢节应于面之图

滞者为里，色之浮泽光明者为表）；黄赤为风，青黑为痛，白为寒，黄而①膏润为脓，赤甚者为血；痛甚者为挛，寒甚为皮不仁（凡五色之见于面者，可因是而测其病矣。痛甚即青黑之极也，寒甚即白之极也）。五色各见其部，察其浮沉，以知浅深；察其泽夭，以观成败；察其散抟（音团），以知远近；视色上下，以知病处（色之浮者病浅，色之沉者病深；润泽者有成，枯夭者必败；散而不聚者病近，抟而不散者病远。上下者，即前脏腑肢节之见于面者也）。

色明不粗，沉夭为甚；不明不泽，其病不甚（粗者，显也。言色之光明不显，但见沉滞枯夭，病必甚也。若虽不明泽，而不至于沉夭者，病必不甚也）。其色散，驹驹然未有聚，其病散而气痛，聚未成也（驹，马之小者，未装鞍辔，散而不聚也。譬色之散而无定者，病亦散而无坚积聚也。即有痛者，不过因无形之气耳）。肾乘心，心先病，肾为应，色皆如是（肾乘

心者，水邪克火也。心先病于内，而肾之色则应于外，如黑色见于下极是也。不惟心肾，诸脏皆然，此举一以例其余也）。男子色在于面王，为小腹痛，下为卵痛，其圜直为茎痛，高为本，下为首，狐②疝㿉阴之属也（面王上，应有上字。面王上为小肠，下为膀胱子处。卵者，睾丸也。圜直，指人中水沟穴也，人中有边圜而直者，故人中色见主阴茎作痛。在人中上半者曰高，为茎根痛，在人中下半者为茎头痛，凡此皆狐疝㿉阴之病也。㿉即癞也）。女子在于面王，为膀胱子处之病，散为痛，抟为聚，方圆左右，各如其色形。其随而下至胝为淫，有润如膏状，为暴食不洁（面王下，宜有下字。面王下为人中，主膀胱子处。色散为痛，无形之气滞也。色抟为聚，有形之血凝也。积之或方或圆，或左或右，各如其外见之形。若其色从下行而至尾骶，则为浸淫带浊，有润如膏之物，此症多因暴食不洁所致。不洁犹言不节，非污秽之谓也。或多食冷物，或多食热物，一切非宜之物皆是也）。

色者，青黑赤白黄，皆端满有别乡。别乡赤者，其色亦大如榆荚，在面王③为不日（五色皆宜端满。端者，正色也。满者，充润也。别乡犹言它乡，即别部位也。如赤者心色，应见于两目之间，是其本乡。今见于面王，是别乡矣。不日者，不日而愈也。火色见于土位，是其相生之乡也。此举赤色为例，而五色缪见者，皆可类推矣）。其色上锐，首空上向，下锐下同，在左右如法（邪色之见，各有所向。其尖锐之处是乘虚所犯之方，故上锐者以首虚，故上向也。下锐亦然，其在左

---

① 而：原作"为"，依《灵枢·五色》改。
② 狐：原作"孤"，依《灵枢·五色》改。
③ 王：原脱，依《灵枢·五色》补。

右者皆同此法)。

《五脏生成论》曰：面黄目青，面黄目赤，面黄目白，面黄目黑者，皆不死（黄者，中央土之正色。五行以土为本，胃气犹在，故不死也)。面青目赤，面赤目白，面青目黑，面黑目白，面赤目青，皆死也（色中无黄，则胃气已绝，故皆死也)。

愚按：望闻问切，谓之四诊，而望色居四诊之先，未有独凭一脉，可以施疗者。经曰：切脉动静而视精明，察五色，观五脏有余不足，六腑强弱，形之盛衰，以此参伍，决死生之分[1]。又曰：形气相得，谓之可治。色泽以浮，谓之易已[2]。又曰：能合色脉，可以万全[3]。仲景尝以明堂阙庭尽不见察，为世医咎。好古尝论治妇人不能行望色之神，为病家咎，则色固不要欤，而医顾可忽欤？

四、脉　诊

《脉要精微论》曰：诊法常以平旦，阴气未动，阳气未散，饮食未进，经脉未盛，络脉调匀，气血未乱，故[4]乃可诊有过之脉（人身营卫之气，昼则行于阳分，夜则行于阴分，至平旦皆会于寸口，故诊脉当以平旦为常也，阴气正平而未动，阳气将盛而未散，饮食未进，虚实易明，经脉未盛，络脉调匀，气血未常[5]因动作而扰乱，乃可诊有过之脉。过者，病也)。切脉动静而视精明，察五色，观五脏有余不足，六腑强弱，形之盛衰，以此参伍，决死生之分（切者，切近也，手按近体也。切脉之动静，诊阴阳也；视目之精明，诊神气也。察五色以观脏腑之虚实，审形体以别病势之盛衰。以此数者，与脉参伍推求，则阴阳表里、虚实寒热自无遁状，可以决死生之分矣。不齐之谓

参，剖其异而分之也。相类之谓伍，比其同而合之也。脉惟一端，诊有数法，此医家之要道也)。

尺内两傍，则季胁也（关前曰寸，关后曰尺。季胁，小胁也，在胁之下，为肾所近，故有季胁之下，皆尺内主之)，尺外以候肾，尺里以候腹（尺外，尺脉前半部也；尺里，尺脉后半部也。前以候阳，后以候阴，人身以背为阳，肾附于背，故外以候肾。腹为阴，故里以候腹，而大小肠、膀胱、命门皆在其中矣。诸部言左右，此独不分者，以两尺皆主乎肾也)。中附上，左外以候肝，内以候膈（中附上者，言附尺之上而居乎中，即关部也。左外言左关之前半部。内者，言左关之后半部也。肝为阴中之阳，而亦附近于背，故外以候肝。内以候膈，举膈而中焦之膈膜、胆腑，皆在其中矣)；右外以候胃，内以候脾（右关前半候胃，右关后半候脾，脾胃皆处中州，而以表里言之，则胃为阳，脾为阴，故外以候胃，内以候脾)。上附上，右外以候肺，内以候胸中（上附上者，上而又上，则寸部也。五脏之位，肺处至高，故右寸前以候肺。右寸后以候胸中，言胸中而膈膜之上皆是矣)；左外以候心，内以候膻中（左寸之前以候心，左寸之后以候膻中。膻中者，即心胞络也。按：《灵兰秘典》有膻中而无胞络，以膻中为臣使之官，喜乐出焉。《灵枢》叙经脉，有胞络而无膻中，而曰动则喜笑不休，正与喜乐出焉之句相合。夫喜笑属

---

[1] 切脉动静……决死生之分：文见《素问·脉要精微论》。

[2] 形气相得……谓之易已：文见《素问·玉机真脏论》。

[3] 能合色脉，可以万全：文见《素问·五脏生成篇》。

[4] 故：原脱，依《素问》补。

[5] 常：谢本作"尝"。按：常通"尝"。

火之司，则知膻中与心应，即胞络之别名也）。

《平人气象论》曰，人一呼脉再动，一吸脉亦再动，呼吸定息脉五动，闰以太息，命曰平人。平人者，不病也（动，至也。一呼再动，一吸再动，一呼一吸合为一息，是一息四至也。呼吸定息脉五动者，当其闰以太息之时也。历家三岁一闰，五岁再闰，人应天道，故三息闰一太息，五息再闰一太息。太息者，长息也。此言平人无病之脉，当以四至为准。若五至便为太过，惟当闰以太息之时，故得五至。苟非太息，仍四至也）。

人一呼脉一动，一吸脉一动，曰少气（呼吸各一动，是一息二至也。二至为迟，迟主寒疾。夫气为阳，气虚则阳虚，故曰少气）。人一呼脉三动，一吸脉三动而躁，尺热曰病温、尺不热、脉滑曰病风、脉涩曰痹（呼吸各三动，是一息六至也。六至为数，躁者数之义也。尺热者，尺中六至也。病温犹言患热，非伤寒之温病也。左尺为水，而数则水涸而热也；右尺为火，而数则火炎而热也，故咸曰病温。尺不数而诸脉滑者，阳邪盛也，故当病风。涩为血凝气滞，故当病痹也）。人一呼脉四动以上曰死，脉绝不至曰死，乍疏乍数曰死（一呼四动，则一息八至矣，况以上乎，故知必死。脉绝不至，则营卫已绝。乍疏乍数，则气血溃乱，不死安待）。

《灵枢·根结》篇曰：一日一夜五十营，以营五脏之精，不应数者，名曰狂生（营者，运也。人之经脉运行于身者，一日一夜凡五十周，以运五脏之精。凡周身上下、前后左右计二十七脉，共长十六丈二尺。人之宗气积于胸中，主呼吸而行经络，一呼气行三寸，一吸气行三寸，呼吸定息，脉行六寸。以一息六寸推之，则一昼一夜凡一万三千五百息，通计五十周于

身，脉八百一十丈，其有太过不及，则不应此数矣。狂生者，妄生也，其生未可保也）。所谓五十营者，五脏皆受气。持其脉口，数其至也（五十营者，五脏所受之气。持寸口而数其至数，则虚实可考也）。

五十动而不一代者，以为常也，以知五脏之期（当作气）。予之短期者，乍数乍疏也（以为常者，经常之脉也，可因以知五脏之气也。若乍数乍疏，则阴阳乖乱，死期近矣。短者，近也）。

《三部九候论》曰：独小者病，独大者病，独疾者病，独迟者病，独热者病，独寒者病，独陷下者病（此言七诊之法也。独者，谓于三部九候之中，以[1]其独异于诸部者，而推其病之所在也）。

《方盛衰论》曰：形气有余，脉气不足，死；脉气有余，形气不足，生（此言脉重于形气也。形气有余，外貌无恙也。脉气不足，内脏已伤也，故死。若形虽衰而脉未败，根本犹存，尚可活也。故[2]《三部九候论》曰：形肉已脱，九候虽调，犹死。盖脱则大肉去尽，较之不足，殆有甚焉。脾主肌肉，肉脱者脾绝，决无生理）。

《脉要精微论》曰：持脉有道，虚静为保[3]（虚者，心空而无杂想也。静者，身静而不喧动也。保而不失，此持脉之道也）。春日浮，如鱼之游在波（春阳虽动，而未全彰，故如鱼之游在波也）；夏日在肤，泛泛乎万物有余（夏气畅达，万物皆备而无亏欠也。泛泛，盛满之貌）；秋日下肤，蛰虫将去（秋金清肃，盛者渐敛，如蛰虫之将去而未去也）；冬日在骨，蛰

---

① 以：原作"渭"，依日刻本改。
② 故，原作"及"，日刻本同，依乾隆本、薛本改。
③ 保：《甲乙经》卷四第一下作"宝"。保、宝古通用。

虫周密，君子居室（冬令闭藏，沉伏在骨，如蛰畏寒，深居密处。君子法天时而居室，退藏于密也）。故曰：知内者按而纪之，知外者终而始之。此六者，持脉之大法（内言脏气，脏象有位，故可按而纪也。外言经气，经脉有序，故可终而始也。明此四时内外六法，则病之表里阴阳，皆可灼然明辨，故为持脉之大法）。

《玉机真脏论》曰：春脉者肝也，东方木也，万物之所以始生也，故其气来，软弱轻虚而滑，端直以长，故曰弦，反此者病（端直以长，状如弓弦，则有力矣。然软弱轻虚而滑，则弦不至于太劲，宛然春和之象也）。

其气来实而强，此谓太过，病在外；其气来不实而微，此谓不及，病在中（实而强大，则不能软弱轻虚矣。不实而微，不能端直以长矣，皆弦脉之反也。故上文曰反此者病。外病多有余，内病多不足，大抵然也）。

太过则令人善忘，忽忽眩冒而巅疾；其不及则令人胸痛引背，下则两胁胠满（忘，当作怒。《本神》篇曰：肝气①虚则恐，实则怒。《气交变大论》曰：岁木太过，忽忽善怒，眩冒巅疾。眩者，目花也。冒者，神昏也。足厥阴之脉会于巅，贯膈布胁，故见症乃尔）。

夏脉者心也，南方火也，万物之所以盛长也，故其气来盛去衰，故曰钩，反此者病（钩义如木之垂枝，即洪脉也。其来则盛，其去则衰，阳盛之象也）。

其气来盛去亦盛，此谓太过，病在外；其气来不盛去反盛，此谓不及，病在中（来盛去盛，钩之过也。来不盛去反盛，钩之不及也。去反盛者，非强盛也。凡脉自骨出肤谓之来，自肤入骨谓之去）。

太过则令人身热而肤痛，为浸淫；其不及则令人烦心，上见咳唾，下为气泄（太过则阳有余而病在外，故身热肤痛。浸淫者，湿热之甚也。不及则君火衰而病在内，故为心不足而烦，火乘金而咳。气泄者，阳气下陷也）。

秋脉者肺也，西方金也，万物之所以收成也，故其气来轻虚以浮，来急去散，故曰浮，反此者病（浮者，轻虚之别名也。来急去散，亦是状浮之象也，即毛也）。

其气来毛而中央坚，两旁虚，此谓太过，病在外；其气来毛而微，此谓不及，病在中（毛而有力为中央坚，毛而无力为微）。

太过则令人逆气而背痛，愠愠然；其不及则令人喘，呼吸少气而咳，上气见血，下闻病音（肺主气，故太过则气逆背痛。愠愠者，气郁貌。不及则气短而咳。气不归原，故上气。阴虚内损，故见血。下闻病音者，肠鸣泄气也）。

冬脉者肾也，北方水也，万物之所以合藏也，故其气来沉以搏，故曰营，反此者病（营者，退藏于密之义也，即沉石之义也）。

其气来如弹石者，此谓太过，病在外；其去如数者，此谓不及，病在中（弹石者，坚强之象也。如数者，非真数也，言去之速也。）

太过则令人解㑊，脊脉痛而少气不欲言，其不及则令人心悬如病饥，眇②中清，脊中痛，少腹满，小便变（解者，懈怠而肢体不收也。㑊者，形迹困倦也。脊痛者，肾脉所过也。邪气太过，则正气少而不欲言矣，心肾不交，故心中如饥。眇中者，季胁下空软处，肾之所居也。肾脉贯脊属肾络膀胱，故为脊痛、腹满、便变

① 气：原脱，依《灵枢·本神》补。
② 眇：原作"眇"，依《素问》改。下同。

诸症)。

脾脉者，土也，孤脏以灌四旁者也（脾属土，土为万物之母，运行水谷，变化精微，以灌溉于南心北肾、东肝西肺，故曰四旁。孤脏者，位居中央，寄旺四时之末各十八日，四季共得七十二日。每季三月，各得九十日，于九十中除去十八日，则每季只七十二日，而为五行分旺之数，总之五七三百五，二五一十，共得三百六十日以成一岁也）。

善者不可得见，恶者可见（善者，脾之平脉也。脾何以无平脉可见乎？土无定位，亦无定象，古人强名之曰不浮不沉，不大不小，不疾不徐。意思欣欣，悠悠扬扬，难以名状。此数语者，未尝有定象可指、定形可见也。不可得见者，即难以名状也。恶者，即太过不及之病脉也）。

其来如水之流者，此谓太过，病在外；如乌之喙者，此谓不及，病在中（按《平人气象论》曰：坚锐如乌之喙，如水之流，故脾死。夫如乌之喙者，硬而不和，如水之流者，散而无纪，土德有惭，病在不治，即所谓恶者可见也）。

《平人气象论》曰：夫平心脉来，累累如连珠，如循琅玕，曰心平，夏以胃气为本（连珠、琅玕，喻其盛满温润，即微钩之义也，即胃气之脉也，故曰心平。病心脉来，喘喘连属，其中微曲，曰心病（喘喘连属，急数之象也。其中微曲，钩多胃少之义也）。死心脉来，前曲后居，如操带钩，曰心死（前曲者，轻取之而坚大。后居者，重取之而牢实，如持革带金钩，而冲和之意失矣，故曰心死）。

平肺脉来，厌厌聂聂，如落榆荚，曰肺平，秋以胃气为本（厌厌聂聂，涩之象也。如落榆荚，毛之象也。轻浮和缓，为有胃气，此肺之平脉也）。病肺脉来，不上不下，如循鸡羽，曰肺病（不上不下，亦涩也。如循鸡羽，亦毛也，但毛多胃少，故曰肺病）。死肺脉来，如物之浮，如风吹毛，曰肺死[1]（如物之浮，则无根矣。如风吹毛，则散乱矣。但毛无胃，故曰肺死）。

平肝脉来，软弱招招，如揭长竿末梢，曰肝平，春以胃气为本（招招，犹迢迢也。揭，高举也。高揭长竿，梢必和软，和缓弦长，弦而有胃气者也，为肝之平脉）。病肝脉来，盈实而滑，如循长竿，曰肝病（盈实而滑，弦之太过也。长竿无梢，则失其和缓之意，此弦多胃少，故曰肝病）。死肝脉来，急益劲，如新张弓弦，曰肝死（劲，强急也。新张弓弦，弦而太过，但弦无胃者也，故曰肝死）。

平脾脉来，和柔相离，如鸡[2]践地，曰脾平，长夏以胃气为本（和柔者，悠悠扬扬也。相离者，不模糊也。如鸡践地，缓而不迫，胃气之妙也，是为脾平）。病脾脉来，实而盈数，如鸡举足，曰脾病[3]（实而盈数，强急不和也。如鸡举足之象，此即弱多胃少，为脾之病）。死脾脉来，锐坚如乌之喙，如鸟之距，如屋之漏，如水之流，曰脾死（如乌之喙，硬也；如鸟之距，急也；如屋之漏，乱也；如水之流，散也。脾气已绝，见此必死）。

平肾脉来，喘喘累累如钩，按之而坚，曰肾平，冬以胃气为本（喘喘累累如钩，皆心脉之阳也，兼之沉石，则阴阳和平，肾脉之有胃气者）。病肾脉来，如引葛，按之益坚，曰肾病（引葛者，牵连蔓引也。按之益坚，石多胃少也）。死肾脉来，发如夺索，辟辟如弹石，曰肾死（索

---

[1] 曰肺死：原脱，依《素问》及谢本补。

[2] 鸡：《甲乙经》卷四第一上、《脉经》卷三第三此下均有"足"字。

[3] 曰脾病：原脱，依《素问》及谢本补。

而曰①夺，则互引而劲急矣。辟辟如弹石，但石无胃矣，肾死之诊也）。

《脉要精微论》曰：夫脉者，血之府也（营行脉中，故为血府。然行是血者，是气为之司也。《逆顺》篇曰：脉之盛衰者，所以候血气之虚实，则知此举一血而气在其中，即下文气治、气病，义益见矣）。长则气治，短则气病（气足则脉长，气虚则脉短），数则烦心，大则病进（心为丙丁之原，故数则烦心。邪盛则脉满，故大则病进），上盛则气高（上盛者，寸脉盛也，气高者，火亢气逆也），下盛则气胀（下盛者，关尺脉盛也。邪入于下，故为胀满），代则气衰，细则气少（代脉见而气将绝，细脉见而气不充。曰衰，则少之甚者也），涩则心痛（血凝气滞则脉涩，故主心痛），浑浑革至如涌泉，病进而色弊；绵绵其去如弦绝，死（浑浑者，汹涌之貌。革脉之至，如皮革之坚急也。涌泉，状其盛满也。见此脉者，病渐增进而色夭不泽也。绵绵弦绝，则胃气绝无，真脏脉见，故死）。

《大奇论》曰：脉至②浮合，浮合如数，一息十至以上，是经气予不足也，微见九十日死（此以下皆定死期也。浮合者，如浮波之合，后浪催前，泛泛无纪。如数者，似数而非数也。数太③过为血热也，如数者血败也，浮合者气败也。一息十至以上，死期大迫。此云九十日者，误也，十字直衍。微见者，初见也。初见此脉，九日当死）。脉至如火薪然④，是心精之予夺也，草干而死（脉如火然，是火旺过极之脉，心经之精气夺尽矣。夏令火旺，尚可强支，水令草干，阳尽而死矣）。脉至如散叶，是肝气予虚也，木叶落而死（散叶者，浮泛无根，肝气虚极也。木叶落则金旺而木⑤绝，其死宜也）。脉至如省客，省客者，脉塞而鼓，是肾气予不足也，悬去枣华而死（省客，省问之客，时来时去者也。塞者，涩而代也。鼓者，坚且搏也。涩代为精败，坚搏为胃少，至于枣华吐，则土旺水衰立尽矣）。脉至如泥丸，是胃精予不足也，榆荚落而死（泥丸者，泥弹之状，动短之脉也，主胃中精气不足。榆荚至春深而落，木旺之时，土必败矣）。脉至如横格，是胆予不足也，禾熟而死（横格者，长大坚劲，木之真脏脉也，胆之衰败也。禾熟于秋，金王⑥而木乃绝矣）。脉至如弦缕，是胞精予不足也。病善言，下霜而死，不言，可治（弦者，喻其劲急。缕者，喻其细小。胞者，心胞络也，舌为心苗，火动则善言。冬月飞霜，水来克火而死矣。不言则所伤犹浅，故可救也）。脉至如交漆，交漆者，左右傍至也，微见三十日死（交漆者，模糊而大，即泻漆之义也。左右傍至，大可知也。微者，初也，月令易而死期至矣）。脉至如涌泉，浮鼓肌中，太阳气予不足也，少气，味韭英而死（涌泉者，如泉之涌，有升无降，而浮鼓于肌表之间，是足太阳膀胱气不足也。膀胱为三阳而主表也，今表实里虚，故为少气。韭英，韭花也。发于长夏，土克水，故死）。脉至如颓土之状，按之不得，是肌气予不足也。五色先见黑，白垒发死（上下虚则颓。脉来虚大，按之不可得，正下虚之象也。脾主肌肉，肌气即脾气也。黑为水色，土败而木反侮之。垒，藟同，即莲藟

---

① 曰：日刻本作“相”。
② 至：郭霭春：“至下脱如字，律以以下各节‘脉至如’云云可证。王注：‘如浮波之合。’是王所据本有‘如’字。”
③ 太：原作“不”，依日刻本改。
④ 然：燃的本字，燃烧。
⑤ 木：原作“未”，依日刻本改。
⑥ 王：日刻本、乾隆本、薛本同，王本、谢本作“旺”。按：王音 wàng，通“旺”。

也，藁有五，而白者发于春，木旺之时，土其绝矣）。脉至如悬雍，悬雍者，浮揣切之益大，是十二俞之予不足也，水凝而死（悬雍者，喉间下垂肉乳也，俗名喉咙花。浮揣之而大，是有阳无阴，孤阳亢上之象。十二俞者，脏腑十二经所输也。水凝而死者，阴气盛而孤阳绝也）。脉至如偃刀，偃刀者，浮之小急，按之坚大急，五脏菀热，寒热独并于肾也。如此其人不得坐，立春而死（偃刀，卧刀也。浮之小急，如刀口也。按之坚大急，如刀背也。重按之肾之应也，肾虚则阴消，而五脏咸热，虽五脏有郁菀之热而发为寒热，其原则独归并于肾也。肾因亏损，腰脊痠疼，不能起坐。冬令水旺，未即败绝，遇春乃死）。脉至如丸滑不直手，不直手者，按之不可得也，是大肠气予不足也。枣叶生而死（如丸者，流利之状，正滑脉也。不直手者，滑而不应手，按之则无也。大肠与肺金相为表里，枣叶生于初夏，火盛则金绝，故当死）。脉至如华者，令人善恐，不欲坐卧，行立常听，是小肠气予不足也，季秋而死（如华者，盛满而轻浮也。小肠与心相为表里，小肠虚则心亦虚，故善恐、不得坐卧也。行立常听，恐惧多而狐疑也。丙火墓于戌，故当季秋死）。

《三部九候论》曰：形盛脉细，少气不足以息者死（形盛者，脉亦盛，其常也。形盛脉细，脉不应形矣，甚而少气难以布息，死不旋踵）。形瘦脉大，胸中多气者死（形小脉小，其常也。形瘦脉大，既不相应，甚而胸中多逆上之气，阴败阳孤，不死安待），形气相得者生（身形与脉气相得，如形小脉小、形大脉大是也），参伍不调者病（三以相参，伍以相类。谓之不调者，或大或小，或迟或疾，或滑或涩，不合常度，皆病脉也），三部九候皆相失者死（三部者，上中下三部，分天地

人，分胸膈腹也。九候者，每部有浮中沉三候，三部各三，合而为九候也。或应浮大而反沉细，应沉细而反浮大，谓之相失，而不合于揆度也）。

形肉已脱，九候虽调犹死（脾主肌肉，为脏之本。若肌肉脱则脾绝矣，九候虽调无益也）。七诊虽见，九候皆从者不死（七诊者，独大、独小、独疾、独迟、独热、独寒、独陷下也。从，顺也，合也。脉顺四时之令及合诸经之体者，虽见七诊之脉，不至于死）。

《阴阳别论》曰①：凡持真脏之脉者②，肝至悬绝③，十八日死（悬绝者，真脏脉见，胃气已无，悬悬欲绝也。十八日者，为木金成数之余，金胜木而死也）。心至悬绝，九日死（九日者，为火水生成数之余，水胜也）。肺至悬绝，十二日死（十二日，为金火生成数之余，火胜金也）。肾至悬绝，七日死（七日者，为水土生数之余，土胜水也）。脾至悬绝，四日死（四日者，为木生数之余，木胜土也）。

《平人气象论》曰④：妇人手少阴脉动甚者，妊子也（手少阴，心脉也。动甚者，流利滑动，血旺而然也，故当妊子）。

《阴阳别论》曰⑤：阴搏阳别，谓之有子（阴搏阳别，言阴脉搏动，与阳脉迥别也。阴阳二字所包者广，以左右言，则左为阳、右为阴；以部位言，则寸为阳、尺为阴；以九候言，则浮为阳、沉为阴。旧说以尺脉洪实为阴，与阳脉迥别似矣。

---

① 《阴阳别论》曰：原脱，依原书体例补。
② 真脏之脉者：原作"真脉之脏脉者"，依《太素》改。
③ 绝：此下原有"急"字，依心、肺、肾、脾各脏体例，及《太素》删。
④ 《平人气象论》曰：原脱，依原书体例补。
⑤ 《阴阳别论》曰：原脱，依原书体例补。

然则手少阴脉动甚亦在寸也，何取于阳别之旨乎，故因会通诸阴阳而后可决也）。

《征四失论》曰：诊病不问其始，忧患饮食之失节，起居之过度，或伤于毒，不先言此，卒持寸口，何病能中？妄言作名，为粗所穷（此言临脉者，必先察致病之因，而后参之以脉，则阴阳虚实不致淆讹。若不问其始，是不求其生也。如忧患饮食，内因也；起居过度，外因也；伤于毒者，不内外因也。不先察其因而卒持寸口，自谓脉神，无假于问，岂知真假逆从？脉病原有不合者，仓卒一诊，安能尽中病情？妄言作名，欺世卖俗，误治伤生，损德不小矣）。

愚按：脉者，血气之征兆也。病态万殊，尽欲以三指测其变化，非天下之至巧者，孰能与于斯？许叔微云，脉之理幽而难明，吾意所解，口莫能宣也，可以笔墨传、口耳授者，皆粗迹也。虽然，粗者未谙，精者从何而出？析而言之，二十四字犹嫌其略；约而归之，浮沉迟数已握其纲，所以脉不辨阴阳，愈索而愈惑也，阴阳之义已见于前阴搏阳别之条。又，滑伯仁曰：察脉须辨上、下、来、去、至、止，不明此六字，则阴阳不别也。上者为阳，来者为阳，至者为阳，下者为阴，去者为阴，止者为阴。上者，自尺上于寸，阳生于阴也。下者，自寸下于尺，阴生于阳也。来者，自骨肉而出于皮肤，气之升也。去者，自皮肤而还于骨肉，气之降也。应曰至，息曰止。此义至浅而至要，行远自迩，登高自卑，请事斯语矣。

五、藏　象

《灵兰秘典论》曰：心者，君主之官，神明出焉（心者一身之主，故为君主之官。其藏神，其位南，有离明之象，故曰神明出焉）。肺者，相傅之官，治节出焉（位高近君，犹之宰辅，故为相傅之官。肺主气，气调则脏腑诸官听其节制，无所不治，故曰治节出焉）。肝者，将军之官，谋虑出焉（肝为震卦，壮勇而急，故为将军之官。肝为东方龙神，龙善变化，故为谋虑所出）。胆者，中正之官，决断出焉（胆性刚直，为中正之官。刚直者善决断，肝虽勇急，非胆不断也）。膻中者，臣使之官，喜乐出焉（《胀论》云：膻中者，心主之宫城也。贴近君主，故称臣使。脏腑之官，莫非王臣。此独泛言臣，又言使者，使令之臣，如内侍也。按十二脏内有膻中而无胞络，十二经内有胞络而无膻中，乃知膻中即胞络也。况喜笑属火，此云喜乐出焉，其配心君之府，较若列眉矣）。脾胃者，仓廪之官。五味出焉（胃司纳受，脾司运化，皆为仓廪之官，五味入胃，脾实转输，故曰五味出焉）。大肠者，传道之官，变化出焉（大肠居小肠之下，主出糟粕，是名变化传导）。小肠者，受盛之官，化物出焉（小肠居胃之下，受盛胃之水谷而分清浊，水液渗于前，糟粕归于后，故曰化物）。肾者，作强之官，伎巧出焉（肾处北方而主骨，宜为作强之官。水能化生万物，故曰伎巧出焉）。三焦者，决渎之官，水道出焉（上焦如雾，中焦如沤，下焦如渎。三焦气治，则水道疏通，故名决渎之官）。膀胱者，州都之官，津液藏焉，气化则能出矣（膀胱位居卑下，故名州都之官。经曰：水谷循下焦而渗入膀胱。盖膀胱有下口而无上口，津液之藏者，皆由气化渗入，然后出焉。旧说膀胱有上口而无下口者，非也）。凡此十二官者，不得相失也（失则不能相使，而疾病作矣）。故主明则下安，以此养生则寿，殁世不殆，以为天下则大昌（主明则十二官皆奉令承命，是以寿永。推此以治天下，则为明君而享至治）。主不明则十二官危，使道闭塞而不通，形乃大伤，以此养生则殃，以为天下者，其宗大危，戒之戒之（君主不明，则诸臣旷职或谋不轨，自上及下，相使之道皆不相通，即不奉命也。在人身则大伤而命危，在朝廷则大乱而国丧矣。心为阳中之阳，独尊重之者，以阳为一身之主，不可不奉之，以为性命之根蒂也）。

《六节藏象论》曰：心者，生之本，神之处①也；其华在面，其充在血脉，为阳中之太阳，通于夏气（根本发荣之谓生，变化不测之谓神。心为太阳，生身之本也，心主藏神，变化之原也。心主血，属阳而升，是以华在面，充在血脉也。心居上为阳脏，又位于南离，故为阳中之太阳而通于夏也）。肺者，气之本，魄之处也；其华在毛，其充在皮，为阳中之太阴，通于秋气（肺统气，气之本也。肺藏魄，魄之舍也。肺轻而浮，故其华其充乃在皮毛也。以太阴之经居至高之分，故为阳中之太阴而通于秋气也）。肾者，主蛰，封藏之本，精之处也；其华在发，其充在骨，为阴中之少阴，通于冬气（位居亥子，职司闭藏，犹之蛰虫也。肾主水，受五脏六腑之精而藏之，精之处也。发色黑而为血之余，精足者血充，发受其华矣。肾之合，骨也，故充在骨。以少阴之经居至下之地，故为阴中之少阴，通于冬也）。肝者，罢极之本，魂之居也；其华在爪，其充在筋，以生血气，其味酸，其色苍②，此为阳中之少阳，通于春气（筋劳曰罢，主筋之脏是为罢极之本。肝主藏魂，非魂之居乎。爪者筋之余，充其筋者，宜华在爪也。肝为血海，自应生血，肝主春升，亦应生气。酸者木之味，苍者木之色，木旺于春，阳犹未壮，故为阳中之少阳，通于春气）。脾、胃、大肠、小肠、三焦、膀胱者，仓廪之本，营之居也，名曰器，能化糟粕，转味而入出者也；其华在唇四白，其充在肌，其味甘，其色黄，此至阴之类③，通于土气④（六经皆受水谷，故均有仓廪之名。血为营，水谷之精气也，故为营之所居。器者，譬诸盛物之器也。胃受五谷，名之曰入。脾与大小肠、三焦、膀胱，皆主出也。唇四白者，唇之四围白肉际也。唇者脾之荣，肌者脾之合，甘者土之味，黄者土之色。脾为阴中之至阴，分旺四季，故通于土。六经皆为仓廪，皆统于脾，故曰至阴之类）。凡十一脏取决于胆也（五脏六腑，其为十一脏，何以皆取决于胆乎？胆为奇恒之府，通全体之阴阳，况胆为春升之令，万物之生长化收藏，皆于此托初裹命也）。

《灵枢·本输》篇曰：肺合大肠，大肠者，传道之府。心合小肠，小肠者，受盛之府。肝合胆，胆者，中清之府。脾合胃，胃者，五谷之府。肾合膀胱，膀胱者，津液之府也。少阳属肾，肾上连肺，故将两藏（此言脏腑各有所合，为一表一里也。将，领也。独肾将两藏者，以手少阳三焦正脉指天，散于胸中，而肾脉亦上连于肺。三焦之下腧属膀胱，而膀胱为肾之合，故三焦者亦合于肾也。夫三焦为中渎之府，膀胱为津液之府，肾以水藏而领

---

① 处：原作"变"，依新校正及下文"魄之处"、"精之处"、"魂之居"、"营之居"之例改。

② 其味酸，其色苍：新校正云："详此六字当去……今惟肝脾二脏载其味其色。据《阴阳应象大论》已著色味详矣，此不当出之。"可参。

③ 此至阴之类：原脱，依《素问》补。

④ 脾、胃……通于土气：此五十八字，《读素问钞》以为错简，将其改为"脾者，仓廪之本，营之居也，其华在唇四白，其充在肌，此至阴之类，通于土气。胃、大肠、小肠、三焦、膀胱，名曰器，能化糟粕，转味而入出者也。"可参。

水府，故肾得兼将两藏。《本藏》论曰肾合三焦、膀胱是也）。三焦者，中渎之府也，水道出焉，属膀胱，是孤之府也（中渎者，身中之沟渎也。水之入于口而出于便者，必历三焦，故曰中渎之府，水道出焉。在本篇曰属膀胱，在《血气形志篇》曰少阳与心主为表里，盖在下者为阴，属膀胱而合肾水，在上者为阳，合胞络而通心火，三焦所以际上极下，象同六合，而无所不包也。十二脏中惟三焦独大，诸脏无与匹者，故称孤府。《难经》及叔和、启玄皆以三焦有名无形，已为误矣。陈无择创言三焦有形如脂膜，更属不经。《灵枢》曰：密理厚皮者，三焦厚。粗理薄皮者，三焦薄①。又曰：勇士者，三焦理横。怯士者，其焦理纵②。又曰：上焦出于胃上口，并咽以上贯膈而布胸中。中焦亦并胃中，出上焦之后，泌③糟粕，蒸精液，化精微而为血。下焦者，别回肠，注于膀胱而渗入焉。水谷者，居于胃中，成糟粕，下大肠而成下焦。又曰：上焦如雾，中焦如沤④，下焦如渎。既曰无形，何以有厚薄，何以有纵有横，何以如雾如沤如渎，何以有气血之别耶）。

《金匮真言论》曰：东方青色，入通于肝，开窍于目，藏精于肝，其病发惊骇，其味酸，其类草木，其畜鸡（《易》曰：巽为鸡，东方风木之畜也），其谷麦（麦成最早，故应东方春气），其应四时，上为岁星⑤，是以春气在头也（春气上升），其音角，其数八（《易》曰：天三生木，地八成之），是以知病之在筋也⑥，其臭臊（《礼·月令》云其臭膻，膻即臊也）。

南方赤色，入通于心，开窍于耳（《阴阳应象大⑦论》曰心在窍为舌，肾在窍为耳。此云开窍于耳，则耳兼心肾也），藏精于心，故病在五脏（心为五脏之君，心病则五脏应之），其味苦，其类火，其畜羊（《五常政大论》曰其畜马，此云羊者，或因午未俱在南方耳），其谷黍（黍色赤，宜为心家之谷。《五常政大论》云其谷麦。二字相似疑误也），其应四时，上为荧惑星⑧，是以知病之在脉也，其音徵⑨，其数七（地二生火，天七成之），其臭焦（焦为火气所化）。

中央黄色，入通于脾，开窍于口，藏精于脾⑩，故病在舌本⑪（脾之脉连舌本，散舌下），其味甘，其类土，其畜牛（牛属丑而色黄。《易》曰：坤为牛），其谷稷（稷，小米也，粳者为稷，糯者为黍，为五谷之长，色黄属土），其应四时，上为镇星⑫，是以知病之在肉也，其音宫，其数五，其臭香。

西方白色，入通于肺，开窍于鼻，藏精于肺，故病在背（肺虽在胸中，实附于背也），其味辛，其类金，其畜马（肺为乾象，《易》曰乾为马），其谷稻（稻色白，故属金），其应四时，上为太白星⑬，是以知病之在皮毛也，其音商，其数九（地四生金，天九成之），其臭腥。

北方黑色，入通于肾，开窍于二阴，

---

① 密理厚皮者……三焦薄：文见《灵枢·本藏》。
② 勇士者……其焦理纵：文见《灵枢·论勇》。
③ 泌：原作"沁"，依《灵枢·营卫生会》及江左本、王本改。
④ 沤：原作"沥"，依《灵枢·营卫生会》及日刻本改。
⑤ 岁星：即木星。
⑥ 是以知病之在筋也：据下文各方例，此句宜在"其音角"之前。
⑦ 大：原脱，诸本同，依《素问》篇名补。
⑧ 荧惑星：即火星。
⑨ 徵（zhǐ纸）：我国五声音阶（宫商角徵羽）中的一个音级。
⑩ 开窍于口，藏精于脾：原脱，依《素问》补。
⑪ 舌本：即舌根。
⑫ 镇星：即土星。
⑬ 太白星：即金星。

藏精于肾，故病在溪（《气穴论》云：肉之大会为谷，肉之小会为溪。溪者，水所流注也），其味咸，其类水，其畜彘①（《易》曰：坎为水），其谷豆（黑者属水），其应四时，上为辰星②，是以知病之在骨也，其音羽，其数六（天一生水，地六成之），其臭腐（腐为水气所化。《礼·月令》云：其臭朽。朽即腐也）。

《阴阳应象大论》曰：东方生风，风生木，木生酸，酸生肝，肝生筋，筋生心（木生火也），肝主目。其在天为玄（玄者，天之本色，此总言五脏，不专指肝也），在人为道（道者，生天生地生物者也。肝主生生之令，故比诸道），在地为化（化，生化也。自无而有，自有而无，总名曰化。肝主春生，故言化耳）。化生五味，道生智（生意不穷，智所由出），玄生神（玄冥之中，不存一物，不外一物，莫可名状，强名曰神。按：在天为玄至此六句，以下四脏皆无，独此有之，以春贯四时，元统四德，盖兼五行六气而言，非独指东方也。观《天元纪大论》有此数语，亦总贯五行，义益明矣），神在天为风（飞扬散动，周流六虚，风之用也，六气之首也），在地为木，在体为筋，在脏为肝，在色为苍，在变动为握（握者，筋之用也），在窍为目，在味为酸，在志为怒。怒伤肝，悲胜怒（悲为肺志，金胜木也）；风伤筋，燥胜风（燥为肺气，金胜木也）；酸伤筋，辛胜酸（辛为肺味，金胜木也）。

南方生热，热生火，火生苦，苦生心，心生血，血生脾（火生土也），心主舌（舌为心之官也）。其在天为热，在地为火，在体为脉，在脏为心，在色为赤，在音为徵，在声为笑，在变动为忧（心有余则笑，不足则忧），在窍为舌，在味为苦，在志为喜。喜伤心，恐胜喜（恐为肾

志，水胜火也）；热伤气（壮火食气），寒胜热（水胜火也），苦伤气（苦为心味，气属金家，火克金也。苦为大寒，气为阳主，苦则气不和也），咸胜苦（咸为肾味，水克火也）。

中央生湿，湿生土，土生甘，甘生脾，脾生肉，肉生肺（土生金也）。脾主口，其在天为湿，在地为土，在体为肉，在脏为脾，在色为黄，在音为宫，在声为歌，在变动为哕，在窍为口，在味为甘，在志为思。思伤脾，怒胜思（木胜土也）；湿伤肉，风胜湿（木胜土也）；甘伤肉，酸胜甘（木味胜土）。

西方生燥，燥生金，金生辛，辛生肺，肺生皮毛，皮毛生肾（金生水也）。肺主鼻，其在天为燥，在地为金，在体为皮毛，在脏为肺，在色为白，在音为商，在声为哭（悲哀则哭，肺之声也），在变动为咳，在窍为鼻，在味为辛，在志为忧（金气燥凄，故令人忧，忧甚则悲矣）。忧伤肺（悲忧则气消），喜胜忧；热伤皮毛，寒胜热③（水制火也）；辛伤皮毛，苦胜辛（火制金也）。

北方生寒，寒生水，水生咸，咸生肾，肾生骨髓，髓生肝（水生木也）。肾主耳，其在天为寒，在地为水，在体为骨，在脏为肾，在色为黑，在音为羽，在声为呻，在变动为栗（寒则战栗，恐则战栗，肾水之象也），在窍为耳，在味为咸，在志为恐。恐伤肾（恐则足不能行，恐则遗尿，恐则阳痿，是其伤也），思胜恐（土制水也）；寒伤血（《阴阳应象大论》云：寒伤形，血为有形，形即血也），燥

---

① 彘：即猪。
② 辰星：即水星。
③ 热伤皮毛，寒胜热：《新校正》云："按《太素》作燥伤皮毛，热胜燥。"

胜寒（燥则水涸，故胜寒。若五行之常，宜土湿胜水寒，然湿与寒同类，不能制也）；咸伤血，甘胜咸（土胜水也。《新校正》云：在东方曰风伤筋，酸伤筋；中央曰湿伤肉，甘伤肉，是自伤也；南方曰热伤气，苦伤气；北方曰寒伤血，咸伤血，是伤我所胜也；西方云热伤皮毛，是所不胜伤己也，辛伤皮毛，是自伤也。五方所伤，有此三例不同）。

《灵枢·本神》篇曰：天之在我者德也，地之在我者气也，德流气薄而生者也（理赋于天者德也，形成于地者气也，天地细缊，德下流而气上薄，人乃生焉）。故生之来谓之精（来者，所从来也。生之来，即有生之初也。阴阳二气各有其精，精者即天一生水，地六成之，为五行之最初，故万物初生.其来皆水。《易》曰男女媾精，万物化生是也），两精相搏谓之神①（两精者，阴阳也。相搏者，交媾也。《易》曰：天数五.地数五，五位相得而各有合。周子曰：二五之精，妙合而凝，即两精相搏也。神者，至灵至变，无形无象，奈何得之精搏之后乎？《天元纪大论》曰：阴阳不测之谓神。《易》曰：知变化之道者，其知神之所为乎。神者，即虚极之本，生天生地者也。弥满乾坤，无之非是，故《易》曰神无方，即天之所以为天，地之所以为地者。二五妙合之后，宛然小天地矣，故云），随神往来者谓之魂②，并精而出入者谓之魄③（阳神曰魂，阴神曰魄。人之生也，以气养形，以形摄气，气之神曰魂，形之灵曰魄，生则魂载于魄，魄检其魂，死则魂归于天，魄归于地。魂喻诸火，魄喻诸镜，火有光焰，物来便烧，镜虽照见，不能烧物。夫人梦有动作，身常静定，动者魂之用，静者魄之体也。夫精为阴，神为阳，魂为阳，魄为阴，故随神往来、并精出入，各

从其类也），所以任物者谓之心（神虽藏于心，神无形而体虚，心有形而任物，君主之官，万物皆任也），心有所忆谓之意（心已起而未有定属者，意也），意之所存谓之志（意已决而确然不变者，志也），因志而存变谓之思（志虽定而反复计度者，思也），因思而远慕谓之虑（思之不已，必远有所慕。忧疑辗转者，虑也），因虑而处物谓之智（虑而后动，处事灵巧者，智也。五者各归所主之脏，而统于心，故诸脏为臣使，而心为君主）。

心怵惕思虑则伤神，神伤则恐惧自失，破䐃脱肉④，毛悴色夭，死于冬（神藏于心，心伤则神不安，失其主宰也。心者脾之母，心虚则脾亦薄，肉乃消瘦也。毛悴者，憔悴也。色夭者，心之色赤，赤欲如白裹朱，不欲如赭。火衰畏水，故死于冬）。

脾愁忧而不解则伤意，意伤则悗⑤乱，四肢不举，毛悴色夭，死于春（忧本伤肺，今以属脾者，子母相通也。忧则气滞而不运，故悗闷也。四肢禀气于胃，而不得至经，必因于脾乃得禀也，故脾伤则四肢不举。脾之色黄，黄欲如罗裹雄黄，不欲如黄土。土衰畏木，故死于春）。

肝悲哀动中则伤魂，魂伤则狂忘不精，不精则不正，当人阴缩而挛筋，两胁骨不举，毛悴色夭，死于秋（悲哀亦肺之志，而伤肝者，金伐木也。肝藏魂，魂伤则或为狂乱，或为健忘。不精者，失见精明之常，则邪妄而不正也。肝主筋，故阴

---

① 神，此指有生命活动力的物质。
② 魂，泛指精神活动，主要作梦幻游行、意识思维，并司随意运动。
③ 魄，指人本能感觉和动作，并同记忆、意识有关。
④ 破䐃（jiǒng窘）脱肉：肌肉突起之处。破䐃脱肉，指肌肉消瘦脱陷。
⑤ 悗：同"闷"。

缩挛急。两胁者肝之分，肝败则不举。肝色青，青欲如苍璧之泽，不欲如蓝。木衰畏金，故死于秋）。

肺喜乐无极则伤魄，魄伤则狂，狂者意不存人，皮革焦，毛悴色夭，死于夏（喜乐属心，而伤肺者，火乘金也。肺藏魄①，魄伤则不能镇静而狂。意不存人者，旁若无人也。肺主皮，故皮革焦也。肺色白，白欲如鹅羽，不欲如盐。金衰畏火，故死于夏）。

肾盛怒而不止则伤志，志伤则喜忘其前言，腰脊不可以俯仰屈伸，毛悴色夭，死于季夏（怒者肝志，而伤肾者，子母相通也。肾藏志，志伤则喜忘其前言。腰为肾之府，脊为肾之路，肾伤则不可俯仰屈伸。肾色黑，黑欲如重漆色，不欲如地苍。水长土，故死于季夏），恐惧而不解则伤精，精伤则骨痠痿厥，精时自下（此亦肾伤也，特伤于本脏之志，为异于前耳。恐则气下，故精伤。肾主骨，精伤则骨痠。痿者阳之痿，厥者阳之衰。闭藏失职，则不因交感，精自下矣）。

《经脉别论》曰：食气入胃，散精于肝，淫气于筋（精者，食之轻清者也。肝主筋，故胃家散布于肝，则浸淫滋养于筋也）。食气入胃，浊气归心，淫精于脉（浊者，食之厚浊者也。心主血脉，故食气归心，则精气浸淫于脉也），脉气流经，经气归于肺，肺朝百脉，输精于皮毛（淫于脉者，必流于经，经脉流通必由于气，气主于肺，而为五脏之华盖，故为百脉之朝会。皮毛者，肺之合也，是以输精）。毛脉合精，行气于府②（肺③主毛，心主脉，肺藏气，心生血，一气一血奉以生身，一君一相皆处其上，而行气于气府，即膻中也），府精神明，留于四脏，气归于权衡④（膻中即心胞络，为心之府，权所受之精，还裹命于神明，神明属心，五

脏之君主。留当作流。流其精于四脏，则四脏之气咸得其平，而归于权衡矣。权衡者，平也，故曰主明则下安，主不明则十二官危），权衡以平，气口成寸，以决死生（脏腑既平，必朝宗于气口，成一寸之脉，以决死生也）。

饮入于胃，游溢精气，上输于脾，脾气散精，上归于肺（水饮入胃，先输于脾，是以中焦如沤也。脾气散精，朝于肺部，象地气上升而蒸为云雾，是以上焦如雾也），通调水道，下输膀胱（肺气运行，水随而注，故通调水道，下输膀胱，是以下焦如渎也。若气不能下化，则小便不通，故曰膀胱者，州都之官，津液藏焉，气化则能出矣）。水精四布，五经并行，合于四时五脏阴阳，揆度⑤以为常也（脉化气以行水，分布于四脏，则五脏并行矣。合于四时者，上输象春夏之升，下输象秋冬之降也。五脏阴阳者，即散精、淫精、输精是也。如是则不愆于道揆法度矣，故以为常也）。

《五运行大论》：帝曰：病之生变何如？岐伯曰：气相得则微，不相得则甚（相得者，彼此相生，则气和而病微。不相得者，彼此相克，则气乘而病甚）。帝曰：主岁何如？岐伯曰：气有余，则制己⑥所胜而侮所不胜；其不及，则己所不胜侮而乘之，己所胜轻而侮之（主岁，谓五运六气各有所主之岁也。己所胜，我胜彼也。所不胜，彼胜我也。假令木气有

---

① 魄：原作"魂"，依日刻本改。
② 府：原作"肺"，依《素问》、日刻本及注文改。
③ 肺：原作"脉"，依日刻本改。
④ 权衡：权，秤锤。衡，秤杆。权衡，即动态平衡之意。
⑤ 揆度，度量之意。又《新校正》引别本作"动静"，属上读，可参。
⑥ 己：原作"巳"，依《素问》改。下同。

余，则制己所胜，而土受其克，湿化乃衰。侮所不胜，则反受木之侮也。木气不足，则己所不胜者，金来侮之。己所胜者，土亦侮之)。**侮反受邪，侮而受邪，寡于畏也**（恃我能胜，侮之太甚，则有胜必复，反受其邪。如木来克土，侮之太甚，则脾土之子，实肺金也，乘木之虚，来复母仇。如吴王起倾国之兵，与中国争，越乘其虚，遂入而灭吴矣。此因侮受其邪，五行胜复之自然者也)。

《灵枢·决气》篇曰：**两神相搏，合而成形，常先身生，是谓精**（两神相搏，即阴阳交媾，精互而成形，精为形先也。《本神》篇曰两精相搏谓之神，此又曰两神云云者，盖神为精宰，精为神用，神中有精，精中亦有神也。盖以见神之虚灵，无在不有，精且先身而生，神复先精而立，前乎无始，后乎无终，知此者可与言神矣)。**上焦开发，宣五谷味，熏肤，充身泽毛，若雾露之溉，是谓气**（气属阳，本乎天者亲上，故在上焦开发宣布，上焦如雾者是也。《邪客》篇云：宗气积于胸中，出于喉咙，以贯心肺而行呼吸焉。《刺节真邪论》曰：真气者，所受[①]于天，与谷气并而充身[②]也。《营卫生会[③]》篇曰：人受气于谷，谷入于胃，以传于肺，五脏六腑皆以受气。故能熏肤，充身泽毛)。**腠理发泄，汗出溱溱，是谓津**（津者，阳之液。汗者，津之发也)。

谷入气满，淖泽注于骨，骨属屈伸；泄泽，补益脑髓，皮肤润泽，**是谓液**（液者，阴之精。谷入于胃，气满而化液，故能润骨。骨受润，故能屈伸。经脉流，故能泄泽。内而补脑髓，外而润皮肤，皆液也)。**中焦受气取汁，变化而赤，是谓[④]血**（水谷必入于胃，故中焦受谷，运化精微，变而为汁，又变而赤，以奉生身，是名为血)。**壅遏营气，令无所避，是谓脉**（壅遏者，堤防也，犹道路之界，江河之岸也，俾营气无所避而必行其中者，谓之脉。脉者，非气非血，所以行气行血者也)。

精脱者，耳聋（耳为肾窍，精脱则耳失其用矣)；**气脱者，目不明**（脏腑之阳气皆上注于目，气脱则目失其用矣)；**津脱者，腠理开，汗大泄**（汗，阳津也。汗过多则津必脱，故曰汗多亡阳)；**液脱者，骨属屈伸不利，色夭，脑髓消，胫痠，耳数鸣**（液脱则骨髓枯，故屈伸不利、脑消胫痠、色亦枯夭也。耳鸣者，液脱则肾虚也)；**血脱者，色白，夭然不泽**（色之荣者，血也。血脱者，色必枯白也)。

愚按：脏腑攸分，固微渺也，指而列之，则有象可按矣。古之至神者，若见垣，若内照，咸用此耳。然变变化化有不可以常法律者，则象也而神矣，故曰废象者暗行，胶象者待兔。

---

① 者，所受：原脱，依《灵枢》补。
② 身：此下原有"者"字，依《灵枢》删。
③ 生会：原脱，依《灵枢》篇名补。
④ 谓：原作"为"，依《灵枢·决气》改。

卷　下

一、经　络

《灵枢·经脉》篇曰：肺手太阴之脉，起于中焦（手之三阴，从脏走手，故手太阴肺脉起于中焦，当胃之中脘也。十二经者，营也，故曰营行脉中。首言肺者，肺朝百脉也，循序相传，尽于肝经，终而复始，又传于肺，是为一周），下络大肠（肺与大肠为表里，故络大肠。凡十二经相通，各有表里，在本经者曰属，他经者曰络），还循胃口（还，复也。循，绕也。下络大肠，还上循胃口），上膈属肺（身中膈膜，居心肺之下，前齐鸠尾，后齐十一椎，周围相着以隔浊气，不使熏于肺也），从肺系横出腋下（肺系，喉咙也。腋下者，膊下胁上也），下循臑内（臑者，膊之内侧，上至腋，下至肘也），行少阴心主之前（少阴者，心也。心主者，胞络也。手之三阴，太阴在前，厥阴在中，少阴在后），下肘中，循臂内（膊与臂之交曰肘。内者，内侧也）上骨下廉，入寸口（骨，掌后高骨也。下廉，骨下侧也。寸口，即动脉也），上鱼，循鱼际（手腕之上，大指之下，肉隆如鱼，故曰鱼。寸口之上，鱼之下曰鱼际穴），出大指之端（端，指尖也，手太阴肺经止于此）；其支者，从腕后直出次指内廉，出其端（支者，如木之枝也。正经之外，复有旁分之络。此本经别络，从腕后直出次指之端，交商阳穴，而接手阳明经也）。

大肠手阳明之脉，起于大指次指之端（次指，食指也。手之三阳，从手至头），循指上廉，出合谷两骨之间（上廉，上侧也。凡诸经脉，阳行于外，阴行于内，后诸经皆同。合谷，穴名。两骨，即大指次指后歧骨也，俗名虎口），上入两筋之中（腕中上侧两筋陷中，阳溪穴也），循臂上廉，入肘外廉，上臑外前廉，上肩，出髃骨之前廉（肩端骨罅为髃骨），上出于柱骨之会上（背之上颈之根，为天柱骨。六阳皆会于督脉之大椎，是为会上），下入缺盆络肺，下膈属大肠（自大椎而前，入缺盆络肺，复下膈，当脐旁，属于大肠）；其支者，从缺盆上颈贯颊，入下齿中（耳下曲处为颊），还出挟口，交人中，左之右，右之左，上挟鼻孔（人中，即督脉之水沟穴。由人中而左右互交，上挟鼻孔，手阳明经止于此，自山根交承泣而接足阳明经也）。

胃足阳明之脉，起于鼻之交頞中（頞①，鼻茎也，又名山根。足之三阳，从头走足），旁纳太阳之脉（纳，入也。足太阳起于目内眦，与頞交近②），下循鼻外，入上齿中，还出挟口环唇，下交承浆（环，绕也。承浆，任脉穴），却循颐后下廉，出大迎（腮下为颔，颔下为颐），

---

① 頞（音è遏）：指鼻梁凹处，左右目内眦之间的部位。

② 近：日刻本同，乾隆本、薛本、王本、谢本并作"通"。

循颊车，上耳前，过客主人，循发际，至额颅（颊车在耳下，本经穴也。客主人在耳前，足少阳经穴也。发之前际为额颅）；其支者，从大迎前下人迎，循喉咙，入缺盆，下膈属胃络脾（络脾者，胃与脾为表里也）；其直者，从缺盆下乳内廉，下挟脐，入气街中（气街，即气冲也，在毛际两旁鼠鼷上一寸）；其支者，起于胃口，下循腹里，下至气街中而合（胃口者，胃之下口，即幽门也。支者与直者，会合于气街），以下髀关，抵伏兔，下膝膑中，下循胫外廉，下足跗，入中指内间（抵，至也。髀关、伏兔，皆膝上穴也。膝盖曰膑，胻骨曰胫，足面曰跗。由跗而入足之中指内间，足阳明经止于此）；其支者，下廉三寸而别，下入中指外间；其支者，别跗上，入大指间，出其端（阳明别络，入中指外间。又其支者，别行入大指间，斜出足厥阴行间之次，循大指出其端，而接足太阴经也）。

脾足太阴之脉，起于大指之端（足之三阴，从足走腹，故足太阴脉发于此），循指内侧白肉际，过核骨后，上内踝前廉（核骨，在足大指本节后圆骨也，滑氏误作孤拐骨），上踹（音传），循胫骨后，交出厥阴之前（足肚曰踹。交出厥阴之前，即地机、阴陵泉也），上膝股内前廉（股，大腿也。前廉者，上侧也，当血海、箕门之次），入腹属脾络胃（脾胃为表里，故属脾络胃），上膈挟咽，连舌本，散舌下；其支者，复从胃别上膈，注心中（足太阴外行者，由腹上府舍、腹结等穴，散于胸中而止于大包。其内行而支者，自胃脘上膈注心而接手少阴经也）。

心手少阴之脉，起于心中，出属心系（心当五椎之下，其系有五，上系连肺，肺下系心，心下三系连脾、肝、肾，故心通五脏而为之主也），下膈络小肠（心与小肠为表里，故下膈当脐上二寸，下脘之分络小肠也），其支者，从心系上挟咽，系目系；其直者，复从心系却上肺，下出腋下（出腋下，上行极泉穴，手少阴经行于外者始此），下循臑内后廉，行太阴、心主之后（臑内后廉，青灵穴也。手之三阴，少阴居太阴、厥阴之后），下肘内，循臂内后廉，抵掌后锐骨之端（手腕下踝为锐骨，神门穴也），入掌内后廉，循小指之内，出其端（手少阴经止于此，乃交小指外侧，而接手太阳经也。滑氏曰：心为君主，尊于他脏，故其交经授受，不假支别云）。

小肠手太阳之脉，起于小指之端，循手外侧上腕，出踝中（前谷、后溪、腕骨等穴），直上循臂骨下廉，出肘内侧两筋之间（循臂下廉，阳谷等穴。出肘内侧两骨尖陷中，小海穴也），上循臑外后廉（行手阳明、少阳之外），出肩解，绕肩胛，交肩上（肩后骨缝曰肩解。肩胛者，臑腧、天宗等处。肩上者，秉风、曲垣等穴，左右交于两肩之上，会于督脉之大椎），入缺盆络心（心与小肠为表里）。循咽下膈，抵胃属小肠（循咽下膈抵胃，当脐上二寸，属小肠，此本经之行于内者），其支者，从缺盆循颈上颊，至目锐眦①却入耳中（以支行于外者，出缺盆，循颈中之天窗、上颊后之天容，由颧髎以入耳中听宫穴也，手太阳②经止于此）；其支者，别③颊上𩑺④抵鼻，至目内眦，斜络于颧（目下为𩑺，目内角为内眦。颧，即颧髎穴，手太阳自此交目内眦而接足太阳经也）。

———————

① 目锐眦：即眼内角。
② 阳：原作"阴"，依谢本改。
③ 别：原作"循"，依《灵枢》改。
④ 𩑺：即眼眶下缘之骨。

膀胱足太阳之脉，起于目内眦，上额交巅（由攒竹上额，历曲差、五处等穴。自络却穴左右斜行，而交于巅顶之百会）；其支者，从巅至耳上角（支者，由百会旁行，至耳上角，过足少阳之曲鬓、率谷、天冲、浮白、窍阴、完骨，故此六穴者皆足太阳、少阳之会）；其直者，从巅入络脑（自百会、通天、络却①、玉枕，入络于脑），还出别下项，循肩髆内，挟脊抵腰中（脑后复出别下项，由天柱而下会督脉之大椎、陶道，却循肩髆内作四行而下，挟脊抵腰），入循膂，络肾属膀胱（肾与膀胱为表里也。夹脊两旁之肉曰膂）；其支者，从腰中下挟脊，贯臀，入腘中（尻旁大肉曰臀。膝后曲处曰腘）；其支者，从髆内左右，别下贯胛，挟脊内（此支言肩髆内，大杼下，外两行也。左右贯胛，去脊各三寸别行，历附分、魄户、膏肓等穴，挟脊下过髀枢），过髀枢②循髀外从后廉下合腘中（会于足少阳之环跳，循髀外后廉，去承扶一寸五分之间下行，复与前之入腘中者相会合），以下贯踹内，出外踝之后，循京骨，至小指外侧（小指本节后大骨曰京骨，足太阳经穴止此，乃交于小指之下，而接足少阴经也）。

肾足少阴之脉，起于小指之下，邪走③足心，出于然谷之下，循内踝之后，别入跟中（然谷，在内踝前，大骨下。内踝之后，别入跟中，即太溪、大钟等穴），以上踹内，出腘内廉，上股内后廉，贯脊属肾络膀胱（上股内后廉，结于督脉之长强。以贯脊而后属于肾，前当关元、中极，而络于膀胱，相为表里也）；其直者，从肾上贯肝膈，入肺中，循喉咙，挟舌本（其直行者，从肓④俞属肾处上行，循商曲、石关、阴都、通谷诸穴，贯肝上循幽门上膈，历于步廊入肺中，循神封、灵

墟、神藏、彧中、俞府，而上循喉咙，并人迎挟舌本而终）；其支者，从肺出络心，注胸中（支者，自神藏之际，从肺络心至胸，以上俞府诸穴，足少阴经止于此，而接手厥阴经也）。

心主手厥阴心包络之脉，起于胸中（心主者，心之所主也。胞络为心之府，故名），出属心胞络，下膈，历络三焦（胞络为心君之外卫，三焦为脏腑之外卫，故为表里而相络。诸经皆无历字，独此有之，达上中下也），其支者，循胸出胁，下腋三寸（腋下三寸天池，手厥阴经穴始此），上抵腋，下循臑内，行太阴、少阴之间（上抵腋下之天泉，循臑内行太阴、少阴之间，以手之三阴，厥阴在中也），入肘中，下臂行两筋之间（入肘中，曲泽也。下臂行两筋之间，郄门、间使、内关、大陵也），入掌中，循中指出其端（掌中，劳宫也。中指端，中冲也，手厥阴经止于此），其支者，别掌中，循小指次指出其端（次指者，无名指也。支者自劳宫别行无名指端，而接乎手少阳经也）。

三焦手少阳之脉，起于大指次指之端，上出两指之间（即小指次指之间，液门、中渚穴），循手表⑤腕，出臂外两骨之间（手表腕，阳池也。臂外两骨间，外关、支沟等穴），上贯肘，循臑外上肩，而交出足少阳之后（上贯肘之天井，循臑外历清冷渊、消泺、臑会，上肩髎，自天髎而交出足少阳之后也），入缺盆，布膻中，散络心包，下膈，循属三焦（内行者入缺盆，复由足阳明之外下布膻中，散络

---

① 却：原作"郄"，依《针灸学简编》改。
② 髀枢：即股骨大转子部位。
③ 邪走：《素问·刺热篇》、《痹论》王冰注作"斜趋"。按："邪"通"斜"。
④ 肓：原作"盲"，依《针灸学简编》改。
⑤ 手表：即手背。

心包，相为表里。自上焦下膈，循中焦以约下焦）；其支者，从膻中上出缺盆，上项，系耳后直上，出耳上角以屈下颊至頔（其支行于外者，自膻中上缺盆，会于督脉之大椎，循天髎，系耳后之翳风、瘛脉、颅息，出耳上角，过足少阳之悬厘、颔厌，下行耳颊至頔）；其支者，从耳后入耳中，出走耳前，过客主人前，交颊，至目锐眦（此支从耳后翳风入耳中，过手太阳之听官，出走耳前，过足少阳之客主人，交颊上丝竹空，至目锐眦，会于瞳子髎，手少阳经止于此，而接足少阳经也）。

胆足少阳之脉，起于目锐眦，上抵头角①，下耳后（由听会、客主人抵头角，下耳后，行天冲、浮白、窍阴、完骨），循颈行手少阳之前，至肩上，却交出手少阳之后，入缺盆（循颈过手少阳之天髎，行少阳之前，下至肩上，循肩井，复交出手少阳之后，过督脉之大椎，而入于足阳明缺盆之外）；其支者，从耳后入耳中，出走耳前，至目锐眦后（从耳后颞颥，过手少阳之翳风，过手太阳之听官，出走耳前，复自听会至目锐眦）；其支者，别锐眦，下大迎，合于手少阳，抵于頔（支者，别自目外眦，下足阳明大迎，由手少阳之丝竹、和髎而抵于頔），下加颊车，下颈合缺盆（自颊车下颈，循本经之前，与前之入缺盆者会合），以下胸中，贯膈络肝属胆，循胁里，出气街，绕毛际，横入髀厌②中（下胸当手厥阴天池之分贯膈，足厥阴期门之分络肝，本经日月之分属胆而相为表里，乃循胁里由足厥阴章门下行，出足阳明气街，绕毛际，合于足厥阴以横入髀厌中环跳穴）；其直者，从缺盆下腋，循胸过季胁，下合髀厌中（直而行于外者，从缺盆下行，复与前之入髀厌者会合），以下循髀阳，出膝外廉，下外辅骨之前（髀阳，髀之外侧也。辅骨，膝

两旁高骨也。由髀阳历中渎、阳关，出膝外廉，下外辅骨之前，自阳陵泉以下阳交等穴），直下抵绝骨之端，下出外踝之前，循足跗上，入小指次指之间（外踝上骨际曰绝骨，阳辅穴也。下行悬钟，循足面入小指次指之间，至窍阴穴，足少阳经止于此）；其支者，别跗上，入大指之间，循大指歧骨内出其端。还贯爪甲，出三毛（足大指次指本节后骨缝为歧骨。大指爪甲后二节间为三毛，自此接足厥阴经）。

肝足厥阴之脉，起于大指丛毛之际（丛毛，即三毛也），上循足跗上廉，去内踝一寸（足面上，行间、太冲也。内踝一寸，中封也），上踝八寸，交出太阴之后，上腘内廉（上踝过足太阴之三阴交，历蠡沟、中都，交出太阴之后，上腘内廉，至膝关、曲泉③也），循股阴，入毛中，过阴器（股阴，内侧也。循股内之阴包、五里、阴廉，上会于足太阴之冲门、府舍，入阴毛中急脉，左右相交，环绕阴器而会于任脉之曲骨），抵小腹，挟胃属肝络胆（入小腹会于任脉之中极、关元，循章门至期门挟胃属肝，下足少阳日月之所络胆，肝胆相为表里也），上贯膈，布胁肋（贯膈行足太阴食窦之外，大④包之里布胁肋，上足少阳渊腋⑤、手太阴云门，足厥阴经穴止此），循喉咙之后，上入颃颡⑥，连目系，上出额，与督脉会于巅（颃颡，咽颡也。目内深处为目系。其内行

① 头角：即额角。
② 髀厌：指股外髀枢，即股骨大转子后上方之凹陷处。
③ 泉：原作"前"，依日刻本改。
④ 大：原作"太"，依日刻本改。
⑤ 渊腋：腋原作"液"，诸本同，今依《灵枢》改，渊腋为胆经穴名，位于胸侧部，腋中线上，在腋下三寸、第五肋间隙内。
⑥ 颃颡：指口腔后上方软腭近后鼻道处。

而上者，循喉咙后入颃颡，行足阳明大迎、地仓、四白之外，内连目系，上出足少阳阳白之外，临泣之里，与督脉会于巅之百会穴）；其支者，从目系下颊里；环唇内，（从目系下行任脉之外，本经之里，下颊环唇），其支者，复从肝别贯膈，上注肺（从前期门属肝之所，行足太阴食窦之外，本经之里，别贯膈上注肺。下行挟中脘之分，复接手太阴肺经，十二经一周已尽也）。

《骨空论》曰[1]：任脉者，起于中极之下，以上毛际，循腹里，上关元，至咽喉，上颐循面入目（以下任、督、冲、蹻皆奇经也，无表里配合，故谓之奇。中极，任脉穴也，在曲骨上一寸。中极之下为胞官，任、督、冲三脉皆起于胞宫而出于会阴。任由会阴而行腹，督由会阴而行背，冲由会阴出，并少阴而散胸中）。

冲脉者，起于气街，并少阴之经，侠脐上行，至胸中而散（起者，外脉所起，非发源也。气街，即气冲，在毛际两旁。起于气街，并足少阴之经，会于横骨、大赫等十一穴，侠脐上行，至胸中而散，此冲脉之前行者也。然少阴之脉上股内后廉，贯脊属肾，冲脉亦入脊内伏冲之脉。然则冲脉之后行者，当亦并少阴无疑也）。

任脉为病，男子内结七疝[2]，女子带下瘕聚（任脉自前阴上毛际，行腹里，故男女之为病若此也）。冲脉为病，逆气里急（冲脉侠脐上行至胸，气不顺则逆，血不和则急也）。督脉为病，脊强反折（督脉贯脊，故病如此）。

督脉者[3]，起于少腹以下骨中央，女子入系廷孔（少腹乃胞宫之所居。骨中央者，横骨下近外之中央也。廷，正也，直也。廷孔，溺孔也），其孔，溺孔之端也（女人溺孔在前阴中横骨之下，孔之上际谓之端，乃督脉外起之所。虽言女子，然

男子溺孔亦在横骨下中央，第为宗筋所函，故不见耳）。其络循阴器，合篡间，绕篡后（篡者，交篡之义，即前后二阴之间也），别绕臀，至少阴与巨阳中络者合，少阴上股内后廉，贯脊属肾（足少阴之脉，上股内后廉。足太阳之脉，外行者过髀枢，中行者挟脊贯臀，故此督脉之别，绕臀至少阴之分。与巨阳中络者，合少阴之脉并行，而贯脊属肾也），与太阳起于目内眦，上额交巅，上入络脑，还出别下项，循肩髆内，侠脊抵腰中，入循膂络肾（此亦督脉之别络，并足太阳经上头下项，侠脊抵腰，复络于肾。其直行者，自尻上脊下头，由鼻而至人中也）；其男子循茎下至篡，与女子等，其少腹直上者，贯脐中央，上贯心，入喉上颐还[4]唇，上系两目之下中央（此自小腹直上者，皆任脉之道，而此列为督脉，启玄子引古经云：任脉循背谓之督脉。自少腹直上者，谓之任脉，亦谓之督脉）。此生病，从少腹上冲心而痛，不得前后[5]，为冲疝（此督脉自脐上贯心，故为病如此，名为冲疝，实兼冲、任而为病也）；其女子不孕、癃痔、遗溺、嗌干（女子诸症，虽由督脉所生，实亦任、冲之病。王氏曰：任脉者，女子得之以任养也。冲脉者，以其气上冲也。督脉者，督领诸脉之海也，三脉皆由阴中而上，故其病如此）。督脉生病治督脉，治在骨上，甚者在齐下营（骨上，谓曲骨

① 《骨空论》曰：原脱，依原书体例补。
② 七疝：《难经汇注笺正》云："疝之有七，隋唐以前，谓有厥疝、癥疝、寒疝、气疝、盘疝、胕疝、狼疝之名。元以后，则曰寒疝、筋疝、水疝、气疝、血疝、癩疝、狐疝。要之，疝以气言，皆气滞不行为病。"
③ 者：原脱，依《素问》补。
④ 还：原作"环"，依《素问》改。"还"通"环"，环绕之意。
⑤ 不得前后：即不能大小便。

上毛际中。齐下营，谓脐下一寸阴交穴也，皆任脉之穴，而治督脉之病，正以脉虽有三，论治但言督脉，而不云任、冲，所用之穴亦以任为督，可见三脉同体，督即任、冲之纲领，任、冲即督之别名耳）。

《灵枢·脉度》篇曰[①]：跷脉者，少阴之别，起于然骨[②]之后（跷脉有二，曰阴跷、曰阳跷。少阴之别，肾经之别络也。然谷之后，照海也。此但言阴跷，未及阳跷，惟《缪刺论》曰：邪客于足阳跷之脉，刺外踝之下半寸所。盖阳跷为太阳之别，故《难经》曰：阳跷脉起于跟中，循外踝上行入风池。阴跷者，亦起于跟中，循内踝上行至咽喉，交贯冲脉。故阴跷为足少阴之别，起于照海；阳跷为足太阳之别，起于申脉，庶得其详也），上内踝之上，直上循阴股入阴，上循胸里入缺盆，上出人迎之前，入頄属目内眦，合于太阳、阳跷而上行，气并相还则为濡目，气不荣则目不合[③]（自内踝直上，入阴循胸，皆并足少阴上行也。然足少阴之直者，循喉咙而挟舌本，此则入缺盆，上出人迎之前，入頄属目内眦，以合于足太阳之阳跷，是跷脉有阴阳之异也。阴跷、阳跷之气并行回还而濡润于目，若跷气不荣，则目不能合）。

按：阴维脉起于诸阴之交，其脉发于足少阴筑宾穴，为阴维之郄，在内踝上五寸腨肉分中。上循股内廉，上行入少腹，会足太阴、厥阴、少阴、阳明于府舍，上会足太阴于大横、腹哀，循胁肋会足厥阴于期门，上胸膈挟咽，与任脉会于天突、廉泉，上至前顶[④]而终。

阳维脉起于诸阳之会，其脉发于足太阳金门穴，在足外踝下一寸五分，上外踝七寸，会足少阳于阳交，为阳维之郄。循膝外廉，上髀厌，抵小腹侧，会足少阳于居髎，循胁肋，斜上肘，上会手阳明、足

太阳于臂臑，过肩前，与手少阳会于臑会、天髎，却会手足少阳、足阳明于肩井，入肩后，会手太阳、阳跷于臑俞，上循耳后，会手足少阳于风池，上脑空、承灵、正营、目窗、临泣，下额与手足少阳、阳明五脉会于阳白，循头入耳，上至本神而止。

带脉起于季胁足厥阴之章门穴，同足少阳循带脉，围身一周如束带然，又与足少[⑤]阳会于五枢、维道。

二跷为病，苦癫痫寒热，皮肤淫痹，少腹痛，里急，腰及髋窌下相连阴中痛，男子阴疝，女子漏下。

二维为病，阴阳不能相维，则怅然失志，溶溶不能自收持。阳维为病苦寒热，阴维为病苦心痛。阳维主表，阴维主里。

带脉为病，腹满，腰溶溶如坐水中，妇人小腹痛，里急后重，瘕疝，月事不调，赤白带下。

李濒湖云：奇经八脉者，阴维也、阳维也、阴跷也、阳跷也、冲也、任也、督也、带也。阳维起于诸阳之会，由外踝而上行于卫分。阴维起于诸阴之交，由内踝而上行于营分，所以为一身之纲维也。阳跷起于跟中，循外踝上行于身之左右。阴跷起于跟中，循内踝上行于身之左右，所以使机关之跷捷也。督脉起于会阴，循背而行于身之后，为阳脉之总督，故曰阳脉之海。任脉起于会阴，循腹而行于身之前，为阴脉之承任，故曰阴脉之海。冲脉

---

① 《灵枢·脉度》篇曰：原脱，依原书体例补。
② 然骨：原作"然谷"，依《灵枢》改。然骨为骨骼部位名，指内踝前突起的舟骨粗隆部，其下方为然谷穴所在。
③ 目不合：原作"不目合"，依《灵枢·脉度》及日刻本改。
④ 前顶：原作"顶泉"，日刻本作"顶前"，今依《甲乙经》改。
⑤ 少：原作"太"，诸本同，今依《甲乙经》改。

起于会阴，夹脐而行，直冲于上，为诸脉之冲要，故曰十二经之海。带脉则横围于腰，状如束带，所以总约诸脉者也。是故阳维主一身之表，阴维主一身之里，以乾坤言也。阳跷主一身左右之阳，阴跷主一身左右之阴，以东西言也。督主身后之阳，任、冲主身前之阴，以南北言也。带脉横束诸脉，以六合言也。是故医而知乎八脉，则十二经十五络之大旨得矣。

愚按：直行曰经，旁支曰络。经有十二，手之三阴三阳、足之三阴三阳也。络有十五者，十二经各有一别络，而脾又有一大络，并任、督二络，为十五络也。合计二十七气，如泉之流不舍昼夜，阴脉营于五脏，阳脉营于六腑，终而复始，如环无端。其流溢之气入于奇经，转相灌溉，八脉无表里配合，不成偶，故曰奇也。正经犹沟渠，奇经犹湖泽，譬之雨降沟盈，溢于湖泽也。脏腑者，经络之本根。经络者，脏腑之枝叶。谙于经络，则阴阳表里、气血虚实了然于心目。初学者必先于是，神良者亦不外于是。第粗工昧之，诋其迂远不切，智士察之，谓其应变无穷耳。

二、治　则

《阴阳应象大论》曰：阴阳者，天地之道也，万物之纲纪，变化之父母，生杀之本始，神明之府也，治病必求其本（此明天地万物，变化生杀，总不出于阴阳，察乎此者可以当神明矣。故治病者万绪纷然，必求于本，或本于阴，或本于阳，阴阳既得，病祟焉逃。芩连姜附，尽可回春，参术硝黄，并能起死。此之未辨，畏攻畏补，忧热忧寒，两歧必至于误生，广络遗讯于圣哲，本顾可弗求乎哉）。

《至真要大论》曰：[1] 谨守病机，各司其属，有者求之，无者求之，盛者责之，虚者责之，必先五胜，疏其血气，令其调达而致和平（此言病状繁多，各宜细察，然总不外于虚实也。谨守者，防其变动也。病而曰机者，状其所因之不齐，而治之不可不圆活也。属者，有五脏之异、六腑之异、七情之异、六气之异、贵贱之异、老少之异，禀异有虚实之异，受病有标本之异，风气有五方之异，运气有胜复之异，情性有缓急之异，有尝[2] 贵后贱之脱营，尝富后贫之气离守，各审其所属而司其治也。有者求之二句，言一遇病症，便当审其所属之有无也。盛者责之二句是一章之大纲，于各属有无之间分别虚实而处治也。然至虚似实，大实似虚，此又不可不详为之辨也。必先五胜者，如木欲实，金当平之之类是也。疏其血气，非专以攻伐为事，或补之而血气方行，或温之而血气方和，或清之而血气方治，或通之而血气方调，正须随机应变，不得执一定之法，以应无穷之变也。此治虚实之大法，一部《内经》之关要也）。

君一臣二，奇之制也，君二臣四，偶之制也；君二臣三，奇之制也；君二臣六，偶之制也（君者，品味少而分两多。臣者，品味多而分两少。奇制从阳，偶制从阴）。故曰：近者奇之，远者偶之；汗者不[3] 以偶，下者不以奇（病在上者为近，属阳，故用奇方，取其轻而缓也。病在下者为远，属阴，故用偶方，取其重而急也。汗者不以偶，阴沉不能达表也。下者不以奇，阳升不能降下也）；补上治上制以缓，补下治下制以急，急则气味厚，

---

① 《至真要大论》曰：原在下文"君一臣二"段之上，今依原书体例移于此。

② 尝：原作"常"，依日刻本及《素问·疏五过论》改。下同。

③ 不：此下原有"可"字，依《素问》删。下同。

缓则气味薄。适其至所，此之谓也（上药宜缓，欲其曲留上部；下药宜急，欲其直达下焦。欲急者，须气味之厚，欲缓者，须气味之薄。缓急得宜，厚薄合度，则适其病至之所，何患剂之弗灵乎）。病所远而中道气味之①者，食而过之，无越其制度也（病之所在远，而药则必由于胃，用之无法则未达病所，则中道先受其气味矣。当于食为度，而使远近适宜，是过之也。过，犹达也。欲其近者，药在食后，则食载药而留止于上。欲其远者，药在食前，则食坠药而疾走于下。服药有疾徐，根梢有升降，气味有缓急，药剂有汤丸膏散，各须合法，无越其度也）。是故平气之道，近而奇偶，制小其服也。远而奇偶，制大其服也。大则数少，小则数多，多则九之，少则二之（近病远病，各有阴阳表里之分，故远方近方，各有奇偶相兼之法，或方奇而分两偶，或方偶而分两奇，此奇偶互用也。近而奇偶，制小其服，小则数多而尽于九，盖数多则分两轻，性力缓而仅及近病也。远而奇偶，制大其服，大则数少，而止于二。盖数少则分两重，性力专而直达远病也。是皆奇偶互用法之变也），奇之不去则偶之，是谓重方。偶之不去，则反佐以取之，所谓寒热温凉，反从其病也（此变通之法也。始用药奇而病不去，变而为偶，奇偶迭用，是曰重方。重者，复也。若偶之而又不去，则当求其微甚真假，反佐以取之。反佐者，顺其性也，如以热治寒而寒拒热，则反佐以寒而入之；以寒治热而热格寒，则反佐以热而入之。又如寒药热服，热药冷服，皆变通之妙用也。王太仆曰：热与寒背，寒与热违，微小②之热为寒所折，微小之冷为热所消，大寒大热必能与违性者争，与异气者格，是以圣人反其佐以同其气，令声应气求也③）。

辛④甘发散为阳，酸苦涌泄为阴，咸味涌泄为阴，淡味渗泄为阳，六者或收或散，或缓或急，或燥或润，或软或坚，以所利而行之，调其气使其平也（涌，吐也。泄，泻也。渗泄，利小便也。辛主散主润，甘主缓，酸主收主急，苦主燥主坚，咸主软，淡主渗泄，各因其利而行之，气可平矣）。

寒者热之，热者寒之，微者逆之，甚者从之（义见上），坚者削之，客者除之，劳者温之，结者散之，留者攻之，燥者濡之，急者缓之，散者收之，损者益之，逸者行之，惊者平之，上之下之，摩之浴之，薄之劫之，开之发之，适事为故（温之，甘温能除大热也。逸，即安逸也。饥饱劳逸皆能成病，过于逸则气脉凝滞，故须行之。上者，吐也。摩者，按摩也。薄者，即薄兵城下之义。适事为故，犹云中病为度，适可而止，毋太过以伤正，毋不及以留邪也）。

逆者正治，从者反治，从少从多，观其事也（从少谓一从而二逆，从多为二从而一逆也。事即病也，观其病之轻重，而为之多少也）。

热因寒用，寒因热用，塞因塞用，通因通用，必伏其所主，而先其所因，其始则同，其终则异，可使破积，可使溃坚，可使气和，可使必已（寒病宜热，然寒甚者格热，须热药冷服，此热因寒用也。热病宜寒，然热甚者格寒，须寒药热服，此寒因热用也。塞因塞用者，如下气虚乏，中焦气壅，欲散满则更虚其下，欲补下则满甚于中，治不知本而先攻其满，药入或

---

① 之：郭霭春："之疑作乏，之为乏之坏字。"
② 小：原作"上"，依日刻本及《素问》王冰注改。
③ 令声应气求也：《素问》王冰注作"令声气应合"。
④ 辛：此前原有"至真要大论曰"六字，因本段文字在同一篇中，故删去篇名。

减，药过依然，气必更虚，病必转甚，不知少服则壅滞，多服则宣通，峻补其下则下自实，中满自除矣。通因通用者，或挟热而利，或凝寒而泄，寒者以热下之，热者以寒下之。伏其所主，利病之本也。先其所因者，求病之由也。其始则同，言正治也。其终则异，言反治也，明于反治，何病不愈）。

诸寒之而热者取之阴，热之而寒者取之阳，所谓求其属也（用寒药治热病，而热反增，非火有余，乃阴不足也，阴不足则火亢，故当取之阴，但补阴则阳自退耳。用热药治寒症，而寒反增，非寒有余，乃阳不足也，阳不足则阴寒，故当取之阳，但补水中之火，则寒自消耳。求其属者，求于本也。一水一火，皆于肾中求之，故王太仆曰：益火之源以消阴翳，壮水之主以制阳光，六味、八味二丸是也）。

夫五味入胃，各归所喜攻，酸先入肝，苦先入心，甘先入脾，辛先入肺，咸先入肾。久而增气，物化之常也，气增而久，夭之由也（增气者，助其气也。如黄连之苦，本入心泻火，多服黄连，反助心火。故五味各归，久而增气，气增必夭折，可不慎欤）。

《阴阳应象大论》曰：因其轻而扬之，因其重而减之，因其衰而彰之（轻者在表，宜扬而散之。重者在内，宜减而泻之。衰者不补，则幽潜沉冤矣，补则再生，故曰彰）。形不足者，温之以气；精不足者，补之以味（此彰之之法也。阳气衰微则形不足，温之以气，则形渐复也。阴髓枯竭则精不足，补之以味，则精渐旺也）。其高者，因而越之（高者，病在上焦。越者，吐也，越于高者之上也）；其下者，引而竭之（下者，病在下焦。竭者，下也，引其气液就下也，通利二便皆是也。或云引者，蜜导、胆导之类。竭

者，承气、抵当之类）；中满者，泻之于内（中满，非气虚中满也，如胀满而有水有积，伤寒而结胸便闭是也。内字与中字照应）。其有邪者，渍形以为汗（渍，浸也，如布桃枝以取汗，或煎汤液以熏蒸，或表清邪重，药不能汗，或冬月天寒，发散无功，非渍形之法不能汗也）；其在皮者，汗而发之（邪在皮则浅矣，但分经汗之可也），其慓悍者，按而收之（慓者，急也。悍者，猛也，怒气伤肝之症也。按者，制伏酸收，如芍药之类是也）；其实者，散而泻之（阴实者，以丁、姜、桂、附散其寒。阳实者，以芩、连、栀、柏泻其火），审其阴阳，以别柔刚（审病之阴阳，施药之柔刚），阳病治阴，阴病治阳（阳胜者阴伤，治其阴者，补水之主也；阴胜者阳伤，治其阳者，补水中之火也），定其血气，各守其乡（或血或气，用治攸分，各不可紊也），血实宜决之（导之下流，如决江河也），气虚宜掣① 引之（提其上升，如手掣物也）。

《五常政大论》曰：病有久新，方有大小，有毒无毒，固宜常制矣（病久者，宜大剂；病新者，宜小剂。无毒者，宜多用；有毒者，宜少用）。大毒治病，十去其六，常毒治病，十去其七，小毒治病，十去其八，无毒治病，十去其九（药不及则病不痊，药太过则正乃伤，大毒治病，十去其六，便当止矣。毒轻则可任，无毒则可久任也），谷肉果菜，食养尽之，无使过之，伤其正也（病虽去而有未尽去者，当以饮食养正，而余邪自尽。若药饵太过，便伤正气）。必先岁气，毋伐天和（五运有纪，六气有序，四时有令，阴阳有节，皆岁气也。人气应之以生长收藏，

---

① 掣：《太素》、《甲乙经》同，《素问》作"挈"，王冰注："挈，读为导，导引则气行条畅。"可参。

此天和也。于此未明，则犯岁气、伐天和矣）。

《六元正纪大论》黄帝问曰：妇人重身，毒之何如？岐伯曰：有故无殒，亦无殒也（有孕曰重身。毒之，用毒药也。故者，如下文大积大聚之故。有是故而用是药，所谓有病则病当之，故孕妇不殒，胎亦不殒也）。帝曰：愿闻其故何谓也？岐伯曰：大积大聚，其可犯也，衰其大半而止（大积大聚，非毒药不能攻，然但宜衰其大半，便当禁止，所谓大毒治病，十去其六者是也）。

愚按：论治之则，载由经籍，圆通之用，妙出吾心。如必按图索骥，则后先易辙，未有不出者矣。子舆氏曰：梓匠轮舆，能与人以规矩，不能使人巧。故夫揆度阴阳，奇恒五中，决以明堂，审于终始，其亦巧于规矩者乎。

三、病　能①

《至真要大论》曰：诸风掉眩，皆属于肝（诸风者，风病不一也。掉，摇动也。眩，昏花也。风木善动，肝家之症也，掉眩虽同，而虚实有别，不可不察焉）；诸寒收引，皆属于肾（收，敛束也。引，牵急也。经脉牵急本是肝症，而属于肾者，一则以肾肝之症同一治，一则肾主寒水之化，肾虚则阳气不充，营卫凝泣，肢体挛踡，所谓寒则筋急也）；诸气膹郁，皆属于肺（膹者，喘急上逆。郁者，否塞不通。肺主气，气有余者，本经自伏之火；气不足者，则火邪乘之。虚实之分，极易淆误，所当精辨。近世庸者，概指为肺热而攻其有余，虚实之祸，良可嗟悼）；诸湿肿满，皆属于脾（脾司湿化，又主肌肉，内受湿淫，肌体肿满，故属于脾。土气太过，则湿邪盛行，其病骤至，

法当分疏。土气不及，则木乘水侮，其病渐成，法当培补，二者易治，比于操刃）；诸热瞀瘛，皆属于火（昏冈曰瞀，抽掣曰瘛。邪热伤神则瞀，亢阳伤血则瘛，虽皆属火，亦有虚实之分。丹溪曰：实火可泻，芩连之属，虚火可补，参芪之属。仁人之言哉），诸痛痒疮，皆属于心（热甚则疮痛，热微则疮痒，心主热火之化，故痛痒诸疮，皆属于心也）；诸厥固泄，皆属于下，（厥者，自下而逆上也。阴衰于下，则为热厥；阳衰于下，则为寒厥。固者，二便不通也。阳虚则无气，而清浊不化，寒也。火盛则水衰，而精液干枯，热也。泄者，二便不固也。命门火衰则阳虚失禁，寒也。肾宫水衰则火迫注泄，热也。肾开窍于二阴，肾主二便，居下故也）；诸痿喘呕，皆属于上（痿废应属下部而属于上者，何也？肺热叶焦，发为痿躄。气急曰喘，病在肺也。有声无物曰呕，肺胃司之，总属在上之症）；诸禁鼓栗，如丧神守，皆属于火（禁，即噤也，寒厥咬牙曰噤。鼓，鼓颔也。栗，战栗也。寒战而神不自持，如丧神守，皆火也。心火亢极，反兼胜己之化，此火实也。阳虚阴盛，气不卫外而寒战者，此火虚也）；诸痉项强，皆属于湿（痉者，风湿而屈伸不利也。项属足太阳寒水，水即湿也，故皆属于湿）；诸逆冲上，皆属于火（喘咳呕吐，气满逆急，皆冲逆之症，火性炎上，故皆属于火）；诸胀腹②大，皆属于热（热气内淫，变为烦满，故曰皆属于热。近世执此一句，因而误人不可胜数，独不闻经曰：岁③水太过，腹大胫

---

① 能：通"态"，即形态。
② 胀腹：原作"腹胀"，依《素问》乙转。
③ 岁：原作"寒"，诸本同，依《素问·气交变大论》改。

肿。岁火不及，胁满腹大。流衍之纪，病胀[1]。水郁[2]之发，善胀[3]。太阳之胜，腹满。阳明之复，腹胀[4]。又曰，适寒凉者胀[5]。又曰：藏寒生满病[6]。又曰：胃中寒则胀满[7]。此九者，皆言寒胀也。故东垣曰：大抵寒胀多，热胀少，良有本矣），**诸躁狂越，皆属于火**（躁者，烦躁也。狂者，妄乱也。越者，如登高而歌之类。火入于肺则烦，火入于肾则躁。又有阴盛发躁。成无己曰：阴躁欲坐井中，但欲饮水、不得入口。东垣曰：阴躁欲坐井中，阳已先亡，医犹不悟，重以寒药投之，其死何疑？故曰内热而躁者，有邪之热也，属火，外热而躁者，无根之火也，属寒。经之论狂屡见，属虚寒者凡四条，是狂亦有寒热之辨矣）；**诸暴强直，皆属于风**（暴，猝也。强者，筋强。直者，体直而不能屈伸也。肝主筋，其化风，故曰属风，非天外入风也。内风多燥，若用风剂则益燥，故有治风先治血，血行风自灭之说也。轻与疏风则益燥，且腠理开张，反招风矣）；**诸病有声，鼓之如鼓，皆属于热**（有声，谓肠鸣也，鼓之如鼓，谓腹胀也，皆阳气逆壅，故曰属热。二症多有属于寒者，尽信不如无书，其是之谓耶）；**诸病胕肿，疼酸惊骇，皆属于火**（胕肿者，浮肿也。疼酸者，火在经也。惊骇者，火在脏也。然胕肿酸疼，属于寒湿者不少，惊骇不宁，属于不足者常多也）；**诸转反戾，水液浑浊，皆属于火**（转筋挛踡，燥热所致，小便浑浊，清化不及，故皆属热，然而寒则筋急，喻如冬月严寒，则角弓增劲。心肾不足，多有便浊。经云：中气不足，溲便为之变[8]。读者盖通之可耳）；**诸病水液，澄澈清冷，皆属于寒**（澄澈清冷者，寒水之本体，故皆属寒）；**诸呕吐酸，暴注下迫，皆属于热**（呕逆者，火炎之象。吐酸者，肝木之实。

暴注者，火性疾速。下迫者，火能燥物，此特道其常耳。虚寒之变，数症常作，不可不知也）。

按：经言十九条，道其常也。余每举其反者，尽其变也。王太仆深明病机之变，其所注疏，真《内经》画龙点睛手也。启玄曰：如大寒而甚，热之不热，是无火也，当助其心。又如大热而甚，寒之不寒，是无水也；热动复止，倏忽往来，时动时止，是无水也，当助其肾。内格呕逆，食不得入，是有火也。病呕而吐，食入反出，是无火也。暴速注下，食不及化，是无水也。溏泄而久，止发无恒，是无水[9]也。故心盛则[10]热，肾盛则寒，肾虚则寒动于中，心虚则热收于内。又热不得寒，是无水也，寒不得热，是无火也。夫寒之不寒，责之无水，热之不热，责其无火。热之不久，责心之虚，寒之不久，责肾之少。方有治热以寒，寒之而火食不入，攻寒以热，热之而昏躁以生，此为[11]气不疏通，壅而为是也。余以太仆此语为岐黄传神，常自诵忆，并勉同志。

《生气通天论》曰：因于寒，欲如运枢，起居如惊，神气乃浮（阳气不固，四时之邪乃能干之。经曰：冬三月，此谓闭藏。水冰地坼，无扰乎阳[12]。又曰：冬日

---

[1] 流衍之纪，病胀：文见《素问·五常政大论》。
[2] 郁：原作"气"，依日刻本改。
[3] 善胀：《素问·六元正纪大论》作"痞坚腹满"。
[4] 太阳之胜……腹胀：文见《素问·至真要大论》。
[5] 适寒凉者胀：文见《素问·五常政大论》。
[6] 藏寒生满病：文见《素问·异法方宜论》。
[7] 胀满：《灵枢·师传》作"腹胀"。
[8] 中气不足，溲便为之变：文见《灵枢·口问》。
[9] 水：金山钱氏守山阁本《黄帝内经素问灵枢》作"火"。
[10] 则：《素问》王冰注此后有"生"字。
[11] 为：《素问》王冰注作"则"。
[12] 冬三月……无扰乎阳：文见《四气调神大论》。

在骨，蛰虫周密，君子居室①。皆言冬令宜闭藏也。因者，病因也。因寒而动者，内而欲心妄动，如运枢之不停，外而起居不节，如惊气之震动，则与天令相违，神气不能内敛，皆浮越于外矣）；因于暑，汗，烦则喘喝，静则多言（此言动而得之，为中热之候也。炎蒸劳役，病属于阳，故多汗而烦，气高喘喝。即感之轻而静者，亦精神内乱，言语无伦也），体若燔炭，汗出而散（此言静而得之，为中暑之候也。纳凉饮冷，病属于阴，热气抑遏，体如燔炭，必得发汗，而阴郁之气始散也。香薷一味为夏月发汗之要药，其性温热，止宜于中暑之人。若中热者误服之，反成大害，世所未知）；因于湿，首如裹，湿热不攘，大筋緛短，小筋弛长②；緛短为拘，弛长为痿（土旺四季之末，发无常期。首如裹者，湿伤则头面壅重也。湿久成热，须药以攘夺之，苟为不夺，则热伤阴血，筋无以荣，大筋拘而不伸，小筋弛而无力矣）；因于气，为肿，四维相代，阳气乃竭（肺金主气，病因于气者，秋令之邪也。肿者，气化失宜，乃为肿胀也。四维者，四肢也。相代者，言足肿不能行，手代之以扶倚也，气不能治，终归于竭矣）。

阳气者，烦劳则张，精绝，辟积于夏，使人煎厥（阳春主生发之气，此言春令之邪也。气方生而烦劳太过，则气张于外，精绝于内。春令邪辟之气，积久不散，至夏未痊，则火旺而真阴如煎，火炎而虚气逆上，故曰煎厥。按《脉解篇》曰肝气失治，善怒者名曰煎厥。则此节指春令无疑。旧疏从未及之，岂非千虑一得）。

大怒则形气绝；而血菀（菀，茂也，结也）于上，使人薄厥（怒气伤肝，肝为血海，怒则气上，气逆则绝，所以血菀上焦。相迫曰薄，气逆曰厥，气血俱乱，故

为薄厥。盖积于上者，势必厥而吐也。薄厥者，气血之多而盛者也）。有伤于筋，纵，其若不容（怒伤而至于血厥，则筋无以荣，缓纵不收，若不能容矣）。汗出偏沮，使人偏枯（偏者，或左或右，止出半边也。沮者，言此既偏出，彼即阻滞矣。久则卫气不固，营气失守，当为偏枯，即半身不遂）。汗出见湿，乃生痤（音锄）痱（音沸。汗出则玄府开张，若凉水浴之，即见湿矣，留于肤腠，甚者为痤，微者为痱。痤，小疖也。痱，暑疹也）。高梁③之变，足生大疔，受如持虚（高梁，即肥甘也。变，病也。足，能也。厚味不节，蓄为灼热，能生大疔。日积月累，感发最易，如持虚之器以受物也）。劳汗当风，寒薄为皶（音渣），郁乃痤（形劳汗出，坐卧当风，寒气薄之，液凝为皶，即粉刺也。若郁而稍重，乃若小疖，其名曰痤）。

开阖不得，寒气从之，乃生大偻（夏则腠理开而发泄，冬则腠理阖而闭藏，与时偕行也。若当开不开，当闭不闭，不得其宜，为寒所袭，留于筋络之间，緛急不舒，形为俯偻矣）。陷脉为瘘，留连肉腠（陷脉者，寒气自筋络而陷入脉中也。瘘，鼠瘘之属，邪久不散，则渐深矣）。俞气化薄，传为善畏，及为惊骇（寒气渐深，自脉而流于经俞，侵及脏腑，故为恐畏惊骇也）。营气不从，逆于肉理，乃生痈肿（营行脉中，邪气陷脉，则营气不从，故逆于肉而痈肿生焉）。魄汗未尽，形弱而

① 冬日在骨……君子居室：文见《脉要精微论》。
② 大筋緛短，小筋弛长：此二句是互文，应理解为"大筋小筋緛短、弛长。即大筋小筋表现为痉挛性瘫痪或者是弛缓性瘫痪。李氏依王冰注顺文而释，解释牵强，且不符合临床。
③ 高梁：通膏粱。膏指脂膏，粱为细粮，膏粱泛指肥甘精美的食物。

气烁，穴俞已闭，发为风疟（肺主皮毛，汗之窍也，肺实藏魄，故名魄汗。汗出未透，则热郁于内，形气俱烁，俞穴以闭，留止之邪必为风疟矣）。

春伤于风，邪气留连，乃为洞泄①（春伤于风，则肝木侮土，故为洞泄）；夏伤于暑，秋为痎疟（夏伤于暑，伏而不发，秋气收束，寒郁为热，故寒热交争而成痎疟。痎者，疟之通称，非有别义）；秋伤于湿，上逆而咳，发为痿厥②（土旺于四季之末，秋末亦可伤湿，秋气通于肺，湿郁成热，上乘肺金，气逆而咳，曰上逆者，湿从下受故也）；冬伤于寒，春必温病（冬伤于寒，寒毒藏于阴分，至春始发。名为温病，以时令得名也，春不发而至于夏，即名热病矣）。

味过于酸，肝气以津，脾气乃绝（曲直作酸，肝之味也。过于食酸，久而增气，木乘土位，脾气乃绝）；味过于咸，大骨气劳，短肌，心气抑（咸为肾味，过食则伤肾，肾主骨，故大骨气劳。咸走血，血伤故肌肉短缩。咸从水化，水胜则火囚，故心气抑）；味过于甘，心气喘满，色黑，肾气不衡（甘归土味，过食则缓滞上焦，故心气喘满。甘从土化，土胜则水病，故黑色见而肾气不衡矣。衡，平也）；味过于苦，脾气不濡，胃气乃厚（苦味太过，则心伤而脾失其养，且苦者性燥，故不濡也。《五味论》曰：苦入于胃，谷气不能胜苦，苦入下脘，三焦之道闭而不通，故变呕。可见苦寒损中，令脾之正气不濡，胃之邪气乃厚。厚者，胀满之类也）；味过于辛，筋脉沮弛，精神乃央（味过于辛，则肺气乘肝，肝主筋，故筋脉沮弛。辛味多散，则精耗神伤，故曰央。央当作殃）。

《阴阳别论》曰：二阳之病发心脾，有不得隐曲，女子不月（阳明为二阳，胃伤而心脾受病者，何也？脾与胃为夫妻，夫伤则妻亦不利也。心与胃为子母，子伤则母亦不免焉。不得隐曲，阳事病也。胃为水谷气血之海，化营卫而润宗筋。《厥论》曰：前阴③者，宗筋之所聚，太阴、阳明之所合也。《痿论》曰：阴阳总宗筋之会，而阳明为之长。故胃病则阳事衰也。女子不月者，心主血，脾统血，胃为血气之海，三经病而血闭矣），其传为风消，其传为息贲者，死不治（胃家受病，久而传变，则肝木胜土，风淫而肌体消削，胃病则肺失所养，故气息奔急。隐曲害者精伤，精伤则火亢乘金，元本败而贼邪兴，死不治矣）。

三阳为病发寒热，下为痈肿，及为痿厥腨𥆨，其传为索泽，其传为𤺋疝（太阳为三阳，属表，故发寒热与痈肿。足太阳之脉从头下背，贯臀入腘，循腨抵足，故足膝无力而痿，逆冷而厥，足肚酸疼而为腨𥆨。表有寒热，则润泽之气必皆消索。𤺋疝者，小腹控引睾丸而痛也）。

一阳发病，少气，善咳，善泄，其传为心掣，其传为隔④（少阳为一阳，胆与三焦也。胆属木，三焦属火，壮火食气，相火刑金，故少气善咳。木旺则侮土，故善泄。三焦火动，则心掣而不宁。胆气乘脾，则隔塞而不利）。二阳一阴发病，主惊骇、背痛、善噫、善欠，名曰风厥（二阳，胃与大肠也。一阴，肝与心主也。肝胃二经皆主惊骇。经曰：东方通于肝⑤，

----

① 洞泄：指急泻如注，水谷不化的泄泻。
② 痿厥：指因气机不顺而致肢体痿弱不用的痿症。
③ 阴：原作"阳"，依《素问》改。
④ 隔：原作"膈"，依《素问》改。隔即噎膈。
⑤ 东方通于肝：《素问·金匮真言论》作"东方青色，入通于肝"。

其病发惊骇。又曰足阳明病①，闻木音则惕然而惊是也。手阳明之筋皆夹脊，故背痛。噫，嗳气也，其主在心。经曰：上走心为噫者，阴盛而上走于阳明，阳明络属心也②。欠虽主于肾，而经云足阳明病为数欠，则胃亦病欠也。肝主风，心包主火，风热相搏，故病风厥）。二阴一阳发病，善胀、心满、善气（二阴，心与肾也。一阳，胆与三焦也。胆乘心则胀，肾乘心则满，三焦病则上下不通，故善气）。三阳三阴③发病，为偏枯痿易，四肢不举（三阳，膀胱、小肠也。三阴，脾、肺也。膀胱之脉自头背下行两足，小肠之脉自两手上行肩胛，且脾主四肢，肺主气，四经俱病，当为偏枯等症。易，变易也。强者，变而为痿也）。

所谓生阳、死阴者，肝之心谓之生阳（得阳则生，失阳则死，故曰生阳、死阴也。自肝传心，以木生火，得之生气，是谓生阳，不过四日而愈），心之肺谓之死阴（心传肺者，为火克金，故曰死阴，不过三日死），肺之肾谓之重阴（肺金肾水，虽曰子母相传，而金水俱病，则重阴而阳绝矣），肾之脾谓之辟阴，死不治（土本制水，而水反侮脾，是谓辟阴。辟者，放僻也）。

结阳者，肿四肢（阳，六阳也，四肢为诸阳之本，故云）；结阴者，便血一升，再结二升，三结三升（阴，六阴也。阴主血，邪结阴分，故当便血。病浅者，一升即愈。若不愈而再结，邪甚于前矣，故便血二升。更不愈为尤甚，故便血三升）。阴阳结斜，多阴少阳，曰石水，少腹肿（斜，当作邪。六阴六阳诸经皆能结聚水邪，若多在阴经，少在阳经，病生石水。沉坚在下，症则少腹肿也）；二阳结谓之消（胃与大肠经也。阳邪结于肠胃，则成三消之症，多饮而渴不止为上消，多食而

饥不止为中消，多溲而膏浊不止为下消）；三阳结谓之隔（膀胱、小肠二经也。邪结膀胱，则气化不行，津液阻绝。小肠居大肠之上、胃之下，盛水谷而分清浊者也。邪乘之则水液不前，糟粕不后，二者皆否隔之象也）；三阴结谓之水（脾肺二经也。脾土制水，土受邪则水反侮之。肺金生水，金气病则水不能输，故寒结三阴而水胀之症作矣）；一阴一阳结谓之喉痹（一阴，肝与心主也。一阳，胆与三焦也。肝胆属木，心主三焦属火，四经皆亢上，其脉并络于喉，阳邪内结，痹症乃生。痹者，闭也）。

《灵枢·经脉》篇曰：〔肺，手太阴也〕是动则病肺胀满膨膨而喘咳（动者，变也，变常而病也。肺脉起中焦，循胃上膈属肺，故病如此），缺盆中痛，甚则交两手而瞀，此谓臂厥（缺盆近肺，肺病则痛。瞀，麻木也。肺脉出腋下行肘臂，故臂厥）。是主肺所生病者，咳，上气喘渴④，烦心胸满，臑臂内前廉痛厥，掌中热（喘者，气上而声粗息急也。渴者，金令燥也。太阴之别，直入掌中，故为痛厥掌热）。气盛有余，则肩背痛，风寒，汗出中风，小便数而欠（肺之筋结于肩背，故气盛则痛。肺主皮毛，风寒在表，故汗出中风。母病传子，故肾病而小便数且欠也）。气虚则肩背痛寒，少气不足以息，溺色变（肩背处上焦为阳分，气虚则阳病，故为痛为寒为少气。金衰则水涸，故

---

① 足阳明病：《素问·阳明脉解篇》作"足阳明之脉病"。
② 也：《素问·脉解篇》无此字。
③ 三阳三阴：原作"三阴三阳"，依《素问·阴阳别论》改。
④ 渴：《脉经》卷六第七、《甲乙经》卷二第一上并作"喝"。张介宾："渴当作喝。声粗急也。"可参。

溺色变为黄赤）。

〔大肠，手阳明也〕是动则病齿痛颈肿（阳明支脉从缺盆上颈贯颊，入下齿中）。是主津液所生病者（大肠或泄或闭，皆津液病也），目黄口干，鼽衄喉痹，肩前臑痛，大指次指痛不用（皆本经之脉所过，故如此）。气有余则当脉所过者热肿，虚则寒栗不复（不复，不易温也）。

〔胃，足阳明也〕是动则病洒洒振寒，善伸数欠，颜黑（振寒者，肝风胜也。伸[1]者，胃之郁也。欠与颜黑，肾象也，土虚水侮，故肾之象见），病至则恶人与火，闻木音则惕然而惊，心欲动，独闭户塞牖而处，甚则欲上高而歌，弃衣而走（阳明热甚，则恶人与火。惊闻木音者，土畏木也。欲闭户者，火动则畏光明也。上高而歌者，火性上越且阳盛，则四肢实也。弃衣而走者，中外皆热也），贲响腹胀，是为骭厥（贲响者，腹如雷鸣也。骭，足胫也。阳明之脉，自膝下胫，故胫骭厥逆）。是主血所生病者（阳明为受谷而多血之经），狂疟温淫汗出，鼽衄，口㖞唇胗，颈肿喉痹[2]（热甚则狂，风甚则疟，且汗出衄血、口㖞唇疮等症，皆本经脉之所过也），大腹水肿，膝膑肿痛，循膺、乳、气街、股、伏兔、骭外廉、足跗上皆痛，中指不用（阳明脉从缺盆下乳挟脐腹、前阴，由股下足，以入中指，故病状如上[3]）。气盛则身以前皆热，其有余于胃，则消谷善饥，溺色黄（此阳明实热，在经在脏之辨也）。气不足则身以前寒栗，胃中寒则胀满（此阳明虚寒在经在脏之辨也）。

〔脾，足太阴也〕是动则病舌本强，食则呕（脉连舌本故强，脾虚不运故呕），胃脘痛，腹胀善噫（脾脉入腹络胃，故为痛为胀。阴盛而上走阳明，故气滞为噫），得后与气则快然如衰（后，大便也。气，

转失气也，气通故快），身体皆重（脾主肌肉，脾主湿，湿伤则体重）。是主脾所生病者，舌本痛，体不能动摇，食不下，烦心，心下急痛，溏、瘕泄，水闭，黄疸，不能卧，强立股膝内肿厥，足大指不用（支者，上膈注心，故为烦心与痛。溏者，水泄也。瘕者，痢疾也。水闭者，土病不能治水也，水闭则湿热壅而为疸，为不卧。脾脉起于足拇，以上膝股，肿与厥之所由生也）。

〔心，手少阴也〕是动则病嗌干心痛，渴而欲饮，是为臂厥。是主心所生病者（支者，从心系上咽，故嗌干心痛。火炎故渴。脉循臂内，故为臂厥），目黄胁痛，臑臂内后廉痛厥，掌中热痛（脉系目系，故目黄。出腋下，故胁痛。循臂入掌，故有热痛等症）。

〔小肠，手太阳也〕是动则病嗌痛颔肿，不可以顾，肩似拔，臑[4]似折（经脉循咽下膈，支者循颈上颊，循臑绕肩，故为病如上）。是主液所生病者（小肠分水谷，故主液），耳聋目黄颊肿，颈颔肩臑肘臂外后廉痛（皆经脉所及也）。

〔膀胱，足太阳也〕是动则病冲头痛（本经脉上额入脑，故邪气冲而头痛）。目似脱，项如拔，脊痛腰似折，髀不可以曲，腘如结，踹如裂，是为踝厥（皆经脉所及之病也）。是主筋所生病者（周身之筋，惟足太阳至多至大，故凡筋症，皆足太阳水亏也），痔疟狂巅疾（脉入肛，故为痔。经属表，故为疟。邪入太阳，故为

---

① 伸，原作"呻"，依正文改。伸，伸腰之义。

② 喉痹：痹为闭塞不通之意，凡咽喉肿痛诸病，兼有吞咽不顺、声低音哑、或感到咽部阻塞不利者，均属喉痹范围。

③ 上：原作"右"，今改为横排，故将"右"改为"上"。下同。

④ 臑：指肩以下，肘以上的部位。

狂癫），头囟项痛，目黄泪出鼽衄，项背腰尻腘踹脚皆痛，小指不用（皆本经所过之症）。

〔肾，足少阴也〕是动则病饥不欲食（水中有火，为脾之母。真火不生土则脾虚，虽饥不能食矣），面如漆柴，咳唾则有血，喝喝而喘（肾之本色见者，精衰故也。吐血与喘，水虚而火刑金也），坐而欲起，目𥉂𥉂如无所见（坐而欲起，阴虚则不能静也。肾虚则瞳神昏眩，故无所见也），心如悬若饥状（相火不宁，君主亦不自安也。如悬若饥，心肾不交也），气不足则善恐，心惕惕如人将捕之，是为骨厥（肾志恐，故如捕也。肾主骨，故为骨厥）。是主肾所生病者，口热舌干，咽肿上气，嗌干及痛，烦心心痛（经脉之病也），黄疸肠澼（黄疸肠澼，咎由湿热，水虚者多有之），脊股内后廉痛，痿厥嗜卧，足下热而痛（皆经脉所及之病。精竭者神疲，故嗜卧。身半以下，肾所主也，故足痛）。

〔心主，手厥阴[1] 心包络也〕是动则病手心热，臂肘挛急，腋肿，甚则胸胁支满，心中憺憺大动（皆经脉之所及），面赤目黄，喜笑不休（心之华在面，在声为笑，故见症如此）。是主脉所生病者（心主血脉），烦心心痛，掌中热（经脉病也）。

〔三焦，手少阳也〕是动则病耳聋，浑浑焞焞，嗌肿喉痹（经脉所过之病）。是主气所生病者（三焦为水府，水病必由于气），汗出，目锐眦痛，颊痛，耳后肩臑肘臂外皆痛，小指次指不用（三焦出气，以温肌肉，充皮肤，故为汗出诸病，皆经脉所过也）。

〔胆，足少阳也〕是动则病口苦，善太息（胆病汁溢，故口苦。胆郁则太息），心胁痛不能转侧（别脉贯心循胁），甚则面微有尘，体无膏泽（别脉散于面，胆受金残，则燥症见矣），足外反热，是为阳厥（本经脉出外踝之前，故足外反热。热上逆，名阳厥）。是主骨所生病者（胆而主骨病者，乙癸同元也），头痛颔[2] 痛，目锐眦痛，缺盆中肿痛，腋下肿，马刀侠瘿（马刀，瘰疬也。侠瘿，侠颈之瘤也），汗出振寒，疟（少阳居三阳之中，半表半里，故阳胜则汗出，风胜则振寒而为疟也），胸胁肋髀膝外至胫绝骨外踝前，及诸节皆痛，小指次指不用（皆经脉所过之病）。

〔肝，足厥阴也〕是动则病腰痛不可以俯仰（支别者，与太阴、少阳之脉同结腰踝，故腰痛），丈夫㿗疝，妇人少腹肿（脉绕阴器，故控睾而痛为疝症。妇人少腹肿，亦疝也），甚则嗌干，面尘脱色（脉循喉上额，支者从目系下颊，故其病如此）。是肝所生病者，胸满呕逆飧泄，狐疝遗溺闭癃（上行者挟胃贯鬲，下行者过阴器，故为是诸病）。

《通评虚实论》曰：邪气盛则实，精气夺则虚（此二语为医宗之纲领，万世之准绳。其言若浅而易明，其旨实深而难究。夫邪气者，风、寒、暑、湿、燥、火。精气，即正气，乃谷气所化之精微。盛则实者，邪气方张名为实症，三候有力名为实脉。实者泻之，重则汗吐下，轻则清火降气是也。夺则虚者，亡[3] 精失血，用力劳神，名为内夺；汗之下之，吐之清之，名为外夺。气怯神疲名为虚症，三候无力名为虚脉。虚者补之，轻则温补，重则热补是也。无奈尚子和、丹溪之说者，

---

① 阴：原脱，依日刻本补。
② 颔：《脉经》卷六第二作"额"，莫文泉："按本经自颊车下颈，不及颔，不当有'颔痛'一证。……《脉经》义长。"
③ 亡：原作"忘"，诸本同，今依文义改。

辄曰泻实，尚东垣、立斋之说者，辄曰补虚，各成偏执，鲜获圆通，此皆赖病合法耳，岂所谓法治病乎？精于法者，止辨虚实二字而已。其中大实大虚，小实小虚，似实似虚，更贵精详。大虚者，补之宜峻宜温，缓则无功也。大实者，攻之宜急宜猛，迟则生变也。小虚者，七分补而三分攻，开其一面也。小实者，七分攻而三分补，防其不测也。至于似虚似实，举世淆讹，故曰至虚有盛候，反泻含冤，大实有羸状，误补益疾，辨之不可不精，治之不可不审也。或攻邪而正始复，或养正而邪自除，千万法门，只图全其正气耳。嗟乎！实而误补，固必增邪，尚可解救，其祸犹小；虚而误攻，真气立尽，莫可挽回，其祸至大。生死关头，良非渺小，司命者其慎之哉）。

《调经论》：帝曰：阳①虚则外寒；阴虚则内热，阳盛则外热，阴盛则内寒……不知其所由然也。岐伯曰：阳受气于上焦，以温皮肤分肉之间，令②寒气在外，则上焦不通，上焦不通，则寒气独留于外，故寒栗（阳气者，卫外而为固者也。阳虚则无气以温皮肤，命曰无火。上焦所以不通，独有寒气而已矣）。帝曰：阴虚生内热奈何？岐伯曰：有所劳倦，形气衰少，谷气不盛，上焦不行，下脘不通，胃气热，热气熏胸中，故内热（阴气营于内者也。有所劳倦，则脾胃受伤。脾主肌肉，亦主运化，谷气以生真气，土衰则形肉与中气俱衰，谷气减少，脾虚下陷则上焦不行，下脘不通矣。脾阴不足则胃热，肺居胸中，热上熏肺则内热也。此言劳倦伤脾，故见症如上。若色欲所伤，真水耗竭，火无所畏，亢而刑金，此之内热，尤为难疗）。帝曰：阳盛生③外热奈何？岐伯曰：上焦不通利④，则皮肤致密，腠理闭塞，玄府不通，卫气不得泄越，故

外热（阳主在上，又主在表，故阳亢则上壅而表热，此伤寒之候也）。帝曰：阴盛生内寒奈何？岐伯曰：厥气上逆，寒气积于胸中而不泻，不泻则温气去，寒独留，则血凝泣，凝则脉不通，其脉盛大以涩，故中寒（寒气入脏，则阳气去矣。寒独留者，如冬令严寒，万物闭蛰之象，故脉不通而涩。此内伤之候也）。

《调经篇》云：因饮食劳倦，损伤脾胃，始受热中，末传寒中⑤（始受者，病初起也。末传者，久而不愈也。初起病时，元气未虚，邪气方实，实者多热，及病之久，邪气日退，正气日虚，虚者多寒。古人立法，于始受热中者，实则泻其子。夫肺金为脾土之子而实主气，气有余便是火，故凡破气清火之剂皆所以泻其子也。于末传寒中者，虚则补其母。夫少火为脾土之母而实主运行三焦，熟腐五谷，故凡温中益火之剂皆所以补其母也。每见近世不辨虚实，一遇脾病，如胀满、如停滞、如作痛、如发热之类，概以清火疏气之药投之，虚虚之祸可胜数哉）。

《玉机真藏论》曰：脉盛，皮热，腹胀，前后不通，闷瞀，此谓五实（实者，邪气实也。心受邪则脉盛，肺受邪则皮热，脾受邪则腹胀，肾受邪则前后不通，肝受邪则闷瞀，肝脉贯膈，气逆上也）；脉细，皮寒，气少，泄利前后，饮食不入，此谓五虚（虚者，正气虚也。心虚则脉细，肺虚则皮寒，肝虚则气少，肾虚则

---

① 阳：此上《素问》有"经言"二字。
② 令：《素问》金刻本、元读书堂刻本、明居敬堂刊本并作"今"。
③ 生：原作"则"，依《素问》改。
④ 利：原脱，依《素问》补。
⑤ 《调经篇》云……末传寒中：此二十一字李中梓误作《内经》原文，用大字排。今考证，此文出自盛启东《医经秘旨》卷上治病必求其本。此书无《调经篇》名称，系引用之文，今改为小字注文。

泄利前后，脾虚则饮食不入。五实五虚，皆死候也）。

浆粥入胃，泄注止，则虚者活（治虚之法，先扶根本。浆粥入胃则脾土将复，泄注既止则肾水渐固，虽犯虚死，自可回生也）；身汗得后利，则实者活（治实之法，汗下为要，身既得汗则表邪解，后既得利则里邪去，虽犯实死之条，邪退则活矣）。

《举痛论》：帝曰：余知百病生于气也，怒则气上，喜则气缓，悲则气消，恐则气下，寒则气收，热则气泄，惊则气乱，劳则气耗，思则气结，九气不同，何病之生？岐伯曰：怒则气逆，甚则呕血及飧泄，故气上矣（肝木主春升之令，怒伤之，如雷奋九天，故气逆也。血属阴，主静定而润下，肝逆而上，且为血海，则阴血不得安其静定之常，故呕逆也。木旺侮脾，脾伤则不化谷而飧泄，是以气逆而上也）。喜则气和志达，荣卫通利，故气缓矣（和达通利，若不为病矣。不知大喜则气散而不收，缓慢不能摄持，故《本神》篇曰喜乐者，神惮散而不藏是也）。悲则心系急，肺布叶举，而上焦不通，荣卫不散，热气在中，故气消矣（悲生于心，故心系急。并于肺则肺叶举，不通不散则气壅而为火，火主刑金，金主气，故气消也）。恐则精却，却则上焦闭，闭则气还，还则下焦胀，故气不行①矣（恐伤肾则精却，却者，退而不能上输也。上焦闭则失上升之路，还而下陷。夫气以上升为行，下陷则不行矣）。寒则腠理闭，气不行，故气收矣（寒束其外，则腠理闭密，阳气不舒，冻而收敛矣），炅则腠理开，营卫通，汗大泄，故气泄矣（炅者，热也，如天行夏令，腠理开通，气从汗散，故曰气泄）。惊则心无所倚，神无所归，虑无所定，故气乱矣（卒然惊骇则神志飘

荡，动而不宁。主不明则天下乱，即气乱之旨也）。劳则喘息汗出，外内皆越，故气耗矣（用力太过，则疲劳而气动，内则奔于肺而为喘，外则达于表而为汗，故曰外内皆越，而气自耗矣）。思则心有所存，神有所归，正气留而不行，故气结矣（思则志凝神聚，气乃留而不散，故名为结）。

《风论》曰：风者，善行而数变，腠理开则洒然寒，闭则热而闷（风属阳而性动，故善行数变），其寒也则衰食饮，其热也则消肌肉，故使人怢栗而不能食（寒则胃气不能健运，故食衰。热则津液润泽，故消瘦。怢栗，即战栗也）。

风气与阳明入胃，循脉而上至目内眦，其人肥则风气不得外泄，则为热中而目黄；人瘦则外泄而寒，则为寒中泣出（风气入胃，胃脉上行目系，人肥则腠密而邪不得泄，故热中而目黄。人瘦则腠疏而邪气易泄，故寒中而泣出）。风气与太阳俱入，行诸脉俞，散于分肉之间②，与卫气相干，其道不利，故使肌肉愤䐜③而有疡；卫气有所凝而不行，故其肉有不仁也（五脏六腑之俞，皆附于背，故风由太阳经入者，邪必行诸脉俞而散于分肉。分肉者，卫气之所行也，卫气昼行于阳，自太阳始。风与卫相薄，故气道涩而不利。风气凝结，故愤䐜肿胀而为疮疡。卫气因风，时或不行，则痹而不仁也）。疠者，有④营气热胕⑤，其气不清，故使鼻柱坏而色败，皮肤疡溃。风寒客于脉而不去，名曰疠风⑥（风寒客于血脉，则营气

---

① 气不行：林亿："气不行当作气下行也"。
② 分肉之间：指肌肉与肌肉之间的分界处。
③ 愤䐜：胀满肿起。
④ 有：《太素》无此字，疑衍。
⑤ 胕：同"腐"。
⑥ 疠风：原作"厉风"，诸本同，今依《素问》改，下同。疠风，即麻风。

热而胕溃。气者，肺所治也，不清则金化不行，鼻与皮毛皆肺主之，故鼻柱坏。色败者，皮毛槁也。《脉要精微论》曰脉风或为疠也。疠者，恶也）。

风中五脏六腑之俞，亦为脏腑之风，各入其门户所中，则为偏风（风入于脏腑之俞，随俞左右而偏中之，则为偏风，即偏枯也）。风气循风府而上，则为脑风（风府，督脉穴名）。风入系头，则为目风、眼寒（太阳之脉起于目内眦，故目风眼寒）。饮酒中风，则为漏风（酒性温散，善开玄府，故醉后易于中风。漏者，言汗漏而风客也）。入房汗出中风，则为内风（内耗其精，外开腠理，风乘虚犯，名为内风）。新沐中风，则为首风。久风入中，则为肠风、飧泄（风久而传入肠胃，热则肠风下血，寒则飧泄泻利）。外在腠理，则为泄风（偶当汗泄，而风客于腠，名为泄风）。故风者，百病之长也，至其变化，乃为他病也，无常方，然致有风气也（长者，始也。《骨空论》曰风为百病之始，风之始入，自浅而深。至于变化，乃为他病，故为百病之长。无常方者，言风病变化，无常方体，而其致之者，则皆因于风耳）。

《评热病论》曰：邪之所凑，其气必虚（元气充周，病无从入。气虚则不能卫外而为固，玄府不闭，风邪因而客焉）。

《厥论》曰：阳气衰于下，则为寒厥；阴气衰于下，则为热厥（厥者，逆也。下气逆上，忽眩仆不知人事，轻者渐苏，重则即死。阴阳之气衰于下，则寒热二厥由之而生也）。前阴者，宗筋之所聚，太阴、阳明之所合也（宗筋者，众筋之所聚也。足之三阴、阳明、少阳及冲、任、督、跻筋脉皆聚于此，独言太阴、阳明之合，重水谷之脏也。胃为水谷之海，主润宗筋，又阴阳总宗筋之会，会于气街，而阳明为

之长也）。春夏则阳气多而阴气少，秋冬则阴气盛而阳气衰。此人者质壮，以秋冬夺于所用，下气上争不能复，精气溢下，邪气因从之而上也（秋冬之令，天气收藏，恃壮而喜内，则与令违，此夺于所用也。精竭于下，必上争而求救于母气，肾所去者太过，肺所生者不及，故不能复也。既已不足，精气复下，则阳虚而阴邪胜之，故寒气逆上也）；气因于中（上则肺主气，下则肾纳气，上下之气皆因谷气所化，水谷在胃，土居中州，故曰气因于中），阳气衰，不能渗营其经络，阳气日损，阴气独在，故手足为之寒也（四肢皆禀气于胃，胃中之阳气衰，不能充满其经络，阳败则阴胜，故手足寒也）。

酒入于胃，则络脉满而经脉虚（经脉在内深而不见，属阴者也；络脉在外浮而可见，属阳者也。酒者，熟谷之液，其气悍疾，为阳，故先充络脉。酒热伤阴，故阳脉满而经脉虚也），脾主为胃行其津液者也，阴气虚则阳气入，阳气入则胃不和，胃不和则精气竭，精气竭则不营其四肢也（胃受水谷，脾则行其津液，湿热伤脾，则阴虚阳亢，胃乃不和，水谷之精气竭矣，岂能营四肢乎）。此人必数醉若饱以入房，气聚于脾中不得散，酒气与谷气相薄①，热盛于中，故热遍于身，内热而溺赤也。夫酒气盛而慓悍，肾气日②衰，阳气独胜，故手足为之热也（醉饱入房，脾肾交伤，阴日竭而阳日亢，故手足热也。按：厥有寒热，未有不本于酒色，故知慎饮食、远房帏者，厥其免夫）。

《刺热篇》曰：肝热病者，左颊先赤；

---

① 薄：同"迫"。
② 日：《素问》作"有"，《甲乙经》作"日"，李氏依《甲乙经》改为"日"，义长。

心热病者，额① 先赤；脾热病者，鼻先赤；肺热病者，右颊先赤；肾热病者，颐先赤（肝应东方，故左颊先赤；心应南方，故额庭先赤；脾应中央，故鼻先赤；肺应西方，故右颊先赤，肾应北方，故两颐先赤）。

《热论篇》帝曰：今夫热病者，皆伤寒之类也。或愈或死，其死皆以六七日间，其愈皆以十日以上者何也（伤寒者，受冬月寒邪也。冬三月者为正伤寒，至春变为温病，至夏变为热病，不曰至秋变为凉病者，太阳寒水之邪，遇长夏之土而胜也）？岐伯对曰：巨阳者，诸阳之属也（巨阳者，太阳也，太阳为六经之长，总摄诸阳），其脉连于风府②，故为诸阳主气也。人之伤于寒也，则为病热，热虽盛不死（寒郁于内，皮肤闭而为热，寒散即愈，故曰不死）；其两感于寒而病者，必不免于死（两感者，一日太阳与少阴同病，在膀胱则头痛，在肾则口干烦满；二日阳明与太阴同病，在胃则身热谵语，在脾则肢满不欲食；三日少阳与厥阴同病，在少阳则耳聋，在厥阴则囊满。三日传遍，再三日则死不待言矣）。

伤寒③一日，巨阳受之，故头项痛，腰脊强（太阳为三阳之表，而脉连风府，故伤寒多从太阳始。太阳经脉从头项下肩，挟脊抵腰，故其病如此）；二日阳明受之，阳明主肉，其脉侠鼻络于目，故身热目疼而鼻干，不得卧也（胃不和则卧不安是也）；三日少阳受之，少阳主胆④，其脉循胁络于耳，故胸胁痛而耳聋（邪传少阳者，三阳已尽，将传太阴，故为半表半里，邪在阴则寒，在阳则热，在半表半里，故寒热往来也）。三阳经络皆受其病，而未入于脏者，故可汗而已（三阳为表，属腑，故可汗而愈也。未入于脏者，深明入脏则不可轻汗）。四日太阴受之，太

阴脉布胃中络于嗌，故腹满而嗌干（邪在三阳，失于汗解，则传三阴，自太阴始也）。五日少阴受之，少阴脉贯肾络于肺，系舌本，故口燥舌干而渴（肾本属水，而热邪耗之，故燥渴也）；六日厥阴受之，厥阴脉循阴器而络于肝，故烦满而囊缩（传至厥阴而六经遍矣，邪热已极，故为烦满）。三阴三阳，五脏六腑皆受病，荣卫不行，五脏不通，则死矣（六经传遍而邪不解，脏腑皆受病矣。气血乏竭，营卫不行，则五脏之经脉不通，不死安待）。

其未满三日者，可汗而已⑤；其满三日者，可泄而已（已者，愈也。未满三日，其邪在表，发汗则病已。满三日者，邪已传里，攻下则病已。此言大概也。日数虽多，脉浮而有三阳证者，当汗之。日数虽少，脉沉而有三阴证者，当下之。此至要之法也）。

《疟论》：帝曰：夫痎疟皆生于风，其蓄作有时者何也（凡秋疟皆名痎，即其皆生于风，皆字知诸疟之通称也）？岐伯对曰：疟之始发也，先起于毫毛，伸欠乃作，寒栗鼓颔，腰脊俱痛；寒去则内外皆热，头痛如破，渴欲冷饮。……阴阳上下交争，虚实更作，阴阳相移也（阳主上行，阴主下行，邪乘之则争矣。阳虚则外寒，阴虚则内热，阳盛则外热，阴盛则内寒。邪入于阴，则阴实阳虚，邪入于阳，则阳实阴虚，故曰更作，曰相移也）。阳并于阴，则阴实而阳虚，阳明虚则寒栗鼓

① 额：《病源》同，《素问》作"颜"，颜本义指额。
② 风府：穴名，在项后入发际一寸，属督脉，为足太阳、督脉、阳维的交会穴。
③ 伤寒：原脱，依《素问·热论》补。
④ 胆：全元起本、《甲乙经》、《病源》、《太素》并作"骨"，以上文"阳明主肉"，则作"骨"于义为长，可参。
⑤ 已：原作"巳"，依《素问·热论》改。

颔也（阳明虚则阳虚而阴实，故寒栗也。脉循颐颊，故鼓颔也），巨阳虚则腰背头项痛；三阳俱虚则阴气胜，阴气胜则骨寒而痛（《终始》篇曰：病痛者，阴也。阴盛故头痛，骨亦痛也）；寒生于内，故中外皆寒；阳盛则外热，阴虚则内热，外内皆热，则喘而渴，故欲冷饮也（邪在阳分，则内外皆热，故喘渴而冷饮）。此皆得之夏伤于暑，热气盛，藏于皮肤之内，肠胃之外，此营气之所舍也（夏暑汗泄，何病之有？或凄怆水寒，或乘风纳凉，是热大盛，不能发越，邪气以营为舍矣）。此令人汗空疏，腠理开（此明风邪易客也），因得秋气，汗出遇风，及得之以浴，水气舍于皮肤之内，与卫气并居（暑邪既伏，秋风收之，又因浴水而疟作矣）。卫气者，昼日行于阳，夜行于阴，此气得阳而外出，得阴而内薄，内外相薄，是以日作（卫气之行于身也，一日一周。邪气与卫气并居，与卫气同行，故疟亦一日一作，此卫受邪浅而易治也）。

其气之舍深，内薄于阴，阳气独发，阴邪内著，阴与阳争不得出，是以间日而作也（邪之所居者，深入于脏，是内薄于阴分矣。阳气独发者，卫阳之行犹故也，而邪之薄于阴者，迟而难出，故间日而作）。

邪气客于风府，循膂而下（风府，督脉穴也。膂者，脊两旁也。下者，下行至尾骶也），卫气一日一夜大会于风府，其明日下一节，故其作也晏①（卫气之行也，每日一会于风府。若邪客风府必循膂而下，其气渐深，则日下一节，自阳就阴，其会渐迟，故其作渐晏也）。

其出于风府，日下一节，二十五日下至骶骨，二十六日入于脊内，注于伏膂之脉②（项骨三节，脊骨二十一节，共二十四节。邪自风府日下一节，故二十五日下

至尾骶，复自后而前，二十六日入于脊内，注伏膂之脉），其气上行，九日出于缺盆之中，其气日高，故作日益早也（邪在伏膂，循脊而上，无关节之阻，故九日而出缺盆。其气日高，则自阴就阳，其邪见退，故作渐早也。

夫寒者阴气也，风者阳气也，先伤于寒而后伤于风，故先寒而后热也，病以时作，名曰寒疟。

先伤于风而后伤于寒，故先热而后寒也，亦以时作，名曰温疟（时作者，或一日，或间日，不愆其期也）。其但热而不寒者，阴气先绝，阳气独发，则少气烦冤③，手足热而欲呕，名曰瘅疟。

邪气与卫气客于六腑，有时相失，不能相得，故休数日乃作也（此即三日疟也，邪气深重，病在三阴，邪气不能与卫并出，故休数日乃发。数字当作三字）。

温疟者，得之冬中于风寒，气藏于骨髓之中，至春则阳气大发，邪气不能自出，因遇大暑，脑髓烁，肌肉消，腠理发泄，或有所用力，邪气与汗皆出，此病藏于肾，其气先从内出之于外也（肾主冬令，其应在骨，故冬受风寒，邪伏骨髓，至春夏有触而发，自内而达于外者也）。如是者，阴虚而阳盛，阳盛则热矣，衰则气复反入，入则阳虚，阳虚则寒矣，故先热而后寒，名曰温疟（此冬受寒邪，至春发为温疟，即伤寒也，故《伤寒论》有温疟一症，盖本诸此）。

瘅疟者，肺素有热气盛于身，厥逆上冲，中气实而不外泄，因有所用力，腠理开，风寒舍于皮肤之内、分肉之间而发，发则阳气盛，阳气盛而不衰则病矣。其气

---

① 晏（yàn 宴）：晚的意思。
② 脉：原作"内"，诸本同，今依《素问》改。
③ 烦冤：心烦郁闷。

不及于阴，故但热而不寒，气内藏于心，而外舍于分肉之间，令人消烁脱肉，故命曰瘅疟（肺素有热，气藏于心，即此二语，火来乘金，阴虚阳亢，明是不足之症挟外邪而然，故温疟、瘅疟皆非真疟也）。

《咳论》曰：皮毛者，肺之合也，皮毛先受邪气，邪气以从其合也。其寒饮食入胃，从肺脉上至于肺则肺寒，肺寒则内外合邪，因而客之，则为肺咳。五脏各以其时受病，非其时，各传以与之。

人与天地相参，故五脏各以治时①感于寒则受病，微则为咳，甚则为泄为痛。乘秋则肺先受邪，乘春则肝先受之，乘夏则心先受之，乘至阴②则脾先受之，乘冬则肾先受之（五脏六腑皆能成咳，然必肺先受邪而传之于各经也。邪，寒邪也。所谓形寒饮冷则伤肺是也。五脏各以其时受病，轻者浅而在皮毛，重者深而在肠胃。故咳，外症也，泄，里症也。寒在表则身痛，寒在里则腹痛。曰先受之者，次必及乎肺而为咳也）。

肺咳之状，咳而喘息有音，甚则唾血（肺主气而司呼吸，故喘息有音）。心咳之状，咳则心痛，喉中介介③如梗状，甚则咽肿喉痹（心脉上挟于咽，故喉中如梗，至于痹则痛矣）。肝咳之状，咳则两胁下痛，甚则不可以转，转则两胠下满（肝之脉布胁肋，故胁下痛。胠，胁之下也）。脾咳之状，咳则右胠下痛，阴阴④引肩背，甚则不可以动，动则咳剧（脾脉上膈挟咽，其支者复从胃别上膈，脾处右，故右胠下痛，痛引肩背也。脾土喜静，动则违其性，故增剧也）。肾咳之状，咳则腰背相引而痛，甚则咳涎⑤（肾脉贯脊，系于腰背，故相引而痛。肾属水，主涎，故为咳涎也）。

五脏之久咳，乃移于六腑。脾咳不已，则胃受之，胃咳之状，咳而呕，呕甚则长虫⑥出（胃者，脾之妻也，故脾咳必传于胃而为呕唾。长虫处于胃，呕甚则随气而出也）。肝咳不已，则胆受之，胆咳之状，咳呕胆汁（胆汁者，苦汁也）。肺咳不已，则大肠受之，大肠咳状，咳而遗矢（遗矢者，大便不禁也）。心咳不已，则小肠受之，小肠咳状，咳而失气，气与咳俱失（大肠之气由于小肠之化，故小肠咳则气达于大肠，而转失气也）。肾咳不已，则膀胱受之，膀胱咳状，咳而遗溺（膀胱为津液之府，故遗溺）。久咳不已，则三焦受之，三焦咳状，咳而腹满，不欲食饮（久咳，则上中下三焦俱病，一身之气皆逆，故腹满不能食饮也）。此皆聚于胃，关于肺，使人多涕唾而面浮肿气逆也（聚于胃者，胃为五脏六腑之本也。关于肺者，肺为皮毛之合也。涕唾者，肺与胃司之。面浮肿者，气上逆而急也）。

《经脉别论》曰：夜行则喘出于肾，淫气⑦病肺（夜属于阴，行则劳其身半以下，且夜行多恐，故喘出于肾也。肾水伤，则无以禁火之炎，而肺金受贼矣）。有所堕恐，喘出于肝，淫气害脾（坠而恐者，伤筋损血，故喘出于肝，肝木伐土，故害脾也）。有所惊恐，喘出于肺，淫气伤心（且惊且恐，则气衰而神乱。肺主气，心藏神，故二脏受伤也）。度⑧水跌仆，喘出于肾与骨（水气通于肾，跌仆伤其骨，故喘出焉）。当是之时，勇者气行则已，怯者着而为病也（勇者气足神全，

---

① 治时：指五脏所主的时令。
② 至阴：指长夏。
③ 介介：梗塞不利之状。
④ 阴阴：即"隐隐"。
⑤ 咳涎：涎为唾液，此指痰液。咳涎，即咳吐稀痰。
⑥ 长虫：指蛔虫。
⑦ 淫气：指妄行逆乱之气。下同.
⑧ 度：同"渡"。

故一时所动之气，旋即平复，不足之人随所受而成病矣）。

《腹中论》曰：心腹满，旦食则不能暮食……名为鼓胀（胀甚则腹皮绷急，中空无物，鼓之如鼓，故名鼓胀）……治之以鸡矢醴，一剂知，二剂已（鸡胃能消金石，其矢之性等于巴豆，通利二便，消积下气，但宜于壮实之人，虚者服之，祸不旋踵。即经云一剂便知其效，二剂便已其病，亦状其猛利也。用干羯鸡矢一升，炒微焦，入无灰酒三碗，煎至减半，取清汁，五更热饮即腹鸣，辰巳时行二三次，皆黑水也。饮一剂，觉足有皱纹，饮二次即愈矣）。

《灵枢·胀论》曰：夫心胀者，烦心短气，卧不安；肺胀者，虚满而① 喘咳；肝胀者，胁下满而痛引小腹；脾胀者，善哕，四肢烦悗，体重不能胜衣，卧不安；肾胀者②，腹满引背，央央然，腰髀痛（此五脏之胀也。闷乱曰悗。央央者，困苦之貌）

胃胀者，腹满，胃脘痛，鼻闻焦臭，妨于食，大便难；大肠胀者，肠鸣而痛濯濯，冬日重感于寒，则飧泄不化；小肠胀者，小腹䐜胀，引腰而痛；膀胱胀者，少腹满而气癃；三焦胀者，气满于皮肤中，轻轻然而不坚；胆胀者，胁下痛胀，口中苦，善太息（此六腑之胀也。濯濯，肠鸣水声也。飧泄，完谷不化也。气癃者，小便不利也）。

厥气在下，营卫留止，寒气逆上，真邪相攻，两气相搏，乃合为胀也（厥逆之气自下而上，则营卫之行失其常度，真气与邪气相攻，合而为胀也）。

《灵枢·水胀》篇曰：目窠上微肿，如新卧起之状（目之下为目窠，如新卧起者，形如卧蚕也），其颈脉动，时咳（颈脉，足阳明人迎也。阳明之脉自人迎下循腹里，而水邪乘之，故为颈脉动。水之标在肺，故时咳），阴股③ 间寒，足胫肿④，腹乃大，其水已成矣。以手按其腹，随手而起，如裹水之状，此其候也（此上皆言水肿之候）。

肤胀者，寒气客于皮肤之间，鼗鼗然不坚，腹大，身尽肿，皮厚（鼗鼗，鼓声也。寒气客于皮肤，阳气不行，病在气分，故有声如鼓。气本无形，故不坚。气无所不至，故腹大、身尽肿而皮厚也），按其腹，窅而不起⑤，腹色不变，此其候也（气在肤间，按散者不能猝复，故窅而不起。皮厚，故腹色不变也。

〔鼓胀者〕腹胀身皆大，大与肤胀等也，色苍黄，腹筋起，此其候也（鼓胀、肤胀，大同小异，只色苍黄、腹筋起为别耳）。

〔夫肠覃者〕寒聘客于肠外，与卫气相搏，气不得荣⑥，因有所系，癖而内著⑦，恶气乃起，瘜肉⑧ 乃生（覃之为义，延布而深也。寒气薄卫，滞而不行，留于肠外，故癖积起、瘜肉生也）。其始生也，大如鸡卵，稍以益大，至其成如怀子之状，久者离岁，按之则坚，推之则移，月事以时下，此其候也（离岁，越岁也。邪在肠外，不在胞中，故无妨于月事。皆由汁沫所聚，非血病可知也）。

---

① 满而：《脉经》卷六第七、《千金方》卷十七第一并作"而满"。

② 者：原脱，依《灵枢》补。

③ 阴股：大腿内侧。

④ 肿：《灵枢》作"瘇"，按瘇、肿通用。

⑤ 窅而不起：窅（yǎo 杳），凹陷之意。窅而不起，即按之产生的皮肤凹陷不能随手而起。

⑥ 荣：《太素》卷二十九、《甲乙经》卷八第四并作"营"。按荣、营通用，此作"运行"解。

⑦ 癖而内著：积块在内逐渐显露。

⑧ 瘜肉：寄生的恶肉。

石瘕生于胞中①，寒气客于子门，子门闭塞，气不得通，恶血当泻不泻，衃（音不）以留止，日以益大，状如怀子，月事不以时下，皆生于女子，可导而下（衃，败血凝聚也。子门闭塞，衃血留止，其坚如石，故名石瘕。月事不以时下，无经可至也，可以导血之剂下之。按肠覃、石瘕皆言月事，则此二症惟女人有之，故曰皆生于女子也）。

《平人气象论》曰：颈脉动，喘疾咳，曰水（颈脉，乃结喉旁动脉，足阳明之人迎也。水气上逆，则侵犯阳明，故颈脉动。水溢于肺，则喘而咳）。目裹微肿，如卧蚕起之状，曰水（目之下胞曰目裹，胃脉之所至，脾脉之所主。若微肿如卧蚕状，是水气犯脾胃也）。溺黄赤安卧者，黄疸（溺色黄赤而安卧自如，必成黄疸也）。已食如饥者，胃疸②（胃热善消谷，故虽食常饥，此名胃疸）。面肿曰风（风为阳邪，故曰高巅之上，惟风可到，此面肿所以属风也）。足胫肿曰水（水为阴邪，润下之品，故足肿，肿者为水也）。目黄者黄疸（诸经有热皆上熏于目，故黄疸者目黄）。

《举痛论》曰：经脉流行不止，环周不休，寒气入经而稽迟，泣而不行，客于脉外则血少，客于脉中则气不通③，故卒然而痛（泣者，涩而不利也）。

寒气客于脉外则脉寒，脉寒则缩踡④，缩踡则脉绌急⑤，绌急则外引小络，故卒然而痛，得炅则痛立止（经脉受寒则缩，缩则急，故卒痛。然客于脉外者，其邪浅，故才得炅气则立止也）。因重中于寒，则痛久矣（重者，重复受寒也。伤之深，故不易愈也）。寒气客于经脉之中，与炅⑥气相薄则脉满，满则痛而不可按也（营行脉中，血不足者，脉中常热，新寒与故热相薄，则邪实而脉满，按之则痛

愈甚，故不可按也）。……寒气客于肠胃之间，膜原之下，血不得散，小络急引故痛。按之则血气散，故按之痛止（膜，脂膜与筋膜也。原者，肓之原，即腹中空隙之处。血凝则小络急痛，按着空处，则寒散络缓，故痛止。非若经脉之无罅隙者，按之愈痛也）。寒气客于侠脊之脉则深，按之不能及，故按之无益也（侠脊者，足太阳经也。其最深者，则伏冲、伏脊之脉，故手按不能及其处也）。寒气客于冲脉，冲脉起于关元，随腹直上，寒气客则脉不痛，脉不通则气因之，故喘动应手矣（冲脉起于胞中，即关元也，其脉并足少阴肾经夹脐上行，会于咽喉，而肾脉上连于肺，犯寒则脉不通，而气因以逆，故喘。曰应手者，动之甚也）。寒气客于背俞之脉则脉泣，脉泣则血虚，血虚则痛，其俞注于心，故相引而痛。按之则热气至，热气至则痛止矣（背俞，五脏俞也，皆足太阳经穴。太阳之脉循脊当心，上出于项，故寒气客之则脉泣血虚，背与心相引而痛，因其俞注于心也。血虚而痛，故按之而痛止）。寒气客于厥阴之脉，厥阴之脉者，络阴器，系于肝，寒气客于脉中，则血泣脉急，故胁肋与少腹相引痛矣（少腹、胁肋，皆肝之部分也）。厥气客于

---

① 胞中：指子宫。

② 胃疸：即中消病。《素问识》云："按疸、瘅同，即前篇所谓消中，后世所称中消渴也"。

③ 客于脉外则血少，客于脉中则气不通：此二句是互文，应理解为"客于脉外则气少，客于脉中则气血不通"。前者属虚，失养而痛，后者属实，不通则痛。此二句为疼痛病机的总纲。

④ 踡：原作"绻"，依《素问》改。踡，曲而不伸也。

⑤ 绌急：绌（chù 触），屈曲。急，拘急。

⑥ 炅：古"热"字。一说同"炯"（jiǒng 窘）热也。

阴股，寒气上及少腹①，血泣在下相引，故腹痛引阴股（厥气，寒而上逆之气也。阴股、少腹，乃足三阴、冲脉所由行也）。寒气客于小肠膜原之间，络血之中，血泣不得注于大经，血气稽留不得行，故宿昔而成积矣（小肠为受盛之府，化物出焉。寒气客于膜原及小络，则血涩不得注于大经，化物失职，久而成积矣）。寒气客于五脏，厥逆上泄，阴气竭②，阳气未入，故卒然痛死不知人，气复反则生矣（五脏皆受邪，厥逆而泄越于上，阴气暴竭，阳气未能遽入，故卒然痛死。或得灵，则气复反而生矣）。寒气客于肠胃，厥逆上出，故痛而呕也（胃为水谷之海，肠为水谷之道，皆主行下者也。寒邪伤之，则逆而上出，故痛而呕）。寒气客于小肠，小肠不得成聚，故后泄腹痛矣（小肠与丙火为表里，成聚，即受盛之义也。则失其受盛之常，故泄而腹痛）。热气留于小肠，肠中痛，瘅热焦渴则坚干而不得出，故痛而闭不通矣（大抵营卫脏腑之间，得热则行，遇冷即凝，故痛皆因于寒也。此一条独言热痛，却由于便闭不通，故痛。仍非火之自为痛也，故曰通则不痛，痛则不通）。

《痹论》曰：风寒湿三气杂至，合而为痹也（痹者，闭也，不仁也。六气之中，风寒湿为阴邪。阴气合病，则闭塞成冬之象。故血气不流，经络壅闭而痹斯作矣）。其风气胜者为行痹（风属阴中之阳，善行而数变，故为行痹。凡走注历节疼痛之类，俗名流火是也），寒气胜者为痛痹（阴寒之气乘于肌肉筋骨，则凝泣稽留，闭而不通，故为痛痹，即痛风也）。湿气胜者为著③痹也（著痹者，重着不移，湿从土化，故病在肌肉，不在筋骨也）。

肺痹者，烦满喘而呕（肺在上焦，脉循胃口，故为烦满，喘而且呕）。心痹者，脉不通，烦则心下鼓，暴上气而喘，嗌干善噫，厥气上则恐（脉者，心之合也。心受病则脉不通。心脉支者上挟咽，直者却上肺，故其病如此。厥逆则水邪侮火，故神伤而恐。恐者，肾志也）。肝痹者，夜卧则惊，多饮数小便，上为引如怀（肝受邪则魂不安宁，故夜卧多惊。闭而为热，故多饮数小便也。上为引者，引饮也。如怀者，腹大如怀物也，木邪侮土，故为病如此）。肾痹者，善胀，尻以代踵，脊以代头（肾者胃之关，肾痹则邪并及胃，故腹善胀。尻以代踵者，足挛不能伸也。脊以代头者，身偻不能直也）。脾痹者，四肢解惰④，发咳呕汁，上为大塞（脾主四肢，又主困倦，故为解惰，土伤则金亦伤，故咳。妻病故夫亦病，故呕。坤已不升，乾金不降，大塞之象也）。肠痹者，数饮而出不得，中气喘争，时发飧泄（肠痹则下焦之气闭而不行，故数饮而溺不得出，气化不及州都，返而上逆，故喘争也。小便不利，则水液混于大肠，故飧泄也）。胞痹者，少腹膀胱按之内痛，若沃⑤以汤，涩于小便，上为清涕（胞，溺之脬也。膀胱气闭则水液壅满，故按之内痛也，气闭则热如汤之沃也。膀胱之脉从巅络脑，故小便下涩，清涕上出也）。

痛者，寒气多也，有寒故痛也（寒则血气凝泣，故痛。《终始》篇曰：病痛者，

---

① 厥气客于阴股，寒气上及少腹：郭霭春："按'厥气'与下'寒气'误倒，以上下各节律之，此'厥气'二字不应在句首。应作'寒气客于阴股，厥气上及少腹'方合。"

② 竭：李今庸《读古医书随笔》："竭字读为遏而训'阻塞'之义。竭、遏二字俱谐'曷'声，例得通假。"

③ 著：原作"着"，著为着的本字，依《素问》改。下同。

④ 解惰：惰，《素问》作"堕"，堕同堕、堕、惰通用。解惰，即懈惰，倦怠无力之义。

⑤ 沃：浇。

阴也)。……病久入深，营卫之行涩，经络时疏，故不痛（此言病则营卫涩而必痛，其不痛者经络有疏散之时，则不涩，故不痛也），皮肤不营，故为不仁（皮肤之间，无血以和之，故不仁也）。……阳气少，阴气多，与病相益，故寒也（痹病本属阴寒，若阳气不足之人，则寒从内起，与外病相助益，故寒也）。……阳气多，阴气少，病气胜，阳遭①阴，故为痹热（其人阳气素盛，而遭阴寒之气，病气反为阳气胜矣，故为热痹）。其多汗而濡者，此其逢湿甚也，阳气少，阴气盛，两气相感，故汗出而濡也（两气者，身中之气与外客之气。两气皆阴，互相感召，故汗出。《脉要精微论》曰阴气有余为多汗身寒是也）。凡痹之类，逢寒则急②，逢热则纵（寒则筋挛，故急。热则筋弛，故纵）。

《痿论》曰：肺热叶焦，则皮毛虚弱急薄，着则生痿躄也（火来乘金，在内为肺叶焦枯，在外为皮毛虚薄。热气著而不去，则为痿躄。躄者，足不能行也）。心气热，则下脉厥而上，上则下脉虚，虚则生脉痿，枢折挈③，胫纵而不任地也（心火上炎，则三阴在下之脉亦厥逆而上，上盛则下虚，乃生脉痿。四肢关节之处如枢纽之折，而不能提挈，足肿纵缓而不能任地也）。肝气热，则胆泄口苦，筋膜干，筋膜干则筋急而挛，发为筋痿（肝热则胆亦热，故汁溢而口苦。血海干枯，筋无以荣，则挛急而痿）。脾气热，则胃干而渴，肌肉不仁，发为肉痿（脾与胃为夫妻，而开窍于口，故脾热则胃干而渴。脾主肌肉，热淫于内，则脾阴耗损，故肉不仁而为痿）。肾气热，则腰脊不举，骨枯而髓减，发为骨痿（腰者肾之府，脊者肾之所贯也，肾主骨，故骨枯为痿）。

肺者，脏之长也，为心之盖也（肺位至高，故谓之长。覆于心上，故谓之盖），有所失亡，所求不得，则发肺鸣，鸣则肺热叶焦（有志不遂，则郁而生火。火来乘金，不得其平则自鸣。肺鸣者，其叶必焦）。

大经空虚，发为肌痹，传为脉痿（血不足则大经空虚，无以充养肌肉，故先为肌痹，而后传于心为脉痿）。思想无穷，所愿不得，意淫于外，入房太甚，宗筋④弛纵，发为筋痿，及为白淫（思而不得，则意淫于外，入房太过，则精伤于内，阴伤而筋失所养，故为纵为痿。火动于中，水亏于下，乃为白淫。白淫者，男浊女带也）。

有渐于湿，以水为事，若有所留，居处相湿，肌肉濡渍，痹而不仁，发为肉痿（渐，染也。以水为事，常近水也，久于水则有所留矣。居处之地又当卑湿，则肌肉受湿而濡渍，故顽痹而成肉痿也）。

有所远行劳倦，逢大热而渴，渴则阳气内伐，内伐则热舍于肾，肾者水脏也，今水不胜火，则骨枯而髓虚，故足不任身，发为骨痿（远行劳倦则所伤在骨，逢大热者，或逢天令之热，或阴不足而本热。火则气太过，水液必耗，故骨枯髓虚而为痿也）。

治痿者独取阳明，何也？阳明者，五脏六腑之海，主润宗筋⑤，宗筋主束骨而

① 遭：逢。《甲乙经》作"乘"，义长。
② 急：《素问》作"虫"，《甲乙经》作"急"，李氏从《甲乙经》改。孙诒让《札迻》云："虫当为痋之借字，……段玉裁《说文》注谓痋即疼字。"此说可参。
③ 挈：此上疑脱"不"字。王冰及李中梓注文并作"不挈"解，可证。
④ 宗筋：此指前阴。《素问·厥论》："前阴者，宗筋之所聚。"
⑤ 宗筋：指三阴三阳的经筋，布于体表，会合于前阴。

利机关①也（足阳明胃主纳水谷，变化气血，以充一身，故为五脏六腑之海而下润宗筋。宗筋者，前阴所聚之筋，为诸筋之会，一身之筋皆属于此，故主束骨而利机关）。冲脉者，经脉之海也，主渗灌溪谷，与阳明合于宗筋（冲脉为十二经之血海，故主渗灌溪谷。冲脉起于气街，并少阴之经夹脐上行，阳明脉亦夹脐旁下行，故皆合于宗筋），阴阳总宗筋之会，会于气街②，而阳明为之长，皆属于带脉，而络于督脉（宗筋聚于前阴，前阴者，足之三阴及阳明、少阳、冲、任、督、跷九脉之所会也。九脉之中，惟阳明为脏腑之海，冲脉为经脉之海，此一阴一阳总之，故曰阴阳总宗筋之会。会于气街者，气街为阳明之正脉，故阳明独为之长。带脉起于季胁，围周一身。督脉起于会阴，分三歧为任、冲而上行腹背，故诸经皆联属于带脉，支络于督脉也）。故阳明虚则宗筋纵，带脉不引，故足痿不用也。

《逆调论③》曰：不得卧而息有音者，是阳明之逆也，足三阳者下行，今逆而上行，故息有音也（足之三阳，其气皆下行；足之三阴，其气皆上行。此天气下降，地气上升之义，故阳明以上行为逆，逆则冲肺，故息有音也）。阳明者胃脉也，胃者六腑之海，其气亦下行，阳明逆不得从其道，故不得卧也。……胃不和则卧不安，此之谓也（凡人之寤寐由于卫气，卫气者昼日行于阳，则动而为寤，夜行于阴，则静而为寐。胃气逆上，则卫气不得入于阴，故不得卧）。

《灵枢·邪客》篇曰④：厥⑤气客于五脏六腑，则卫气独卫其外，行于阳，不得入于阴。行于阳则阳气盛，阳气盛则阳跷陷；不得入于阴，阴虚，故目不瞑。……调其虚实，以通其道而去其邪，饮以半夏汤一剂，阴阳已通，其卧立至（不卧之

病，有心血不足者，法当养阴；有邪气逆上者，法当祛邪。半夏汤者，去邪之法也）。

以流水千里以外者八升，扬之万遍，取其清五升煮之，炊以苇薪（千里流水，取其流长源远，有疏通下达之义也。扬之万遍，令水珠盈溢，为甘澜水，可以调和阴阳。炊以苇薪者，取其火烈也），火沸，置秫米一升，治半夏五合，徐炊，令竭为一升半（火沸，言未投药而水先沸也。秫米，糯小米也，北人呼为小黄米，味甘性平，能养胃和中，用以为君。治半夏，犹言制过半夏也，味辛性温，能下气化痰，用以为臣），去其滓，饮汁一小杯，日三稍益，以知为度（知者，病愈也）。故其病新发者，覆杯则卧，汗出则已矣。久者，三饮而已也。

《方盛衰论》曰：肺气虚则使人梦见白物，见人斩血藉籍⑥，得其时则梦见兵战（金色本白，故梦白物，斩者，金之用也。虚者多畏怯，故见斩血籍籍也。得其时者，得金旺之时也）。肾气虚则使人梦见舟船溺人，得其时则梦伏水中，若有畏恐（肾属水，故梦应之，得水旺之时，梦水益大也。恐，肾之志也）。肝气虚则梦见菌香生草，得其时则梦伏树下不敢起（肝之应在木，虽当木旺之时，亦梦伏树下也）。心气虚则梦救火阳物⑦，得其时则梦燔灼（心合火，阳物即火之属也。得火旺之令，梦火益大也）。脾气虚则梦饮

---

① 机关：指关节。
② 气街：胃经穴名，又名气冲，当任脉曲骨穴外二寸、腹股沟动脉搏动处。
③ 逆调论：原误作《灵枢·大惑论》，依《素问》改。
④ 《灵枢·邪客》篇曰：原脱，今依体例补。
⑤ 厥：《灵枢·邪客》篇此上有"今"字。
⑥ 籍籍：通"藉藉"，杂乱众多之义。
⑦ 阳物：张志聪注："阳物，龙也，乃龙雷之火游行也"。

食不足，得其时则梦筑垣盖屋（仓廪空虚，故思饮食，得土旺之令，则梦高土也）。

《灵枢·淫邪发梦》篇曰[1]：阴气盛则梦涉大水而恐惧[2]，阳气盛则梦大火而燔焫，[3]，阴阳俱盛则梦相杀（俱盛则争）。上盛则梦飞，下盛[4]则梦堕（本乎天者亲上，本乎地者亲下），甚[5]饥则梦取，甚饱则梦予。肝气盛则梦怒，肺气盛则梦恐惧、哭泣、飞扬（肺主气，故梦飞扬），心气盛则梦善[6]笑恐畏，脾气盛则梦歌乐、身体重不举，肾气盛则梦腰脊两解不属。

厥气客于心，则梦见丘山烟火。客于肺，则梦飞扬，见金铁之奇物。客于肝，则梦山林树木。客于脾，则梦见丘陵大泽，坏屋风雨。客于肾，则梦临渊，没居水中。客于膀胱，则梦游行。客于胃，则梦饮食。客于大肠，则梦田野（大肠曲折纳污，类田野也）。客于小肠，则梦聚邑冲衢[7]（小肠为受盛之官，类冲衢也）。客于胆，则梦斗讼自刳（胆性刚猛。自刳者，自剖其腹也）。客于阴器，则梦接内。客于项，则梦斩首。客于胫[8]，则梦行走而不能前，及居深地窌苑[9]中。客于股肱，则梦礼节拜起。客于胞䐈，则梦溲[10]便（胞，即脬也。䐈，大肠也。在前则梦溲，在后则梦便）。

《脉要精微论》曰[11]：短虫多则梦聚众，长虫多则梦相击毁伤。

《灵枢·痈疽》篇曰：夫[12]血脉营卫，周流不休，上应星宿，下应经数。寒邪客于经络之中则血泣，血泣则不通，不通则卫气归之，不得复反，故痈肿。寒气化为热，热胜则腐肉，肉腐则为脓，脓不泻则烂筋，筋烂则伤骨，骨伤则髓消，不当骨空，不得泄泻，血枯空虚，则筋骨肌肉不荣，经脉败漏，熏于五脏，脏伤故死矣

（始受寒邪，血脉凝泣，久而不去，寒化为热，痈疽乃成。伤于脏者，死不治）。

痈发于嗌中，名曰猛疽，猛疽不治，化为脓，脓不泻，塞咽半日死。其化为脓者，泻则合豕膏，冷食，三日而[13]已（猛疽，言其凶恶猛厉也。若脓已泻溃，当服豕膏，即猪脂之炼净者也。万氏方：治肺热暴喑，用猪脂一斤，去筋，入白蜜一斤，再炼少顷，滤净，冷定，不时挑服一匙，即愈）。发于颈，名曰夭疽，其痈大以赤黑，不急治，则热气下入渊腋，前伤任脉，内熏肝肺，十[14]余日而死矣（夭疽者，在天柱也，俗名对口。赤者，心之色，黑者，热极反兼胜己之化也。急须治之可活，若治之稍迟或治之失宜，则毒流肺肝而死矣）。阳气[15]大发，消脑留项，名曰脑烁。其色不乐，项痛而如刺以针，烦心者死不可治（阳大发者，毒太甚也。色不乐者，神伤而色变，即所谓色夭

---

[1] 《灵枢·淫邪发梦》篇曰：原脱，依体例补。
[2] 阴气盛则梦涉大水而恐惧：原无，依《灵枢·淫邪发梦》及《素问·脉要精微论》补。
[3] 焫：原作"灼"，与《素问·脉要精微论》同，今依《灵枢》改。焫，同"爇"，焚烧之意。
[4] 盛：原作"虚"，依《灵枢》及《素问·脉要精微论》改。
[5] 甚：原作"盛"，依《灵枢》及《素问·脉要精微论》改。
[6] 善：原作"喜"，依《灵枢》改。
[7] 聚邑冲衢：聚邑，即聚会。冲为交通要道。衢（qú渠），指四通八达的道路。
[8] 胫：原误作"颈"，诸本同，依《灵枢》改。
[9] 窌苑：窌指地窖，苑为蓄养禽兽并种植林木之处。
[10] 溲：原作"泄"，依《灵枢》改。
[11] 《脉要精微论》曰：原脱，今依体例补。
[12] 夫：原脱，依《灵枢·痈疽》补。
[13] 而：原脱，诸本同，依《灵枢·痈疽》补。
[14] 十：《灵枢》此前重"熏肝肺"三字。
[15] 气：《灵枢》作"留"。按：《太素》卷二十六、《甲乙经》卷十一第九、《病源》卷三十二、《千金翼方》卷三十二、《鬼遗方》卷四及周本并作"气"，李作"气"是。

60　李中梓医学全书

也。毒深，故痛如针刺。邪犯心君，故烦心而死）。发于肩及臑，名曰疵痈，其状赤黑，急治之，此令人汗出至足，不害五脏，痈发四五日逞焫之（肩膊下软白肉曰臑。此肺脉之病，肺主玄府，故遍身得汗也。毒从汗减，且非要害之所，故不害五脏也。逞者，急也。焫者，艾柱也，言宜急灸也）。发于腋下赤坚者，名曰米疽，治之以砭石，欲细而长，疏砭之，涂以豕膏，六日已，勿裹之（砭石欲细者，恐伤肉也，欲长者，用在深也，故宜疏不宜密。勿裹之者，欲其气疏泄也。豕膏者，即猪油煎当归，以蜡收者也）。其痈坚而不溃者，为马刀挟缨[1]，急治之（挟当作侠，缨当作瘿。马刀者，瘰疬也。侠瘿者，侠颈之瘤属也）。发于胸，名曰井疽，其状如大豆，三四日起，不早治，下入腹，不治，七日死矣（井者，喻其深而恶也。发于胸者，近犯心主，治之宜早，下入腹，则五脏俱败，死期速矣）。发于膺，名曰甘疽，色青，其状如榖[2]实瓜蒌，常苦寒热，急治之，去其寒热，十岁死，死后出脓（膺在胸旁高肉处，逼近在乳上也。穴名膺窗，足阳明胃之脉也。土味甘，故曰甘疽。色青者，肝木克土也。层房累累，状如榖实瓜蒌，软而不溃，中有所蓄如瓜子也。十岁死者，绵延难愈也）。发于胁，名曰败疵。败疵者女子之病也，灸之，其病大痈脓，治之，其中乃有生肉，大如赤小豆。锉薐、翘草根各一升，以水一斗六升煮之，竭为取三升，则强饮厚衣，坐于釜上，令汗出[3]至足已（胁者，肝之部也，妇人多郁怒，故患此疮。薐，芰也。翘，连翘也。二草之根俱能解毒。强饮者乘其热而强饮之，复厚衣坐于热汤之釜，熏蒸取汗，汗出至足乃透。已者，愈也）。发于股胫，名曰股胫疽，其状不甚变，而痈脓搏骨，不急治，三十

日死矣（股胫，大股也。状不甚变，外形不显也。痈脓搏骨，即所谓贴骨痈也。毒盛而深，能下蚀三阴、阳明之大经，故不为急治，法当三十日死矣）。发于尻，名曰锐疽，其状赤坚大，急治之，不治，三十日死矣（尻，尾骶骨也。穴名长强，为督脉之络，一名气之阴郄，故不治则死）。发于股阴，名曰赤施，不急治，六十日死。在两股之内，不治，十日而当死（股阴，大股内侧也，当足太阴箕门、血海及足厥阴五里、阴包之间，皆阴气所聚之处，故不治则死。若两股俱病，则伤阴之极，其死尤速。赤施者，想其当血海，故名）。发于膝，名曰疵痈，其状大痈，色不变，寒热，如坚石，勿石之，石之者死，须其柔，乃石之者生（石之者，砭也。色不变者，不红赤也。硬者禁用砭，软者方可用砭也）。诸痈[4]之发于节而相应者，不可治也。发于阳者百日死，发于阴者三十日死（诸节者，神气所游行出入也。相应者，发于上而应于下，发于左而应于右，法在不治。发于三阳之分，毒浅在腑，其死缓。发于三阴之分者，毒深在脏，不出一月也）。发于胫，名曰兔啮，其状赤至骨，急治之，不治害人也（胫，足胫也。兔啮，如兔所啮伤也，为其在下，高低等于兔也）。发于内踝，名曰走缓，其状痈也，色不变，数石其输，而止其寒热，不死（数石者，屡屡砭之也。其输，即肿处也）。发于足上下，名曰四淫，其状大痈，急治之，百日死（阳受气于四末，而大痈淫于其间，阳毒之甚也，时气

---

[1]　缨：周本及《鬼遗方》同，《灵枢·痈疽》作"瘿"。

[2]　榖：原误作"榖"，依《灵枢》改。榖（gǔ 谷），木名，即楮树。

[3]　出：原无，依《灵枢》补。

[4]　痈：《甲乙经》、《千金翼方》同，《灵枢》此后有"疽"字。

更易则真阴日败，逾三月而死矣）。发于足傍，名曰厉痈，其状不大，初如小指发，急治之，去其黑者，不消辄益，不治，百日死（去其黑者而犹不消，反益大焉，则百日必死矣）。发于足指，名曰①脱痈，其状赤黑，死不治；不赤黑不死。不衰，急斩之，不则死矣（六经原腧皆在于足，所以痈发于足者，多为凶候。至于足指又皆六井所出，色赤黑者，其毒尤甚。若不衰退，急斩去其指，庶可保生。若稍缓，毒发伤脏而死）。

营卫稽留于经脉之中，则血泣而不行，不行则卫气从之而不通，壅遏而不得行，故热。大热不止，热胜则肉腐，肉②腐则为脓。然不能陷，骨髓不为焦枯，五脏不为伤，故命曰痈。……热气淳盛，下陷肌肤，筋髓枯，内连五脏，血气竭，当其痈下，筋骨良肉皆无余，故命曰疽（痈字从壅，疽字从阻，总是气血稽留，营卫不通之症。大而浅者为痈，六③腑受伤，可无大患；深而恶者为疽，五脏受伤，大可忧畏，治之者顾可缓乎，顾可忽乎）。疽者，上之皮夭以坚，上如牛领之皮。痈者，其皮上薄以泽（夭者，色枯暗也。牛皮，喻其厚也。泽者，光亮也）。

《灵枢·玉版》篇④曰：白眼青黑，眼小，是一逆也。内药而呕者，是二逆也。腹痛渴甚，是三逆也。肩项中不便，是四逆也。音嘶色⑤脱，是五逆也。

《灵枢⑥·寒热病》篇曰：身有五部：伏兔一，腓二⑦，背三，五脏之腧四，项五。此五部有痈疽者死（伏兔者，胃之穴名，在膝上六寸，阴市上五寸。腓者，足肚也，即腨也。肾之脉上腨内之筑宾穴。背者，五脏之所系也。腧者，五脏之所主也。项者，诸阳之要道也。犯此五者亦名五逆）。

《灵枢·玉版⑧》篇曰：腹胀，身热，脉大，是一逆也（身热脉大而又腹胀，表里之邪俱盛也）；腹鸣而满，四支清，泄，其脉大，是二逆也（腹满而清、泄，阴症也。脉大者，是脉与症反也）；衄而不止，脉大，是三逆也（鼻衄在阴，脉大为阳，阳实阴虚，死不治）；咳且溲血脱形，其脉小劲，是四逆也（咳而溲血脱形，正气伤也。脉虽小而劲，邪仍在也）；咳，脱形身热，脉小以疾，是谓五逆也（脱形，真气已衰。身热，邪气未化。细小疾数，气血两败之诊也）。如是者，不过十五日而死矣（十五日交一节，言不能逾节也）。

其腹大胀，四末清⑨，脱形，泄甚，是一逆也（腹大胀者，邪正甚也。四肢冷而脱形泄甚，脾已绝矣）；腹胀便血，其⑩脉大时绝，是二逆也（腹胀便血，阴脱也。脉大时绝，阳脱也）；咳，溲血，形肉脱，脉搏，是三逆也（咳而溲者，气血俱损。形肉脱者，脾已绝。脉搏者，真脏见矣）；呕血，胸满引背，脉小而疾，是四逆也（呕血而至胸满背曲，病已极矣。脉小属气败，脉疾属血败）；咳呕腹胀且飧泄，其脉绝，是五逆也（上为咳呕，中为胀满，下为飧泄，三焦俱病，六脉已绝）。如是者，不及一时而死（不及一时者，不能周一日之时也）。

———

① 曰：《太素》、《甲乙经》同，《灵枢》无此字。
② 肉：原脱，依《灵枢》补。
③ 六：原脱，今依文义补，与下文"五脏"相对。
④ 《灵枢·玉版》篇：原脱，依原书体例补。
⑤ 色，原误作"声"，依《灵枢·玉版》改。
⑥ 灵枢：原脱，依原书体例补。
⑦ 二：《灵枢》此后有"腓者腨也"四字。郭霭春按："此四字乃是后人释语混入正文。《甲乙》卷十一第九下、《病源》卷三十六《疽候》、《千金翼方》卷二十三均无此四字。"
⑧ 版：原作"板"，依《灵枢》篇名改。
⑨ 清：原作"满"，依《灵枢·玉版》改。
⑩ 其：原脱，依《灵枢》补。

Page 62, 李中梓医学全书

《标本病传①论》曰：夫病传者，心病先心痛（病在心者先心痛），一日而咳（心病传肺，火克金也），三日胁支痛（肺复传肝，金克木也，故胁支痛），五日闭塞不通，身痛体重（肝传脾，木克土也，脾病则闭塞不通。脾主肌肉，故身体重痛），三日不已，死（再三日不已，则脾又传肾，土克水也，五脏俱伤故死）。冬夜半，夏日中（冬月夜半，水旺之极也。夏月日中，火旺之极也。火畏水，故冬则死于夜半。阳邪亢极，故夏则死于日中。盖衰极亦死，盛极亦死也）。

肺病喘咳（肺主息，故病喘咳），三日而胁支满痛（三日而之肝，金克木也）。一日身重体②痛（一日之脾，木克土也），五日而胀（五日而之胃，脏传腑也），十日不已，死（十日不已，胃复传肾，五行之数已极，故死）。冬日入，夏日出（此卯、酉二时，属燥金之化）。

肝病头目眩，胁支满（肝开窍于目，而经脉布于胁肋），三日体重身痛（三日传脾），五日而胀（脾传胃也），三日腰脊少腹痛③，胫痠（三日传肾也），三日不已，死（三日不已，肾复传心，故死），冬日入，夏早食（亦卯、酉时也，燥金主之，木所畏也）。

脾病身痛体重（脾主肌肉），一日而胀（脾传胃也），二日少腹腰脊痛，胫痠（胃传肾也），三日背胴筋④痛，小便闭（三日而胃传脊膀胱也），十日不已，死（十日不已，复传于心，故死），冬人定，夏晏食（此巳、亥时也，司风木之化，脾病畏之）。

肾病少腹腰脊痛，胫痠（肾主下部，经脉行于少腹、腰骨、胻骨之间），三日背胴筋痛，小便闭（三日而传脊膀胱也），三日腹胀（三日而传小肠），三日两胁支痛（三日而上传心，手心主之正，别下渊

腋三寸入胸中，故两胁支痛），三日不已，死（复伤肺金也），冬大晨，夏晏晡（此辰、戌时也。土旺四季，为水所畏，故肾病绝焉）。

胃病胀满，五日少腹腰脊痛，胫痠（五日之肾也），三日背胴筋痛，小便闭（三日之脊膀胱也），五日身体重（《病传论》曰五日而上之心，此云体重疑误），六日不已，死（心复传肺），冬夜半后，夏日昳（丑、未司湿土之化，气通于胃，失守则死）。

膀胱病，小便闭，五日少腹胀，腰脊痛，胫痠（五日而之肾也），一日腹胀（一日而之小肠），一日身体痛（一日而之心，腑传脏也。心主血脉，故为身体痛），二日不已，死（心病不已，必复传金，故死），冬鸡鸣，夏下晡（丑、未时也，土能制水，故膀胱畏之）。相传死期各有远近，脏有要害不同也，以次相传者必死，间一二脏或三四脏者，可以治矣）。

《灵枢·经脉》篇曰：手太阴气绝则皮毛焦，太阴者行气温于皮毛者也，故气不荣则皮毛焦，皮毛焦则津液去皮节⑤，津液去皮节者⑥则爪枯毛折，毛折者毛先死，丙笃丁死，火胜金也（肺属金主气，为水之母，故其气绝则津液去，而爪枯毛折）。手少阴气绝则脉不通，脉不通则血不流，血不流则髦色不泽，故其面黑如

---

① 病传：原脱，依《素问》补。
② 重体：原作"体重"，依《素问·标本病传论》乙转。
③ 痛：原脱，依《素问》补。
④ 背胴筋：胴同"脊"，脊骨。背胴筋，指背部脊椎两侧之筋。
⑤ 皮节：《难经》二十四难、《脉经》卷三第四、《甲乙经》卷二第一上、《千金要方》卷十七第一均无此二字，宜删。
⑥ 津液去皮节者：《难经》、《脉经》、《千金要方》并作"津液去则皮节伤"。

漆柴者，血先死，壬笃癸死，水胜火也（心主血脉，故心绝则血先死，其症在毫色不泽，面黑如漆，水化见也）。足太阴气绝①则脉不荣肌肉，唇舌者，肌肉之本也，脉不荣则肌肉软，肌肉软则舌萎人中满，人中满则唇反，唇反者肉先死，甲笃乙死，木胜土也（脾主肌肉，故脾绝则肉先死，其症在舌萎、人中满、唇反也）。足少阴气绝则骨枯，少阴者冬脉也，伏行而濡骨髓者也，故骨不濡则肉不能著也，骨肉不相亲则肉软却，肉软却故齿长而垢发无泽，发无泽者骨先死，戊笃己②死，土胜水也（肾属水，故为冬脉。肾主骨，故肾绝则骨先死。其症在骨肉不相亲附，则齿长而垢，精枯发无泽也）。足厥阴气绝则筋绝，厥阴者肝脉也，肝者筋之合也，筋者聚于阴气（当作器）。而脉络于舌本也，故脉弗荣则筋急，筋急则引舌与卵，故唇青舌卷卵缩，则筋先死，庚笃辛死，金胜木也（肝绝者筋先死，其症在唇青③舌卷而卵缩囊拳④也）。五阴气俱绝则目系转，转则目运，目运者为志先死，志先死则远一日半死矣（五脏之精上注于目，故五阴气绝则目转而运，志先死矣。志藏于肾，真阴已竭，死在周日间耳）。六阳气绝则阴与阳相离，离则腠理发泄，绝汗乃出，故旦占夕死，夕占旦死（阳气不能卫外而为固，则汗泄。绝汗者，其形如珠，凝而不流，或气喘不休，汗出如洗者是也）。

《阴阳类论》曰⑤：冬三月之病，病合于阳者，至春正月脉有死征，皆归出春（冬三月阴盛之时，而见阳病者，至春初阳气发动之令，脉必有死征矣。出春者，交夏也，阳病当阳盛，则亢极而不可免矣）。冬三月之病，在理已尽，草与柳叶皆杀（在理已尽，谓色脉形症皆无生理，则交春草色青、柳叶见，皆其死期也）。

春阴阳皆绝，期在孟春（冬月之病，甫交春而阴阳皆绝，则不待仲季，即于孟春是其死期矣。阴绝者，脉形不至，阳绝者，脉形微细，或上不至关为阳绝，下不至关为阴绝）。春三月之病，曰阳杀（杀音赛，阳气衰也。阳气方生之令，而阳气衰败，不能应令也），阴阳皆绝，期在草干（春令木旺之症，而阴阳俱绝，至秋令草干之时，金胜木而死矣）。夏三月之病，至阴不过十日（《金匮真言论》曰脾为阴中之至阴，五脏六腑之本也。以至阴之脏而当阳极之时，苟犯死症，期在十日），阴阳交，期在溓（音廉）水（阴阳交者，阴脉见于阳，则阳气失守，阳脉见于阴，则阴气失守。夏月而见此逆象，则仲秋溓水之期，不能保其生矣）。秋三月之病，三阳俱起，不治自已（秋时阳气渐衰，阴气渐长，虽三阳之病俱起，而阳不胜阴，故自已）。阴阳交合者，立不能坐，坐不能起（阴阳交合者，阴阳合病也。起坐不能者，屈伸不利也）。三阳（阳当作阴）独至，期在石水（阴病而当阴盛，则孤阴不生矣。冰坚如石之候，不能再生，即上文三阳俱起，不治自愈。下文二阴，期在盛水，则此为三阴无疑）。二阴独至，期在盛水（二阴病比之三阴病者差缓焉，故期在盛水。盛水者，正月雨水也）。

《诊要经终论》曰：太阳之脉，其终⑥也戴眼反折瘛疭，其色白，绝汗乃出，出则死矣（戴眼者，目睛仰视而不能

---

① 绝：《灵枢》此下有"者"字。按《难经》、《脉经》、《甲乙经》、《千金要方》及手太阴、手少阴、足少阴、足厥阴气绝各条并无"者"字，属衍文，当删，李校是。

② 己：原误作"巳"，依天干排列法改.

③ 青：原脱，依文义补。

④ 拳：通"蜷"，屈曲之义。

⑤ 《阴阳类论》曰：原脱，依原书体例补.

⑥ 终：指经脉之气尽。

转也。反折者，腰脊反张也。筋急曰瘛，筋缓曰疭。绝汗者，汗出如油也。足太阳之脉起于目内眦，上额交巅入络脑，下项夹脊抵腰中，下至足之小指。手太阳之脉起于小指之端，循臂上肩，其支者循颈上颊，至目之外眦，故其病如此。又太阳为三阳之表，故主色白汗出）。少阳终者，耳聋，百节皆纵，目睘绝系，绝系一日半死，其死也色先青白，乃死矣。（手足少阳之脉皆入于耳中，亦皆至于目锐眦，故为耳聋目睘也。睘者，直视如惊也，因少阳之系绝，不能旋转也。胆应筋，故百节纵也。木之色青，金之色白，金木相贼，则青白先见矣）。阳明终者，口目动作，善惊妄言，色黄，其上下经盛，不仁① 则终矣（手足阳明之脉皆挟口入目，故口目动作也。闻木音则惕然而惊，是阳明善惊也。骂詈不辨亲疏，是阳明妄言也。黄者，土色外见也。上下经盛，谓头颈手足阳明之脉皆躁动而盛，是胃之败也。不知痛痒，谓之不仁，是肌肉之败也）。少阴终者，面黑齿长而垢，腹胀闭，上下不通而终矣（手少阴气绝则血败，足少阴气绝则色如烟②，故面黑也。肾主骨，齿者骨之余，故齿不固而垢也。手少阴之脉下膈络小肠，足少阴之脉络膀胱贯肝膈，故为腹胀闭、上下不通，是心肾不交也）。太

阴终者，腹胀闭不得息，善噫善呕，呕则逆，逆则面赤，不逆则上下不通，不通则面黑皮毛焦而终矣（足太阴脉入腹属脾，故为腹胀闭。手太阴脉上膈属肺而主呼吸，故不得息。惟胀闭不得息，故为噫为呕。气逆于上，故面赤。不逆则脾之地气③ 不上升，肺之天气不下降。上下不通者，天地不交也，脾败无以制水，故面黑。肺败不能主气，故皮毛焦也）。厥阴终者，中热嗌干，善溺心烦，甚则舌卷卵④ 上缩而终矣（手厥阴心主之脉起于胸中，出属心包络，下膈，历络三焦。足厥阴肝脉循喉咙之后，上入颃颡，其下者循股阴，入毛中过阴器，故为中热嗌干、善溺心烦等症。舌者心之官也，肝者筋之合也，筋者聚于阴器，而脉络于舌本，故甚则舌卷卵缩也）。

愚按：人之有病，犹树之有蠹也，病之有能，犹蠹之所在也。不知蠹之所在，遍树而斫之，蠹未必除而树先槁矣。不知病之所在，广络而治之，病未必去而命先尽矣。故病能至赜⑤，即较若列眉⑥，犹惧或失之，病能未彰而试之药饵，吾不忍言也。世医矜家传之秘，时医夸历症之多，悻悻卖俗而不知其非，叩之三因之自与其所变，翻以为赘，是不欲知蠹之所在，而弟思斫树以为功者，嘻！亦惨矣。

---

① 不仁：《灵枢·终始》、《甲乙经》卷二第一上均作"而不行"，连上句读。
② 烟：同"昭"。明显。
③ 气：原脱，诸本同，今依文义补。
④ 卵：指睾丸。
⑤ 赜（zé 责）：幽深难见之意。
⑥ 列眉：明白、无疑之意。

医宗必读

明·李中梓　著

顾宏平　校注
包来发　审阅

序 一

　　李士材兄著《医宗必读》成，未之流布也。尝掩袂语余曰：先生与先君子交旧矣，先君慷慨有大略，明晰当世之务，方神庙时，有议开吴淞江者，先君详画利害若指诸掌，当事者弗能用，费以巨万计。既乃与袁了凡先生轸念① 桑梓，定减省赋役之议，虽赍志② 以殁，未及见诸行事，然是皆经济之事，得志于时者之所为也。梓不肖，承先君之后，发奋不遂而托于医以自见，工醯鸡③ 之小术，忘先世之大猷④，取嘲当世，贻羞地下，其若之何？

　　余曰：子固习于禅者，如之何其歧视之也？昔狄梁公再造庐陵，而其未第也，亦尝假一七以扶危；陆宣公力挽奉天，而其退也，亦尝集古方以惠世。夫医亦宁非士君子之经济也？当子在疚之期，才六龄耳，然余及睹其少成之性，弗事董率，而能自力于文章，令名噪诸生间，所至夺席，所去悬榻，斯已奇矣。已复出其余力，攻长桑之学，而洞隔垣之照，辨六气之诊疬，察七情之抑滞，所论著不下数种，而愈出愈奇。当是时自名公巨卿，以逮贾夫牧竖，靡不引领于车尘之及门，慰藉于刀圭之入口者，荣何必减拥慧，泽何必逊澍濡也？

　　且夫士君子亦会其时耳，幸而达则以其石画⑤ 起斯民之罢癃；不幸而穷则以金箆救斯人之夭札。如之何其歧视之也？

　　今丁丑之岁，会新安友人吴约生、君如，见是书而悦之，亟欲公世，选美材、微楷画，而付之梓人。于是士材复语余曰：剂施之用有限，而法施之用无穷。余抱此书久矣。微两吴君者，徒作枕中之玩而已，何能传之通邑大都，为初学者立程哉。夫事固有无所为而为，不相谋而成者，是不可无传也。先生其为余志之。

　　余既悲士材之志，汇次前语；而又感两吴君之能相与有成也。复为之申曰：震瀛公之经济非洪业，而士材兄之医术非薄技也，一诸其能拯溺也。士材兄之著述非巨力，而两吴君之寿梓非小惠也，一诸其能启蒙也。通于一之说者，可以论三君子之际矣。

眉公陈继儒

---

① 轸（zhěn 诊）念：辗转思念。
② 赍（jī 机）志：指怀抱大志，无由实现。
③ 醯（xī 希）鸡：醯，醋。醯鸡系小虫名，即蠛蠓。古人误以为酒醋上的白霉变成，故名，此喻细小。
④ 大猷（yóu 犹）：大道。
⑤ 石画：石通"硕"。硕画，远大的计划。

序 二

自余兄弟客云间，奉晨昏之欢，视膳之余，佐以汤药，因获交于李士材先生。先生学博而养邃，其于身中，鹊桥黄道，大海曲江，九宫三要，播精于子，塞鬼路于寅，养玄珠于戊己之宅，靡不穷其奥也。其于娑婆界中十万八千金石、草木、咸、酸、辛、辣、甘、淡之味，与夫寒、热、温、凉之性，如药王药上所称，非即身心，非离身心，靡不探其赜也。其审色察候，如禅师之勘验学人，一一知其病根所在，虽溏泄之气，不上不下，靡不隐为照也。其药笼所收，如黄芽、白雪，遍地漫空，虽鸡雄、豕零、牛溲、马勃，靡不时为帝也。其广发悲愿，结生生之缘，自宰官以逮牧竖，皆入究竟觉中，等无差别，应病与药，随取随给，靡不遍洽也。

盖先生从其尊人震瀛公，以《易》起家，洞乾坤辟直之理，出入于《参同》、《悟真》，而要归于拈花之旨。有养己之功，故内道所通，守约而应玄；有活人之句，故外行所播，事精而功博。其所施药，如刀圭入口，仆者立起，宜乎其名不胫而驰。远迩向慕，争赴无虚日也。

先时先生有《颐生微论》、《药性解》诸书行世，脍炙人口已二十年，近与余说，则理益畅，神益图。调剂于柤梨橘柚相反之味，如禅者明暗玄要相随，未尝瞒肝优统。又如道者颠倒五行，南水北火，东金西木，纵横变化，无所不可。余始闻而骇，既而会心，知先生所得有进焉者矣！因请其秘藏，得书八卷①，遂捐赀以授之梓。昔应真叩旨于师，得无心是道之说，每发一念，辄以指刻一血痕，臂无完肤，复举所得证于师。师大喝曰：无心不是道。遂涣若冰释，时往来山中寻药草以救人。先生其殆类是欤？敬为序而行之。

新安吴肇广题

---

① 八卷：实为十卷。此系刻写之误。

序　三

　　李先生士材，博异之士也。隐于岐黄家，号为能生死人，其弟子惧其业之不见于后也，请论立一家之言以垂示智者。士材曰：我何论哉！病之出也，如人面之不同。约而取其源，上士见之则轶而独出，中材者守而流绝矣。繁而理其委，上士苦其盘碎，中材者炫其岐绪，则智遰此惑矣。其害皆足以杀人，我何论哉。虽然，尝求之于往始，自《黄帝内经》，以至东垣、丹溪，操笔下意者，无虑数百家，人人言殊，是何为者？有读之而未必行，行之而不合者矣，此殆非作者之失，而后师不知习业者之失也。

　　夫《内经》者，原本性情，参合阴阳，视晚近为约，而其引源，未始不烦。譬之前识既立，而后智力从之。《内经》之言识也，虽不及智力，然而识之所及者广矣。见者一以为远，一以为近，犹执盆盎之水以照丘山之形，有覆水而已，丘山之形岂可得而见哉？此《内经》所以虚设，时师厌为畸书，其失一也。

　　若夫百家者，相因而起，匡正之术也，然而必至于偏。如仲景未备，河间补之；东垣所未备，丹溪补之。四家之言，非相违也，而相成也。而后人执其一说，以水附凉，以火益温，曾无折衷者，是以聪极之耳，责之于视；明尽之目，强用于听。与聋瞽同。何从下志乎？盖诸家之相救，本非全书，时师药其成法，偏滞益甚，其失二也。

　　今欲救兹二失，以转愚谬，则当本之《内经》，以立其正，合之诸家，以尽其变。苟有长也，必有以持其后，使善处其长；苟有短也，必有以原其意，使巧用其短。庶医道明而时师知所归矣。于是受弟子之请而著书曰《医宗》云。

　　嗟乎！以李先生之才，上而用之，则国之事必决之矣；下而求之，则山林之间，竹柏之下，其必有以乐之矣。而独于医勤勤焉，为之著书，为之驰走，其好为生人而为之耶，抑自寓耶？先生初学道，继学禅，皆超越当世。余间与之语，终日无倦，诚天下奇士，医其一端耳。然医固无容自小也。班孟坚曰：方技者，王官之一守也。盖论病以及国，原诊以知政，今也何如？李子将以论医者论国乎？将以论国者论医乎？吾于《医宗》求之矣。

同邑友弟夏允彝具草

自　序

　　余惟文人之舌，思若泉涌，词若藻发，可以鞭雷驱电，绣虎雕龙，纵其才之所之，而无所不极。若夫医宗则不然，呼吸存亡之变，埒于行师；转盼补救之功，同于澍雨。虽有悬河之口，惊筵之句，固不如本情性，考坟索①，率典常以揆方，叶②神化以通微之为得也。且书以诏来兹，言之当则为济世之航，不当即殃民之刃。自非研几循理，宏采约收，曷能扶神圣之玄，开斯人之瞆乎？

　　尝考古之著医书者，汉有七家，唐九倍之，得六十四，宋益以一百九十有七，兼之近代，无虑充栋。然《金匮玉函》之精，而六气之外不详；《天元玉册》之密，而拘方之词多泥。孝忠乱（钱乙）之撰，完素假异人之传；上谷之书久湮，睢水之法偏峻，况其他乎？俚者不堪入目，肤者无能醒心，约者多所挂漏，繁者不胜流览。盖余究心三十余年，始知合变，而及门者苦于卓也。曩所著《微论》诸书，未尽玄旨。用是不揣鄙陋，纂述是编。颜曰《必读》，为二三子指南。

　　会友人吴约生，偕其弟君如见而俞之曰：衷益得中，化裁尽变。明通者读之，而无遗珠之恨；初机者读之，而无望洋之叹。其可秘之帐中乎？遂损赀以付之剞劂，而嘉惠学者以亟读。余曰：读书之难，难在轮扁之说齐桓也。不疾不徐，有数存乎其间。余之为此书也，仅为渡河之筏耳。若夫循其糟粕，悟其神理，默而成之，存乎心解，余不能喻诸人，人亦不能得之于余。读是书者，无为轮扁所笑则几矣。友人闻而愈之，而命余弁其首。

崇祯丁丑春仲李中梓识

---

①　坟索：三坟、八索。孔安国《尚书·序》曰："伏羲、神农、黄帝之书，谓之三坟。八卦之说，谓之八索。"
②　叶（xié 协）：和洽、相合。

凡　例

一、是刻悉本《内经》，凡先贤名论与经旨翼赞者，收采无遗，间有千虑一失，匪敢臆说妄评，咸以经文正其偶误，具眼者必能鉴也。

一、方书充栋，非繁而不决，即简而多漏者也。是刻洗尽浮辞，独存精要，约而实该，使学者一览无余，更不必他求矣。

一、《脉诀》即旧刻《四言赋》，今改而删补者居十之七，俾初机便于诵习，然限于字句，有未尽之意，则以注释详之。另补《心参》一帙，或抒独得，或摘名言，皆诊家当亟闻者也。

一、《药性赋》旧刻每味止有一句，岂能尽其用乎？兹者仍用赋体，有用必详，少则三四句，多至十余言；复加注释，期于详尽；并按禁忌，以戒妄投。

一、伤寒，邪气惨毒，头绪繁多，小有不当，同于操刃。兹者简要详明，方法大备，辟千年之蓁芜，张暗室之明灯。

一、病机，先祖述《内经》，为之注释，次采集名论，参以管窥。

一、医案，三十年来，案帙颇多，兹摘其稍异者，附于病机之内，仅百一耳。

一、古方最多，有相类者，有险僻者，有漫布者，概为删去；但以切要者，载在各证条下。盖已千有余方，若夫神而明之，存乎其人。

目 录

卷 之 一

云间李中梓士材父著
新安吴肇广约生父参
侄孙李廷芳衡伯父订

读《内经》论

古者庖牺知天而八卦列，炎帝知地而百草辨，轩辕知人而脏腑别，经络彰，命曰《三坟》，而《内经》其一也。班固《艺文志》曰《内经》十八卷，《素问》九卷，《灵枢》九卷，乃其数焉。

黄帝临观八极，考建五常，以人生负阴而抱阳，食味而被色，寒暑相荡，喜怒交侵，乃与岐伯、鬼臾区等，上穷天纪，下极地理，远取诸物，近取诸身，更相问难，阐发玄微，垂不朽之弘慈，开生民之寿域。第其理道渊深，文辞古雅，非谙熟精思，鲜有得其解者。

粤考嗣系，如唐之巫咸，周之长桑，秦之和缓，宋之文挚，郑之扁鹊，汉之阳庆、仓公，俱从《内经》分其余绪。至于仲景遗论之撰，玄晏《甲乙》之次，杨上善纂为《太素》，全元起列为《训解》，唐宝应中太仆王冰详为次注，元之滑伯仁摘而为钞，近世马莳有《发微》，鹤皋有吴注，张介宾有《类经》，非不各有发明，但随文训释，而阙疑者十之有五，淆讹者复不少，选其融洽淹通，如印印泥者，卒未之见也。

黄帝谓雷公曰：览观杂学，别异比类，通合道理，其务明之，可以十全。若不能知，为世所怨。又曰：诵而颇① 能解，解而未能别，别而未能明，明而未能彰，足以治群僚，不足以治侯王。张长沙曰：居世之士，曾不留神医术，上疗君亲，下救贫贱，中以保身，但逐荣利，企踵权豪，卒遇非常，身居死地，百年寿命，委付凡流，岂不危哉？玄晏云：人受先人之体，有八尺之躯，而不知医事，此所谓游魂耳。虽有忠孝之心，慈惠之性，君父危困，赤子涂地，无以济之，此圣贤所以精思极论，尽其理也。由经言及二氏之训，思之有不通身汗下，非夫也。

志为司命者，精深儒典，洞彻玄宗，通于性命之故，达于文章之微，广征医籍，博访先知，思维与问学交参，精气与《灵》、《素》相遇，将默通有熊氏于灵兰之室，伯高、少俞，对扬问难，究极义理，以为开导，隔垣之视，不足云也。若粗猎其藩，辄以自多，便尔灾木。至道未明，而冀通神运微，印神圣于千古之邈，断不能矣。将盛盛虚虚，而遗人夭殃，致邪失正，而绝人长命，长沙、玄晏且绝为罪人，尚欲为鼎湖之勋臣，多见其不知量也。

---

① 颇：《素问》金山钱氏守山阁校勘本作"未"。

四大家论

古之名流，非各有见地，而同根理要者，则其著述不传，即有传者，未必日星揭之。如仲景张机，守真刘元素，东垣李杲，丹溪朱震亨，其所立言，医林最重，名曰四大家，以其各自成一家言。总之阐《内经》之要旨，发前人之未备，不相撏拾，适相发明也。

仲景著《伤寒方论》，盖以风、寒、暑、湿、燥、火，六气皆能伤人，惟寒邪为杀厉之气，其伤人更甚耳。且六经传变之难明，阴阳疑似之易惑，用剂少有乖违，杀人速于用刃。故立三百九十七法，一百一十三方，所以补《内经》之未备，而成一家言者也。然所论疗，皆冬月之正伤寒，若夫至春变为温病，至夏变为热病，俱未之及也。后人不解其意，乃以冬月伤寒之方，通治春夏温热之证，有不夭枉者几希矣。故守真氏出，始穷春温夏日之变，而谓六经传变，自浅至深，皆是热症，非有阴寒。盖就温热立言，即《内经》所谓必先岁气，毋伐天和，五运六气之旨，补仲景之未备，而成一家言者也。伤寒虽繁剧之症，仲景倡论于前，守真补遗于后，无漏义矣。

独内伤与外感相类，而治法悬殊，东垣起而详为之辨。如外感则人迎脉大，内伤则气口脉大。外感恶寒，虽近烈火不除；内伤恶寒，得就温暖即解。外感鼻气不利，内伤口不知味。外感邪气有余，故发言壮厉；内伤元气不足，故出言懒怯。外感头痛，常痛不休；内伤头痛，时作时止。外感手背热，内伤手心热。于内伤之中，又分饮食伤为有余，治之以枳术丸，劳倦伤为不足，治之以补中益气汤。此即《内经》饮食劳倦之义，又补张、刘之未

备，而成一家言者也。及丹溪出，发明阴虚发热亦名内伤，而治法又别。阳常有余，阴常不足，真水少衰，壮火上亢，以黄柏、知母借四物而理之。此亦阐《内经》之要旨，补东垣之未备，而成一家言者也。内伤虽深危之症，东垣倡论于前，丹溪补遗于后，无余蕴矣。嗟呼！四先生在当时，于诸病苦，莫不应手取效，捷如桴鼓。读其遗言，考其方法，若有不一者，所谓但补前人之未备，以成一家言，不相撏拾，却相发明，岂有偏见之弊哉？

不善学者，师仲景而过，则偏于峻重。师守真而过，则偏于苦寒。师东垣而过，则偏于升补。师丹溪而过，则偏于清降。譬之侏儒观场，为识者笑。至有谓丹溪殿四家之末后，集诸氏之大成，独师其说以为极至，不复考张刘李氏之法，不知丹溪但补东垣之未备，非全书也。此非丹溪之过，不善学者误丹溪也。盖尝统而论之，仲景治冬令之严寒故用药多辛温；守真治春夏之温热，故用药多苦寒；东垣以扶脾补气为主，气为阳，主上升，虚者多下陷，故补气药中加升麻、柴胡，升而举之，以象春夏之升；丹溪以补气养血为急，血为阴，主下降，虚者多上逆，故补血药中加黄柏、知母，敛而降之，以象秋冬之降。使仲景而当春夏，谅不胶于辛热；守真而值隆冬，决不滞于苦寒；东垣而疗火逆，断不执于升提；丹溪而治脾虚，当不泥于凉润。故知天时者，许造张刘之室；达病本者，可登朱李之堂。庶几不以辞害志，而免尽信书之失乎！

古今元气不同论

善夫！古人有言曰：用古方疗今病，譬之拆旧料改新房，不再经匠氏之手，其可用乎？是有察于古今元气之不同也。尝

考五帝之寿，咸逾百岁，三王之后，及百者鲜矣。夫人在气交之中，宛尔一小天地。当天地初开，气化浓密，则受气常强；及其久也，气化渐薄，则受气常弱。故东汉之世，仲景处方，辄以两计；宋元而后，东垣、丹溪，不过钱计而已。岂非深明造化，与时偕行者欤？今去朱李之世，又五百年，元气转薄，乃必然之理。所以抵当承气，日就减削；补中归脾，日就增多。临证施治，多事调养，专防克伐；多事温补，痛戒寒凉。此今时治法之变通也。

假令病宜用热，亦当先之以温；病宜用寒，亦当先之以清。纵有积宜消，必须先养胃气；纵有邪宜祛，必须随时逐散，不得过剂，以伤气血。气血者，人之所赖以生者也。气血充盈，则百邪外御，病安从来？气血虚损，则诸邪辐辏，百病丛集。

嗟乎！世人之病，十有九虚，医师之药，百无一补。宁知投药少差，实则即虚，虚者即死，是死于医药，非死于疾病也。古语为之戒曰：病伤犹可疗，药伤最难医。故夫其难其慎，属诸司命，临症之顷，宜加战兢。若执成方，或矜家秘，惟知尽剂，不顾本元，惟知古法，不审时宜；皆读书而过，未窥元会运世之微者也。

富贵贫贱治病有别论

尝读张子和《儒门事亲》，其所用药，惟大攻大伐，其于病也，所在神奇。又读薛立斋十六种，其所用药，惟大温大补，其于病也，亦所在神奇。何两公之用药相反，而收效若一耶？此其说在《内经·征四失论》曰：不适贫富贵贱之居，坐之薄厚，形之寒温，不适饮食之宜，不别人之勇怯，不知比类，足以自乱，不足以自明。大抵富贵之人多劳心，贫贱之人多劳力。富贵者膏粱自奉，贫贱者藜藿苟充。富贵者曲房广厦，贫贱者陋巷茅茨。劳心则中虚而筋柔骨脆，劳力则中实而骨劲筋强。膏粱自奉者脏腑恒娇，藜藿苟充者脏腑恒固。曲房广厦者，玄府疏而六淫易客，茅茨陋巷者，腠理密而外邪难干。故富贵之疾，宜于补正；贫贱之疾，利于攻邪。易而为治，比之操刃。子和所疗多贫贱，故任受攻；立斋所疗多富贵，故任受补。子和一生岂无补剂成功，立斋一生宁无攻剂获效？但著书立言则不之及耳！

有谓子和北方宜然，立斋南方宜尔，尚属偏见。虽然贫贱之家亦有宜补，但攻多而补少；富贵之家亦有宜攻，但攻少而补多。是又当以宜为辨，禀受为别，老壮为衡，虚实为度，不得胶于居养一途，而概为施治也。

肾为先天本脾为后天本论

经曰：治病必求于本。本之为言根也，源也。世未有无源之流，无根之本。澄其源而流自清，灌其根而枝乃茂，自然之经也。故善为医者，必责根本。而本有先天后天之辨。先天之本在肾，肾应北方之水，水为天一之源。后天之本在脾，脾为中宫之土，土为万物之母。

肾何以为先天之本？盖婴儿未成，先结胞胎，其象中空，一茎透起，形如莲蕊。一茎即脐带，莲蕊即两肾也，而命寓焉。水生木而后肝成，木生火而后心成，火生土而后脾成，土生金而后肺成。五脏既成，六腑随之，四肢乃具，百骸乃全。

《仙经》曰：借问如何是玄牝①？婴儿初生先两肾。未有此身，先有两肾，故肾为脏腑之本，十二脉之根，呼吸之本②，三焦之源，而人资之以为始者也。故曰先天之本在肾。脾何以为后天之本？盖婴儿既生，一日不再食则饥，七日不食，则肠胃涸绝而死。经云：安谷则昌，绝谷则亡。犹兵家之饷道也。饷道一绝，万众立散，胃气一败，百药难施。一有此身，必资谷气。谷入于胃，洒陈于六腑而气至，和调于五脏而血生，而人资之以为生者也。故曰后天之本在脾。

上古圣人见肾为先天之本，故著之脉曰：人之有尺，犹树之有根。枝叶虽枯槁，根本将自生。见脾胃为后天之本，故著之脉曰：有胃气则生，无胃气则死。所以伤寒必诊太溪，以察肾气之盛衰；必诊冲阳，以察胃气之有无。两脉既在，他脉立可弗问也。治先天根本，则有水火之分。水不足者，用六味丸壮水之主，以制阳光；火不足者，用八味丸益火之主，以消阴翳。治后天根本，则有饮食劳倦之分。饮食伤者，枳术丸主之；劳倦伤者，补中益气主之。每见立斋治症，多用前方，不知者妄议其偏，惟明于求本之说，而后可以窥立斋之微耳。王应震曰：见痰休治痰，见血休治血，无汗不发汗，有热莫攻热，喘生毋耗气，精遗勿涩泄，明得个中趣，方是医中杰。此真知本之言矣。

水火阴阳论

天地造化之机，水火而已矣。宜平不宜偏，宜交不宜分。火性炎上，故宜使之下；水性就下。故宜使之上。水上火下，名之曰交。交则为既济，不交则为未济。交者生之象，不交者死之象也。故太旱物不生，火偏盛也；太涝物亦不生，水偏盛

也。煦之以阳光，濡之以雨露，水火和平，物将蕃滋，自然之理也。人身之水火，即阴阳也，即气血也。无阳则阴无以生，无阴则阳无以化。然物不生于阴而生于阳，譬如春夏生而秋冬杀也。又如向日之草木易荣，潜阴之花卉善萎也。故气血俱要，而补气在补血之先；阴阳并需，而养阳在滋阴之上。是非昂水而抑水，不如是不得其平也。此其义即天尊地卑，夫倡妇随之旨也。若同天于地，夷夫于妇，反不得其平矣。又如雨旸均以生物，晴阳之日常多，阴晦之时常少也。俗医未克见此，而汲汲于滋阴，战战于温补，亦知秋冬之气，非所以生万物者乎？何不以天地之阴阳通之。

不失人情论

尝读《内经》至《方盛衰论》，而殿之曰：不失人情。未尝不瞿然起，喟然叹轩岐之入人深也。夫不失人情，医家所甚亟，然戛戛乎难之矣！大约人情之类有三：一曰病人之情；二曰傍人之情；三曰医人之情。

所谓病人之情，五脏各有所偏，七情各有所胜，阳脏者宜凉，阴脏者宜热，耐毒者缓剂无功，不耐毒者峻剂有害，此脏气之不同也。动静各有欣厌，饮食各有爱憎，性好吉者危言见非，意多忧者慰安云伪，未信者忠告难行，善疑者深言则忌，此好恶之不同也。富者多任性而禁戒勿遵，贵者多自尊而骄恣悖理，此交际之不同也。贫者衣食不周，况乎药饵；贱者焦

① 玄牝（Pìn聘）：老子用语。《老子》："玄牝之门，是谓天地根。"玄，微妙；牝，雌性。认为"道"就象微妙的母体一样，生殖万物，故称"玄牝"。
② 本：《难经·八难》作"门"。

劳不适，怀抱可知，此调治之不同也。有良言甫信，谬说更新，多歧亡羊，终成画饼，此无主之为害也。有最畏出奇，惟求稳当，车薪杯水，难免败亡，此过慎之为害也。有境缘不偶，营求未遂，深情牵挂，良药难医，此得失之为害也。有急性者遭迟病，更医而致杂投；有性缓者遭急病，濡滞而成难挽，此缓急之为害也。有参术沾唇惧补，心先痞寒；硝黄入口畏攻，神即飘扬，此成心之为害也。有讳疾不言，有隐情难告；甚而故隐病状，试医以脉；不知自古神圣，未有舍望闻问而独凭一脉者。且如气口脉盛，则知伤食，至于何日受伤，所伤何物，岂能以脉知哉？此皆病人之情，不可不察也。

所谓傍人之情者，或执有据之论，而病情未必相符；或兴无本之言，而医理何曾梦见？或操是非之柄，同我者是之，异己者非之，而真是真非莫辨；或执肤浅之见，头痛者救头，脚痛者救脚，而孰标孰本谁知？或尊贵执言难抗，或密戚偏见难回。又若荐医，动关生死，有意气之私厚而荐者，有庸浅之偶效而荐者，有信其利口而荐者，有贪其酬报而荐者。甚至薰莸不辨，妄肆品评。誉之则跖可为舜，毁之则凤可作鸮。致怀奇之士，拂衣而去；使深危之病，坐待死亡。此皆傍人之情，不可不察者也。

所谓医人之情者，或巧语诳人，或甘言悦听，或强辨相欺，或危言相恐，此便佞之流也。或接纳亲和，或修好童仆，或营求上荐，或不邀自赴，此阿谄之流也。有腹无藏墨，诡言神授；目不识丁，假托秘传，此欺诈之流也。有望、闻、问、切，漫不关心，枳、朴、归、芩，到手便撮，妄谓人愚我明，人生我熟，此孟浪之流也。有妒嫉性成，排挤为事，阳若同心，阴为浸润，是非颠倒，朱紫混淆，此

谗妒之流也。有贪得无知，轻忽人命，如病在危疑，良医难必，极其详慎，犹冀回春；若辈贪功，妄轻投剂，至于败坏，嫁谤自文，此贪悖之流也。有意见各持，异同不决，曲高者和寡，道高者谤多，一齐之傅几何？众楚之咻易乱，此庸浅之流也。有素所相知，苟且图功；有素不相识，偶延辨症。病家既不识医，则惟赵惟钱；医家莫肯任怨，则惟苓惟梗。或延医众多，互为观望；或利害攸系，彼此避嫌。惟求免怨，诚然得矣；坐失机宜，谁之咎乎？此由知医不真，任医不专也。

凡若此者，孰非人情？而人情之详，尚多难尽。圣人以不失人情为戒，欲令学者思之慎之，匆为陋习所中耳。虽然必期不失，未免迁就，但迁就既碍于病情，不迁就又碍于人情；有必不可迁就之病情，而复有不得不迁就之人情，且奈之何哉？故曰戛戛乎难之矣！

疑似之症须辨论

天下皆轻谈医，医者辄以长自许。一旦临疑似之症，若处云雾，不辨东西，几微之间，瞬眼生杀矣。夫虚者补之，实者泻之，寒者温之，热者清之，虽在庸浅，当不大谬。至如至实有羸状，误补益疾，至虚有盛候，反泻含冤。阴症似乎阳，清之必毙；阳症似乎阴，温之转伤。当斯时也，非察于天地阴阳之故，气运经脉之微，鲜不误者。盖积聚在中，实也。甚则嘿嘿不欲语，肢体不欲动，或眩运昏花，或泄泻不实，皆大实有羸状也。正如食而过饱，反倦怠嗜卧也。脾胃损伤，虚也。甚则胀满而食不得入，气不得舒，便不得利，皆至虚者有盛候也。正如饥而过时，反不思食也。脾肾虚寒，真阴症也。阴盛之极，往往格阳，面目红赤，口舌裂破，

手扬足掷，语言错妄，有似乎阳也。正如严冬惨肃，而水泽腹坚，坚为阳刚之象也。邪热未解，真阳症也。阳盛之极，往往发厥，厥则口鼻无气，手足逆冷，有似乎阴也。正如盛夏炎灼，而林木流津，津为阴柔之象也。诸凡疑似之症，不可更仆数。一偶三反，是有望乎智者。大抵症之不足凭，当参之脉理；脉又不足凭，当取之沉候。彼假症之发现，皆在表也，故浮取脉而脉亦假焉；真病之隐伏，皆在里也，故沉候脉而脉可辨耳。脉辨已真，犹未敢恃。更察禀之厚薄，症之久新，医之误否，夫然后济以汤丸，可以十全。使诸疑似之症，濒于死而复生之，何莫非仁人君子之遗泽耶！

用药须知《内经》之法论

用药之难，非顺用之难，逆用之难也；非逆用之难，逆用而与病情恰当之难也。今之医师，知以寒治热，以热治寒，以通治塞，以塞治通；热者热之无遗，寒者寒之无遗而已矣。独不闻诸经曰：塞因塞用，通因通用，寒因热用，热因寒用，用热远热，用寒远寒。则又何以说也？盖塞因塞用者，若脾虚作胀，治以参术，脾得补而胀自消也。通因通用者，若伤寒夹热下利，或中有燥屎，用调胃承气汤下之乃安；滞下不休，用芍药汤通之而愈也。寒因热用者，药本寒也，而反佐之以热；热因寒用者，药本热也，而反佐之以寒。俾无拒格之患，所谓先其所主，而伏其所因也。用热远热，用寒远寒者，如寒病宜投热药，热病宜投寒药，仅使中病而已，勿过用焉，过用则反为药伤矣。

如前诸法，非通达者，乌足以语此？故曰：病无常形，医无常方，药无常品。顺逆进退，存乎其时；神圣工巧，存乎其人；君臣佐使，存乎其用。此长桑、卢扁能斡旋造化之偏，而嘘其枯萎；仲景、东垣诸君子之方，所向神奇，为世司命，岂偶然也者？彼庸夫俗子，心不存救济之思，目不阅轩岐之典，规尺寸之利以自肥，因而伤残于世比比也。嗟乎！安得读万卷夹灵奇者，与之商医事哉！

药性合四时论

尝论学者，不极天人之奥，不窥性命之元，辄开口言医，何怪乎其以人为试乎？寒热温凉，一匕之谬，覆水难收。始犹疗病，继则疗药，疗药之不能，而病尚可问哉？请以四时之气为喻。四时者，春温、夏热、秋凉、冬寒而已。故药性之温者，于时为春，所以生万物者也；药性之热者，于时为夏，所以长万物者也；药性之凉者，于时为秋，所以肃万物者也；药性之寒者，于时为冬，所以杀万物者也。夫元气不足者，须以甘温之剂补之，如阳春一至，生机勃勃也。元气不足而至于过极者，所谓大虚必夹寒，须以辛热之剂补之，如时际炎蒸，生气畅遂也。热气有余者，须以甘凉之剂清之，如秋凉一至，溽燔如失也。邪气盛满而至于过极者，所谓高者抑之，须以苦寒之剂泻之，如时值隆冬，阳气潜藏也。故凡温热之剂，均以补虚；凉寒之剂，均以泻实。大抵元气既虚，但有秋冬肃杀之气，独少春夏生长之机，然虚则不免于热，医者但见有热，便以凉寒之剂投之，是病方肃杀，而医复肃杀之矣！其能久乎？此无他，未察于虚实之故耳。独不闻丹溪有云：实火可泻，芩连之属；虚火可补，参芪之属。但知有火而不分虚实，投治一差，何异于入井之人，而又下之石乎？丹溪主于补阴者也，而犹以参芪补虚人之火，人亦可以断然无疑矣。

今天下喜用寒凉，畏投温热，其故有二：一者守丹溪阳常有余之说，河间有寒无热之论耳。致《求正录》云：刘、朱之言不息，则轩、岐之泽不彰，诚斯道之大魔，亦生民之厄运也。其言未免过激，然补偏救弊，为后学顶门下针，良有深心也。一者以寒凉之剂，即有差误，人多未觉，如阴柔小人在朝廷之上，国祚已移，犹善弥缝。温热之剂，稍有不当，其非易见，如阳明君子，苟有过则人皆见之。致近代有激之言曰：吾为俗医计，与其用寒凉之误，彼此不知，杀人必多；不如用温热而误，彼此具见，尚可改图。斯言虽近于谩骂，实则照妖之明鉴也。

余考之《内经》曰：阴阳之要，阳密乃固。此言阳密则阴亦固，而所重在阳也。又曰：阳气者，若天与日，失其所则折寿而不彰，故天运当以日光明。此言天之运人之命，俱以阳为本也。《仙经》云：阴气一分不尽则不仙，阳气一分不尽则不死。岂非阳主生，阴主死欤？伏羲作《易》，首制一画，此元气之祖也。文王衍《易》六十四卦，皆以阳喻君子，阴喻小人，此言阳之德也。乾之象曰：大哉乾元，万物资始。此言阳为发育之首先。坤之初六曰：履霜坚冰至。此言阴长宜忧也。自古圣人，莫不喜阳而恶阴，今天下用药者反是，是欲使秋冬作生长之令，春夏为肃杀之时乎？则亦不思夫天人之故也已！

乙癸同源论

古称乙癸同源，肾肝同治，其说为何？盖火分君相，君火者，居乎上而主静；相火者，处乎下而主动。君火惟一，心主是也；相火有二，乃肾与肝。肾应北方壬癸，于卦为坎，于象为龙，龙潜海底，龙起而火随之。肝应东方甲乙，于卦为震，于象为雷，雷藏泽中，雷起而火随之。泽也，海也，莫非水也，莫非下也。故曰乙癸同源。东方之木，无虚不可补，补肾即所以补肝；北方之水，无实不可泻，泻肝即所以泻肾。至乎春升，龙不现则雷无声，及其秋降，雨未收则龙不藏。但使龙归海底，必无迅发之雷；但使雷藏泽中，必无飞腾之龙。故曰：肾肝同治。

余于是而申其说焉。东方者，天地之春也，勾萌甲坼，气满乾坤。在人为怒，怒则气上而居七情之升；在天为风，风则气鼓为百病之长。怒而补之，将逆而有壅绝之忧；风而补之，将满而有胀闷之患矣。北方者，天地之冬也，草黄木落，六宇萧条。在人为恐，恐则气下而居七情之降；在天为寒，寒则气惨而为万象之衰。恐而泻之，将怯而有颠仆之虞；寒而泻之，将空而有涸竭之害矣。然木既无虚，又言补肝者，肝气不可犯，肝血自当养也。血不足者濡之，水之属也，壮水之源，木赖以荣。水既无实，又言泻肾者，肾阴不可亏，而肾气不可亢也。气有余者伐之，木之属也，伐木之干，水赖以安。夫一补一泻，气血攸分；即泻即补，水木同府。总之，相火易上，身中所苦，泻木所以降气，补水所以制火，气即火，火即气，同物而异名也。故知气有余便是火者，愈知乙癸同源之说矣。

辨治大法论

病不辨则无以治，治不辨则无以痊。辨之之法，阴阳、寒热、脏腑、气血、表里、标本先后、虚实缓急七者而已。

阴阳者，病在于阴，毋犯其阳；病在于阳，毋犯其阴。谓阴血为病，不犯阳气之药，阳旺则阴转亏也；阳气为病，不犯阴血之药，阴盛则阳转败也。

寒热者，热病当察其源，实则泻以苦寒、咸寒，虚则治以甘寒、酸寒，大虚则用甘温，盖甘温能除大热也。寒病当察其源，外寒则辛热、辛温以散之，中寒则甘温以益之，大寒则辛热以佐之也。

脏腑者，经曰：五脏者，藏精而不泻者也。故有补无泻者，其常也，受邪则泻其邪，非泻藏也。六腑者，传导化物糟粕者也，邪客者可攻，中病即已，毋过用也。

气血者，气实则宜降、宜清，气虚则宜温、宜补。血虚则热，补心、肝、脾、肾，兼以清凉；血实则瘀，轻者消之，重者行之。更有因气病而及血者，先治其气；因血病而及气者，先治其血。

表里者，病在于表，毋攻其里，恐表邪乘虚陷入于里也；病在于里，毋虚其表，恐汗多亡阳也。

标本先后者，受病为本，见证为标；五虚为本，五邪为标。如腹胀因于湿者，其来必速，当利水除湿，则胀自止，是标急于本，先治其标，若因脾虚渐成胀满，夜剧昼静，当补脾阴，夜静昼剧，当补胃阳，是本急于标，先治其本。

虚实者，虚证如家贫室内空虚，铢铢累积，非旦夕间事，故无速法；实证如寇盗在家，开门急逐，贼去即安，故无缓法。

以上诸法，举一为例，余可类推，皆道其常也。或症有变端，法无一致，是在圆机者神而明之。书家有言曰：学书先定规矩，然后纵横跌宕，惟变所适。此亦医家之规矩也，若不能纵横跌宕，是守株待兔耳，司命云乎哉？

苦欲补泻论

夫五脏之苦欲补泻，乃用药第一义也，不明乎此，不足以言医。如肝苦急，急食甘以缓之，肝为将军之官，其性猛锐，急则有摧折之意，用甘草以缓之，即宽解慰安之义也。肝欲散，急食辛以散之。扶苏条达，木之象也，用川芎之辛以散之，解其束缚也。以辛补之。辛虽主散，遂其所欲，即名为补。以辛泻之。如太过则制之，毋使逾分，酸可以收，芍药之属。虚则补之。陈皮、生姜之属。

心苦缓，急食酸以收之，软者和调之义。心君本和，热邪干之则躁急，故须芒硝之咸寒，除其邪热，缓其躁急也。以咸补之。泽泻导心气以入肾。以甘泻之。烦劳则虚而心热，参、芪之甘温益元气，而虚热自退，故名为泻。虚则补之。心以下交于肾为补，炒盐之咸以润下，使下交于肾，既济之道也。

脾苦湿，急食苦以燥之。脾为仓廪之官，属土喜燥，湿则不能健运，白术之燥，遂其性之所喜也。脾欲缓，急食甘以缓之。稼穑作甘，甘生缓，是其本性也。以甘补之。脾喜健运，气旺则行，人参是也。以苦泻之。湿土主长夏之令，湿热太过，脾斯困矣，急以黄连之苦泻之。虚则补之。甘草益气，大枣益血，俱甘入脾。

肺苦气上逆，急食苦以泄之。肺为华盖之脏，相傅之官，藏魄而主气者也。气常则顺，气变则逆，逆则违其性矣。宜黄芩苦以泄之。肺欲收，急食酸以收之，肺主上焦，其政敛肃，故喜收，宜白芍药之酸以收之。以辛泻之，金受火制，急食辛以泻之，桑白皮是也。以酸补之。不敛则气无管束，肺失其职矣，宜五味子补之，酸味遂其收敛，以清肃乎上焦。虚则补之。义见上句。

肾苦燥，急食辛以润之，肾为作强之官，藏精，为水脏，主五液，其性本润，是故恶燥，宜知母之辛以润之。肾欲坚，急食苦以坚之，肾非坚无以称作强之职，四气遇湿热即软，遇寒则坚，五味得咸即软，得苦即坚，故宜黄柏。以苦补之，坚即补也，宜地黄之微苦。虚则补之。藏精之脏，苦固能坚，然非益精，无以为补，宜地黄、山茱萸。

夫五脏者，违其性则苦，遂其性则欲。本脏所恶，即名为泻；本脏所喜，即名为补。苦欲既明，而五味更当详审。水曰润下，润下作咸。火曰炎上，炎上作苦。木曰曲直，曲直作酸。金曰从革，从革作辛。土爱稼穑，稼穑作甘。苦者直行而泄，辛者横行而散，酸者束而收敛，咸者止软而坚；甘之一味，可上可下，土位居中而兼五行也；淡之一味，五脏无归，专入太阳而利小便也。善用药者，不废准绳，亦不囿于准绳。如热应寒疗，投寒而火热反生；寒应热治，进热而沉寒转甚。此喜攻增气之害也。治寒有法，当益心阳；治热有权，宜滋肾水。此求本化源之妙也。益心之阳，寒亦通行；强肾之阴，热之犹可。此变化通神之法也。知此数者，其于苦欲补泻，无胶固之失矣。

行方智圆心小胆大论

孙思邈之祝医者曰：行欲方而智欲圆，心欲小而胆欲大。嗟乎！医之神良，尽于此矣。宅心醇谨，举动安和，言无轻吐，目无乱观，忌心勿起，贪念罔生，毋忽贫贱，毋惮疲劳，检医典而精求，对疾苦而悲悯，如是者谓之行方。禀赋有厚薄，年岁有老少，身形有肥瘦，性情有缓急，境地有贵贱，风气有柔强，天时有寒热，昼夜有重轻，气色有吉凶，声音有高下，受病有久新，运气有太过不及，知常知变，能神能明，如是者谓之智圆。望、闻、问、切宜详，补、泻、寒、温须辨，当思人命至重，冥报难逃，一旦差讹，永劫莫忏，乌容不慎，如是者谓之心小。补即补而泻即泻，热斯热而寒斯寒，抵当承气，时用回春；姜附理中，恒投起死，析理详明，勿持两可，如是者谓之胆大。四者似分而实合也。世未有详谨之士，执行法以伤人；灵变之人，败名节以损己；行方者智必圆也。心小则惟惧或失，胆大则药如其证，或大攻，或大补，似乎胆大，不知不如是则病不解，是胆大适所以行其小心也。故心小胆大者，合而成智圆；心小胆大智圆者，合而成行方也。世皆疑方则有碍乎圆，小则有妨乎大，故表而出之。

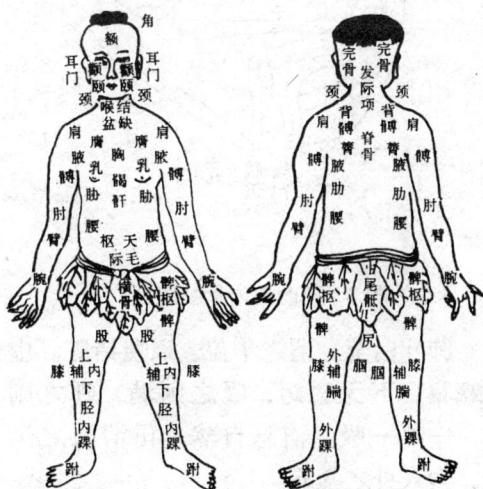

图1 仰人骨度部位图　图2 伏人骨度部位图

肺者，相傅之官，治节出焉。其形四垂，附着于脊之第三椎中，有二十四空，行列分布，以行诸脏之气，为脏之长，为心之盖。

是经常多气少血，其合皮也，其荣毛

也，开窍于鼻。《难经》曰：肺重三斤三两，六叶两耳，凡八叶，主藏魄。华元化曰：肺者生气之元，乃五脏之华盖。

热，缺盆中痛，肩背痛。脐有少腹胀痛，小便数，溏泄，皮肤痛及麻木，喘少气，颊上气见。

实则梦兵戈竞扰，虚则梦田野平原，不足则太息，有余则喘嗽。寅时气血注于肺。

心系七节。七节之傍，中有小心。以肾系十四椎下，由下而上亦七节。

旧图有精道，循脊背，过肛门，且无子宫命门之象，皆误也。今改正之。

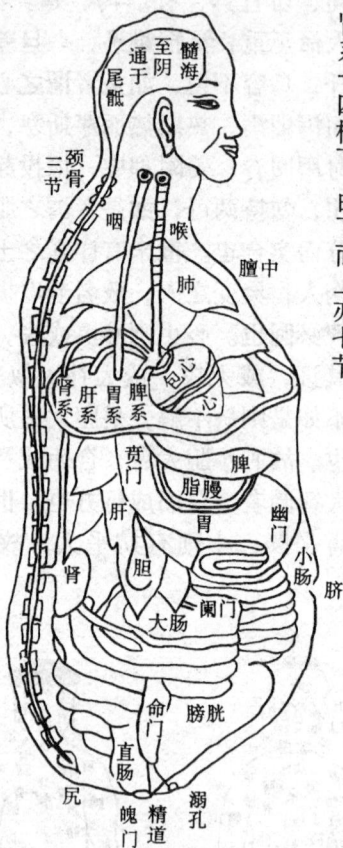

图3　新改正内景脏腑图

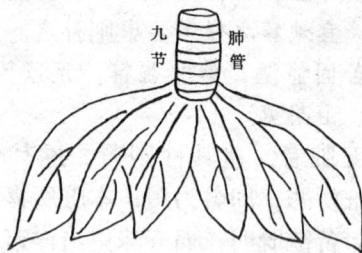

图4

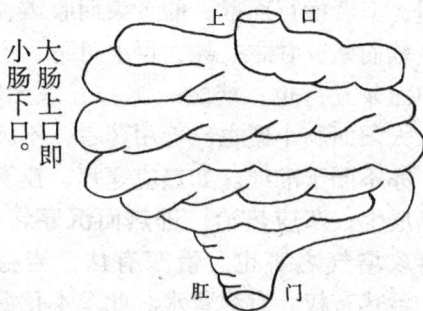

大肠上口即小肠下口。

图5

肺叶白莹，谓之华盖，以覆诸脏。虚如蜂窠，下无透窍，吸之则满，呼之则虚，一呼一吸，消息自然。司清浊之运化，为人身之橐籥。

肺手太阴之脉，起于中焦，下络大肠，还循胃口，上膈属肺。从肺系横出腋下，下循臑内，行少阴心主之前，下肘中。循臂内上骨下廉，入寸口上鱼，循鱼际，出大指之端。其支者，从腕后直出次指内廉，出其端。

其见证也，善嚏、悲愁欲哭，洒淅寒

大肠者，传导之官，变化出焉。回肠当脐右回十六曲，大四寸，径一寸寸之少半，长二丈一尺，受谷一斗，水七升半，广肠传脊以受回肠，乃出滓秽之路。大八寸，径二寸寸之大半，长二尺八寸，受谷九升三合八分合之一。

是经多气多血。《难经》曰：大肠二斤十二两。肛门重十二两。回肠者，以其回迭也；广肠即回肠之更大者，直肠又广肠之末节也，下连肛门，是为谷道后阴。一名魄门。总皆大肠也。

大肠手阳明之脉，起于大指、次指之

端，循指上廉，出合谷两骨之间，上入两筋之中。循臂上廉，入肘外廉，上臑外前廉，上肩。出髃骨之前廉，上出于柱骨之会上。下入缺盆，络肺下膈，属大肠。其支者，从缺盆上颈贯颊，入下齿中，还出挟口，交人中，左之右，右之左，上挟鼻孔。

其见证也，大指、次指难用，耳聋浑浑①焞焞，耳鸣嘈嘈，耳后、肩臑、肘臂外皆痛，气满皮肤坚而不痛。卯时气血注大肠。

胃者，仓廪之官，五味出焉。胃者，水谷血气之海也。胃大一尺五寸，径五寸，长二尺六寸。横屈受水谷三斗五升，其中之谷，常留二斗，水一斗五升而满。

发际，至额颅。其支者，从大迎前下人迎，循喉咙，入缺盆，下膈属胃络脾。其直者，从缺盆下乳内廉，下挟脐，入气街中。其支者，起于胃口，下循腹里，下至气街中而合。以下髀关，抵伏兔，下膝膑中，下循胫外廉，下足跗，入中指内间。其支者，下廉三寸而别，下入中指外间。其支者，别跗上，入大指间出其端。

其见证也，恶烟火，闻木音则惊，上登而歌，弃衣而走，颜黑不能言，呕，呵欠，消谷善饥，颈肿，膺乳冲股伏兔骭外廉足跗皆痛，胸旁过乳痛，口渴，腹大，水肿，奔响腹胀，骭内廉跗痛，髀不可转，腘如结，腨如裂，膝膑肿痛，遗溺失气，善伸，癫疾，湿淫心欲动，则闭户独处，惊栗，身前热，身后不热。

辰时气血注于胃。

脾者，仓廪之官，五味出焉。形如刀镰，与胃同膜，而附其上之左俞，当十一椎下。闻声则动，动则磨胃而主运化。其合肉也，其荣唇也，开窍于口。

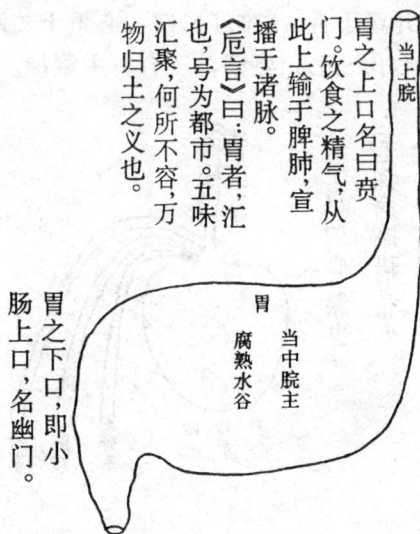

胃之上口名曰贲门，饮食之精气，从此上输于脾肺，宣播于诸脉。

《危言》曰：胃者，汇也，号为都市。五味汇聚，何所不容，万物归土之义也。

当上脘

胃　腐熟水谷　当中脘主

胃之下口，即小肠上口，名幽门。

图6

是经常多气多血。《难经》曰：胃重二斤一两。

胃足阳明之脉，起于鼻，交頞中，旁纳太阳之脉，下循鼻外，入上齿中，还出挟口，环唇，下交承浆。却循颐后下廉，出大迎，循颊车，上耳前，过客主人，循

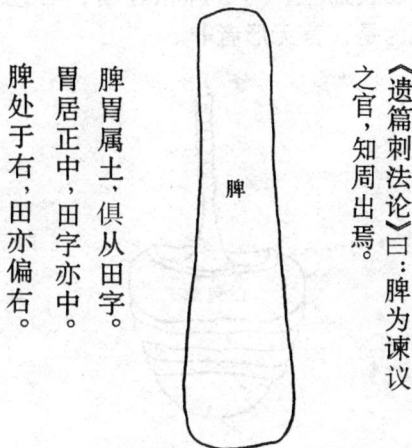

《遗篇刺法论》曰：脾为谏议之官，知周出焉。

脾胃属土，俱从田字。胃居正中，田字亦中。脾处于右，田亦偏右。

脾

图7

是经多气少血。《难经》曰：脾重二

① 浑浑：原作"辉辉"，据《灵枢·经脉篇》改。

斤三两，广扁三寸，长五寸，有散膏半斤，主裹血，温五脏，主藏意与智①。滑氏曰：掩乎太仓。华元化曰：脾主消磨五谷，养于四傍。

脾足太阴之脉，起于大指之端，循指内侧白肉际，过核骨后，上内踝前廉。上腨内，循胫骨后，交出厥阴之前，上膝股内前廉入腹，属脾络胃。上膈挟咽，连舌本，散舌下。其支者，复从胃别上膈，注心中。

其见证也，五泄，二便闭，面黄，舌强痛，口甘，食即吐，嗜卧，善饥，善味不嗜食。尻阴、膝、腨、胻足背痛，当脐痛，腹胀肠鸣，足不收行，善瘛善噫，后泄气，肉痛，足胻肿，体不能动。实则梦欢歌快乐，虚则梦饮食相争。

巳时气血注于脾。

心包络一经，《难经》言其无形，滑伯仁曰：心包络，一名手心主，以脏象校之，在心下横膜之上，坚膜之下，其与横膜相粘，而黄脂裹者，心也。脂膜之外，有细筋膜如丝，与心肺相连者，心包也。此说为是，言无形者非。

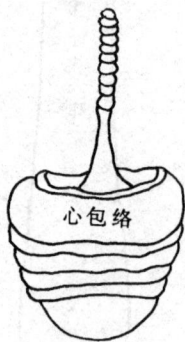

图8

按：《灵兰秘典论》十二官独少心包一官，而多膻中者，臣使之官，喜乐出焉一段。今考心包藏居膈上，经始胸中，正值膻中之所，位居相火，代君行事，实臣使也，此一官即心包无疑矣。

心主手厥阴心包络之脉，起于胸中，出属心包络，下膈，历络三焦。其支者，循胸出胁，下腋三寸，上抵腋下，循臑内，行太阴少阴之间，入肘中。下臂行两筋之间，入掌中，循中指出其端。其支者，别掌中，循小指、次指出其端。

其见证也，笑不休，手心热，心中太热，面黄目赤，心中动。

按：包络者，即包络其心之义也，显而易见。乃叔和配诸尺中，因其臣使之官，应心主而为相火，故误耳。今订正之，详在《脉法》中。戌时气血注此。

心者，君主之官，神明出焉。心居肺管之下，膈膜之上，附着脊之第五椎。

是经常少血多气，其合脉也，其荣色也，开窍于舌。《难经》曰：心重十二两，中有七孔三毛，盛精汁三合，主藏神。

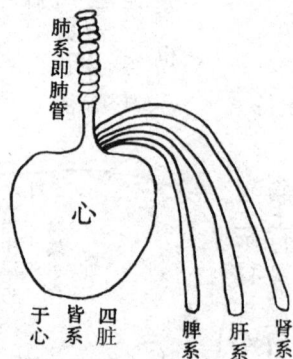

图9

心象尖圆，形如莲蕊，其中有窍，多寡不同，以导引天真之气。下无透窍，上通于舌，共有四系，以通四脏。心外有赤黄裹脂，是为心包络。心下有膈膜，与脊胁周围相着，遮蔽浊气，使不得上熏心肺也。

① 与智：《难经·四十二难》无。

心手阴之脉，起于心中，出属心系，下膈络小肠。其支者，从心系上挟咽，系目系。其直者，复从心系却上肺，下出腋下。下循臑内后廉，行太阴心主之后，下肘内。循臂内后廉，抵掌后锐骨之端，入掌内后廉，循小指之内出其端。

其见证也，消渴，两肾内痛，后廉腰背痛浸淫，善笑，善惊、善忘；上咳吐，下气泄，眩仆，身热腹痛而悲。实则梦惊恐怖，虚则梦烟火焰田①。

午时气血注于心。

小肠者，受盛之官，化物出焉。后附于脊，前附于脐，上左回迭，积十六曲，大二寸半，径八分，分之少半，长三丈二尺，受谷二斗四升，水六升三合，合之大半。小肠上口在脐上二寸，近脊，水谷由此而入腹下一寸，外附于脐，为水分穴，当小肠下口。至是而泌别清浊，水液渗入膀胱，滓秽流入大肠。

小肠上口，即胃之下口

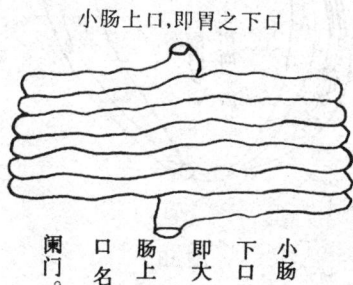

小肠　下口，　即大肠　上口　肠　阑门。

图10

是经多血少气。《难经》曰：重二斤十四两。

小肠手太阳之脉，起于小指之端，循手外侧上腕，出踝中。直中循臂骨下廉，出肘内侧两筋之间，上循臑外后廉，出肩解，绕肩胛，交肩上，入缺盆络心，循咽下膈，抵胃属小肠。其支者，从缺盆循颈上颊，至目锐眦，却入耳中。其支者，别颊上䪼，抵鼻至目内眦，斜络于颧。

其见证也，面白，耳前热，苦寒，额颔肿不可转，腰似折，肩臑、肘臂外后廉肿痛，臑臂内前廉痛。未时气血注于小肠。

膀胱者，州都之官，津液藏焉，气化则能出矣。膀胱当十九椎，居肾之下，大肠之前，有下口，无上口，当脐上一寸水分穴处，当小肠下口，乃膀胱之际，水液由此别回肠，随气泌渗而下。其出其入，皆由气化。入气不化，则水归大肠而为泄泻；出气不化，则闭塞下窍而为癃肿。后世诸书，有言其有上口无下口，有言上下俱有口者，皆非。

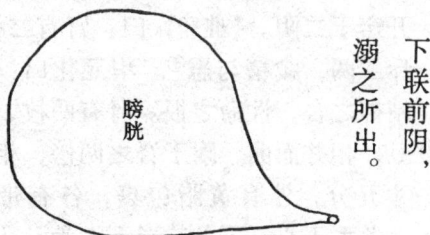

膀胱　下联前阴，溺之所出。

图11

是经多血少气。《难经》曰：膀胱重九两二铢，纵广九寸，盛溺九升九合。口广二寸半②。

膀胱足太阳之脉，起于目内眦，上额交巅。其支者，从巅至耳上角。其直者，从巅入络脑，还出别下项。循肩髆内，挟脊抵腰中，入循膂，络肾、属膀胱。支者，从腰中挟脊，贯臀入腘中。其支者，从髆内左右别下贯胛，挟脊内，过髀枢。循髀外，从后廉下合腘中，以下贯腨内，出外踝之后，循京骨，至小指外侧。

其见证也，目似脱，头两边痛，泪

① 田：清康熙本作"焰"。
② 口广二寸半：此句指口腔，与膀胱无关，系李氏误引，当删。

出，脐反出，下肿，便脓血，肌肉痿，项似拔，小腹胀痛，按之欲小便不得。

申时气血注于膀胱。

肾者，作强之官，伎巧出焉。肾附于脊之第十四椎下。

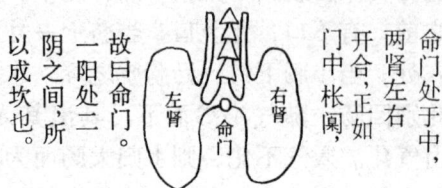

命门处于中，两肾左右开合，正如门中枨阑，故曰命门。一阳处二阴之间，所以成坎也。

左肾　命门　右肾

图12

是经常少血多气，其合骨也，其荣发也，开窍于二阴。《难经》曰：肾有二枚，重一斤二两，藏精与志①。华元化曰：肾者，精神之舍，性命之根。肾有两枚，形如豇豆，相并而曲，附于脊之两傍，相去各一寸五分，外有黄脂包裹，各有带二条，上条系于心，下条趋脊下大骨，在脊骨之端，如半手许，中有二穴，是肾带经过处，上脊髓，至脑中，连于髓海。

肾足少阴之脉，起于小指之下，邪走足心，出于然谷之下，循内踝之后，别入跟中，以上踹内，出腘内廉，上肢内后廉，贯脊属肾，络膀胱。其直者，从肾上贯肝膈，入肺中，循喉咙，挟舌本。其支者，从肺出络心，注胸中。

其见证也，面黑，口渴，唾血，大小腹痛，大便难，饥不欲食，腹大胫肿，脊臀腹后痛，脐下气逆，足寒而逆，阴下湿，足下热，坐而欲起，下痢善恐，四肢不收不举。

实则梦腰脊解软，虚则梦涉水恐惧。

酉时气血注于肾。

三焦者，决渎之官，水道出焉。是经少血多气。《中藏经》曰：三焦者，人之三元之气也。总领五脏六腑、营卫经络、内外左右上下之气，三焦通则内、外、左、右、上、下皆通，其於周身灌体，和内调外，荣左养右，导上宣下，莫大于此也。

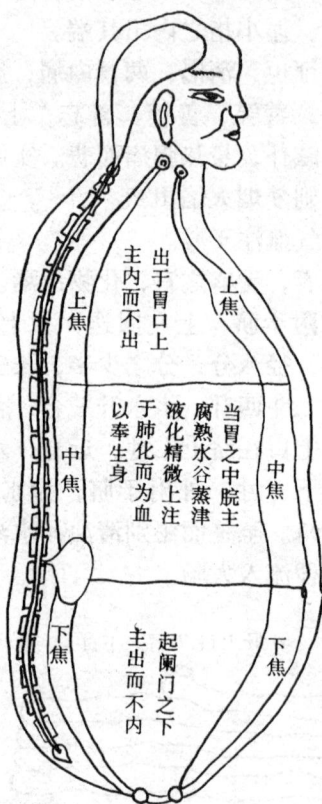

出于胃口上主内而不出

当胃之中脘主腐熟水谷蒸津液化精微上注于肺化而为血以奉生身

起阑门之下主出而不内

上焦　中焦　下焦

图13

第二卷脉法中，有三焦包络命门辨，宜互参考。

三焦手少阳之脉，起于小指、次指之端，上出两指之间，循手表腕，出臂外两骨之间，上贯肘。循臑外上肩，而交出足少阳之后，入缺盆，布膻中，散络心包，下膈，循属三焦。其支者，从膻中上出缺盆，上项系耳后，直上出耳上角，以屈下颊至䪼颥。其支者，从耳后入耳中，出走耳前，过客主人前，交颊至目锐眦。

其见证也，耳鸣，喉痹肿痛，耳后连

① 藏精与志：《难经·四十二难》作"主藏志"。

目锐眦痛，汗自出，肩臑痛，内外皆痛，小指、次指如废。

亥时气血注于三焦。

胆者，中正之官，决断出焉。

《难经》曰：胆在肝之短时间，重三两三铢，长三寸①，盛精汁三合。是经多血少气。按：华元化曰：胆者，中清之府，号曰将军。主藏而不泻。

胆足少阳之脉，起于目锐眦，上抵头角，下耳后，循颈，行手少阳之前，至肩上，却交出手少阳之后，入缺盆。其支者，从耳后入耳中，出走耳前，至目锐眦后。其支者，别锐眦，下大迎，合于手少阳，抵于颀，下加颊车，下颈，合缺盆，以下胸中，贯膈，络肝属胆。循胁里，出气街，绕毛际，横入髀厌中。其直者，从缺盆下腋，循胸过季胁，下合髀厌中，以下循髀阳，出膝外廉，下外辅骨之前，直下抵绝骨之端，下出外踝之前，循足跗上，入小指、次指之间。其支者，别跗上，入大指之间，循大指歧骨内，出其端，还贯爪甲，出三毛。

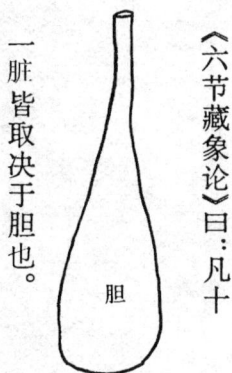

《六节藏象论》曰：凡十一脏皆取决于胆也。

图14

其见证也，口苦，马刀挟瘿，足外热，寝寒憎风，体无膏泽，胸中、胁肋、髀膝外至胻、绝骨外踝前诸节痛，善太息。子时气血注于胆。

《厄言》曰：胆者，澹也，清净之腑，无所受输，淡淡然者也。愚谓胆者，澹也，中正之官，决断出焉。犹人之正直无私，有力量善担当者也。

肝者，将军之官、谋虑出焉。肝居膈下，上着脊之九椎下。

是经多血少气，其合筋也，其荣爪也，主藏魄，开窍于目，其系上络心肺，下亦无窍。《难经》曰：肝重二斤四两，左三叶，右四叶，凡七叶。滑氏曰：肝之为脏，其治在左，其脏在左胁左肾之前，并胃着脊之第九椎。

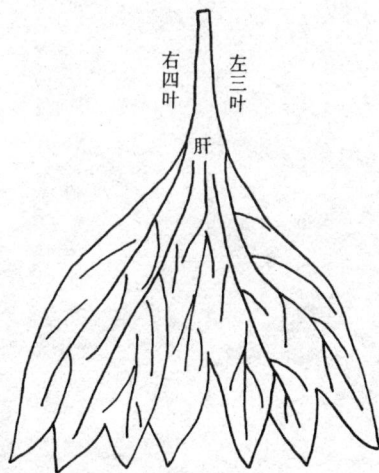

图15

肝足厥阴之脉，起于大指丛毛之际，上循足跗上廉，去内踝一寸，上踝八寸，交出太阴之后，上腘内廉，循股阴，入毛中，过阴器，抵小腹，挟胃属肝络胆。上贯膈，布胁肋，循喉咙之后，上入颃颡，连目系，上出额，与督脉会于巅。其支者，从目系上颊里，环唇内。其支者，复从肝别贯膈，上注肺。

其见证也，头痛，脱色，善洁，耳无

① 长三寸：《难经·四十二难》无。

闻，颊肿，肝逆，面青，目赤肿痛，两胁下痛引小腹，胸痛胁肿，妇人小腹肿、腰痛不可俯仰，四肢满闷，挺长热呕逆，睾疝暴痒，足逆寒，胕善瘛，遗溺，淋溲便难，㿗狐疝癫，冒眩转筋，阴缩筋挛，善恐，胸中喘，骂詈；血在胁下，喘。实者梦山林大树，虚则梦细草苔藓。

丑时气血注于肝经。

卷 之 二

云间李中梓士材父著
新安吴肇陵君如父参
侄孙李廷芳衡伯父订

新著四言脉诀

四言脉诀，从来久矣。兹者补其缺略，正其差讹，仍旧者十之二三，新改者十之七八。复加注释，字字精确，文极简便，义极详明。使读者既无繁多之苦，亦无遗漏之憾也。

脉为血脉，百骸贯通，大会之地，寸口朝宗。

脉者，血脉也。血脉之中，气道行焉。五脏六腑以及奇经，各有经脉，气血流行，周而复始，循环无端，百骸之间，莫不贯通，而总会之处，则在寸口。夫寸口左右手六部，皆肺之经脉也，何以各经之脉皆于此取乎？肺如华盖，居于至高，而诸脏腑皆处其下，各经之气，无不上熏于肺，故曰肺朝百脉，而寸口为脉之大会也。

诊人之脉，令仰其掌，掌后高骨，是名关上。

凡诊脉者，令病人仰手，医者覆手诊之。掌后有高骨隆起，是即关部也。先将中指定取关部，方下前后二指于尺寸之上也。病人长则下指宜疏，病人短则下指宜密。

关前为阳，关后为阴，阳寸阴尺，先后推寻。

从鱼际至高骨，却有一寸，因名曰寸；从尺泽至高骨，有一尺，因名曰尺；界乎尺寸之间，因名曰关。关前寸为阳，关后尺为阴。寸候上焦，关候中焦，尺候下焦。经曰：身半以上，同天之阳；身半以下，同地之阴也。先后者，谓先候寸部，次候关部，又次候尺部也。推者推其理，寻者寻其象，各察其得何脉也。

胞络与心，左寸之应；惟胆与肝，左关所认；膀胱及肾，左尺为定；胸中及肺，右寸昭彰；胃与脾脉，属在右关；大肠并肾，右尺班班。

此遵《内经》脉法，分配脏腑于两手也。《内经》诊法乃[1] 胞络配心，胸中配肺；大肠列于右尺，小肠附于膀胱。三焦不应列于右尺，详见脉法心参。胞络与心脉，皆在左手寸上；胆脉与肝脉，皆在左手关上；膀胱及肾脉，皆在左手尺上。胸中与肺脉，皆在右手寸上；胃脉与脾脉，皆在右手关上；大肠与肾脉，皆在右手尺上。

男子之脉，左大为顺；女人之脉，右大为顺。男尺恒虚，女足恒盛。

左为阳，故男子宜左脉大也；右为

---

① 乃：原作"及"，依康熙本改。

阴，故女子宜右脉大也。寸为阳，尺为阴，故男子尺虚，象离中虚也；女人尺盛，象坎中满也。

关前一分，人命之主，左为人迎，右为气口。

关前一分者，寸、关、尺各有三分，共得九分。今曰关前一分，仍在关上，但在前之一分耳。故左为人迎，辨外因之风，以左关乃肝胆脉，肝为风脏，故曰人迎紧盛伤于风。右为气口，辨内因之食，以右关乃脾胃脉，胃为水谷之海，脾为仓廪之官，故曰气口紧盛伤于食。勿以外因兼求六气，勿以内因兼求七情也。或以前一分为寸上，岂有左寸之心可以辨风，右寸之肺可以辨食乎？

神门若肾，两在关后，人无二脉，必死不救。

《难经》曰：上部无脉，下部有脉，虽困无能为害。夫脉之有尺，犹树之有根，枝叶虽枯稿，根本将自生。盖两尺属肾水，水为天乙之元，人之元神在焉。故为根本之脉，而称神门也。若无此二脉，则根本败绝，决无生理。

脉有七诊，曰浮中沉，上下左右，七法推寻。

浮者，轻下指皮毛之间，探其腑脉也，表也。中者，略重于下指肌肉之间，候其胃气也，半表半里也。沉者，重下指于筋骨之间，察其脏脉也，里也。上者，即上竟上者，胸喉中事也，即于寸内前一分取之。下者，即下竟下者，少腹腰股膝胫足中事也，即于尺内后一分取之。左右者，即左右手也。凡此七法，名为七诊。别有七诊，谓独大、独小、独寒、独热、独迟、独疾、独陷下也。

又有九候，即浮中沉，三部各三，合而为名，每候五十，方合于经。

每部有浮中沉三候，合寸关尺三部算

之，共得九候之数也。夫每候必五十动者，出自《难经》，合大衍①之数也。乃伪诀四十五动为准，乖于经旨。必每候五十，凡九候共得四百五十，两手合计九百，方与经旨相合也。

五脏不同，各有本脉。左寸之心，浮大而散；右寸之肺，浮涩而短；肝在左关，沉而弦长；肾在左尺，沉石而濡；右关属脾，脉象和缓；右足相火，与心同断。

此言五脏各有平脉也。必知平脉，而后知病脉也。

若夫时令，亦有平脉。春弦夏洪，秋毛冬石。四季之末，和缓不忒。

此言四时各有平脉也。然即上文五脏之脉，大同小异也。春者，东方肝木也，木始发荣，有干无枝，则近于劲，故曰弦，即弓弦也。夏者，南方心火也，万物畅茂，垂枝布叶，皆下曲如钩，钩即洪之别名，亦即上文之大也。秋者，西方肺金也，草木黄落，有枝无叶，则类于毛，即上文之浮涩。冬者，北方肾水也，极寒之时，水凝如石，故名为石。土旺于四季之末，各十八日，脾土在中而兼五行也。和缓之义，详见下文。

太过实强，病生于外；不及虚微，病生于内。

外因风、寒、暑、湿、燥、火六气之邪，脉必洪大、紧、数、弦、长、滑、实而太过矣；内因喜、怒、忧、思、悲、恐、惊七情之伤，脉必虚、微、细、弱、短、涩、濡、芤而不及矣。

四时百病，胃气为本。

胃为水谷之海，资生之本也，故曰：有胃气则生，无胃气则死。胃气脉者，缓

----

① 大衍（yǎn 演）：谓用大数以演卦。《易·系辞上》："大衍之数五十"。

而和匀，不浮不沉，不大不小，不疾不徐，意思欣欣、悠悠扬扬，难以名状者也。不拘四时，一切百病，皆以胃脉为本。

凡诊病脉，平旦为准，虚静凝神，调息细审。

经曰：常以平旦，阴气未动，阳气未散，饮食未进，经脉未盛，络脉调匀，气血未乱，乃可诊有过之脉。又曰：诊脉有道，虚静为宝。言无思无虑，以虚静其心，惟凝神于指下也。调息者，医家调匀自己之气息；细审者，言精细审察，不可忽略也。

一呼一吸，合为一息，脉来四至，平和之则。五至无疴，闰以太息。三至太迟，迟则为冷。六至为数，数即热证。转迟转冷，转数转热。

医者调匀气息，一呼脉再至，一吸脉再至，呼吸定息，脉来四至，乃和平之准则也。然何以五至亦曰无疴乎？人之气息，时长时短，凡鼓三息，必有一息之长，鼓五息，又有一息之长，名为太息。如历家三岁一闰，五岁再闰也。言脉必以四至为平，五至便为太过，惟正当太息之时，亦曰无疴。此息之长，非脉之急也，若非太息，正合四至也。至于性急之人，五至为平脉，不拘太息之例，盖性急脉亦急也。若一息而脉仅三至，即为迟慢而不及矣，迟主冷病。若一息而脉遂六至，即为急数而太过矣，数主热病。若一息仅得二至，甚至一至，则转迟而转冷矣。若一息七至，甚而八至九至，则转数而转热矣。一至二至，八至九至，皆死脉也。

迟数既明，浮沉须别。浮沉迟数，辨内外因，外因于天，内因于人。天有阴阳，风雨晦明；人喜怒忧，思悲恐惊。

浮脉法天，候表之疾，即外因也；沉脉法地，候里之病，即内因也。外因者，天之六气，风风淫末疾、寒阴淫寒疾、暑明淫暑疾、湿雨淫湿疾、燥晦淫燥疾、火阳淫水疾是也；内因者，人之七情，喜伤心，怒伤肝，忧思伤脾，恐伤肾，惊伤心也。

浮表沉里，迟寒数热；浮数表热，沉数里热；浮迟表寒，沉迟冷结。

此以浮、沉、迟、数四脉，提诸脉之纲也。脉象虽多，总不外此四脉。浮主表证，沉主里证，迟为寒，数为热。浮而且数，表有热也；沉而且数，里有热也。浮而且迟，寒在表也；沉而且迟，寒在里也。

浮脉法天，轻手可得，泛泛在上，如水漂木。有力洪大，来盛去悠。无力虚大，迟而且柔。虚极则散，涣漫不收。有边无中，其名曰芤。浮小为濡，绵浮水面。濡甚则微，不任寻按。更有革脉，芤弦合看。

此系浮脉提纲，而取洪、虚、散、芤、濡、微、革七脉之兼乎浮者，统汇于下也。

浮脉法天，清轻在上，故轻手即见，与肉分相应，如木之漂于水面也。

洪脉者，如洪水之洪，有波涛汹涌之象，浮而有力，来盛去衰，即大脉也，即钩脉也。

虚脉者，浮而无力，且大且迟也。

散脉者，亦浮而无力，但按之如无，比于虚脉则更甚矣，若杨花飘散之象。

芤脉者，芤草中空，状如葱管，浮沉二候易见，故曰有边。独中候豁然难见，正如以指着葱，浮取得上面之葱皮，中取正在空处，沉按之又着下面之葱皮也。无中者，非中候绝无，但比之浮沉则无力也。若泥为绝无，是无胃气矣。旧说以前后为两边，与芤葱之义不合。

濡脉者，浮而小且软也。

微脉①者，浮而极小极软，比于濡脉则更甚矣。欲绝非绝，似有若无八字，可为微脉传神。

革脉者，浮而且弦且芤，浮多沉少，外急内虚，状如皮革。仲景云：弦则为寒，芤则为虚；虚寒相搏，此名曰革。革脉牢脉，皆大而弦，革则浮取而得，牢则沉候而见也。旧以牢、革为一脉者，非。

沉脉法地，如投水石。沉极为伏，推筋着骨。有力为牢，大而弦长。牢甚则实，愊愊而强。无力为弱，柔小如绵。细直而软，如蛛丝然。

此以沉脉提纲，而取伏、牢、实、弱、细五脉之兼乎沉者，统汇于下也。沉脉法地，重浊在下，故重按乃得，与筋骨相应，如石之坠于水底也。伏脉者，沉之极也，伏于下也。沉脉在筋骨之间，伏脉则推筋着骨，然后可见也。牢脉者，沉而有力，且大、且弦、且长也。实脉者，浮中沉三候皆有力，更甚于牢脉也。弱脉者，沉而极细软也。细脉者，沉细而直且软也。

迟脉属阴，一息三至，缓脉和匀，春柳相似。迟细为涩，往来极滞；结则来缓，止而复来。代亦来缓，止数不乖。

此以迟脉提纲，而取缓、涩、结、代四脉之兼乎迟者，统汇于下。迟脉者，往来迟慢，为不及之象。缓脉者，一息四至，往来和匀，春风微吹柳梢，此确喻也，即胃气脉也。涩脉者，迟滞不利，状如轻刀刮竹，旧称一止复来者，非也。结脉者，迟而时有一止也。代脉者，迟而中止，不能自还，且止有定数，如四时之有禅代，不愆其期也，故名曰代。

数脉属阳，一息六至，往来流利，滑脉可识。有力为紧，切绳极似。数时一止，其名为促。数如豆粒，动脉无惑。

此以数脉提纲，而取滑、紧、促、动四脉之兼乎数者，统汇于下也。数脉者，往来急数，为太过多象。滑脉者，滑而不滞，如珠走盘也。紧脉者，紧急有力，左右弹手；切绳者，喻其紧，亦喻左右弹也。促脉者，数而时有一止，如疾行而蹶也。动脉者，形如豆粒，厥厥动摇，两头俱俯，中间高起，故短如豆粒。旧云：上下无头尾，则上不至寸为阳绝，下不至尺为阴绝，是死绝之脉，非动脉也。仲景云：阳动则汗出，阴动则发热。由是则寸尺皆有动脉，谓独见于关者，误矣。

别有三脉，短长与弦。不及本位，短脉可原。过于本位，长脉绵绵；长而端直，状类弓弦。

此短、长与弦三脉，非浮、沉、迟、数可括，故别列于此。短者，短缩之象。长者，相引之象。弦者，劲而端直之象。

按：戴同父曰：关不诊短。若短脉见于关上，是上不通寸为阳绝，下不通尺为阴绝矣。

一脉一形，各有主病，脉有相兼，还须细订。

前所载者皆脉之形象，然有所主之病，有相兼之脉，更须细加考订。

此以下至女胎三月句，凡十有三节，各明某脉主某病，而相兼之脉尽在其中矣。

浮脉主表，腑病所居。有力为风，无力血虚，浮迟表冷，浮数风热，浮紧风寒，浮缓风湿。

六腑属阳，其应在表，故浮主腑病也。浮而有力，则知风邪所干，邪气盛则实，有余之象也。浮而无力，则知阴血亏损，正气夺则虚，不足之象也。脉浮主表，脉迟主冷，浮迟兼见，则为表冷也。脉浮主风，脉数主热，浮数兼见，则为风

――――――――――――――
① 脉：原脱，据康熙本补。

热也。紧脉为寒，浮紧兼见，则为风寒也。缓脉主湿，浮缓兼见，则为风湿也。

浮虚伤暑，浮芤失血，浮洪虚火，浮微劳极。浮濡阴虚，浮散虚剧，浮弦痰饮，浮滑痰热。

暑伤气，气虚则脉虚，故浮虚为伤暑也。失血之脉必芤，如吐血下血之类，芤脉自兼浮，非浮脉兼芤也。洪主火，洪而兼浮，知为虚火。微为气血俱虚，故主劳极，此亦微脉自兼浮也。血属阴，其应在下，濡脉按之而软，故为阴虚。散者，散亡之义，虚极所致，剧即极也。弦者，风木之象，浮亦为风，故为痰饮，乃风痰也。滑主痰证，滑本阳脉，而又兼浮，则炎上之象，故为热痰也。

沉脉主里，为寒为积。有力痰食，无力气郁。沉迟虚寒，沉数热伏；沉紧冷痛，沉缓水蓄。

五脏属阴，其应在里，故沉主里病也。沉者，阴象也；积者，脏病也，故为寒积。沉而有力，有余之象，必有形之物凝滞于内；沉而无力，不足之象，乃无形之气郁结于中。沉迟皆偏于阴，所以虚寒；沉里数热，故热伏于里也。紧主诸痛，亦主于寒，得之沉分，非冷痛乎？湿家得缓，沉位居里，当水蓄矣。

沉牢痼冷，沉实热极，沉弱阳亏①，沉细虚湿，沉弦饮痛，沉滑食滞。沉伏吐利，阴毒积聚。

仲景曰：寒则坚牢，有牢固之义，故云痼冷。牢脉自在沉分，非兼见也。实脉为阳热之极也，实则三候皆强，不独在沉分也。按之无力为弱脉，故曰阳亏。细为不足，亦主湿侵，故曰虚湿。弦本主饮，亦主诸痛。滑虽主痰，若在脾部而沉分见之，为食滞也。寸伏则吐，尺伏则利，在阴证伤寒，则为阴毒积聚耳。

迟脉主脏，阴冷相干，有力为痛，无力虚寒。

五脏为阴，迟亦为阴，是以主脏，乃阴冷相干也。迟而有力，则因寒而凝滞，是以为痛。迟而无力，中空显然，故当虚寒。

数脉主腑，主吐主狂，有力实热，无力虚疮。

六腑为阳，数亦为阳，是以主腑。吐者，阳气亢逆。狂者，热邪传里也。数而有力，实热可知；数而无力，虚疮可断。

滑司痰饮，右关主食，尺为畜血，寸必吐逆。

滑为痰脉，右关沉滑，知有食停。两尺见之，畜血可察。两寸见之，吐逆难免矣。

涩脉少血，亦主寒湿，反胃结肠，自汗可测。

尺中见涩，血少精伤也；关中见之，脾虚不能胜湿也。血液枯竭，上为反胃，下为结肠也。两寸见涩，则为自汗，盖汗乃心主液，而肺主皮毛也。

弦脉主饮，木侮脾经，阳弦头痛，阴弦腹痛。

木旺者，脉必弦。木旺必来侮土，土虚不能制湿，而痰饮之证生焉。阳弦者，寸也，寸主上焦，故当头痛；阴弦者，尺也，尺主下焦，故当腹痛。

长则气治，短则气病。细则气衰，大则病进。

长乃肝之平脉，故曰气治。经曰：如循长竿末梢为平，如循长竿为病。短虽肺之平脉，若非右寸及秋令见之，即为病矣。脉以和平为贵，细者，不及而气衰；

力虚寒。

---

① 沉弱阳亏：原作"沉弱阴亏"。据《吴医汇讲》卷六顾祖庚辨正，谓"阴亏"当作"阳亏"，方符合沉弱脉的主病。故据此改为"阳亏"，注文亦改正。

大者，太过而病进也。

浮长风痫，沉短痞塞，洪为阴伤，紧主寒痛。缓大风虚，缓细湿痹，缓涩血伤，缓滑湿痰。

浮风长火，风火相搏，则肝病而痫生。沉阴短虚，虚寒相合，则气滞而痞生。洪即大脉，火之亢也；阳亢者，阴必伤。紧为寒脉，浮分则表为寒束而痛，沉分则里为寒滞而痛。缓为虚而大为风，缓大并至，故曰风虚。缓者，湿气停滞；细者，虚气不行而痹生焉。涩见即为血伤，挟缓则转伤也。滑见即为湿痰，挟缓则愈湿矣。

涩小阴虚，弱小阳竭。阳微恶寒，阴微发热。阳动汗出，为痛为惊；阴动则热，崩中失血。虚寒相搏，其名为革，男子失精，女人漏血。

涩自主血虚，兼小而愈虚矣。弱脉自然小，此非兼脉，但弱脉见则阳气虚竭矣。微者，大虚之脉，故在阳分见则气虚而恶寒，在阴分见则血虚而发热。寸动名阳，汗出者心肺之证，惊气入心；气滞则痛，亦心肺也。尺动名阴，热者，肾水不足；崩中失血，皆肾经失闭蛰封藏之本也。仲景论革脉云：弦则为寒，芤则为虚，虚寒相搏，此名曰革。男子亡血失精，女子半产漏下。

阳盛则促，肺痈热毒；阴盛则结，疝瘕积郁。代则气衰，或泄脓血，伤寒霍乱，跌打闷绝，疮疽痛甚，女胎三月。

数而有止为促，岂非阳盛乎？肺痈热毒，皆火极所致者。迟而有止为结，岂非阴盛乎？疝瘕积郁，皆阴气凝滞也。至于代脉，真气衰败而后见也。泄脓血者，见之必死。惟伤寒心悸，或霍乱昏烦，或跌打损伤，或疮疽痛极，或怀胎三月，此五者见之，弗作死脉也。

脉之主病，有宜不宜，阴阳顺逆，吉凶可推。

病有阴阳，脉亦有阴阳，顺应则吉，逆见即凶。

此以下至其死可测句，凡二十七节，详分某病见某脉吉，某病见某脉凶也。

中风之脉，却喜浮迟，坚大急疾，其凶可知。

中风者多虚脉，以浮迟为顺，若反坚急，决无生理。

伤寒热病，脉喜浮洪，沉微涩小，证反必凶。汗后脉静，身凉则安；汗后脉躁，热甚必难。阳证见阴，命必危殆；阴证见阳，虽困无害。

此节皆言伤寒之顺逆也。虽受寒邪，传里必热，故曰热病。病既属热，脉以浮洪为吉，若沉微涩小，是证与脉反，故凶。汗后邪解，便当脉静身凉；若躁而热，所谓汗后不为汗衰，不可治矣。阳证而见沉、涩、细、弱、微、迟之阴脉，则脉与证反，命必危殆。阴证而见浮、大、数、动、洪、滑之阳脉，虽若反证，在他证忌之，独伤寒为邪气将解之象，病虽危困，无害于命也。

劳倦内伤，脾脉虚弱；汗出脉躁，死证可察。

劳倦伤脾，故脾脉虚弱为顺也。若汗出而脉反躁疾，则逆矣，安得不死？

疟脉自弦，弦数者热，弦迟者寒，代散则绝。

疟者，风暑之邪，客于风木之府，木来乘土，脾失转输，不能运水谷之精微，遂多停痰留饮。弦应风木，又主痰饮，无痰不成疟，故曰疟脉自弦。数热迟寒，自然之理，独见代散二脉，则命必绝矣。

泄泻下利，沉小滑弱，实大浮数，发热则恶。

泻利则虚，宜见沉、小、滑、弱之虚脉；若反见实、大、浮、数之脉，则身必发热而成恶疾矣。

呕吐反胃，浮滑者昌；弦数紧涩，结肠者亡。

呕吐反胃，脾虚有痰也。浮为虚，滑为痰，是其正象可以受补，故曰昌也。若弦、数、紧、涩，则血液枯竭，遂致粪如羊屎，必死不治矣。

霍乱之候，脉代勿讶；厥逆迟微，是则可嗟。

霍乱之脉，洪大为佳；若见代脉，因一时清浊混乱，故脉不接续，非死脉也。微细而舌卷囊缩者，不可治耳。

嗽脉多浮，浮濡易治；沉伏而紧，死期将至。

嗽乃肺疾，脉浮为宜，兼见濡者，病将退也。若沉伏与紧则相反，而病深矣，不死何待？

喘息抬肩，浮脉是顺；沉涩肢寒，均为逆证。

喘息无非风与痰耳，脉以浮滑为顺；若反沉涩而四肢寒者，必死不治。

火热之证，洪数为宜，微弱无神，根本脱离。

热证而得洪数，乃正应也；若见微弱，脉证相反，根本脱绝，药饵不可施矣。

骨蒸发热，脉数为虚，热而涩小，必殒其躯。

骨蒸者，肾水不足，壮火潜上，虚数二脉，其正象也。若见涩小之脉，所谓发热脉静，不可救药耳。

痨极诸虚，浮软微弱，土败双弦，火炎则数。

虚证宜见虚脉，若两手脉弦，谓之双弦。弦乃肝脉，右关见之，是肝木乘脾，故曰土败。火热太过，脉必极数，甚而七至，痨证之脉，六至以上，便不可治。

失血诸证，脉必现芤，缓小可喜，数大堪忧。

芤有中空之象，失血者宜尔也；缓小亦为虚脉，顺而可喜。若数且大，谓之邪胜，故可忧也。

畜血在中，牢大欲宜，沉涩而微，速愈者希。

畜血有形实证，牢大之脉，脉证相宜；倘沉涩而微，是挟虚矣，既不能自行其血，又难施峻猛之剂，安望其速愈耶？

三消之脉，数大者生，细微短涩，应手堪惊。

渴而多饮为上消，消谷善饥为中消，渴而便数有膏为下消。三消皆燥热太过，惟见数大之脉为吉耳；细微短涩，死不可救。

小便淋闭，鼻色必黄，实大可疗，涩小知亡。

鼻头色黄，必患小便难，六脉实大者，但用分理之剂必愈；若逢涩小，为精血败坏，死亡将及矣。

癫乃重阴，狂乃重阳，浮洪为吉，沉急凶殃。

癫狂二证，皆以浮洪为吉，取其病尚浅也；若沉而急，病已入骨，虽有扁仓，莫之能疗矣！

痫宜虚缓，沉小急实，或但弦急，必死不失。

痫本虚痰，脉见虚缓，自应然也。若沉小急实，或虚而弦急者，肝之真脏脉见矣，安望其更生耶？

心腹之痛，其类有九，细迟速愈，浮大延久。

九种心腹之痛，皆宜迟细，易于施疗。如浮而大，是为中虚，不能收捷得之效也。

疝属肝病，脉必弦急，牢急者生，弱急者死。

肝主筋，疝则筋急，故属肝病也。肝

脉弦急，是其常也；疝系阴寒之咎，牢主里寒之脉，亦其常也。如且弱且急，必有性命之忧。

黄疸湿热，洪数偏宜，不妨浮大，微涩难医。

湿蒸热壅，黄疸生焉，洪数也，浮大也，皆所宜也。一见微涩，虚衰已甚，必食少泻多，无药可疗矣。

胀满之脉，浮大洪实；细而沉微，岐黄无术。

胀满属有余之证，宜见有余之脉，浮、大、洪、实是矣。沉细而微，谓之证实而脉虚，虽岐黄神圣，莫可回生矣。

五脏为积，六腑为聚，实强可生，沉细难愈。

积也、聚也，皆实证也，实脉强盛，是所当然。沉细为虚之诊，真气败绝，不可为已。

中恶腹胀，紧细乃生；浮大维何？邪气已深。

中恶者，不正之气也，紧细主吉，浮大则凶也。

鬼祟之脉，左右不齐，乍大乍小，乍数乍迟。

鬼祟犯人，左右二手脉象不一，忽大忽小，忽数忽迟，无一定之脉形也。

痈疽未溃，脉宜洪大；及其已溃，洪大始戒。

未溃属实，洪大为正脉也；若溃后则虚矣，亦见洪大，毋乃不可乎！

肺痈已成，寸数而实；肺痿之形，数而无力。肺痈色白，脉宜短涩，浮大相逢，气损血失。肠痈实热，滑数可必，细沉无根，其死可测。

肺痈而寸口数实，知脓已成矣。肺叶焦痿，火乘金也，是以数而无力。肺痈几作，则肺气虚损；白者，西方本色，所谓一脏虚则一脏之本色见也。短涩者，秋金

之素体，若逢浮大，是谓火来乘金，克我者为贼邪，血气败坏之诊也。肠痈，实也；沉细，虚也；证实脉虚，死期将至矣。

妇人有子，阴搏阳别，少阴动甚，其胎已结。滑疾不散，胎必三月，但疾不散，五月可别。左疾为男，右疾为女，女腹如箕，男腹如釜。

此一节，女科胎前之脉也。阴搏阳别者，寸为阳，尺为阴，言尺阴之脉，搏指而动，与寸阳之脉迥然分别，此有子之诊也。或手少阴心脉独动而甚，心脏主血，故胎结而动甚也。动者，往来流利之动，非厥厥如豆之动也。疾即数也，滑而且数，按之不散，三月之胎也。滑脉不见，而但疾不散，五月之胎也。左为阳，故左疾为男胎；右为阴，故右疾为女胎。女胎腹形如箕之圆也，男胎腹形状如釜之上小而下大也。

欲产之脉，散而离经；新产之脉，小缓为应，实大弦牢，其凶可明。

此一节，产中之脉也。散而离经，离经者，离乎经常之脉也。胎动于中，脉乱于外，势之必至也。产后气血两虚，见小缓之虚脉为吉。若见实大弦牢，凶可知矣。

奇经八脉，不可不察。直上直下，尺寸俱牢，中央坚实，冲脉昭昭，胸中有寒，逆气里急，疝气攻心，支满溺失。

奇经者，无表里配偶之经也。八脉者，阳维也，阴维也，阳跷也，阴跷也，冲也，督也，任也，带也。直上直下，弦长相似，尺寸俱牢，亦兼弦长；是以有逆气里急之证，疝气攻心，正逆急也。支满者，胀也；溺失者，冲脉之邪干肾也。此以下凡五节，皆奇经脉也。

直上直下，尺寸俱浮，中央浮起，督脉可求。腰背强痛，风痫为忧。

直上直下，则弦长矣；尺寸俱浮，中央亦浮，则六部皆浮，又兼弦长，故其见证，皆属风家。大抵冲脉主里，督脉主表也。

寸口丸丸，紧细实长，男疝女瘕，任脉可详。

寸口者，统寸关尺三部也。丸丸，动貌。紧细实长，寒邪盛而实也。男疝女瘕，即所谓苦少腹绕脐下，引阴中切痛也。

寸左右弹，阳跷可决；尺左右弹，阴跷可别，关左右弹，带脉之诀。

左右弹，紧脉之相也。阳跷主阳络，故应于寸；阴跷主阴络，故应于尺；带脉如束带之状，在人腰间，故应于关。

尺外斜上，至寸阴维，尺内斜上，至寸阳维。

从右手手少阳三焦，斜至寸上手厥阴心胞络之位，是阴维脉也；从左手足少阴肾经，斜至寸上手太阳小肠之位，是阳维也。斜上者，不由正位而上，斜向大指，名为尺外斜向小指，名为尺内，邪在阳维阳跷则发痫，痫动而属阳，邪在阴维阴跷则发癫，癫静而属阴故也。

脉有反关，动在臂后，别由列缺，不干证候。

反关脉者，脉不行于寸口，由列缺络入臂后，手阳明大肠之经也。以其不顺行于关上，故曰反关。有一手反关者，有两手反关者，此得于有生之初，非病脉也。令病人覆手诊之，方可见耳。

经脉病脉，业已昭详，将绝之形，更当度量。

经常之脉，主病之脉，皆明于前矣，而死绝之脉，亦不可不察也。分别于后。

心绝之脉，如操带钩，转豆躁疾，一日可忧。

经曰：脉来前曲后倨，如操带钩，曰心死。前曲者，谓轻取则坚强而不柔；后倨者，谓重取则牢实而不动，如持革带之钩，全失冲和之气，但钩无胃，故曰心死。转豆者，即经所谓如循薏苡子累累然，状其短实坚强，真脏脉也。又曰：心绝，一日死。

肝绝之脉，循刀责责，新张弓弦，死在八日。

经曰：真肝脉至，中外急如循刀刃。又曰：脉来急溢劲，如新张弓弦，曰肝死。又曰：肝绝，八日死。

脾绝雀啄，又同屋漏，一似水流，还如杯覆。

旧诀曰：雀啄连来四五啄，屋漏少刻一点落。若流水，若杯履，皆脾绝也。经曰：脾绝，四日死。

肺绝维何？如风吹毛，毛羽中肤，三日而号。

经曰：如风吹毛，曰肺死。又曰：真肺脉至，如以毛羽中人肤。皆状其但毛而无胃气也。又曰：肺绝，三日死。

肾绝伊何？发如夺索，辟辟弹石，四日而作。

经曰：脉来如夺索，辟辟如弹石，曰肾死。又曰：肾绝，四日死。旧诀云：弹石硬来寻即散，搭指散乱如解索。正谓此也。

命脉将绝，鱼翔虾游，至如涌泉，莫可换留。

旧诀云：鱼翔似有又似无，虾游静中忽一跃。经云：浑浑革至如涌泉，绵绵其去如弦绝。皆死脉也。

脉法心参

前者四言脉诀，皆言脉象。然而脉有精理，更当深求。兹曰《心参》盖余之得乎心而应乎手者，亦有得乎心而不能喻诸口者，若能于此研穷，期于了了明通，方不愧为司命耳。

《脉诀》，高阳生托王叔和之名者也。自伪诀讹传，脉法久晦，虽辟之者代有其人，奈习之者恬不知改。余欲起而正之，固知微尘无足岳之能，滴露乏添江之力，然天下万世，岂无明眼？虽信余言，或不及信伪诀，而信伪诀何如其信《内经》耶？今以《内经》脉法为图，因以数言正其疵误，但细心阅之，则凫颈蛇足，自当立辨。

尺内两旁，则季胁也，尺外以候肾，尺里以候腹中。附上，左外以候肝，内以候鬲，右外以候胃，内以候脾。

上附上，右外以候肺，内以候胸中，左外以候心，内以候膻中。

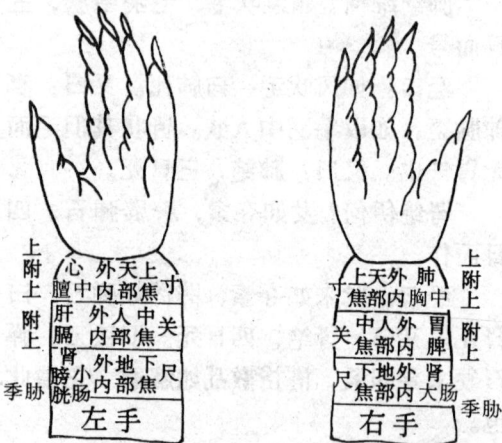

左手　　　右手

图16　《内经》分配脏腑诊候图

此《内经》之三部候法也。腑不及胆者，寄于肝也；不及大小肠、膀胱者，统于腹中也。至伪诀以大小肠配于寸上，以三焦列于左尺，以命门列于右尺，及乎厥阴、膻中，竟置而不言，不可不为之辨，使后学有确然可遵之法也。

夫寸主上焦以候胸中，关主中焦以候鬲中，尺主下焦以候腹中，此人身之定位，古今之通论也。大、小肠皆在下焦腹

中，伪诀越中焦而候之寸上，有是理乎？滑伯仁见及此，以左尺主小肠、膀胱、前阴之病，右尺主大肠、后阴之病，可称千古只眼。以上辨大、小肠配于寸上之非。

《难经》及叔和、启玄，皆以三焦有名无形，已为误矣。陈无择创言三焦有形如脂膜，更属不经。《灵枢》曰：密理厚皮者三焦厚，粗理薄皮者三焦薄。又曰：勇士者三焦理横，怯士者三焦理纵。又曰：上焦出于胃上口，并咽以上，贯鬲而布胸中。中焦亦并胃中，出上焦之后，泌糟粕，蒸精液，化精微而为血。下焦者，别回肠注于膀胱而渗入焉。水谷者，居于胃中，成糟粕，下大肠而成下焦。又曰：上焦如雾，中焦如沤①，下焦如渎。既曰无形，何以有厚薄？何以有纵有横？何以如雾如沤如渎？何以有气血之别耶？且又曰：三焦出气以温肌肉，充皮肤。固以明指肌肉之内，脏腑之外为三焦也。《脉诀》不知其统主一身，妄列于右尺，何不思之甚哉？此明身中脏腑空处为三焦，而《难经》有名无形，《脉诀》列于右尺，陈无择妄为有形如脂膜，皆以经文正之。

手厥阴一经，从无定论。《金匮真方篇》曰肝、心、脾、肺、肾五脏为阴，胆、胃、大肠、小肠、三焦、膀胱六腑为阳，此止十一经耳。则手厥阴之一经，果何在乎？《灵兰秘典篇》曰：心者，君主之官，神明出焉。肺者，相傅之官，治节出焉。肝者，将军之官，谋虑出焉。胆者，中正之官，决断出焉。膻中者，臣使之官，喜乐出焉。脾胃者，仓廪之官，五味出焉。大肠者，传导之官，变化出焉。小肠者，受盛之官，化物出焉。肾者，作强之官，伎巧出焉。三焦者，决渎之官，水道出焉。膀胱者，州都之官，津液藏

①　沤：原作"沥"，依《灵枢·营卫生会》改。下同。

焉，气化则能出矣。观其以膻中足十二经之数，然则配手厥阴经者，实膻中也。及《灵枢》叙经脉，又有胞络而无膻中，然而曰：动则喜笑不休，正与喜乐出焉之句相合。夫喜笑者，心火所司，则知膻中与心应，即胞络之别名也。《灵枢·邪客篇》曰：心者，五脏六腑之大主，其脏坚固，邪弗能容，容之则心伤，心伤则神去，神去则死矣。故诸邪之在心者，皆在心之胞络。由是察之，胞络即为膻中，断无可疑。膻中以配心脏，自有确据。已上明膻中即为胞络也。

心、肝、脾、肺，俱各一候，惟肾一脏而分尺之候者，为肾有两枚，形如豇豆，分列于腰脊之左右也。《刊误》以两尺候肾，深合经旨。《难经》、《脉诀》乃以左尺候肾水，右尺候命门相火，误矣。考《明堂》、《铜人》等经，命门一穴，在肾脉第十四椎下陷中，两肾中间。肾虽水脏，而相火寓焉，盖一阳居二阴之间，所以成乎坎也。独不思脉之应于指下者，为有经络循经，朝于寸口。详考《内经》并无命门之经络也，既无经络，何以应诊而可列之右尺乎？但当以左肾为水，右肾为火，不可以左为肾右为命门也。此明不可以右肾为命门。

人迎气口之说

关前一分，人命之主，左为人迎，右为气口，人迎以辨外因，气口以辨内因。又曰：人迎紧盛伤于风，气口紧盛伤于食。盖寸部三分，关部三分，尺部三分，三部合计共得九分。每部三分者，前一分，中一分，后一分也。此云关前一分，仍在关上之前一分耳。人多误认关前二字，竟以左寸为人迎，右寸为气口，误矣。须知左关前一分，正当肝部，肝为风木之脏，故外伤于风者，内应风脏而为紧盛也。右关前一分，正当脾部，脾为仓廪之官，故内伤于食者，内应食脏而为紧盛也。观其但曰伤于风，勿泥外因，而概以六气所伤者，亦取人迎也。但曰伤于食，勿泥内因，而概以七情所伤者，亦取气口也。

古人人迎气口有两法：在左右两手分之，左为人迎，右为气口。在右手一手分之，肺在寸为人迎，脾在关为气口。盖肺主皮毛，司腠理，凡风邪来客，先犯皮毛，皆肺经腠理不密所致也。

脉有不可言传之说

脉之理微，自古记之。昔在黄帝，生而神灵，犹曰若窥深渊而迎浮云。许叔微曰：脉之理幽而难明。吾意所解，口莫能宣也。凡可以笔墨载，可以口舌言者，皆迹象也。至于神理，非心领神会，乌能尽其玄微？如古人形容胃气之脉，而曰不浮不沉，此迹象也，可以中候求也；不疾不徐，此迹象也，可以至数求也。独所谓意思欣欣，悠悠扬扬，难以名状，非古人秘而不言，欲名状之而不可得，姑引而不发，跃如于言词之表，以待能者之自从耳。东垣至此，亦穷于词说，而但言脉贵有神。惟其神也，故不可以迹象求，言语告也。又如形容滑脉，而曰替替然如珠之圆转；形容涩脉，而曰如雨沾沙；形容紧脉，而曰如切绳转索；形容散脉，而曰如杨花散漫；形容任脉，而曰寸口丸丸。此皆迹象之外，别有神理。就其所言之状，正惟穷于言语，如借形似以揣摹之耳。盖悟理虽入微之事，然迹象未明，从何处悟入，思境未苦，从何处悟出，必于四言之诀，二十七字之法，诵之极其熟，思之极其苦，夫然后灵明自动，神鬼来通。启玄子曰：欲登泰岱，非经奚从；欲诣扶桑，无舟莫适。其是之谓乎？

因形气以定诊之说

逐脉审察者，一成之矩也；随人变通者，圆机之士也。肥盛之人，气居于表，六脉常常浮洪；瘦小之人，气敛于中，六脉常常沉数。性急之人，五至方为平脉；性缓之人，四至便作热医。身长之人，下指宜疏；身短之人，下指宜密。北方之人，每见实强；南方之人，恒多软弱。少壮之脉多大，老年之脉多虚，酒后之脉常数，饭后之脉常洪，远行之脉必疾，久饥之脉必空。室女尼姑多濡弱，婴儿之脉常七至。经曰：形气相得者生，三五不调者死。其可不察于此乎？

诊贵提纲之说

脉者，气血之先，阴阳之兆，贵得其纲领而提挈之也。左手为阳，右手为阴；关前为阳，关后为阴；浮取为阳，沉取为阴；数躁为阳，迟慢为阴；有力为阳，无力为阴；长大为阳，短小为阴。明乎此而脉之大端已在是矣。故曰：约而言之，只浮、沉、迟、数，已见其梗概；博而考之，虽二十四字，未尽其精详。经曰：知其要者，一言而终；不知其要，流散无穷。此之谓也。

脉有相似宜辨

洪与虚皆浮也，浮而有力为洪，浮而无力为虚。

沉与伏皆沉也，沉脉行于筋间，重按即见；伏脉行于骨间，重按不见，必推筋至骨，乃可见也。

数与紧皆急也，数脉以六至得名，而紧则不必六至，惟弦急而左右弹，状如切紧绳也。

迟与缓皆慢也，迟则三至，极其迟慢；缓则四至，徐而不迫。

实与牢，皆兼弦、大、实、长之四脉也，实则浮、中、沉三取皆然，牢则但于沉候取也。

洪与实皆有力也，洪则重按少衰，实则按之亦强也。

革与牢皆大而弦也，革则浮取而得，牢则沉取而见也。

濡与弱皆细小也，濡在浮分，重按即不见也；弱主沉分，轻取不可见也。

细与微皆无力也，细则指下分明；微则似有若无，模糊难见也。

促、结、涩、代，皆有止者也。数时一止为促；缓时一止为结；往来迟滞，似止非为涩；动而中止，不能自还，止有定数为代。

脉有相反宜参

浮沉者，脉之升降也。迟数者，脉之急慢也。滑涩者，脉之通滞也。虚实者，脉之刚柔也。长短者，脉之盈缩也。洪微者，脉之盛衰也。紧缓者，脉之张弛也。牢革者，脉之内外也。动伏者，脉之出处也。促结者，脉之阴阳也。濡弱者，脉之穷于进退者也。芤弦者，脉之见于盛衰者也。经曰前大后小，前小后大，来疾去徐，来徐去疾，去不盛来反盛，去盛来不盛，乍大乍小，乍长乍短，乍数乍数。是又二脉之偶见者也。

脉位法天地五行之说

北方为坎，水之位也；南方为离，火之位也；东方为震，木之位也；西方为兑，金之位也；中央为坤，土之位也。人身一小天地，故脉位应之。试南面而立，以观两手之部位，心属火居寸，亦在南也。肾属水居尺，亦在北也。肝属木居左，亦在东也。肺属金属右，亦在西也。脾属土居关，亦在中也。以五行相生之理言之，天一生水，故先从左尺肾水生左关肝木，肝木生左寸心火，心火为君主，其位至高，不可下，乃分权于相火，相火寓于右肾，肾本水也，而火寓也，如龙伏海底，有火相随。右尺相火生右关脾土，脾土生右寸肺金，金复生水，循环无穷，此相生之理。

更以五行相克之理言之，相火在右尺，将来克金，赖对待之左尺，实肾水也；火得水制，则不乘金矣。脾土在右关，将来克水，赖对待之左关，实肝木也，土得木制，则不侮水矣。肺金在右寸，将来克木，赖对待之左寸，实心火也，金得火制，则不贼木矣。右手三部，皆得左手三部制矣，而左手三部，竟无制者独何欤？右寸之肺金，有子肾水可复母仇；右关之脾土，有子肺金可复母仇，右尺相火，有子脾土可复母仇；是制于人者，仍可制人，相制而适以相成也，此相克之理也。

长短二脉不诊于关之说

夫脉以过于本位，名之为长。如寸之过于本位，直可上溢鱼际；尺之过于本位，直可下通尺泽。至于关中，稍过于上即为寸部，稍过于下即为尺部，何从见其过于本位而名之为长乎？或曰：长为肝家本脉，见于《内经》者，然则亦不从关上诊欤？曰：凡尺寸之见长者，皆肝脉之应也，必欲于左关求之，是痴人前说梦矣。

不及本位，故名曰短。寸可短也，尺可短也，若欲于关上寻不及本位之短脉，是上不通寸为阳绝，下不通尺为阴绝，乃死脉也。岂可以死脉为短脉乎？尺、关、寸，一气贯通，决无间断之理，必欲于关上求短脉，其可得乎？故愚谓长短二脉，不诊于关中，但见于尺寸也。

缓脉非病脉之说

缓乃胃气之脉，六部中不可一刻无者也。所谓缓而和匀，不疾不徐，不大不小，不浮不沉，意思欣欣，悠悠扬扬，难以名状者，此胃气脉也。脉贵有神者，贵此胃气耳，安可以胃气脉为病脉乎？必缓中有兼见之脉，方可断病，如缓而大，缓而细之类是也。

革脉非变革之义

革脉者，浮取之而挺然，重按之而豁然，正如鼓皮，外虽绷急，中则空虚。故丹溪云：如按鼓皮。此的解也。皮即为革，故名为革。滑伯仁以革为变革之义，误矣。若曰变革，是怪脉也，而革果怪脉乎，则变革之义何居乎？

脉以胃气为本

至哉坤元，万物资生，惟人应之，胃气是也，故脉以胃气为本。夫肝、心、肺、肾四脏之气，各有偏胜，俱赖胃气调剂之，使各得和平。故曰：土位居中，兼乎五行。春胃微弦曰平，弦多胃少曰肝病，但弦无胃曰死；胃而有毛曰秋病，毛甚曰今病。

夏胃微钩曰平，钩多胃少曰心病，但钩无胃曰死；胃而有石曰冬病，石甚曰今病。

长夏胃微软弱曰平，弱多胃少曰脾病，但代无胃曰死；软弱有石曰冬病，石甚曰今病。

秋胃微毛曰平，毛多胃少曰肺病，但毛无胃曰死；毛而有弦曰春病，弦甚曰今病。

冬胃微石曰平，石多胃少曰肾病，但石无胃曰死；石而有钩曰夏病，钩甚曰今病。四时长夏，皆以胃气为本。诊家于此精熟，则生克之故了然，或生或死，或病或不病，无遁情矣。

真藏脉见乃决死期

肝病则脉弦，弦而劲急，如循刀刃，真肝脉见也，庚日笃，辛日死，死于申酉时。心病则脉洪，洪而鼓躁，如操带钩者，真心脉见也，壬日笃，癸曰死，死于亥子时。脾病则脉软，脉来如屋之漏，如水之流，介然不鼓者，真脾脉见也，甲日笃，乙日死，死于寅、卯时。肺病则脉涩，涩而轻短，如风吹毛者，真肺脉见也，丙日笃，丁日死，死于午、未时。肾病则脉石，石而搏激，如雀之啄者，真肾脉见也，戊日笃，己日死，死于辰、戌、丑、未时。其有过期者，仓公所谓能食也。

诊法与叔和不同

王宗正曰：诊脉之法，当从心肺俱浮，肝肾俱沉，脾在中州。王叔和独守寸、关、尺部位，以测五脏六腑之脉者，非也。大抵从叔和而废此固非，但守此说不从叔和亦非，当合而参之可也。

重阴重阳

寸脉浮大，阳也，又兼疾脉，此阳中之阳也，名曰重阳。尺内沉细，阴也，又兼迟脉，此阴中之阴也，名曰重阴。上部重阳，下部重阴，阳亢阴隔，癫狂乃成。

脱阴脱阳

六脉有表无里，如濡脉之类，此名脱阴。六脉有里无表，谓之陷下，如弱脉之类，此名脱阳。六脉暴绝，此阴阳俱脱也。经曰：脱阴者目盲，脱阳者见鬼，阴阳俱脱者危。

阴阳相乘相伏

浮取之候，两关之前，皆阳也。若见紧、涩、短、小之类，是阳不足而阴乘之也。沉取之候，两关之后皆阴也。若见洪、大、数、滑，是阴不足而阳乘之也。阴脉之中，阳脉间一见焉，此阴中伏阳也。阳脉之中，阴脉间一见焉，此阳中伏阴也。阴乘阳者必恶寒，阳乘阴者必内热。阴中伏阳者期于夏，阳中伏阴者期于冬。以五行之理推之，而月节可期也。

阴绝阳绝

夫人唇为飞门，齿为户门，会厌为吸门，胃为贲门，太仓下口为幽门，大肠小肠会为阑门，下极为魄门，此为七冲门。此七门者，一气贯通，无有壅遏，壅遏则气闭而绝矣。寸口之动脉应之，故寸、关、尺一脉贯通，无有间绝，间绝则死，寸脉为上，上不至关为阳绝；尺脉为下，下不至关为阴绝。阳绝死于春夏，阴绝死于秋冬。

脉无根有两说

一以尺中为根。人之有尺，犹树之有根，水为天一之元，先天命根也。王叔和曰：寸关虽无，尺犹不绝，如此之流，何忧殒灭。谓其有根也。若肾脉独败，是无根矣。

一以沉候为根。经曰：诸脉无根者皆死，是谓有表无里，是谓孤阳不生，造化所以亘万古而不息者，一阴一阳互为其根也。阴既绝矣，孤阳岂能独存乎？

二说似乎不同，实则一致，两尺以肾部，沉候之六脉皆脉也。然则二尺之无根，与沉取之无根，总之，肾水绝也。

尺寸分经与络

寸部者，经脉之应也；尺部者，络脉之应也。寸部热满，尺部寒涩，此络气不足，经气有余也，秋冬死，春夏生。寸部寒涩，尺部热满，此经气不足，络气有余也，春夏死，秋冬生。

一岁之中脉象不可再见

春弦、夏洪、秋涩、冬石，各随时令而见，此为平也。如春宜弦而得洪脉者，至夏必死；得涩脉者，至秋必死；得石脉者，至冬必死，为真脏之气先泄也。其象先见于非时，当其时不能再见矣。

脉 有 亢 制

经曰：亢则害，承乃制。此言太过之害也。亢者，过于上而不能下也；承者，受也，亢极则反受制也。如火本克金，克之太过则为亢，而金之子为水，可以制火，乘其火虚，来复母仇，而火反受其制矣。如吴王夫差起倾国之兵，以与晋争，自谓无敌，越王勾践乘其空虚，已入国中矣。在脉则当何如？曰：阳盛者，脉必洪大，至阳盛之极，而脉反伏匿，阳极似阴也。此乾之上九，亢龙有悔也。阴盛者，脉必细微，至阴盛之极，而脉反躁疾，阴极似阳也。此坤之上六，龙战于野也。凡过者，反兼胜己之化也。

老 少 脉 异

老者，脉直衰弱，若过旺者，病也。壮者，脉者充实，若衰弱者，病也。虽然，老者脉旺而非躁，此禀之厚，寿之征也；如其躁疾，有表无里，此名孤阳，死期近矣。壮者脉细而和缓，三部同等，此禀之静，养之定也；若细而劲直，前后不等，死期至矣。

从证不从脉

脉浮为表，治宜汗之，此其常也，而亦有宜下者焉。仲景云：若脉浮大，心下硬有热，属脏者攻之，不令发汗是也。脉沉为里，治宜下之，此其常也，而亦有宜汗者焉。少阴病始得之，反发热而脉沉者，麻黄附子细辛汤，微汗之是也。脉促为阳，常用葛根、芩、连清之矣，若脉促厥冷为虚脱，非灸非温不可，此又非促为阳盛之脉也。脉迟为寒，常用干姜、附子温之矣，若阳明脉迟，不恶寒，身体濈濈汗出，则用大承气，此又非迟为阴寒之脉矣。四者皆从证不从脉也。世有切脉而不问证，其失可胜言哉。

从脉不从症

表证汗之，此其常也。仲景曰：病发热头痛，脉反沉，身体疼痛，当救其里，用四逆汤，此从脉之沉也。里证下之，此其常也。日晡发热者，属阳明；脉浮虚者，宜发汗，用桂枝汤，此从脉之浮也。结胸证具，常以大、小陷胸下之矣，脉浮大者不可下，下之则死，是宜从脉而治其表也。身疼痛者，常以桂枝、麻黄解之矣，然尺中迟者不可汗，以营血不足故也，是宜从脉而调其营矣。此皆从脉不从证也。世有问证而忽脉者，得非仲景之罪人乎？

形肉已脱九候虽调犹死

此岐伯欲人以脉合形也。盖形肉者，脾之所主，脾土为万物之母，观其形肉脱，则知脾坏于内而根本丧矣。九候虽调，犹不免于死，形可以弗视乎哉。

七诊虽见九候皆从者不死

此岐伯欲人融通脉理，不可一途而取

也。七诊者，独大、独小、独迟、独疾、独寒、独热、独陷下也。此皆恶脉。今论其不死者，如少阳之至，乍大乍小；阳明之至，浮大而短；太阳之至，洪大而长；太阴之至，紧大而长；少阴之至，紧细而微；厥阴之至，沉短而数。是皆旺脉也。又如南政之岁，三阴司天，则寸不应；三阴在泉，则尺不应；北政之岁，三阴司天，则尺不应；三阴在泉，则寸不应。是皆运气使然也，故谓之从。从者，顺四时五行而为之迁变，安得死哉？

冲阳太溪太冲

冲阳者，胃脉也，在足跗即脚面也。上五寸骨间动脉上，去陷谷三寸。盖土者，万物之母，冲阳脉不衰，胃气犹在，病虽危，尚可生也。然于旺中又忌弦急，弦急者，肝脉也，若见此脉，为木来克土，谓之贼邪，不治。

太溪者，肾脉也，在足内踝后跟骨即足跗后两旁圆骨，俗名孤拐骨。上动脉陷中。盖水者天一之元，太溪不衰，肾犹未绝，病虽危、尚可生也。

太冲者，肝脉也，在足大指本节后二寸陷中。盖肝者，东方木也，生物之始，此脉不衰，则生生之机尚可望也，女人专以此为主。

辨论太素脉

脉法倡自岐黄，不过测病情、决生死而已，安得有所谓太素也。自杨上善主《太素》脉法，徵休徵咎，比于神灵，而有验有不验者，何也？皆风鉴者流，托名《太素》以神其说耳。学者勿为邪说所惑也。然亦有可采之句，如曰脉形圆净，至数分明，谓之清；脉形散涩，至数模糊，谓之浊。质清脉清，富贵而多喜；质浊脉浊，贫贱而多忧。质清脉浊，外富贵而内贫贱，失意处多，得意处少也。质浊脉清，外贫贱而内富贵，得意处多，失意处少也。富贵而寿，脉清而长；贫贱而夭，脉浊而促。清而促者，富贵而夭；浊而长者，贫贱而寿。此皆可采之句，然亦不能外乎风鉴也。

《内经》曰：持脉有道，虚静为保。春日浮，如鱼之游① 在波；夏日在肤，泛泛乎万物有余；秋日下肤，蛰虫将去；冬日在骨，蛰虫周密，君子居室。故曰：知内者按而纪之，知外者终而始之。此六者，持脉之大法。

色　　诊

古人察色望气，命名色诊，望而知之谓之神，居四诊之先。仲景论明堂、厥庭，尽不见察，为世医咎，则色之于医尚矣。兹者采经文，集名论，类成一帙，以便稽考。

《移精变气论》曰：上古使僦贷季，理色脉而通神明，合之金木水火土，四时八风六合，不离其常。变化相移，以观其妙，以知其要，则色脉是矣。色以应日，脉以应月。

《脉要精微论》曰：夫精明五色者，气之华也。赤欲如白裹朱，不欲如赭；白欲如鹅羽，不欲如盐；青欲如苍璧之泽，不欲如蓝；黄欲如罗裹雄黄，不欲如黄土；黑欲如重漆色，不欲如地苍。以上言五色之见，皆贵光泽而恶晦滞也。五色精微象见，其寿不久也。夫精明者，所以视万物，别黑白，审短长；以长为短，以白为黑，如是则精衰矣。

《五脏生成篇》曰：青如草滋者死，黄如枳实者死，黑如炲音苔者死。赤如衃

---

① 游：原作"放"，据《素问·脉要精微论》改。

音丕血者死，白如枯骨者死。此五色之见死也。

生于心，如以缟裹朱；生于肺，如以缟裹红；生于肝，如以缟裹绀；生于脾，如以缟裹栝蒌实；生于肾，如以缟裹紫。此五脏所生之外荣也。

色味当五脏。白当肺，辛；赤当心，苦；青当肝，酸；黄当脾，甘；黑当肾，咸。故白当皮；赤当脉；青当筋；黄当肉；黑当骨。

夫脉之小、大、滑、涩、浮、沉，可以指别；五脏之象，可以类推；如火炎上，水润下，木曲直，金坚敛，土安静之类。五脏相音，可以意识；如肝音角，心音徵，脾音宫，肺音商，肾音羽。五色微诊，可以目察。能合色脉，可以万全。

赤脉之至也，喘而坚，诊曰：有积气在中，时害于食，名曰心痹，得之外疾，思虑而心虚，故邪从之。

白脉之至也，喘而浮，上虚下实，惊，有积气在胸中，喘而虚，名曰肺痹，寒热，得之醉而使内也。

青脉之至也，长而左右弹，有积气在心下支胠，名曰肝痹，得之①寒湿，与疝同法，腰痛足清头痛。

黄脉之至也，大而虚，积气在腹中，有厥气，名曰厥疝，女子同法，得之疾使四支，汗出当风。

黑脉之至也，上坚而大，有积气在小腹与阴，名曰肾痹，得之沐浴清水而卧。

凡相五色之奇脉，面黄目青，面黄目赤，面黄目白，面黄目黑者，皆不死也；面青目赤，面赤目白，面青目黑，面黑目白，面赤目青，皆死也。

《诊要经终论》曰：太阳之脉，其终也，戴眼，反折瘛疭，其色白②，绝汗乃出，出则死矣。少阳终者，耳聋，百节皆纵，目环③绝系，绝系一日半死。其死

也，色先青白，乃死矣。阳明终者，口目动作，善惊妄言，色黄，其上下经盛，不仁则终矣。少阴终者，面黑齿长而垢，腹胀闭，上下不通而终矣。太阴终者，腹胀闭不得息，善噫，善呕，呕则逆，逆则面赤，不逆则上下不通，不通则面黑皮毛焦而终矣。厥阴终者，中热嗌干，善溺，心烦，甚则舌卷囊上缩而终矣。

《邪气脏腑病形篇》曰：夫色脉与尺脉之相应也，如桴鼓影响之相应也。不得相失也，此亦本末根叶之出候也。故根死则叶枯矣，色脉形肉不得相失也。故知一则为工，知二则为神，知三则神且明矣。

青色者，其脉弦也；赤者，其脉钩也；黄者，其脉代也；白者，其脉毛；黑者，其脉石。见其色而不得其脉，反得其相胜之脉，则死矣。得其相胜之脉，则病已矣。

《五阅五使篇》曰：脉出于气口，色见于明堂，五色更出，以应五时。

肺病者，喘息鼻张；肝病者，眦青；脾病者，唇黄；心病者，舌卷短，颧赤；肾病者，颧与颜黑。

《五色篇》雷公问于黄帝曰：五色独决于明堂乎？黄帝曰：明堂者，鼻也；阙者，眉间也；庭者，颜也；颜为额角，即天庭也。蕃者，颊侧也；蔽者，耳门也。其间欲方大，去之十步，皆见于外，如是者寿必中百岁。

雷公曰：官五色奈何？官五色，言五色之所主也。黄帝曰：青黑为痛，黄赤为热，白为寒，是为五官。

雷公曰：以色言病之间甚奈何？间

① 之：原脱，依《素问·五脏生成篇》补。
② 白：原作"黑"，诸本同，依《素问·诊要经终论》改。
③ 环：《素问·诊要经终论》作"瞏"。王冰注："瞏，谓直视如惊貌。"

者，轻也；甚者，重也。黄帝曰：其色粗以明，沉夭者为甚，其色上行者病益甚，其色下行如云彻散者病方已。五色各有藏部，有外部，有内部也。色从外部走内部者，其病从外走内；其色从内走外者，其病从内走外。病生于内者，先治其阴，后治其阳，反者益甚；其病生于阳者，先治其外，后治其内，反者益甚。

雷公曰：人不病卒死，何以知之？黄帝曰：大气入于脏腑者，不病而卒死矣。曰：病小愈而卒死者，何以知之？曰：赤色出两颧，大如母指者，病虽小愈，必卒死。黑色出于庭，大如母指，必不病而卒死。

沉浊为内，浮泽为外，皆言色也。黄赤为风，青黑为痛，白为寒，黄而膏润为脓，赤甚者为血，痛甚为挛，寒甚为皮不仁。五色各见其部，察其浮沉，以知浅深；察其泽夭，以观成败；察其散抟①，以知远近；视色上下，以知病处，积神于心，以知往今。故相气不微，不知是非，属意弗去，乃知新故。色明不粗，沉夭为甚；不明不泽，其病不甚。虽不明泽，亦不沉夭，病必不甚。其色散，驹驹然未有聚；稚马曰驹，喻其无定，散而不聚也。其病散而气通，聚未成也。言其为病尚散，即有痛处，因于气耳，非积聚成形也。

《卫气失常篇》：伯高曰：色起两眉薄泽者，病在皮；唇色青、黄、赤、白、黑者，病在肌肉；营气濡然者，病在血气；目色青、黄、赤、白、黑者，病在筋；耳焦枯受尘垢，病在骨。

《通天篇》：少师曰：太阴之人，贪而不仁，下齐湛湛，好内而恶出，心抑而不发，不务于时，动而后人②。少阴之人，小贪而贼心，见人有亡，常若有得，好伤好害，见人有荣，乃反愠怒，心嫉而无

恩。太阳之人，居处于于，好言大事，无能而虚说，志发于四野，举措不顾是非，为事如常自用，事虽败而无悔。少阳之人，谌谛好自贵，有小小官，则高自宣③好为外交而不内附。阴阳和平之人，居处安静，无为惧惧，无为欣欣，婉然从物，或与不争，与时变化，尊则谦谦，卑而不谄④，是谓至治。以上别五等之人。

太阴之人，多阴而无阳，其阴血浊，其卫气涩，阴阳不和，缓筋而厚皮，不之疾泻，不能移之。少阴之人，多阴少阳，小胃而大肠，六腑不调，阳明脉小，太阳脉大，必审调之，其血易脱，其气易败也。太阳之人，多阳而少阴，必谨调之，毋脱其阴而泻其阳，阳重脱者阳狂，阴阳皆脱者，暴死不知人也。少阳之人，多阳少阴，经小而络大，血在中而气在⑤外，实阴而虚阳，独泻其络脉则强，气脱而疾，中气不足，病不起也。阴阳和平之人，其阴阳之气和，血脉调，谨诊其阴阳，视其邪正，安容仪，审有余不足，盛则泻之，虚则补之，不盛不虚，以经取之。以上治五态之人。

太阴之人，其状黮黮然黑色，念然下意，临临然长大，腘然未偻。少阴之人，其状清然窃然，固以阴贼，立而躁险，行而似伏。太阳之人，其状轩轩储储，反身折腘。少阳之人，其状立则好仰，行则好摇，两臂两肘则常出于背⑥。阴阳和平之人，其状委委然，随随然，颙颙然，愉愉然，暶暶然，豆豆然，众人皆曰君子。已

---

① 抟：原作"搏"，依《灵枢·五色》改。
② 后人：原作"从之"，据《甲乙》卷一第十六改。
③ 宣：原作"宜"，据《甲乙》卷一第十六改。
④ 尊则谦谦，卑而不谄：原作"尊则谦谦，谭而不治"，据《甲乙》卷一第十六改。
⑤ 在：原脱，依《甲乙》卷一第十六补。
⑥ 出于背：原作"抬背者"，依《灵枢·通天》改。

上别五态之人。

《方盛衰论》曰：形弱气虚死；形气有余，脉气不足死；脉气有余，形气不足生。

《玉机① 真藏论》曰：形气相得，谓之可治；色泽以浮，谓之易已。

《脉要精微论》曰：② "夫五脏者，身之强也。头者精明之府，头倾视深，精神将夺矣。背者胸中之府，背曲肩随，府将坏矣。腰者肾之府，转摇不能，肾将惫矣。膝者筋之府，屈伸不能，行则偻附，筋将惫矣。骨者髓之府，不能久立，行则振掉，骨将惫矣。得强者生，失强者死。

青色见于太阴、太阳及鱼尾正面，口角如大青蓝叶，怪恶之状者，肝气绝，主死。若如翠羽、柏皮者，只是肝邪，有惊病、风病、目病之属。

红色见于口唇，及三阴、三阳上下如马肝色死血之状者，心气绝，主死。若如橘红马尾色者，只是心病，有怔忡惊悸，夜卧不宁。

白色见于鼻准，及正面如枯骨及擦残汗粉者，为肺绝，丙丁日死。若如腻粉梅花白绵者，只是肺邪嗽咳之病，有孝服之忧。

黄色见于鼻，干燥若土偶之形，为脾气绝，主死。若如桂花杂以黑晕，只是脾病，饮食不快，四肢倦怠，有妻妾之累。

黑色见于耳，或轮郭内外，命门悬璧，若污水烟煤之状，为肾气绝，主死。若如蜘蛛网眼、鸟羽之泽者，只是肾虚火旺之病。

凡望病人，目睛不了了，鼻中呼不出，吸不入，气短促而冷者，阴病也。

目睛了了，鼻中呼吸出入，能往能来，口鼻息长而皆热者，阳病也。

病人及无病人，黑色起入目及口鼻，三日死。

久病人，耳目及颧骨赤者，五日死。

病人目无精光，若土色，不受饮食者，四日死。

病人两目眦，有黄色起者，将愈。

病人面目俱黄者，不死。

病人面上及口唇青黑者，俱不可救。

病人及无病人，面如马肝色，望之如青，近之如黑者死。

左颊主肝，右颊主肺，额上主心，鼻主脾，颐为肾。色与脉相克者凶。如脉见西方之涩，而色见南方之赤，是色克脉也；如脉见西方之涩，而色见东方之青，是脉克色也，余脏准此。色与脉相生者吉，如脉见西方之涩，而色见中央之黄，是色生脉也；如色见西方之白，而脉见中央之缓，是脉生色也；余脏准此。然更有别也，色克脉者其死速；脉克色者其死迟；色生脉者其愈速；脉生色者其愈迟。经曰：能合色脉，可以万全。此之谓也。

① 机：原作"玑"，依《素问》篇名改。
② 《脉要精微论》曰：原脱，诸本同，今依体例及引文内容补。

卷 之 三

云间李中梓士材父著
门人孙三锡黄绪父参
侄孙李廷芳蒳伯父订

本草徵要上

本草太多，令人有望洋之苦；药性太少，有遗珠之忧。兹以《纲目》为主，删繁去复，独存精要，采集名论，窃附管窥，详加注释。比之《珍珠囊》极其详备，且句字整严，便于诵读，使学者但熟此帙，已无遗用，不必复事他求矣。

草 部

人参味甘，微温，无毒，入肺、脾二经，茯苓为使，恶卤咸，反藜芦，畏五灵脂。去芦用。其色黄中带白，大而肥润者佳。补气安神，除邪益智。疗心腹寒痛，除胸胁逆满，止消渴，破坚积，气壮而胃自开，气和而食自化。

人参得阳和之气，能回元气于垂亡，气足则神安，正旺则邪去。益智者，心气强，则善思而多智也。真气虚者，中虚而痛，胸满而逆，阳春一至，寒转为温，否转为泰矣。气入金家，金为水母，渴藉以止矣。破积消食者，脾得乾健之运耳。

按：人参状类人形，功魁群草，第亦有不宜用者，世之录其长者，遂忘其短，摘其瑕者，并弃其瑜。或当用而后时，或非宜而妄设，不蒙其利，只见其害，遂使良药见疑于世，粗工互腾其口，良可憾也。

人参能理一切虚证，气虚者固无论矣，血虚者亦不可缺。无阳则阴无以生，血脱者补气，自古记之。所谓肺热还伤肺者，肺脉洪实，火气方逆，血热妄行，气尚未虚，不可骤用。痧疹初发，身虽热而斑点未形，伤寒始作，症未定而邪热方炽，若误投之，鲜克免者。多用则宣通，少用反壅滞。

生地黄味甘，寒，无毒，入心、肝、脾、肾四经。恶贝母，忌铜、铁、葱、蒜、萝卜、诸血。产怀庆，黑而肥实者佳。凉血补阴，去瘀生新。养筋骨，益气力，理胎产，主劳伤，通二便，消宿食。心病而掌中热痛，脾病而痿蹶贪眠。

熟地黄性味畏忌俱同生地黄。用砂锅柳甑，衬以荷叶，将生地黄酒润，用缩砂仁粗末拌蒸，盖覆极密，文武火蒸半日，取起晒极干，如前又蒸，九次为度，令中心熟透，纯黑乃佳。滋肾水，封填骨髓，利血脉，补益真阴。久病余胫股痠痛，新产后脐腹急疼。

地黄合地之坚凝，得土之正色，为补肾要药，益阴上品。禀仲冬之气，故凉血有功，阴血赖养。新者生则瘀者去，血受补则筋受荣，肾得之而骨强力壮矣。胎产劳伤，皆血之怨，血得其养，证因以痊。肾开窍于二阴，况血主濡之，二便所以利也。湿热盛则食不消，地黄去湿热以安脾胃，宿滞乃化。掌中应心，主痿躄，乃脾热奉君主而清其仓廪，两证可瘳矣。熟者稍温，其功更溥。六味丸以之为首，天一所生之本也；四物汤以之为君，乙癸同源之义也。久病阴伤，新产血败，在所亟需。

按：生地黄性寒而润，胃虚食少，脾虚泻多，均在禁例。熟者性滞，若痰多气郁之人，能窒碍胸膈，当斟酌用之。姜酒拌炒，生者不妨胃，熟者不泥膈。

天门冬味甘，寒，无毒，入肺、肾二经。地黄、贝母为使。忌鲤鱼，去心用。定喘定嗽，肺痿肺痈，是润燥之力也；益精益髓，消血消痰，非补阴之力欤！善杀三虫，能通二便。

甘寒养阴，肺肾虚热之要药也，热则生风，热清而风自去；湿乃湿热，热化而湿亦除。肾为作强之官，而主骨，湿下流使人骨痿，善去湿热，故骨强也。虚而内热，三虫生焉，补虚去热，三虫杀矣。肺喜清肃，火不乘金，故曰保也。咳嗽痈痿，血痰燥渴，保肺之后，莫不疗之。伏热在中，饮食不为肌肤，邪热清而肌肤得其养矣。肺金不燥，消渴自止，气化及于州都，小便自利。

按：天门冬性寒而滑，若脾虚而泄泻恶食者，大非所宜，即有前证，亦勿轻投。

麦门冬味甘，微寒，无毒，入心、肺二经。地黄、车前为使，恶款冬花，忌鲫鱼。肥白者佳，去心用。退肺中伏火，止渴益精；清心气惊烦，定血疗咳。

麦门冬禀秋令①之微寒，得西方之正色，故清肺多功。心火焦烦，正如盛暑，秋风一至，炎蒸若失矣。心主血，心

既清，妄行者息。脾受湿热，则肌肉肿而肠胃满，热去即湿除，肿满者自愈。金不燥则不渴，金水生则益精。

按：麦门冬与天门冬功用相当，寒性稍减，虚寒泄泻，仍宜忌之。

白术味苦，甘，温，无毒，入脾、胃二经。防风为使。忌桃、李、青鱼。产于潜者佳。米泔水浸半日，土蒸切片，蜜水拌匀，炒令褐色。健脾进食，消谷补中，化胃经痰水，理心下急满，利腰脐血结，祛周身湿痹，君枳实以消痞，佐黄芩以安胎。

白术甘温，得土之冲气，补脾胃之神圣也。脾胃健于转输，新谷善进，宿谷善消，土旺自能胜湿，痰水易化，急满易解。腰脐间血，周身之痹，皆湿停为害，湿去则安矣。消痞者，强脾胃之力；安胎者，化湿热之功。

按：《白术赞》云：味重金浆，芳逾玉液，百邪外御，六腑内充。察草木之胜速益于己者，并不及术之多功也。但阴虚燥渴，便闭滞下，肝肾有筑筑动气者勿服。

苍术味苦、辛，温，无毒，入脾经。畏恶同白术。产茅山者佳。泔浸蒸晒。燥湿消痰，发汗解郁，除山岚瘴气，弭灾沴恶疾。

苍术为湿家要剂。痰与气俱化，辛温快气，汗与郁并解，芳气辟邪，得天地之正气者欤。

按：苍术与白术功用相似，补中逊之，燥性过之，无湿者便不敢用，况于燥证乎？

甘草味甘、平，无毒，入脾经。白术为使，反大戟、芫花、甘遂、海藻，恶远志，忌猪肉，令人阳痿。补脾以和中，润

---

① 令：康熙本作"金"。

肺而疗痿，止泻退热，坚筋长肌，解一切毒，和一切药。梢上茎中作痛，节医肿毒诸疮。

外赤内黄，备坤离之色；味甘气平，资戊己之功。调和群品，有元老之称；普治百邪，得王道之用。益阴除热，有裨金官，故咳嗽、咽痛、肺痿均治也。专滋脾土，故泻利、虚热、肌肉均赖也。诸毒遇土则化，甘草为九土之精，故百毒化。热药用之缓其热，寒药用之缓其寒。理中汤用之，恐其僭上；承气汤用之，恐其速下。

按：甘能作胀，故满中者忌之。呕家忌甘，酒家亦忌甘。

黄芪味甘，微温，无毒，入肺、脾二经。茯苓为使，恶龟甲、白藓皮。嫩绿色者佳，蜜炙透。补肺气而实皮毛，敛汗托疮，解渴定喘；益胃气而去肤热，止泻生肌，补虚治痿。风癞急需，痘疡莫缺。

种种功勋，皆是补脾实肺之力。能理风癞者，经谓：邪之所凑，其气必虚。气充于外，邪无所容耳。

按：黄芪实表，有表邪者勿用；助气，气实者勿用。多怒则肝气不和，亦禁用也。

远志味苦、辛，温，无毒，入心、肾二经。畏珍珠、藜芦，杀附子毒，冷甘草汤浸透，去水焙干。定心气，止惊益智，补肾气，强志益精。治皮肤中热，令耳目聪明。

心君镇定，则震憾无忧，灵机善运，故止惊益智。水府充盈，则坚强称职，闭蛰封藏，故强志益精。水旺而皮热可除，心安而耳目自利。

按：远志水火并补，殆交坎离而成既济者耶。本功外善疗痈毒，敷服皆奇；苦以泄之，辛以散之力也。

菖蒲味辛，温，无毒，入心、脾二经。秦艽为使，恶麻黄，忌饴糖、羊肉，勿犯铁器，令人吐逆。石生细而节密者佳，去毛微炒。宣五脏，耳聪目明，通九窍，心开智长。风寒湿痹宜求，咳逆上气莫缺。止小便利，理脓窠疮。

菖蒲禀孟夏之气，合从革之辛，芳香利窍，辛温达气，心脾之良药也。故善宣通，能除湿痹。

按：菖蒲香燥，阴血不足者禁之，惟佐地黄、门冬之属，资其宣导，臻至太和。雷公曰：菖、夏菖，其二件相似，但气味腥秽，形似竹根[①]。

萎蕤味甘，平，无毒，入肺、脾、肝、肾四经。畏卤碱。蜜水拌蒸。润肺而止嗽痰，补脾而去湿热，养肝而理眦伤泪出，益肾而除腰痛茎寒。

萎蕤滋益阴精，与地黄同功，增长阳气，与人参同力。润而不滑，和而不偏，譬诸盛德之人，无往不利。

薯蓣一名山药。味甘，平，无毒。入心、脾、肾三经。蒸透用。益气长肌，安肾退热。补脾除泻痢，补肾止遗精。

山药得土之冲气，禀春之和气，故主用如上。比之金玉君子，但性缓，非多用不效。

按：山药与面同食，不能益人。

薏苡仁味甘，微寒，无毒。入肺、脾二经。淘净，晒炒。祛风湿，理脚气拘挛；保燥金，治痿痹咳嗽。泻痢不能缺也，水胀其可废乎？

薏仁得地之燥，禀秋之凉，能燥脾湿，善祛肺热。

按：大便燥结，因寒转筋，及妊娠者并禁之。

---

① 但气味腥秽，形似竹根：《证类本草》、《雷公炮炙论》作"如竹根鞭，形黑、气秽、味腥，不堪用。"

木香味辛，温，无毒。入肺、脾、肝三经。生用理气，煨熟止渴。平肝降气，郁可开而胎可安，健胃宽中，食可消而痢可止。何患乎鬼邪蛊毒，无忧于冷气心疼。

气味纯阳，故辟邪止痛。吐泻停食，脾疾也，土喜温燥，得之即效；气郁气逆，肝疾也，木喜疏通，得之即平。胎前须顺气，故能安胎。

按：木香香燥而偏于阳，肺虚有热，血枯而燥者，慎勿犯之。

石斛味甘，平，无毒，入胃、肾二经。恶巴豆，畏僵蚕。酒浸酥拌蒸。清胃生肌，逐皮肤虚热；强肾益精，疗脚膝痹弱。厚肠止泻，安神定惊。

入胃清湿热，故理痹证泄泻；入肾强阴，故理精衰骨痛。其安神定惊，兼入心也。

按：石斛宜于汤液，不宜入丸，形长而细且坚，味甘不苦为真。误用木斛，味大苦，饵之伤人。

牛膝味苦，酸，平，无毒。入肝、肾二经。恶鳖甲，忌牛肉。酒浸。壮筋骨，利腰膝，除寒湿，解拘挛。益精强阴，通经堕胎。理膀胱气化迟难，引诸药下行甚捷。

肝为血海而主筋，血海得补则经通，而挛急者解矣。骨者，肾所司也；腰者，肾之府也；精者，肾所藏也；小便者，肾所主也。补肾则众疾咸安。堕胎者，以其破血下行耳。

按：牛膝主用，多在肾肝下部，上焦药中勿入。气虚下陷，血崩不止者戒用。

芎䓖味辛，温，无毒。入肝经。白芷为使，畏黄连。主头痛面风，泪出多涕，寒痹筋挛，去瘀生新，调经种子，长肉排脓。小者名抚芎，止利且开郁。

辛甘发散为阳，故多功于头面。血和则去旧生新，经调而挛痹生解。长肉排脓者，以其为血中气药也。抚芎之止利开郁，亦上升辛散之力。

按：芎䓖性阳味辛，凡虚火上炎，呕吐咳逆者，忌之。《衍义》云：久服令人暴亡。为其辛喜归肺，肺气偏胜，金来贼木，肝必受侮，久则偏绝耳。

当归味甘、辛，温，无毒。入心、肝、脾三经。畏菖蒲、海藻、生姜，酒洗去芦。去瘀生新，舒筋润肠。温中止心腹之痛，养营疗肢节之疼。外科排脓止痛，女科沥血崩中。

心主血，脾统血，肝藏血，归为血药，故入三经，而主治如上。《本经》首言主咳逆上气，辛散之勋也。头止血，尾破血，身补血，全和血，能引诸血各归其所当归之经，故名当归。气血昏乱，服之即定。

按：当归善滑肠，泄泻者禁用；入吐血剂中，须醋炒之。

白芍药味苦、酸，微寒，无毒，入肺、脾、肝三经。恶石斛、芒硝，畏鳖甲、小蓟及藜芦。煨熟酒焙。敛肺而主胀逆喘咳，腠理不固；安脾而主中满腹痛，泻痢不和；制肝而主血热目疾，胁下作疼。赤者专行恶血，兼利小肠。

收敛下降，适合秋金，故气宁而汗止。专入脾经血分，能泻肝家火邪，故功能颇多。一言以敝之，敛气凉血而已矣。

按：芍药之性，未若芩、连之苦寒，而寇氏云：减芍药以避中寒。丹溪云：产后勿用芍药，恐酸寒伐生生之气。嗟乎！药之寒者，行杀伐之气，违生长之机，虽微寒如芍药，古人犹谆谆告戒，况大苦大寒之药，其可肆用而莫之忌耶？

五味子味甘、酸，核中苦，辛、咸，温，无毒。入肺、肾二经。苁蓉为使，恶葳蕤。嗽药生用，补药微焙。辽东肥润者佳。滋肾经不足之水，强阴涩精，除热解渴；收肺气耗散之金，疗咳定喘，敛汗固肠。

洁古云：夏服五味，使人精神顿加，两足筋力涌出。东垣云：收瞳神散大，火热必用之药。五味功用虽多，收肺保肾四字，足以尽之。

按：五味乃要药，人多不敢用者，寇氏虚热之说误之耳。惟风邪在表，痧症初发，一切停饮，肺家有实热者，皆当禁之。

丹参味苦，微寒，无毒。入心经。畏咸水，反藜芦。安神散结，益气养阴，去瘀血，生新血。安生胎，落死胎，胎前产后，带下崩中。

色合丙丁，独入心家，专主血证。古称丹参一味，与四物同功，嘉其补阴之绩也。

按：丹参虽能补血，长于行血，妊娠无故勿服。

沙参味苦，微寒，无毒。入肺经。恶防己，反藜芦。主寒热咳嗽，胸痹头痛。定心内惊烦，退皮间邪热。

气轻力薄，非肩弘任大之品也。人参甘温体重，专益肺气，补阳而生阴；沙参甘寒体轻，专清肺热，补阴而制阳。

按：沙参性寒，脏腑无实热及寒客肺经而嗽者，勿服。

玄参味苦、咸，微寒，无毒。入肾经，恶黄芪、干姜、大枣、山茱萸、反藜芦，忌铜器。蒸过晒干，黑润者佳。补肾益精，退热明目，伤寒瘟毒，痨证骨蒸。解烦渴，利咽喉。外科瘰疬痈疽，女科产乳余疾。

色黑味苦，肾家要药。凡益精明目，退热除蒸，皆壮水之效也。至如咽痛烦渴，瘟毒病疮，皆肺病也。正为水虚火亢，金受贼邪，第与壮水，阳焰无光已。

产乳余疾，亦属阴伤，故应并主。

按：玄参寒滑，脾虚泄泻者禁之。

苦参味苦，寒，无毒。入肾经。玄参为使，恶贝母、菟丝、漏芦，反藜芦。泔浸一宿，蒸过曝干。除热祛湿，利水固齿，痈肿疮疡，肠澼下血。

味苦性寒，纯阴之品，故理湿热有功。疮毒肠澼，皆湿蒸热瘀之愆，宜其咸主。齿乃骨之余，清肾者自固耳。

按：苦参大苦大寒，不惟损胃，兼且寒精，向非大热，恶敢轻投？

知母味苦、寒，无毒，入肺、肾二经。忌铁器，肥白者佳。去毛，盐水炒透。清肺热而消痰损咳，泻肾火而利水滑肠。肢体肿浮为上剂，伤寒烦热号神良。

泻肾家有余之火，是其本功，至夫清金治肿诸效，良由相火不炎，自当驯致也。

按：知母性寒，不宜多服，近世理痨，尊为上品，往往致泄泻而毙。故肾虚阳痿，脾虚溏泄，不思食，不化食者，皆不可用。

贝母味辛、苦，微寒，无毒。入心、肺二经。厚朴为使，畏秦艽，反乌头。去心，糯米拌炒，米熟为度。消痰润肺，涤热清心。喘咳红痰要矣，胸中郁结神哉！

辛宜归肺，苦宜归心，大抵心清气降，肺赖以宁，且润而化痰，故多功于西方也。

按：汪机曰：俗以半夏燥而有毒，代以贝母，不知贝母治肺金燥痰，半夏治脾土湿痰，何可代之？脾为湿土，故喜燥；肺为燥金，故喜润。若痰在脾经，误用贝母之润，投以所恶，可翘首待毙。故寒痰、湿痰、风痰、食积痰、肾虚泛为痰，均非贝母所司也。

紫菀味苦、辛，温，无毒，款冬花为使。恶远志，畏茵陈。洗净。蜜水炒。主痰喘上气，尸疰痨伤，咳吐脓血，通利小肠。

苦能下达，辛可益金，故吐血保肺，收为上品。虽入至高，善于下趋，使气化及于州都，小便自利，人所不知。

按：紫菀辛温暂用之品，阴虚肺热者，不专用多用，须地黄、门冬共之。

百合味甘，微寒，无毒。入心、肺二经。花白者入药。保肺止咳，驱邪定惊，止涕泪多，利大小便。

君主镇定，邪不能侵；相傅清肃，咳嗽可疗。涕泪，肺肝热也；二便不通，肾经热也。清火之后，复何患乎？仲景云：行、住、坐、卧不定，如有神灵，谓之百合病，以百合治之，是亦清心安肾之效欤！

按：百合通二便，中寒下陷者忌之。

天花粉味苦，寒，无毒。入心、脾二经。枸杞为使，恶干姜，畏牛膝、干漆，反乌头。止渴，退烦热，消痰，通月经，排脓散肿，利膈清心。实名栝蒌，主疗结胸；其子润肺，主化燥痰。

消痰解热，是其专职。通经者，非若桃仁、姜黄之直行血分，热清则血不瘀耳。旧称补虚，亦以热退为补，不可不察。

按：天花粉禀清寒之气，脾胃虚寒及泄泻者忌用。

续断味苦，辛，微温，无毒。入肝经。地黄为使，恶雷丸，酒浸焙。补劳伤，续筋骨，破瘀结，利关节，缩小便，止遗泄。痈毒宜收，胎产莫缺。

补而不滞，行而不泄，故外科、女科取用宏多也。

按：雷公云：草茆根似续断，误服令人筋软。

秦艽味苦，辛，平，无毒。入肝、胃二经。菖蒲为使，畏牛乳。左纹者良。祛风活络，养血舒筋，骨蒸黄疸，利水通淋。

秦艽长于养血，故能退热舒筋。治风先治血，血行风自灭，故疗风无问久新。入胃祛湿热，故小便利而黄疸愈也。

按：下部虚寒，及小便不禁、大便滑者，忌用。

木通味辛、甘淡，平，无毒。入心、小肠二经。色白而梗细者佳。治五淋，宣九窍，杀三虫，利关节，通血脉，开关格。行经下乳，催生堕胎。通草味淡，专利小便，下乳催生。

功用虽多，不出宣通气血四字。东垣云：淡甘能助西方秋气下降，专泄气滞。肺受热邪，气化之源绝，则寒水断流，宜此治之。君火为邪，宜用木通；相火为邪，宜用泽泻。利水虽同，用各有别。

按：木通性通利，精滑气弱、内无湿热、妊娠者均忌。

泽泻味甘、咸，微寒，无毒。入肾、膀胱二经。畏文蛤。去皮，酒浸焙。主水道不通，淋沥肿胀，能止泄精，善去胞垢。

种种功能，皆由利水，何以又止泄精乎？此指湿火为殃，不为虚滑者言也。李时珍曰：八味丸用泽泻者，古人用补，必兼泻邪，邪去则补剂得力。专一于补，必致偏胜之害也。

按：泽泻善泻，古称补虚者，误矣。扁鹊谓其害眼者，确也。病人无湿，肾虚精滑，目虚不明，切勿轻与。

车前子味甘、寒，无毒。入肺、肝、小肠三经。酒拌蒸曝。利水止泻，解热催生，益精明目，开窍通淋。用其根叶，行血多灵。

利水之品，乃云益精。何也？男女阴中各有二窍，一窍通精，乃命门真阳之火；一窍通水，乃膀胱湿热之水。二窍不并开，水窍开则湿热外泄。相火常宁，精窍常闭，久久精足，精足则目明。《明医杂著》云：服固精药久，服此行房即有子。

按：阳气下陷，肾气虚脱，勿入车前。

萹蓄 味苦，平，无毒。入膀胱经。利水治癃淋，杀虫理疮疾。

治癃及疮，皆去湿热也。

按：萹蓄直遂，不能益人，不宜恒用。

灯心 味淡，平，无毒，入心、小肠二经。清心必用，利水偏宜。烧灰吹喉痹，涂乳治夜啼。

粳粉浆之，晒干为末，入水淘之，浮者是灯心。

按：中寒小便不禁者忌之。

萆薢 味苦，平，无毒。入胃、肝二经。薏苡为使，畏葵根、大黄、柴胡、前胡。主风寒湿痹，腰膝作痛，既可去膀胱宿水，又能止失溺便频。

主用皆祛风湿，补下元。杨子建曰：小便频，茎内痛，必大腑热闭，水液只就小肠，大腑愈加燥竭。因强忍房事，有瘀腐壅于小肠，故痛。此与淋证不同，宜盐炒萆薢一两煎服，以葱汤洗谷道即愈。肾受土邪则水衰，肝挟相火，来复母仇，得萆薢渗湿，则土安其位，水不受侮矣。

按：萆薢本除风湿，如阴虚火炽，溺有余沥，及无湿而肾虚腰痛皆禁。菝葜、土茯苓，与萆薢虽不同，主治相仿。总之，除湿祛风，分清去浊，恶疮化毒，又能补下焦。忌茗、醋。

白鲜 味苦，寒，无毒。入脾经。恶桔梗、茯苓、萆薢。主筋挛死肌，化湿热毒疮。

地之湿气，感则害人皮肉筋脉。白鲜皮善除湿热，故疗肌死、筋挛、疮毒。

按：下部虚寒之人，虽有湿证，弗敢饵也。

金银花 味甘，平，无毒。入脾经。解热消痈，止痢宽膨。

禀春气以生，性极中和，故无禁忌。今人但入疮科，忘其治痢与胀，何金银花之塞于遇乎？

甘菊花 味甘，微寒，无毒。入肺、肾二经。枸杞、桑白皮为使。去蒂。主胸中热，去头面风，死肌湿痹，目泪头痛。

独禀金精，善制风木。高巅之上，惟风可到，故主用多在上部。目者，肝之窍也；泪者，肝之热也。宜其瘳矣。

升麻 味甘、苦，平，无毒。入肺、胃、脾、大肠四经。青色者佳。忌火。解百毒，杀精鬼，辟疫瘴，止喉痛、头痛、齿痛、口疮、瘢疹，散阳明风邪，升胃中清气。

禀极清之气，升于九天，得阳气之全者也，故杀鬼辟邪。头喉口齿，皆在高巅之上；风邪瘢疹，皆在清阳之分，总获其升清之益。凡气虚下陷，如泻痢、崩淋、脱肛、遗浊、须其升提。虚人之气，升少降多。《内经》曰：阴精所奉其人寿，阳精所降其人夭。东垣取入补中汤，独窥其微矣。

按：升麻属阳性升，凡吐血、鼻衄，咳嗽多痰，阴虚火动，气逆、呕吐，怔忡癫狂，切勿误投。

柴胡 味苦，微寒，无毒。入肝、胆二经。恶皂荚，畏藜芦，忌见火。主伤寒、疟疾，寒热往来，呕吐胁痛，口苦耳聋，痰实结胸，饮食积聚，心中烦热，热入血室，目赤头痛，湿痹水胀，肝痨肌蒸，五疳羸热。

禀初春微寒之气，春气生而升，为少阳胆经表药。胆为清净之府，其经在半表半里，不可汗，不可吐，不可下，法当和解，小柴胡汤是也。邪结则有烦热积聚等证，邪散则自解矣。肝为春令，主于升阳，故阳气下陷者不可缺。主治多端，不越乎肝胆之咎。去水胀湿痹者，风能胜湿也。治痨与疳证，乃银州柴胡，别为一种。

按：柴胡少阳经半表半里之药，病在太阳者，服之太早，则引贼入门；病在阴经者，复用柴胡，则重伤其表。世俗不知柴胡之用，每遇伤寒传经未明，以柴胡汤为不汗、不吐、不下，可以藏拙，辄混用之，杀命不可胜数矣。痨证惟在肝经者用之，若气虚者，不过些小助参、芪，非用柴胡退热也。若遇痨证便用柴胡，不死安待？惟此一味，贻祸极多，故特表而详言之。

前胡味苦，微寒，无毒。入肺、脾、胃、大肠四经。半夏为使，恶皂荚，畏藜芦。散结而消痰定喘，下气以消食安胎。

时珍曰：前胡主降，与柴胡上升者不同，气降则痰亦降矣。安胎化食，无非下气之力耳。前胡去风痰，与半夏治湿痰，贝母治燥痰者各别也。

按：前胡治气实风痰，凡阴虚火动之痰，及不因外感而有痰者，法当禁之。

独活味苦、甘，平，无毒。入小肠、膀胱、肝、肾四经。风寒湿痹，筋骨挛疼，头旋掉眩，头项难伸。

本入手、足太阳，表里引经，又入足少阴、厥阴，小无不入，大无不通，故既散八风之邪，兼利百节之痛。时珍曰：独活、羌活，乃一类二种。中国者为独活，色黄气细，可理伏风；西羌者为羌活，色紫气雄，可理游风。

按：独活、羌活，皆主风痰，若血虚头痛，及遍身肢节痛，误用风药，反致增剧。

细辛味辛，温，无毒。入心、小肠二经。恶黄芪、山茱萸，畏滑石，反藜芦。风寒湿痹，头痛鼻塞，下气破痰，头面游风，百节拘挛，齿痛目泪。

味辛性温，禀升阳之气而为风剂，辛香开窍，故主疗如上。单服末至一钱，令人闷绝，辛药不可多用也。

按：细辛燥烈，凡血虚内热，因成头痛、咳嗽者，痛戒之。

茺蔚子味辛，微寒，无毒。入肝经。忌铁。明目益精，行血除水。叶名益母，功用相当。

补而能行，辛而能润，为胎产要药。

按：子、叶皆善行走，凡崩漏及瞳神散大者，禁用。

防风味甘，辛，温，无毒。入肺、小肠、膀胱三经。畏草薢，恶干姜、芫花，杀附子毒。色白而润者佳。大风，恶风，风邪周痹，头面游风，眼赤多泪。

能防御外风，故名防风，乃风药中润剂也。卑贱之卒，随所引而至，疮科多用之，为其风湿交攻耳。

按：防风泻肺实，肺虚有汗者勿犯。

荆芥味辛，温，无毒。入肝经。反驴肉、无鳞鱼、河豚、蟹、黄鳝鱼。主瘰疬积聚，瘀血湿瘟[1]。散风热，清头目，利咽喉，消疮毒。

长于治风，又兼治血，何也？为其入风木之脏，即是血海，故并令之。今人但遇风证，概用荆防，此流气散之相沿；不知风在皮里膜外者宜之，非若防风入人骨肉也。

紫苏味辛，温，无毒。入肺经。温中达表，解散风寒。梗能下气安胎，子可消痰定喘。

俗喜其芳香，且暮资食，不知泄真元

---

[1] 瘟：群玉山房本作"温"，然据《本草纲目》卷14，疑作"痹"。

之气。古称芳草致豪贵之疾，紫苏有焉。

按：气虚表虚者禁用叶，肠滑气虚者禁用子，慎之！

薄荷味辛，温，无毒。入肺经。产苏州者良。去风热，通关节，清头目，定霍乱，消食下气。猫咬蛇伤，伤寒舌胎，和蜜擦之。

发汗解表，故去风清热，利于头面。辛香开气，胀满、霍乱、食滞者，并主之。

按：薄荷辛香伐气，多服损肺伤心。

干葛味甘，平，无毒。入胃经。主消渴大热，呕吐头痛。生用能堕胎，蒸熟化酒毒。止血痢，散郁火。

迹其治验，皆在阳明一经。止痢者，升举之功；散郁者，火郁则发之义也。仲景治太阳阳明合病，桂枝加麻黄、葛根；又有葛根芩连解肌汤，用以断太阳入阳明之路，非即太阳药也。头痛乃阳明中风，宜葛根葱白汤。若太阳初病，未入阳明而头痛者，不可便服以发之，是引贼入家也。东垣曰：葛根鼓舞胃气上行，治虚泻之圣药。风药多燥，葛根独止渴者，以其升胃家下陷，上输肺金以生水耳。

按：上盛下虚之人，虽有脾胃病，亦不宜服。

麻黄味苦，温，无毒。入心、肺、膀胱、大肠四经。厚朴为使，恶辛夷、石韦。去根节，水煮去沫。专司冬令寒邪，头痛、身热、脊强。去营中寒气，泄卫中风热。

轻可去实，为发散第一药，惟在冬月，在表真有寒邪者宜之。或非冬月，或无寒邪，或寒邪在里，或伤风等证，虽发热恶寒，不头疼身疼而拘急，六脉不浮紧者，皆不可用。虽可汗之证，亦不宜多服。汗为心液，若不可汗而汗，与可汗而过汗，则心血为之动矣。或亡阳、或血溢

而成大患，可不慎哉。麻黄乃太阳经药，兼入肺经，肺主皮毛；葛根乃阳明经药，兼入脾经，脾主肌肉。发散虽同，所入迥异。

白芷味辛，温，无毒。入肺、胃、大肠三经。当归为使，恶旋覆花，微焙。头风目泪，齿痛眉疼，肌肤搔痒，呕吐不宁。女人赤白带下，疮家止痛排脓。

色白味辛，行手阳明庚金；性温气厚，行足阳明戊土；芳香上达，入手太阴辛金。肺者庚之弟、戊之子也，故主治不离三经。

按：白芷燥能耗血，散能损气，有虚火者勿用。痈疽已溃，宜渐减去。

藁本味辛，温，无毒。入膀胱经。恶茴茹。风家巅顶作痛，女人阴肿疝疼。

辛温纯阳，独入太阳，理风、寒、疝、瘕、阴痛，皆太阳经寒湿为邪。

按：头痛挟内热者，及伤寒发于春夏，阳证头痛，不宜进也。

天麻味辛，平，无毒。入肝经。酒浸、煨熟、焙干。风虚眩运，麻痹不仁，语言蹇涩，腰膝软疼。杀精魅蛊毒，理惊气风痫。

肝为风木之脏，藏血主筋，独入肝经，故主治如上。

按：天麻虽不甚燥，毕竟风剂助火，若血虚无风者，不可妄投。

香薷味辛，微温，无毒。入肺、胃二经。忌见火。主霍乱水肿，理暑气腹痛。

治乘凉饮冷，阳气为阴邪所遏，以致头痛发热，烦躁口渴，吐泻霍乱；宜用之以发越阳气，散水和脾则愈。若劳役受热，反用香薷，是重虚其表，而又济之以温，则大误矣。

按：香薷乃夏月解表之剂，无表邪者戒之。

黄连味苦，寒，无毒。入心经。龙

骨、连翘为使，恶菊花、玄参、芫花、白鲜皮、白僵蚕，畏款冬、牛膝，解巴豆、附子毒，忌猪肉。姜汁炒。泻心除痞满，明目理疮疡。痢疾腹痛，心痛惊烦，杀虫安蛔，利水厚肠。

禀天地清寒之气，直泻丙丁。痞满、目疾、疮疡、惊痛，南方亢上之象；泄痢、蛔虫，湿热之愆。苦以燥之，寒以清之，固宜痊也。韩㣿曰：黄连与官桂同行，能使心肾交于顷刻。时珍曰：香连丸用黄连、木香，水火散①用黄连、干姜，左金丸②用黄连、吴茱萸，姜黄散用黄连、生姜，口疮方用黄连、细辛，皆一冷一热，寒因热用，热因寒用，阴阳相济，最得制方之妙。

按：《素问》曰：五味入胃，各归所喜攻。久而增气，物化之常，气增而久，夭之由也。王冰注云：增味益气，如久服黄连反热，从火化也。盖大苦大寒，行隆冬肃杀之令，譬如皋陶明刑执法，是其职也。稷、契、夔、龙③之事，非其任矣。故第可荡邪涤热，焉能济弱扶虚。如脾虚血少，以致惊烦痘疮，气虚作泻，行浆后泄泻，肾虚人五更泄泻，阴虚烦热，脾虚发泻，法咸禁之。

胡黄连味苦，寒，无毒。入肝、胆二经。恶菊花、玄参，忌猪肉，折之尘出如烟者真。主虚家骨蒸久痢，医小儿疳积、惊痫。

清肝胆之热，与黄连略似，但产于胡地者也。

按：胡黄连大苦大寒，脾虚血弱之人，虽见如上诸证，亦勿轻投，必不得已，须与补剂同施。

黄芩味苦，性寒，无毒。入肺、大肠二经。山茱萸、龙骨为使，畏丹砂、牡丹、藜芦。酒浸、蒸熟、曝之。中枯而大者，清肺部而止嗽化痰，并理目赤疔痈；

坚实而细者，泻大肠而除湿治痢，兼可安胎利水。

苦能燥湿，苦能泄热，苦能下气，故治疗如上。轻飘者上行，坚重者下降，不可不别也。杨仁斋谓：柴胡退热不及黄芩，不知柴胡苦以发之，散火之标；黄芩寒以胜热，折火之本。

按：苦寒伤胃，证挟虚寒者均宜戒之④，女人虚胎，亦不宜与。

龙胆草味苦、涩，大寒，无毒。入肝、胆二经。恶地黄，酒浸炒。主肝胆热邪，清下焦湿火，肠中小虫痛肿，婴儿客忤惊痫。

禀纯阴之气，但以荡涤肝胆之热为职。

按：龙胆大苦大寒，譬之严冬，黯淡惨肃，冰凌盈谷，万卉凋残，人身之中，讵可令此气常行乎？先哲谓苦寒伐标，宜暂不宜久，如圣世不废刑罚，所以佐德意之穷，苟非气壮实热之证，率尔轻投，其败必矣。

何首乌味苦、涩，微温，无毒。入肝、肾二经。茯苓为使，忌诸血、无鳞鱼、萝卜、葱、蒜、铁器。选大者，赤白合用。泔浸，黑豆拌，九蒸九晒。补真阴而理虚痨，益精髓而能续嗣。强精壮骨，黑发悦颜。消诸种痈疮，疗阴伤久疟，治崩中带下，调产后胎前。

昔有老叟何姓者，见有藤夜交，掘而服之，须发尽黑，故名何首乌。后因阳事大举，屡生男子，故名能嗣。由是则滋阴种嗣，信不诬矣。补阴而不滞不寒，强阳而不燥不热，禀中和之性，而得天地之纯

---

① 水火散：《本草纲目》为"姜连散"。
② 左金丸：《本草纲目》作"变通丸"。
③ 稷、契、夔、龙：均为舜之臣，稷、契司农；夔司乐；龙司纳言。
④ 均宜戒之：原作"均之宜戒"，据文意改。

气者欤！

按：何首乌与白萝卜同食，能令须发早白，犯铁气损人，谨之！

桔梗味苦、辛，平，无毒。入肺经。畏白芨、龙胆草。泔浸，去芦，微焙。清肺热以除痈痿，通鼻塞而理咽喉。排脓行血，下气消痰。定痢疾腹痛，止胸胁烦疼。

桔梗为舟楫之剂，引诸药上至高之分以成功，肺经要药也。风症、郁证、肺证，皆不可缺。

按：桔梗功著于华盖之脏，攻补下焦药中，不可入也。

藿香味辛，微温，无毒。入肝、肺二经。温中开胃，行气止呕。

禀清和芳烈之气，为脾肺达气要药。

按：《楞严经》谓之兜娄婆香，取其芳香，今市中售者不甚芳香，或非真种。若阴虚火旺，胃热作呕，法当戒用。

香附味苦，微温，无毒。入肺、肝二经。童便浸，晒焙。开郁化气，发表消痰；腹痛胸热，胎产神良。

禀天地温燥之气，入人身金木之宫，血中之气药也。

按：韩飞霞称香附于气分为君药，统领诸药，随用得宜。乃气病总司，女科之主帅也。性燥而苦，独用久用，反能耗血，如上所述之功，皆取其治标，非治本也。惧燥，蜜水炒。惧散，醋炒之。

白豆蔻味辛，温，无毒。入肺、胃二经。去衣微焙。温中除吐逆，开胃消饮食。疟证宜投，目翳莫缺。

感秋燥之令，得平地之火金。味辛气温，为宽胸去滞之需，翳膜遮睛，亦滞气也。

按：豆蔻辛温，火升作呕，因热腹痛者禁之。

草豆蔻味辛，温，无毒。入肺、脾、胃三经。去膜，微炒。散寒，止心腹之痛；下气，驱逆满之疴。开胃而理霍乱吐泻，攻坚而破噎膈癥瘕。

辛能破滞，香能达脾，温能散寒。

按：草豆蔻辛燥，犯血忌，阴不足者远之。

草果味辛，温，入胃经。破瘴疠之疟，消痰食之愆。

气猛而浊，如仲由未见孔子时气象。

按：疟不由于岚瘴，气不实、邪不盛者，并忌。

肉豆蔻味辛，温。入胃、大肠二经。面裹煨透，去油，忌铁。温中消食，止泻止痢，心疼腹痛，辟鬼杀虫。

丹溪云：属金与土。《日华》称其下气，以脾得补而善运，气自下也，非若陈皮，香附之泄耳。

按：肉果性温，病人有火，泻痢初起，皆不宜服。

缩砂仁味辛，性温，无毒。入肺、脾、胃、大、小肠、肾六经。炒去衣。下气而止咳嗽奔豚，化食而理心疼呕吐。霍乱与泻痢均资，鬼疰与安胎并效。

芳香归脾，辛能润肾，开脾胃之要药，和中气之品。若肾虚不归元，非此向导不济。鬼畏芳香，胎喜疏利，故主之。

按：砂仁辛燥，血虚火炎者，不可过用。胎妇食之太多，耗气必致产难。

玄胡索味辛，温，无毒。入脾、肝二经。酒炒。破血下气，止腹痛心疼；调经利产，主血晕崩淋。

行血中气滞，气中血滞，理通身诸痛，疗疝舒筋，乃活血化气之神药也。

按：玄胡索走而不守，惟有瘀滞者宜之。若经事先期，虚而崩漏，产后血虚而晕，万不可服。

姜黄味苦、辛，温，无毒。入肝、脾二经。破血下气，散肿消痈。

辛散苦泄，故专功于破血，下气其旁及者耳。别有一种片姜黄，止臂痛有效。

按：血虚者服之，病反增剧。

郁金 味辛、苦，寒，无毒。入肺、肝、胃三经。血积气壅，真称仙剂；生肌定痛，的是神丹。

能开肺金之郁，故名郁金。物罕值高，肆中多伪，折之光明脆彻，必苦中带甘味者乃真。

按：郁金本入血分之气药，其治吐血者，为血之上行，皆属火炎，此能降气，气降即火降，而性又入血，故能导血归经。如真阴虚极，火亢吐血，不关肝肺气逆，不宜用也，用亦无功。

蓬莪术 味苦、辛、温，无毒。酒炒。积聚作痛，中恶鬼疰。妇人血气，丈夫奔豚。

气不调和，脏腑壅滞，阴阳乖隔，鬼厉凭之。蓬术利气达窍，则邪无所容矣。

按：蓬术诚为磨积之药，但虚人得之，积不去而真已竭，重可虞也。或与健脾补元之药同用，乃无损耳。

京三棱 味苦，平，无毒。入肝经。醋炒。下血积有神，化坚癖为水。

昔有患癖死者，遗言开腹取视，得病块坚如石，文理五色，人谓异物，窃作刀柄，后以刀刈三棱，柄消成水，故治癖多用焉。

按：洁古谓三棱泻真气，虚者勿用。东垣五积诸方，皆有人参赞助，如专用克削，脾胃愈虚，不能运行，积安得去乎？

款冬花 味辛，性温，无毒。入肺经。杏仁为使，恶玄参，畏贝母、辛夷、麻黄、黄芩、黄芪、连翘、甘草。蜜水炒。化痰则喘嗽无忧，清肺则痈痿有赖。

雪积冰坚，款花偏艳，想见其纯阳之禀，故其主用皆辛温开豁也。却不助火，可以久任。

茅根 味甘，寒，无毒。入肺经。凉金定喘，治吐衄并血瘀；利水通淋，祛黄疸及痈肿。茅针溃痈，茅花止血。

甘寒可除内热，性又入血消瘀，且下达州都，引热下降，故吐血、衄血者急需之。针能溃痈，每食一针即有一孔，二针二孔，大奇。

按：吐衄有因于寒、有因于虚者，非所宜也。

白前 味甘，平，无毒。入肺经。甘草汤泡，去须焙。疗喉间喘呼欲绝，宽胸中气满难舒。

感秋之气，得土之味，清肺有神。喉中作水鸣声者，服之立愈。

按：白前性无补益，肺实邪壅者宜之，否则忌也。

淡竹叶 味淡，寒，无毒。入小肠经。专通小便，兼解心烦。

淡味五脏无归，但入太阳，利小便，小便利则心火因之而清也。

按：竹叶有走无守，不能益人。孕妇忌服。

冬葵子 味甘，寒，无毒。入膀胱经。能催生通乳，疏便闭诸淋。

气味俱薄，淡滑为阳，故能利窍。

按：无故服冬葵子，必有损真之害。

萱花 味甘，平，无毒。入心经。长于利水快膈，令人欢乐忘忧。

萱，古作谖。诗云：焉得谖草。即此种也。谖，忘也，欲树之以忘忧也。娠妇佩之生男，又名宜男。

地榆 味苦，寒，无毒。入肝经，恶麦门冬。止血痢肠风，除带下五漏。

味苦而厚，沉而降，善主下焦血证，兼去湿热。

按：地榆寒而下行，凡虚寒作泻，气虚下陷而崩带者，法并禁之。

蒺藜 味甘，温，无毒。入肾经。酒炒去刺。补肾止遗，消风胜湿。产沙苑者，强阴益精。

沙苑蒺藜，市多伪者。状如肾子，带绿色，咬之作生豆气者真。

按：沙苑蒺藜性能固精，若阳道数举，媾精难出者勿服。

半夏 味辛，温，有毒。入心、脾、胃三经。柴胡为使。恶皂荚，畏雄黄、姜、鳖甲，反乌头，忌羊血、海藻、饴糖。水浸五日，每日换水，去帽，姜矾同煮，汁干为度。消痰燥湿，开胃健脾，咳逆呕吐，头眩昏迷，痰厥头痛，心下满坚，消痞可也，堕胎有焉。

汪机曰：脾胃湿热，涎化为痰，此非半夏，曷可治乎？若以贝母代之，翘首待毙。时珍曰：脾无湿不生痰，故脾为生痰之源，肺为贮痰之器。半夏治痰，为其体滑辛温也。涎滑能润，辛温能散亦能润，故行湿而通大便，利窍而泄小便。所谓辛走气，能化液，辛以润之是已。丹溪谓：半夏能使大便润而小便长。成无己谓：半夏行水气而润肾燥，《局方》半硫丸治老人虚秘，皆取其滑润也。俗以半夏为燥，不知湿去则土燥，痰涎不生，非其性燥也。但恐非湿热之邪而用之，是重竭其津液，诚非所宜。

按：半夏主治最多，莫非脾湿之证，苟无湿者，均在禁例。古人半夏有三禁：谓血家、渴家、汗家也。若无脾湿，且有肺燥，误服半夏，悔不可追。责在司命，谨诸戒诸！

南星 味苦、辛，温，有毒。入肝、脾二经。畏附子、干姜、生姜。冬月研末，入牛胆中，悬风处。风痰麻痹堪医，破血行胎可虑。

南星入肝，去风痰，性烈而燥，得牛胆则燥气减，得火炮则烈性缓。

按：南星治风痰，半夏治湿痰，功用虽类，而实殊也。非西北人真中风者勿服。

附子 味辛、甘，热，有毒。入脾、肾二经。畏防风、黑豆、甘草、黄芪、人参、童便、犀角。重一两以上，矮而孔节稀者佳。童便浸一日，去皮切作四片，童便及浓甘草汤同煮，汁尽为度，烘干。补元阳，益气力，堕胎孕，坚筋骨。心腹冷痛，寒湿痿躄，足膝瘫软，坚瘕癥癖。冬采为附子，主寒疾；春采为乌头，主风疾。

主治繁众，皆由风、寒、湿三气所致。邪客上焦，咳逆心痛；邪客中焦，腹痛积聚；邪客下焦，腰膝脚痛。附子热而善走，诸证自瘳也。洁古曰：益火之源，以消阴翳，则便溺有节。丹溪云：气虚热甚，稍加附子以行参芪之功，肥人多湿亦用之。虞抟曰：禀雄壮之质，有斩关之能，引补气药以追散失之元阳，引补血药以着不足之真阴，引发散药以驱在表风邪，引温暖药以除在里寒湿。吴绶曰：伤寒传变三阴，及中寒夹阴，身虽大热，而脉沉者必用之。厥冷腹痛，脉沉而细，唇青囊缩者，急用之。近世往往不敢用，直至阴极阳竭而后议用，晚矣。

按：附子退阴益阳，祛寒湿之要药也。若非阴寒，寒湿，阳气虚弱之病，而误用于阴虚内热，祸不旋踵。

天雄 味辛，热，有毒。入肾经。远志为使，恶干姜，制同附子。除寒湿痿躄，强阴壮筋骨。

乌、附、天雄，皆补下焦阳虚，若是上焦阳虚，即属心肺，当用参、芪，不当用天雄、乌、附。天雄之尖皆向下，其脐乃向上，生苗之处。寇氏谓其不肯就下。洁古谓：补上焦阳虚，俱误认尖为向上耳；丹溪以为下部之佐者，庶几得之。

按：阴虚者禁同附子。

白附子味辛，温，有毒。入胃经。炮去皮脐。中风失音，消痰去湿。

白附子引药上行，与黑附子非一类也。

按：白附子燥药也，似中风证虽有痰亦禁用，小儿慢惊勿用。

蚤休味苦，寒，有毒。入肝经。专理痈毒，兼疗惊痫。

一名重楼金线。歌云：七叶一枝花，深山是我家。痈疽如遇此，一似手拈拏。

按：蚤休中病即止，不宜多用。

大黄味苦，寒，有毒。入脾、胃、肝、大肠四经。黄芩为使，无所畏。锦纹者佳。瘀血积聚，留饮宿食，痰实结热，水肿痢疾。

大黄乃血分之药，若在气分，是谓诛伐无过矣。仲景泻心汤，治心气不足而吐衄者，乃心气不足，而胞络、肝、脾与胃，邪火有余，虽曰泻心，实泻四经血中伏火也。又心下痞满，按之软者，用大黄黄连泻心汤，亦泻脾胃湿热，非泻心也。病发于阴而下之则痞满，乃寒伤营血，邪气乘虚结于上焦，胃之上脘在于心，故曰泻心，实泻脾也。病发于阳而下之则结胸，乃热邪陷入血分，亦在上脘。大陷胸汤丸皆用大黄，亦泻脾胃血分之邪也。若结胸在气分，只用小陷胸汤，痞满在气分，只用半夏泻心汤。成氏注释，未能分别此义。

按：大黄虽有拨乱反正之功，然峻剂猛烈，长驱直捣，苟非血分热结，六脉沉实者，切勿轻与推荡。

商陆味辛，性平，有大毒。入脾经。铜刀刮去皮，水浸一宿，黑豆拌蒸。水满鼓胀，通利二便。

按：商陆行水，有排山倒岳之势，胃弱者痛禁。赤者捣烂，入麝香少许贴脐，即能利便消肿。肿证因脾虚者多，若误用

之，一时虽效，未几再作，决不可救。

芫花味苦，温，有毒。入脾、肺、肾三经。反甘草。陈久者良，好醋煮过，晒干则毒减。主痰癖饮癖，行蛊毒水胀。

仲景治太阳证，表不解，心下有水气，干呕喘嗽，或利者，用小青龙汤；表已解，头痛出汗恶寒，心下有水气，干呕胁痛，或喘咳者，用十枣汤。盖小青龙汤治未解之表，使水气从毛窍出，开鬼门也；十枣汤攻里，使水气从二便出，洁净府也。夫饮有五，皆因内吸水浆，外受湿气，流于肺则为支饮，流于肝则为悬饮，流于心则为伏饮，流于肠胃则为痰饮，流于经络则为溢饮，或作肿胀。芫花、大戟、甘遂，能直达水饮窠囊隐僻之处。

按：毒性至紧，取效极捷，稍涉虚者，多致夭折。

大戟味苦，辛，寒，有毒。入脾经。赤小豆为使，恶山药，畏菖蒲，反甘草。水煮饮，去骨用。驱逐水蛊，疏通血瘀，发汗消痈，除二便用。

苦能直泄，故逐血行水；辛能横散，故发汗消痈。

按：大戟阴寒善走，大损真气。若非元气壮实，水湿留伏，乌敢浪泛？

甘遂味苦，甘，寒，有毒。瓜蒂为使，恶远志，反甘草。面裹煨熟。逐留饮水胀，攻痞热疝瘕。

水结胸非此不除。仲景治心下留饮，与甘草同行，取其相反而立功也。凡水肿以甘遂末涂腹绕脐，内服甘草汤，其肿便消，二物相反而感应如神。

按：甘遂去水极神，损真极速，大实大水，可暂用之，否则禁之。

续随子味辛，温，有毒。入肾经。去壳研细，纸包去油。主血结月闭，疗血蛊癥瘕。一名千金子。

辛温有毒之品，攻击猛鸷。月闭等

症，各有成病之由，当求其本，不可概施。

按：脾虚便滑之人，服之必死。

蓖麻子味甘，性平，有毒。口眼不正，疮毒肿浮，头风脚气，瘰疬丹瘤，胞衣不下，子肠不收。

如前诸证，皆从外治，不经内服，以其长于收吸，能拔病气出外。凡服蓖麻，一生不得食豆，犯之胀死。

射干味苦，平，有毒。入肺经。泔浸煮之。清咳逆热气，损喉痹咽痛。

泄热散结，多功于上焦。

按：射干虽能泄热，不能益阴。故《别录》云：久服令人虚，虚者大戒。

常山味苦、辛，寒，有毒。入肝经。酒炒透。疗痰饮有灵，截疟疾必效。

疟证必有黄涎聚于胸中，故曰：无痰不成疟也。弦脉主痰饮，故曰疟脉自弦。常山去老痰积饮，故为疟家要药。必须好酒久炒令透，不尔使人吐也。

按：常山猛烈，使之藿食者多效；若肉食之人，稍稍挟虚，不可轻入。

马兜铃味苦，寒，有毒。入肺经。焙。清金有平咳之能，涤痰有定喘之效。

体性清扬，有功于至高之藏，根名青木香，涂诸毒热肿。

按：肺虚挟寒者，畏之如螫。

巴戟天味甘，温，无毒。入肾经。覆盆子为使，畏丹参。酒浸焙。安五脏以益精，强筋骨而起阴。

补助元阳，则肾气滋长，诸虚自熄。

按：阴虚相火炽者，是其仇雠。

百部味甘，微温，无毒。入肺经。肺寒咳嗽，传尸骨蒸。杀蛔虫寸白，除蝇虱蛲虫。

与天门冬形相类而用相仿，故名野天门冬。但天门冬治肺热，此治肺寒，为别也。

按：脾胃虚人，须与补药同用，恐其伤胃气，又恐其滑肠也。

旋覆花味咸、甘，微温，无毒。入肺、大肠二经。去蒂，焙。老痰坚硬，结气留饮，风气湿痹，利肠通脉。一名金沸草。

咸能软坚，故能祛老痰结积，风湿燥结之疗。温能解散，咸可润下也。

按：丹溪云：走散之药，虚者不宜多服。冷利大肠，虚寒人禁之。

红花味辛，温，无毒。入心、肝二经。酒喷，微焙。产后血晕急需，胎死腹中必用。

时珍曰：活血润燥，行血之要药也。

按：红花过用，使人行血不止，人所未知。

大蓟、小蓟味甘，温，无毒。入心、肝二经。崩中吐衄，瘀血停留。

二蓟性味主疗皆同，但大蓟兼主痈疽也。

按：二蓟破血之外无他长，不能益人。

夏枯草味苦、辛，寒，无毒。入肝经。土瓜为使。瘰疬鼠瘘，目痛羞明。

辛能散结，苦能泄热，独走厥阴，明目治瘰。

按：夏枯草久用，亦伤胃家。

葫芦巴味苦，热，无毒。入肾、膀胱二经。淘净，酒焙。元脏虚寒，膀胱散气。

寒湿成疝，肝疾也。元脏暖则筋自和而疝愈，此肾肝同治，乙癸同源之理也。

按：相火炽盛，阴血亏少者禁之。

牛蒡子味辛，平，无毒。入肺经。酒炒研。宣肺气，理痘疹，清咽喉，散痈肿。一名鼠粘子，一名恶实。

开毛窍，除热者，为痘疹要药。

按：牛蒡子性冷而滑，惟血热便闭者

宜之，否则忌用。

肉苁蓉 味甘、咸，温。无毒。入肾经。酒洗去甲。益精壮阳事，补伤润大肠。男子血沥遗精，女子阴疼带下。

滋肾补精之首药，但须大至斤许，不腐者佳。温而不热，补而不骤。故有从容之名。别名黑司令，亦多其功力之意云。

按：苁蓉性滑，泄泻及阳易举而精不固者忌之。

锁阳 味甘，咸，温，无毒。入肾经。强阴补精，润肠壮骨。

《辍耕录》云：蛟龙遗精入地，久之，则发起如笋，上丰下俭，绝类男阳。

按：锁阳功用与苁蓉相仿，禁忌亦同。

淫羊藿 味辛，温，无毒。入肾经。山药为使，得酒良，用羊油拌炒。强筋骨，起阳事衰；利小便，除茎中痛。

陶弘景云：服之好为阴阳，别名仙灵脾、千两金、弃杖草，皆矜其功力也。

按：淫羊藿补火，相火易动者远之。

仙茅 味辛，温，有小毒。入肾经。忌铁器，禁牛乳。糯米泔浸一宿，去赤汁则毒去。助阳填骨髓，心腹寒疼，开胃消宿食，强记通神。

补而能宣，西域僧献于唐玄宗，大有功力，遂名婆罗门参。广西英州多仙茅，羊食之遍体化为筋，人食之大补。其消食者助少火以生土，土得乾健之运也；其强记者，肾气时上交于南离故也。

按：仙茅专于补火，惟精寒者宜之，火炽者有暴绝之戒。

补骨脂 味辛，温，无毒。入肾经。恶甘草，忌羊肉诸肉。胡桃拌炒。兴阳事，止肾泄，固精气，止腰疼。一名破故纸。

暖则水藏，壮火益土之要药也。

按：补骨性燥，凡阴虚有热，大便闭结者戒之。

菟丝子 味辛、甘，平，无毒。入肾经。山药为使，酒煮打作饼，烘干再研，即成细末。续绝伤，益气力，强阴茎，坚筋骨。溺有余沥，寒精自出，口苦燥渴，寒血为积。

雷公云：禀中和之性，凝正阳之气。肾脏得力，则绝伤诸症愈矣。主口苦燥渴者，水虚则内热津枯，辛以润之，二证俱安也。

按：菟丝子助火，强阳不痿者忌之。

覆盆子 味甘，平，无毒。入肝、肾二经。去蒂酒蒸。补虚续绝伤，强阴，美颜色。

能益闭蛰封藏之本。以缩小便，服之当覆其溺器，故名。

按：覆盆子固涩，小便不利者禁之。

骨碎补 味苦，温，无毒。入肾经。去毛、蜜蒸。主骨碎折伤，耳响牙疼，肾虚泄泻，去瘀生新。

迹其勋伐，皆是足少阴肾经，观其命名，想见功力。戴元礼用以治骨痿有效。

按：《经疏》云：勿与风燥药同用。

钩藤 味甘，微寒，无毒。入肝经。舒筋除眩，下气宽中，小儿惊痫，客忤胎风。

祛肝风而不燥，庶几中和，但久煎便无力，俟他药煎就，一二沸即起，颇得力也。去梗纯用嫩钩，其功十倍。

按：钩藤性寒，故小儿科珍之，若大人有寒者，不宜多服。

蒲黄 味甘，平，无毒。入肝经。熟用止血，生用行血。

入东方血海，是其本职，利小便者，兼入州都之地耳。

按：无瘀血者勿用。

海藻 味苦、咸，寒，无毒。入肾经。反甘草。消瘰疬瘿瘤，散癥瘕痈肿。

苦能泄结，寒能涤热，咸能软坚，故

主疗如上。

按：脾家有湿者勿服。

泽兰味苦、甘，微温，无毒。入肝、脾二经。和血有消瘀之能，利水有消盅之效。

甘能和血。独入血海，攻击稽留；其主水肿者，乃血化为水之水，非脾虚停湿之水也。

按：泽兰行而带补，气味和平，无偏胜之忧。

艾叶味苦，微温，无毒。入肺、脾、肝、肾四经。苦酒、香附为使。安胎气，暖子宫，止血痢，理肠风。灸除百病，衄吐崩中。陈久者良。

辛可利窍，苦可疏通，故气血交理，而妇科带下调经多需之。

按：艾性纯阳香燥，凡有血燥生热者禁与。

昆布味咸，寒，无毒。入肾经。洗净。顽痰结气，积聚瘿瘤。

咸能软坚，噎证恒用之，取其祛老痰也。

按：昆布之性，雄于海藻，不可多服，令人瘦削。

防己味苦、辛，性寒，无毒。入膀胱经。恶细辛，畏草薢、女菀、卤盐。祛下焦之湿，泻血分之热；理水肿脚气，通二便闭结。

防己分木、汉二种，木者专风，汉者专水。

按：东垣云：防己大苦大寒，泻血中湿热，亦瞑眩之药也。服之使人身心烦乱，饮食减少，惟湿热壅遏，及脚气病，非此不效。若虚人用防己，其害有三：谷食已亏，复泄大便，重亡其血，一也。渴在上焦气分，而防己乃下焦血分药，二也。伤寒邪传肺经，气分湿热，而小便黄赤，禁用血药，三也。

威灵仙味苦，温，无毒。入膀胱经。忌茶苦茗、面。宣五脏而疗痛风，去冷滞而行痰水。

此风药之善走者也。威者言其猛烈，灵者言其效验。

按：威灵仙大走真气，兼耗人血，不得已而后用之可也。

水萍味辛，寒，无毒。入肺经。发汗开鬼门，下水洁净府。

水萍轻浮，入肺经，发汗；气化及州都，因而利水。歌云：天生灵草无根干，不在山间不在岸，始因飞絮逐东风，紫背青皮飘水面。神仙一味去沉疴，采时须在七月半，选甚瘫风与大风，些小微风都不算。豆淋酒内服三丸，铁汉头上也出汗。

按：水萍发汗，力比麻黄，下水功同通草，苟非大实大热者，安敢轻试耶？

牵牛子味苦、甘，有毒。入肺、大、小肠三经。酒蒸研细。下气逐痰水，除风利小便。

辛热有毒之药，性又迅急，主治多是肺脾之病，多因虚起，何赖泻药？况诸证应用药物，神良者不少，何至舍其万全，而就不可必之毒物哉？东垣谆复其词，以戒后人勿用。盖目击张子和旦暮用之，故辟之甚力，世俗不知，取快一时，后悔莫及。

紫葳花味酸，寒，无毒。入心、肝二经。畏卤咸。三焦血瘀，二便燥干。

即灵霄花也。能去血中伏火，及血热生风之证。

按：紫葳酸寒，不能益人，走而不守，虚人避之。

使君子味甘，温，无毒。入脾、胃二经。杀诸虫，治疳积。

杀虫药皆苦，使君子独甘。空腹食数枚，次日虫皆死而出矣。忌饮热茶，犯之即泻。有言其不宜食者，非也。夫树有蠹，屋有蚁，国有盗，祸耶福耶？观养生者，先去三尸虫，可类推矣。

按：使君子为杀虫而设，苟无虫积，服之必致损人。

木贼草味甘、苦，平，无毒。入肝经。迎风流泪，翳膜遮睛。

木贼为磋擦之需，故入肝而伐木。去节者善发汗，中空而轻，有升散之力也。

按：木贼多服损肝，不宜久用。

豨莶味苦，寒，有小毒。入肝、肾二经。肢节不利，肌体麻痹，脚膝软疼，缠绵风气。

能宣能补，故风家珍之。本草相传功用甚奇，然近世服之，经年罕效。意者制法未尽善欤？风气有分别欤？药产非道地欤？亦以见执方者之失也。

按：豨莶长于理风湿，毕竟是祛邪之品，恃之为补，吾未敢信也。

青蒿味苦，寒，无毒。入肝、肾二经。童便浸一宿，曝。去骨间伏热，杀鬼疰传尸。

苦寒之药，多与胃家不利，惟青蒿芬芳袭脾，宜于血虚有热之人，取其不犯冲和之气耳。

按：寒而泄泻者，仍当避之。

茵陈味苦，寒，无毒。入膀胱经。理黄疸而除湿热，佐五苓而利小肠。

茵陈去湿热，独宜于五疸，然亦须五苓之内佐助成功。

按：用茵陈者，中病即已；若过用之，元气受贼。

益智仁味辛，温，无毒。入心、脾、肾三经。去壳，盐水炒，研细。温中进食，补肾扶脾。摄涎唾，缩小便，安心神，止遗浊。

辛能开散，使郁结宣通，行阳退阴之药也。古人进食必先益智，为其于土中益火故耳。

按：益智功专补火，如血燥有热，及因热而遗浊者，不可误入也。

荜拨味辛，热，无毒。入肺、脾二经。去涎。醋浸一宿，焙干，刮去皮粟子净。温脾除呕逆，定泻理心疼。

古方用此，百中之一，以其荜拨辛热耗散，能动脾肺之火，多用损目耶。

高良姜味辛，温，无毒。入脾、胃、肝三经。微炒。温胃去噎，善医心腹之疼；下气除邪，能攻岚瘴之疟。

古方治心脾疼多用良姜，寒者用之至二钱，热者亦用四五分于清火剂中，取其辛温下气，止痛有神耳。

按：虚人须与参术同行，若单用多用，犯冲和之气已。

海金沙味甘，寒，无毒。入小肠、膀胱二经。除湿热，消肿满，清血分，利水道。

产于黔中及河南，收曝日中小干，以纸衬之，以杖击之，有细沙落纸上，且曝且击，以尽为度。性不狠戾，惟热在太阳经血分者宜之。

谷精草味辛，温，无毒。入肝、胃二经。头痛翳膜遮睛，喉痹牙疼疥痒。

田中收谷后多有之，田低而谷为水腐，得谷之余气结成此草，其亦得天地之和气者欤。兔粪名望月沙，兔喜食此草，故目疾家收之。如未出草时，兔粪不可用也。

青黛味咸，寒，无毒。入肝经。清肝火，解郁结，幼稚惊疳，大方吐血。

真者从波斯国来，不可得也。今用干靛，每斤淘取一两亦佳。

按：青黛性凉，中寒者勿使。

连翘味苦，寒，无毒。入心、胃、胆、大肠、肾五经。除心经客热，散诸经血结。

手少阴主药也。诸疮痛痒，皆属心

火，故为疮家要药。

按：连翘苦寒，多饵即减食，谨之！

马鞭草味苦，寒，无毒。入肝、肾二经。理发背痈疽，治杨梅毒气，癥瘕须用，血闭宜求。

此草专以驱逐为长，疮症久而虚者，斟酌用之。

葶苈子味辛，寒，无毒。入肺经。榆皮为使，酒炒。疏肺下气，喘逆安平，消痰利水，理胀通经。

《十剂》云：泄可去闭，葶苈、大黄之属。但性峻不可混服。有甜、苦二种，甜者力稍缓也。

王不留行味苦，平，无毒。入大肠经。水浸焙。行血通乳，止疮消疔。

王不留行，喻其走而不守，虽有王命不能留其行也。古云：穿山甲、王不留行，妇人服了乳常流。乃行血之力耳。

按：失血后，崩漏家，孕妇并忌之。

瞿麦味苦，寒，无毒。入膀胱经。利水破血，出刺堕胎。

八正散用为利小便之主药，若心虽热而小肠虚者忌服；恐心热未除，而小肠复病矣。当求其属以衰之。

地肤子味苦，寒，无毒。入脾经。利膀胱，散恶疮。皮肤风热，可作浴汤。

其主用多在皮肤，其入正在土脏，盖脾主肌肤也，即其利水，兼能祛湿者欤。

决明子味咸，平，无毒。入肝经。青盲内障，翳膜遮睛，赤肿眶烂，泪出羞明。

此马蹄决明也。以决能明目，故得此名。另有草决明、石决明，与之同功，而各为一种。石决明独与云母石相反。

紫草味苦，寒，无毒。入心胞络、肝二经。凉血和血，清解疮疡，宣发痘疹，通大小肠。

按：紫草凉而不凝，为痘家血热之要

药。但痘证极重脾胃，过用则有肠滑之虞。

山慈姑味甘，平，有小毒。入胃经。痈疽疔毒，酒煎服。瘰疬疮痍，醋拌涂。治毒蛇狂犬之伤，敷粉滓瘢点之面。

花状如灯笼而红，根状如慈姑而白。《酉阳杂俎》云：金灯之花，与叶不相见，谓之无义草。

按：寒凉之品，不得过服。

贯众味苦，寒，有毒。入肝经。去皮毛，锉焙。杀虫解毒，化硬破癥，产后崩淋，金疮鼻血。

有毒而能解毒，去瘀而能生新，然古方中不恒用之。别名管仲，岂音相类耶，抑为其有杂霸之气耶？

狗脊味苦，平，无毒。入肝、肾二经。草薢为使，锉炒。强筋最奇，壮骨独异。男子腰脚软疼，女人关节不利。

状如狗之脊，故名狗脊，以形得名也。别名扶筋，以功得名也。

天名精味甘，辛，寒，无毒。入肺经。地黄为使。下瘀血，除结热，定吐衄，逐痰涎，消痈毒，止咽痛，杀疥虫，揩肤痒。可吐痰治疟，涂虫螫蛇伤。根名土牛膝，功用相同。子名鹤虱，专掌杀虫。

一名虾蟆蓝，一名活鹿草，外科要药。生捣汁服，令人大吐大下，亦能止牙疼。

按：脾胃寒薄，不渴易泄者勿用。

山豆根味苦，寒，无毒。入心、肺二经。主咽痛虫毒，消诸肿疮疡。

按：其性大苦大寒，脾胃所苦，食少而泻者，切勿沾唇。

白及味苦，微寒，无毒。入肺经。肺伤吐血建奇功，痈肿排脓称要剂。

性收色白，合乎秋金，宜入相傅之经，以疗诸热之证。收中有散，又能排脓，花名箬兰，贵重可喜。

按：痈疽溃后，不宜同苦寒药服。反乌头、乌喙。

藜芦味辛，苦，微寒，有毒。入脾、胃二经。司蛊毒与喉痹，能杀虫理疥疡。与酒相反，同用杀人。

有宣壅导滞之力，苦为涌剂，能使邪气热痰皆吐出也。苦能杀虫，并主疥癣。

按：藜芦有毒，服之令人烦闷吐逆，凡胸中有老痰，或中蛊毒，止可借其宣吐，不然切勿沾口，大损津液也。

营实味酸、涩，微寒，无毒。入胃经。口疮骨鲠之用，睡中遗尿之方。

专达阳明解热，以其性涩，兼有遗尿之疗也。

蛇床子味苦，辛，温，无毒。入脾、肾二经。男子强阳事，女人暖子宫。除风湿痹痒，擦疮癣多功。

去足太阳之湿，补足少阴之虚，强阳颇著奇功，人多忽之。宁知至贱之中，乃伏殊常之品耶？得地黄汁拌蒸三遍后，色黑乃佳。

按：肾火易动者勿食。

景天味苦、酸，寒，无毒。入心经。诸种火丹能疗，一切游风可医。毒蛇伤咬，急用捣敷。

大寒纯阴之品，故独入离宫，专清热毒。

按：中寒之人服之有大害，惟外涂不妨耳。一名慎火草。

兰叶味辛，平，无毒。入肺经。蛊毒不详，胸中痰癖，止渴利水，开胃解郁。

兰花禀天地清芬之气，入西方以清辛金，颇有殊功。今人不恒用之，亦缺典也。产闽中者，力胜江浙诸种。

茇音茴**香**味辛，温，无毒。入胃、肾二经。主腹痛疝气，平霍乱吐逆。

辛香宜胃，温性宜肾，故其主治不越二经，

按：茴香辛温，若阳道数举，得热则吐者均戒。八角者名大茴香，小如粟米者力薄。

黄精味甘，平，无毒。入脾经。补中益气，去湿杀虫。

禀季春之令，得土之冲气，味甘气和，为益脾阴之剂。土旺则风湿自除，可久服而无偏胜之弊者也。

芦荟味苦，寒，无毒。入心、肝、脾三经。主去热明目，理幼稚惊风，善疗五疳，能杀三虫。

禀阴寒之气，寒能除热，苦能泄热，故除热杀虫及明目也。疳以湿热为咎，湿热去则愈矣。

按：芦荟大苦大寒，凡脾虚不思食者禁用。

阿魏味辛，温，无毒。入脾、胃二经。杀诸虫，破癥积，除邪气，化蛊毒。

臭烈殊常，故杀虫辟恶。辛则能散，温则能行，故消积化蛊。

按：人之血气，闻香则顺，闻臭则逆，故凡虚人虽有痞积，亦不可轻用；当先养胃气，胃强则坚积渐磨而消矣。经曰：大积大聚，其可犯也，衰其半而止。盖兢兢于根本者乎？

芦根味甘，寒，无毒。入胃经。噎膈反胃之司，消渴呕逆之疗，可清烦热，能利小肠。

独入阳明，清热下降，故主治如上。笋性更佳，解河鲀毒。

按：霍乱呕吐，因于寒者勿服。

卷 之 四

云间李中梓士材父著
门人张介福受慈夫参
侄孙李廷芳衡伯父订

本草微要下

木 部

桂味辛、甘，大热，有小毒。入肾、肝二经。畏石脂，忌生葱。去皮用，见火无功。益火消阴，救元阳之痼冷；温中降气，扶脾胃之虚寒。坚筋骨，强阳道，乃助火之勋；定惊痫，通血脉，属平肝之绩。下焦腹痛，非此不除；奔豚疝瘕，用之即效。宣通百药，善堕胞胎。

桂心入心、脾二经。理心腹之恙，三虫九痛皆瘥；补气脉之虚，五劳七伤多验。宣气血而无壅，利关节而有灵；托痈疽痘毒，能引血成脓。

桂枝入肺、膀胱二经。无汗能发，有汗能止。理心腹之痛，散皮肤之风。横行而为手臂之引经，直行而为奔豚之向导。

肉桂乃近根之最厚者，桂心即在中之次厚者，桂枝即顶上细枝，以其皮薄，又名薄桂。肉桂在下，主治下焦；桂心在中，主治中焦；桂枝在上，主治上焦。此本乎天者亲上，本乎地者亲下之道也。王好古云：仲景治伤寒，有当汗者，皆用桂枝。又云：汗多者禁用。两说何相反哉？本草言桂辛甘，出汗者，调其血而汗自出

也。仲景云：太阳中风，阴弱者汗自出，卫实营虚，故发热汗出。又云：太阳病，发热汗出者，为营弱卫强，阴虚阳必凑之。故皆用桂枝发汗，乃调其营则卫自和，风邪无所容，遂自汗而解，非桂枝能发汗也。汗多用桂枝者，调和营卫，则邪从汗解而汗自止，非桂枝能闭汗也。不知者，遇伤寒无汗亦用桂枝，误矣。桂枝发汗，"发"字当作"出"字，汗自然出，非若麻黄之开腠发汗也。

按：桂心偏阳，不可误投，如阴虚之人，一切血证及无虚寒者，均当忌之。

松脂味苦、甘，温，无毒。入肺、胃二经。水煮百沸，白滑方可用。祛肺金之风，清胃土之热。除邪下气，壮骨强筋。排脓、止痛、生肌，煎膏而用；牙疼、恶痹、崩中，研末而尝。

松子甘能益血，润大便；温能和气，主风虚。

松叶可生毛发，宜窨冻疮。

松节舒筋止肢节之痛，去湿搜骨内之风。

松脂感太阳之气而生，燥可去湿，甘能除热，故外科取用极多也。松子中和，久服有神；松叶有功于皮毛，松节有功于肢节，各从其类也。

按：松脂、松叶，性燥而温，血虚者

勿服。

茯苓 味甘、淡，平，无毒。入心、肾、脾、胃、小肠五经。马蔺为使，畏牡蛎、地榆、秦艽、龟甲，忌醋。产云南，色白而坚实者佳，去皮膜用。益脾胃而利小便，水湿都消；止呕吐而定泄泻，气机咸利。下行伐肾，水泛之痰随降；中守镇心，忧惊之气难侵。保肺定咳喘，安胎止消渴。抱根者为茯神，主用俱同，而安神独掌；红者为赤茯苓，功力稍逊，而利水偏长。

茯苓假松之余气而成，无中生有，得坤厚之精，为脾家要药。《素问》曰：饮入于胃，游溢精气，上输于肺，通调水道，下输膀胱。则利水之药，皆上行而后下降也。故洁古谓其上升，东垣谓其下降，各不相背也。

按：小便多，其源亦异。《素问》云：肺气盛则便数，虚则小便遗，心虚则少气遗溺，下焦虚则遗溺，胞络遗热于膀胱则遗溺，膀胱不约为遗，厥阴病则遗溺。所谓肺气盛者，实热也，宜茯苓以渗其热，故曰小便多者能止也。若肺虚、心虚、胞络热、厥阴病，皆虚热也，必上热下寒，法当升阳。膀胱不约，下焦虚者，乃火投于水，水泉不藏，必肢冷脉迟，法当用温热之药，皆非茯苓可治，故曰阴虚者不宜用也。

茯神抱根而生，有依守之义，故魂不守舍者，用以安神。赤者入丙丁，但主导赤而已。

按：病人小便不禁，虚寒精滑者，皆不得服。

琥珀 味甘，平，无毒。入心、肺、脾、小肠四经。安神而鬼魅不侵，清肺而小便自利，新血止而瘀自消，翳障除而光明复。

感土木之气而兼火化，味甘色赤，有

艮止之义，故能安神；有下注之象，故利小便而行血。丹溪曰：燥脾土有功。脾能运化，肺金下降，小便自通。若因血少而小便不利者，反致燥急之苦。

按：渗利之性，不利虚人。凡阴虚内热，火炎水涸者勿服。

柏子仁 味甘、辛，性平，无毒。入心、肝、肾三经。畏菊花、羊蹄草。蒸晒炒。安神定悸，壮水强阳。润血而容颜美少，补虚而耳目聪明。

心藏神，肾藏精与志，心肾虚则病惊悸。入心养神，入肾定志，悸必愈矣。悦颜聪明，皆心血与肾水互相灌溉耳。

按：柏子仁多油而滑，作泻者勿服，多痰者亦忌，有油透者勿入药。

侧柏叶 味苦，微寒，无毒。入肝经。牡蛎为使，忌同柏子仁。止吐衄来红，定崩淋下血，历节风痛可愈，周身湿痹能安。

微寒补阴，故应止血，其治风湿者，益脾之力也。柏有数种，惟根上发枝数茎，蒙茸茂密，名千头柏，又名佛手柏，是真侧柏也。

按：柏性挟燥，血家不宜多服。

枸杞子 味甘，微温，无毒。入肾、肝二经。补肾而填精，止渴除烦，益肝以养营，强精明目。

精不足者，补之以味，枸杞子是也。能使阴生，则精血自长。肝开窍于目，黑水神光属肾，二脏得补，目自明矣。

按：枸杞能利大、小肠，故泄泻者勿用。

地骨皮 味甘，寒，无毒。入肾经。治在表无定之风邪，主传尸有汗之骨蒸。

热淫于内，泻以甘寒，退热除蒸，固宜尔也。又去风邪者，肾肝同治也。肝有热则风自内生，热退则风息，此与外感之风不同耳。

按：地骨皮乃除热之剂，中寒者勿服。

槐花味苦、酸，寒，无毒。入肝、大肠二经。含蕊而陈久者佳。微炒。止便红，除血痢，咸藉清肠之力；疗五痔，明眼目，皆资涤热之功。子名槐角，用颇相同。兼行血而降气，亦催生而堕胎。枝主阴囊湿痒，叶医疗癣疗疽。

感天地阴寒之气，而兼木与水之化，故为凉血要品。血不热则阴自足，目疾与痔证交愈矣。

按：槐性纯阴，虚寒者禁用，即虚热而非实火者亦禁之。

酸枣仁味酸、平，无毒。入肝、胆二经。恶防己。炒熟。酸收而心守其液，乃固表虚有汗，肝旺而血归其经，用瘳彻夜无眠。

胆怯者，心君易动，惊悸盗汗之所自来也；肝虚者，血不归经，则虚烦不眠之所由来也。枣仁能补肝益胆，则阴得其养，而诸证皆安矣。

按：肝胆二经有实邪热者勿用，以收敛故也。

黄柏味苦，寒，无毒。入肾经。恶干漆。盐、酒炒。肥厚鲜黄者佳。泻龙火而救水，利膀胱以燥湿。佐以苍术，理足膝之痹痛；溃以蜜水，漱口舌之生疮。

黄柏泻阴火，除湿热，故治疗如上。昔人谓其补阴者，非其性补，盖热去则阴不受伤，虽谓之补亦宜。

按：苦寒之性，利于实热，不利于虚热。凡脾虚食少，或泻或呕，或好热，或恶冷，或肾虚五更泄泻，小便不禁，少腹冷痛，阳虚发热，瘀血停止，产后血虚发热，金疮发热，痈疽溃后发热，伤食发热，阴虚小水不利，痘后脾虚小水不利，血虚烦燥不眠等症，法咸忌之。

楮实味甘，寒，无毒。入脾经。健脾，消水肿，益气充肌。

按：楮实虽能消水健脾，然脾胃虚寒者勿用。

干漆味辛，温，有毒。入肺经。畏铁浆、黄栌汁、甘豆汤、螃蟹、蜀椒。炒至烟尽为度。辛能散结，行瘀血之神方；毒可祛除，杀诸虫之上剂。

行血杀虫，皆辛温毒烈之性，中其毒者，或生漆疮者，多食蟹及甘豆汤解之。

按：血见干漆即化为水，则能损新血可知，虚者及惯生漆疮者，切勿轻用。

五加皮味辛，温，无毒。入肾、肝二经。远志为使。恶玄参。明目舒筋，归功于藏血之海；益精缩便，得力于闭蛰之宫。风湿宜求，疝家必选。

五加皮者，五车星之精，故服食家多夸之不已。尝曰：宁得一把五加，不用金玉满车，虽赞词多溢美，必非无因而获此隆誉也。

按：下部无风寒湿邪而有火，及肝肾虚而有火者皆忌之。

蔓荆子味苦、辛、平，无毒。入肝、膀胱二经。恶乌头、石膏。头风连于眼目，搜散无余；湿痹甚而拘挛，舒展有效。

气清味辛，体轻而浮，上行而散，故所主者皆在风木之脏。目之于筋，皆肝所主也。

按：头痛目痛，不因风邪而因于血虚有火者，忌之。元素云：胃虚人不可服，恐生痰疾。

辛夷味辛，温，无毒。入肺、胃二经。芎䓖为使，恶五石脂，畏菖蒲、蒲黄、黄连、石膏、黄环。去心及毛，毛射肺中，令人发咳。辛温开窍，鼻塞与昏冒咸宜；清阳解肌，壮热与憎寒并选。

肺开窍于鼻，而胃脉环鼻上行。凡中气不足，清阳不升，则头痛而九窍不利。

辛夷禀春阳之气，味薄而散，能助胃中清气，上达高巅，故头面九窍皆归治平也。

按：辛香走窜，虚人禁之。虽偶感风寒，而鼻塞亦禁之。头痛属血虚火炽者，服之转甚。

桑根白皮味甘，寒，无毒。入肺经。续断、桂心、麻子为使。刮去粗皮，蜜水炙，有涎出不可去也。泻肺金之有余，止喘定嗽；疏小肠之闭滞，逐水宽膨。降气散瘀血，止消渴燥痰。

泻肺降气，是其职专，利便去水者，兼泻子之法也。叶可止汗去风，明目长发。子可补血安神，生津止渴。枝可祛风养筋，消食定咳。桑耳，调经止崩带。桑黄，清肺疗鼻赤。桑柴灰，除癥痣，蚀恶肉。桑霜别名木硇，能钻筋透骨，为抽疔拔毒之品。

按：桑白皮泻火，肺虚无火，因风寒而嗽者勿服。桑椹子虽能补血，脾胃虚滑者勿服。

桑寄生味苦，平，无毒。入肝经。忌火。和血脉，充肌肤，而齿发坚长；舒筋络，利关节，而痹痛捐除。安胎简用，崩漏徵医。

本能益血，兼能去湿，故功效如上。海外深山，地暖不蚕，桑无采捋之苦，气化浓密，自然生出。言鸟衔他子，遗树而生者，非也。

杜仲味辛、甘，温，无毒。入肝、肾二经。恶玄参、蛇蜕。去皮醋炙。强筋壮骨，益肾添精。腰膝之疼痛皆痊，遍体之机关总利。

肾苦燥，急食辛以润之；肝苦急，急食甘以缓之。杜仲辛甘，故主用如上。亦治阴下湿痒，小便余沥。

按：肾虚火炽者勿用。

女贞实味苦，平，无毒。入肝、肾二经。补中黑须发，明目养精神。

禀天地至阴之气，故凌冬不凋，气薄味厚，阴中之阴，降也。虽曰补益，偏于阴寒者也。

按：脾胃虚家，久服腹痛作泻。

蕤仁味苦，温，无毒。入肝经。汤浸去皮尖，水煮过研膏。破心下结痰，除腹中痞气，退翳膜赤筋，理眦伤泪出。

外能散风，内能清热，肝气和则目疾愈。痰痞皆热邪为祟，故亦并主。

按：目病不缘风热而因于虚者勿用。

丁香味辛，温，无毒。入肺、胃、肾三经。忌见火，畏郁金。去丁盖。温脾胃而吐呃可瘳，理壅滞而胀满宜疗。齿除疳匶，痘发白灰。

脾为仓廪之官，伤于饮食生冷，留而不去，则为壅胀，或为呕呃。暖脾胃而行滞气，则胀呕俱瘳也。

按：丁香辛热而燥，非属虚寒，概勿施用。鸡舌香是其别名，母丁香乃其大者。

沉香味辛，温，无毒。入脾、胃、肝、肾四经。调和中气，破结滞而胃开；温补下焦，壮元阳而肾暖。疗脾家痰涎之血，去肌肤水肿之邪。太阳虚闭宜投，小便气淋须用。

芬芳之气，与脾胃相投，温而下沉，与命门相契。怒则气上，肝之过也，辛温下降，故平肝有功。

按：沉香降气之要药，然非命门火衰，不宜多用。气虚下陷者，切勿沾唇。

檀香味辛，温，无毒。入肺、胃二经。辟鬼杀虫，开胃进食。疗噎膈之吐，止心腹之痛。

调上焦气在胸膈咽噎之间，有奇功也。

按：痈疽溃后，及诸疮脓多者不宜服。

降真香味辛，温，无毒。色红者良。

行瘀滞之血如神，止金疮之血至验。理肝伤吐血，胜似郁金；理刀伤出血，过于花蕊。

降香色鲜红者，行血下气有功，若紫黑色者，不堪用也。兼可辟邪杀鬼，烧之辟天行时气，宅舍怪异。

苏合香味甘，温，无毒。甘暖和脾，郁结凝留咸雾释；芬芳彻髓，妖邪梦魇尽冰消。

产中天竺国，诸香汁合成，故名合香。凡香气皆能辟邪通窍，况合众香而成者乎？沈括云：苏合油如𫗦胶，以箸挑起，悬丝不断者真也。

乳香味辛，温，无毒。入心经。箸上烘去油，同灯心研之则细。定诸经之痛，解诸疮之毒。活血舒筋，和中治痢。

诸疮痛痒，皆属心火。乳香入心，内托护心，外宣毒气，有奇功也。但疮疽已溃勿服，脓多者勿敷。

没药味苦，平，无毒。制法同乳香。宣血气之滞，医疮腐之疼。可攻目翳，堪堕胎儿。

血滞则气壅，故经络满急，发肿作痛。没药善通壅滞，则血行而气畅痛止也。

按：骨节痛与胸腹筋痛，不由血瘀而因于血虚，产后恶露去多，腹中虚痛，痈疽已溃，法咸禁之。

安息香味辛，苦，性平，无毒。入心经。服之而行血下气，烧之而去鬼来神。

手少阴主藏神，神昏则鬼邪侵之，心主血，血滞则气不宣快，安神行血，故主治如上。

按：病非关恶气侵犯者勿用。

麒麟竭味甘、咸，平，有小毒。入心、肝二经。凡用另研，若同他药捣，则化为飞尘。产于外国，难得真者，磨之透甲，烧之不变色者佳。走南方兼达东方，

遂作阴经之主；和新血且推陈血，真为止痛之君。

乳香、没药，兼主气血，此则专于血分者也。善收疮口，然性急不可多使，却能引脓。

龙脑香味辛、苦，微温，无毒。开通关窍，驱逐鬼邪。善消风而化湿，使耳聪而目明。

芳香为百药之冠，香甚者性必温热，善于走窜，入骨搜风，能引火热之气自外而出。新汲水调，催生甚捷。

按：龙脑入骨，风病在骨髓者宜也。若风在血脉肌肉，辄用脑、麝，反引风入骨，如油入面，莫之能出。目不明属虚者，不宜入点。

金樱子味酸、涩，平，无毒。入脾、肾二经。扃钥元精，合闭蛰封藏之本；牢拴仓廪，赞传导变化之权。

金樱子性涩，不利于气。丹溪云：经络隧道，以通畅为和平，昧者喜其涩精而服之，致生别证，自不作靖，咎将谁执？虽然，惟无故而服以纵欲则不可，若精滑者服之，何咎之有？

竹叶味苦、甘，寒，无毒。入脾、胃二经。清心涤烦热，止渴化痰涎。

竹茹刮去青皮，用第二层。疏气逆而呕呃与噎膈皆平，清血热而吐衄与崩中咸疗。

竹沥姜汁为使。痰在皮里膜外者，直达以宣通；痰在经络四肢者，屈曲而搜剔；失音不语偏宜，肢体挛踔决用。

竹种最多，惟大而味甘者为胜，必生长甫及一年者，嫩而有力。竹能损气，故古人以笋为刮肠篦。竹沥滑肠，脾虚泄泻者勿用。惟痰在皮里、膜外、经络、肢节者相宜，若寒痰、湿痰与食积痰勿用。

吴茱萸味辛，热，有小毒。入脾、胃、肝三经。蓼实为使，恶丹参、滑石、

白垩，畏紫石英。开口者良，盐汤泡过，焙干。燥肠胃而止久滑之泻，散阴寒而攻心腹之痛。祛冷胀为独得，疏肝气有偏长。疝疼脚气相宜，开郁杀虫至效。

辛散燥热，独入厥阴有功，脾胃其旁及者也。东垣云：浊阴不降，厥气上逆，甚而胀满，非茱萸不可治也，多用损元气。寇氏曰：下气最速，肠虚人服之愈甚。凡病非寒滞者勿用，即因寒滞者，亦当酌量虚实，适事为故也。

山茱萸味酸，微温，无毒。入肝、肾二经。蓼实为使，忌桔梗、防风、防己。酒润去核，微火烘干。补肾助阳事，腰膝之疴不必虑也；闭经缩小便，遗泄之证宁足患乎？月事多而可以止，耳鸣响而还其聪。

四时之令，春气暖而生，秋气凉而杀。万物之性，喜温而恶寒，人身精气，亦赖温暖而后充足。况肾肝居至阴之位，非得温暖之气，则孤阴无以生。山茱萸正入二经，气温而主补，味酸而主敛，故精气益而腰膝强也。

按：强阳不痿，小便不利者，不宜用。

槟榔味辛，温，无毒。入胃、大肠二经。忌见火。降至高之气，似石投火；疏后重之急，如骥追风。疟疾与痰癖俱收，脚气与杀虫并选。

足阳明为水谷之海，手阳明为传道之官，二经相为贯输，以运化精微者也，二经病则痰癖虫积生焉。辛能破滞，苦能杀虫，故主治如上诸证。

按：槟榔坠诸气至于下极，气虚下陷者，所当远避。

栀子味苦，寒，无毒。入肺经。炒透。治胸中懊憹而眠卧不宁，疏脐下血滞而小便不利。清太阴肺，轻飘而上达；泻三焦火，屈曲而下行。

栀子本非吐药，仲景谓邪气在上，得吐则邪出，所谓高者因而越之也。亦非利小便药，盖肺清则化行，而膀胱津液之腑，奉气化而出矣。

按：大苦大寒，能损胃伐气，虚者忌之。心腹痛不因火者，尤为大戒。世人每用治血，不知血寒则凝，反为败证。治实火之吐血，顺气为先，气行则血自归经；治虚火之吐血，养正为先，气壮则自能摄血。此治疗之大法，不可违也。

芜荑味辛，平，无毒。入肺经。除痹积之要品，杀诸虫之神剂。

幼科取为要药，然久服多服，亦能伤胃。

枳壳味苦，微寒。无毒。入肺[1]、大肠二经。麸炒。破至高之气，除咳逆停痰；助传导之官，消水留胀满。

枳实即枳壳之小者。破积有雷厉风行之势，泻痰有冲墙倒壁之威，解伤寒结胸，除心下急痞。

枳壳、枳实，上世未尝分别。自东垣分枳壳治高，枳实治下；海藏分枳壳主气，枳实主血，然其功用皆利气也。气利则痰喘止，痞胀消，食积化。人之一身，自飞门以至魄门，三焦相通，一气而已，又何必分上与下、气与血乎？但枳实则性急，枳壳则性缓，为确当耳。

按：枳壳、枳实，专主破气，大损真元。凡气弱脾虚，以致停食痞满，法当补中益气，则食自化，痞自散。若用枳实、枳壳，是抱薪救火矣。胀满因于实邪者可用，若因土虚不能制水，肺虚不能行气而误用之，则祸不旋踵。瘦胎饮用枳壳，为湖阳公主而设，以彼奉养太过，形色肥实，故相宜也。若一概用之，反致气弱而难产。洁古枳术丸用枳实，为积滞者设，

———
① 肺：群玉山房本作“肝”。

积滞去则脾胃自健，故谓之补，非消导之外别有补益也。时医不察虚实，不辨补泻，往往概施，损人真元，为厉不浅。虽以补剂救之，亦难挽其刻削之害，世人多蹈此弊，特表以为戒。

厚朴味苦、辛，大温，无毒。入脾、胃二经。干姜为使，恶泽泻、硝石、寒水石、忌豆。色紫、味辛者良。刮去粗皮，切片姜汁炒。辛能散风邪，温可解寒气。下气消痰，去实满而宽膨；温胃和中，调胸腹而止痛。吐利交资，惊烦共主。

温热之性，长于散结去满，温胃暖脾，故主食停、痰滞、胀痛、吐利等证。然但可施于元气未虚，邪气方盛，或客寒犯胃，湿气侵脾。若脾虚之人，虽有如上诸证，切勿沾唇。或一时未见其害，而清纯冲和之气，潜伤默耗矣。可不谨诸？

茶叶味甘、苦，微寒，无毒。入心、肺二经。畏威灵仙、土茯苓，恶榧子。消食下痰气，止渴醒睡眠。解炙煿之毒，消痔瘘之疮，善利小便，颇疗头痛。

禀土之清气，兼得春初生发之意，故其所主，皆以清肃为功。然以味甘不涩，气芬如兰，色白如玉者为良。茶禀天地至清之气，产于瘠砂之间，专感云露之滋培，不受纤尘之滓秽，故能清心涤肠胃，为清贵之品。昔人多言其苦寒不利脾胃，及多食发黄消瘦之说，此皆语其粗恶苦涩者耳。故入药须择上品，方有利益。

猪苓味甘、淡，平，无毒。入肾、膀胱二经。去皮。分消水肿，淡渗湿痰。

猪苓感枫根之余气而成，利水诸药无如此驶。

按：寇宗奭曰：多服猪苓，损肾昏目。洁古云：淡渗燥亡津液，无湿证勿服。

乌药味辛，温，无毒。入胃、膀胱二经。主膀胱冷气攻冲，疗胸腹积停为痛。

天行疫瘴宜投，鬼犯蛊伤莫废。

辛温芳馥，为下气温中要药。

按：气虚及血虚内热者勿用。

海桐皮味苦，平，无毒。入脾、胃二经。除风湿之害，理腰膝之疼。可涂疥癣，亦治牙虫。

按：腰膝痛非风湿者不宜用。治癣治牙，须与他药同行。

大腹皮味苦，微温，无毒。入脾、胃二经。开心腹之气，逐皮肤之水。

主用与槟榔相仿，但力稍缓耳。鸩鸟多集大腹树上，宜以大豆汁多洗，令黑汁去尽，火焙用。

按：病涉虚者勿用。

合欢味甘，平，无毒。入心、脾二经。安和五脏，欢乐忘忧。

心为君主之官，土为万物之母，二脏调和则五脏自安，神明自畅。嵇康《养生论》云：合欢蠲忿。正谓此也。一名夜合。

五倍子味苦、酸、涩，平，无毒。入肺、胃二经。敛肺化痰，故止嗽有效；散热生津，故止渴相宜。上下之血皆止，阴阳之汗咸瘳。泻痢久而能断，肿毒发而能消。糁口疮须臾可食，洗脱肛顷刻能收。染须发之白，治目烂之疴。

按：五倍子性燥急而专收敛，咳嗽由于风寒者忌之，泻痢非虚脱者忌之，咳嗽由于肺火实者忌之。误服反致壅满，以其收敛太骤，火气无从泄越耳。

天竺黄味甘，寒，无毒。入心经。祛痰解风热，镇心安五脏。大人中风不语，小儿天吊惊痫。

竹之津气结成，与竹沥功用相仿，故清热养心，豁痰利窍。久用亦能寒中。产于天竺国。

密蒙花味甘，平，无毒。入肝经。酒润焙。养营和血，退翳开光。大人眦泪羞明，小儿痘疮攻眼。

独入东方，为涤热和营之用，故治目之外，无他长也。

巴豆 味辛，热，有大毒。入肺、脾、胃、大、小肠五经。芫花为使，畏大黄、黄连、芦笋、菰笋、酱豆、冷水，恶蘘草，反牵牛。去心及膜，火焙研细，去油用。荡五脏，涤六腑，几于煎肠刮胃；攻坚积，破痰癖，直可斩关夺门。气血与食一攻而殆尽，痰虫及水倾倒而无遗。胎儿立堕，疔毒旋抽。

生于盛夏之令，成于秋金之月，故味辛气温，得刚猛火烈之用，荡涤一切有形之物。

按：元素曰：巴豆不可轻用，郁滞虽开，真阴随损，以少许着肌肤，须臾发泡，况肠胃柔薄之质，无论下后耗损真阴，即脏腑被其熏灼，能无溃烂之患耶？万不得已，亦须炒热去油，入少许即止，不得多用。

蜀椒 味辛，性热，有毒。入肺、脾、肾三经。杏仁为使，畏款冬花、防风、附子、雄黄。闭口者害人。温脾土而击三焦之冷滞，补元阳而荡六腑之沉寒。饮癖气瘕和水肿，累建奇功；杀虫止呕及肠虚，恒收速效。通血脉则痿痹消除，行肢节则机关健运。椒目善消水肿，可塞耳聋。

椒禀纯阳之气，乃除寒湿、散风邪、温脾胃、暖命门之圣药。

按：命门火衰，中气寒冷者宜之。若阴虚火旺之人，在所大忌。

胡椒 味辛，大热，有毒。入胃、大肠二经。下气温中，消风去痰。

忌用与川椒相同，荜澄茄即胡椒之大者，乃一类两种，亦易僭上。

橡斗子 味苦，温，无毒。入脾、胃二经。固精颇效，止痢称奇。

按：新痢起湿热甚者忌服。

木鳖子 味甘，温，有毒。散血热，除痈毒，止腰痛，生肌肉。

有毒之品，但宜外用，勿轻内服。番木鳖形较小而色白味苦，主咽喉痹痛；气血虚，肠胃滑者，大戒。

水杨叶 味苦，平，无毒。止久痢而多功，浴痘疮而起发。

生于涯溪之旁，得水土之气偏多，能散湿热，故久痢需之。痘疮顶陷，浆滞不行，或风寒所阻者，宜水杨枝叶，无叶用嫩枝五斤，流水一釜，煎汤温浴。如冷，添汤，良久照见累起有晕丝者，浆行也。如不满，再浴之。虚者只洗头面手足，屡浴不起者，死。初出及痒塌者，皆不可浴，若内服助气血药，其效更速。此方有燮理之妙，盖黄钟①一动，而蛰虫启户；东风一吹，而坚冰解腹之义也。

柞木皮 味苦，平，无毒。催生圣药，黄疸奇方。

下行利窍，故黄疸与产家用之。

棕榈皮 味苦、涩，平，无毒。吐血、鼻红、肠毒病，十全奇效；崩中、带下、赤白痢，一匕神功。

性涩，故止血有功，然惟血去已多，滑而不止者宜之；若早服恐停瘀为害，火炒烟尽存性，窨地上出火毒。

川槿皮 味苦，平，无毒。止肠风与久痢，擦顽癣及虫疮。

肉厚而色红者真，不宜多服。

皂荚 味辛、咸，温，有小毒。入肺、肝、胃三经。柏子为使，恶麦门冬，畏人参、苦参。刮去粗皮及弦与子，酥炙用。开窍通关，宣壅导滞，搜风逐痰，辟邪杀鬼。

性极尖利，无关不开，无坚不破，中风伤寒门，赖为济急之神丹。若类中风由

————————

① 黄钟：十二律中的第一律。

于阴虚者禁之，孕妇亦禁。

子：去皮，水浸软，煮糖渍食之，治大肠虚闭，瘰疬恶疮。

刺：功用与皂荚同，第其锐利能直达疮所，为痈疽、妒乳、疔肿未溃之神药。米醋熬嫩刺，涂癣有效。痈疽已溃者勿服，孕妇亦忌。

诃黎勒味苦，温，无毒。入肺、大肠二经。蒸，去核，焙。固肠而泄痢咸安，敛肺而喘嗽俱止。利咽喉而通津液，下食积而除胀满。

按：其主用，皆温涩收敛之功，若肺有实热，泻痢因湿热，气喘因火冲，法咸忌之。

楝实味苦，寒，有毒。入脾、肺二经。杀三虫，利小便。

根微寒，杀诸虫，通大便。

大寒极苦，止宜于杀虫，若脾胃虚寒者大忌。

樗白皮味苦、涩，寒，有小毒。东引者良，醋炙之。涩血止泻痢，杀虫收产肠。

苦寒之性，虚寒者禁用，肾家真阴虚者亦忌之，以其徒燥耳。止入丸用，不入汤煎。

椿白皮主用相仿，力稍逊之。

郁李仁味酸，平，无毒。入脾、大肠二经。汤浸去皮，研如膏。润达幽门，而关格有转输之妙；宣通水腑，而肿胀无壅遏之嗟。

性专降下，善导大肠燥结，利周身水气。然下后令人津液亏损，燥结愈甚，乃治标救急之药，津液不足者，慎勿轻服。

雷丸味苦，寒，有小毒。入胃经。荔实、厚朴、蓄根、芫花为使，恶葛根。酒蒸。杀脏腑诸虫，除婴儿之百病。

雷丸乃竹之余气，得霹雳而生，故名雷丸。杀虫之外无他长，久服令人阴痿。

苏木味甘、咸，平，无毒。入心、肝、脾三经。宣表里之风邪，除新旧之瘀血。

苏木理血，与红花同功，少用和血，多用即破血也。其治风者，所谓治风先治血，血行风自灭也。

没石子味苦，温，无毒。入肾经。忌铜铁器。用浆水于砂盆中研焙，干再研，如乌犀色。益血生精，染须发而还少；强阴治痿，助阳事以生男。涩精止遗淋，固肠医泄痢。

禀春生之气，兼金水之性。春为发生之令，故有功于种玉；金主收肃之用，故有功止涩。然亦不宜独用多用也。

木瓜味酸，温，无毒。入肝经。忌铁，去穰。筋急者得之即舒，筋缓者遇之即利。湿痹可以兼攻，脚气惟兹最要。

得东方之酸，故入厥阴治筋，非他药所能俦匹。转筋时，但念木瓜二字数十声，立效。东垣云：气脱能收，气滞能和，故于筋急筋缓，两相宜耳。

按：孟诜云：多食损齿及骨。《素问》所谓阴之所生，本在五味；阴之所营[①]，伤在五味。五味太过，则有增胜之忧也。

果　　部

莲子味甘，平，无毒，入心、脾、肾三经。泡去皮、心，炒。心肾交而君相之火邪俱靖，肠胃厚而泻痢之滑均收。频用能涩精，多服令人喜。

莲藕味苦，平，入心、脾二经。忌铁。生用则涤热除烦，散瘀而还为新血；熟用则补中和胃，消食而变化精微。

莲花须味甘、涩，温，无毒。入心、肾二经。忌地黄、葱、蒜。清心而诸窍之出血可止，固肾而丹田之精气无遗。须发

---

① 所营：《素问·生气通天论篇》作"五营"。

变黑。泻痢能除。

莲子，脾家果也，久服益人。石莲子乃九月经霜后坚黑如石，堕水入泥者。今肆中石莲子，其味大苦，产广中树上，不宜入药。

藕性带涩，止血有功，产家忌性冷，惟藕不忌，为能去瘀故也。

莲须温而不热，血家泻家尊为上剂。

莲房固精涩肠，但不宜多服。

叶可助胃消食，蒂治雷头风，取其有震仰盂之象，类从之义也。

橘皮味辛，温，无毒。入肺、脾二经。广中者最佳，福建者力薄，浙产便恶劣矣。陈久愈佳，去蒂及浮膜，晒干。止嗽定呕，颇有中和之妙；清痰理气，却无峻烈之嫌。留白者补胃偏宜，去白者疏通专掌。

苦能泄气，又能燥湿，辛能散气，温能和气；同补药则补，同泻药则泻，同升药则升，同降药则降。夫脾乃元气之母，肺乃摄气之籥，故独入两经。气虽中和，然单服久服，亦伤真元。橘皮下气消痰，橘肉生痰聚气，一物也，而相反如此。

青皮即橘之小者，麸炒。破滞气愈陈[①]愈效，削坚积愈下愈良。引诸药至厥阴之分，下饮食入太阴之仓。

青皮兼能发汗，性颇猛锐，不宜多用。如人年少壮，未免躁暴，及长大而为橘皮，如人至老年，烈性渐减。经久而为陈皮，则多历寒暑而躁气全消也。核主膀胱疝气，一味为末，酒服五钱。叶主肺痈、乳痈，绞汁饮之。

香橼味苦，温，无毒。入肺、脾二经。年久者良，去白炒。理上焦之气，止呕宜求；进中州之食，健脾宜简。

性虽中和，单用多用亦损正气，脾虚者须与参术并行，乃有相成之益耳。

大枣味甘，平，无毒。入脾经。坚实肥大者佳。调和脾胃，具生津止泻之功；润养肺经，操助脉强神之用。

经言：枣为脾果，脾病宜食之。又曰：脾病人毋多甘，毋乃相戾耶？不知言宜食者，指不足之脾也，如脾虚泄泻之类；毋多食者，指有余之脾也，如中满肿胀之类。凡用药者，能随其虚实而变通之，虽寻常品味，必获神功；苟执而泥之，虽有良剂，莫展其长，故学者以格致为亟也。

按：枣虽补中，然味过于甘，中满者忌之。小儿疳病及齿痛痰热之人，俱不宜食，生者尤为不利。红枣功效相仿，差不及耳。

芡实味甘，平，无毒。入脾、肾二经。补肾固精而遗浊有赖，益脾养气而泄泻无虞。

禀水土之气以生，独于脾肾得力，小儿不宜多食者，以其难消故也。

乌梅味酸，平，无毒。入肺、脾二经。定嗽定渴，皆由敛肺之勋；止血止利，尽是固肠之力。清音去痰涎，安蛔理烦热，蚀恶肉而至速，消酒毒以清神。

白梅即霜梅也。牙关紧闭，擦龈涎出便能开；刀箭伤肤，研烂敷之血即止。

乌梅、白梅，皆以酸收为功，疽愈后有肉突起，乌梅烧敷，一日减半，两日而平，真奇方也。夫梅生于春，曲直作酸，病有当发散者，大忌酸收，误食必为害。若过食而齿齼者，嚼胡桃肉解之。

柿味甘，寒，无毒。入肺、脾二经。润肺止咳嗽，清胃理焦烦。

干柿能厚肠而止泄，主反胃与下血。

柿霜清心而退热生津，润肺而化痰止嗽。

三者主用大同小异，总之肃清上焦火

<hr>

① 陈：原作"低"，据清康熙本改。

邪，兼有益脾之功也。有人三世死于反胃，至孙得一方，用柿饼同干饭食之，绝不用水，亦勿以他药杂之，旬日而愈。

按：柿性颇寒，肺经无火，及风寒作嗽者，冷痢滑泄者忌之。不宜与蟹同食，令人腹痛作泻。

荸荠味甘，寒，无毒。益气而消食，除热以生津。腹满须用，下血宜尝。

同胡桃食，能化铜物为乌有。一味为末，能辟蛊毒。

按：孟诜云：有冷气人勿食，多食令人患脚气，孕妇忌之。

枇杷叶味苦，平，无毒。入肺、胃二经。刷去背上毛。治胃病，姜汁涂炙，治肺病蜜水涂炙。走阳明则止呕下气，入太阴则定咳消痰。

长于降气，气降则火清痰顺。但去毛不净，射入肺中，作咳难疗。

按：胃寒呕吐，及风寒咳嗽者忌之。

甘蔗味甘，平，无毒。入肺、胃二经。和中而下逆气，助脾而利大肠。

禀地之冲气，故味甘性平。甘为稼穑之化，故和中助脾，亦能除热止渴，治噎膈，解酒毒。

按：世人误以蔗为性热，不知其甘寒泻火。王摩诘诗云：饱食不须愁内热，大官还有蔗浆寒。盖详于本草者耶。惟胃寒呕吐，中满滑泄者忌之。

白砂糖味甘，寒，无毒。入脾经。生津解渴，除咳消痰。中满者禁用。

红砂糖味甘，寒，无毒。功用与白者相仿，和血乃红者独长。红白二种，皆蔗汁煎成。

多食能齿生虫，作汤下小儿丸、散者误矣。

桃仁味苦、甘，平，无毒。入肝、大肠二经。香附为使，泡去皮尖，炒，勿用双仁者。破诸经之血瘀，润大肠之血燥。

肌有血凝而燥痒堪除，热入血室而谵言可止。

苦重于甘，气薄味厚，沉而下降，为阴中之阳。苦以推陈，甘以生新，故血疾恒需之。桃为五木之精，故能辟邪杀鬼，亦可杀虫。桃枭是桃实在树，经冬不落者，正月采之，主辟邪祛祟。

按：桃仁破血，血瘀者相宜，若用之不当，大伤阴气。

杏仁味苦、甘，温，有毒。入肺、大肠二经。恶黄芩、黄芪、葛根，畏蘘草。泡去皮尖焙，双仁者勿用。散上焦之风，除心下之热。利胸中气逆而喘嗽，润大肠气闭而难通。解锡毒有效，消狗肉如神。

杏仁性温，散肺经风寒滞气，特效。

按：阴虚咳嗽者忌之，双仁者能杀人，有毒盖指此耳。

梨味甘、酸，寒，无毒。入心、肝、脾三经。外宣风气，内涤狂烦。消痰有灵，醒酒最验。

人知其清火消痰，不知其散风之妙。生之可清六腑之热，熟之可滋五脏之阴。

按：丹溪云：梨者，利也，流利下行之谓也，脾虚泄泻者禁之。

橄榄味酸、涩、甘，平，无毒。入胃经。清咽喉而止渴，厚肠胃而止泻。消酒称奇，解毒更异。

迹其主用，约与诃黎勒相同。误中河豚毒，惟橄榄煮汁，服之可解；诸鱼骨鲠，嚼橄榄汁咽之，如无橄榄，以核研末，急流水调服亦效。

胡桃味甘，平。无毒。入肺、肾二经。佐补骨而治痿强阴，兼胡粉而拔白变黑。久服润肠胃，恒用悦肌肤。

三焦者，元气之别使；命门者，三焦之本原，盖一原一委也。命门指所居之府而名，乃藏精系胞之物，三焦指分治之部而名，乃出纳熟腐之司。一以体名，一以用名。在两肾之间，上通心肺，为生命之原，相火之主。《灵枢》已详言，而扁鹊不知原委体用之分，以右肾为命门，以三焦为有名无状，承讹至今，莫能正也。胡桃仁颇类其状，而外之皮汁皆黑，故入此方，通命门，命门既通，则三焦利，故上通于肺耳。一幼儿痰喘，五日不乳，其母梦观音授方，令服人参、胡桃汤数口，喘即定。明日去胡桃衣，喘复作，仍连皮服，遂愈。盖皮有敛肺之功也。但用一味，空腹时连皮食之，最能固精。

按：肺有痰热，命门火炽者勿服。

龙眼 味甘，平，无毒。入心、脾二经。补心虚而长智，悦胃气以培脾。除健忘与怔忡。能安肾而熟寐。

不热不寒，和平可贵，别名益智者，为其助心生智也。归脾汤用为向导者，五味入口，甘先归脾也。道家用龙眼肉细嚼千余，待满口津生，和津汨汨而咽，此即服玉泉之法也。

山楂 味酸，平，无毒。入脾、胃二经。去核。消肉食之积，行乳食之停。疝气为殃，茴香佐之而取效；儿枕作痛，砂糖调服成功。发小儿痘疹，理下血肠风。

善去腥膻油腻之积，与麦芽之消谷积者不同也。核主催生疝气。

按：胃中无积，及脾虚恶食者忌服。

榧子 味甘，平，无毒。入肺经。反绿豆。杀百种之虫，手到而瘥；疗五般之痔，频尝则愈。消谷食而治咳，助筋骨而壮阳。

东坡诗云：驱除三彭虫，已我心腹疾。指其杀虫也。不问何虫，但空腹食榧子二十一枚，七日而虫下，轻者两日即下矣。

按：丹溪云：榧子肺家果也，多食则引火入肺，大肠受伤。

石榴皮 味酸、涩，温，无毒。入肝、脾、肾三经。泻痢久而肠虚，崩带多而欲脱。水煎服而下蛔，汁点目而止泪。

按：榴味酸涩，故入断下崩中之剂，若服之太早，反为害也。

谷　部

胡麻 味甘，平，无毒。入肝、脾、肾三经。其色如酱，其状如虱，九蒸晒。养血润肠，燥结焦烦诚易退；补中益气，风淫瘫痪岂难除？坚筋骨，明耳目，轻身不老；长肌肤，填髓脑，辟谷延年。

补阴是其本职，又去风者，治风先治血，血行风自灭也。李廷飞云，风病人久服，步履端正，语言不蹇，神农收为上品，《仙经》载其功能，洵奇物也。但服之令人肠滑，得白术并行为胜。

麻仁 味甘，平，无毒。入脾、胃二经。畏牡蛎、白薇、茯苓。绢包至沸汤中。至冷取出，悬井中一夜，勿着水，曝干，新瓦上挪去壳。润五脏，通大肠。宣气利关节，催生疗产难。

刘完素曰：麻仁，木谷也，而治风，同气相求也。陈士良云：多食损血脉，滑精气，痿阳事；妇人多食，即发带疾，以其滑利下行，走而不守也。

麻油 味甘，微寒，无毒。熟者利大肠，下胞衣；生者摩疮肿，生秃发。

生者，过食能发冷利，脾虚作泻者忌之。熬熟不可经宿，即助热动气也。

饴糖 味甘，温，无毒。入脾经。止嗽化痰，《千金方》每嘉神效；脾虚腹痛，建中汤累奏奇功。瘀血熬焦和酒服，肠鸣须用水煎尝。

按：饴糖虽能补脾润肺，然过用之，反能动火生痰。凡中满吐逆，酒病牙疳咸忌之，肾病尤不可服。

黑豆 味甘，平，无毒。入肾经。活血散风，除热解毒，能消水肿，可稀痘疮。

婴儿十岁以下者，炒豆与猪肉同食，壅气至死，十有八九。凡服蓖麻子忌炒豆，犯之胀死。服厚朴者亦忌之，最动气故也。

赤小豆味甘、酸，平，无毒，入心、小肠二经。利水去蛊，一味磨吞决效；散血排脓，研末醋敷神良。止渴行津液，清气涤烦蒸。通乳汁，下胞衣，产科要矣；除痢疾，止呕吐，脾胃宜之。

赤豆，心之谷也，其性下行，入阴分，通小肠，治有形之病。消痕散肿，虽溃烂几绝者，为末敷之，无不立效。

按：久服赤豆，令人枯燥，肌瘦身重，以其行降令太过也。

绿豆味甘，寒。入肝经。反榧子，壳恶鲤鱼。解蟹毒而止渴，去浮风而润肤。利小便以治胀，厚肠胃以和脾。

绿豆属木，通于厥阴，解毒之功，过于赤豆。但功在绿皮，若去壳即壅气矣。

按：胃寒者不宜食。

扁豆味甘，温，无毒。入脾经。去皮炒。补脾胃而止吐泻，疗霍乱而清湿热。解诸毒大良，治带下颇验。

色黄味甘，得乎中和，脾之谷也，能化清降浊，故有消暑之用。皮如栗色者，不可入药。

按：伤寒邪炽者禁用。

淡豆豉味甘、苦，寒，无毒。入肺、脾二经。解肌发汗，头痛与寒热同除；下气清烦，满闷与温瘴并妙。疫气、瘴气，皆可用也；痢疾、疟疾，无不宜之。

豆经蒸窨，能辛能散。得葱则发汗，得盐则止吐，得酒则治风，得薤则治痢，得蒜则治血，炒熟又能止汗，亦要药也。造豆豉法：黑豆一斗，六月间水浸一宿，蒸熟，摊芦席上，微温，蒿覆五六日后，黄衣遍满为度，不可太过。取晒，簸净，水拌得中，筑实瓮中，桑叶盖厚三寸，泥

固，取出晒半日，又入瓮。如是七次，再蒸曝干。

按：伤寒直中三阴，与传入阴经者勿用。热结烦闷，宜下不宜汗，亦忌之。

麦芽味甘、咸，温，无毒。入胃经。炒黄去芒，留芽用。熟腐五谷，消导而无停；运行三焦，宣通而不滞。疗腹鸣与痰饮，亦催生而堕胎。

古人惟取矿麦为芽，今人多用大麦者，非也。以谷消谷，有类从之义，无推荡之峻，胃虚停谷食者宜之。然有积化积，无积消肾气，堕胎。

神曲味甘、辛，温，无毒。入胃经。研细炒黄，陈久者良。健脾消谷，食停腹痛无虞；下气行痰，泄痢胃翻有藉。

五月五日，或六月六日，以白面百斤，青蒿、苍耳、野蓼各取自然汁六大碗，赤小豆，杏仁泥各三升，以配白虎、青龙、朱雀、玄武、勾陈、腾蛇，用诸汁和面、豆、杏仁，布包作饼，楮叶包窨，如造酱黄法，待生黄衣，曝干收之。

按：脾阴虚胃火盛者勿用，能损胎孕。

谷芽味甘、苦，温，无毒。消食与麦芽同等，温中乃谷芽偏长。

味甘气和，具生化之性，故为消食健脾，开胃和中之要药。

酒味苦、甘、辛，热，有毒。入肺与胃二经。通血脉而破结，厚肠胃而润肌；宣心气以忘忧，助胆经以发怒。善行药势，可御风寒。

少饮则和血行气，壮神消愁；过饮则伤胃耗血，生痰动火。故夫沉湎无度，醉以为常者，轻则致疾，重则身亡。此大禹所以疏仪狄，周公所以著《酒诰》也。烧酒散寒破结，损人尤甚。

醋味酸，温，无毒。入肝经。浇红炭而闻气，产妇房中常起死；涂痈疽而外

治，疮科方内屡回生。消心腹之疼，癥积尽破；杀鱼肉之毒，日用恒宜。

藏器曰：多食损筋骨，损胃，损颜色。

罂粟壳 味酸、涩，温，无毒，入肾经。水洗去蒂，去顶去穰，醋炒透。止泻利而收脱肛，涩精气而固遗泄。劫虚痨之嗽，摄小便之多。

酸收太紧，令人呕逆，且兜积滞，反成痼疾。若醋制而与参术同行，可无妨食之害。

按：风寒作嗽，泻痢新起者勿用。

菜　部

瓜蒂 味苦，寒，有小毒。入胃经。理上脘之疴，或水停，或食积，总堪平治；去胸中之邪，或痞硬，或懊㤎，咸致安宁。水泛皮中，得吐而痊，湿家头痛，嚏鼻而愈。

极苦而性上涌，能去上焦之病，高者因而越之是也。

按：瓜蒂最能损胃伤血，耗气夺神，上部无实邪者，切勿轻投。

白芥子 味辛，热，无毒。入肺经。解肌发汗，利气疏痰。温中而冷滞冰消，辟邪而祟魔远遁。酒服而反胃宜痊，醋涂而痛毒可散。

痰在胁下，及皮里膜外者，非白芥子不能达。煎汤不可太熟，便减力量。

按：肺经有热，阴虚火亢者勿服。茎叶动风动气，有疮伤、痔疾、便血者俱忌。

莱菔子 味辛，温，无毒。下气定喘，消食除膨。生研堪吐风痰，醋调能消肿毒。

丹溪云：莱菔子治痰，有推墙倒壁之势。表其性烈也。

按：虚弱人服之，气浅[①]难布息。

干姜 味辛，热，无毒。入肺、脾二经。破血消痰，腹痛胃翻均可服；温中下气，癥瘕积胀悉皆除。开胃扶脾，消食去滞。生行则发汗有灵，炮黑则止血自验。

干姜本辛，炮之则苦，守而不移，非若附子行而不止也。其止血者，盖血虚则热，热则妄行，炒黑则能引补血药入阴分，血得补则阴生热退，且黑为水色，故血不妄行也。然血寒者可多用，血热者不过用三四分，为向导而已。

按：姜味大辛；辛能僭上，亦能散气走血，久服损阴伤目，凡阴虚有热者勿服。

生姜 味辛，热，无毒。入肺、胃二经。要热去皮，要冷留皮。生能发表，熟可温中。开胃有奇功，止呕为圣剂。气胀腹疼俱妙，痰凝血滞皆良。刮下姜皮，胀家必用。

凡中风、中暑、中气、中毒、中恶、霍乱，一切卒暴之症，用姜汁和童便服之。姜汁能开痰，童便能降火也。古方以姜茶治痢，热痢留皮，冷痢去皮，大妙。忌服同干姜。

葱白 味辛，平。入肺、胃二经。忌枣、蜜、犬、雉肉。通中发汗，头疼风湿总蠲除；利便开关，脚气奔豚通解散。跌打金疮出血，砂糖研敷；气停虫积为殃，铅粉丸吞。专攻喉痹，亦可安胎。

葱味最辛，肺之药也，故解散之用居多。

按：多食葱，令人神昏发落，虚气上冲。

大蒜 味辛，温，有毒。入脾、肾二经。忌蜜。消谷化食，辟鬼驱邪。破痃癖多功，灸恶疮必效。捣贴胸前，痞格资外攻之益；研涂足底，火热有下引之奇。

---

① 浅：清康熙本作"喘"。

大蒜用最多，功至捷，外涂皮肉，发泡作疼，则其入肠胃而搜刮，概可见矣。

按：性热气臭，凡虚弱有热之人，切勿贴唇，即宜用者，亦勿过用，生痰动火，损目耗血，谨之！

韭味辛，温，无毒。固精气，暖腰膝，强肾之功也；止泻痢，散逆冷，温脾之力欤！消一切瘀血，疗喉间噎气。

韭子固精、生精，助阳止带。

古方用韭专治瘀血，盖酸入肝，辛散温下也。多食神昏目暗。

金石部

金箔味辛，平，有毒。安镇灵台，神魂免于飘荡；辟除恶祟。脏腑搜其伏邪。

禀西方之质，为五金之主，最能制木，故中风惊痫皆需之。银箔功用相仿。

按：金有大毒，磨屑顿服，不过三钱而毙，岂可多服乎？催生者用之。

自然铜味辛，平，无毒。续筋接骨，折伤者依然复旧；消瘀破滞，疼痛者倏尔消除。

按：自然铜虽有神用，颇能损人，不可过用。

铜青味辛，酸，无毒。女科理血气之痛，眼科主风热之疼，内科吐风痰之聚，外科止金疮之血。杀虫有效，疳证亦宜。

色青入肝，专主东方之证，然服之损血。

黄丹味辛，寒，无毒。止痛生肌，宜于外敷；镇心安魄，可作丸吞。坠痰杀虫，截疟止痢。

按：黄丹乃炒铅所作，味辛沉阴，过服损阳气。

密陀僧味辛，平，有小毒。色如金者良。镇心主，灭瘢点。五痔金疮同借重，疟家痢证共寻求。

即煎银炉底，感银铅之气而成，其性重坠，故镇心下痰，须水飞用，食之令人寒中。

紫石英味甘，温，无毒。畏扁豆、附子，恶黄连。火煅、醋炙、水飞。上通君主，镇方寸之靡宁；下达将军，治胎宫而有孕。

紫石英南方之色，故功在血分，火热者忌之。

朱砂味甘，寒，有毒。入心经。恶磁石，畏咸水，忌一切血。水飞。镇心而定癫狂，辟邪而杀鬼祟。解胎热痘毒，疗目痛牙疼。

色赤应离，为心经主药。独用多用，令人呆闷。水银即朱砂之液，杀虫虱有功，下死胎必用。渗入肉内，使人筋挛。若近男阳，阳痿无气，惟以赤金系患处，水银自出。杨梅疮服轻粉，毒潜骨髓，毒发杀人。轻粉主杀虫生肌。

雄黄味苦，平，有毒。研细，水飞。杨梅疔毒，疥癣痔疡，遵法搽敷力不小；血瘀风淫，鬼干尸疰，依方制服效偏奇。化痰涎之积，涂蛇虺之伤。

独入厥阴，为诸疮杀毒之药，亦能化血为水。

石膏味辛，寒，无毒。入肺、胃二经。鸡子为使，恶莽草、巴豆，畏铁。营卫伤于风寒，青龙收佐使之勋；相傅困于火热，白虎定为君之剂。头疼齿痛肌肤热，入胃而搜逐；消渴阳狂逆气起，入肺以驱除。

气味俱薄，体重而沉。少壮火热之人，功如反掌；老弱虚寒之人，祸不旋踵。东垣云：立夏前服白虎汤，令人小便不禁。降令太过也。极能寒胃，使人肠滑不能食，非有大热者，切勿轻投。

滑石味甘、淡，寒，无毒。入胃、膀胱二经。利小便，行积滞。宣九窍之闭，通六腑之结。

滑石利窍，不独小便也。上能利毛窍，下能利精窍。盖甘淡先入胃家，上输于肺，下通膀胱。肺主皮毛，为水上源，膀胱司津液，气化则能出。故上则发表，下则利水，为荡热燥湿之剂。

按：多服使人精滑，脾虚下陷者禁之。

赤石脂味酸、辛，大温，无毒，入心、胃、大肠三经。畏芫花，恶大黄、松脂，煅水飞。主生肌长肉，可理痈肠；疗崩漏脱肛，能除肠澼。

石脂固涩，新痢家忌用。

炉甘石味甘，温，煅水飞。散风热而肿消，祛痰气而翳退。

金银之气所结，为眼科要药。

钟乳石味甘，热，有毒。蛇床为使，恶牡丹、牡蒙，畏紫石英，忌羊血，反人参、白术。入银器煮。水减即添，煮三日夜，色变黄白，换水再煮，色青不变，毒去尽矣，水飞过再研半日。益精壮阳，下焦之虚弱堪珍；止嗽解渴，上部之虚伤宜宝。

其气慓悍，令阳气暴充，饮食倍进，昧者得此肆淫，则精竭火炎，发为痈疽淋浊，岂钟乳之罪耶？大抵命门火衰者相宜，不尔便有害矣。

海石味咸，平，无毒。独入肺经。清金降火，止浊治淋。积块老痰逢便化，瘿瘤结核遇旋消。

海石乃水沫结成，体质轻飘，肺之象也；气味咸寒，润下之用也。故治证如上。

按：多服损人气血。

阳起石味咸，温，无毒。入肾经。螵蛸为使，恶泽泻、桂、雷丸、蛇脱，畏菟丝子，忌羊血。火煅酒淬七次，水飞。固精而壮元阳，益气而止崩带。

此石产处，冬不积雪，其热可知。云头两脚鹭鸶毛，轻松如狼牙者佳，非命门火衰者勿用。

磁石味辛，温，无毒。入肾经。柴胡为使，恶牡丹皮、莽草，畏石脂。火煅、醋淬、水飞。治肾虚之恐怯，镇心脏之怔忡。

镇心益肾，故磁朱丸用之，可暂用，不可久也。

青礞石味咸，平，入肝经。火煅、水飞。化顽痰癖结，行食积停留。

痰见青礞，即化为水，脾虚者大忌。

花蕊石味酸、平，无毒。火煅，水飞。止吐衄如神，消瘀血为水。

血见花蕊石即化为水，过用损血，不可不谨。

食盐味咸，寒，无毒，入肾经。擦齿而止痛，洗目而去风。二便闭结，纳导随通；心腹烦疼，服吐即愈。治疝与辟邪有益，痰停与霍乱无妨。

润下作咸，咸走肾，喘嗽、水胀、消渴大忌。食盐或引痰生，或凝血脉，或助水邪，多食损颜色，伤筋力。故西北人不耐咸，少病多寿；东南人嗜咸，少寿多病。

青盐功用相同，入肝散风。

朴硝味辛、咸、酸，寒，无毒。入胃、大肠二经。破血攻痰，消食解热。法制玄明粉，功缓力稍轻，明目清躁，推陈致新。

朴硝在下，最粗而浊，芒硝在上，其质稍清；玄明再经煎炼，尤为精粹。方士滥夸玄明粉却病永年，不根之说也。若施之于有虚无火之人，及阴毒沉寒之证，杀人惨于刀剑矣。

蓬砂味苦、辛，寒，无毒。入肺经。退障除昏开努肉，消痰止嗽且生津。癥瘕噎膈俱瘥，衄家骨哽通宜。

性能柔五金，则消克可知，但疗有

余，难医不足，虚痨证中非所宜也。

硫黄味酸，大热，有毒。入心、肾二经。畏细辛、朴硝、铁、醋，用莱菔剜空。入硫合定，糠火煨熟，紫背浮萍同煮，皂角汤淘去黑浆。壮阳坚筋骨，阴气全消；杀虫燥寒湿，疮疴尽扫。老年风秘，君半夏而立通，泄痢虚寒，佐腊矾而速止。艾汤投一匕，阴毒回春；温酒送三丸，沉寒再造。

秉纯阳之精，能补君火，可救颠危。乌须黑发，真可引年。然顺制炼得宜，淫房断绝者能之，一有不当，贻祸匪轻。

白矾味酸、涩，寒，无毒。入肺、脾二经。甘草为使，恶牡蛎、麻黄。消痰止利，涤热祛风。收脱肛阴挺，理疥癣湿淫。

矾之用有四：吐风热痰涎，取其酸苦涌泄也；诸血、脱肛、阴挺、疮疡，取其酸涩而收也；治风痰、泄痢、崩带，取其收而燥湿也；喉痹、痈疽、蛇伤、蛊毒，取其解毒也。多服损骨、损心肺。

土　部

伏龙肝味辛，温，无毒。女人崩中带下，丈夫尿血遗精。

即灶心黄土，去湿有专长。

墨味辛，温，无毒。烧红研细。止血以苦酒送下，消痈以猪胆调涂。

墨者，北方之色；血者，南方之色，止血者，火见水而伏也。内有鹿角胶，非煅红不可用。

百草霜辛，温，无毒。清咽治痢，解热定血。

黑奴丸用以疗阳毒发狂，亦从治之义也。

人　部

发味苦，温，无毒，入心、肝、肾三经。去瘀血、补真阴。父发与鸡子同煎，免婴儿惊悸；已发与川椒同煅，令本体乌头。吐血衄红取效，肠风崩带宜求。

发者，血之余也，故于血证多功。入罐中，盐泥固济，煅成性。

牙齿味咸，热，有毒。入肾经。火煅，水飞。痘疮倒靥，麝加少许酒调吞，痈乳难穿，酥拌贴之旋发溃。内托阴疽不起，外敷恶漏多脓。

齿者，骨之余，得阳刚之性，痘家劫剂也。若伏毒在心，昏冒不省，及气虚白痒，热沸紫泡之症，止宜补虚解毒，误用牙齿者不治。

乳味甘，平，无毒。入心、肝、脾三经。大补真阴，最清烦热。补虚痨。润噎膈，大方之玉液也；祛膜赤，止流泪，眼证之金浆耶！

乳乃血化，生于脾胃，摄于冲任。未受孕则下为月水、即受孕则留而养胎。产后则变赤为白，上为乳汁，此造化玄微之妙，却病延年之药也。

按：虚寒滑泄之人禁服。乳与食同进，即成积滞发泻。

津唾甘，平，无毒。辟邪魔而消肿毒，明眼目而悦肌肤。

津乃精气所化。五更未语之唾，涂肿辄消，拭目去障，咽入丹田则固精而制火。修养家咽津谓之清水灌灵根。人能终日不唾，收视返听，则精气常凝，容颜不槁；若频唾则损精神，成肺病。仙家以千口水成活字，咽津诚不死之方软！

红铅味咸，热，无毒。入心、肝、脾、肾四经。坎宫一点，无端堕落尘寰；水里真金，有法收来接命。

萧子真云：一等旁门性好淫，强阳复去采他阴。口含天癸称为药，似凭洳沮枉用心。此言金丹大道。惟虚极静笃，采先天祖气而已。且不着于四大，安可求于渣质哉。若夫却病延年，未有过于红铅者也。女子二七，天癸至，任脉通，太冲脉盛，月事以时下谓之天癸。乃天一所生之水，古人用之疗金疮、箭毒。并女劳复，皆崇其养阴之力也。童女首经，尤为神品，女子自受胎，以及长成，算积五千四百之期。即于是日经至，更为难得。回垂绝之阳，有夺命之权。若三日出庚之时，采药接命，即《楞严经》所载：精仙是也。绝非交媾。亦非口服，故成仙道。

按：服红铅而热者，惟童便、乳汁可以解之。

人溺味咸，寒。无毒。入肺、胃、膀胱三经。清天行狂乱，解痨弱蒸烦。行血而不伤于峻，止血而无患其凝。吐衄产家称要药，损伤跌扑是仙方。

经云：饮入于胃，游溢精气，上输于脾；脾气散精，上归于肺，通调水道，下输膀胱。服小便入胃，仍循旧路而出，故降火甚速。然须热饮，真气尚存，其行更速。炼成秋石，真元之气渐失，不逮童便多矣。

按：童便性寒，若阳寒无水，食不消，肠不实者，忌之。人中白主治与溺相同，兼治口舌疮。

金汁即人中黄也。味苦，寒，无毒。止阳毒发狂，清痘疮血热，解百毒有效，敷疔肿无虞。

按：伤寒非阳明实热，痘疮非紫黑干枯均禁。

人胞味甘、咸，温，无毒。入心、肾二经。米泔洗净，童便浸揉，色白为度，入铅瓶中封固，重汤[1]煮三时，待冷方开。补心除惊悸，滋肾理虚痨。

崔氏云：胎衣宜藏吉方，若为兽所食，令儿多病。此亦铜山西崩，洛钟东应之理。蒸煮而食，不顾损人，长厚者弗忍闻也。

天灵盖味咸，平，无毒。白汤煎液吞尝，传尸灭影，红绢包藏巅顶，疟鬼潜踪。

神农未尝收载，后世每每用之。嗟乎！兽相食，且人恶之；而人相食，惨恶极矣。必不得已，或取年深绝尸气者，然亦不可食，或包用，或煎汤，用毕，送还原处，报之以经忏，庶其可也。

兽　部

龙骨味甘，平，无毒。入心、肝、肾三经。忌鱼及铁器，畏石膏，火炼、水飞、酒煮、曝。涩精而遗泄能收，固肠而崩淋可止。缩小便而止自汗，生肌肉而收脱肛。

龙在东方之神，故其骨多主肝病，肾主骨，故又益肾也。许叔微云：肝藏魂，能变化，魂飞不定者，治之以龙齿。

按：龙骨收敛太过，非久病虚脱者，切勿妄投。

麝香味辛，温，无毒。忌大蒜，微研。开窍通经，穿筋透骨，治惊痫而理客忤，杀虫蛊而去风痰。辟邪杀鬼，催生堕胎。蚀溃疮之脓，消瓜果之积。

走窜飞扬，内透骨髓，外彻皮毛。东垣云：搜骨髓之风，风在肌肉者误用之，反引风入骨。丹溪云：五脏之风，忌用麝香以泻卫气。故证属虚者，概勿施用；必不得已，亦宜少用。痨怯人及孕妇，不宜佩带。

黄牛肉味甘，温，无毒，入脾经。补脾开胃，益气调中。牛乳有润肠之美，牛喉有去噎之功。

牛为稼穑之资，不轻屠杀，市中所货，非老病即自死者也，食之损人。丹溪《倒仓论》曰：脾为仓廪，倒仓者，推陈

---

① 汤：原作"阳"，据清康熙本改。

致新也。停痰积血，发为瘫痪痨瘵，蛊胀膈噎，非丸散所能治。用肥嫩牡黄牛肉二十斤，长流水煮糜，滤滓取液，熬成琥珀色，每饮数大碗，寒月温而饮之。缓饮则下，急饮则吐，时缓时急，且吐且下。吐下后口渴，即服自己小便，亦能荡涤余垢。睡二日，乃食粥，调养半月，沉疴悉去，须五年忌牛肉。

牛黄 味甘、苦，平，无毒。入心、肝二经。人参为使，恶龙骨、龙胆、地黄、常山、蜚蠊，畏牛膝、干漆。清心主之烦，热狂邪鬼俱消；摄肝藏之魂，惊痫健忘同疗。利痰气而无滞，入筋骨以搜风。

东垣云：牛黄入肝治筋，中风入藏者，用以入骨追风。若中府中经者误用之，反引风入骨。如油入面，莫之能出。

阿胶 味咸，平，无毒。入肺、肝二经。山药为使，畏大黄。拌蛤粉炒。止血兮兼能去瘀，疏风也又且补虚。西归金府，化痰止咳除瘫痪；东走肝垣，强精养血理风淫。安胎始终并用，治痢新久皆宜。

阿井乃济水之眼，《内经》以济水为天地之肝，故入肝，治血证风证如神。乌驴皮合北方水色，以制热生风也。真者光明脆彻、历夏不柔，伪者反能滞痰，不可不辨。

按：胃弱所呕吐，脾虚食不消者均忌。

熊胆 味苦，寒，无毒。杀虫治五痔，止利除黄疸。去目障至效，涂痔瘘如神。

实热之症，用之咸宜，苟涉虚家，便当严戒。

象皮 味咸、温，无毒。合金疮之要药，长肌肉之神丹。

以钩刺插入皮中，顷刻疮收，故主如上。

鹿茸 味甘、咸，温，无毒。入肾经。形如茄子，色如玛瑙，红玉者良。燎去毛，酥炙。健骨而生齿，强志而益气。去肢体痠痛，除腰脊软痛。虚痨圣剂，崩漏神丹。

角，茸生两月，即成角矣。补肾生精髓，强骨壮腰膝，止崩中与吐血，除腹痛而安胎。

肉甘，温。补中强五脏，通脉益气力。

鹿乃仙兽，禀纯阳之质，含生发之气，其性极淫。一牡常御百牝，肾气有余，足于精者也，故主用最多，专以壮阳道，补精髓为功。茸较佳于角，肉有益于脾。

按：上焦有痰热，胃家有火，吐血属阴衰火盛者俱忌。生角消肿毒，逐恶血，不及胶之用宏也。鹿，山兽属阳，夏至解角，阴生阳退之象也；麋，泽兽属阴，冬至解角，阳生阴退之象也。主用相悬，不可不辨。

羊肉 味甘，温，无毒。入脾、肾二经。反半夏、菖蒲，忌醋。补中益气，安心止惊，宣通风气，起发毒疮。角堪明目杀虫，肝能清眼去翳，肾可助阳，胲①除治翻胃。胲结成在羊腹中者。

东垣云：补可去弱，人参、羊肉之类是也。凡形气痠弱，虚羸不足者宜之。羊血主产后血晕闷绝，生饮一杯即活。中砒、硇、钟乳、矾石、丹砂之毒者，生饮即解。

按：羊食毒草，凡疮家及痼疾者食之即发，宜忌之。

狗肉 味咸，温，无毒。入脾、肾二经。反商陆，畏杏仁，恶蒜。暖腰膝而壮阳道，厚肠胃而益气力。

狗宝结成狗腹中者。专攻翻胃，善理

---

① 胲（gǎi）：指羊腹中因草滓积结而成的块状物。

疗疽。

属土性温，故能暖脾，脾暖则肾亦旺矣。黄犬益脾，黑犬补肾，他色者不宜用也。内外两肾，俱助阳事，屎中粟米，起痘治噎。

按：气壮多火，阳事易举者忌之。妊妇食之，令儿无声。热病后食之杀人。道家以犬为地厌，忌食。

虎骨味辛，温，无毒。胫骨最良，酥炙。壮筋骨而痿软可起，搜毒风而挛痛堪除。

虎者，西方之兽，通于金气。风从虎，虎啸而风生，故骨可以入骨而搜风。虎肚主翻胃有功，虎爪主辟邪杀鬼。

犀角味苦、酸、咸，寒，无毒。入心、胃、肝三经。升麻为使，恶乌头，乌喙，忌盐。解烦热而心宁，惊悸狂邪都扫；散风毒而肝清，目昏痰壅皆消。吐衄崩淋，投之辄止，痈疽发背，用以消除。解毒高于甘草，祛邪过于牛黄。

犀角虽有彻上彻下之功，不过散邪清热，凉血解毒而已。

按：大寒之性，非大热不敢轻服，妊妇多服，能消胎气。

羚羊角味咸，寒，无毒。入肝经。直达东方，理热毒而昏冒无虞；专趣血海，散关结而真阴有赖。清心明目，辟邪定惊。湿风痫血宜加用，瘰疬痈疽不可无。

肝虚而热者宜之。外有二十四节挂痕，肉有天生木胎，此角有神力，抵千牛。入药不可单用，须不拆原对，锉细，避风捣筛，更研万匝如飞尘，免刮人肠。

按：独入厥阴，能伐生生之气。

獭肝味甘，温，有毒。入肝、肾二经。鬼疰传尸惨灭门，水吞殊效；疫毒蛊灾常遍户，末服奇灵。

葛洪云：尸疰鬼疰，使人寒热，沉沉默默，不知病之所苦，而无处不恶。积月累年，瘲瘵[1]至死，死后传人，乃至灭门。惟用獭肝，阴干为末，水服二钱，每日三服，以瘥为度。其爪亦能搜逐瘵虫。

腽肭脐味咸，热，无毒。入肾经。酒洗炙。阴痿精寒，瞬息起经年之恙；鬼交尸疰，纤微消沉顿之疴。

一名海狗肾，两重薄皮裹丸核，皮上有肉，黄毛三茎，共一穴，湿润常如新，置睡犬旁，惊狂跳跃者，真也。固精壮阳，是其本功。鬼交尸疰，盖阳虚而阴邪侵之，阳狂则阴邪自辟耳。

按：阳事易举，骨蒸痨嗽之人忌用。

猪脊髓味甘，平，无毒。补虚痨之脊痛，益骨髓以除蒸。心血共朱砂，补心而治惊痫；猪肺同薏苡，保肺而蠲咳嗽。猪本益脾，可止泻而亦可化癥；肾仍归肾，能引导而不能补益。

猪，水畜也，在时属亥，在卦属坎。其肉性寒，能生湿痰，易招风热。四蹄治杖疮，下乳汁，洗溃疡。胆主伤寒燥热、头肉生风发痰，脂润肠去垢，脑损男子阳道，血能败血，肝大损人，肠动冷气，舌能损心。

按：猪性阴寒，阳事弱者勿食。

禽　部

鸭味甘、咸，平，无毒。入肺、肾二经。流行水府，滋阴气以除蒸；闯达金宫，化虚痰而止嗽。

类有数种，惟白毛而乌嘴凤头者，为虚痨圣药。白属西金，黑归北水，故葛可久治痨，有白凤膏也。

乌骨鸡味甘、咸，平，无毒。入肺、肾二经。最辟妖邪，安五脏；善通小便，理烦蒸。产中亟取，崩带多求。

鸡为阳禽，属木为风，在卦为巽，其

---

① 瘲（yè页）瘵（dié蝶）：古病名，即痨瘵。

色有丹、白、黄、乌之异，总不如白毛乌骨，翠耳金胸，为最上乘也。鸡冠血发痘疮，通乳难，涂口㖞；肝可起阴，治小儿疳积目昏。

鸡屎白惟雄鸡屎有白。利小便，治鼓胀。鸡子清烦热，止咳逆。卵壳主伤寒劳复，研敷下疳，卵中白皮主久咳、气结。肫内黄皮，名鸡内金，去烦热，通大、小肠。

淘鹅油味咸，温，无毒。理痹痛痈疽，可穿筋透骨。

取其脂熬化就，以其嗉[①]盛之，则不渗漏，虽金银磁玉之器盛之，无不透漏者，可见入骨透髓之功。然但资外敷，不入汤药。

雀卵味酸，温，无毒。入肾经。强阴茎而壮热，补精髓而多男。

雀属阳而性淫，故强壮阳事。下元有真阳谓之少火，天非此火不能生物，人非此火不能有生。火衰则阴痿精寒，火足则精旺阳强，雀卵之于人大矣哉。雄雀屎名白丁香，一头尖者是雄，两头圆者是雌，疗目痛，决痈疖，理带下疝瘕。

按：阴虚火盛者勿食，不可同李食，孕妇食之生子多淫，服术人亦忌之。

五灵脂味甘，温，无毒。入肝经。恶人参，酒飞，去沙晒。止血气之痛，无异手拈；行冷滞之瘀，真同仙授。

五灵脂乃寒号禽之粪也，气味俱厚，独入厥阴，主血，生用于行血，炒熟止血，痛证若因血滞者，下咽如神。

按：性极膻恶，脾胃薄者不能胜也。

虫鱼部

蜂蜜味甘，平，无毒。入脾经。忌生葱。凡蜜一斤，入水四两，磁器中炼去沫，滴水不散为度。和百药而解诸毒，安五脏而补诸虚；润大肠而悦颜色，调脾胃而除心烦。同姜汁行初成之痢，同薤白涂汤火之疮。

采百花之英，合雨露之气酿成，其气清和，其味甘美，虚实寒热之证，无不相宜也。

按：大肠虚滑者，虽熟蜜亦在禁例。酸者食之令人心烦，同葱食害人，同莴苣食令人利下。食蜜饱后，不可食酢，令人暴亡。蜡性涩，止久痢，止血，生肌定痛，火热暴痢者忌之。

露蜂房味甘，温，有毒。恶干姜、丹参、黄芩、芍药、牡蛎。炙。拔疔疮附骨之根，治风虫牙齿之痛；起阴痿而止遗尿，洗乳痈而涂瘰疬。

蜂房乃黄蜂之窠，蜂大房大，且露天树上者为胜。

按：其用以毒攻毒，若痈疽溃后禁之。

牡蛎味咸，寒，无毒。入肾经。贝母为使，恶麻黄、辛夷、吴茱萸。火煅，童便淬之。消胸中之烦满，化痰凝之瘰疬。固精涩二便，止汗免崩淋。

按：虚而热者宜之，有寒者禁与。

龟甲味咸，寒，有毒。入心、肾二经。恶沙参、蜚蠊，去肋酥炙。补肾退骨蒸，养心增智慧。固大肠而止泻痢，除崩漏而截痎疟。小儿囟门不合，臁疮朽臭难闻。煎成胶良。

龟，禀北方之气，故有补阴之功。若入丸散，须研极细，恐着人肠胃，变为瘕也。龟鹿皆永年，龟首藏向腹，能通任脉，取下甲以补肾补血，皆阴也；鹿鼻反向尾，能通督脉，取上角以补火补气，皆阳也。

按：肾虚而无热者不用。

鳖甲味咸，寒，无毒。入肝经。恶

---

① 嗉：鸟的食管末端贮藏食物的膨大部分。

矾，酒浸一宿，炙黄。觧骨间蒸热，消心腹癥瘕。妇人漏下五色，小儿胁下坚痛。肉冷而难消，脾虚者大忌。

鳖色青，主治皆肝证，龟色黑，主治皆肾证。同归补阴，实有分别。龟甲以自败者为佳，鳖甲以不经汤煮者为佳。肝无热者忌之。

真珠味咸，寒，无毒。入肝经。绢包，入豆腐中煮一番，研极细。安魂定悸，止渴除蒸，收口生肌，点睛退翳。

禀太阴之精气而结，故中秋无月，则蚌无胎。宜其主用多入阴经。

按：珠体最坚，研如飞面方用，不细，伤人脏腑。病不由火热者忌之。

桑螵蛸味咸，平，无毒。入肾经。畏旋覆花，蒸透再焙。起阳事而痿弱何忧，益精气而多男可冀。

即螳螂之子，必以桑树上者为佳也。一生九十九子，用一枚即伤百命，仁人君子闻之，且当惨然，况忍食乎？

海螵蛸味咸，温，无毒。入肝经。恶白及、白蔹、附子。炙黄。止吐衄肠风，涩久虚泻痢。外科燥脓收水，眼科去翳清烦。

味咸入血，性涩能收，故有软坚止滑之功。

瓦楞子味咸，平，无毒。火煅、醋淬、研。消老痰至效，破血癖殊灵。

即蚶壳也，咸走血而软坚，故主治如上。

石决明味咸，平，无毒。入肝、肾二经。盐水煮，水飞。内服而障翳潜消，外点而赤膜尽散。

七孔、九孔者良，十孔者不佳。久服令人寒中。

蟹味咸，寒，有小毒。畏紫苏、大蒜、木香，忌柿。和筋脉而散恶血，清热结而续筋骨。合小儿之囟，解漆毒之疮。

爪能堕胎。

性寒，能发风，能薄药力。孕妇食之，令人横生。

蕲州白花蛇味咸，温，有毒。去头尾，酒浸三宿，去尽皮骨，俱有大毒。主手足瘫痪，及肢节软疼，疗口眼歪斜，及筋脉挛急。厉风与破伤同宝，急惊与慢惊而珍。

透骨搜风，截惊定搐，为风家要药。内达脏腑，外彻皮肤，无处不到，服者大忌见风。产蕲州者最佳，然不可多得。龙头虎口，黑质白花，胁有二十四方胜纹，腹有念殊斑，口有四长牙，尾有爪甲一、二分，肠如连珠，眼光如生。产他处者或两目俱闭，或一开一闭也。

按：白花蛇性走窜，有毒，惟真有风者宜之。若类中风属虚者，大忌。

乌梢蛇，大略相同，但无毒而力浅，色黑如漆，尾细有剑脊者良。

穿山甲味咸，寒，有毒。炙黄。搜风逐痰，破血开气。疗蚁瘘绝灵，截疟疾至妙。治肿毒未成即消，已成即溃；理痛痹在上则升，在下则降。古名鲮鲤甲。

穴山而居，寓水而食，能走窜经络，无处不到，达病所成功。患病在某处，即用某处之甲，此要诀也。性猛不可过服。

白僵蚕味咸、辛，温，无毒。入肺、脾、肝三经。恶桑螵蛸、桔梗、茯苓、萆薢。米泔浸一日，待涎浮水上，焙，去丝及黑口。治中风失音，去皮肤风痒，化风痰，消瘰疬，拔疔毒，灭瘢痕。男子阴痒，女子崩淋。

即蚕之病风者，用以治风，殆取其气相感欤！

雄蚕蛾味咸，温，有小毒。炒去足翅。止血收遗泄，强阳益精气。

健于媾精，敏于生育，祈嗣者宜之。

斑蝥味辛，寒，有毒。入肺、脾二

经。畏巴豆、丹参、甘草、豆花，惟黄连、黑豆、葱、茶能解其毒。破血结而堕胎儿，散癥癖利水道。拔疔疽之恶根，下瘈犬①之恶物。中蛊之毒宜求，轻粉之毒亦化。

直走精溺之处，蚀下败物，痛不可当，不宜多用，痛时以木通等导之。

蟾酥味辛，温，有毒。入胃、肾二经。发背疔疽，五疳羸弱，立止牙痛，善扶阳事。

入外科方有夺命之功，然轻用能烂人肌肉。

虾蟆味辛，温，有毒。酒浸一宿，去皮、肠、爪，炙干。发时疮之毒，理疳结之疴，消瘈犬之毒，枯肠痔之根。

属土之精，应月魄而性灵异，过用发湿助火。

水蛭味咸、苦，平，入肝经。畏石灰，盐炒枯黄。恶血积聚，闭结坚牢，炒末调吞多效；赤白丹肿，痈毒初生，竹筒含咂有功。

咸走血，苦胜血，为攻血要药。误吞生者入腹，生子咂血，肠痛瘦黄，以田泥调水饮数杯，必下也。或以牛羊热血一二杯，同猪脂饮之，亦下。染须药中，能引药力倒上至根。

虻虫味苦，寒，有毒。入肝经。去足、翅，炒，恶麻黄。攻血遍行经络，堕胎只在须臾。

青色之入肝，专唼牛马之血，仲景用以逐血，因其性而取用者也。非气壮之人，实有畜血者，水蛭、虻虫，不敢轻与。

䗪虫味咸，寒，有毒。畏皂荚、菖蒲、屋游。去血积搜剔极周，主折伤补接至妙。煎含而木舌旋消，水服而乳浆立至。

即地鳖虫，仲景大黄䗪虫丸，以其有攻坚下血之功也，虚人斟酌用之。

蝼蛄味咸，寒，无毒。去翅、足、炒。通便而二阴皆利，逐水而十种俱平。贴瘰疬颇效，化骨鲠殊灵。

蝼蛄自腰以前，其涩能止二便；自腰以后，其利能通二便。治水甚效，但其性猛，虚人戒之。

蝉壳味咸，寒，无毒。入肺、肝、脾三经。沸汤洗净，去足、翅，晒干。快痘疹之毒，宣皮肤之风。小儿惊痫夜啼，目疾昏花障翳。

感木土之气，吸风饮露，其气清虚，故主疗皆风热之恙。又治音声不响，及婴儿夜啼，取其昼鸣夜息之义。

按：痘疹虚寒证禁服。

蝎味辛，平，有毒。入肝经。善逐肝风，深透筋骨。中风恒收，惊痫亦简。

诸风掉眩，皆属肝木。蝎属木，色青，独入厥阴，为风家要药。全用者谓之全蝎，但用尾谓之蝎梢，其力尤紧。

按：似中风、及小儿慢脾风，病属虚者，法咸禁之。

---

① 瘈（zhì）犬：即狂犬。

卷 之 五

云间李中梓士材父著
门人黄寅锡清伯父参
侄孙李廷芳衡伯父订

伤　寒

黄帝曰：热病者，皆伤寒之类也。其死皆以六七日之间，其愈皆十日以上者，何也？冬寒之气，感而即病，名曰伤寒。不即病者，寒毒藏于肌肤，至春变为温病，至夏变为暑病。岐伯对曰：巨阳者，诸阳之属也。巨，太也。太阳为六经之长，统摄阳分，故诸阳皆其所属。其脉连于风府，故为诸阳主气也。风府，督脉穴。太阳经脉覆于巅背之表，故主诸阳之气分。人之伤于寒也，则为热病，热虽甚不死；寒邪束于肌表，则玄府闭，阳气不得散越，郁而为热。寒散则热退，故虽甚不死。其两感于寒而病者，必不免于死。两感者，阴阳俱伤，表里同病也。太阳与少阴同病，则头痛与口干烦满；阳明与太阴同病，则身热谵语与腹满不欲食；少阳与厥阴同病，则耳聋与囊缩而厥。三阴三阳俱受病，水浆不入，昏不知人，六日当死也。

伤寒一日，巨阳受之，故头项痛，腰脊强。足太阳为三阳之表，而脉连风府，故伤寒者多从太阳始。太阳之经，从头项下肩髆，挟脊抵腰中，故其见病如此。二日，阳明受之，阳明主肉，其脉挟鼻络于目，故身热目疼而鼻干，不得卧也。胃不和，则卧不安也。三日，少阳受之，少阳主胆，其脉循胁络于耳，故胸胁痛而耳聋。邪传少阳者，三阳已尽，将入太阴，故谓半表半里之经。仲景曰：脉弦细，头痛发热者，属少阳。口苦咽干，胁下硬满，干呕不能食，往来寒热。盖邪在阴则寒，在阳则热，在半表半里，故寒热俱见也。三阳经络皆受其病，而未入于脏者，故可汗而已。三阳为表属腑，邪未入脏，可汗而解。四日，太阴受之，太阴脉布胃中，络于嗌，故腹满而嗌干。邪在三阳，失于汗解，则传三阴，自太阴始也。仲景曰：脉浮而缓，手足自温，系在太阴，腹满而吐，食不下自利者益甚，腹时痛也。五日，少阴受之，少阴脉贯肾，络于肺，系舌本，故口燥舌干而渴。肾属水而热邪涸之，故燥渴。仲景曰：少阴为病，脉微细，但欲寐也。六日，厥阴受之，厥阴脉循阴器而络于肝，故烦满而囊缩。至厥阴而六经传遍，邪热甚于阴分，故烦满。仲景曰：厥阴为病，气上撞心，心中痛，饥不欲食，食则吐蛔，下之利不止。

按：伤寒传变，先自三阳，后入三阴，此常序也。东垣曰：太阳病若渴者，自入于本也，名曰传本。太阳传阳明者，名循经传。太阳传少阳者，名越经传。太阳传少阴者，名表里传。太阳传太阴者，名误下传。太阳传厥阴者，名循经得度传。陶节庵曰：或自太阳始，日传一经，六日至厥阴而愈者，或不罢再传者，或间经传者，或传二三经而止者，或始终只在一经者，或越经而传者，或初入太阳不发热，便入少阴而成阴证者，或直中阴经者。有两经或三经齐病不传者，为合病。有一经先病，未尽，又过一经之传者，为并病。有太阳阳明合病，有太阳少阳合病，有少阳阳明合病，三阳合病。若三阳与三阴合病，即是两感。

三阴三阳，五脏六腑皆受病，营卫不行，五脏不通，则死矣。传经已遍，邪当渐解，若过经而不解，则深入于腑，腑不解则深入于脏，故五脏六腑皆病。邪盛于外，则营卫不行，气竭于内，则五脏不通，所谓其死皆以六七日者如此。刘草窗谓：伤寒传足不传手，其说盖出此篇，而诞妄实甚。夫人之气血，运行周身，岂邪遇手经而有不入者哉？寒之伤人，必先皮毛，皮毛者肺之合，故外则寒栗鼻塞，内则喘嗽短气，非传肺乎？舌苔昏乱，非传心与包络乎？泄泻秘结，非传大肠乎？癃闭，非传小肠乎？痞满上下不通，非传三焦乎？且本文云：五脏六腑皆病，岂手经不在内乎？然经言传变不及手经者，何也？足之六经，可尽周身上下之脉络，而手经已在其内，不必复言矣。

其不两感于寒者，七日巨阳病衰，头痛少愈。八日阳明病衰，身热少愈。九日少阳病衰，耳聋微闻。十日太阴病衰，腹减如故，则思饮食。十一日少阴病衰，渴止不满，舌干已而嚏。十二日厥阴病衰，囊纵，少腹微下，大气皆去，病日已矣。所谓其愈皆十日以上者，如此。又有言伤寒以不服药为中医者，其说本如此。不知经文为气实者言也。若正虚邪胜则死。譬

如人溺洪涛，不为援手，而听其自渡，全活者几希矣。

帝曰：治之奈何？岐伯曰：治之各通其脏脉，病日衰已矣。其未满三日者，可汗而已；其满三日者，可泄而已。各通者，言各明经脉，随证施治也。未满三日，其邪在表，汗之而愈；满三日者，其邪在里，下之而愈。然此特道其常耳。《正理论》云：脉大浮数，在表可汗，脉实沉数，在里可下。故日数虽多，有表证者必汗。日数虽少，有里证必下。第当以表里为辨，不可以日数拘也。

愚按：冬气严寒，万类潜藏，君子固密，则不伤于寒。固密者，毋劳尔形，毋摇尔神，形神并守，偕行于闭蛰封藏之本者也。一有不谨，而犯寒威，则杀厉之毒，乘于肌体，冬月即发，名正伤寒。伏而不发，至春变温，至夏变热，变态不测，殊可忧虑，治之或差，反掌生杀。自仲景以来，名贤代起，立言不患不详，患其多而惑也。陶节庵曰：得其要领，易于拾芥，脉证与理而已。求之多歧，则支离繁碎，如涉海问津矣。脉证者，表里阴阳，虚实寒热也。理者，知其常通其变也；多歧者，蔓衍之方书也。

余有感于斯言，约六法以尽之。曰：汗、吐、下、温、清、补。汗者，治在表也。而汗法有三：一曰温散，寒胜之时，阴胜之藏，阳气不充，则表不解，虽身有大热，必用辛温。一曰凉解，炎热炽盛，表里枯涸，阴气不营，亦不能汗，宜用辛凉。一曰平解，病在阴阳之间，既不可温，又不可凉，但宜平用，期于解表而已。吐者，治其上也，吐中有发散之意，可去胸中之实。经曰：在上者，因而越之是也。下者，攻其里也，而下法有五：痞满在气，燥实在血，四证具者，攻其宜峻也。但见满燥实者，攻之稍缓；但见痞实

者，攻之更缓；或行血畜，或逐水停，轻重缓急，随证灵通也。温者，温其中也，脏有寒邪，不温则死。夫气为阳，气虚则寒，故温即是补，又名救里者，以阳虚可危，亟当救援也。清者，清其热也，有热无结，本非下证，若不清之，热何由散？下后余邪亦宜清也。补者，救其虚也，古人言之已详，今人畏而不用，使伤寒犯虚者，坐而待毙，大可憾已。

如屡散而汗不解，阴气不能达也，人知汗属于阳，升阳可以解表，不知汗生于阴，补阴可以发汗也。又如内热不解，屡清而火不退，阴不足也，人知寒凉可以去热，不知壮水可以制火也。又如正虚邪炽，久而不痊，补正则邪自除，温中则寒自散，此必见衰微之阴脉者也。《伤寒论》曰：阴证得阳脉者生，阳证得阴脉者死。人皆奉其言，未知绎其义。夫正气实者，多见阳脉；正气虚者，多见阴脉。证之阳者，假实也，脉之阴者，真虚也。陈氏曰：凡察阴证，不论热与不热，惟凭脉用药，至为稳当。不论浮沉大小，但指下无力，重按全无，便是伏阴。然则沉小者，人知为阴脉，不知浮大者，亦有阴脉也。是知伤寒虽具万变，虚实二字可以提纲。正胜则愈，邪胜则死。正气实者，虽感大邪，其病亦轻；正气虚者，虽感微邪，其病亦重。气实而病者，攻之即愈，虽不服药，经尽即安，何足虑也？所可虑者，惟挟虚耳！奈何庸浅之辈，不察虚实，但见发热，动手便攻，虚而攻之，无不死者。且曰伤寒无补法，谬之甚矣。独不观仲景立三百九十七法，而治虚寒者一百有奇；垂一百一十三方，而用人参、桂、附者，八十有奇。东垣、丹溪、节庵亦有补中益气、回阳返本、温经益元等汤，未尝不补也，谓伤寒无补法可乎？夫实者，不药而愈，虚者，非治弗痊。能察其虚而补救

者，握伤寒之要矣，何必求之多歧哉？

伤寒十六证

伤寒者，寒伤营血，脉浮而紧，头痛发热，无汗恶寒。伤风者，风伤卫气，脉浮而缓，头痛发热，有汗恶风。伤寒见风者，既伤于寒，复感风邪，恶寒不躁，其脉浮缓。伤风见寒者，既伤于风，复感寒邪，恶风烦躁，其脉浮紧。以上四证，皆冬月即病者。温病者，冬受寒邪，来春乃发，发热头疼，不恶寒而渴，脉浮数。温疟者，冬受寒邪，复感春寒。风温者，冬受寒邪，复感春风，头痛身热，自汗身重，嘿嘿欲眠，语言难出，四肢不收，尺寸俱浮。温疫者，冬受寒邪，复感春温时行之气。温毒者，冬受寒邪，春令早热，复感其邪。以上五证，皆冬伤于寒，而病发于春，皆有温之名也。热病者，冬伤于寒，至夏乃发，头疼身热恶寒，其脉洪盛。伤暑者，暑热为邪，自汗烦渴，身热脉虚。伤湿者，感受湿邪，身重而痛，自汗，身不甚热，两胫逆冷，四肢沉重，胸腹满闷。风湿者，既受湿气，复感风邪，肢体重痛，额汗脉浮。痉者，身热足寒，头项强急，面赤目赤，口噤头摇，角弓反张。若先受风邪，复感于寒，无汗恶寒为刚痉；先受风邪，复感于湿，恶风有汗为柔痉。

类伤寒五证

一曰痰，中脘停痰，憎寒发热，自汗胸满，但头不痛，项不强，与伤寒异耳。一曰食积，胃中停食，发热头痛，但身不痛，气口紧盛，与伤寒异耳。一曰虚烦，气血俱虚，烦躁发热，但身不痛，头不痛，不恶寒，不浮紧，与伤寒异耳。一曰脚气，足受寒湿，头痛身热，肢节痛，便闭呕逆，但脚痛，或肿满，或枯细，与伤

寒异耳。一曰内痈，脉浮数，当发热而恶寒，若有痛处，饮食如常，蓄积有脓也。胸中痛而咳，脉数，咽干不渴，浊唾腥臭，肺痈也。小腹重，按之痛，便数如淋，汗出恶寒，身皮甲错，腹皮肿急，滑脉而数，肠痈也。胃脘痛，手不可近，胃脉细，人迎盛者，胃脘痈也。以人迎盛而误认伤寒，禁其饮食必死。

表　证

发热、恶寒、恶风，头痛、身痛，腰脊强，目痛、鼻干、不眠，胸胁痛，耳聋，寒热，呕，脉浮而大，或紧或缓。有汗，脉浮缓无力，表虚也，无汗，脉浮紧，表实也。

里　证

不恶寒，反恶热，掌心腋下汗出，腹中硬满，大便不通，腹痛、腹鸣、自利，小便如常，谵语潮热，咽干口渴，舌干烦满，囊缩而厥，唇青舌卷，脉沉细，或沉实。腹鸣、自利、不渴，唇青舌卷，无热恶寒，下利清谷，身痛，脉沉微，里虚也。腹中硬，大便闭，谵语潮热，腹痛，不恶寒，反恶热，谵语，掌心胁下有汗，咽燥腹满，里实也。表里俱见，属半表半里，表里俱无，不可汗下，小柴胡汤随证加减。

阴　证

身静，气短，少息，目不了了，鼻中呼不出，吸不入，水浆不入，二便不禁，面如刀割，色青黑，或喜向壁卧，目闭不欲见人，鼻气自冷，唇口不红，或白、或青、或紫，手足冷，指甲青紫，小便白，或淡黄，大便不实，手按重无大热，若阴重者，冷透手也。

阴毒者，肾本虚寒，或伤冷物，或感寒邪，或汗吐下后变成阴毒，头痛，腹中绞痛，眼睛痛，身体倦怠而不甚热，四肢逆冷，额上手背有冷汗，恍惚，身痛如被杖，虚汗不止，郑声，呕逆，六脉沉微，或尺衰寸盛，五日可治，六七日不可治。

阴证似阳者，烦躁面赤，身热、咽痛，烦渴，脉浮微，手足冷，大便泄，小便清，昏沉多眠，又有身热反欲得衣，口不渴，指甲黑，此阴盛于内，真阳失守也。

阳　证

身动，气高而喘，目睛了了，呼吸能往能来，口鼻气热，面赤唇红，口干舌燥，谵语，能饮凉水，身轻如常，小便赤，大便闭，手足温，指甲红。

阳毒者，热邪深重，失汗、失下，或误服热药，热毒散漫，舌卷焦黑，鼻中如烟煤，咽喉痛甚，身面锦斑，狂言直走，逾垣上屋，登高而歌，弃衣而走，脉洪、大、滑、促，五日可治，六七日不可治。或昏嚓咬牙，见鬼神，吐脓血，药入即吐。

阳证似阴者，手足冷，大便闭，小便赤，烦闷，昏迷不眠，身寒却不欲衣，口渴，指甲红，脉沉滑，或四肢厥冷。阴厥脉沉弱，指甲青而冷，阳厥脉沉滑，指甲红而温。此阳极于内，真阴失守也。

六经证治

足太阳膀胱，此经从头顶贯腰脊，故头痛，恶寒，发热，脊强。然风与寒常相因，寒则伤营，恶寒、头痛，脉浮紧而无汗，用麻黄汤开发腠理以散寒，得汗而愈。风则伤卫，恶风、头痛，脉浮缓而有汗，用桂枝汤充塞腠理以散风止汗而愈。若夫风寒兼受，营卫俱伤，用大青龙汤。此三汤者，冬月天寒腠密，非辛温不能发散，故宜用也。若春温、夏热之证，皆用羌活冲和汤，辛凉解之。传至阳明，则目痛，鼻干，不眠，以葛根汤、升麻汤治之。此经有在经、在腑之别，如目痛、鼻干、微恶寒、身热、脉浮洪，病在经也。潮热自汗，谵语发渴，大便闭，揭去衣被，手扬足掷，发斑发黄，狂乱恶热，脉沉数，病在腑也。传至少阳，则寒热而呕，胸痛、胁痛、口苦、耳聋，此为半表半里之经，表证多者，小柴胡汤；里证急者，大柴胡汤。过此不已，则传阳明之府。表证悉罢，名为入里，恶热谵语，口燥咽干，不大便，脉沉实，如痞、满、燥、实，四证皆具，三焦俱伤，宜大承气汤。但见痞、燥、实三证，邪在中焦，宜调胃承气汤，不用枳、朴，恐伤上焦之气也。但见痞、实二证，邪在上焦，宜小承气汤，不用芒硝，恐伤下焦之血也。小腹急，大便黑，小便不利，如狂喜忘，蓄血证也，宜桃仁承气汤。传至三阴，四肢厥冷，肠痛吐泻，口唾冷涎，畏寒战栗，面如刀割，引衣蜷卧，脉见迟软，急宜温之，轻者理中汤，重者四逆汤。或初病起不发热，便见寒证者，名为直中阴经，亦以二汤主之。

以上各经治法，一见表证，即与汗之；一见里证，即与下之；一见虚寒，即与温补。但当以脉证为据，不可以日数为拘也。

可 汗

头痛，项强，肢节、腰背俱强，身疼拘急，恶寒发热，无汗，脉浮数，或浮紧，皆可汗。若汗后不解，仍发热，脉浮，须再汗之。

不 可 汗

无表证者，不可汗。脉沉不可汗。尺脉迟不可汗。脉微弱者，虽恶寒，不可汗。咽中闭塞者，不可汗。诸动气者，不可汗。淋家，不可汗。亡血虚家，不可汗。厥者，不可汗。汗家，不可重汗。太阳与少阳并病，头项强痛，或眩冒，心下痞，不可汗。脉弦细，头痛而热，属少阳，不可汗。昔范云患伤寒，时武帝有九锡之命，谓徐文伯曰：可速愈乎？文伯曰：甚易。但元气不足，恐二年后不复起耳！云曰：朝闻道，夕死可矣，况二年乎？遂以蒸法取汗而愈。后二年果卒。虚者其可轻汗哉？

可 吐

病在膈上者，可吐。汗下后。虚烦懊侬者，可吐。

不 可 吐

脉虚，不可吐。厥逆，不可吐。膈上寒，干呕，宜温不宜吐。

可 下

汗后不解，邪传胃府可下。潮热腹痛，脉实可下。阳明多汗，谵语，有燥粪，可下。

潮热，手足腋下汗出谵语者，可下。吐后腹满，可下。凡脐腹硬或痛不可按者，可下。下后不解，脐腹硬痛，可再下。结胸脉不浮，可下。少阴病，下利清水，其色青者，心下必痛，口干者，可下。太阳证，热结膀胱，小便不利，小腹急结，其人如狂者，血蓄也，可下。阳明证，其人喜忘，大便黑，必有瘀血，可下。阳明无汗，小便不利，心中懊侬，必发黄，可下。

不 可 下

表未解者，不可下。腹胀可按而减

者，不可下。诸虚者，不可下。阳微者，不可下。咽中闭塞者，不可下。

诸动气者，不可下。脉弱者，不可下。脉浮大者，不可下。小便清白者，不可下。阳明病面赤，心下虽硬满，不可下。

用 火 法

以火烧地布桃叶，柏叶亦可。设席，置病人于上，即汗出。或醋炒香附，热熨胸背，即汗。或置火于床下。或艾灸。

用 水 法

伤寒思饮水为欲愈，若不与则不愈，若恣饮则水停。宜以新汲水少与之，待再思再与。热甚者，以青布浸新汲水中，置病人胸前，热则易之；甚者，置病人于水中，或浸手足，或漱口，或表未解及阴证似阳者，忌之。

发 热

翕翕而热者，表也，羌活冲和汤。蒸蒸而热者，里也。轻者大柴胡汤，重者承气汤。半表半里者，表里俱热而轻于纯在里也，小柴胡汤。至于三阴发热，则有腹痛肢冷，脉沉，下利为异，四逆汤。潮热属阳明，一日一发，日晡而作，阳明内实也。大便硬者，承气汤。表未罢者，小柴胡汤。烦热兼渴者，竹叶石膏汤。心烦不眠，酸枣仁汤。烦而心悸，小建中汤。烦而闷者，栀子豉汤。热者，白虎汤。寒者，附子汤。

恶 寒

不见风亦恶寒，身虽热，不欲去衣被。

发热恶寒者，阳也，羌活冲和汤。无热恶寒者，阴也，理中汤。下证悉俱，微恶寒者，表未解也，先解表而后攻里。下后不解，发热而渴，恶寒，白虎汤。恶寒而呕，心下痞者，五苓散。汗后恶寒，虚也，芍药附子甘草汤。背恶寒，表未解也，葛根汤。背恶寒而潮热，柴胡加桂汤。口渴心烦，背微恶寒，白虎加人参汤。背恶寒，潮热腹满，小承气汤。少阴病，口中和，背恶寒，附子汤。汗后不解，后背恶寒者，虚也，芍药甘草附子汤。

恶 风

密室无风，不恶。

太阳恶风，无汗而喘，麻黄汤。有汗，桂枝汤。吐下后不解，表里俱热，时时恶风，燥渴而烦，白虎加人参汤。汗多亡阳，恶风者，桂附汤。

自 汗

恶风寒者，桂枝汤。恶寒自汗，表虚也，小建中汤，或黄芪建中汤，自汗不恶风寒，表证罢，里证实也，承气汤。汗多小便利，必津液竭，大便虽硬，不可攻，宜蜜导。用蜜于铜器中，微火煎，稍凝，搅之，勿令焦，皂角末少许和之，乘热捻作枣子样，冷内谷道中，欲大便即去之。自汗而渴，小便难，五苓散。汗多不止，曰亡阳，桂枝附子汤。外用白术、藁本、川芎、白芷各一两，牡蛎粉二两，细末，纱囊，周身扑之。

盗 汗

在半表半里，胆有热也，小柴胡汤。头汗者，热不得越，阳气上腾，谵语，承气汤。心下满，头汗出，水结胸也，小半夏茯苓汤。头汗出，齐颈而还，发黄也，茵陈五苓散。头汗出，小便难者死。手足汗，大便燥，谵语，大承气汤。寒不能食，小便不利，水谷不分，手足汗者，理中汤。

头痛

太阴、少阴有身热，无头痛；厥阴有头痛，无身热。若身热又头痛，属阳经也。头痛发热，无汗恶寒，麻黄汤。大便六七日不通，头疼有热，小便清者，不在里，仍在表，羌活冲和汤。头痛甚者，必衄，葛根葱白汤、川芎石膏汤。少阳头痛，小柴胡汤。头痛寒热，寸脉大，痰厥也，瓜蒂散。厥阴头痛，呕而吐沫，吴茱萸汤。厥阴头痛，脉微迟，为欲愈；如不愈，小建中汤。阳明头痛，不恶寒，微恶热，不大便，调胃承气汤。

身痛

太阳脉浮，身痛无汗，麻黄汤。阳明下证已见，但身痛者，表未解也，麻黄汤。发热有汗，身痛，桂枝汤。阳明脉浮、身痛，葛根汤。汗后脉沉迟，身痛，血虚也，黄芪建中汤。阴毒呕逆，下利，身痛如被杖，唇青面黑，甘草四逆汤。一身尽痛，发热恶寒，面寒，桂枝汤。一身尽痛，发热面黄，二便反利，甘草附子汤。一身尽痛，发热发黄，头汗出，背强，小便不利，湿也，茵陈五苓散。一身尽痛，发热面黄，热结瘀血也，抵当汤。

筋惕肉瞤

汗多亡阳，筋肉失养，故惕惕瞤动。瞤动兼肢冷者，真武汤。轻者，茯苓桂枝甘草白术汤。汗吐下后见此者，先服防风白术牡蛎汤，次服小建中汤。

胸胁满

胸满多表证，葛根汤。喘而胸满，麻黄杏仁石膏汤。胁下痞硬，冲和汤去枣，加牡蛎。胸胁俱满，或硬痛，或呕，或不大便，舌上白苔，俱小柴胡汤。邪在胸，汗下之而烦热，栀子豉汤。胸中痞硬，气上冲喉，寒也，瓜蒂散。阳明少阳合病，下利身热，胁痛，大柴胡汤。汗后头痛，心痞胁满，十枣汤。

结胸

病发于阳而反下之，热入里，作结胸。脉浮者，先以小柴胡解表，然后下之。按之则痛，小结胸也，小陷胸汤。不按亦痛，大结胸也，大陷胸汤。懊侬、躁渴，实热结胸也，三黄泻心汤。血结胸者，小腹满，小便不利，抵当汤。饮水不散，水结胸也，小半夏茯苓汤。用陷胸等药不效者，枳实理中汤。烦乱欲死，宜水渍法，凝雪汤，渍布薄胸中，热除为度。

痞

满而不痛，病名曰痞。病发于阴，而反下之，因作痞也。轻者通用，枳桔汤。胸满脉濡，半夏泻心汤。手足温，按之濡，关上浮者，黄连泻心汤。干呕有水气，生姜泻心汤。下利腹鸣，甘草泻心汤。胃寒咳逆，理中汤。关紧沉紧，大柴胡汤。

大腹满

六七日不大便，腹满常痛者，承气汤。腹满时痛者，桂枝芍药汤。腹满吐食，枳桔理中汤。汗后胀满，厚朴半夏甘草人参汤。腹满漉漉有声，水与气也，半夏茯苓汤加桂枝。

小腹满

脐下满也。胸腹满为邪气，小腹满为有物。小腹满，小便利，蓄血也，重者，桃仁承气汤；轻者，犀角地黄汤。小腹硬满，小便自利，发狂者，抵当汤。小腹满，手足厥冷，真武汤。不结胸，小腹满，按之痛，冷结也，灸关元穴。

腹　痛

阳邪痛者，其痛不常，按而痛甚为实。阴寒痛者，痛无休歇，按而痛减为虚。右关脉实，腹痛便闭，承气汤。下之早因而腹痛，小建中汤。阳脉涩，阴脉弦，腹痛泄利，建中汤或桂枝芍药汤。少阴厥逆，或利而咳，四逆加五味子干姜汤。厥阴小腹痛，当归四逆汤。

咽　痛

少阴证也。

不可汗，不可下，甘桔汤为阴阳通用之药。脉阴阳俱紧，主无汗，有汗曰亡阳，属少阴，当咽痛，猪肤汤。阳毒咽痛，口疮赤烂，升麻六物汤，或蜜浸黄连汁噙。非时暴寒，附于少阴之经，脉弱咽痛，必下利，先用半夏桂枝汤，次服四逆汤。下利咽痛，手足彻冷，无热证者，理中汤。

胁　痛

往来寒热，胁痛胸痛，小柴胡汤加茯苓。身凉，表证罢，干呕，胁痛，有水也，十枣汤。

呃　逆

仲景作咳逆，即此证也。切勿误作咳。脉微细，呃逆，胃寒也，橘皮干姜半夏生姜汤、丁香柿蒂汤。脉洪大而呃，心火上奔，肺不得内，甘草泻心汤。服药无效，用嗅法。硫黄、乳香，等分为末，酒煎嗅之。失下呃逆，大便实者，小承气汤。

呕　吐　哕

呕者，声物俱出；吐者，无声出物；哕者，有声无物。太阳阳明合病，当自利，若不利，但呕，葛根加半夏汤。少阳有呕证，小柴胡汤。呕而渴者，猪苓汤、五苓散。先渴后呕，水停心下，赤茯苓汤。先呕后渴，此为欲解，当与水饮。瘥后余热在胃而呕者，竹叶加姜汁汤。太阳少阳合病，自利而呕，黄芩半夏生姜汤。寒厥呕而不渴，姜附汤。呕而发热，心下急，微烦，大柴胡汤。胸中有热，胃中有邪，阴阳不交，腹痛欲吐，黄连汤、黄连加半夏生姜汤。三阳发热而吐，俱用小柴胡汤。发热六七日不解，烦渴欲饮，水入即吐，五苓散。虚热少气，气逆欲吐，竹叶石膏汤。寒多而吐，理中汤。不饮而吐，理中汤去术，加生姜。汗下后胃虚冷吐，干姜黄连黄芩人参汤。少阴吐者，真武去附子，加生姜。吐逆，二便秘，厥逆无脉，大承气汤。心下有水气，干呕，身热，微喘或自利，小青龙汤。不发热，不恶寒，胁痛干呕，十枣汤。自汗，头痛，干呕，桂枝汤。干呕自利，黄芩半夏生姜汤。里寒外热，脉微欲绝，干呕，通脉四逆汤。

咳　嗽

有声无痰曰咳，有痰无声曰嗽。

太阳证罢，表未解，心下有水气，干呕发热而咳，小青龙汤。太阳发热，咳嗽，方同上。太阳发热，呕哕而咳，小柴胡汤。少阳寒热往来，咳嗽，胸胁满，或泄利，小柴胡去参枣，加五味子、干姜。少阴咳嗽，真武汤。少阴腹痛，小便不利，四肢沉重，咳嗽者，水气也，真武汤加五味子、细辛、干姜。

喘

太阳无汗而喘，太阳阳明合病，胸满而喘，俱麻黄汤。邪气壅盛而喘，虽汗而喘不已，宜再发之，麻黄杏仁石膏汤。误下，太阳利不止，喘而有汗，脉促，葛根黄连黄芩汤。太阳汗后饮多，水停而喘，小青龙汤去麻黄，加杏仁；小腹满加茯苓。太阳下之，微喘，表未解也，桂枝汤加厚朴、杏仁。水停心下，肾气乘心，为悸为喘，五苓散。阴喘脉伏而逆，理中汤，四逆汤。喘而气促，腹满，大柴胡汤。

烦躁

太阳中风，脉浮紧，发热恶寒，身强无汗，烦躁，大青龙汤。烦躁消渴，辰砂五苓散。下利咳呕，烦躁，猪苓汤。下利咽痛，胸满而烦，猪肤汤。自汗烦躁，小便多，芍药甘草汤。少阴心烦不卧，黄连鸡子汤。少阴吐利，手足厥冷，烦躁欲死，吴茱萸汤。下后复发汗，昼则烦躁，夜则安静，不渴无热，干姜附子甘草汤。六七日无大热，阴盛格阳，身冷脉细，烦躁不饮水，霹雳散。阴躁欲坐井中，姜附汤。

懊憹

懊者烦恼，憹者郁闷，比之烦躁，殆有甚焉。

汗吐下后，虚烦不眠，甚则懊憹，栀子豉汤。阳明脉浮，咽燥腹满而喘，发热汗出，恶热懊憹，栀子豉汤。阳明病，下后懊憹，有燥屎，承气汤。短气烦躁，懊憹，大陷胸汤。阳明无汗，小便不利，懊憹发黄，茵陈蒿汤。

战栗

战者身动，栗者鼓颔，邪欲解也。

栗而不战，阴盛阳虚，姜附四逆汤。

悸

心中筑筑然动，怔忡不安。

脉结代，心悸，炙甘草汤。伤寒三四日，心悸而烦，小建中汤。汗发过多，心悸喜按，桂枝甘草汤。心神不宁，怔忡不卧，安神丸。少阴病，厥逆，心下悸，四逆散加桂。饮水多而悸，虽有他邪，亦先治水，茯苓甘草汤。寒热心悸，小便不利，心烦喜呕，小柴胡汤。少阳发汗，谵语悸动，小柴胡汤。

渴

或因热耗津液，或因汗下过多。

太阳脉弦而渴。小柴胡加天花粉。太阳表不解，有水气而渴，小青龙汤去半夏，加瓜蒌汤。胁下痛，手足温而渴，小柴胡去半夏，加人参、天花粉。厥阴病，消渴，气上冲心，茯苓白术甘草桂四物汤。汗下后寒热，胸胁满，小便不利，头汗，心烦，渴而不呕，柴胡桂枝干姜汤。太阳脉浮而渴，桂枝汤。脉浮发热，渴欲饮水，小便不利，猪苓汤。少阴下利，而呕渴，烦不得眠，猪苓汤。汗多不可服。汗、吐、下后，六七日不解，表里俱热，恶风大渴，白虎加人参汤。汗后脉大而渴，白虎加人参汤。夏至左右，虚烦而渴，发热不恶寒，竹叶石膏汤。小便不利而渴，必发黄，茵陈五苓散。少阴自利而渴，小便清利，下焦虚寒，甘草干姜汤。心烦但欲寐，或自利而渴，少阴也，理中汤。阳明脉长而实，有汗而渴，承气汤。脉沉滑，热实烦躁而渴，大陷胸汤。

口燥咽干

引饮日渴，不引饮日燥干。

少阳邪在中焦，口苦干不甚渴，脉弦，小柴胡汤。口干脉浮紧，微数，白虎加人参汤。阳明无大热，背恶寒，口燥咽干，方同上。少阴病，二三日，口燥咽干，急下之，大承气汤。

漱水不欲咽

此证属阳明，热在经不在府也。

阳明身热，头痛脉微，漱水不欲咽，必发衄，犀角地黄汤，不止，茅花汤。外证无寒热，漱水不欲咽，必发狂，此蓄血也，桃仁承气汤，甚者抵当场。

发　狂

热毒在胃，并于心，神志不定而狂，少卧不饥，妄言笑，登高而歌，弃衣而走，逾垣上屋。六七日未得汗，脉洪数，面赤目胀，大热烦躁，狂言欲走，葶苈苦酒汤。阳毒发狂，斑烂谵语，升麻汤。火劫汗多亡阳，烦躁惊狂，金匮风引汤，柴胡汤加龙骨、牡蛎。三阳热极，脉大身热，渴而狂，黄连解毒汤；甚者承气汤。汗、吐、下后虚者，人参白虎汤加辰砂。阳毒发狂，眼赤、脉洪，口渴，三黄石膏汤。血上逆则喜忘，血下蓄则如狂，轻者犀角地黄汤，重者抵当汤。脉弦长而狂，调胃承气汤。阳胜阴绝，发狂谵妄，面赤咽痛，发斑，脉洪实，或滑促，宜酸苦之药，收阴抑阳，大汗而解，葶苈苦酒生艾汤。

谵　语

胃热乘心，神色昏冒，妄言不休，实则谵语，虚则郑声。谵语者数数更端，声高脉实。郑声者只将一事一语，郑重谆复，声低脉微。极当明辨。已发汗，身和谵语，柴胡桂枝汤。妇人经水适来，热入血室，谵语，小柴胡汤。谵语不恶寒，反恶热，白虎汤。烦躁不眠，白虎加栀子汤。三阳合病，腹满身重，口中不和，面垢，谵语，遗尿，脉滑实，不可下，白虎汤。腹满微喘，口干咽烂，或不大便，谵语，是因火劫，白虎汤。身热汗出，胃实谵语，或下利谵语，调胃承气汤。下利谵语，必有燥尿，承气汤。谵语，小便利，大便实，小腹满，手不可近，为瘀血，抵当汤。郑声脉微，自利厥逆，白通汤。气虚独言，脉细弱者，理中汤。

自　利

太阳与阳明合病，自利，葛根汤，呕者加半夏。太阳与少阳合病，自利，黄芩汤。自利而渴，属少阴，白虎汤。自利下血，柏皮汤。少阴肾虚，客热下利，咽痛，胸满心烦，猪肤汤。胁热自利，脐下必热，白头翁汤。温毒，下利脓血，桃花汤。下后，脉数不解，自利不止，必胁热，当便脓血，犀角地黄汤。自利不渴，属太阴，理中汤。自利清谷，脉微，白通汤、四逆汤。自利腹寒痛，手足冷，理中汤，或吴茱萸汤；自利不止，里寒下脱，桃花汤，赤石脂禹余粮汤。

郁　冒

郁结而气不舒，昏冒而神不清。

太阳误下，利不止，复发汗，表里俱虚，郁冒。渍形为汗。吐下后复发汗，又与水，哕而冒，理中汤。热而郁冒，不得卧，有燥尿，调胃承气汤。

瘈　疭

热极生风，风主动，故瘈疭。瘈则筋急而缩，疭则筋缓而伸，或缩或伸，动而不定。汗出时盖复不周，腰背手足搐搦，牛蒡根汤，脉浮数，有风热，防风通圣散。血不养筋，大秦艽汤。

动　气

脏气不调，肌肤间筑筑跳动，随脏所主，而见于脐之左右上下。独不言当脐者，脾为中州，以行四脏之津液，左右上下皆不宜汗下，中州敢轻动乎？此证须手探之，切勿忽也。四旁有动气，保命四气散。

刚痉柔痉

太阳中风，重感寒湿而致也。大发湿家汗则成痉，新产血虚，汗出伤风亦成痉；伤风头痛，汗出而呕，若汗之必发痉。经曰：身热足寒，头项强急，恶寒，头热，面赤，背反张，口噤，脉沉细，如发痫状是也。若先受风，复感寒，无汗，恶寒，为刚痉；先受风，复感湿，恶风，有汗，为柔痉。仰面开目为阳，合面闭目为阴。燥渴为阳，口中和为阴。脉浮、紧、数为阳，沉、细、涩为阴。阳痉易治，阴痉难治。通用小续命汤，刚痉去附子，柔痉去麻黄。阴痉厥逆，筋脉拘急，汗多，桂心白术散。闭目合眼，附子防风散。胸满口噤，卧不着席，咬牙挛急，大承气汤。头项强，小腹满，小便不利，五苓散。风盛血燥，防风当归散。

手足厥逆

四肢冷，谓之四逆，即名为厥也。

厥逆，脉沉细，踡卧恶寒，引衣自覆，不饮水，下利清谷，四逆汤。脉不至者，通脉四逆汤。脉迟弱，理中汤。手足指微冷，谓之清，理中汤。寒热而厥，面色不泽，用棉衣包手足温，大汗而解，急服五味子汤。少阴病，吐利厥逆，烦燥欲死，吴茱萸汤。厥而自热，黄芪人参建中汤。厥而渴者，白虎汤。厥而悸，先治其水，茯苓甘草汤。厥而恶热，不眠，谵语，白虎汤。诸阳受气于胸，邪客则阳气不施，手足厥逆，脉乍紧，心满而烦，病在胸中，当吐之，瓜蒂散。先发热而后厥者，手扬足掷，烦躁饮水，畏热，大便闭，小便赤，怫郁，大抵热深厥亦深，脉沉滑，头面有汗，指甲温，皆伏热也，大小承气汤。

头眩上虚则眩。

半表半里，表中阳虚，目眩，葛根汤。风家多头眩，方同上。口苦咽干，头眩，小柴胡汤。阳明头眩，不恶寒，能食而咳，茯苓白术甘草干姜汤。太阳病发汗，汗不止，眩冒，身𥆧动，振振欲擗地，真武汤。

衄血鼻血出也。

太阳病，衄血，及服桂枝后衄者，为欲解，犀角地黄汤。脉浮大，发热下利，鼻衄干呕，黄芩芍药汤。衄、烦渴饮欲水，水入即吐，先服五苓散，次服竹叶石膏汤。自利而衄，麻黄升麻汤。少阴病，但厥无汗，而强发之，必衄，名下厥上竭，为难治，当归四逆汤、黑锡丹。汗后热退，鼻血不止，新汲井水草纸数层，贴顶上及项脊，温则易，必止。

吐　血

当汗不当汗，热毒深入，故吐血，内有瘀积，桃仁承气汤、抵当汤。服桂枝后吐血，犀角地黄汤，或柏子汤。血紫黑成块，脉迟细，口不渴，小便清，理中汤加丹皮。

蓄　血

太阳病不解，热结膀胱，发狂，血自下，桂枝汤。热在下焦，少腹急满，小便自利，其人如狂，桃仁承气汤、抵当汤。

下　血

太阳病不解，其人如狂，热结膀胱，血自下者愈。若不愈，桂枝汤。小腹急满，抵当汤。少阴下血，桃花汤。腹满，身热，下脓血，黄连阿胶汤、地榆散。

小便不利

已汗复下，小便不利，心烦，小柴胡汤。太阳汗后，脉浮，小便不利，微热而渴，五苓散。身黄，小便不利，腹微满者，茵陈蒿汤。小便不利，大便乍难乍易，微热有燥屎也，承气汤。潮热，大便泄，小便不利，柴苓汤。风湿自汗，身重，小便不利，甘草附子汤。热郁不通，田螺捣朴硝，少加麝，如泥，贴脐上。寒郁不通，炒盐熨脐下。

小便自利

太阳病，小便自利，以饮水多，心下悸。桂枝茯苓甘草汤。身黄，小便当不利，今反自利，其人如狂，下焦蓄血，抵当汤。热而小腹满，应小便不利，而反自利，蓄血也，抵当汤。二便俱利，脉沉迟，四逆汤。

小便数频来而短少也。

太阳汗吐后，小便数，谵语，调胃承气汤。太阳自汗，四肢拘急，心烦微恶寒，小便数，甘草干姜汤、芍药甘草汤。

发　黄

发热身尽痛，面目俱黄，太阳中湿，连翘赤小豆汤。热不去，瘀血在里而黄，小便微利，麻黄连翘赤小豆汤。往来寒热，身痛发黄，小柴胡加栀子汤。发热头汗，渴欲饮水，小便利，大便快，发黄。五苓散加茵陈汤。小便不利，四肢沉重，似疟不欲饮，茵陈五苓散。伤冷脉虚，小便如常，变为阴黄，理中加茵陈汤。下之太过，脾虚津竭，饮水自伤，此阴湿变黄，茵陈茯苓汤、茵陈四逆汤。

发　斑

热甚伤血，里实表虚，发为斑也。斑见紫、黑者死，十死一生。或阳证误温，或当汗失汗，当下失下，或当汗下未解，或下早，热邪入胃，或下迟，热留胃中，皆发斑。阳毒结热，舌卷焦黑，鼻如烟煤，狂言见鬼，面赤锦斑，阳毒升麻汤。赤斑咽痛，玄参升麻汤。表证多者，防风通圣散去硝黄。以上皆消散。斑出咽痛，猪胆鸡子汤，紫雪细细咽之。赤斑，大青四逆汤。通用升麻汤、犀角地黄汤、黄连四物汤。冬暖受邪，至春发斑，温毒也，黑膏化毒丹。已上皆解温。温毒烦渴，便实，腹痛，赤斑，承气汤。汗下虚极发斑，白虎汤加人参白术。

狐　惑

失汗所致，食少胃空，虫啮五脏，故唇口生疮。虫食其脏，则上[1]唇生疮为惑；虫食其肛，则下[2]唇生疮为狐。其候齿燥声哑，恶食，面目乍赤、乍白、乍黑，舌上白苔唇黑，四肢沉重，喜眠。清热，黄连犀角汤。声哑，桃仁汤。杀虫，雄黄锐散为膏，纳谷道中。

---

[1] 上：清康熙本作"下"。
[2] 下：清康熙本作"上"。

多　眠

太阳病，脉细多眠，外已解也，小柴胡汤。尺、寸沉细，但欲寐者，少阴证也，四逆汤。阳脉浮滑，阴脉濡弱，多汗，或发汗后，身犹灼热，喘息多眠，风温也，葳蕤汤。

不得眠眠，安卧也。

吐下后不眠，酸枣仁汤。吐下后懊恼，不眠，栀子豉汤。大热，呕，错语不眠，黄连解毒汤。少阴病二三日已上，心烦不眠，黄连鸡子汤。太阳大汗，胃干不眠，欲饮水者，少少与之，下后渴而不眠，猪苓汤。脉浮，小便不利，不眠，五苓散。下后复发汗，不眠，无表证，脉沉，干姜附子汤。

短　气

呼吸短促，不能接续，似喘而不摇肩，似呻吟而无痛。汗出不彻，故短气，葛根加人参汤。腹满短气，邪在表为虚，甘草附子汤。风湿相搏，汗出短气，小便不利，恶风不欲去衣，甘草附子汤。水停心下，短气，五苓散。干呕短气，汗出不恶寒，此表解里未和，十枣汤。太阳下之早，心下硬，结胸短气，大陷胸汤。

蛔　厥

脏寒，故食即吐蛔也。

胃中虚冷，理中丸或四逆汤。仲景只用乌梅丸。吐蛔而渴，理中汤加大黄，入蜜和[1]之。

百合病

似寒无寒，似热不热，欲食不食，欲卧不卧，欲行不步，嘿嘿不知所苦，如见鬼状，小便赤，病后失调，攻下非法，故成百合病。

通用小柴胡汤加百合、知母、粳米、生姜。血热，百合地黄汤。一月不解而渴，百合一斤，水二十碗，渍一宿，煮热浴身。

阴阳易

男病新瘥，女与之交，曰阳易；女病新瘥，男与之交，曰阴易。细考之，即女劳复也。有谓男病愈后，因交而女病；女病愈后，因交而男病，于理未然。古今未尝见此证也。证状：体重少气，少腹里急，或引阴中拘挛，热上冲胸，头重不欲举，眼中生花，膝股拘急。通用烧裈散。取女人裈裆近隐处，剪烧灰，水调方寸匕，日三服。女病用男裈。新瘥后大虚，因交复作，垂死，独参汤调烧裈散，多有用参至一二斤而愈者。古用豭[2]鼠粪汤，寒者，当归白术汤。

劳　复

非但强力持重，若梳沐微劳，及七情，皆复也。脉虚者，补中益气汤、麦门冬汤。挟外证者，则谓之复，非为劳也，小柴胡汤。

食　复

新瘥胃虚，食稍多则复，羊肉及酒尤忌。腹满脉实，烦热便秘，大柴胡汤；轻者，二陈汤加山楂、麦芽、砂仁、神曲。消导后热不退者，补中益气汤。

过经不解

十二日当愈不愈，则再传，是为过经。潮热者，实也，先与小柴胡汤，外已

---

[1] 和：原作"利"，据清康熙本改。
[2] 豭（jiā家）：雄性。

解，加芒硝。呕微烦，大柴胡汤。过经谵语，脉实当下，调胃承气汤。

汗后不解

或表邪未尽，或邪传里，或邪气乘虚内客。汗后脉大如疟状，再汗之，麻黄汤。汗后心下痞硬，呕吐不和，大柴胡汤。大汗、大渴，烦而脉大，白虎加人参汤。汗后恶热，脉实，调胃承气汤。汗后不可更行桂枝，汗出而喘，无大热者，麻黄杏仁甘草汤。太阳大汗出，胃干不眠，欲饮水者，少少与之，若脉浮，小便不利，微热消渴，五苓散。汗后脉洪数，烦渴，五苓散。汗后胀满，厚朴生姜人参汤。汗过多，心悸发颤，桂枝甘草汤。汗后恶寒，表虚也，脉细，神倦，芍药甘草附子汤。太阳汗出不解，发热，心悸，肉眴，真武汤。汗后身痛，脉沉，桂枝加芍药人参汤。汗后热不去，内拘急，四肢痛，下利恶寒，四逆汤。汗后脐下悸，欲作奔豚，桂枝甘草大枣汤。

下后不解

下后热不去，心中结痛，栀子豉汤。下后心烦腹满，卧起不安，栀子厚朴汤。太阳桂枝证误下之，利不止，脉促喘而汗出，表未解，葛根汤、黄连黄芩汤。阳明下之，心下懊侬，栀子豉汤。有燥屎，大承气汤。太阳下后，脉促胸满，桂枝芍药汤。大下后，脉沉迟，厥逆，下利，咽喉不利，吐脓血，难治，麻黄升麻汤。

合 病

两经、三经齐病，不传者为合病。三阳合病，腹满身重，口中不和，谵语遗尿，不可汗、下，白虎汤。太阳、阳明合病，脉浮长，大便硬，小便利，脾约丸；恶寒者，升麻葛根汤。不恶寒，反恶热，大便通者，白虎汤。大便秘，谵语者，调胃承气汤。喘而胸满，不可下，麻黄汤。呕、不下利，葛根加半夏汤。太阳、少阳合病，脉浮弦，胁下硬，往来寒热，小柴胡汤。自下利者，黄芩汤。呕者，黄芩加半夏生姜汤。少阳、阳明合病，脉弦长，因发汗，因利小便，胃中燥实，调胃承气汤。脉长自利者为顺，滑而数者为负，有宿食，大承气汤。负者，克贼也。

并 病

一经先病未尽，又过一经之传，为并病。或始则两阳合病，后则一阳病衰，一阳邪盛，归并于一经，二者皆并病也。太阳、阳明并病，太阳病发汗不彻，转属阳明，续自微汗出，不恶寒，若面色怫郁，痛无常处，是阳明复并归太阳，当再汗，麻黄汤。太阳证未罢，桂枝麻黄各半汤。太阳证罢，但见阳明证者，下之，大承气汤。太阳、少阳并病，头痛，太阳眩冒，心下痞，当刺肺俞，肝俞、大椎，慎勿下。太阳不胜，阳明不负，不相克为顺。少阳脉顺，阳明脉负，鬼贼相克为逆。

两 感

日传二经，阴阳俱病也。表里不可并攻，阴阳难同一法，故曰必死。东垣以气实而感之浅者，犹或可治，大羌活汤。

舌 苔

邪在表者，舌上无苔；半表半里，白苔而滑；传里则干燥，热深则黄，热极则黑也。阳明病，胁下硬满而喘，发热汗出，不大便而呕，舌上白苔者，小柴胡汤。脉阴阳俱紧，舌上滑苔，小柴胡汤去半夏，加人参栝蒌汤，腹痛理中汤。热聚于胃则舌黄，承气汤。舌纯黑有两种，皆死证也。有火极似水者为热极，大承气汤。有水来克火者为寒极，脉证必寒，附子理中汤。七八日不解，热结在里，表里俱热，时时恶风，舌燥欲饮水数升，白虎汤加人参。

瘥后昏沉

因发汗不透，余毒在心胞络也。发汗出时，盖覆不周，则汗出不均，腰背手足搐搦，或冷或热，牛蒡根汤。瘥后腰已下有水气者，牡蛎泽泻汤。

摘陶氏十法

发狂难制，以醋炭气入鼻而定，方可察其阴阳。初病起头痛发热，传里时热极发狂，当下之。初病起头不痛，身微热，而赤烦躁，欲坐卧凉水中，阴极似阳，当温之。须察脉来有力无力，此为良法。

腹中痛甚，将凉水一碗与病人饮之，其痛稍减者，属热，当凉之。凉之不愈，渴而大便实者，下之。若小腹痛，大便黑，小便利，身目黄者，蓄血也，行血药下之。若饮水痛增者，属寒，当温之。须察脉来有力无力，此为良法。

寒证脉伏，或吐泻脱而无脉，以姜汁好酒各半盏，与病人服，脉出者生，不出者死。更覆手取之而无脉，则绝矣。

舌上有苔，不拘何色，用井水浸新青布试净后，用生姜浸水刮之，或以薄荷为末，入蜜少许，刷牙擦之。若发黄者，生姜渣周身擦之即退。

鼻衄不止，山栀炒黑为末，吹鼻中，外用湿草纸搭于鼻冲血止。

热邪传里，服药后，将盐炒麸皮一升，绢包，于病人腹上熨之。药气得热则行，大便易通。

吐血不止，韭汁磨墨呷之，如无韭汁，鸡子清亦可。赤属火，黑属水，有相制之理也。

阴毒，昏不知人，四肢如冰，唇青甲黑，药不得入，将葱一握束缚，切去根叶，留白三寸，如饼。先将麝香半分填于脐内，后加葱饼于上，以火熨之，烂即易。纳三饼后，稍醒，先灌姜汁，后服姜附汤。如不醒，再灸关元穴三十壮，不醒者必死。

热邪亢极，黄连一两，煎水一碗，放井中待冷，浸新青布搭胸上，稍热即易，热势稍减即止。夏月方用此法。

服药即吐者，将生姜汁半盏热饮，吐即止。大抵服寒药热饮，热药寒饮，中和之剂温服。

伤寒死候

阳证见阴脉者死。阴阳毒过六七日者死。脉浮而滑，身汗如油，水浆不入，喘息不休，身体不仁者，死。咳逆上气，脉散者死。阳反独留，体如烟熏，直视摇头，心绝。汗出发润而喘，肺绝。唇物反青，四肢汗出，肝绝。环口黧黑，虚寒发黄，脾极。脉紧盛，汗出不解者死。尽寸俱虚，热不止者死。身热喘息，脉阳而躁者死。大发湿家汗则痉，热而痉者死。发少阳汗则谵语，发少阴汗则动血，谓之下厥上竭者死。发动气汗者死。发风温汗者死。发湿温汗，曰重暍①死。汗后不为汗衰，谓之阴阳交者死。不得汗者死。发热脉躁疾，狂言不能食，谓之三死。咳逆不止者死。脏结者死。结胸证，舌有白苔也。舌卷囊缩者死。脉代者死。少阴吐利，烦躁四逆者死。结胸证悉具，烦躁者死。发厥至七八日，肤冷而躁，无时暂安，曰脏厥死。少阳与阳明合病，脉长大而弦，曰负者死。阴阳易病，头重眼花，

① 暍（yēl）：中暑。

四肢拘急，小腹绞痛，手足挛痛，离经脉见者死。厥而下利，当不能食，反能食者，除中①死。少阴病，厥逆无脉，与白通猪胆汤，脉暴出者死。脉阴阳俱虚，热不止者死。七八日以上，大发热者死。

脉　候

浮涩而紧为伤寒，浮而紧者，表实可汗；浮而缓弱，表虚宜救。沉数或疾滑，或沉实，里实可下；沉、细、微、迟、软，里虚可温。中候而数，为胃实；中候而迟，为胃虚。寸口沉细无力，为阳中伏阴；尺部沉数有力，为阴中伏阳。寸部数大有力，为重阳，尺部迟细无力，为重阴。寸部微细，为脱阳，尺部无力，为脱阴。寸脉弱者忌吐，尺脉弱者忌下。纯弦之脉名曰负，死脉也。阴病见阳脉者生。浮、数、动、滑、大。阳病见阴脉者死。沉、涩、弱、弦、微、结、促、濡、缓、紧、迟、芤、散、革、代。

医　案

社友韩茂远，伤寒九日以来，口不能言，目不能视，体不能动，四肢俱冷，众皆曰阴证。比余诊之，六脉皆无，以手按腹，两手护之，眉皱作楚，按其趺阳，大而有力，乃知腹有燥屎也。欲与大承气汤，病家惶惧不敢进。余曰：吾郡能辨是证者，惟施笠泽耳。延至诊之，与余言若合符节，遂下之，得燥屎六七枚，口能言，体能动矣。故按手不及足者，何以救此垂绝之证耶？

休宁吴文哉，伤寒，烦躁面赤，昏乱闷绝，时索冷水，其弟曰休乞余决死期。手扬足掷，难以候脉，五六人制之，方得就诊，洪大无伦，按之如丝。余曰：浮大，沉小，阴证似阳也。与附子理中汤，当有生理。曰休骇曰：医者十辈至，不曰

柴胡、承气，则曰竹叶石膏，今反与热剂，乌乎敢？余曰：温剂犹生，凉剂立毙矣！曰休卜之吉，遂用理中汤加人参四钱、附子二钱，煎成入井，冰冷与饮。甫及一时，狂躁定矣。再剂而神爽，服参至五斤而安。文哉遗以书曰：弟为俗子所误，既登鬼录矣，而兄翁拯全之，大奇亦大幸也！方弟躁热之时，医以三黄汤入牛黄服之，转加闷绝，举室哀号，惟是治终具，候目瞑而已。不意兄翁毅然以为可活，参附一投，阴霾见晛②，荆妻稚子，含泪欢呼，一日即醒，经年乃复。呜呼！父母生之，兄翁再生之，昊天罔极，莫可云喻。敢志巅末，乞附案帙，俾天下万世，知药不可浪投，命不可轻弃，何莫非大仁人回春之泽哉！

同社王月怀，伤寒至五日，下利不止，懊恢目胀，诸药不效。有以山药、茯苓③与之，虑其泻脱。余诊之，六脉沉数，按其脐则痛，此胁热自利，中有结粪，小承气倍大黄服之，得结粪数枚，诸证悉安。

娄水张尔和，伤寒第二日，头痛发热，正在太阳。余曰：方今正月，天令犹寒，必服麻黄，两日愈矣。若服冲和汤，不惟不得汗，即使得汗，必致传经。遂以麻黄汤热饮之，更以滚水入浴桶置床下熏之，得汗如雨，密覆半日易被，神已爽矣。至晚索粥，家人不与，余曰：邪已解矣，必不传里，食粥何妨。至明日果愈。不以麻黄汗之，传变深重，非半月不安也。

光禄卿吴玄水患伤寒④，头痛腹胀，

---

① 除中：古病名。
② 晛（xiàn）：日光也。
③ 茯苓：《里中医案》作"苡仁"。
④ 患伤寒：原作"□杨归"，据清康熙本改。

身重不能转侧，口中不和，语言谵妄，有云表里俱有邪，宜以大柴胡下之。余曰：此三阳合病也，误下之，决不可救。乃以白虎汤连进两服，诸症渐减，更加天花粉、麦门冬，二剂而安。

县学师杨龙友如夫人，发热头疼，六日后忽见红疹，众皆以为发斑，用升麻犀角等汤，凡五日不效。余视之曰：此疹也，非斑也；斑为阳明火毒，疹为太阴风热，一表一里，如天与渊。乃用防风二钱，黄芩一钱，甘草五分，薄荷、桔梗、蝉蜕各一钱，四剂霍然矣。

儒者吴君明，伤寒六日，谵语狂笑，头痛有汗，大便不通，小便自利，众议承气汤下之。余诊其脉，浮而大，因思仲景云：伤寒不大便六七日，头疼有热，小便清，知不在里仍在表也。方今仲冬，宜与桂枝汤，众皆咋舌掩口，谤之甚力，以谵狂为阳盛，桂枝入口必毙矣。余曰：汗多神昏，故发谵妄，虽不大便，腹无所苦，和其营卫，必自愈矣。遂违众用之。及夜而笑语皆止，明日大便自通。故夫病变多端，不可胶执，向使狐疑而用下药，其可活乎？

内戚顾淡之，劳神之后，烦躁太热，头痛时作时止，医者禁其饮食，与之解表，见四日热不退，欲与攻里。余诊之曰：脉不浮紧，安得表耶？又不沉实，安得里耶？惟心部大而涩，此劳心而虚烦，乃类伤寒，非真伤寒。禁食饿绝矣，与之粥，兼进归脾汤，五日而安。

伤寒诸剂

麻黄汤 治太阳经脉浮紧，头痛身疼，发热恶寒，无汗而喘。

麻黄二钱，去根节　桂枝一钱　甘草五分　杏仁八枚，去皮尖，炒

水盏半，加生姜三片，枣一枚，煎八分，热服。

桂枝汤 治太阳中风，发热汗出，鼻鸣干呕。

桂枝　赤芍药各二钱　甘草一钱

水盏半，生姜五片，大枣三枚，煎八分，温服。

大青龙汤 治伤寒中风，头痛发热，无汗烦躁。

麻黄三钱，去节　桂枝一钱　杏仁五枚，去皮尖，炒　甘草四钱　石膏三钱

水钟半，生姜一钱，枣一枚，煎八分，温服。

小青龙汤 治表不解，有水气，发热呕咳，或渴或利，或小便不利，小腹满而喘。

麻黄　桂枝　芍药各一钱　甘草五分　干姜　细辛各五分　五味子十二粒　半夏一钱，熟

水二钟，煎八分服。

桂枝麻黄各半汤 治太阳脉浮缓，无汗身疼。

桂枝五钱　芍药　甘草　麻黄各三钱　杏仁三十个，去皮尖

水四钟，生姜三钱，大枣四枚，煎二钟，分三服。

麻黄升麻汤 治大下后脉沉迟，尺脉不至，咽喉不利，厥逆，泄利不止。

麻黄八钱　升麻　当归各四钱　知母去毛　黄芩炒　葳蕤各二钱　石膏　白术炒黄　芍药　天门冬去心　桂枝　茯苓去皮　甘草　干姜各一钱

水四钟，煎二钟，分三服。

麻黄连翘赤小豆汤 治瘀热在里，身目发黄，中湿身痛。

麻黄去根节　连翘　甘草各四钱　桑白皮蜜炙　赤豆各一两二钱　杏仁三十个

水四钟，生姜七钱，大枣八枚，煎二

钟，分三服。

桂枝甘草汤 治发汗过多，叉手冒心，心下悸，欲得按。

桂枝三钱　甘草一钱

水一钟，煎八分服。

桂枝芍药汤 治脉浮，腹痛。

桂枝汤加芍药一倍。

桂枝附子汤 治风湿身病，脉浮虚涩。

桂枝汤加附子一钱。

葛根汤 治太阳无汗恶风，太阳阳明合病。

葛根一钱五分　麻黄一钱　桂枝　芍药　甘草各六分

水二钟，生姜五片，大枣二枚，煎一钟服。

葛根葱白汤 治已汗未汗头痛。

葛根　芍药　知母去毛　川芎各一钱　生姜三钱　葱白五个

水二钟，煎一钟，热服。

葛根半夏汤

葛根汤加半夏。

水煎服。

小柴胡汤 治伤寒四五日，往来寒热，胸满心烦，喜呕，少阳经发热，及风温湿热。

柴胡三钱　黄芩炒　人参去芦　半夏各一钱　甘草五分

水二钟，姜三片，枣一枚，煎一钟，热服。

柴胡桂枝汤 治风温汗后身热，心下烦热，妨闷动气。

柴胡二钱　桂枝一钱　甘草七分　人参一钱　半夏熟　芍药各七分　黄芩一钱　生姜五片

水二钟，枣二枚，煎一杯，温服。

柴胡桂枝干姜汤 治往来寒热，胸胁满，小便不利，呕而不渴。

柴胡一钱五分　黄芩　桂枝　干姜各八分　甘草五分　牡蛎七分　栝蒌根一钱

水二钟，煎一钟，温服。

柴苓汤 治小便难，微热腹满。

小柴胡汤加茯苓。

水煎服。

柴胡加桂汤 治身热欲近衣，身热不渴。

柴胡　黄芩　半夏各一钱，泡　甘草　肉桂各五分

水二钟，生姜三片，大枣一枚，煎一钟服。

五苓散 治小便不利而渴，中暑，烦躁霍乱。

猪苓　泽泻　白术炒　茯苓各一钱　肉桂五分

上为细末，每服二钱，白汤调下。

辰砂五苓散 治表里未解，头痛发热，心胸郁闷，唇口干焦，狂言见鬼，小便闭。

五苓散加辰砂，研细水飞。

白汤调服。

小建中汤 伤寒三四日，心悸而烦，少阴恶寒，手足踡而湿。

桂枝一钱　芍药二钱　甘草六分　饴糖三匙　生姜五片　大枣一枚

水钟半，煎八分，内饴糖令化，温服。

黄芪建中汤 伤寒身痛，汗后身痛，脉弱宜服。

黄芪一钱五分，炒　芍药二钱，炒　肉桂一钱，去皮　甘草六分　生姜六片　大枣三枚

水二钟，煎一钟，去渣，入饴一大匙，煎一沸服。若微溏利，或呕者，不用饴。

大柴胡汤 治身热不恶寒，反恶热，大便秘。

柴胡一钱二分　黄芩　芍药各一钱　半

夏八分 大黄七分 枳实四分

水二钟，生姜三片，枣一枚，煎一钟，热服。

大承气汤 治五六日不大便，腹痛烦渴，少阴口燥咽干，日晡发热，脉实，三焦俱有邪。

大黄五钱 芒硝四钱 厚朴二钱，炒 枳实一钱，炒

水二钟，先煎枳实至钟半，投大黄煎至一钟，去渣，内芒硝沸，热服。

小承气汤 治六七日不大便，腹胀满，潮热，狂言而喘，专泻上焦之痞热。

大黄四钱 厚朴二钱，炒 枳实一钱，炒

水二钟，煎一钟，热服。

调胃承气汤 太阳、阳明不恶寒，反恶热，大便秘，谵语，呕逆，宜服。

大黄六钱，酒洗 芒硝四钱 甘草一钱

水钟半，煎八分，去渣，入硝一沸服。

桃仁承气汤 小腹急，大便黑，小便不利，中焦积血也。

桃仁十个 肉桂去皮 甘草各一钱 大黄二钱五分 芒硝一钱五分

水二钟，煎一钟，去渣，入硝煎一沸，热服。

栀子豉汤 治吐下后心中懊侬，大下后身热不去，心中痛。

肥栀子四枚 香豉五钱

水二钟，煎栀子至一钟，入豉，煎至七分服。

栀子厚朴汤 太阳下后腹痛，起卧不安。

栀子五枚 厚朴三钱 枳实一钱

水二钟，煎一钟，温服。

猪苓汤 治呕而渴，心烦不得眠，热在下焦，小便不利。

猪苓 泽泻 滑石 茯苓 阿胶各一钱五分

水二钟，煎一钟，入阿胶煎熔，温服。

黄芩汤 太阳少阳合病，胁热下利。

黄芩三钱 芍药 甘草各一钱

水钟半，枣三枚，煎一钟，热服。

黄芩芍药汤 衄后脉微。

黄芩汤去大枣。

黄芩半夏生姜汤 治干呕而利。

黄芩汤加半夏、生姜。

黄连汤 治腹满痛，大便秘，胸中有热，腹痛欲呕。

黄连 甘草 干姜 芍药各一钱 人参 半夏各五分 大枣二枚 桂五分

水二钟，煎一钟服。

黄连阿胶汤 一名黄连鸡子汤 治温毒下利脓血，少阴烦躁，不得卧。

黄连二钱 阿胶二钱五分 黄芩 芍药各一钱 鸡子黄二枚

水二钟，煎三物至一钟，去渣，入胶煎一沸，入鸡子黄匀服。

黄连犀角汤 治狐惑。

犀角三钱，磨 黄连二钱 乌梅四个 木香三分，磨

水钟半，煎八分，入犀角、木香汁，匀服。

黄连解毒汤 治大热干呕，谵语，呻吟不眠。

黄连三钱 黄芩 黄柏 栀子各一钱

水二钟，煎一钟，热服。

黄连泻心汤

黄连 生地 知母各一钱五分 甘草五分

水钟半，煎八分服。

升麻汤 治无汗而喘，小便不利而烦渴。

升麻 苍术 麦门冬 麻黄各一钱 黄芩 大青各七分 石膏一钱 淡竹叶十片

水二钟，煎一钟，热服。

升麻葛根汤　治无寒恶汗，发斑，小儿疮疹疫疠通用。

升麻　葛根　芍药　甘草等分

水二钟，煎一钟，寒多热服，热多温服。

升麻六物汤　治赤斑口疮赤烂。

升麻　栀子各一钱五分　大青　杏仁　黄芩各一钱

水钟半，葱白三茎，煎八分，温服。

阳毒升麻汤　治阳毒赤斑，狂言，吐脓血。

升麻一钱五分　犀角磨　射干　黄芩　人参　甘草各八分

水钟半，煎八分，入犀角汁服。

玄参升麻汤　治咽痛发斑。

玄参　升麻各一钱五分　甘草八分

水钟半，煎八分，温服。

白虎汤　治汗后脉洪大而渴，虚烦中喝。

知母三钱　石膏五钱　甘草一钱　粳米一撮

水二钟，煎一钟，温服。

白虎人参汤　一名化斑汤　治赤斑口燥，烦渴中喝。

白虎汤加人参。

竹叶石膏汤　治阳明汗多而渴，衄而渴欲饮水，水入即吐，瘥后渴。

竹叶十四片　麦门冬　人参各一钱　甘草四分　石膏三钱　半夏八分　粳米一撮

水二钟，煎一钟，入生姜汁一匙服。

茵陈汤　治头汗出，欲发黄。

茵陈蒿三钱　大黄三钱　栀子三枚

水二钟，煎一钟服。

茵陈五苓散　头汗出，发黄，秋疫疠及黄疸。

茵陈三钱　五苓散二钱

每服二钱，米汤调服。

茵陈四逆汤　治阴黄，四肢厥冷。

茵陈一钱　甘草炙，一钱五分　干姜炮，一钱五分　附子一钱

水煎，温服。

大陷胸汤　治大结胸，手不可按。此药极峻，不可轻用。

大黄四钱　芒硝三钱　甘遂末三分

水二钟，煎一钟，入硝煎一沸，入甘遂末服。

小陷胸汤　治小结胸。

黄连一钱五分　半夏三钱　栝蒌实二钱

水二钟，煎一钟服。

抵当汤　治血结胸，谵语，小腹满，漱水不可咽。

水蛭　虻虫各十枚　桃仁十枚　大黄八钱

水二钟，煎一钟，热服。

小半夏汤　治水结胸。

半夏四钱　白茯苓二钱五分

水二钟，煎一钟，入姜汁，热服。

半夏泻心汤

半夏一钱　黄连五分　人参　甘草　黄芩　干姜各一钱

水钟半，姜五片，枣五枚，煎八分，温服。

半夏生姜汤　治咳逆，水谷不下而呕吐。

半夏五钱　生姜一两

水煎服。

半夏桂甘汤　治非时暴寒，伏于少阴，脉微弱，次必下利，一名肾寒。

半夏　桂枝　甘草各三钱　生姜五片

水煎服。

厚朴半夏甘草人参汤

厚朴　半夏各一钱　甘草　人参各五分

水钟半，姜五片，煎八分服。

甘草泻心汤

半夏泻心汤加甘草。

生姜泻心汤　治下痢，心下痞，腹中

雷鸣。

甘草泻心汤减甘草一半，加生姜一倍。

赤茯苓汤　治厥阴消渴，气上冲，吐下后，身振摇，肉惕。

赤茯苓　陈皮　人参各一钱　白术　川芎　半夏各六分

水钟半，煎八分，温服。

茯苓甘草汤

茯苓三钱　桂枝二钱　甘草一钱　生姜五片

水煎服。

茯苓桂甘白术汤

茯苓三钱　桂枝一钱五分　甘草　白术各一钱

水二钟，煎一钟，温服。

四逆汤　治太阴汗利不渴，阴证脉沉身痛。

附子三钱　甘草　干姜各一钱五分

水钟半，煎八分服。

当归四逆汤

当归　桂枝　芍药　细辛各一钱　甘草　通草各七分

水钟半，大枣三枚，煎七分服。

通脉四逆汤　厥逆下利，脉不至。

四逆汤加甘草一倍。

真武汤　治阴证脉沉，身痛；少阴腹痛，小便不利。

附子三钱　生姜五钱　白术一钱　茯苓　芍药各二钱

水三钟，煎钟半，分二服。

附子汤　治阴证脉沉，身痛，少阴背恶寒，口中和。

附子用生，二钱　人参　白术　茯苓　芍药各一钱

水二钟，煎钟半，分二服。

甘草附子汤　风温，小便不利，大便反快。

甘草炙　附子各一钱　白术　桂枝各一钱五分

水二钟，煎一钟，温服。

甘草干姜汤　少阴，小便色白，吐逆而渴，动气，下之反剧，身虽有热，反欲踡卧。

甘草一钱　干姜一钱

水煎服。

理中汤　治太阴自利，不渴，痰多而呕，腹痛霍乱。

人参　白术　干姜各一钱　甘草八分

水二钟，煎一钟服。腹痛甚加附子；寒而吐者加生姜；小便不利加茯苓；肾气动者去术。

附子防风汤

附子　防风　柴胡各八分　白术一钱五分　桂心　茯苓　干姜各五分　五味子　甘草各四分　生姜五片

水钟半，煎八分服。

芍药甘草附子汤　汗下后恶寒。

芍药　甘草　附子各二钱

水二钟，煎八分服。

霹雳散　阴盛格阳，身冷脉浮，烦躁欲水。

附子一只，炮　用冷灰埋之，取出细研，入真腊茶一钱，同研，分二服。每服水一钟，煎六分，入蜜一匙，冷服。

白通汤　少阴不利。

葱白三茎　附子三钱　干姜三钱五分

水钟半，煎七分服。

正阳散　阴毒面青，四肢厥冷。

干姜五分　附子一钱　甘草五分　麝一分　皂荚一分

为细末。水一钟，煎五分服。

枳实理中丸　治寒实结胸。

枳实十六枚　干姜　白术　甘草　人参　茯苓各一两

为末，蜜丸，弹子大，热汤化下，连

进二三服。

干姜附子汤　下后发汗，昼夜不得眠，无表证，脉微。

干姜二钱　附子三钱

水煎服。

干姜黄芩黄连人参汤　寒气内格，食入即吐。

干姜　黄芩　黄连　人参等分

水钟半，煎八分服。

脾约丸　津少大便秘。

大黄　枳实　白芍药　厚朴各五钱　麻子仁一两　杏仁三钱

为末，蜜丸，桐子大，每服三十丸，温水下。

金匮风引汤

大黄　干姜　龙骨各二两　桂枝　甘草　牡蛎各一两　凝水石　滑石　赤石脂　白石脂　石膏　紫石英各三两

为粗末，以囊盛之，取三指一撮，井水二钟，煎一钟，去渣服。

百合地黄汤　治百合病。

百合七枚　生地黄汁一钟

先以水洗百合，渍一宿，洗去白沫，别以水二钟，煎取一钟，入地黄汁一沸，分二服。

犀角地黄汤　衄后脉微，发狂发黄，失汗，成瘀血，大便黑，漱水不欲咽。

犀角一钱，镑　生地黄四钱　牡丹皮　芍药各一钱

水二钟，煎八分，入犀角服。

大青四物汤　一名阿胶大青汤。治赤斑。

大青　阿效　甘草各一钱　豉三钱

水钟半，煎八分，入阿胶，候熔，温服。

黑膏　治温毒发斑，呕逆，使毒从皮中出。

生地黄二两六钱　好豉一两六钱　猪膏十两

合露煎之，煎令三分减一，绞去渣，入雄黄、麝香如豆大，搅和，分三服，忌芜荑。

紫雪　脚气及暑中三阳，所患必热，烦躁发斑。

升麻六钱　黄金十两　寒水石　石膏各四两八钱　犀角　羚羊角各一两　玄参一两六钱　沉香　木香　丁香各五钱　甘草八钱

水五钟，煮金至三钟，去金。入诸药再煎至一碗，去渣，投朴硝三两二钱，微火煎，柳条勿停手搅，候欲凝入盆中，更下朱砂、麝香各三钱，急搅令匀，候搅令匀，候冷凝成雪，每服一钱，细细咽之。

吴茱萸汤　呕，胸满，吐利，手足厥冷，烦躁欲死。

吴茱萸　生姜各三钱　人参一钱

水钟半，枣一枚，煎一钟服。

甘桔汤　少阴咽痛。

桔梗三钱　甘草二钱

水钟半，煎八分服。

枳桔汤　痞证胸满不痛。

桔梗　枳壳各三钱

水煎，热服。

防风白术牡蛎散

防风　白术　牡蛎等分

为末，每服二钱，米饮调服。汗出服小建中汤。

五积散　治感冒，脚气，食积，心腹满痛，呕吐，背项拘急。

川芎　苍术　桔梗　橘皮　枳壳各七分　白芷　官桂　人参各五分　厚朴　芍药　茯苓　当归　干姜　麻黄　半夏各八分　甘草炙，五分

水二钟，姜三片，葱白三茎，煎八分服。

十枣汤　痞硬胁痛，干呕短气，汗出不恶寒。

芫花　甘遂　大戟各等分

水钟半，先煎大枣十枚，取八分，入药末七分，平旦温服，若病不除，再服五分。

桃花汤　少阴下利脓血，并温毒①下利。

赤石脂五两三钱。一半煎用，一半为末用　糯米三合　干姜三钱

水二钟，煮米令熟，去渣，温服。一钟入赤石脂末方寸匕，日三服，愈止服。

冲和汤　即九味羌活汤。治伤寒两感。春分后代桂枝麻黄汤用。

羌活　防风　苍术各一钱　甘草　白芷　川芎　生地黄　黄芩各一钱五分　细辛七分

水二钟，姜三片，枣一枚，煎一钟，热服取汗，有汗者去苍术，加白术；渴加葛根、石膏。

柿蒂汤

柿蒂　丁香各一钱五分

水钟半，姜五片，煎八分服。

乌梅丸　治蛔厥。

乌梅七十五个　细辛　附子　人参　柏皮　桂枝各一两五钱　干姜二两五钱　黄连四两　蜀椒　当归各一两

十味合捣末，以苦酒渍乌梅一宿，去核蒸之，五升米饭下，饭熟捣梅成泥，和匀诸药，蜜丸桐子大，米饮下十丸，渐加至二十丸。忌生、冷、滑物。

牛蒡根汤　汗不流，是汗出时盖覆不密，故腰背手足搐搦。

牛蒡根　麻黄　牛膝　天南星各六钱

为末，好酒一升同研，以新布滤取汁，用炭火半秤，烧一地坑通赤，去火令净，投药汁在坑内，烧令黑色，取出细研，每酒调服五分，日三服。

地榆散　伤寒热毒不解，晚即壮热，腹痛，便脓血。

地榆　犀角　黄连　茜根　黄芩　栀子仁各八分

水二钟，韭白五茎，煎一钟服。

酸枣仁汤　汗下后，昼夜不得眠。

酸枣仁炒　甘草　知母　麦门冬各一钱　茯苓　川芎各六分　干姜三分

水煎服。

茅花汤　鼻血不止。

茅花一握，无花用根

水三钟，煎钟半，分二服。

柏皮汤　热毒入深，吐血。

柏皮三钱　黄连　黄芩各一钱五分

水二钟，煎一钟，去渣，入阿胶，候熔服。

麦门冬汤

麦门冬　甘草各二钱五分

粳米汤钟半，枣二枚，竹叶十五片，煎八分服。

小续命汤　方见中风。

黑锡丹　方见眩运。

大秦艽汤　方见中风。

补中益气汤　方见类中风。

藿香正气散　方见中风。

葳蕤汤　治风温，冬温，春月伤寒。

葳蕤　石膏各一钱　麻黄　白薇　羌活　杏仁　甘草　川芎各六分　青木香五分　干葛一钱

水煎服。

牡蛎泽泻汤　瘥后从股以下有水气。

牡蛎　泽泻　蜀漆　商陆　葶苈　海藻　瓜蒌根各等分

为末，米饮调服。

猪肤汤　少阴下利，咽痛，胸满而烦。

猪肤五两

水四钟，煎二钟，加白蜜十匙，白粉二合，熬香，和令得所，分二服。

---

① 毒：原作"青"。据群玉山房本改。

猪胆鸡子汤　伤寒五六日出斑。

猪胆三个　鸡子一枚　苦酒十匙

和匀，煎三沸服。

鳖甲散　伤寒八九日不瘥，诸药不效，名坏伤寒。

鳖甲　升麻　前胡　乌梅　黄芩　犀角　枳实各七分　生地黄一钱　甘草五分

水钟半，煎八分服。

白头翁汤　胁热而利，渴而下利。

白头翁　黄柏　秦皮　黄连各一钱五分

水钟半，煎八分服。

赤石脂禹余粮　瘥而下利不止，当治下焦。

赤石脂　禹余粮各三钱

水煎服。

葶苈苦酒汤　发狂烦躁，面赤咽痛，大下伤血，发热脉涩。

葶苈五钱　苦酒一碗半　艾汁半碗

煎取七分，作三服。

治䘌桃仁汤　伤寒失汗，变成狐惑，唇口生疮，声哑不出。

桃仁　槐子　艾各三钱

水二钟，枣十个，煎一钟，分一服。

雄黄锐散　狐惑，唇疮，声哑。

雄黄　桃仁　苦参　青葙子　黄连等分

为末，艾汁为丸，如小指尖大，绵裹内下部中。

猳鼠粪汤　男女阴阳易。

韭根一大握　猳鼠粪十四枚，两头尖者是

水钟半，煎七分，去渣，再煎一二沸，温服。

安神丸　方见头痛。

瓜蒂散　寸脉大，胸满，多痰有涎，病头痛。

瓜蒂炒　赤小豆各等分

二味别捣筛为末，合和，以水二钟，煮香豉一合作稀粥，去渣，取三分之一，和散一钱，顿服之。如未吐，少少又加。

大羌活汤　治两感元气实，感之轻者可治。

防风　羌活　独活　防己　黄芩　黄连　苍术　白术　甘草炙　细辛各二钱　知母　川芎　生地黄各一两

每服五钱，水二钟，煎一钟，热饮之。未愈，连服三四剂，若有他证，遵仲景法。

辟邪丸　服此虽与病人同床合被，亦不能传染也。

雄黄一两　丹参　鬼箭羽　赤小豆各二两

上为末，蜜丸桐子大，空心温水下五丸。

卷 之 六

云间李中梓士材父著
门人朱天定道力父参
侄孙李廷芳衡伯父订

真 中 风

《灵枢经》曰：虚邪偏客于身半，其入深者，内居营卫，营卫衰则真气去，邪气独留，发为偏枯。此言邪气深而中脏者也。其邪气浅者，脉偏痛。此言邪气浅而中腑者，以痛为辨也。又曰：痱之为病也，身无痛者，四肢不收，志乱不甚，其言微知，可治；甚则不能言，不可治也。此亦言中脏之证，其名曰痱，身无痛者也，以志不甚乱，微能言者可治。若志乱而不能言，则不可治矣。

偏枯，身偏不用而痛，言不变，志不乱，病在分腠之间，巨针取之，益其不足，损其有余，乃可复也。此亦言中腑之证，肢体必痛，且能言，而神气清明，浅而可复也。

愚按：中风者，言为风邪所中，其受病重，非若伤风之轻也。风是四时八方之气，常以冬至之日，自坎而起，候其八方之风，从其乡来者，主长养万物；若不从其乡来者，名为虚贼风，害万物。体虚者则中之，当时未必即发，重感风邪，病遂发焉。脏腑有俞，俞皆在背，中风多从俞入者也，而有中腑、中脏、中血脉之分。

中腑者，其病在表，多着四肢，故肢节废，脉浮恶风，拘急不仁，外有六经之形证，太阳经证，头痛、身热、脊强。阳明经证，目痛、鼻干、不得卧。少阳经证，耳聋、胁痛、寒热、呕、口苦。太阴经证，腹满自利、咽干。少阴经证，舌干、口燥。厥阴经证，烦满、囊缩。以小续命汤及疏风汤汗之。

中脏者，其病在里，多滞九窍，故唇缓，二便闭，脾；不能言，心；耳聋，肾；鼻塞，肺；目瞀，肝。以三花汤及麻仁丸下之。

中血脉者，病在半表半里，外无六经之证，内无二便之闭，但见口眼㖞斜，半身作痛，不可过汗，恐虚其卫，不可大下，恐伤其营，惟当养血、顺气、以大秦艽汤、羌活愈风汤和之。

中腑者，多兼中脏，如左关脉浮弦，面目青，左胁痛，筋脉拘急，目眴，头目眩，手足不收，坐踞不得，此中胆兼中肝也，用犀角散。左寸脉浮洪，面赤，汗多，恶风，心神颠倒，语言謇涩，舌强口干，松悸恍惚，此中胞络兼中心也，加味牛黄散。右关脉浮缓，或浮大，面黄，汗多，恶风，口㖞语涩，身重，怠惰嗜卧，肌肤不仁，皮肉眴动，腹胀不食，此中胃兼中脾也，防风散。右寸脉浮涩而短，鼻流清涕，面白多喘，胸中冒闷，短气，自汗，声嘶，四肢痿弱，此中大肠兼中肺气，五味子汤。左尺脉浮滑，面目黧黑，腰背痛引小腹，不能俯仰，两耳虚鸣，骨节疼痛，足痿善恐，此中膀胱兼中肾也，独活散。此皆言其中风也，而有气、血之分焉。气虚者，右手足不仁，用六君子加钩藤、姜汁；血虚者，左手足不仁，四物汤加钩藤、竹沥、姜汁；气血俱虚者，左右手皆不仁，八珍汤加钩藤、竹沥、姜汁。

凡中风昏倒，先须顺气，然后治风，用竹沥、姜汁调苏合香丸。如口噤，抉开灌之，如抉不开，急用牙皂、生半夏、细辛为细末，吹入鼻内，有嚏可治，无嚏则死。最要分别闭与脱，二证明白，如牙关紧闭，两手握固，即是闭证，用苏合香丸，或三生饮之类开之；若口开心绝，手撒脾绝，眼合肝绝，遗尿肾绝，声如鼾肺绝，即是脱证，更有吐沫直视，肉脱筋骨痛，发直，摇头上窜，面赤如妆，汗出如珠，皆脱绝之证。宜大剂理中汤灌之，及灸脐下，虽曰不治，亦可救十中之一。若误服苏合香丸、牛黄、至宝之类，即不可救矣。盖斩关夺门之将，原为闭证设，若施之脱证，如人既入井而又下之石也。世人蹈此弊而死者，不可胜数，故特表而出之。惟中脏之证是闭而非脱者，宜苏合香丸、牛黄丸、至宝丹、活命丹之类。若中脐与中血脉之证，断不宜用。为内有麝香入脾治肉，牛黄入肝治筋，龙脑入肾治骨，恐反引风邪深入骨髓。如油入面，莫之能出。

角 弓 反 张

阴阳经络，周环于身，风气乘虚入于诸阳之经，则腹背反折，挛急如角弓之状，宜小续命汤。有汗不恶寒曰柔痉，无汗恶寒曰刚痉。

口 噤

手三阳之筋，结入于颔颊。足阳明之筋，上夹于口，风寒乘虚入其筋则挛，故令牙关急而口噤也，秦艽升麻汤。用甘草二段，每段长一寸，炭火上涂麻油炙干，抉开牙关令咬定，约人行十里许，又换甘草一段，然后灌药，极效。或以苏合香丸擦牙，或南星冰片擦之。

不 语

脾脉络胃夹咽，连舌本，散舌下；心之别脉系舌本。心脾受风，故舌强不语。亦有因肾脉不上循喉咙挟舌本者。喉咙者，气之所以上下；会厌者，音声之户；舌者，声之机；唇者，声之扇。风寒客于会厌，故卒然无音。若因痰迷心窍，当清心火；若因湿痰，当清脾热；若因风热，当清肝火；若因风痰，当导痰涎；若因虚火上炎，当壮水之主；若因虚寒厥逆，当益火之源。神仙解语丹、涤痰汤、加味转舌膏、八味丸随证选用。取龟尿少许，点舌神效。置龟于新荷叶上，以猪鬃鼻内戳之立出。

手 足 不 随

肌肤尽痛，诸阳之经皆起于手足，而循行于身体。风寒客于肌肤，始为痹，复伤阳经，随其虚处而停滞，与血气相搏，故风痹而手足不随。实者脾土太过，当泻其湿；虚者脾土不足，当补其气。血枯筋急者，四物汤；木旺风淫者，四物汤加钩藤、秦艽、防风；痰多者，六君子加秦艽、天麻、竹沥、姜汁。

自 汗

风多者，桂枝汤，若表虚者，玉屏风散。阳气虚者，芪附汤。若兼盗汗者，补中益气送六味地黄丸，或当归六黄汤。

半身不遂

譬如树木，或有一边津液不荫注，而枝叶偏枯，故知偏枯一证，皆由气血不周。经曰：风气通于肝。风搏则热盛，热盛则水干，水干则气不荣，精乃亡，此风病之所由作也。故曰治风先治血，血行风自灭。古方有顺风匀气散、虎骨散、虎胫骨酒。外用蚕沙二石，分作三袋，蒸热，着患处，冷再易，以瘥为度。内用羊肚入粳米、葱白、姜、椒、豉、煮熟，日食一具，十日止，大效。

口眼喎斜

多属胃土，而有筋脉之分。经云：足之阳明，手之太阳，筋急则口目为僻，眦急则不能卒视。此胃土之筋病也。又云：足阳明之脉挟口环唇。此胃土之脉为病也。口、目常动，故风生焉；耳、鼻常静，故风息焉。先烧皂角熏之，以逐外邪；次烧乳香熏之，以顺血脉。酒煎桂枝，取汁一碗，软布浸收，左喎拓右，右喎拓左，服清阳汤，秦艽升麻汤，或二方合用，外感加葱白。

小便不利

中风小便不利，不可以药利之，自汗则津液外亡，小便自少，清热止汗，小便自行也。

遗尿

多属气虚，宜参芪汤，少加益智，频频啜之。

多食

风木盛则克脾，脾受克求助于食，当泻肝理风以安脾，脾安则食自如常也。

痰涎壅盛

宜用吐法。稀涎散，或橘红一片，逆流水七碗，煎至二碗，顿服，白汤导之，吐痰之圣药也。二陈汤、星香散加竹沥、姜汁，虚者六君子同星香散，脉沉伏无热者，三生饮加全蝎一个。养正丹可以堕下痰涎，镇安元气。肥人多中气盛于外而歉于内，人肥必气结而肺盛，肺金克肝木，故痰盛，治法以理气为急。

身痛

中腑者多身痛，为风气所束，经脉不和，宜铁弹丸。虚寒者十味锉散。

昏冒

心神不足，痰滞于心包络，宜至宝丹，或牛黄清心丸。

预防中风

《宝鉴》云：凡大指、次指麻木，或不用者，三年内有中风之患，宜服愈风汤、天麻丸。薛立斋云：预防者，当养气血，节饮食，戒七情，远帏幕；若服前方，适所以招风取中也。

脉

中风之脉，每见沉伏，亦有脉随气奔，指下洪盛者。浮迟者吉，坚大急疾者凶。浮大为风，浮迟为寒。浮数无热亦为风，大为火。滑为痰。

三生饮 治卒中昏冒，口眼喎斜，半身不遂，痰气上壅，或六脉沉伏，或浮盛者，并宜服之。但脱绝证见者难治。

南星生用，一两 川乌去皮生用，五钱
生附子五钱 木香二钱五分

每服五钱，水二钟，姜十片，煎六分服。

小续命汤　通治八风、五痹、痿厥等疾。春夏加石膏、知母，黄芩，秋冬加桂、附、芍药。

麻黄去节　人参去芦　黄芩去腐　芍药炒　甘草炙　川芎　杏仁去皮尖，炒　防己　官桂各一两　防风一两五钱　附子炮，去皮脐，五钱

每服五钱，水一盏半，生姜五片，煎一盏服。

疏风汤　治表中风邪，半身不遂，语言微涩。

麻黄去节，三两　杏仁去皮尖，炒　益智仁各一两　升麻五钱

每服五钱，水煎，热服。

三化汤

厚朴姜炒　大黄　枳实麸炒　羌活各三钱

水二碗，急火煎至一碗服。

麻仁丸

厚朴去皮，姜汁炒　芍药炒　枳实麸炒，各四两　大黄蒸焙，八两　麻仁别研，三两　杏仁去皮尖，炒，三两

为末，蜜丸，梧子大，每服三钱，温水下。

大秦艽汤

秦艽　石膏各一钱　甘草炙　川芎　当归　芍药炒　羌活　独活　防风　黄芩炒　白术土炒　白芷　茯苓　生地黄　熟地各五分　细辛三分

水煎服，天寒加生姜五片，春夏加知母一两。

羌活愈风汤　治肝肾虚，筋骨弱，语言难，精神昏愦，或肢体偏枯，多思健忘。

羌活　甘草炙　防风　黄芪蜜炙　蔓荆子　川芎　独活　细辛　枳壳炒　麻黄去根　地骨皮　人参　知母酒炒　甘菊花去蒂　薄荷叶　白芷　枸杞子　当归　杜仲炒　秦艽　柴胡　半夏制　厚朴姜汁炒　前

胡　熟地黄各二两　白茯苓　黄芩各三两　生地黄　苍术炒　石膏　芍药各四两　官桂一两

每服一两，水煎服。大寒之后，加半夏、人参、柴胡、木通，迎而夺少阳之气也；谷雨之后，加石膏、黄芩、知母，迎而夺阳明之气也；季夏加防己、白术、茯苓，胜脾土之湿也；大暑之后，加厚朴、藿香、桂，迎而夺太阴之气也；霜降之后，加当归、桂、附，胜少阴之气也。

天麻丸　热胜则风动，宜静，是养血也；宜和，是行营卫，壮筋骨也。非大药不能治。

附子一两，炮　天麻酒浸三宿，晒干　牛膝酒浸一宿，焙干　萆薢另研　玄参各六两　杜仲七两，炒去丝　当归十两，全用　生地黄十六两　羌活十两　独活五两

上为末，炼蜜丸，桐子大，每服五钱，空心白汤下。服药后，饥则食，不饥且止，大忌壅塞。

犀角散　治肝中风，流注四肢，上攻头面疼痛，言语蹇涩，上焦风热，口眼㖞斜，脚膝软痛。

羌活去芦　羚羊角各七钱半　犀角镑　石膏各一两　人参去芦　甘菊花　独活去芦　黄芪　川芎　白术土炒　黄芩　天麻　枳壳去穰，麸炒　当归去芦　酸枣仁炒　防风去芦　白芷各五钱　甘草炙，二钱半

每服五钱，水一钟，生姜五片，煎服。

牛黄散　治心脏中风，恍惚恐惧，闷乱不得睡卧，语言错乱。

牛黄另研　麝香另研　犀角　羚羊角　龙齿另研　防风　天麻煨　独活　人参　沙参　茯神去木　川升麻　甘草炙　白鲜皮　远志去木　天竺黄各二钱半　龙脑一钱　朱砂水飞　铁粉另研　麦门冬各五钱

上为细末，研令匀，每服二钱，麦门

冬汤下。

防风散 治脾脏中风，手足缓软弱，舌强语涩，胸膈烦烦闷，志意恍惚，身体沉重。

防风 麻黄去节 人参 川芎 附子炮，去皮脐 桂心 黄芪去芦 赤茯苓去皮 酸枣仁炒 白术炒 独活去芦 桑白皮蜜炙 羚羊角各七钱半 甘草炙，五钱

每服四钱，水一钟，姜五片，煎服。

五味子汤 治肺脏中风，多汗恶风，时咳短气，昼瘥夜甚，偃卧，胸满息促。鼻两边下至口，上至眉，色白，急灸肺腧百壮；若色黄，其肺已化为血，不治。

五味子 杏仁炒去皮 桂心各五钱 防风 甘草炙 赤芍药 川芎各一两 川椒二钱半

每服五钱，水二盏，煎至一盏服。

独活汤 治肾脏中风，腰脊疼痛，脚气痹弱，头昏耳聋，语音浑浊，四肢沉重。

独活 附子 当归 防风 天麻 桂心各一两 川芎 甘菊花 枳壳 山茱萸 黄芪酒炒 丹参 牛膝酒浸 甘草炙 细辛去苗 菖蒲 白术 草薢各五钱

每服四钱，水一盏半，生姜五片，煎服。

四君子汤 治气虚脉弱。

人参 白术 茯苓 甘草各等分

水煎服。加陈皮名异功散，加橘红、半夏，名六君子汤。

四物汤 滋阴补血。

熟地黄 川芎 芍药 当归各等分

水煎服。四物、四君子两方合用，名八珍汤。更加黄芪、肉桂，名十全大补汤。肉桂、芍药、甘草，即小建中汤也；黄芪、肉桂、芍药、甘草，即黄芪建中汤也；半夏、橘红、茯苓、甘草，即二陈汤。

附子理中汤 治脾胃冷弱，心腹疼痛，呕吐泻利，霍乱转筋，体冷微汗，手足厥冷，心下逆冷，腹中雷鸣，一切虚寒之证，并皆治之。

人参 附子炮 干姜炒 甘草炒 白术各等分

水煎服。

苏合香丸 治传尸骨蒸，尪怵鬼气，卒心痛，霍乱吐利，时气鬼魁，瘴疟，疫痢，瘀血，月闭，痃癖，疔肿，惊痫，中风，中气，痰厥，昏迷。

白术 青木香 犀角 香附炒，去毛 朱砂水飞 诃黎勒煨，去皮 檀香 安息香酒熬膏 沉香 麝香 丁香 荜拨各二两 龙脑 熏陆香别研 苏合香各一两

上为细末，研药匀，用安息香膏，并苏合香油，炼蜜和剂，丸如弹子大，以蜡匮固，排绢当心带之，一切邪神不敢近。

至宝丹 治中风不语，中恶气绝，中诸物毒，疫毒瘴毒，蛊毒，产后血晕，口鼻血出，恶血攻心，烦躁，气喘，吐逆，难产，闷乱，死胎不下，并用童便、姜汁磨服。又疗心肺积热，呕吐，邪气攻心，大肠风秘，神魂恍惚，头目昏眩，眠睡不安，唇口干燥，伤寒谵语。

人参 天竺黄 犀角 朱砂水飞 雄黄水飞 玳瑁 琥珀各一两 麝香 龙脑各二钱五分 金箔半入药，半为衣 银箔各五十片 牛黄 天南星各五钱 安息香一两五钱，为末，无灰酒搅澄飞过，去沙土，约得净数一两，火熬成膏

上为细末，将安息香膏重汤煮烊，入诸药中和搜成剂，丸如龙眼核大，人参汤磨服。

牛黄清心丸 治诸风缓纵不随，语言塞涩，怔忡健忘，头目眩冒，胸中烦郁，痰涎壅塞，精神昏愦，心气不足，神志不定，惊恐怕怖，悲忧惨戚，虚烦少睡，喜

怒无时，癫狂昏乱。

白芍药　麦门冬去心　黄芩　当归
防风　白术各一两半　柴胡　桔梗　芎䓖
白茯苓　杏仁去皮尖，双仁，炒黄，别研，各
一两二钱五分　神曲　蒲黄炒　人参各二两半
羚羊角　麝香　龙脑各一两　甘草炒，五
两　肉桂　大豆黄卷碎炒　阿胶碎炒，各一两
七钱半　白蔹　干姜炮，各七钱五分　牛黄一
两二钱　犀角二两　雄黄水飞，八钱　干山药
七两　金箔一千二百片　大枣一百枚，蒸，研膏

上除枣、杏仁、金箔、犀角、羚羊
角、牛黄、雄黄、脑、麝外，为细末，入
余药和匀，炼蜜与枣膏为丸，每丸一钱，
即于内分金箔四百片为衣，温水化服。

养正丹一名来复丹，一名黑锡丹，一
名三和丹。治上盛下虚，内寒外热，及伏
暑泄泻如水。

硝石一两，同硫黄为末，入磁碟内微火炒，柳
条搅，火不可太过，恐伤药力。再研极细，名二气末。
太阴玄精石水飞　舶上硫黄透明者，各一两
五灵脂水澄去沙，晒干　青皮去白　陈皮去白，
各二两

上用五灵脂、青皮、陈皮为末，次入
玄精石末，及前二气末，拌匀，好醋打糊
为丸，豌豆大，每服三十丸，空心米饮
下。

稀涎散　治中风口噤，单蛾、双蛾。

江子仁六粒，每粒分作两半　牙皂三钱，切
片　明矾一两

上先将矾化开，却入二味搅匀，待矾
枯为末，每用三分吹入，诸病皆愈。痰涎
壅盛者，灯芯汤下五分；在喉者即吐，在
膈者即下。

星香散　治中风痰盛，服热药不得
者。

南星四钱　木香五分
水一盏，姜十片，煎七分服。

藿香正气散　治伤寒头痛，憎寒壮
热，或感湿气，霍乱吐泻，伏暑吐泻，转

筋。加香薷、扁豆、黄连，名藿薷汤。

大腹皮洗　白芷　茯苓　紫苏　藿香
各一钱　厚朴姜汁炒　白术土炒　陈皮去白
桔梗　半夏各七分　甘草四分
生姜三片，枣一枚，煎服。

清阳汤　治口眼㖞斜，颊腮紧急，胃
中火盛，汗不出而小便数。

黄芪　当归身　升麻各二钱　葛根一钱
五分　甘草炙　红花　黄柏　桂枝各一钱
苏木　生甘草各五分
酒三盏，煎一盏服，炒香附熨摩紧急
处即愈。

秦艽升麻汤　治口眼㖞斜，四肢拘
急，恶风寒。

升麻　葛根　甘草炙　芍药　人参各
五钱　秦艽　白芷　防风　桂枝各三钱
每服一两，水二盏，葱白三茎，煎一
盏服。

顺风匀气散　治中风半身不遂，口眼
㖞斜。

白术二钱　人参　天麻各五分　沉香
白芷　紫苏　木瓜　青皮　甘草炙，各三分
乌药一钱五分
生姜三片，水煎服。

虎骨散　治半身不遂，肌肉干瘦，为
偏枯。忌用麻黄发汗，此方润筋去风。

当归二两　赤芍药　续断　白术土炒
藁本　虎骨各一两　乌蛇肉五钱
上为末，每服二钱，食后温酒送下。
骨中烦疼，加生地黄一两，脏寒自利，加
天雄五钱。

虎胫骨酒

石斛去根　石楠叶　防风　虎胫骨酥
炙　茵芋叶　杜仲炒　川牛膝　川芎　狗
脊燎去毛　当归　续断　巴戟去心，各一两
上锉，以酒一斗，渍十日，每热服一
碗。

地黄饮子　治舌喑不能言，足废不能

行，肾虚弱，其气厥不至舌下。

熟地黄　巴戟去心　山茱萸　肉苁蓉酒浸，焙　石斛　附子炮　五味子　白茯苓　菖蒲　远志去心　官桂　麦门冬去心，各五分

姜五片，枣二枚，薄荷七叶，水二盏，煎八分服。

涤痰汤　治中风痰迷心窍，舌强不能言。

南星姜制，二钱　半夏汤洗七次，二钱　枳实炒　橘红一钱二分　石菖蒲　人参各五分　竹茹六分　甘草三分　茯苓一钱

水二钟，生姜五片，煎一钟，食后服。

加味转舌膏

连翘　远志去心　薄荷　柿霜各一两　菖蒲六钱　栀子炒　防风　桔梗　黄芩酒炒　玄明粉　甘草　酒大黄各五钱　犀角　川芎各三钱

上为末，炼蜜丸，弹子大，朱砂五钱为衣，食后临卧薄荷汤送下一丸。

铁弹丸　治中风昏愦，口噤直视，瘛疭，口眼㖞斜，涎潮语涩，筋挛骨痛，瘫痪偏枯，或麻木，或瘙痒。此药极止疼痛，通经络，活血脉。

乳香另研　没药另研，一两　川乌头一两五钱　五灵脂淘净，四两　麝香一钱

先将乳香、没药阴凉处细研，次入麝，次入药，再研匀，滴水和丸，如弹子大，每服一丸，食后临卧薄荷酒磨服。

十味锉散　治中风血弱，筋骨疼痛，举动艰难。

附子三两，炮　黄芪炙　白芍药　当归各二两　川芎　防风　白术各一两五钱　肉桂一两　茯苓　熟地各七钱半

每服四钱，水一碗，姜八片，枣三枚，煎六分，临卧服。

医　案

徽商汪华泉，忽然昏仆，遗尿手撒，汗出如珠，众皆以绝证既见，决无生理。余曰：手撒脾绝，遗尿肾绝，法在不治，惟大进参、附，或冀万一。遂以人参三两，熟附五钱，煎浓灌下，至晚而减；复煎人参二两，芪、术、附各五钱，是夜服尽，身体稍稍能动；再以参附膏加生姜、竹沥盏许，连进三日，神气渐爽。嗣后以理中、补中等汤，调养二百日而安。

延平太守唐东瀛，多郁多思，又为府事劳神，昏冒痰壅，口㖞语涩，四肢不随，时欲悲泣，脉大而软，此脾、肺气虚，风在经络。余以补中益气去黄芪[①]，加秦艽[②]、防风、天麻、半夏，十剂证减二三，更加竹沥、姜汁，倍用人参，兼与八味丸，两月乃愈。

燕邸张可真，自远方归，忽中风昏冒，牙关紧闭。先以牙皂末取嚏，次以箸抉开，灌苏合丸二九，后以防风散投之，连进三服，出汗如洗。此邪自外解，去麻黄、独活、羚羊角，加秦艽、半夏、胆星、钩藤、姜汁，十剂痰清神爽，服六君子加竹沥、姜汁、钩藤，六十日痊。

吴门太史姚现闻，中风昏愦，语言不出，面赤时笑，是心脏中风也。乙亥孟秋，延余诊之，六部皆得石脉。余归，谓唐名必曰：石者，冬令之脉也，新秋见之，非其时矣！其象先见于非时，当其时岂能再见耶？果至冬至而殁。

钱台石年近六旬，昏倦不能言，鼻塞，二便闭，此心、肺二脏中风也，服顺气疏风化痰之剂，已濒于危矣。比余诊之，六脉洪大，按之搏指，乃至虚反有盛

①　去黄芪：《里中医案》无。
②　秦艽：《里中医案》"秦艽"前有"羌活、钩藤"。

候也，宜补中为主，佐以祛风化痰，方可回生。举家惶惧，两日不决。余瞑目而呼曰：今日无药则毙矣，若服参而病进，余一人独任其咎。乃以大剂补中益气，加秦艽、钩藤、防风①、竹沥、再剂而神爽，加减调治，五十日始愈。

类 中 风

火中　虚中　湿中　寒中　暑中　气中　食中　恶中

类中风者，有类乎中风，实非中风也。或以风为他证，或以他证为风，投治混淆，伤生必矣。兹以相类之证八种，总汇于此，使学者临证洞然也。

火 中

河间曰：瘫痪者，非肝木之风，亦非外中于风，良由将息失宜，心火暴甚，热气怫郁，心神昏冒，筋骨不用，卒倒无知，因喜、怒、悲、愁、恐五志过极，皆为热甚也。

心火盛者，凉膈散；肝火动者，小柴胡汤；水虚火炎者，六味地黄丸；痰多者，贝母瓜蒌散。

凉膈散见真中风。

小柴胡汤　治肝胆有热，往来寒热。

柴胡一钱六分　黄芩　人参　半夏各八分　生姜三片　大枣三枚　甘草四分

水煎，温服。

六味地黄丸　治肾水不足，发热作渴，小便淋闭，气壅痰嗽，头目眩晕，眼花耳聋，咽干齿动，腰腿痿软，便血吐血，盗汗失音，水泛为痰。

熟地黄八两，杵膏　山茱萸肉　干山药各四两　牡丹皮　白茯苓　泽泻各三两

上为末，和地黄膏，加炼蜜丸，如桐子大，每服五钱，空心食前滚汤下。

贝母瓜蒌散　治痰多口眼㖞斜，手足麻痹。

贝母去心　瓜蒌　南星泡　荆芥　防风　羌活　黄柏炒　黄芩炒　黄连炒　白术土炒　陈皮去白　半夏汤泡七次　薄荷　甘草炙　威灵仙　天花粉各五分

水二钟，姜三片，煎八分，至夜服。

虚 中

东垣以卒倒昏愦，皆属气虚。过于劳役，耗损真元，脾胃虚衰，痰生气壅，宜六君子汤；虚而下陷者，补中益气汤；因于房劳者，六味地黄丸。

六君子汤见真中风。

六味地黄丸见火中。

补中益气汤

黄芪一钱五分　人参一钱五分　甘草炙，五分　橘皮七分　白术一钱，土炒　升麻三分　柴胡二分　归身一钱

水二钟，煎一钟，食远服。

湿 中

丹溪曰：东南之人，多由湿土生痰，痰生热，热生风，清燥汤主之。

内中湿者，脾土本虚，不能制湿，或食生冷水湿之物，或厚味醇酒，停于三焦，注于肌肉，则湿从内中矣，宜渗湿汤。

外中湿者，或山岚瘴气，或天雨湿蒸，或远行涉水，或久卧湿地，则湿从外中矣。其证头重体痛，四肢倦怠，腿膝肿痛，身重浮肿，大便泄泻，小便黄赤，宜除湿羌活汤，虚者独活寄生汤。

清燥汤　治气虚湿热，肺金受邪，绝寒水生化之源，小便赤少，大便不实，腰膝酸软，口干作渴，体重麻木，头目眩

---

① 钩藤、防风：《里中医案》作"天麻、姜汁"。

晕，饮食少思，自汗盗汗，倦怠气促。

黄芪一钱五分　五味子九粒，杵炒　黄连
神曲炒　猪苓　柴胡　甘草炙，各二分
苍术炒　白术炒　麦门冬去心　陈皮　生
地黄　泽泻各五分　茯苓　人参　当归
升麻各三分　黄柏酒炒，三分

水二钟，煎一钟服。

渗湿汤

苍术泔浸，炒　白术土炒　茯苓各一钱半
陈皮　泽泻　猪苓各一钱　甘草三分　香
附　抚芎　砂仁　厚朴去皮，各七分

水二钟，姜三片，灯草十尺，煎八分
服。

除湿羌活汤　治风湿相搏，一身重
痛。

苍术泔浸，炒　藁本各二钱　羌活七分
防风　升麻　柴胡各五分

水煎，温服。

独活寄生汤　治肾虚卧湿，腰背拘
急，筋挛骨痛，脚膝冷痹，缓弱偏枯，肿
重艰步。

独活　桑寄生　牛膝　杜仲炒　秦艽
细辛　白芍药炒　茯苓　人参　当归
熟地黄　防风各等分　甘草减半

水二钟，生姜三片，煎一钟，空心温
服。

寒　中

身体强直，口噤不语，四肢战掉，卒
然眩晕，身无汗者，此寒毒所中也。宜姜
附汤，或附子麻黄汤。

姜附汤　治中寒昏倒，及阴证伤寒，
大便自利。

干姜　熟附子各等分

水煎服。

附子麻黄汤　治中寒昏冒，口眼㖞
僻。

麻黄　白术炒　人参　甘草　附子炮

干姜各等分

水煎服。

暑　中

面垢闷倒，昏不知人，冷汗自出，手
足微冷，或吐，或泻，或喘，或满，或
渴，先以苏合香丸抉开灌之，或以来复丹
研末，白汤灌下，或研蒜水灌之，或剥蒜
肉入鼻中，皆取其通窍也。

不蛀皂角，刮去黑皮，烧过存性，每
皂角灰一两，甘草末六钱，和匀，每服一
钱，新汲水调下，待其稍苏，辨证与药。

静而得之谓之中暑。中暑者，阴证
也，当发散也。或纳凉于广厦，或过食于
生冷，头痛恶寒，肢节疼痛，大热无汗，
此阴寒所遏，阳气不得发越，轻者香薷
饮，重者大顺散。

动而得之谓之中热，中热者，阳证
也。热伤元气，非形体受病也。或行役于
长途，或务农于赤日，头痛躁热，肌肤大
热，大渴，多汗少气，苍术白虎汤主之。
热死人切勿便与冷水，及卧冷地，宜置日
中，或令近火，以热汤灌之即活。

苏合香丸见真中风。

来复丹见真中风。

香薷饮　本方加人参、白术、陈皮、
茯苓、木瓜、黄芪，名十味香薷饮，虚者
宜之。

香薷去根，三钱　厚朴一钱五分　白扁豆
微炒，一钱　甘草五分

水二盏，煎一盏，沉冷服。此暑月发
散之剂，惟中暑者宜之。若奔走劳役而中
热者，用此温散之剂，复伤其气，如火益
热矣。世多不知而混用，故特表而出之。

大顺散　治纳凉太过，饮冷太多，脾
胃受寒，霍乱吐泻，此舍时从证之剂也。

甘草三两　干姜　杏仁去皮尖　肉桂去
皮，各四钱

上先将甘草炒熟，次入干姜同炒，令姜裂；次入杏仁同炒，令杏仁不作声为度。后入桂磨筛，每服二钱，井花水调服，沸汤点服亦得。

苍术白虎汤

知母一钱　石膏三钱　甘草三分　粳米一钱　苍术一钱，炒

水二杯，煎至一杯服。

气　中

七情内伤，气逆为病，痰潮昏塞，牙关紧急，极与中风相似。但风中身温，气中身冷；风中脉浮应人迎，气中脉沉应气口。以气药治风犹可，以风药治气则不可。急以苏合香丸灌之，候醒，以八味顺气散加香附，或木香调气散，有痰者星香散；若其人本虚，痰气上逆，关格不通，宜养正丹。

苏合香丸见真中风。

八味顺气散

白术炒黄　白茯苓　青皮去白　白芷　橘红　乌药　人参各五分　甘草炙，三分

水一碗，煎七分服。

木香调气散

白豆蔻研　丁香　檀香　木香各二两　藿香　甘草炙，各八两　砂仁四两

上为细末，每服二钱，沸汤下盐少许点服。

星香散见真中风。

养正丹见真中风。

食　中

醉饱过度，或感风寒，或着气恼，以致填塞胸中，胃气不行，忽然厥逆昏迷，口不能言，肢不能举，若误作中风、中气治之，必死。宜煎姜盐汤探吐。风寒者，藿香正气散；气滞者，八味顺气散。吐后别无他证，只以苍术、白术、陈皮、厚朴、甘草之类调之。

藿香正气散见真中风。

八味顺气散见气中。

恶　中

登冢入庙，吊死问丧，飞尸鬼击，卒厥客忤，手足逆冷，肌肤粟起，头面青黑，精神不守，或错言妄语，牙闭口噤，昏晕不知人，宜苏合香丸灌之，俟少醒，服调气平胃散。

苏合香丸见真中风。

调气平胃散

木香　乌药　白豆蔻　檀香　砂仁各一钱　藿香一钱二分　苍术一钱五分　厚朴姜汁炒　陈皮各一钱　甘草五分

水二钟，生姜三片，煎一钟，食前服。

医　案

太史杨方壶夫人[①]，忽然晕倒，医以中风之药治之，不效。迎余诊之，左关弦急，右关滑大而软。本因元气不足，又因怒后食停，先以理气消食之药进之，得解黑屎数枚，急以六君子加姜汁，服四剂而后晕止。更以人参五钱，芪、术、半夏各三钱，茯苓、归身各二钱加减，调理两月而愈。此名虚中，亦兼食中。

邑尊张大羹令郎，丙子六月间，未、申时，晕绝不知人，至更余未醒，此得之生冷太过也。皂角末吹鼻中无嚏，举家惊惶，余以皂角灰存性，新吸水灌之，更取沉、檀焚之，俾香气满室，以达其窍，至子后方苏，服十味香薷饮而安。此暑中挟虚。

给谏晏怀泉夫人，先患胸腹痛，次日卒然晕倒，手足厥逆，时有医者以牛黄丸

---

① 夫人：《里中医案》在"夫人"后有"盛怒得食"。

磨就将服矣。余诊之，六脉皆伏，惟气口稍动，此食满胸中，阴阳痞隔，升降不通，故脉伏而气口独见也。取陈皮、砂仁各一两，姜八钱，盐三钱，煎汤以指探吐，得宿食五六碗，六脉尽见矣。左关弦大，胸腹痛甚，知为大怒所伤也。以木香、青皮、橘红、白术、香附煎成与服，两剂痛止。更以四君子加木香、乌药调理，十余日方瘥。此食中兼气中。

章仲舆令爱在阁时，昏晕不知人，苏合香丸灌醒后，狂言妄语，喃喃不休，余诊其左脉七至，大而无伦，右脉三至，微而难见，正所谓两手如出两人，此祟凭之脉也。线带系定二大拇指，以艾炷灸两介甲至七壮，鬼即哀词求去。服调气平胃散加桃奴①，数日而祟绝。此名恶中。

伤　风

经曰：虚邪贼风，阳先受之。又曰；肉②腠闭拒，虽有大风苛毒，弗之能害。脾虚则肌肉不充，肺虚则玄府不闭，风邪乘虚，乃客于经。譬诸盗贼，若重关高垒，则不能入，少有疏漏，而后犯之，故曰虚邪贼风。又曰：肉腠闭拒，弗之能害。风者天之阳气，其乘于人则伤卫，卫者阳也，故曰阳先受之。

愚按：风为阳邪，善行数变，其伤人也，必从俞入，俞皆在背，故背常固密，风弗能干已，受风者，常曝其背，使之透热，则潜消嘿散。经文所谓乘虚来犯固矣，若其人素有痰热，壅遏于太阴、阳明之经，内有窠囊，则风邪易于外束，若为之招引者。然所谓风乘火势，火借风威，互相鼓煽也。治实之法，秋冬与之辛温，春夏与之辛凉，解其肌表，从汗而散；治虚之法，固其卫气，兼解风邪。若专与发散，或汗多亡阳，或屡痊屡发，皆治之过

也。治风火之法，辛凉外发，甘苦内和，勿与苦寒。恐正不得申，邪不得解耳。

神术散　治伤风头痛，鼻塞声重。

苍术　藁本　白芷　细辛　羌活　川芎　甘草炙，各六分

水钟半，姜三片，葱白三茎，煎八分，热服。

川芎茶调散　治伤风头目昏痛，鼻塞声重。

薄荷叶四两　川芎二两　羌活　甘草一两　荆芥二两　白芷一两　防风七钱　细辛五钱

上为末，每服二钱，茶调下。

参苏饮　治伤风发热头痛，咳嗽涕唾稠粘。

人参　苏叶　干葛　半夏制　前胡　桔梗　枳壳　陈皮　茯苓　甘草各八分　木香磨，一分

水钟半，姜五片，枣一枚，煎八分服。

消风散　治四时感冒，发热恶寒，头痛声重。

苍术　麻黄　荆芥　白芷　陈皮各一钱　甘草五分

水钟半，姜三片，葱白一茎，煎八分服。

人参败毒散　治头痛，发热，恶寒，鼻塞、声重。

人参　羌活　桔梗去芦　柴胡　前胡　独活　枳壳炒　川芎　茯苓　甘草各一钱

水钟半，姜三片，煎服。

柴胡升麻汤

柴胡　前胡　升麻　桑白皮　赤芍药

---

① 桃奴：即桃枭，指经冬不落的桃子。称奴，言其不能结实。

② 肉：原作"内"，依《素问·生气通天论》改。下同。

干葛　黄芩炒　石膏　荆芥各一钱

水二钟，姜三片，淡豆豉二十粒，煎一钟服。

虚　痨

经曰：阴虚生内热。阴者，水之属也。肾水不足，则虚火燔炎，故内热。此言血虚之痨也。又曰：痨则喘且汗出，内外皆越，故气耗矣。又曰：有所劳倦，形气衰少，谷气不盛，上焦不行，下脘不通，而胃气热，热气熏胸中，故内热。劳字从力从火，劳力则二火炎于高巅。气急而喘，内越也；气蒸而汗，外越也；内外皆越，故气耗矣。一劳则伤脾，脾主四肢，故困倦无气以动，脾主肌肉，故形气衰少；脾主消谷，脾虚不运，故谷气不盛。脾者，肺之母也，肺处上焦，主气以下布者也，土虚不能生金，则肺薄而浊气不能达于下脘，地气不升，天气不降，清气陷下，浊气逆上，故内热。此言气虚之痨也。

愚按：《内经》之言虚痨，惟是气血两端，至巢氏《病源》始分五脏之劳，七情之伤，甚而分气、血、筋、骨、肌、精之六极，又分脑、髓、玉房、胞络、骨、血、筋、脉、肝、心、脾、肺、肾、膀胱、胆、胃、三焦、大、小肠、肉、肤、皮、气之二十三蒸，《本事方》更分传尸鬼疰，至于九十九种，其凿空附合，重出复见，固无论矣。使学者惑于多歧，用方错杂，伊谁之咎乎？

盖以《内经》为式，第于脾胃分主气血，约而该，确而可守也。夫人之虚，不属于气，即属于血，五脏六腑，莫能外焉。而独举脾、肾者，水为万物之元，土为万物之母，二脏安和，一身皆治，百疾不生。夫脾具土德，脾安则土为金母，金

实水源，且土不凌水，水安其位，故脾安则肾愈安也。肾兼水火，肾安则水不挟肝上泛而凌土湿，火能益土运行而化精微，故肾安则脾愈安也。孙思邈云：补脾不如补肾。许学士云：补肾不如补脾。两先生深知二脏为人生之根本，又知二脏有相赞之功能，故其说似背，其旨实同也。救肾者必本于阴血，血主濡之，血属阴，主下降，虚则上升，当敛而抑，六味丸是也；救脾者必本于阳气，气主煦之，气为阳，主上升，虚则下陷，当升而举，补中益气汤是也。

近世治痨，专以四物汤加黄柏、知母，不知四物皆阴，行秋冬之气，非所以生万物者也。且血药常滞，非痰多食少者所宜；血药常润，久行必致滑肠。黄柏、知母，其性苦寒，能泻实火，名曰滋阴，其实燥而损血；名曰降火，其实苦先入心，久而增气，反能助火，至其败胃，所不待言。丹溪有言，实火可泻，虚火可补，痨证之火，虚乎实乎，泻之可乎？矫其偏者，辄以桂、附为家常茶饭，此惟火衰者宜之，若血气燥热之人，能无助火为害哉？

大抵虚痨之证，疑难不少，如补脾保肺，法当兼行，然脾喜温燥，肺喜清润，保肺则碍脾，补脾则碍肺，惟燥热而盛，能食而不泻者，润肺当急，而补脾之药亦不可缺也。倘虚羸而甚，食少泻多，虽咳嗽不宁，但以补脾为急，而清润之品宜戒矣。脾有生肺之能，肺无扶脾之力，故补脾之药，尤要于保肺也。尝见痨证之死，多死于泄泻，泄泻之因，多因于清润，司命者能不为兢兢耶！

又如补肾理脾，法当兼行，然方欲以甘寒补肾，其人减食，又恐不利于脾；方欲以辛温快脾，其人阴伤，又恐愈耗其水。两者并衡而较重脾者，以脾土上交于

心，下交于肾故也。若肾大虚，而势困笃者，又不可拘。要知滋肾之中，佐以砂仁、沉香，壮脾之中，参以五味、肉桂，随时活法可耳。

又如无阳则阴无以生，无阴则阳无以化，宜不可偏也。然东垣曰：甘温能除大热。又曰：血脱补气。又曰：独阴不长。春夏之温可以发育，秋冬之寒不能生长，虚者必补以人参之甘温，阳生阴长之理也。且虚痨证受补者可治，不受补者不治，故葛可久治痨神良素著，所垂十方，用参者七。丹溪专主滋阴，所述治痨方案，用参者亦十之七。不用参者，非其新伤，必其轻浅者耳。自好古肺热伤肺，节斋服参必死之说，印定后人眼目，甘用苦寒，直至上呕下泄，犹不悔悟，良可悲已。幸李濒河①、汪石山详为之辨，而宿习难返，贻祸未已。不知肺经自有热者，肺脉按之而实，与参诚不相宜；若火来乘金者，肺脉按之而虚，金气大伤，非参不保。前哲有言曰：土旺而金生，勿拘拘于保肺；水壮而火熄，毋汲汲于清心。可谓洞达《内经》之旨，深窥根本之治者也。

传尸痨瘵

虚痨热毒，积久则生恶虫，食人脏腑，其证蒸热咳嗽，胸闷背痛，两目不明，四肢无力，腰膝痠疼，卧而不寐，或面色脱白，或两颊时红，常怀忿怒，梦与鬼交，同气连枝，多遭传染，甚而灭门，火可畏也。法当补虚以补其元，杀虫以绝其根，能杀其虫，虽病者不生，亦可绝其传疰耳。

凡近视此病者，不宜饥饿，虚者须服补药，宜佩安息香及麝香，则虫鬼不敢侵也。

吐 血

上盛下虚，血随气上，法当顺气，气降则血归经矣，苏子降气汤。脉来微软，精神困倦，是气虚不能摄血，人参饮子，或独参汤。脉洪有力，精神不倦，胸中满痛，或吐血块，用生地黄、赤芍药、当归、丹皮、丹参、桃仁、大黄之属，从大便导之。血以上出为逆，下出为顺，苟非大虚泄泻者，皆当行之，以转逆为顺，此釜底抽薪之妙法。若吐血已多，困倦虚乏者，不可行也。吐多而急欲止之，生地黄、当归、丹皮、赤芍药煎汤，入藕汁、童便各一钟，血余炭二钱，墨灰五分调之，热服。怒气伤肝者，丹皮、芍药、木香之属；劳心者，莲子、糯米、柏仁、远志、枣仁、茯神之属；酒伤者，干葛、茅花、侧柏、荆芥穗之属；饮食伤胃者，白术、陈皮、甘草、谷芽、砂仁之属。吐血色黯脉迟而寒者，理中汤。劳力者，苏子降气汤加阿胶，或以猪肺煮熟，蘸白及末食之。

咳 嗽 血

涎唾中有少血散漫者，此肾虚火炎之血也，六味地黄汤加童便、阿胶。血如红缕，在痰中嗽出者，此肺血也，二冬、二母、白及、阿胶、甘草、苡仁、紫苑、百合、桔梗。肺伤者，其人劳倦，人参救肺散。肺痿吐脓血，薏苡仁煮粥，日服半升。凡血证既久，古人多以胃药收功，四君子汤。

咯 血

不嗽而血从络出，此肾血也。地黄、牛膝、牡丹皮、茯苓、当归、青黛、玄

① 河：群玉山房本作"湖"。

参、童便。

咳　嗽

有声无痰曰咳，肺因火烁也，新定清宁膏；有痰无声曰嗽，脾受湿浸也，二陈汤。脾虚倦怠者，六君子汤。

死　证

虚痨不服参芪，为不受补者死。痨嗽声哑者死。一边不能睡者死。痨证久泻者死。大肉去者死。吐血浅红色似肉似肺，谓之咳白血，必死。

脉　法

寸口脉浮而迟，浮则为虚，迟则为痨。左手脉细，右手浮大劲急，为正虚邪盛，必死。久病沉细而数者死。中空外急，此名革脉，妇人半产漏下，男子亡血失精。脉结者，三年内必死。脉沉者，三月内必死。

医　案

邑宰何金阳福建邵武府人，名望海。令郎虚损，已濒于危，见余拙刻《微论》、《药解》、《脉象》诸书，遣使聘余。手书云：尝闻一命之士，存心爱物，于人必有所济，况老先生天地万物为体，分医国之余，著述嘉刻，皆本性命而立言，望海神交，深知云间有李先生东垣再来也。缘小儿天根久耽书癖，昕夕穷神，而不自节，气暴阴伤，形瘁于劳，精摇于梦，汗出乎寐，而柴栅其中，饵药历岁，毫未无功，不远数千里，专迓台车！俯矜望海，枭杜① 单传。年几半百，仅举狂子。顾其羸顿，焦府俱焚。伏读者先生《广嗣论》中，一旦至我而斩之语，念之大惧，不自知其涕泗之沾襟也。以是乞刀圭，如仙掌金茎②，一洒甘露，起骨而肉之，仰惟仁

人君子，必不遐遗，则小儿自此有生之年，皆老先生引手之赐也。金石可销，此心不晦。再造之天，敢忘衔结耶。余感其言遂往，比至而病益进矣。简其所服，以四物、知、柏为主，芩、连、二冬为加减。诊其脉大而数，按之极软。余曰：中气大寒③，反为药苦矣。乃以归脾汤入肉桂一钱，人参五钱，当晚得熟寐，居十日而汗止精藏，更以还少丹兼进，补中益气间服，一月而瘥。

少宗伯顾邻初，丙辰年患发热困倦，目昏耳鸣，脚软不能行，大便燥结，手足麻痹，腰胯疼痛。余诊之曰，肾虚不能上交，心虚不能下济，且尺脉迟软，力勉其用八味丸、十全大补汤加圆眼三十枚，五十余日，精神渐旺，肌肉渐充，致书鸣感。一日多饮虎骨酒，大便仍结，医者皆云八味丸非久服之药，十全大补宜去肉桂，反用知母、玄参佐之，服之数月，遂致不起。

学宪黄贞父，下血甚多，面色痿黄，发热倦怠，盗汗遗精。余诊之曰：脾虚不能统血，肾虚不能闭藏，法当以补中益气，五贴并一而进之。十日汗止，二十日血止，再以六味地黄丸间服，一月而安。

南群许输④ 所孙女，吐血痰嗽，六月诊之，两尺如烂绵，两寸大而数，余曰：金以火为仇，肺不浮涩，反得洪大，贼脉见矣，秋令可忧。八月初五复诊，肺之洪者变为细数，肾之软者变为疾劲。余曰：岁在戊午，少阴司天，两尺不应，今尺当不应而反大，寸当浮大而反沉细，尺

---

① 枭（dí第）杜：枭，树木孤立貌。杜，孤生的赤棠树，比喻孤独无援。
② 仙掌金茎：仙掌，仙人掌。金茎，铜柱。此喻医术高明。
③ 大寒：《里中医案》作"积虚"。
④ 输：《里中医案》作"轮"。下同。

寸反者死。肺至悬绝，十二日死。计期当死于十六日，然能食者过期，况十六、十七两日皆金，未遽绝也。十八日交寒露，又值火日，经曰：手太阴气绝，丙日笃，丁日死，言火日也。寅时乃气血注肺之时，不能注则绝，必死于十八日寅时矣。输所闻之，潸然泪下，以其能食，犹不肯信，至十八日未晓而终。

汪望洋之孙，年方舞象①，发热咳嗽，羸弱头眩，二冬、二母、知、柏、芩、连，不啻百剂，病势转增，余诊其脉，右脉虚软，乃知脾肺气虚，火不生土之候也。遂用补中益气加五味子、苡仁，姜、桂至三钱，十剂而减，两月乃安。春初又发，令其服补中丸一年，诸证永不再作矣。

吴门张饮光，发热干咳，呼吸喘急。始用苏子降气，不应，乃服八味丸，喘益急，轻舟兼夜迎余。余视其两颊俱赤，六脉数大，此肺肝蕴热也。以逍遥散用牡丹皮一两，苡仁五钱，兰叶三钱②，连进二剂，喘吸顿止。以地黄丸料用麦冬、五味煎膏及龟胶为丸，至十斤而康。

给谏章鲁斋，在吾邑作令时，令郎凌九，吐血发热，遗精盗汗，形肉衰削。先有医士戒之曰：勿服人参，若误服之，无药可救矣，两月弗效。召余诊。曰：此脾肺气虚之候，非大剂参芪不可。鲁斋骇曰：前有医者戒之甚严，而兄用之甚多，何相悬也？曰：此医能任决效否？曰：不能也。余曰：请易参五斤，毋掣其肘，期于三月，可以报绩。陈论甚力，鲁斋信而从之，遂用六君子，间用补中益气及七味丸疗之，日轻一日，果如所约。

尚宝卿须日华，林下③多郁，且有暴怒，吐血甚多，倦怠异常，余以六君子，纳参一两、干姜一钱、木香八分，四日而血止。后因怒气，血复大作。余曰：

先与平肝，继当大补，然夏得秋脉，所谓早见非时之脉，当其时不能再见矣。果如期而殁。

大宗伯董玄宰，乙卯春有少妾吐血蒸嗽，先用清火，继用补中，俱不见效，迎余治之。余曰：两尺沉实，少腹按之必痛，询之果然。此怒后蓄血，经年弗效，乃为蒸热，热甚而吐血，阴伤之甚也。乃与四物汤加郁金、桃仁④、穿山甲、大黄少许，下黑血升余，少腹痛仍在，更以前药加大黄三钱，煎服，又下黑血块如桃胶、蚬肉者三四升，腹痛乃止。虚倦异常，与独参汤与之，三日而热减六七，服十全大补汤百余日、而康复如常。

刑部主政唐名必，劳心太过，因食海鲜吐血，有痰，喉间如鲠，日晡烦热，喜其六脉不数，惟左寸涩而细，右关大而软，思虑伤心脾也。以归脾汤大料加丹参、丹皮⑤、麦门冬、生地黄，二十余剂而证减六七，兼服六味丸三月，遂不复发。

吴门周复庵，年及五旬，荒于酒色，忽然头痛发热，医以羌活汤散之。汗出不止，昏晕不苏，余与之灸关元十壮而醒，四君子加姜、桂，日服三剂，至三日少康。分析家产，劳而且怒，复发厥，余用好参一两、熟附二钱、煨姜十片，煎服，稍醒，但一转侧即厥，一日之间，计厥七次，服参三两，至明日以羊肉羹、糯米粥与之，尚厥二三次，至五日而厥定。向余泣曰：已蒙再生，不知有痊愈之日否？余曰：脉有根蒂，但元气虚极，非三载调摄

————————

① 舞象：指十五岁以上的未成年人。
② 牡丹皮……兰叶三钱：《里中医案》作"秋石、地黄丸"。
③ 林下：隐退。
④ 桃仁：《里中医案》作"䗪虫"。
⑤ 丹参、丹皮：《里中医案》无。

不能康也。幸其恪信余言，遵守用药，两月之间，服参四斤，三年之内，进剂六百贴，丸药七[1]十余斤，方得步履如初。亲友众多，议论杂出，若非病人任之专，或久而见疑，服药少怠，未有获生者也。

侍御冯五玉令爱，发热咳嗽，已及半载，十月间吐鲜血甚多，一日之内，不过食粥一盏，大肉消陷，大便溏泄，沉困着床，脉来七至。余曰：法在不救，人所共知，若能惟余是听，不为旁挠，可救十中之一。每贴用人参五钱，桂、附各一钱，芪、术三钱，归、芍各二钱，陈皮一钱，日投三贴，约进七十剂，及壮水丸三斤，而后起于床，又三月而饮食如旧。若泥常法而弃之，幽潜沉冤矣。

新定拯阴理痨汤 治阴虚火动，皮寒骨热，食少痰多，咳嗽短气，倦怠焦烦。《内经》阴虚内热之方。

牡丹皮一钱 当归身一钱，酒洗 麦门冬一钱，去心 甘草炙，四分 苡仁三钱 白芍药七分，酒炒 北五味三分 人参六分 莲子三钱，不去衣 橘红一钱 生地黄二钱，忌铜、铁器、姜汁、酒炒透

水二钟，枣一枚，煎一钟，分二次徐徐呷之。肺脉重按有力者，去人参；有血加阿胶、童便；热盛加地骨皮；泄泻减归、地，加山药、茯苓；倦甚用参三钱。咳者，燥痰也，加贝母、桑皮；嗽者，湿痰也，加半夏、茯苓。不寐加枣仁，汗多亦用。此余自立之方，用治阴虚火炽，譬如溽暑伊郁之时，而商飙[2]飒然倏动，则炎爐如失矣。久服无败胃之虞。

新定拯阳理痨汤 治痨伤气耗，倦怠懒言，动作喘乏，表热自汗，心烦，遍身作痛。《内经》劳倦令耗之方。

黄芪三钱，酒炒 人参二钱，去芦 肉桂七分，去皮 当归一钱五分，酒炒 白术二钱，土炒 甘草五分，酒炒 陈皮一钱，去白 北

五味四分，打碎

水二钟，姜三片，枣肉二枚，煎一钟服。如烦热口干，加生地黄；气浮心乱，加丹参、枣仁；咳嗽加麦门冬；挟湿加茯苓、苍术；脉沉迟，加熟附子；脉数实去桂，加生地黄；胸闷倍陈皮，加桔梗；痰多半夏、茯苓；泄泻升麻、柴胡；口渴加干葛。夏月去肉桂，冬月加干姜。

四物汤 附子理中汤 异功散 六君子汤 八珍汤 五方并见中风门。

补中益气汤 见类中风。

十全大补汤 治诸虚痨伤，饮食不进，久病赢尫，潮热背痛，梦遗脚软，喘嗽烦闷。

肉桂去皮 甘草炙 芍药炒 黄芪蜜水炒 当归酒洗 川芎 人参去芦 白术土炒 茯苓去皮 熟地各等分

每服六钱，水二钟，姜三片，枣肉二枚，煎一钟服。

小建中汤

桂枝去皮 甘草炙 生姜各一钱 芍药二钱 大枣一枚 胶饴一钱

水钟半，煎一钟，入饴，更上微火熔化，温服。酒家、呕家俱禁此汤，以其甜也。加黄芪，名黄芪建中汤。

八味地黄丸

治肾虚发热作渴，淋闭痰嗽，头眩，眼花耳鸣，咽燥，舌痛，牙疼，腰腿痿软，自汗盗汗，便血，吐衄血，发热失音，水泛为痰。

熟地黄八两，杵膏 山茱萸肉 干山药各四两 牡丹皮 白茯苓 泽泻各三两 熟附子一两 肉桂去皮，一两

上为末，和地黄膏，加炼蜜丸，桐子大，每服三钱，空心食前滚汤下。去附

---

① 七：《里中医案》作"三"。

② 商飙：秋风。

子，名七味丸；去肉桂，名六味丸。

还少丹　大补心肾脾胃，一切虚损。

干山药　牛膝酒浸　远志去心　山茱萸去核　白茯苓　五味子烘　巴戟酒浸，去心　肉苁蓉酒浸，去甲　石菖蒲　楮实　杜仲姜汁酒炒，断丝　舶茴香各一两　枸杞子烘　熟地黄各二两

为末，炼蜜丸，如桐子大，每服三钱，温酒或盐汤下，日三服，久服令人悦颜，轻健不老。

酸枣仁汤　治心肾不交，怔忡恍惚，夜卧不安，精血虚耗，脾胃泄泻。

酸枣仁一钱五分　远志肉　黄芪蜜水炒　莲肉去心　人参　当归酒炒　白茯苓　茯神各一钱　陈皮　甘草炙，各五分

水二钟，姜三片，枣一枚，煎一钟，日三服。心热者，加黄连、生地黄、麦冬、木通。

白术散　治脾胃虚寒，呕吐泄泻，食少胸满。

白术土炒　人参　草果　厚朴酒浸，炒　肉果面裹，煨透　陈皮　木香　麦芽炒，各一钱　甘草炙，五分

水二钟，姜五片，枣二枚，煎一钟服。

小甘露饮　治脾痨实热，身黄咽痛。

黄芩一钱　升麻五分　茵陈一钱　山栀八分　桔梗炒，六分　生地黄炒，一钱五分　石斛二钱　甘草四分

水钟半，姜五片，煎八分服

温肺汤　治肺痨虚寒，胸满冷痛。

人参一钱　甘草四分，炙　半夏　肉桂　橘红　干姜炒，各八分　木香五分

水钟半，煎八分服。

凉肺汤　治肺痨实热，咳嗽喘急。

知母去毛，炒　贝母　天门冬去心　麦门冬各一钱半　黄芩　橘红各一钱　甘草五分　桑皮八分

水钟半，煎八分服。

温肾丸　治肾痨虚寒，腰痛足软，遗浊。

熟地黄酒煮，杵膏　杜仲炒，去丝　菟丝子　石斛去根　黄芪　续断　肉桂去皮　磁石煅，醋淬　牛膝去芦　沉香别研　五加皮　山药炒，各一两

上为末，用雄羊肾两对，葱、椒、酒煮烂，入酒及地黄膏为丸，如梧子大，每服五钱，空心酒下。

凉肾丸　治肾痨实热，腹胀耳聋。

生地黄三钱　赤茯苓一钱　玄参一钱　远志一钱，去木　知母八分，酒炒　黄柏六分，酒炒

水钟半，煎八分服。

人参养荣汤　治脾肺俱虚，发热恶寒，倦怠泄泻，种种虚证，勿论其脉，但用此汤。

白芍药一钱五分　人参　陈皮　黄芪蜜炙　桂心　当归　白术土炒　甘草炙，各一钱　熟地黄　五味子炒，杵　茯苓各八分　远志肉五分

水二钟，姜三片，枣二枚，煎服。

逍遥散　治血虚烦热，肢体疼痛，口干，盗汗，嗜卧，月水不调，寒热如疟，痰嗽骨蒸。

白茯苓　白术土炒　当归　白芍药酒炒　柴胡各一钱　甘草炙，五分

水钟半，姜三片，煎八分服。加山栀、牡丹皮，名加味逍遥散。

清骨散　治骨蒸热。

银柴胡一钱五分　胡黄连　秦艽　鳖甲醋炙　青蒿　地骨皮　知母各一钱　甘草五分

水二钟，煎一钟，食远服。

三才封髓丹　降心火，益肾水。

天门冬去心　熟地黄　人参各五两　黄柏酒炒　砂仁各三两　甘草一两五钱

为末，面糊丸，桐子大，每服五钱。

肉苁蓉五钱，切片，酒一钟，煎二三沸，去渣，空心送下。

生脉散 治火旺金虚，倦怠烦渴。

人参二钱，去芦 麦门冬三钱，去心 五味子三分，杵

水一钟，煎八分服。

猪肚丸 肌体羸瘦，服之即肥，其效如神。

牡蛎煅 白术各四两 苦参三两

为细末，以猪肚一具，煮极烂，研如膏，和丸，如桐子大，每服三钱，米饮送下，日三服。

调中益气汤

黄芪炙，一钱 人参 甘草炙 当归 白术各五钱 五味子十五粒 柴胡 白芍药炒 升麻各三分 橘皮二分

水钟半，煎八分，食前温服。

苏子降气汤 治虚阳上攻，气不升降，痰涎壅盛，胸膈噎塞，并久年肺气至效。

苏子炒 半夏泡，各二钱五分 前胡去芦 甘草炙 厚朴姜汁炒 橘红去白，各一钱 当归去芦，一钱五分 沉香七分

水二钟，姜三片，煎一钟服。虚人加黄芪一钱，肉桂五分。

人参饮子 脾胃虚弱，气虚倦怠，衄血吐血。

人参去芦，二钱 五味子二十粒 黄芪去芦，炙 麦门冬去心 白芍药炒 当归身各一钱五分 甘草炙，一钱

水二钟，煎一钟，食远服。

四生丸 治吐血、衄血。

生荷叶 生艾叶 侧柏叶 生地黄各等分

捣烂，丸如鸡子，每服一丸，水煎，去渣服。

大阿胶丸 治嗽血、吐血。

阿胶微炒 卷柏 生地黄 大蓟独根者

佳 鸡苏叶 五味子各一两 柏子仁另研 茯苓 百部 远志去木 人参 麦门冬去心 防风各一两五钱 干山药一两 熟地黄一两

为末，炼蜜丸，如弹子大，煎麦门冬汤，嚼一丸。

犀角地黄汤 治大热，血积胸中。

犀角 大黄各一钱 黄芩三钱 黄连二钱 生地黄四钱

水二钟，煎一钟，食后服。

茅花汤 治鼻衄不止。

茅花五钱

水一钟，煎六分服。

百花膏 治痨嗽吐血。

款冬花 百合蒸焙，等分

为末，蜜丸，龙眼大，每服一丸，临卧姜汤嚼下。

噙化丸 治痨嗽有效。

玉露霜 柿霜 贝母 百合各二两 白茯苓 海石各一两 甘草五钱 秋石二钱

入薄荷叶细末，白硼砂少许，炼蜜丸，如龙眼大，每噙化一丸。

新定清宁膏 润肺不伤脾，补脾不碍肺，余所新定者也。凡痨嗽吐血，必不可缺，极有效验。

麦门冬去心，十两 生地黄酒炒，十两 广橘红三两 桔梗二两 甘草二两 龙眼肉八两

煎成膏，加苡仁八两，淘净，炒熟 川贝母二两，糯米拌炒，米熟去米 真苏州薄荷叶五钱，忌火，俱为细末，拌匀前膏，时时挑置口中噙化。

肺痈神汤 肺痈者，痨伤气血，内有积热，外受风寒。胸中满急，隐隐痛，咽干口燥，时出浊唾腥臭，吐脓如米粥者死。脉滑数或实大。凡患者右胁按之必痛，但服此汤，未成即消，已成即溃，已随即愈。此余新定，屡用屡验者也。

桔梗二钱 金银花一钱 薏苡仁五钱

甘草节一钱二分　黄芪一钱,炒　贝母一钱六分　甜葶苈八分,微炒　陈皮一钱二分　白及一钱

水二钟,姜一片,煎一钟,食后徐徐服。新起加防风一钱,去芪;溃后加人参一钱;久不敛加合欢皮一名夜合,即槿树皮,一钱。

十灰散　一切血证,用此止之。

大蓟　小蓟　荷叶　侧柏叶　茅根　茜根　棕榈皮　大黄　牡丹皮　山栀各等分

各烧灰存性,研细,碗盖于地一宿,藕汁调服。

白凤膏　治久痨积虚,咳嗽痰血,蒸热困倦。

黑嘴白鸭一只　大京枣二升　陈煮酒一瓶　参苓平胃散一升

将鸭缚定,量病人饮酒多少,以酒烫温,割开鸭项,滴血入酒饮之,直入肺经受补。将鸭去毛,于胁边开一孔,取去肠杂,拭净;次将枣去核,每个中纳参苓散,填满鸭腹中,麻线扎定,沙锅内用火慢煨,将酒三次添入,以干为度。但食其枣,参汤送之,或同鸭肉捣丸服。

芎归血余散　治传尸痨瘵,去鬼杀虫。

室女顶门生发一小团,皂角汤洗净,醋浸一宿,晒干,纸拈火烧存性。　川芎五钱　当归三钱　木香　桃仁去皮炒,各二钱　安息香　雄黄各一钱　全蝎二枚　江上大鲤鱼生取头,醋炙

上为末,分四服,每服井水一大碗,净室中煎七分,入红硬降真香末五分,烧北斗符入药,月初五更空心向北仰天咒曰:瘵神瘵神,害我生人,吾奉帝敕,服药保身,急急如律令。咒五遍,面北服药半,南面吸生气,入口腹中,烧降香置床下,午时又如前服药。

北斗符式　敕　㤅　用黄纸一方,新笔净水,研透明朱砂书此符,书时念前北斗咒。

鳖甲生犀散　杀痨虫,取下恶物。

天灵盖一具。男者色不赤可用,女者色赤勿用,檀香煎汤候冷洗。咒曰:雷公灵,雷公圣,逢传尸,即须应。急急如律令。咒七遍讫,次用酥炙黄生鳖甲一枚,醋炙　虎长牙二枚,醋炙　安息香　桃仁去皮,炒　槟榔各五钱　生犀角　木香　甘遂　降真香　干漆炒,存性　阿魏酒浸研,各三钱　雷丸二钱　穿山甲取趾,醋炙　全蝎三个　蚯蚓十条,生研和药

上为末,每服五钱,先用豉心四十九粒,东向桃、李、桑、梅小梢各二茎,长七寸,生蓝青七叶,青蒿一小握,葱白连根洗五茎,石臼内同杵,用井水一碗半,煎取一盏,入童便一盏,内药末,煎取七分,入麝香一字,月初旬五更空心温服,即以被覆取汗,恐汗中有细虫,软绵拭之,即焚其帛。少时必泻,以净桶盛,急钳取虫,烈火焚之,并收入磁瓶中,雄黄盖之,以瓦油盏铁线扎定,泥固,埋深山中绝人行处。

《道藏经》曰:每值庚申日,其夜不睡,守之至晓,尸虫不能为害。三守庚申,三尸长绝。每夜叩齿三十六通,左手捧心,呼三尸之名,上尸彭琚出,中尸彭瓒出,下尸彭矫出。令不得为害。常以庚申去手甲,丑日去足甲,每年七月十六日,将所去手、足甲烧灰,和水服之,三尸九虫皆灭。

卷 之 七

云间李中梓士材父著
门人包时化象蕃父参
侄孙李廷芳蕲伯父订

水肿胀满

黄帝曰：脉之应于寸口，如何而胀？岐伯曰：其脉大坚以涩者，胀也。邪盛则大，邪实则坚，涩者气血虚而不流利也。洪大之脉，阴气必衰，坚强之脉，胃气必损，故大坚以涩，病当为胀。阴为脏，阳为腑。脉病在阴，则胀在脏；脉病在阳，则胀在腑。夫胀者，皆在于脏腑之外，排脏腑而郭胸胁，胀皮肤，故命曰胀。

胸腹者，脏腑之郭也。膻中者，心主之宫城也。胃者，太仓也。咽喉小肠者，传送也。咽喉传送者，自上而入。小肠传送者，自下而出。胃之五窍者，闾里门户也。咽门、贲门、幽门、阑门、魄门，胃气之所行也，是为五窍。闾，巷门也；里，邻里也。《周礼》五家为比，五比为闾，盖二十五家也。五家为轨，十轨为里，盖五十家也。言胃家之五窍，象如闾里门户。廉泉、玉英者，津液之道也。二穴俱任脉，玉英即玉堂。故五脏六腑者，各有畔界，其病各有形状。营气循脉，卫气逆为脉胀，清者为营，营行脉中，其气精专，未即致胀。浊者为卫，卫行脉外，其气慓疾，行于分肉之间。故必由卫气之逆，而后病及于营，则为脉胀。卫气并脉循分为肤胀。卫气逆而并于脉，复循分肉之间，故为肤胀。

心胀者，烦心短气，卧不安。肺胀者，虚满而喘咳。肝胀者，胁下满而痛引小腹。脾胀者，善哕，四肢烦悗，音美。悗，闷乱也。体重不能胜衣，卧不安。肾胀者，腹满引背，央央然，腰髀痛。此五脏之胀也。

胃胀者，腹满，胃脘痛，鼻闻焦臭，妨于食，大便难。大肠胀者，肠鸣而痛濯濯，冬日重感于寒，则飧泄不化。小肠胀者，少腹䐜音嗔。胀，引腰而痛。膀胱胀者，少腹满而气癃。三焦胀者，气满于皮肤中，轻轻然而不坚。胆胀者，胁下痛胀，口中苦，善太息。此六腑之胀也。濯濯：肠鸣水声也。气癃者，膀胱气闭，小便不通也。

厥气在下，营卫留止，寒气逆上，真邪相攻，两气相博，乃合为胀也。厥逆之气，自下而上，营卫失常。故真邪相攻，而合为张也。

黄帝曰：水与肤胀、鼓胀、肠覃、石瘕、石水，何以别之？岐伯曰：水始起也，目窠上微肿，如新卧起之状，目下为窠。微肿者，形如卧蚕也。其颈脉动，时咳，颈脉，足阳明人迎也，阳明之脉，自人迎下循腹里，水邪乘之，故颈脉动，水之标在肺，故为时咳。阴股间寒，足胫瘅，即肿。腹乃大，其水已成矣。以手按其腹，随手而起，如裹水之状，此其候也。以上皆水肿之候也。

肤胀者，寒气客于皮肤之间，鼙鼙然不坚，腹大，身尽肿，皮厚，鼙鼙，鼓声也。寒气客于皮肤之间，阳气不行，病在气分，故有声如鼓。气本无形，故不坚，气无所不至，故腹大，身尽肿。若因于水，则有水处肿，无水处不肿。按其腹，窅①而不起，腹色不变，此其候也。寒气在肤腠之间，按散则不能猝聚，故窅而不起，以其皮厚，故腹色不变也。

按：此上两条，以按其腹随手而起者，属水。窅而不起者，属气。此固然也。然气亦有随手而起者，水亦有窅而不起者，未可以起与不起为的辨。但当察皮厚色苍，或一身尽肿，或自上而下者，多属气；若皮薄色泽，或肿有分界，或自上而上者，多属水。

鼓胀者，腹胀，身皆大，大与肤胀等也；色苍黄，腹筋起，此其候也。内伤脾肾，心腹胀满，旦食则不能暮食，中空无物，腹皮绷急，其象如鼓，故名鼓胀。其状与上文肤胀无异，但腹有筋起为别。肤胀属肺，鼓胀属脾。

肠覃者，寒气客于肠外，与卫气相搏，气不得荣，因有所系，癖而内著，恶气乃起，息肉乃生。覃，延布而深也。寒气与卫气相搏，则蓄极不行，留于肠外，有所系著，故癖积起息肉也。其始生也，大如鸡卵，稍以益大，至其成如怀子之状，久者离岁，按之则坚，推之则移，月事以时下，此其候也。离岁，越岁也。寒邪客于肠外，不在胞中，故无妨于月事，其非血病，可知。盖由汁沫所聚而生也。

石瘕生于胞中，寒气客于子门，子门闭塞②，气不得通，恶血当泻不泻，衃以留止，日以益大，状如怀子，月事不以时下，皆生于女子，可导而下。衃，凝败之血也。子门闭塞，则衃血留止，其坚如石，故曰石瘕。可以导血之剂下之也。

帝曰：其有不从毫毛生，病生于内。五脏阳以竭也。津液充郭，其魄独居，孤精于内，气耗于外，形不可与衣相保，此四极急而动中，是气拒于内而形施于外，治之奈何？气为阳，阳竭则不能通调水道，故津液充满于皮郭，肺主气而魄藏焉，无气则魄独居，形体肿胀，不可与衣相保，四肢肿急，喘而动中，是气逆而拒于内，形大而施于外。岐伯曰：平治于权衡，去菀陈莝，微动四极，温衣，缪刺其处，以复其形。开鬼门，洁净府，精以时服，五阳以布，疏涤五脏，故精自生，形自盛，骨肉相保，巨气乃平。权衡阴阳，各得其平，菀者积也，陈者久也，莝者腐也。阴阳平治，水气自去。微动四极者，运动四肢也。温则水气易行，故须温衣。不拘隧穴，名曰缪刺。腠理谓之鬼门，膀胱谓之净腑。开者，发汗也。洁者，渗利也。阳气既和，阴精时服，由是五阳宣市，阴水尽涤，精血自生，形肉自盛，骨肉与衣相保，大气平矣。此章言脾土阳虚，不能制水溢之阴也。岐伯无石水之对，必有缺文。《阴阳别论》曰：阴阳结邪，多阴少阳曰石水，少腹肿，其脉当沉。

愚按：《内经》之论肿胀，五脏六腑，靡不有之。详考全经，如《脉要论》曰：胃脉实则胀。《病形篇》曰：胃病者，腹䐜胀。《本神篇》曰：（脾气）实则腹胀，泾溲不利。《应象论》曰：浊气在上，则生䐜胀。此四条皆实胀也。《太阴阳明论》

---

① 窅（yǎo咬）：凹陷。

② 塞：原作"寒"，依《灵枢·水胀》改。

曰：饮食起居失节，入五脏则䐜满闭塞。《经脉》[①] 篇曰：足太阴之别公孙，虚则鼓胀。此二条皆虚胀也。

《经脉》篇曰：胃中寒则胀满。《方宜论》曰：藏寒生满病。《风论》曰：（胃风）膈塞[②] 不通，失衣则䐜胀。此三条，皆寒胀也。

《六元正纪》、《至真要》等论有云：太阴所至为胕肿，及土郁之发，太阴之初气，太阴之胜复，皆寒胜之肿胀也。或曰少阴司天，少阴胜复，少阳司天，少阳胜复，或曰热胜则肿，皆火胜之肿胀也。或曰厥阴司天在泉，厥阴之复，或曰阳明之复，皆木邪侮土，及金气反胜之肿胀也。由是则五运六气，亦各有肿胀矣。

然经有提其纲者曰：诸湿肿满，皆属于脾。又曰：其本在肾，其末在肺，皆聚水也。又曰：肾者，胃之关也。关门不利，故聚水而从其类也。可见诸经虽皆有肿胀，无不由于脾、肺、肾者。盖脾土主运行，肺金主气化，肾水主五液。凡五气所化之液，悉属于肾；五液所行之气，悉属于肺；转输二藏，以制水生金者，悉属于脾。故肿胀不外此三经也。

但阴阳虚实，不可不辨。大抵阳证必热，热者多实；阴证必寒，寒者多虚。先胀于内而后肿于外者为实，先肿于外而后胀于里者为虚。小便赤黄，大便秘结为实；小便清白，大便溏泄为虚。滑数有力为实；弦浮微细为虚。色红气粗为实；色悴声短为虚。凡诸实证，或六淫外客，或饮食内伤，阳邪急速，其至必暴，每成于数日之间。若是虚证，或情志多劳，或酒色过度，日积月累，其来有渐，每成于经月之后。

然治实颇易，理虚恒难。虚人气胀者，脾虚气胀者，脾虚不能运气也；虚人水肿者，土虚不能制水也。水虽制于脾，实则统于肾，肾本水脏，而元阳寓焉。命门火衰，既不能自制阴寒，又不能温养脾土，则阴不从阳而精化为水，故水肿之证多属火衰也。丹溪以为湿热，宜养金以制木，使脾无贼邪之患，滋水以制火，使肺得清化之权。夫制火固可保金，独不虑其害土乎？惟属热者宜之。若阳虚者，岂不益其病哉？更有不明虚实，专守下则胀已之一法，虽得少宽于一时，真气愈衰，未几而肿胀再作，遂致不救，殊可叹也！

余以此证，察其实者，直清阳明，反掌收功；苟涉虚者，温补脾肾，渐次康复。其有不大实亦不大虚者，先以清利见功，继以补中调摄。又有表实而本虚者，泻之不可，补之无功，极为危险。

在病名有鼓胀与虫胀之殊。鼓胀者，中空无物，腹皮绷急，多属于气也；虫胀者，中实有物，腹形充大，非虫即血也。

在女科有气分与血分之殊。气分者，心胸坚大，而病发于上，先病水胀，而后经断；血分者，血结胞门，而病发于下，先因经断，而后水胀。

在治法有理肺与理脾之殊，先喘而后胀者，治在肺；先胀而后喘者，治在脾。

以上诸法，此其大略也。若夫虚实混淆，阴阳疑似，贵在临证之顷，神而明之，其免于实实虚虚之害乎。四肢不肿，但腹胀者，名单腹胀。难愈。

死　证

腹胀身热者死。腹胀寒热如疟者死。腹大胀、四肢清、脱形、泄甚为逆。腹胀便血，脉大时绝者死。以上胀满。唇黑或肿，肝伤；缺盆平，心伤；脐突，脾伤；

---

① 经脉：原作"师传"，下述引文系出自《灵枢·经脉》，篇名出处有误，据改。

② 塞：原作"寒"，依《素问·风论》改。

足心平，肾伤；背平，肺伤。五伤者死。阴囊及茎肿腐者死。泻后腹胀而有青筋者死。大便滑泄，水肿不消者死。水肿先起于腹，后散四肢者可治；先起于四肢，后归于腹者死。以上水肿。

脉 法

盛而紧，大坚以涩，迟而滑，皆胀满。沉而滑，浮而迟，弦而紧，皆水肿。二者之脉，实大者可治，虚微者难治。

医 案

太学何宗鲁，夏月好饮水。一日太宗师发放，自早起候至未申，为炎威所逼，饮水计十余碗，归寓便胀闷不能食，越旬日，腹如抱瓮，气高而喘。求治于余，余曰：皮薄而光，水停不化也。且六脉坚实，其病暴成，法当利之。遂以舟车丸每服三钱，香薷汤送，再剂而二便涌决如泉，复进一钱五分，腹减如故，用六君子十贴即愈。

徽州方太和，大怒之后复大醉，至明日，目下如卧蚕，居七日而肢体皆肿，不能转侧，二便不通，烦闷欲绝。余诊之，脉沉且坚，当逐其水，用疏凿饮子，一服而二便快，再服而四肢宽，更以五皮饮①服三日随愈。以上二案，水肿实证。

武林文学钱赏之，酒色无度，秋初腹胀，冬杪②遍体肿急，脐突背平，在法不治，迎余治之。举家叩首求救哀迫，余曰：我非有起死金丹，但当尽力而图之耳。即用金匮肾气丸料大剂煎服，兼进理中汤，服五日无效，余欲辞归矣。其家曰：自知必死，但活一日则求一日之药，即使不起，安敢归咎乎？勉用人参一两，生附子三钱，牛膝、茯苓各五钱。三日之间，小便解下约有四十余碗，腹有皱纹，举家拜曰：皆再造之恩也。约服人参四

斤，附子一斤，姜、桂各一斤余，半载而瘳。此水肿之虚者。

都宪李来吴，积劳多郁，肢体胀满，以自知医，辄用胃苓汤加枳壳。三月以来，转加痞闷，余诊其脉沉涩而软，视其色黄白而枯，此虚证也。宜大温大补，始犹不信，争之甚力，仅用参二钱，稍觉宽舒；欲加桂、附，执不肯从。余曰：证坐虚寒，喜行攻伐，已见既坚，良言不纳，虽有扁仓，岂能救耶？越两月果殁。此气胀之虚者。

锦衣太傅徐担宁，禀畀③素壮，病余肥甘过度，腹胀气粗。余诊之，脉盛而滑，按之不甚虚，宜以利气之剂，少佐参、术。惑于多歧之说，且暮更医，余复诊曰：即畏参不用，攻击之剂，决不可投也。后与他医商之，仍用理脾疏气之剂而安。此病胀之不实，亦不大虚者。

光禄卿吴伯玉夫人，患腹满而痛，喘急异常，大便不通，饮食不进，医者用利气利水之剂，二十日不效。余诊之，脉大而数，右尺为甚，令人按腹，手不可近。余曰：此大肠痈也。脉数为脓已成，用黄芪、皂刺、白芷之类，加葵根一两，煎一碗，顿服之，未申痛甚，至夜半而脓血大下，昏晕不支，即与独参汤稍安，更与十全大补，一月而愈。此似胀而实非者。

五皮饮 治脾、肺不能运行，气满皮肤，水停不利。

大腹皮洗 赤茯苓皮 生姜皮 陈皮 桑白皮炒，各一钱五分

水钟半，煎八分，日进三服。

胃苓汤 方见泄泻。

香苏散 治水气虚肿，小便赤涩。

---

① 五皮饮：《里中医案》后有"加木香、沉香"。
② 杪（miǎo 秒）：树木的末梢。此为末尾的意思。
③ 畀（bì 币）：给予；付与。

橘红_{去白,二钱} 防己 木通 紫苏叶
各一钱

水钟半，姜二片，煎八分服。

实脾饮 治阴水发肿，用以实脾。

厚朴_{姜汁炒} 白术_炒 木瓜 大腹皮
附子_炮 木香_{忌火} 草果 白茯苓 干
姜_{炒，各一钱}

水钟半，姜五片，煎七分服。

复元丹 治脾肾俱虚，遍身水肿，小
便不通。

附子_{炮，二两} 木香_煨 茴香_炒 川椒
_{炒出汗} 厚朴_{姜汁炒} 独活 白术 橘红
吴茱萸_炒 桂心_{各一两} 泽泻_{二两} 肉果_煨
槟榔_{各五钱}

为末，糊丸，桐子大，每服三钱，紫
苏汤送下。

金匮肾气丸 治肺、脾、肾俱虚，遍
身肿胀，小便不利，痰气喘急，非此药不
救。

白茯苓_{四两} 附子_{炮，七钱} 川牛膝
肉桂_{去皮} 泽泻_{去皮} 车前子 山茱萸_{去核}
山药 牡丹皮_{各一两} 熟地黄_{四两，酒浸，}
_{杵膏}

蜜丸，桐子大，每服四五钱，空心白
汤下。

补中益气汤 方见类中风。

理中汤 方见伤寒。

导水茯苓汤 治遍身水肿，喘满，小
便闭涩，诸药不效者，用此即愈。

赤茯苓 麦门冬_{去心} 泽泻 白术_各
_{三两} 桑白皮 紫苏 槟榔 木瓜_{各一两}
大腹皮 陈皮 砂仁 木香_{各七钱半}

上为粗末，每服五钱，水二钟，灯草
二十五根，煎八分服，连进三服，小水渐
利。

沉香琥珀丸 治水肿小便闭。

琥珀 杏仁_{去皮尖，炒} 紫苏 赤茯苓
泽泻_{各五钱} 葶苈_炒 郁李仁_{去皮} 沉香

各一两五钱 陈皮_{去白} 防己_{各七钱五分}

为末，蜜丸，梧子大，以麝香为衣，
每服二钱五分，加至五钱，空心人参汤
下。

疏凿饮子 治通身水肿，喘呼气急，
烦躁多渴，大小便不通，服热药不得者。

泽泻 商陆 赤小豆_炒 羌活_{去芦}
大腹皮 椒目 木通 秦艽_{去芦} 茯苓皮
槟榔_{各一钱}

水钟半，姜五片，煎九分服。

敷药 治腹满如石，或阴囊肿大，先
用甘草嚼，后用此。

大戟 芫花 甘遂 海藻_{各等分}

为细末，用酽醋调面和药，摊绵纸
上，覆贴肿处，以软绵裹住。

小胃丹

芫花醋拌_{一宿，瓦器内炒黑，不可焦} 甘遂
_{长流水浸半日，煮，晒干} 大戟_{长流水煮，再用水}
_{洗，晒，各五钱} 大黄_{湿纸裹煨，切，酒炒，一两}
_{五钱} 黄柏_{炒，三两}

上为细末，以白术膏丸，如萝卜子
大，临卧白汤送下，每服一钱，欲利，空
心服。

十枣汤 见伤寒。

舟车神佑丸 去一切水湿、痰饮如
神。

甘遂 芫花 大戟_{各一两，俱醋炒} 大
黄_{二两} 轻粉_{一钱} 黑牵牛头末_{，四两} 青皮
陈皮 木香 槟榔_{各五钱}

为细末，水丸，椒目大，空心服五
丸，日三服。痞闷者，多服反烦满，宜初
服二丸，每服加二丸，快利为度。戴人每
令病者先服百余粒，继以浚川等药投之，
五更当下，种种病出，轻者一二度，重者
五六度方愈。药虽峻急，为效极神，弱
者，当依河间渐次进；实者，依戴人治
之。

大圣浚川散

大黄煨　牵牛取头末　郁李仁各一两
木香三钱　芒硝三钱　甘遂五分

评曰：诸湿为土，火热能生湿土，故夏热则湿，秋凉则燥。尝考戴人治法，假令肝木乘脾土，土不胜木，求救于子，已土能生庚金，味辛者为金，大加生姜，使伐肝木，然不开脾土，无由行也。先以舟车丸，通其闭塞之路，泻其所不胜；后以姜汁调浚川散大下之，是泻其所胜也。戴人每言，导水丸必用禹功散继之，舟车丸必以浚川散继之。

神芎导水丸　治一切因热积聚。

黄芩一两　黄连　川芎　薄荷各五钱
大黄二两　滑石　黑丑头末，各四两

为末，水丸。有血积者，加桂五钱。

加味枳术汤　治气为痰饮所隔，心下坚胀，名曰气分。

枳壳麸炒　官桂去皮　紫苏　陈皮
槟榔　桔梗　白术炒　五灵脂炒　木香各八分　半夏姜制　茯苓　甘草各四分

水二钟，生姜三片，煎一钟服。

椒仁丸　治先因经水断绝，后至四肢浮肿，小便不通，血化为水。

椒仁　甘遂　续随子去皮，研　附子炮
郁李仁　黑牵牛炒　五灵脂研　当归
吴茱萸　玄胡索各五钱　莞花醋浸，一钱
蚖青十枚，去头、翅、足，米炒　斑蝥十枚，制同
蚖青　胆矾　信砒各一钱　石膏二钱

为末，糊丸，鸡头大，每服一丸，橘皮汤下。药虽峻厉，所用不多，畏而不服，有养病害身之患。

鸡矢醴法

羯鸡矢八合，炒微焦

无灰好酒二碗，煎至碗半，滤去汁，五更热饮则腹鸣，辰巳时行二三次黑水，次日足有皱纹；又饮一次，渐皱至膝上而愈。

鸡金散

鸡里金一具，焙　真沉香二钱　砂仁三钱　陈香橼去白，五钱

为末，每用一钱五分，姜汤下，虚者参汤下。

中满分消丸　治中满热胀，有寒者忌服。

黄芩去腐，炒，一两　黄连炒，五钱　姜黄　白术炒　人参去芦　甘草炙　猪苓去皮，各一钱　白茯苓去皮　干生姜　砂仁各二钱
枳实炒　半夏泡，各五钱　厚朴姜炒，一两
知母炒，四钱　泽泻　陈皮各三钱

为末，蒸饼丸，如桐子大，每服百丸，白汤下。

中满分消汤　治中满寒胀，热者忌用。

黄芪炒　吴茱萸炒　厚朴姜制　草豆蔻　黄柏各五分　益智仁　半夏制　茯苓
木香　升麻各三分　人参　青皮炒　当归　黄连炒　泽泻　生姜　麻黄不去节
柴胡　干姜炒　川乌　荜澄茄各二分

水二钟，煎一钟服。

禹余粮丸　许学士、朱丹溪皆赞此方为水胀之圣药。

蛇含石大者三两，铁铫①盛，烧通红，钳取出，倾入醋中，候冷取出，研极细。　禹余粮石三两　真针砂五两，淘净，炒干，用醋二钟，同禹粮铫内煮干，更用铫并药烧红，倾净砖地上候冷，研极细。　羌活　木香　茯苓　川芎　牛膝酒浸　桂心　白豆蔻　大茴香炒　蓬术炮
附子炮　干姜炮　青皮　京三棱炮　白蒺藜　当归酒浸，各五钱

为末，入前三味拌匀，蒸饼丸如桐子大。食前白汤下三十丸至五十丸。前三味非甘遂、莞花之比，又有各项药扶持，虚人、老人，亦可服也。最忌盐，一毫入口，发疾愈甚。服药后即于不小便内旋去，不动脏腑。每日三服，更以温补药助

———
① 铫（diào掉）：吊子，一种有柄的小烹器。

之，真神方也。

土狗一名蝼蛄，焙干为末，用上半节即消上身之水，下半身即消下身之水；左可消左，右可消右。方士以此为神奇。

积　聚

《灵枢》曰：喜怒不节则伤脏，脏伤则病起于阴也；清湿袭虚，病起于下；风雨袭虚，病起于上。喜怒不节，内伤于脏，故起于阴；清湿袭虚，阴邪之在表也，故起于下；风雨袭虚，阳邪之在表也，故起于上。

虚邪之中人也，始于皮肤，腠理开，邪从毛发入，著孙络之脉。往来移行肠胃之间，濯濯有音，寒则胀满雷引，故时切痛。孙络脉之细者。有水则濯濯有声，动而得也。有寒则雷鸣相引，不动亦得也。

著阳明之经，挟脐而居，饱则大，饥则小。胃受水谷，故饱则大，饥则小也。著于缓筋，饱则痛，饥则安。缓筋在肌肉之间，故与阳明之积同。著于肠胃之募原，痛而外连于缓筋，饱则安，饥则痛。募原者，皮里膜外也。著于伏冲之脉，揣之应手而动，发手则热气下于两股，如汤沃之状。伏冲，即冲脉之在脊者，以其最深，故曰伏冲。其上行者循背里，络于督脉，其下行者，注少阴之大络，出于气街，循阴股内廉，入腘中，故揣按则应手而动，起手则热气下行也。著于膂筋，在肠后者，饥则积见，饱则不见，按之不得。膂筋在脊内，故居肠胃之后，饥则肠空，故积可见；饱则肠满蔽之，故积不可见也。著于输之脉者，闭塞不通，津液不下，孔窍干壅。凡诸输穴，皆经气聚会之处，所以通血气，若不通则津液干壅。此以上谓风雨袭阴之虚，病起于上而积生也。

积之始生，得寒乃生，厥乃成积也。厥气生足悗，足悗生胫寒，胫寒则血脉凝涩。寒气上入于肠胃则䐜胀，䐜胀则肠外之汁沫迫聚不得散，日以成积。厥者，逆也。寒逆于下，故生足悗，言肢节痛而不利也。血受寒则凝涩，渐入肠胃，则阳气不化，故为䐜胀，肠外汁沫不散，则日以成积。

卒然多食饮则肠满，起居不节，用力过度，则络脉伤。阳络伤则血外溢，血外溢则衄血；阴络伤则血内溢，血内溢则后血。肠胃之络伤，则血溢于肠外，肠外有寒，汁沫与血相搏，则并合凝聚，不得散而积成矣。食伤肠胃，汁溢膜外，与血相搏，乃成食积。又或用力伤阴阳之络，以动其血，血得寒沫，相聚肠外，乃成血积。贪口腹，妄作劳者多有之。

卒然外中于寒，若内伤于忧怒，则气上逆，六输不通，温气不行，凝血蕴裹①而不散，津液涩渗，著而不去，而积皆成矣。寒邪中于外，喜怒伤其内，气因寒逆，则六经之输不通，温暖之气不行，阴血凝聚，血因气逆而成积，此性情乖戾者多有之。积之始生节，寒气下逆而成积，卒然多食节，饮食起居而成积，卒然外中节，情志外伤挟寒成积。合三节而言，总是清湿袭阴之虚，病起于不而而成积也。

《难经》曰：积者，五脏所生。其始发有常处，其痛不离其部，上下有所终始，左右有所穷处。聚者，六腑所成。其始发无根本②，上下无所留止，其痛无常处。

肝之积，名曰肥气，在左胁下如覆杯，令人呕逆，或两胁痛引小腹，足寒转筋。肺之积，名曰息贲，在右胁下，如覆

---

① 裹：《灵枢·百病始生》作"里"。
② 本：原作"木"，据《难经·五十五难》改。

杯,气逆背痛,久则喘咳。心之积,名曰伏梁,起脐上,大如臂,上至心下,久则令人烦心。脾之积,名曰痞气,在胃脘,大如覆杯,痞塞吐泄,久则饮食不为肌肤。肾之积,名曰贲豚,发于少腹,上至心若豚状,上下无时,久则喘逆,骨痿少气。

癥者,按之应手,亦如五积之不移。瘕者,假物成形,如血鳖、石瘕之类。疣,皮厚也,在肌肉之间而可见者也。癖者,僻也;内结于隐僻,外不可见也。

愚按:积之成也,正气不足,而后邪气踞之,如小人在朝,由君子之衰也。正气与邪气势不两立,若低昂然,一胜则一负。邪气日昌,正气日削,不攻去之,丧亡从及矣。然攻之太急,正气转伤,初、中、末之三法,不可不讲也。初者,病邪初起,正气尚强,邪气尚浅,则任受攻;中者,受病渐久,邪气较深,正气较弱,任受且攻且补;末者,病魔经久,邪气侵凌,正气消残,则任受补。盖积之为义,日积月累,匪伊朝夕,所以去之亦当有渐,太亟则伤正气,正气伤则不能运化,而邪反固矣。

余尝制阴阳两积之剂,药品稍峻,用之有度,补中数日,然后攻伐,不问其积去多少,又与补中,待其神壮则复攻之,屡攻屡补,以平为期。此余独得之诀,百发百中者也。经曰:大积大聚,其可犯也,衰其半而已。故去积及半,纯与甘温调养,使脾气健运,则破残之余积,不攻自走,必欲攻之无余,其不遗人夭殃者鲜矣。经曰:壮者气行即愈,怯者著而为病。洁古云:壮盛人无积,虚人则有之,故当养正则邪自除。譬如满座皆君子,一二小人自无容身之地。虽然,此为轻浅者言耳,若大积大聚,不搜而逐之,日进补汤无益也。审知何经受病,何为成疾,见

之既确,发直入之兵以讨之,何患其不愈?《兵法》云:善攻者,敌不知其所守。是亦医中之良将也夫!

脉 候

坚强者生,虚弱者死。细沉附骨者,积脉也,沉而有力为积,脉沉紧者有寒积,脉浮而牢积聚也。

医 案

襄阳群守于鉴如,在白下时,每酒后腹痛,渐至坚硬,得食辄痛。余诊之曰:脉浮大而长,脾有大积矣。然两尺按之软,不可峻攻,令服四君子汤七日,投以自制攻积丸三钱,但微下,更以四钱服之,下积十余次,皆黑而韧者。察其形不倦,又进四钱,于是腹大痛,而所下甚多,服四君子汤十日,又进丸药四钱,去积三次,又进二钱,而积下遂至六七碗许,脉大而虚,按之关部豁如矣。乃以补中益气[1]调补,一月[2]痊愈。

亲家,工部王汉梁,郁怒成痞,形坚而甚痛,攻下太多,遂泄泻不止,一昼夜计下二百余次。一月之间,肌体骨立,神气昏乱,舌不能言,已治终事,待毙而已。余诊之曰:在证虽无活理,在脉犹有生机,以真脏脉不见也。举家喜曰:诸医皆曰必死,何法之治而可再起耶?余曰:大虚之候,法当大温大补,一面用枯矾、龙骨、粟壳[3]、樗根之类以固其肠;一面用人参二两、熟附五钱,以救其气。三日之间,服参半斤,进附二两,泻遂减半,舌转能言,更以补中益气加生附子、干

---

① 补中益气:《里中医案》后有"加蓬术为丸"。
② 一月:《里中医案》、《脉诀汇辨》作"两月"。
③ 粟壳:《里中医案》后有"肉果"。

姜①，并五贴为一剂，一日饮尽。如是者一百日，精旺食进，泻减十九，然每日夜犹下四五行，两足痿废，用仙茅、巴戟、丁、附等为丸，参附汤并进。计一百四十日，而步履如常，痞泻悉愈。向使委信不专，有一人参以他说，有片语畏多参、附，安得有再生之日哉？详书之，以为信医不专者之药石！

社友姚元长之内，久患痞积，两年之间，凡攻击之剂无遗用矣，而积未尽除，形体尪羸。余闻之而告其友曰：积消其半，不可伐已，但用补汤，元气一复，病祟全祛耳。元长信之，遂作补丸，服毕而痞果全消。逾三年调理失宜，胸腹痛甚，医者以痛无补法，用理气化痰之药，痛不少衰。余诊之，大而无力，此气虚也，投以归脾汤加人参二钱，其痛立止。

给谏侯启东，腹中嘈痛。余按其左胁，手不可近，凡饮食到口，喉间若有一物接之者然。余曰：脉大而数，腹痛呕涎，面色痿黄，此虚而有湿，湿热相兼，虫乃生焉。当煎人参汤送槟黄丸，以下虫积，虫若不去，虽服补汤，竟何益乎？豫瞻先生，畏谨之至，不敢轻投，终莫能起。

倒仓法 肥嫩牡黄牛肉三十斤，切小块，去筋膜，长流水煮烂，滤去滓，取汁入锅中，慢火熬至琥珀色则成矣。先令病人断欲食淡，前一日不食夜饭，设一室，明快而不通风，置秽桶瓦盆贮吐下之物，另一磁盆盛所出之溺。病者入室，饮汁积至一二十杯，寒则重汤温而饮之。饮急则吐多，饮缓则下多，先急后缓，吐利俱多，因病之上下而为之，活法也，以去尽病根为度。吐下后必渴，不得与汤，以自出之溺饮之，非惟止渴，抑且浣濯余垢。倦睡觉饥，先与稠米汤，次与淡稀粥，三日后方少与菜羹，次与厚粥调养，一月沉

痾悉安。以后忌牛肉数年。积久形成，依附肠胃回薄曲折处，自非刮肠刮骨之神，可以丸散犯其藩墙乎？肉液充满流行，有如洪水泛涨，浮槎②陈朽，皆顺流而下，不可停留，犯属凝滞，一洗而通。

新制阴阳攻积丸 治五积、六聚、七癥、八瘕，痃癖、虫积、痰食，不问阴阳皆效。

吴茱萸泡 干姜炒 官桂去皮 川乌炮，各一两 黄连炒 半夏洗 橘红 茯苓 槟榔 厚朴炒 枳实炒 菖蒲忌铁 玄胡索炒 人参去芦 沉香 琥珀另研 桔梗各八分 巴霜另研，五钱

为细末，皂角六两，煎汁，泛为丸，如绿豆大，每服八分、渐加一钱五分，生姜汤送下。

千金硝石丸

硝石六两 大黄八两 人参 甘草各三两

为细末，用三年苦酒三升，置器中，以竹片为准，每入一升，刻一痕，先入大黄，不住手搅，使微沸，尽一刻乃下余药，又尽一刻，微火熬丸，梧子大，每服三十丸。忌风冷，宜饮粥将息。

肥气丸 治肝之积在左胁下。春、夏加黄连五钱

柴胡二两 黄连七钱 厚朴五钱 椒去闭口者，炒，四钱 甘草炙，三钱 广茂炮 昆布 人参各二钱半 皂角去皮弦子，煨 茯苓各一钱半 川乌炮，一钱二分 干姜 巴霜各五分

除茯苓、皂角、巴豆为细末，另研茯苓、皂角为末，和匀方入巴豆，蜜丸桐子大，初服二丸，一日加一丸，二日加二丸，渐加至大便微溏，再从两丸加服，积去大半，勿服。

---

① 干姜：《里中医案》作"炮姜"。
② 槎（chá茶）：用竹木编成的筏。

息贲丸　治肺之积，在右胁下。

厚朴姜炒，八钱　黄连炒，一两三钱　人参去芦，二钱　干姜炮　茯苓另末　川椒炒，去汗　紫菀去苗，各一钱五分　桂枝　桔梗　京三棱炮　天门冬　陈皮　川乌炮　白豆蔻各一钱　青皮五分　巴霜四分

丸法、服法，俱同肥气丸。

伏梁丸　治心之积，起脐上。

黄连一两五钱　人参　厚朴姜制，各五钱　黄芩三钱　肉桂　茯神　丹参炒，各一钱　川乌炮　干姜炮　红豆　菖蒲　巴豆霜各五分

丸服法，同肥气丸。

痞气丸　治脾之积，在胃脘。

厚朴姜炒，五钱　黄连八钱　吴茱萸炮，三钱　黄芩　白术各二钱　茵陈酒炒　砂仁　干姜炒，各一钱五分　茯苓另末　人参　泽泻各一钱　川乌炮　川椒各五分　巴霜另研　桂各四分

丸服法，同肥气丸。

奔豚丸　治肾之积，发于小腹，上至心下。

厚朴姜制，七钱　黄连炒，五钱　苦楝子酒煮，三钱　茯苓另末　泽泻　菖蒲各二钱　玄胡索一钱五分　附子　全蝎　独活各一钱　乌头炮　丁香各五分　巴霜四分　肉桂二分

丸、服法，同肥气丸。秋、冬另加厚朴五钱。

三圣膏

石灰十两，筛过极细，炒红

用好醋熬成膏，入大黄末一两，官桂末五钱，搅匀，瓦器封贮，纸摊，烘暖贴患处。

补中益气汤　方见类中风。

四君子汤

归脾汤

大全大补汤　三方俱见虚痨。

酒　积

轻者，葛根、神曲、黄连、白豆蔻；甚者，用甘遂、牵牛。

气　积

轻者，木香、枳壳、厚朴、橘红；甚者枳实、牵牛。

血　积

轻者，干漆、桃仁、牡丹、归尾、赤芍药、红花；甚者，大黄、䗪虫、水蛭、穿山甲、花蕊石。

痰　积

轻者，半夏、瓜蒌；甚者，滚痰丸；老痰，海石、瓦楞子；痰在皮里膜外，白芥子。

水　积

轻者，五苓散；甚者，商陆、甘遂、芫花。

茶　积

轻者，姜黄、芝麻；甚者，茱萸、椒、姜。

癖　积

轻者，三棱、蓬术；甚者，巴霜、大黄。

谷　积

轻者，麦芽、谷芽、神曲、砂仁；甚者，鸡内金。

肉　积

轻者，山楂、阿魏；甚者，硇砂、硝石。

蛋　积

白豆蔻、橘红、豆豉、姜汁。

菜　积

丁香、肉桂、麝香。

面　积

萝卜子、姜、酒煎。

鱼　鳖　积

紫苏、橘皮、木香、姜汁。白马屎治鳖积。

狗　肉　积

杏仁、山楂。

虫　积

雄黄、锡灰、槟榔、雷丸、芜荑、榧子、使君子。

疟　积

鳖甲、草果。

反胃噎塞

噎塞者，食不得入，是有火也；反胃者，食入反出，是无火也。

《内经》曰：三阳结，谓之膈。三阳者，大肠、小肠、膀胱也。结者，结热也。小肠结热则血脉燥，大肠结热则后不固，膀胱结热则津液涸。三阳俱结，前后秘涩，下既不通，必反上行，此所以噎食不下，从下而复出也。

《黄帝针经》云：胃病者膈咽不通，饮食不下。咽者，咽物之门户。膈者，心肺之分野。不通者，浊气在上，肾、肝吸入之阴气不得而反在上也，病在于胃。

愚按：反胃噎膈，总是血液衰耗，胃脘干槁。槁在上者，水饮可行，食物难入，名曰噎塞；槁在下者，食虽可入，良久复出，名曰反胃。二证总名为膈，故《内经》止有三阳结，谓之膈一语。洁古分吐证为三端，上焦吐者，皆从于气，食则暴吐；中焦吐者，皆从于积，或先吐而痛，或先痛而吐；下焦吐者，皆从于寒，朝食暮吐，暮食朝吐。巢氏浪分五噎十膈，支派繁多，惑人滋甚。惟张鸡峰以为神思间病，法当内观静养，斯言深中病情。大抵气血亏损，复因悲思忧恚，则脾胃受伤，血液渐耗，郁气生痰，痰则塞而不痛，气则上而不下，妨碍道路，饮食难进，噎塞所由成也。脾胃虚伤，运行失职，不能熟腐五谷，变化精微，朝食暮吐，暮食朝吐，食虽入胃，复反而出，反胃所由成也。二者皆在膈间受病，故通名为膈也。噎塞之吐，即洁古之上焦吐；反胃之吐，即洁古之下焦吐。王太仆云：食不得入，是有火也；食入反出，是无火也。噎塞大都属热，反胃大都属寒，然亦不可拘也。脉大有力，当作热治；脉小无力，当作寒医。色之黄白而枯者为虚寒，色之红赤而泽者为实热。以脉合证，以色合脉，庶乎无误。经曰：能合色脉，可以万全。此证之所以疑难者，方欲健脾理痰，恐燥剂有妨于津液；方欲养血生津，恐润剂有碍于中州。审其阴伤火旺者，当以养血为亚；脾伤阴盛者，当以温补为先。更有忧恚盘礴，火郁闭结，神不大衰，脉犹有力，当以仓公、河间之法下之。小小汤丸，累累加用，关扃自透，膈间痰盛，微微涌出，因而治下，药势易用，设或不行，蜜盐下导，始终勾引，自然宣通，此皆虚实阴阳之辨，临证之权衡也。或泥于《金匮》、《局方》，偏主辛温；或泥于《玉机》，《心法》，偏主清润。凡若是者，皆赖病合法耳，岂云法治病乎？

死　证

年满六旬者，难治。禀厚，善守禁忌，尊信医药，亦有生者。粪如羊屎者，不治。口吐白沫者，不治。胸腹嘈痛如刀割者，死。

脉　候

紧而滑者，吐逆。小弱而涩者，反胃。沉缓无力，或大而弱，为气虚。数而无力，或涩小，为血虚。弦为痰，滑为痰。寸紧尺涩，胸满不能食而吐。《难经》曰：脉革则吐逆。

医　案

邑宰张孟端夫人，忧怒之余，得食辄噎，胸中隐隐痛。余诊之曰：脉紧且滑，痰在上脘，用二陈加姜汁、竹沥①。长公伯元曰：半夏燥乎？余曰：湿痰满中，非此不治，遂用四剂，病尚不减，改大半夏汤，服四帖，胸痛乃止，又四帖而噎亦减，服二十剂而安。若泥半夏为燥，而以他药代之，岂能愈乎？惟痰不盛，形不肥者，不宜与服也。

江右太学方春和，年近五旬，多欲善怒，患噎三月，日进粉饮一钟，腐浆半钟，且吐其半。六脉细软，此虚寒之候也。用理中汤加人乳、姜汁、白蜜、半夏，一剂便减，十剂而日进糜粥。更以十全大补加竹沥、姜汁，四十帖诸证皆愈。

南都徐奉诚，膈噎不通，渣质之物不能下咽，惟用人乳、醇酒数杯，吐沫不已，求治于余。余曰：口吐白沫，法在不治，脉犹未败，姑冀万一。用人参、黄芪、当归、白术、陈皮、桃仁、牛乳、白蜜、姜汁，连进十剂，白沫渐少，倍用参、术，三月全安。

嘉定钱远之，二十五岁，以鼓盆之

戚②，悲哀过度，不能食饭，又十余日，粥亦不能食，随食随吐，二便闭涩，自谓必死。求余诊。余曰：脉按有力，非死证也。以酒蒸大黄加桃仁、当归、砂仁、陈皮③，蜜丸与服，凡五服而下燥屎干血甚多，病若失矣。数日之间，能食倍常。

大半夏汤　治肥人痰盛，胃反呕吐。

半夏汤洗，五钱　人参三钱　白蜜三钱

水三钟，和蜜扬之，二百四十遍，煎至八分服。

香砂宽中汤　治气滞胸痞，胃寒噎塞。

木香磨　白术炒　陈皮　香附各一钱半　白豆蔻　砂仁　青皮　槟榔　半夏曲　茯苓各一钱　厚朴姜制，一钱二分　甘草三分

水二钟，姜三片，煎一杯，入蜜少许，食前服。

补气运脾丸　治脾虚噎塞。

人参二钱　白术三钱　橘红　茯苓各一钱五分　黄芪一钱，蜜炙　砂仁八分　甘草四分，炙　半夏一钱，无痰去之

水二钟，姜三片，枣一枚，煎一钟，食远服。

滋血润肠汤　治血枯及死血在膈，大便燥结。

当归酒洗，三钱　芍药煨　生地黄各一钱五分　红花酒洗　桃仁去皮尖，炒　大黄酒煨　枳壳炒，各一钱

水钟半，煎七分，入韭汁半酒钟，食煎服。

人参利膈丸　治血少便燥，膈气之圣药也。

---

① 姜汁、竹沥：《里中医案》作"归尾、桃仁、郁金、五灵脂"。

② 鼓盆之戚：丧妻的代称。

③ 砂仁、陈皮：《里中医案》作"郁金、延胡索、降真香、山甲"。

木香　槟榔各七钱半　人参　当归酒洗
藿香　甘草　枳实炒，各一两　大黄酒蒸
厚朴姜制，各二两、

为末，水为丸，桐子大，每服三钱，
白汤下。

丁沉透膈汤　治虚寒呕吐，噎塞不
通。

白术二钱，炒　香附炒　砂仁　人参各
一钱　丁香　麦芽　木香　肉果　白豆蔻
青皮各五分　沉香　厚朴姜制　藿香　陈
皮各七分半　甘草炙，一钱半　半夏汤洗七次
神曲炒　草果各二分半

水二钟，姜三片，枣一枚，煎八分
服。

秦川剪红丸　治虫血成膈气。

雄黄别研　木香各五分　槟榔　三棱煨
蓬术煨　贯仲去毛　干漆炒烟尽　陈皮各
一两　大黄一两五钱

为末，面糊丸，桐子大，每服五十
丸，米饮下。

四生丸　治一切结热。

北大黄去皮，酒浸，一两　黑丑净取头末，
一两　皂角去皮，生用一两　芒硝五钱

为末，水丸，梧子大，每服二三十
丸，白汤下。

昆布丸　治噎塞妨碍，饮食不下。

昆布洗出咸水　麦门冬去心　天门冬去
心　诃黎勒各一两半　木通　大黄微炒　朴
硝　郁李仁去皮尖，炒　桂心　百合各一两
羚羊角　杏仁去皮尖，炒　苏子炒　射干
各五钱　柴胡　陈皮去白　槟榔各二钱半

为末，蜜丸，桐子大，每服三十丸，
姜汤下。

柿饼　烧灰存性，酒服一钱，数服即
效。

白水牛喉　去两头节并筋膜，节节取
下，米醋一碗，炙至醋尽，为末，每服一
钱，米饮下。

甘蔗汁二碗　姜汁一碗　每服一碗，
日三服，即不吐。

驴尿热服半钟，日服二次，便不吐。

雄猪肚烘干为末，每服三钱，酒下。

猫胞一具，焙干为末，水调服即效。

千叶白槿花，阴干为末，老米汤调送
一钱，日服三四次，颇有效。

芦根五两，水二杯，煎一杯，温服，
时时呷之，尤效。

杵头糠布包，时时拭齿，另煎汤，时
时呷之效。

补中益气汤　见类中风。

理中汤　见伤寒。

凡反胃证得药而愈者，切不可便与粥
饭，惟以人参五钱、陈皮二钱、老黄米一
两，作汤细啜，旬日之后，方可食粥。仓
廪未固，不宜便进米谷，常致不救。

疟　疾

黄帝曰：痎疟皆生于风，其畜作有时
者，何也？凡疟皆名痎，昔人之解非也。
畜者伏也，作者发也。岐伯对曰：疟之始
发也，先起于毫毛，伸欠乃作，寒栗鼓
颔，腰脊俱痛，寒去则内外皆热，头痛如
破，渴欲冷饮。起于毫毛者，发寒毛竖
也。伸欠者，呵欠也。阴阳上下交争，虚
实更作，阴阳相移也。阳虚则外寒，阴虚
则内热，阳盛则外热，阴盛则内寒，邪入
于阴，则阴实阳虚，邪入于阳，则阳实阴
虚。故虚实更作者，阴阳相移易也。阳并
于阴，则阴实而阳虚，阳明虚则寒栗鼓颔
也；巨阳虚则腰背头项痛；三阳俱虚，则
阴气盛，骨寒而痛；寒生于内，故中外皆
寒；阳盛则外热，阴虚则内热，内外皆热
则喘而渴，故欲冷饮也。皆得之夏伤于
暑，热气盛，藏于皮肤之内，肠胃之外，
此营气之所舍也；令人汗空疏，腠理开。

因得秋气，汗出遇风，及得之以浴，水气舍于皮肤之内，与卫气并居。阳暑伤气，其证多汗，感而即发，邪不能留；阴暑无汗，故留藏也。疟必因于盛暑贪凉，不避风寒，或浴凉水，或食生冷，壮者邪不能干，怯者舍于营卫，但外感于寒者多为疟，内伤于冷者多为痢也。卫气者，日行于阳，夜行于阴，此气得阳而外出，得阴而内薄，内外相薄，是以日作。其气之舍深，内薄于阴，阳气独发，阴邪内著，阴与阳争不得出，是以间日而作也。其气之舍深，则邪在脏矣。在腑者其行速，在脏者其行迟，故间日而作也。邪气客于风府，循脊而下，卫气一日一夜，大会于风府，日下一节，故其作也晏。此先客于脊背也，每至于风府，则腠理开，邪气入则病作，以此日作稍益晏也。其出于风府，日下一节，二十五日下至骶骨，二十六日入于脊内，注于伏膂之内，项骨三节，脊骨二十一节，共二十四节。邪气自风府日下一节，二十五日下至尾骶，复自后而前，故二十六日入于脊内，以注伏膂之脉。其气上行九日，出于缺盆之中，其气日高，故作日益早也。邪在伏膂，循脊而上，无关节之阻，故九日而出缺盆，其气日高，则自阴就阳，其阳日退，故作渐早也。邪气内薄于五脏，横连募原，其道远，其气深，其行迟，不能与卫气俱行，不得皆出，故间日乃作也。此重申上文未尽之义也。

夏伤于暑，其汗大出，腠理开发，因凄沧之水寒，藏于皮肤之中，秋伤于风，则病成矣。水寒者，浴水乘凉也。因暑受寒，汗不得出，寒邪先伏于皮肤，得秋风而病发矣。夫寒者，阴气也；风者，阳气也。先伤于寒，而后伤于风，故先寒而后热也。病以时作，名曰寒疟。

先伤于风，而后伤于寒，故先热而后寒也，亦以时作，名曰温疟。但热而不寒者，阴气先绝，阳气独发，则少气烦冤，手足热而欲呕，名曰瘅疟。

其间二日者，邪气与卫气客于六腑，而有时相失，不能相得，故休数日乃作也。客，犹会也。邪在六腑，则气远会希，故间二日，或休数日也。观此则丹溪所谓子、午、卯、酉日为少阴疟，寅、申、巳、亥为厥阴疟，辰、戌、丑、未为太阴疟，非矣。子午虽曰少阴，而卯酉则阳明矣；巳亥虽曰厥阴，而寅申则少阳矣；丑未虽曰太阴，而辰戌则太阳矣。三日发者，犹可以此为言，四日作者，又将何以辨之？殊属牵强。按此施治，未必无误，不可以为训也。

帝曰：夏伤于暑，秋必病疟，今疟不必应者何也？岐伯曰：此应四时者也，其病异形者，反四时也。秋疟应四时者也，春、夏、冬之疟，病形多异，四时皆能为疟。秋病者寒盛，冬病者寒不甚，阳气伏于内也。春病者恶风，夏病者多汗。

温疟者，得之冬中于风寒，伤寒门有温疟。气藏于骨髓，至春则阳气大发，邪气不能自出，因遇大暑，脑髓烁，肌肉消，腠理发泄，或有所用力，邪气与汗皆出，此病藏于肾，其气先自内出之于外也。如是者，阴虚而阳盛，阳盛则热矣；衰则气复返入，入则阳虚，阳虚则寒矣；故先热而后寒。

瘅疟者，肺素有热，气盛于身，厥逆上冲，中气实而不外泄，有所用力，腠理开，风寒舍于皮肤之内，分肉之间而发，发则阳气盛……其气不及于阴，故但热而不寒。

愚按：经言：夏伤于暑，秋为痎疟。又言：痎疟皆生于风。又言：风寒之气不常。又言：汗出遇风，及得之以浴。此皆以风、寒、暑、湿为言也。语温疟则曰：

风寒中肾。语瘅疟则曰：肺素有热。夫冬寒既可以中肾，则心、肝、脾、肺四脏，独无令气之邪可以入客乎？肺热既可以入疟，则肝、脾、心、肾之气郁而为热者，独不可以成疟乎？然语六气道其常，语五脏者尽其变也。须知风与暑，阳邪也；寒与水，阴邪也。风者，阳中之凉气也，暑者，热中之寒气也，由是则四者皆属寒。

夫夏伤于暑，汗出腠开，当风浴水，凄沧之寒，伏于皮肤，及遇秋风，新凉束之，表邪不能外越，阴欲入而阳拒之，阳欲出而阴遏之，阴阳相薄，而疟作矣。浅者病在三阳，随卫气以为出入，而一日一作；深者病在三阴，邪气不能与卫气并出，或间日，或三四日而作。作愈迟者，病愈深也。经之论疟，无漏之矣。而仁斋、丹溪又分痰与食，饮与血，瘴与劳与牝，此不过疟之兼证耳，非因而成疟者也。

故治疟者，察其邪之浅深，证之阴阳，令其自脏而腑，散而越之，邪去则安。古法：有汗欲其无汗，养正为先；无汗欲其有汗，散邪为急。然邪在阳者取汗易，邪在阴者取汗难。必使由阴而阳，由晏而早，乃得之也。又热多者，凉药为君；寒多者，温药为主。至于痰、食、血、饮、瘴、劳与牝之七证，各随其甚者而兼理之。世俗又有鬼疟之名，此为时行疫气，投平胃散无不截者。

总之，脉实、证实者，攻邪以治标；脉虚、证虚者，补正以治本。久疟必虚，惟人参、生姜各一两，连投二服于未发之前，莫不应手取效。贫困者，白术可代，血亏者，当归可代。近世不明表里虚实，辄用知母、石膏、芩、连、栀、柏，若表未解而得此寒凉，则寒邪愈固；或用常山、草果、巴豆、砒、雄，若正已虚而得此克伐，则元气转虚。故夫绵延不已者，

皆医之罪耳，岂病之咎耶？

发　散

疟疾多因风、寒、暑、湿，天之邪气所伤，当分经络而发汗，其七情、痰、食、血、水，皆兼见之候，随证治之。

风　疟

恶寒自汗，烦躁头疼，必先热后寒，宜柴胡、苏叶、细辛、白芷、羌活、生姜之类。

温　疟

受冬月之寒，复因暑风而发，亦先热后寒。如热多者，小柴胡汤；寒多者，小柴胡汤加桂。

寒　疟

纳凉之风寒，沐浴之水寒，先受于腠中，复因秋风凉肃而发，先寒后热，宜羌活、紫苏、生姜之类，散其太阳之邪，次用柴胡汤。近来不问何经，但用柴胡者，非也。

瘅　疟

肺素有热，阴气先绝，阳气独发，少气烦冤，手足热而呕，此但热而不寒，盛暑发者，人参白虎汤；秋凉发者，小柴胡汤。

湿　疟

汗出澡浴，或冒雨，或湿袭，其证身体重而痛，呕逆胀满，胃苓汤加羌活、紫苏。

牝　疟

阳气素虚，当盛暑时，乘凉饮冷，阴盛阳虚，故但寒而不热也。柴胡姜桂汤。

食 疟

或肥贪无度，或生冷受伤，食滞痰生，其证饥而不能食，食则胀满，呕吐腹痛，青皮、草果、豆蔻、砂仁、神曲、山楂之类。

瘴 疟

岭南地方，天气炎，山气湿，多有岚瘴之毒。发时迷闷，甚则狂妄，亦有不能言者，皆由血瘀于心，涎聚于脾，须疏通大府，凉膈散或小柴胡加大黄、木香。

痨 疟

或素有弱证，或因疟成痨，十全大补汤，有热者去桂。

疟 母

治之失宜，营卫亏损，邪伏肝经，胁下有块，此证当以补虚为主，每见急攻块者，多致不救，六君子汤加木香、肉桂、蓬术、鳖甲。

鬼 疟

俗以夜发为鬼疟，非也。邪入阴分，发于六阴，宜四物汤加知母、红花、升麻、柴胡。提起阳分，方可截之。惟时行不正之气，真鬼疟也，平胃散加雄黄、桃仁。

截 疟 法

疟发四五遍后，曾经发散者，方可截之，何首乌散、常山饮、独蒜丸。久疟大虚者，人参一两、生姜一两，连进三服。若病初起，未经发散，遽①用酸收劫止之剂，必致绵延难愈，或变成他证，不可不谨也。

脉 候

疟脉自弦，弦数多热，弦迟多寒。弦而浮大可吐之，微则为虚。代散者死。

医 案

太史杨方壶，疟发间日，脉见弦紧，两发后苦不可支，且不能忌口，便恳截之。余曰：邪未尽而强截之，未必获效，即使截住，必变他证，不若治法得所，一二剂间，令其自止。升麻、柴胡各二钱，提阳气上升，使远于阴而寒可止；黄芩、知母各一钱五分，引阴气下降，使远于阳而热自已；以生姜三②钱，劫邪归正，甘草五分，和其阴阳。一剂而减半，再剂而竟止矣。

新安程武修患疟，每日一发，自巳、午时起，直至次日寅、卯而热退，不逾一时，则又发矣。已及一月，困顿哀苦，命两郎君叩首无算，以求速愈。余曰：头痛恶寒，脉浮而大，表证方张，此非失汗，必误截也。武修云：寒家素有截热丸，百发百中，弟服之病热增剧，何也？余曰：邪未解而剧止之，邪不能伏，请以八剂四日服尽，决效耳。石膏、黄芩各三钱，抑阳明之热，使其退就太阴；白豆蔻三钱、生姜五钱，救太阴之寒，使其退就阳明；脾胃为夫妻，使之和合，则无阴阳乖乱之衍。半夏、槟榔各一钱五分，去胸中之痰；苏叶二钱，发越太阳之邪；干葛一钱，断入阳明之路。甫三剂而疟止。改用小柴胡倍人参③，服四剂，补中益气服十剂，而瘥。

相国沈铭缜，丙辰秋患疟吐蛔，闷不

---

① 遽（jù据）：遂；就又可释作"急"、"骤"。
② 三：《里中医案》作"五"。
③ 倍人参：《里中医案》无。

思食，六脉沉细。余曰：疟伤太阴，中寒蛔动也。用理中汤加乌梅三个、黄连五分，进四剂后，胸中豁然，寒热亦减，蛔亦不吐。去黄连，加黄芪二钱，生姜①五钱，五剂而疟止。以手书谢云：早年攻苦，即有寒中之患。医者但明疏气，不解扶阳，积困于今。虽当盛暑，寒冷不敢沾唇。此独不肖自知之耳，疟发蛔动，几为性命之忧！幸老年侄隔垣之视，一匕回春，岂第超迈庸倕，直当上参和、扁。嗣此有生，讵非慈造！镂之焦府，与日偕长矣。

清脾饮 治疟疾脉来弦数，或但热不寒，或热多寒少，口苦咽干，小便赤涩。

青皮炒 厚朴姜制 白术炒黄 黄芩 草果各八分 柴胡 茯苓 半夏各一钱半 甘草五分，炙

水一钟，生姜五片，煎一钟服。近来不问虚实，概用此汤，过矣。

白虎加桂枝汤 治但热不寒，及有汗者。

知母一钱二分 桂枝五分 甘草五分 粳米一钱 石膏五钱

水钟半，煎八分服。

参苏饮 方见伤风。

小柴胡汤 方见伤寒。

补中益气汤 方见类中风。

凉膈散 方见中风。

理中汤 方见伤寒。

十全大补汤、六君子汤 方见虚痨。

香薷饮 方见中暑。

二术柴胡②汤 诸疟必用。

白术炒焦 苍术炒 柴胡 陈皮各七分 甘草四分

水钟半，生姜五片，煎八分服。一日一发，乃午前发，邪在阳分，加枯芩、茯苓、半夏；热甚口渴，加石膏、麦门冬。间日或三四日发，或午后及夜发者，邪在阴分，加四物汤、酒炒黄芪、红花，提起阳分，方可截之。脉虚神倦，加人参、黄芪；伤食加神曲、麦芽、山楂、黄连；痰多加生姜、半夏；要截，加槟榔、常山、乌梅。

常山饮 治疟痰在胸，用此吐之。若用砒霜之类，即使疟愈，脾胃受伤，须用此汤为稳。

常山一两，酒炒

水二钟，煎一钟，空心服。苦酒浸一宿，多炒透熟，即不吐。

露姜饮 治痰疟、寒疟。

生姜四两

连皮捣汁一碗，露一宿，空心服。

交加双解饮子 治瘴疟神效。

肉豆蔻二大枚 草豆蔻二枚 厚朴五钱 甘草四钱 生姜四钱

水二钟，煎一钟，空心服。五药俱一半生，一半熟。

疟母丸 元气不甚虚者宜此。

青皮 桃仁 红花 麦芽各二两 鳖甲四两，醋炙 海粉 香附 三棱 蓬术各一两半

十味俱用醋煮，神曲糊丸，桐子大，每服三钱，姜汤送下。

祛疟饮 三发后可用，因其衰而减之，立效。

知母去毛、酒炒，五钱 贝母去心，九分 柴胡去芦，七分 槟榔八分 陈皮去白 山楂肉 枳实各一钱五分 甘草去皮，炙，三分 紫苏一钱

水二钟，煎一钟，渣用水二钟，煎八分，俱露一宿，临发日五更服头煎，未发前一时服二煎。

---

① 去黄连……生姜五钱：《里中医案》作"去黄连、乌梅，加熟附子"。

② 胡：原作"葛"，因诸校本方中无葛根，故改。

截疟饮 虚人久疟不止，此极见效。

黄芪酒炙，二钱　人参　白术炒　茯苓各一钱五分　甘草六分　砂仁　草果　橘红各一钱　五味子八分　乌梅三枚

水二钟，生姜十大片，枣二枚，煎一钟服。

何首乌忌铁为末，酒调下三钱，临发先服，或煎汤服。

独蒜十二枚，煨熟　桃仁一百粒，去皮尖，炒　捣烂，入黄丹丸，如绿豆大，每服九丸，发日五更，面东酒送下。

桃仁一味，研烂，不犯水，加黄丹丸，五月五日合。

常山末二钱，酒浸，炒透，即不发吐。　乌梅肉四枚，研烂为丸，此截疟必效之方，世俗畏常山发吐，不知其有神功，但炒透即不吐耳。

生鳖甲不见汤煮者　醋炙黄，为末，乌梅肉为丸，每服三钱，必效。

痢　疾

经名肠澼，古称滞下。

帝曰：肠澼便血，何如？岐伯曰：身热则死，寒则生。肠中下痢曰肠澼，便血者赤痢也。阳胜阴衰则身热，故死；营气不伤则身不热，故生。帝曰：肠澼下白沫何如？岐伯曰：脉沉则生，脉浮则死。白沫者，白痢也。病属阴而见阴脉为顺，故沉则生；阳脉为逆，故浮则死；有属热者，不拘此例。帝曰：肠澼下脓血何如？岐伯曰：脉悬绝则死，滑大则生。脓血者，赤白兼下也。悬绝者，脉至如丝悬悬欲绝也。邪实正虚故死，滑因血盛未气伤故生。帝曰：身不热，脉不悬绝何如？岐伯曰：滑①大者曰生，悬涩者曰死，以脏期之。身不热，脉不悬绝，皆非死候也。若不滑而涩，不大而小，乃死证也。

故滑大为生，涩小为死也。以脏期者，肝见庚辛死，心见壬癸死，肺见丙丁死，脾见甲乙死，肾见戊巳死也。

愚按：痢之为证，多本脾肾，脾司仓廪，土为万物之母，肾主蛰藏，水为万物之元，二脏根本之地，投治少差，冤沉幽冥，究其疵误，皆寒热未明，虚实不辨也。晚近不足论，即在前贤，颇有偏僻，如《局方》与复庵，例行辛热，河间与丹溪，专用苦寒，何其执而不圆，相去天壤耶？

夫痢起夏秋，湿蒸热郁，本乎天也；因热就凉，过吞生冷，由于人也。气壮而伤于天者，郁热居多，气弱而伤于人者，阴寒为甚。湿土寄旺四时，或从于火，则阳土有余，而湿热为病，经所谓敦阜是也；或从于水，则阴土不足，而寒湿为病，经所谓卑监是也。言热者遗寒，言寒者废热，岂非立言之过乎？

至以赤为热，白为寒，亦非确论，果尔，则赤白相兼者，岂真寒热同病乎？必以见证与色脉辨之，而后寒热不淆也。须知寒者必虚，热者必实，更以虚实细详之，而寒热愈明耳。胀满恶食，急痛惧按者，实也；烦渴引饮，喜冷畏热者，热也；脉强而实者，实也；脉数而滑者，热也；外此则靡非虚寒矣。

而相似之际，尤当审察。如以口渴为实热似矣，不知凡系泻痢，必亡津液，液亡于下，则津涸于上，安得不渴？更当以喜热喜冷分虚实也。以腹痛为实热似矣，不知痢出于脏，肠胃必伤，脓血剥肤，安得不痛？更发以痛之缓急，按之可否，脏之阴阳，腹之胀与不胀，脉之有力无力分虚实也。以小便之黄赤短少为实热似矣，

---

① 滑：原作"脉"，今依《素问·通评虚实论》及注文改。

不知水从痢去，溲必不长，液以阴亡，溺因色变，更当以便之热与不热，液之固与不固，色之泽与不泽，分虚实也。以里急后重为实热似矣，不知气陷则仓廪不藏，阴亡则门户不闭，更当以病之新久，质之强弱，脉之盛衰，分虚实也。

至于治法，须求何邪所伤，何脏受病，如因于湿热者，去其湿热；因于积滞者，去其积滞；因于气者调之，因于血者和之。新感而实者，可以通因通用；久病而虚者，可以塞因塞用。是皆常法，无待言矣。

独怪世之病痢者，十有九虚。而医之治痢者，百无一补。气本下陷，而再行其气，后重不益甚乎？中本虚衰，而复攻其积，元气不愈竭乎？湿热伤血者，自宜调血，若过行推荡，血不转伤乎？津亡作渴者，自宜止泄，若但与渗利，津不转耗乎？世有庸工，专守痛无补法，且曰：直待痛止，方可补耳，不知因虚而痛者，愈攻则愈虚愈痛矣。此皆本末未明，但据现在者为有形之疾病，不思可虑者在无形之元气也。请以宜补之证悉言之：脉来微弱者可补，形色虚薄者可补，疾后而痢者可补，因攻而剧者可补。然而尤有至要者，则在脾肾两脏，如先泻而后痢者，脾传肾为贼邪难疗，先痢而后泻者，肾传脾为微邪易医，是知在脾者病浅，在肾者病深，肾为胃关，开窍于二阴，未有久痢而肾不损者。故治痢不知补肾，非其治也。

凡四君、归脾、十全、补中皆补脾虚，未尝不善，若病在火衰，土位无母，设非桂、附，大补命门，以复肾中之阳，以救脾家之母，则饮食何由而进，门户何由而固，真元何由而复耶？若胃热不前，仅以参、术补土，多致不起，大可伤矣！

积分新旧

旧积者，湿热食痰也，法当下之；新积者，下后又生者也，或调或补，不可轻攻。若因虚而痢者，虽旧积亦不可下，但用异功散，虚回而痢自止。丹溪有先用参、术，补完胃气而后下者，亦一妙法也，虚者宜之。

色黑有二

焦黑者，热极反兼胜己之化，芍药汤；黑如漆之光者，瘀血也，桃仁承气汤。

里急

里急而不得便者，火也，重者承气汤，轻者芍药汤，里急频见污衣者，虚也，补中益气汤去当归，加肉果。

后重

邪迫而后重者，至圊稍减，未几复甚，芍药汤。虚滑而后重者，圊后不减，以得解愈虚故也，真人养脏汤。下后仍后重者，当甘草缓之，升麻举之。

虚坐努责

虚坐而不得大便，血虚故里急，宜归身、地黄、芍药、陈皮之属。

噤口

食不得入，到口即吐，有邪在上膈、火气冲逆者，黄连、木香、桔梗、橘红、茯苓、菖蒲。有胃虚呕逆者，治中汤。有阳气不足，宿食未消者，理中汤加砂仁、陈皮、木香、豆蔻。有肝气呕逆者，木香、黄连、吴茱萸、青皮、芍药之类。有水饮停聚者，轻者五苓散，重者加甘遂。有积秽在下，恶气熏蒸者，承气汤。石莲为末，陈皮汤调下。石莲即莲子之老者，市中皆木莲，不可用。丹溪用人参、黄连煎浓，加姜汁细细呷之，如吐再吃，但得一呷下咽便开。

休 息 痢

屡止屡发，久不愈者，名曰休息。多因兜涩太早，积热未清，香连丸加参、术、甘草、茯苓、枳实，有调理失宜者，随证治之。有虚滑甚者，椿根白皮东引者，水浸一日，去黄皮，每两配人参一两、煨木香二钱、粳米三钱，煎汤饮之。或大断下丸。

腹 痛

因肺金之气郁在大肠之间，宜桔梗开之，白芍药、甘草、陈皮、木香、当归为主。恶寒加干姜，恶热加黄连。

肛 门 痛

热留于下，宜槐花、木香。挟寒，理中汤。

蛲 虫 痢

其形极细，九虫之一也。胃弱肠虚，则蛲虫乘之，或痒，或从谷道中溢出，雄黄锐散，方见伤寒。内服桃仁、槐子、芜荑。

死 证

下纯血者死，如屋漏水者死，大孔如有筒者死，唇若涂朱者死，发热不休者死，色如鱼脑，或如猪肝者，皆半生半死。脉细、皮寒、气少、泄利前后，饮食不入，是谓五虚，死。惟用参、附，十可救一。

脉 候

沉、小、细、微者吉，洪、大、滑、数者凶。仲景云：沉弦者重，脉大者为未止，微弱者为欲自止，虽发热不死。

医 案

屯院孙潇湘夫人，下痢四十日，口干发热，饮食不进，腹中胀闷，完谷不化，尚有谓其邪热不杀谷者，计服香、连、枳壳、豆蔻、厚朴[①] 等三十余剂，绝谷五日，命在须臾。迎余诊之，脉大而数，按之豁然，询得腹痛而喜手按，小便清利，此火衰不能生土，内真寒而外假热也。亟煎附子理中汤，冰冷与服，一剂而痛止，六剂而热退食进，兼服八味丸二十余日，霍然起矣。

淮安郡侯许同生令爱，痢疾腹痛，脉微而软，余曰：此气虚不能运化精微，其窘迫后重者，乃下陷耳。用升阳散火汤一剂，继用补中益气汤十剂，即愈。

文学顾伟男之内，痢疾一月，诸药无功。余诊之曰：气血两虚，但当大补，痢家药品一切停废，以十全大补连投十剂，兼进补中益气，加姜、桂二十余剂而安。

兵尊张纲庵，秋间患痢，凡香连、枳朴等剂，用之两月而病不衰。余诊之，滑而有力，失下之故也。用香、连、归、芍、陈皮、枳壳，加大黄三[②] 钱，下秽物颇多，诊其脉尚有力，仍用前方，出积滞如鱼肠者约数碗，调理十余日而痊。

抚台毛孺初，痢如鱼脑，肠鸣切痛，闻食则呕，所服皆芩、连、木香、菖蒲、藿香、橘红、芍药而已。后有进四君子汤者，疑而未果。飞艇相招，兼夜而往。诊

---

① 枳壳、豆蔻、厚朴：《里中医案》作"芩、芍"。
② 三：《里中医案》作"一"。

得脉虽洪大，按之无力，候至右尺，倍觉濡软，余曰：命门火衰，不能生土，亟须参、附，可以回阳。孺翁曰：但用参、术可得愈否？余曰：若无桂、附，虽进参、术，无益于病，且脾土大虚，虚则补母，非补火乎？遂用人参五钱，熟附一钱半，炮姜一①钱，白术三钱②。连进三剂，吐止食粥，再以补中益气加姜、附十四剂后，即能视事。

大黄汤　治脓血稠粘，里急后重，腹痛脉实。

锦纹大黄一两

好酒二钟，浸半日，煎至钟半，去渣，分二次服。

芍药汤　经曰：溲而便脓血，知气行而血止也。行血则便脓自愈，调气则后重自除。

芍药一钱五分　当归　黄连　黄芩各八分　大黄一钱　桂五分　甘草炒　槟榔各四分　木香五分

水二钟，煎一钟服，痢不减，渐加大黄。

白术黄芩汤　服前药，痢虽除，更宜调和。

白术三钱，土炒　黄芩二钱　甘草一钱

水钟半，姜三片，煎八分服。

承气汤　见伤寒。

藿香正气散　见中风。

苏合香丸　见中风。

黄连丸

干姜炮　黄连炒　砂仁炒　川芎　阿胶蛤粉炒　白术各一两　乳香另研，三钱　枳壳麸炒，五钱

为末，盐梅三个，取肉少入醋丸如桐子大，每服二钱，白汤送下，食前服。

苍术地榆汤　治脾经受湿，下血痢。

苍术六钱，炒　地榆二钱

水二钟，煎一钟服。

郁金散　治热毒痢，下血不止。

真郁金　槐花炒，各五钱　甘草炙，二钱五分

上为细末，每服二钱，食前豆豉汤调下。

芍药黄芩汤

黄芩　芍药各二钱　甘草一钱

水钟半，煎八分服。

香连丸

黄连二十两，吴茱萸十两，水拌，同炒令赤，去茱萸　木香四两八钱八分

上为细末，醋糊丸，桐子大，每服三钱，空心米汤送下。

导气汤

木香　槟榔　黄连各六分　大黄　黄芩各一钱五分　枳壳一钱，炒　芍药六钱　当归三钱

分二服。水二钟，煎一钟，食前服。

真人养脏汤　治虚寒痢疾，久而不愈。

人参　白术炒　当归各六分　白芍药　木香各一钱六分　甘草炙　肉桂各八分　肉果面裹，煨，五分　粟壳蜜炙，三钱六分　诃子肉一两二钱

水二钟，煎一钟，食前温服。

理中汤　见伤寒。

治中汤　即理中汤加陈皮、青皮。

补中益气汤　见类中风。

异功散　**四君子汤**　**十全大补汤**　**归脾汤**　俱见虚痨。

仓廪汤　治噤口痢，乃热毒冲心。

人参　茯苓　甘草炙　前胡　川芎　羌活　独活　桔梗　柴胡　枳壳　陈仓米各八分

水二钟，生姜三片，煎一钟服。

---

① 一：《里中医案》作"二"。

② 白术三钱：《里中医案》作"白术、陈皮各二钱"。

诃黎勒丸 治休息痢。

樗白皮二两 诃子五钱，去核 母丁香三十粒

为末糊丸，梧子大，每服三钱，陈米汤入醋少许送下，日三服。

芜荑丸 治久痢，及下部有虫。

芜荑炒 黄连各二两 蝲蛇胆五钱

为末，蜜丸，梧子大，每服二钱，食前杏仁汤下。

瓜蒌散 治五色痢久不愈。

瓜蒌一枚，黄色者，炭火煨存性，盖地上一宿，出火毒

上研细末，作一服，温酒调下。

大断下丸 治脏寒久痢。

高良姜一两五钱 干姜炮，一两五钱 细辛一两五钱 龙骨研 枯矾 赤石脂 肉豆蔻面煨 诃子肉各一两 牡蛎煅，一两 附子制，一两 石榴皮醋浸，炒黄

上为细末，醋糊丸，桐子大，每服三钱，米汤下。

泄　泻

经曰：春伤于风，夏生飧泄，邪气留连，乃为洞泄。肝应于春，属木主风，春伤于风，肝受邪也。木旺则贼土，夏令助其湿则生飧泄。飧泄者，下利清谷也。邪气久而不去，脾土大虚，水来侮之，则仓廪不藏而为洞泄。洞泄者，下利清水也。又曰：清气在下，则生飧泄。清气本上升，虚则下陷，陷下则不能收而飧泄。又曰：湿胜则濡泄。土强制水，湿邪不干，肠胃自固，土虚湿胜，濡泄至矣。又曰：暴注下迫，皆属于热。暴注者，卒暴注泄也。肠胃有热，传化失常，火性疾速，故如是也。下迫者，后重里急也。火性急速而能燥物，故也。诸病水液，澄澈清冷，皆属于寒。水谷不化，澄澈清冷，皆得寒水之化，如秋冬寒凉，水必澄清也。夫火热之证，必以暴至；寒水之证，必以渐成。故曰暴泄非阴，久泄非阳也。

愚按：《内经》之论泄泻，或言风，或言湿，或言热，或言寒，此明四气皆能为泄也。又言：清气在下，则生飧泄。此明脾虚下陷之泄也。统而论之，脾土强者，自能胜湿，无湿则不泄，故曰湿多成五泄。若土虚不能制湿，则风寒与热，皆得干之而为病。治法有九：一曰淡渗，使湿从小便而去，如农人治涝，导其下流，虽处卑监[1]，不忧巨浸。经云：治湿不利小便，非其治也。又云：在下者，引而竭之是也。一曰升提，气属于阳，性本上升，胃气注迫，辄尔下陷，升柴羌葛之类，鼓舞胃气上腾，则注下自止。又如地上淖[2]泽，风之即干，故风药多燥，且湿为土病，风为木药，木可胜土，风亦胜湿，所谓下举之是也。一曰清凉，热淫所至，暴注下迫，苦寒诸剂，用涤燔蒸，犹当溽暑伊郁之时，而商飙飒然倏动，则炎熇如失矣，所谓热者清之是也。一曰疏利，痰凝气滞；食积水停，皆令人泻，随证祛逐，勿使稽留，经云：实者泻之，又云：通因通用是也。一曰甘缓，泻利不已，急而下趋，愈趋愈下，泄何由止？甘能缓中，善禁急速，且稼穑作甘，甘为土味，所谓急者缓之是也。一曰酸收。泻下有日，则气散而不收，无能统摄，注泄何时而已？酸之一味，能助收肃之权。经云散者收之是也。一曰燥脾，土德无惭，水邪不滥，故泻皆成于土湿，湿皆本于脾虚，仓廪得职，水谷善分，虚而不培，湿淫转甚。经云：虚者补之是也。一曰温肾，肾主二便，封藏之本，况虽属水，真

***

[1] 卑监：土岁不及之名。

[2] 淖（nào闹）：泥；泥沼。

阳寓焉！少火生气，火为土母，此火一衰，何以运行三焦，熟腐五谷乎？故积虚者必挟寒，脾虚者必补母。经曰：寒者温之是也。一曰固涩，注泄日久，幽门道滑，虽投温补，未克奏功，须行涩剂，则变化不愆，揆度合节，所谓滑者涩之是也。夫此九者，治泻之大法，业无遗蕴。至如先后缓急之权，岂能预设？须临证之顷，圆机灵变，可以肾天下于寿域矣！

《难经》五泄

胃泄，饮食不化，色黄。承气汤。脾泄，腹胀满，泄注，食即呕吐。建中汤，理中汤。大肠泄，食已窘迫，大便色白，肠鸣切痛。干姜附子汤。小肠泄，溲而便脓血，少腹痛。承气汤。大瘕泄，里急后重，数至圊而不能便，茎中痛。承气汤。

肾 泄

五更溏泄，久而不愈，是肾虚失闭藏之职也，五味子散。亦有食积者，香砂枳术丸。寒积，理中汤，宜夜饭前进。酒积，葛花解醒汤。

鹜 泄

中寒，糟粕不化，色如鸭粪，澄澈清冷，小便清白，附子理中汤。

飧 泄

水谷不化而完出也，《史记》名回风。风邪入胃，木来贼土，清气在下，升阳除湿汤。

洞 泄

一名濡泄，泻下多水也，胃苓汤。水液去多，甚而转筋血伤，故筋急也，升阳除湿汤。

痰 泄

痰留于肺，大肠不固，脉必弦滑，以药探吐。其人神志不瘁，色必不衰，或二陈汤加苍术、木香。

火 泄

腹痛泻水，肠鸣，痛一阵泻一阵，火也，黄芩芍药汤。张长沙谓之协热自利。

直 肠 泄

食方入口而即下，极为难治，大断下丸。

脉 候

胃脉虚则泄；脉滑按之虚者必下利；肾脉小甚为洞泄；肺脉小甚为泄，泄脉洪大者逆。下利日十余行，脉反实者死；腹鸣而满，四肢清泄，其脉大者，十五日死；腹大胀，四末清，脱形，泄甚，不及一时死；下则泄泻，上则吐痰，皆不已，为上下俱脱，死。

医 案

大宗伯董玄宰，夏初水泄，完谷不化，曾服胃苓汤及四君子汤，不效。余曰：经云，春伤于风，夏生飧泄。谓完谷也。用升阳除湿汤加人参二钱，三①剂顿止。

大司寇姚岱芝，吐痰泄泻，见食则恶，面色痿黄，神情困倦，自秋及春，无剂弗投，经久不愈。比余诊之，口不能言，亟以补中益气去当归，加肉果二钱、熟附一钱、炮姜一钱、半夏二钱、人参四钱。日进二剂，四日而泻止，但痰不减耳。余曰：肾痰水泛为痰，非八味丸不

① 三：《里中医案》作"两"。

可，应与补中汤并进。凡四十日服人参一斤，饮食大进，痰亦不吐，又半月而酬对如常矣。

胃苓汤　一名对金饮子，即五苓散、平胃散二方合用也。治暑温停饮泄泻，小便不利。

苍术制，一钱五分　厚朴制　陈皮各一钱　甘草五分　白术八分，炒　茯苓一钱二分　泽泻一钱　肉桂三分　猪苓一钱

水二钟，姜三片，枣二枚，煎八分服。

薷苓汤　治夏月暑泻，欲成痢疾。

香薷一钱五分　黄连姜汁炒　厚朴姜汁炒　扁豆炒，各一钱　猪苓　泽泻各一钱二分　白术炒　茯苓各八分　甘草五分

水二钟，姜三片，煎八分服。

六一散　一名益元散。治伤暑水泻。加红曲名青六丸，加姜末名温六丸。

滑石水飞，六两　甘草末一两

新汲水调服。

戊己丸

黄连酒炒，四两　白芍药三两　吴茱萸泡，炒，二钱

为末，神曲和丸，桐子大，米饮送二钱。

升阳除湿汤　治受风飧泄，及虚弱不思食，小便黄赤，四肢困倦。

苍术一钱　柴胡　羌活　防风　神曲　泽泻　猪苓各六分　陈皮　麦芽　甘草炙，各三分　升麻五分

水钟半，姜三片，煎七分服。

浆水散　治暴泻如水，一身尽冷汗出，脉弱气少不能言，甚者呕吐，此为急病。

半夏二两，姜制　良姜二钱五分　干姜炮　肉桂　甘草炙　附子炮，各五钱

上为细末，每服四钱，水二钟，煎一钟服。

连理汤　即理中汤加黄连、茯苓。

人参　白术各一钱五分　干姜二钱，炒　甘草炙，五分　茯苓一钱五分　黄连一钱，炒

水二杯，煎一杯，食远服。

茱萸断下丸　治脏腑虚寒，腹痛泄泻大效。

吴茱萸二两，炒　赤石脂　干姜各一两五钱　艾叶炒　缩砂仁　肉豆蔻　附子制，各一两

为末，面糊丸，每服三钱，米饮送下。

大断下丸　方见痢疾。

固肠丸

樗皮四两，醋炙　滑石二两，水飞

为末，粥丸。此丸性燥，滞气未尽者勿服。

补中益气汤　见类中风。

四君子汤　六君子汤　异功散　见虚痨。

承气汤　理中汤　见伤寒。

金匮肾气丸　见肿胀。

八味丸　见虚痨。

四神丸　治脾肾虚寒，大便不实，饮食不思。

肉果面煨，二两　补骨脂四两　五味子二两　吴茱萸浸炒，一两

上为末，生姜八两，红枣一百枚，煮熟，取枣肉去皮和丸，如桐子大，每服四钱，空心米饮下。

葛花解醒汤　治酒伤吐泻。

青皮三钱　木香五分　橘红　人参　猪苓去皮　茯苓各一钱五分　神曲炒　泽泻　干姜炒　白术各二钱　白豆蔻　葛花　砂仁各五钱

上为细末，每服三钱，白汤调服，得汗即愈。

枳术丸　消食止泻。

枳实去瓤麸炒，一两　白术二两，土炒

上为末。荷叶裹烧饭为丸，如桐子大，每服三钱，白汤下。用白术者，令胃强不复伤也。加木香一两，砂仁一两，名香砂枳实丸。

卷 之 八

云间李中梓士材父著
门人李玄度公超父参
侄孙李廷芳衡伯父订

头 痛

经曰：风气循风府而上，则为脑风。新沐中风，则为首风。首风之状，头面多汗恶风，当先风一日则病甚，头痛不可以出内，至其风日则病少愈。风府者，督脉穴，入项发际一寸。太阳之脉，连于风府，太阳受风，则脑痛而为脑风也。濯首曰沐，沐则腠开风客，乃为首风。风伤卫则汗出而恶风，风为阳邪，故先风一日则病发，先甚者亦先衰，故至其风日则病少愈也。头痛数岁不已……当犯大寒，内至骨髓，髓以脑为主，脑逆故头痛，齿亦痛，名曰厥逆。髓以脑为主者，诸髓皆属于脑也。大寒入髓则脑痛，其邪深，故数岁不已。髓为骨之充，齿者骨之余也，故头痛齿亦痛。是邪逆于上，故名厥逆。头痛巅疾，下虚上实，过在足少阴、巨阳。头痛，巨阳病也。太阳之脉交巅上。其支别者，从巅至耳上角，故直行者，从巅入络脑。下虚，少阴肾虚也；上实，巨阳膀胱实也。肾虚不能摄巨阳之气，故虚邪上行而为头痛也。头痛耳鸣，九窍不利，肠胃之所生。耳者，肾之外候，肾气虚故耳鸣也。九窍不利者，气虚不能达也。肠胃者，冲门之道路，气之所以往来者也。气

虚则不能上升于巅顶，故头痛。头痛甚则脑尽痛，手足寒至节，死不治。三阳受邪，伏而不去，久则阳气败绝，故手足之寒上至于节也。

愚按：经之论头痛，风也、寒也、虚也。运气论头痛十条，伤寒论头痛一条，皆六气相侵，为真气相搏，经气逆上，干于清道，不得运行，壅遏而痛也。

头为天象，六腑清阳之气，五脏精华之血，皆会于此。故天气六淫之邪，人气五贼之变，皆能相害。或蔽覆其清明，或瘀塞其经络，与气相薄，郁而成热，脉满而痛。若邪气稽留，脉满而气血乱，则痛乃甚，此实痛也。寒湿所侵，真气虚弱，虽不相薄成热，然邪客于脉外，则血泣脉寒，卷缩紧急，外引小络而痛，得温则痛止，此虚痛也。

因风痛者，抽掣恶风；因热痛者，烦心恶热；因湿痛者，头重而天阴转甚；因痰痛者，昏重而欲吐不休；因寒痛者，绌急而恶寒战栗；气虚痛者，恶劳动，其脉大；血虚痛者，善惊惕，其脉芤。

头痛自有多因，而古方每用风药何也？高巅之上，惟风可到；味之薄者，阴中之阳，自地升天者也。在风寒湿者，固为正用，即虚与热者亦假引经。须知新而暴者，但名头痛；深而久者，名为头风，

头风必害眼者，经所谓东风生于春，病在肝，目者肝之窍，肝风动则邪害空窍也。察内外之因，分虚实之证，胸中洞然，则手到病除矣。

风湿挟热头痛

上壅损目及脑痛。偏正头痛，年深不愈，并以清空膏主之，痛甚加细辛。

痰厥头痛，太阴脉缓，清空膏去羌活、防风，加半夏、天麻。阳明头痛，发热恶热而渴，白虎汤加白芷。

肾厥头痛，即经所谓下虚上实，其脉举之则弦，按之则坚，玉真丸、来复丹。伤食头痛，胸满咽酸，噫败卵臭，恶食，虽发热而身不痛，香砂枳术丸。伤酒头痛，葛花解醒汤。怒气伤肝，沉香降气散、苏子降气散。头痛九窍不利，属气虚，补中益气汤加芍药、川芎、细辛。眉尖后近发际曰鱼尾，鱼尾上次头痛，属血虚，四物汤加薄荷。动作头痛，胃热也，酒炒大黄五钱，浓茶煎服。心烦头痛，清空膏加麦门冬、丹参。上热头痛，目赤下寒，足胻为甚，大便微秘，既济解毒汤。

偏头痛

半边头痛。

左为血虚，右属气虚。蓖麻子五钱，去壳，大枣十五枚，去核，共捣研如泥，涂棉纸上，用箸一只卷之，去箸纳鼻中，良久取下，清涕即止。生萝卜汁仰卧注鼻中，左痛注右，右痛注左。芎犀丸极效。

雷头风

头痛面起核块，或头中如雷鸣。

震为雷，震仰盂，用青荷叶者，象震之形与色也，清震汤。有因痰火，耳如雷鸣，熟半夏一两，大黄煨二两，天麻、黄芩各六钱，薄荷叶三钱，甘草三钱，水泛绿豆大，临卧茶吞二钱，痰利为度。

真头痛

手足青至节，且发夕死，夕发旦死。

脑为髓海，受邪则死。灸百会穴，猛进大剂参、附，亦有生者。

大头风

头大如斗，此天行时疫也。

感天地非时之气，甚而溃裂出脓，此客邪上焦，普济消毒饮子。轻者名发颐，肿在两耳前后，甘桔汤加薄荷、荆芥、鼠粘子、连翘、黄芩。

眉棱骨痛

外挟风寒，内成郁热，上攻头脑，下注目睛，眉骨作痛。有属心肝壅热者，有风痰上攻者，有湿气内郁者，选奇汤神效。戴元礼云：眼眶痛有二证，俱属肝经，肝虚见光则痛，生熟地黄丸。肝经停饮，痛不可开，昼静夜剧，导痰汤。

脉候

寸口紧急，或短，或弦，或浮，皆头痛。浮滑为风痰，易治；短涩为虚，难治。浮弦为风，浮洪为火，细或缓为湿。

医案①

少宰蒋恬庵，头痛如破，昏重不宁，风药、血药、痰药，久治无功。余曰：尺微寸滑，肾虚水泛为痰也。地黄四钱，山药、丹皮、泽泻各一钱，茯苓三钱，沉香八分，日服四帖。两头辄减六七，更以七味丸人参汤送，五日其痛若失。

清空膏 丹溪曰：东垣清空膏，诸般头痛皆治，惟血虚头痛，从鱼尾相连者勿

---

① 医案：原脱，据清康熙本补。

用。太阳厥阴巅顶痛，宜来复丹等，亦非此药所能治。

羌活　防风各一两　柴胡七钱　川芎五钱　甘草炙，一两半　黄连炒，一两　黄芩三两，一半生用，一半酒炒

为细末，每服三钱，茶调如膏，抹在口中，少用白汤，临卧送下。

白虎汤　见暑中。

安神丸　治郁热头痛。

黄芪　羌活　黄柏酒炒，各一两　防风二钱五分　知母酒炒　生地黄酒润　柴胡升麻各五分　炙甘草三分　生姜三钱

每服五钱，水二钟，煎之钟半，加蔓荆子五分、川芎三分，煎至一钟，临卧热服。

透顶散　治新久偏正头风，及夹脑风。

细辛表白者，三茎　瓜蒂七个　丁香三粒糯米七粒　冰片　麝香各一分半

将冰、麝研细，将前味研匀，另自治为末，后入乳钵内，与冰、麝和匀，磁瓶密固，用一大豆许，随患人左右搐之，良久出涎碗许则安。

大川芎丸　治风寒痰饮，偏正头痛。

川芎一斤　天麻四两

为末，蜜丸，每丸一钱。每服一丸，食后茶、酒下。

玉壶丸　治风痰吐逆，头痛目眩，胸满吐涎。

南星生　半夏生，各一两　天麻半两白面三两

为末，水丸，桐子大，每服三十丸，用水一碗，先煎沸，下药煮，候药浮即熟，漉起，生姜汤下。

玉真丸　肾虚逆上头痛，谓之肾厥。

硫黄二两　石膏煅赤，研　半夏汤洗硝石研，各一两

为末，生姜汁丸，桐子大，阴干，每

服二十丸，姜汤下。灸关元百壮。寒甚者去石膏，用钟乳粉。

来复丹　见中风。

葛花解醒汤　见泄泻。

沉香降气散　治气壅痞塞头痛。

沉香二钱八分　砂仁七钱五分　甘草炙，五钱五分　香附盐水炒，去毛，六两二钱半

为极细末，每服二钱，淡姜汤下。

苏子降气汤　虚阳上攻，气不升降，痰涎壅盛。

苏子炒　半夏汤泡，各二钱半　前胡去芦甘草炙　厚朴姜制　陈皮去白，各一钱　当归去芦，一钱半　沉香七分

水二钟，生姜三片，煎一钟服。虚寒者加桂五分、黄芪一钱。

既济解毒汤　治上热，头目赤肿而痛，烦闷不得安卧，下体寒，足胻尤甚，大便微秘。

大黄便通者勿用　黄连酒炒　黄芪酒炒甘草炙　桔梗各二钱　柴胡　升麻　连翘当归身各一钱

水二钟，煎一钟，食后服。

神芎散　治风热上攻，头痛鼻塞。

青黛二钱五分　蔓荆子　川芎各一钱二分郁金　芒硝各一钱　石膏一钱三分　细辛根一钱　薄荷叶二钱　红豆一粒

为细末，搐鼻。

茶调散　治风热上攻，头目昏痛。

黄芩酒浸炒，二两　川芎一两　细茶三钱白芷五钱　薄荷二钱　荆芥穗四钱

为细末，每服三钱，茶送下。巅顶及脑痛加细辛、藁本、蔓荆子各三钱。

菊花散　治风热头痛。

甘菊花去蒂　旋覆花去梗　防风　枳壳去瓤，面炒　羌活　蔓荆子　石膏　甘草炙，各一钱五分

水二钟，生姜五片，煎一钟服。

芎犀丸　治偏正头痛，鼻流臭涕，服

他药不效者，服此丸效。

川芎　朱砂水飞　石膏研　片脑各四两
人参　茯苓　甘草炙　细辛各二两　犀
角　栀子各一两　麦门冬去心，三两　阿胶
炒，一两半

为细末，蜜丸，弹子大，每服一丸，
食后茶送。

清震汤　治头面疙瘩，或闻雷声。

青荷叶一个，全用　升麻四钱　苍术酒
浸，四钱

水二钟，煎八分，食后服。

黑锡丹　治真头痛。

沉香　附子制　葫芦巴　肉桂各五钱
茴香　破故纸　肉豆蔻　金铃子　木香
各一两　黑锡　硫黄与黑锡结砂子，各一两

为末，研匀，酒煮面糊丸，桐子大，
阴干，每服五钱，空心姜盐汤送下，一方
有阳起石五钱、巴戟一两。

普济消毒饮子　治大头瘟，肿甚者，
宜砭刺之。

黄芩　黄连各八分　人参五分　橘红
玄参　甘草生，各四分　马屁勃　牛蒡子
板蓝根　连翘　白僵蚕炒　升麻各二分
柴胡　桔梗各五分　薄荷六分

水二钟，煎一钟服。便秘加酒，煨大
黄一钱。

选奇汤　治眉棱骨痛。

防风　羌活各三钱　黄芩酒炒，一钱
甘草三钱，夏生冬炙

每服三钱，水煎热服。

生地黄丸　治肝虚头痛，目暗。

生地黄　熟地黄各一斤半　甘菊去蒂，
一斤　石斛　枳壳　防风　牛膝各六两　羌
活　杏仁各四两

为末，蜜丸，桐子大，每服三钱，以
黑豆三升，炒令烟尽，淬好酒六升，每用
半钟，食前送下。

导痰汤　治痰饮头痛。

半夏熟，四两　天南星炮，去皮　赤茯
苓去皮　枳实麸炒　橘红各一两　甘草炙，五
钱

每服四钱，水一钟，姜十片，煎八
分，食后服。

心 腹 诸 痛

心痛　胃脘痛　胸痛　腹痛　少腹痛
胁痛

经曰：厥心痛，与背相控，善瘛，如
从后触其心，伛偻者，肾心痛也。腹胀胸
满，心痛尤甚，胃心痛也。如以锥针刺其
心，心痛甚者，脾心痛也。色苍苍如死
状，终日不得太息，肝心痛也。卧若徒
居，心痛间，动作痛益甚，色不变，肺心
痛也。阳明有余，上归于心，滑则病人
疝。心痛，引少腹满，上下无定处，溲便
难者，取足厥阴。心痛，腹胀啬然，大便
不利，取足太阴。心痛，气短不足以息，
取手太阴。心痛，引背不得息，取足少
阴。两章论心痛凡十种，皆他脏病干之而
痛，非本经自病也。

愚按：《内经》之论心痛，未有不兼
五脏为病者，独详于心而略于胸腹，举一
以例其余也。心为君主，义不受邪，受邪
则本经自病，名真心痛，必死不治。然经
有云：邪在心则心痛，喜悲，时眩作，此
言胞络受邪，在腑不在脏也。又云：手少
阴之脉动，则病嗌干心痛，渴而欲饮，此
言别络受邪，在络不在经也。其络与腑之
受邪，皆因怵惕思虑，伤神涸血，是以受
如持虚。而方论复分九种：曰饮、曰食、
曰热、曰冷、曰气、曰血、曰悸、曰虫、
曰疰，苟不能遍识病因，将何以为治耶？

胃属湿土，列处中焦，为水谷之海，
五脏六腑，十二经脉，皆受气于此。壮者
邪不能干，弱者着而为病，偏热偏寒，水

停食积，皆与真气相搏而痛。肝木相乘为贼邪，肾寒厥逆为微邪，挟他脏而见证，当与心痛相同。但或满或胀，或呕吐，或不能食，或吞酸，或大便难，或泻利面浮而黄，本病与客邪必参杂而见也。

胸痛即膈痛，其与心痛别者，心痛在歧骨陷处，胸痛则横满胸间也。其与胃脘痛别者，胃脘在心之下，胸痛在心之上也。经曰：南风生于夏，病在心，俞在胸胁。此以胸属心也。肝虚则胸痛引背胁，肝实则胸痛不得转侧，此又以胸属肝也。夫胸中实肺家之分野，其言心者，以心之脉从心系却上肺也。其言肝者，以肝之脉贯膈上注肺也。

胁痛旧从肝治，不知肝固内舍朓胁，何以异于心肺内舍膺胁哉？若谓肝经所过而痛，何以异于足少阳、手心主所过而痛者哉？若谓经脉挟邪而痛，何以异于经筋所过而痛者哉？故非审色按脉，熟察各经气变，卒不能万举万当也。且左右肺肝，气血阴阳，亦有不可尽拘，而临证者可无详察耶？

腹痛分为三部，脐以上痛者为太阴脾，当脐而痛者为少阴肾，少腹痛者为厥阴肝，及冲、任、大、小肠。每部各有五贼之变，七情之发，六气之害，五运之邪，至纷至博，苟能辨气血虚实，内伤外感，而为之调剂，无不切中病情矣。

心　痛

有停饮则恶心烦闷，时吐黄水，甚则摇之作水声，小胃丹或胃苓汤。食积及饱闷，噫气如败卵，得食则甚，香砂枳术丸加神曲、莪术。火痛忽增忽减，口渴便秘，清中汤。外受寒，内食冷，草豆蔻丸。虚寒者，归脾汤加姜、桂、菖蒲。气壅攻刺而痛，沉香降气散。死血脉必涩，饮下作呃，手拈散，甚者桃仁承气汤。心

痛而烦，发热动悸，此为虚伤，妙香散。虫痛面上白斑，唇红能食，或食后即痛，或痛后即能食，或口中沫出，上半月虫头向上易治，下半月虫头向下难治，先以鸡肉汁，或蜜糖饮之，引虫头向上，随服剪红丸。蛔虫齿心，痛有休止，或吐蛔虫，蛔动则恶心呕吐，乌梅丸、芜荑散。鬼疰心痛，昏愦妄言，苏合香丸。热厥心痛，金铃子散。寒厥心痛，术附汤。

胃　脘　痛

治法与心痛相仿，但有食积，按之满痛者，下之，大柴胡汤。虚寒者，理中汤。

胸　痛

肝虚者，痛引背胁，补肝汤。肝实者，不得转侧，喜太息，柴胡疏肝汤。有痰，二陈汤加姜汁。

胁　痛

左痛多留血，代抵当汤。右痛多痰气，痰，二陈汤；气，推气散。左为肝邪，枳芎散。右为肝移邪于肺，推气散。挟寒，理中汤加枳壳。死血日轻夜重，或午后热，脉涩或芤，桃仁承气汤，加枳壳、鳖甲。痰饮，导痰汤加白芥子。食积，有一条扛起者是也，枳术丸加吴茱萸、黄连、神曲、山楂。肝火盛，龙荟丸。虚冷，理中汤送黑锡丹。肝脉软，补肝汤。惊伤胁痛，桂枝散。

腹　痛

芍药甘草汤主之。

稼穑作甘，甘者己也；曲直作酸，酸者甲也；甲己化土，此仲景妙方也。脉缓伤水，加桂枝、生姜；脉洪伤金，加黄芩、大枣；脉涩伤血，加当归；脉弦伤

气，加芍药；脉迟伤火，加干姜。绵绵痛而无增减，欲得热手按，及喜热饮食，其脉迟者，寒也，香砂理中汤。冷痛，用温药不效，大便秘者，当微利之，藿香正气散加官桂、木香、大黄。时痛时止，热手按而不散，脉大而数者，热也，大金花丸，或黄连解毒汤。暑痛，十味香薷饮。湿痛，小便不利，大便溏，脉必细缓，胃苓汤。痰痛，或眩晕，或吐冷涎，或下白积，或小便不利，或得辛辣热汤则暂止，脉必滑，轻者二陈汤加枳壳、姜汁，重者用礞石滚痰丸。食积痛甚，大便后减，其脉弦，或沉滑，平胃散加枳实、山楂、麦芽、砂仁、木香，甚者加大黄。酒积痛，葛花解酲汤加三棱、莪术、茵陈。气滞必腹胀，脉沉，木香顺气散。死血作痛，痛有定在而不移，脉涩或芤，虚者，四物汤料加大黄蜜丸服。实者，桃仁承气汤，或用丹皮、香附、穿山甲、降香、红花、苏木、玄胡索、当归尾、桃仁、加童便、韭汁、酒。虫痛，心腹懊恼，往来上下，痛有休止，或有块耕起，腹热善渴，面色乍青、乍白、乍赤、吐清水者，虫也，或鸡汁吞万应丸下之，或椒汤吞乌梅丸安之。干霍乱一名搅肠痧，疝痛，内痈皆腹痛，各详具本门。

愚再按：近世治痛，有以诸痛属实，痛无补法者；有以通则不痛，痛则不通者；有以痛随利减者；互相传授，以为不易之法。不知形实病变，便闭不通者，乃为相宜；或形虚脉弱，食少便泄者，岂容混治。经曰：实实虚虚，损不足而益有余。如此死者，医杀之耳。须知痛而胀闭者多实，不胀不闭者多虚；拒按者为实，可按者为虚；喜寒者多实，爱热者多虚；饱则甚者多实，饥则甚者多虚；脉实气粗者多实，脉虚气少者多虚；新病年壮者多实，久病年衰者多虚；补而不效者多实，攻而愈剧者多虚。痛在经者脉多弦大，痛在脏者脉多沉微。必以望、闻、问、切，四者详辨，则虚实灼然。实者固可通利，虚者安可通利乎？故表虚而痛者，阳不足也。非温经不可；里虚而痛者，阴不足也，非养营不可；上虚而痛者，以脾伤也，非补中不可；下虚而痛者，脾肾败也，非温补命门不可。亦泥痛无补法，则杀人惨于利器矣！

脉　候

弦为痛为食，涩为痛，短数为痛，大为病久，痛甚者脉必伏。细小沉迟者生，实大浮长滑数者死，大痛而喘，人中黑者死。寸口脉弦，胁下拘急而痛，其人恶寒。

医　案

给谏章鲁斋，暑月自京口归邑，心中大痛，吴门医者令服香薷饮，痛势转增。余曰：寸口弦急，痰食交结也。服香砂二陈汤，二帖，痛虽略减，困苦烦闷，更以胃苓汤加半夏二钱，大黄三钱，下黑屎数枚，痛减三四。仍以前汤用大黄四钱，下胶痰十数碗，始安。

孝廉李长蘅，吴门舟次，忽发胃脘痛，用顺气化食之剂弗效。余诊之曰：脉沉而迟，客寒犯胃也。以苏参饮加草豆蔻二钱，煎就，加生姜自然汁半碗，一服而减，二服而瘥。

县令章生公，在南都应试时，八月初五，心口痛，甚至不能饮食。余诊之，寸口涩而软，与大剂归脾汤，加人参三钱、官桂一钱。生公云：痛而骤补，实所不敢，得无与场期碍乎？余曰：第能信而服之，可以无碍，恐反投破气之药，其碍也必矣。遂服之，不逾时而痛减，更进一剂，连饮独参汤两日而愈，场事获竣。

海上太学乔宪卿，郁怒之余，胸腹胀痛，先服消痰疏气化食之剂不效，服大黄下之不效，更以人参补之，又不效，迎余诊之，脉弦而数，此内有郁热，为寒凉饮食，壅之而痛，用黄连三钱，栀子一钱五分，橘红、白蔻各二钱，钩藤、木香各八分，官桂二钱，煎成，加姜汁半钟，二剂痛止，四剂之后加干姜、人参而霍然。

太史焦猗园，当脐切痛，作气食疗之无功，余诊之曰：当脐者，少阴肾之部位也，况脉沉而弱，与气食有何干涉？非徒无益，反害真元。以八味丸料煎饮，不十日而健康如常。

京卿胡慕东，名忻，少腹作痛，连于两胁，服疏肝之剂，一月以来，日甚一日，余诊之，左关尺俱沉迟，治以理中汤加吴茱萸。一剂知，十剂起矣。

加味七气汤　治七情郁结，心腹作痛。

蓬术　青皮　香附醋炒，各一钱半　玄胡索一钱　姜黄一钱　草豆蔻八分　三棱炮，七分　桂心五分　益智仁七分　陈皮八分　藿香七分　炙甘草四分

水二钟，煎一钟，食前服。死血，加桃仁、红花。

手拈散　治血滞，心腹作痛。

玄胡索醋炒　五灵脂醋炒　草果　没药各等分

为细末，每服三钱，热酒调下。

桃仁承气汤　见伤寒。

小胃丹　见肿胀。

胃苓汤　见泄泻。

代抵当汤　行瘀血。如血老而甚者，去归、地，加蓬术。

生地黄　当归尾　穿山甲各三钱　降香一钱五分　肉桂去皮，一钱　桃仁去皮尖，炒，二钱　大黄去皮，三钱　芒硝八分

水二钟，煎一钟。血在上食后服，血在下食前服。

清中汤　治火痛。

黄连　栀子炒，各二钱　陈皮　茯苓各一钱半　熟半夏一钱　草豆蔻　甘草炙，各七分

水二钟，姜三片，煎八分，食前服。

草豆蔻丸　治客寒犯胃，心腹作痛，热者亦可服。

草豆蔻一钱半，煨　吴茱萸　益智仁　僵蚕炒，各八分　当归身　青皮各六分　神曲　姜黄各四分　生甘草三分　桃仁七个，去皮　熟半夏一钱　泽泻一钱　麦芽炒，一钱半　炙甘草六分　柴胡四分　人参　黄芪　陈皮各八分

为末，水丸，每服三钱，食远白汤下。

大柴胡汤　见伤寒。

加味归脾汤　治心虚悸动而痛。

人参　黄芪炙　白术炒　当归　茯苓　酸枣仁各一钱半　远志肉八分　木香　甘草炙，各五分　龙眼肉二钱　大枣二枚　煨姜三片　菖蒲八分　桂心五分

水二钟，煎一钟，食后服，亦有加柴胡、山栀者。

沉香降气散　见头痛。

二陈汤　见虚痨。

理中汤　见伤寒。

妙香散　治心气不足，恍惚虚烦，盗汗不寐，跳动不宁。

山药姜汁炒　茯苓去皮　茯神去皮木　远志去心，炒　黄芪各一两　人参　桔梗　甘草炙，各五钱　木香煨，二钱半　辰砂三钱，另研　麝香一钱，另研

为细末，每三钱，或汤或酒调下。

金铃子散　治热厥心痛，或作或止。

金铃子　玄胡索各二两

为末，每服三钱，酒调下。痛止，与香砂枳术丸。

术附汤 治寒厥心痛，脉微气弱。

附子炮，一两　白术炒，四两　甘草炙，一两

为末，每服三钱，用水一钟半，姜五片，枣一枚，煎一钟，食前服。

芜荑散 虫咬心痛，贯心则杀人，宜亟服之。

芜荑　雷丸各五分　干漆炒至烟尽，一两

为末，每服三钱，温水调服。

乌梅丸 见伤寒。

剪红丸 见反胃。

苏合香丸 见中风。

补肝汤

山茱萸　甘草　桂心各三两　桃仁　细辛　柏子仁　茯苓　防风各一两　大枣二十四枚

水九碗，煎四碗，分三服。

柴胡疏肝散

柴胡　陈皮醋炒，各二钱　川芎　芍药　枳壳麸炒，各一钱半　甘草炙，五分　香附一钱五分

水二钟，煎八分，食前服。

推气散 治右胁疼痛，胀满不食。

片姜黄　枳壳麸炒　桂心忌火，各五钱　甘草炙，二钱

为细末，每服三钱，姜汤调下。

枳芎散 治左胁刺痛。

枳实　川芎各五钱　甘草炙，二钱

为细末，每服三钱，姜汤下。

导痰汤 治痰饮，痞塞为痛。

熟半夏四两　天南星炮去皮　枳实麸炒，去瓤　赤茯苓去皮　橘红各一两　甘草炙，五钱

每服四钱，水一碗，姜十片，煎八分，食远服。

龙荟丸

当归　龙胆草　栀子　黄连　黄柏　黄芩各一两　大黄　芦荟　青黛各五钱　木香二钱五分　麝香五分，另研

为细末，蜜丸，如绿豆大，每服三钱，生姜汤下。

黑锡丹 见头痛。

葛花解酲汤 见泄泻。

桂枝散 惊气伤肝，胁中疼痛。

枳壳二两　桂枝一两

细末，每服二钱，姜枣汤调下。

芍药甘草汤 一名戊己汤　治腹痛如神。

芍药四钱　甘草二钱

水二杯，煎一杯服。酸以收之，甘以缓之。

藿香正气散 方见中风。

十味香薷饮 方见类中风。

大金花丸 加栀子，去大黄，名黄连解毒汤，又名栀子金花丸。

黄连　黄柏　黄芩　大黄各等分

为末，水丸，每服白汤下二钱。

木香顺气散 治气滞腹痛。

木香　香附　槟榔　青皮醋炒　陈皮　厚朴姜制　苍术泔浸，炒　枳壳麸炒　砂仁各一钱　甘草炙，五分

水二钟，姜三片，煎一杯，食前服。

万应丸 取虫积如神。

黑丑取头末　大黄　槟榔各八两　雷丸醋煮　木香各一两　沉香五钱

将黑丑、大黄、槟榔同为末，大皂角、苦楝皮各四两，煎汤泛为丸，绿豆大，雷丸、木香、沉香为衣。每服三钱，五更用砂糖水下。

腰　痛

《内经》云：太阳所至为腰痛。足太阳膀胱之脉所过，还出别下项，循肩膊内，挟脊抵腰中，故为病。项如拔，挟脊痛，腰似折，髀不可以曲，是经虚则邪客之，痛病生矣。邪者，风、热、湿、燥、

寒，皆能为病，大抵寒湿多而风热少也。又云：腰者，肾之府，转摇不能，肾将惫矣。此言房室劳伤，肾虚腰痛，是阳气虚弱，不能运动故也。惫，犹言败也。

愚按：《内经》言太阳腰痛者，外感六气也；言肾经腰痛者，内伤房欲也。假令作强伎巧之官，谨其闭蛰封藏之本，则州都之地。真气布护，虽六气苛毒，弗之能害。惟以欲竭其精，以耗散其真，则肾脏虚伤，膀胱之府，安能独足？于是六气乘虚侵犯太阳，故分别施治。有寒，有湿，有风，有热，有闪挫，有瘀血，有气滞，有痰积，皆标也，肾虚其本也。标急则从标，本重则从本，标本不失，病无遁状矣。

寒

感寒而痛，其脉必紧，腰间如冰，得热则减，得寒则增。五积散去桔梗，加吴茱萸，或姜附汤，加肉桂、杜仲，外用摩腰膏。兼寒湿者，五积散加苍术、麻黄。

湿

伤湿如坐水中，肾属水，久坐水湿，或伤雨露，两水相得，以致腰痛身重，脉缓，天阴必发，渗湿汤、肾着汤。兼风湿者，独活寄生汤。

风

有风脉浮，痛无常处，牵引两足，五积散加防风、全蝎，或小续命汤。杜仲、姜汁炒为末，每服一钱，酒送，治肾气腰痛，兼治风冷。或牛膝酒。

热

脉洪数，发渴便秘，甘豆汤加续断、天麻。

闪挫

或跌扑损伤，乳香趁痛散，及黑神散和复元通气散，酒调下。不效，必有恶血，四物汤加桃仁、穿山甲、大黄。劳役负重而痛，十补汤，下青娥丸。

瘀血

脉涩，转动如锥刀之刺，大便黑，小便或黄或黑，日轻夜重，调荣活络饮，或桃仁酒调黑神散。

气滞

脉沉，人参顺气散，或乌药顺气散加五加皮、木香。或用降香、檀香、沉香各三钱三分，煎汤，空心服。

痰积

脉滑，二陈汤加南星、香附、乌药、枳壳。脉有力者，二陈汤加大黄。

肾虚

腰肢痿弱，脚膝酸软，脉或大或细，按之无力，痛亦攸攸隐隐而不甚，分寒热二候。脉细而软，力怯短气，小便清利，肾气丸、茴香丸、鹿茸、羊肾之类。脉大而软，小便黄，虚火炎，六味丸，封髓丸。丹溪云：久腰痛，必用官桂开之方止。

五积散 见伤寒。

小续命汤 见中风。

独活寄生汤 治肾虚受风受湿，腰腿拘急，筋骨挛痛，行步艰难。

独活　桑寄生　杜仲炒去丝　牛膝　细辛　秦艽　茯苓　桂心　防风　芎䓖　人参各一钱半　甘草　当归　芍药　地黄各一钱

水二钟，生姜五片，煎八分，食前

服。如无寄生，续断代之。

牛膝酒

牛膝　川芎　羌活　地骨皮　五加皮　薏苡仁　甘草各一两　海桐皮二两　生地黄十两

上为粗末，绢袋盛，入好酒二斗，浸二七日，每服一杯，日三四杯。令酒气不绝为佳。

肾着汤　治肾虚伤湿，腰中如带五千钱，腰冷如坐水中，不渴，小便自利，此证名为肾着。

干姜炒　茯苓　甘草炙　白术各二两

每服四钱，水一钟，煎七分，空心温服。

渗湿汤　治寒湿所伤，身体重着，如坐水中，小便赤涩，大便溏泄。

苍术炒　白术炒　甘草炙，各一两　茯苓去皮　干姜炮，各一两　橘红　丁香各二钱半

每服四钱，水一钟，枣一枚，姜三片，煎七分服。

摩腰膏　治老人腰痛，女人白带。

附子尖　乌头尖　南星各二钱半　朱砂　雄黄　樟脑　丁香各一钱半　干姜一钱　麝香五分

为细末，蜜丸，龙眼大，每用一丸，生姜汁化开，如厚粥，火上烘热，放掌上摩腰中，候药尽，即烘棉衣裹紧，腰热如火，间二日用一丸。

甘豆汤　治风热腰痛，二便不通。

黑豆二合　甘草二钱

水二钟，生姜七片，煎服，间服败毒散。

败毒散　风热证通用。

羌活　独活　前胡　柴胡　人参　茯苓　甘草炒　枳壳炒　桔梗　芎劳各等分

每服三钱，生姜五钱，煎服。

乳香趁痛散　治打坠腰痛。

虎股骨酒炙黄　败龟酒炙，各二两　麒麟竭　赤芍药　当归　没药　防风　自然铜煅，醋淬，研　白附子炮　辣桂　白芷　苍耳子微炒　骨碎补炒，各三两　牛膝　天麻　槟榔　五加皮　羌活各一两

为末，每服一钱，酒调下。加全蝎更妙，脚气通用。

黑神散

黑豆炒、去皮，半升　熟地黄酒浸　当归酒润　肉桂　干姜炒黑　甘草炙　芍药　蒲黄各四两

为细末，每服二钱，童便半钟，酒少许，煎服。

复元通气散　治一切气滞，及闪挫腰痛。

大茴香炒　穿山甲炒，各二两　玄胡索　白牵牛炒　橘红　甘草炙，各一两　木香忌火，一两五钱

为细末，每服二钱，热酒调下。

十全大补汤　即十补汤见虚痨。

青娥丸　治肾虚腰痛。

补骨脂四两，炒　杜仲姜汁炒，四两

为末，胡桃肉三十个，研膏，入熟蜜少许，丸如桐子大，每服四钱，酒送下。

橘核酒　治跌打损伤，瘀血作痛。

橘核炒去皮

研细末，每服二钱，酒调下。

调荣活络饮　治失力腰闪，或跌扑瘀血。

大黄　当归　牛膝酒洗　杏仁去皮炒，各二钱　赤芍药　红花　羌活　生地酒洗，各一钱　川芎一钱五分　桂枝三分

水钟半，煎八分，食前服。

人参顺气散　治气滞腰痛。

人参　川草　桔梗　白术　白芷　陈皮　枳壳　麻黄去节　乌药　白姜　甘草各一钱

水二钟，煎一钟服。

乌药顺气散

白术　茯苓　青皮　白芷　陈皮　乌药　人参各一两　甘草五钱

为末，每服三钱，水一钟，煎七分服。

二陈汤　见中风。

无比山药丸　治肾虚腰痛。

赤石脂煅　茯神去皮木　山茱萸去核　熟地黄酒煮　巴戟去心　牛膝酒浸　泽泻各二两　杜仲姜汁炒　菟丝子酒浸　山药各三两　北五味六两　肉苁蓉酒浸，四两

为末，蜜丸，桐子大，每服三钱，酒下。

六味丸　八味丸　见虚痨。

补阴丸

龟板酒炙　黄柏酒炒　知母　侧柏叶　枸杞子　五味子　杜仲姜汁炒　砂仁各五钱　甘草二两半

猪脊髓、地黄膏为丸，每服五钱，淡盐汤下。

疝　气

《内经》曰：任脉为病，男子内结七疝，女子带下瘕聚。任脉起于中极之下，以上毛际，循腹里，上关元，总诸阴之会。故诸种疝证，无不由任脉为之原，诸经为之派耳。七疝详列后。瘕聚者，女子之疝也。从少腹上冲心而痛，不得前后，为冲疝。既上冲心，又不得大小便，能上而不能下。肝所生病为狐疝。卧则入腹，立则出腹入囊，似狐之昼出穴而溺，夜入穴而不溺，故名狐疝也。盖环阴器，上抵少腹者，乃肝经之部分，是受疝之处也。一切疝证，非肝木受邪，即肝木自病，此言狐疝，乃肝木自病也。三阳为病发寒热，其传为癫疝。三阳者，手太阳小肠、足太阳膀胱、足少阳胆也。小肠、膀胱、皆在下部，胆与肝为夫妇，且支脉出气街，绕毛际，故三阳皆能病疝也。癫者顽痹不仁，睾通肿大，如升如斗者是也。黄脉之至也，大而虚，积气在腹中，有厥气，名厥疝。黄脉，土脉也，肝木乘脾，故大而虚也。厥者，逆也，言厥逆上升也。肝部应春，于象为木，皆主上升，怒则气上，故为厥疝。脾传之肾，病名疝瘕，少腹冤，热而痛，出白。脾受所不胜之邪，传于所胜，则脾失运化之常，又遇寒水之藏，则稽留成有形之瘕，瘕者即方书所云状如黄瓜是也。有气不得伸，曰冤，气聚而痛，白精自出。经曰：寸口脉沉而弱，疝瘕，少腹痛。又曰：脉急者，疝瘕少腹痛。足阳明之筋，病㿉疝，腹筋急。又曰：（肝脉）滑甚为㿉疝。既曰足阳明病㿉疝，又曰肝滑为㿉疝，则知此证肝木乘胃也。㿉者裹大脓血，甚则下脓血也。（脾脉）微大为疝气……滑甚为㿉癃。又曰：肾脉滑甚为㿉癃。内则裹脓血，外则小便闭，名曰㿉癃疝，此亦脾邪传肾也。

愚按：《内经》所谓任脉为病，内结七疝，合言疝证之原也。所谓冲疝、狐疝、癫疝、厥疝、瘕疝、㿉疝、㿉癃疝，分言七疝之状也。巢氏不能详考《内经》原具七疝，乃强分厥、癥、寒、气、盘、胕、狼，自附于《内经》之七疝，不亦妄乎？宜张子和非之曰：此俗工所立谬名似矣，及其立论，但辨阴器与小肠、膀胱、肾，了不相干，专属肝经受病，竟不知任脉为七疝之原，亦不知经文自有七疝，散见于各论之中，又添寒、水、筋、血、气、狐、癫之七种，此其疵谬与巢氏未有以异也。若言疝为筋病，皆挟肝邪则可，若言止在厥阴一经，不亦与《内经》相戾耶！且执病在下者引而竭之，不问虚实，概与攻下，其祸有不可胜言者，岂待下后始补，而可回其生乎？学者但当以《内

经》为正，不当惑于多歧。

丹溪以为疝证皆始于湿热，盖大劳则火起于筋，醉饱则火起于胃，房劳则火起于肾，大怒则火起于肝。火郁之久，湿气便盛，浊液凝集，并入血队，流于厥阴，肝性急速，为寒所束，宜其痛甚，此亦补前人未备之一端，不可守为揆度也。

故夫治法，寒则多痛，热则多纵，湿则肿坠，虚者亦肿坠，在血分者不移，在气分者多动。盖睾丸有两，左丸属水，水生肝木，木生心火，三部皆司血，统纳左之血者肝也；右丸属火，火生脾土，土生肺金，三部皆司气，统纳右之气者肺也。是故诸寒收引，则血泣而归肝，下注于左丸；诸气膹郁，则湿聚而归肺，下注于右丸。且睾丸所络之经，非尽由厥阴，而太阴、阳明之筋亦入络也。故患左丸者，痛多肿少；患右丸者，痛少肿多，此确然者耳。

冲 疝

气上冲心，两便不通，巢氏狼疝略似，治法：木香散。

狐 疝

卧则入小腹，立则出腹，子和亦有狐疝。仲景治狐疝时上时下者，蜘蛛散。或用牡蛎六两，盐泥固济，炭三斤煅至火尽，取二两；干姜一两，焙为细末，二味和匀，水调得所，涂痛处，小便大利即愈。

癞 疝

阴囊肿大，如升如斗，甚而如栲栳大者，三层茴香丸、荔枝散、宣胞丸、地黄膏子丸。木肾不痛，南星、半夏、黄柏、苍术、枳实、山楂、白芷、神曲、滑石、茱萸、昆布、酒糊丸，空心盐汤下。雄楮

叶，不结子者。晒干为末，酒糊丸，盐汤下。用马鞭草捣涂效。张子和亦有癞疝。

厥 疝

脾受肝邪，气逆有积，巢氏亦有厥疝，但增吐饮食。肝邪甚者，当归四逆汤、川苦楝散、木香楝子散。

瘕 疝

脾传肾，少腹热痛，出白，即巢氏之瘕疝，子和之筋疝也。丹溪所谓内郁湿热者，与此疝相似。乌头栀子汤，或加橘核、桃仁、吴茱萸。丹溪云：阳明受湿，热传入太阳，发热恶寒，小腹闷痛，栀子、桃仁、枳实、山楂，等分同煎，加生姜汁。

㿗 疝

足阳明筋病，内有脓血，即巢氏之胕疝，子和之血疝也。宜用桃仁、玄胡索、甘草、茯苓、白术、枳壳、山楂、橘核、荔枝核。

㿗癃 疝

内有脓血，小便不通，加味通心散，或五苓散加桃仁、山楂。

巢氏七疝

厥，厥逆心痛，吐食。癥，气乍满，心下痛，气积如臂。寒，寒饮食胁腹尽痛。气，乍满乍减而痛。盘，脐旁作痛。胕，脐下有积气。狼，小腹与阴相引痛，大便难。

子和七疝

寒，囊冷硬如石，阴茎不举，或连睾丸痛，得之寒及使内过劳。水，囊肿阴汗出，或按小腹作水声。筋，阴筋肿胀，或

溃浓，或痛而里急，筋缩，或茎中痛，挺纵不收，白物随溲而下。血，小腹两旁状如黄瓜，血渗胯囊，结成痈肿，脓少血多。气，上连肾，下及囊，或因怒哭则气胀，怒哭罢则气散。狐，卧则入小腹，立则归囊中，出入上下，与狐相似也。癫，囊大如升斗，不痛不痒，湿证也。

小 肠 疝

小肠之病，小腹引睾丸，必连腰脊而痛，小肠虚则风冷乘间而入，邪气既入，则厥而上冲肝肺，控引睾丸，上而不下，茴香、楝实、吴茱萸、陈皮、马蔺花、醋炒各一两，芫花醋炒五钱，醋糊丸，每服一钱，加至二钱，酒送。又方：益智、蓬术各五钱，大茴、山茱萸、牛膝、续断、川芎、葫芦巴、防风、牵牛炒、甘草各二钱半，为细末，每服三钱，水煎，空心连渣服，白汤调下亦得。

膀 胱 气

小腹肿痛，不得小便是也。五苓散一两，分三服。葱白一茎，茴香一钱，盐八分，水一钟，煎七分服。三服尽，当下小便如墨汁，续用硇砂丸。

脉 候

弦急搏皆疝脉，视在何部而知其脏，尺部脉滑为寒疝。东垣曰：脉滑寸上见者为大热，阳与阳并也。尺部见滑为大寒，丙丁不胜壬癸，从寒水之化也。

医 案

常州尹文辉，嗜火酒，能饮五斤。五月间入闽中，溪水骤涨，涉水至七里，觉腹痛之甚，半月后右丸肿大，渐如斗形。闽中医者皆与肝经之剂，及温热之品，半载无功，归而就商于余。余曰：嗜火酒则湿热满中，涉大水则湿寒外束，今病在右，正是脾肺之湿下注睾丸，以胃苓汤加栀子、枳壳、黄柏、茴香[1]，十剂而略减，即以为丸，服至十八[2] 斤全安。经今十五年不再发。

文学骆元宾，十年患疝，形容枯槁，余视之，左胁有形，其大如臂，以热手握之，沥沥有声，甚至上攻于心，闷绝者久之，以热醋熏炙方醒。余曰：此经所谓厥疝也，用当归四逆汤。半月积形衰小，更以八味丸间服。喜其遵信余言，半载无间，积块尽消，嗣后不复患矣。

木香散 治肝邪上厥，痛闷欲绝。

木香　陈皮　良姜　诃子　干姜　枳实各一钱半　草豆蔻　黑牵牛　川芎各一钱

水二钟，煎一钟，空心服。

蜘蛛散 仲景以之治狐疝。

蜘蛛十四枚，微炒　桂五分

上为末，每服一钱。雷公云：蜘蛛勿用五色者，身上有刺毛者，薄小者；须用屋西南有网，身小尻大，腹内有苍黄脓者佳。去头足，微炒研。

三层茴香丸 治一切疝如神，癫疝尤为要药。

第一料：大茴香拌盐五钱，炒，和盐秤　川楝子去核炒　沙参　木香各一两

上为细末，水煮米糊为丸，桐子大，每服二钱，空心盐汤下，日三服。

才完，便接第二料：照前方加荜拨一两　槟榔五钱　共前药六味，重五两半，为末糊丸，服法如前。

若未愈，服第三料：照前二方加　白茯苓四两　附子制，一两　共前八味，重十两，糊丸，服法同前，但每服三钱。虽三十年之久，大如拷栳者，皆可除根。

----

① 茴香：《里中医案》后有"川楝子"。
② 八：《里中医案》作"五"。

荔枝散　治阴丸肿大，痛不可忍。

荔枝核十四枚，烧灰存性，用新者　大茴香炒　沉香　木香　青盐　食盐各一钱　川楝肉　小茴香各二钱

为末，每服三钱，空心热酒调服。

宣胞丸　治外肾肿痛。

黑丑半生半熟　木通　青木香盐酱七枚，同炒

为末，酒糊丸，桐子大，每服二钱，盐汤下。

地黄膏子丸　治男妇奔豚气块，小腹控睾而痛，上冲心腹。

血竭　沉香　木香　广茂炮　玄胡索　人参　蛤蚧　当归　川芎　川楝子麸炒　续断　白术炒　全蝎　茴香炒　柴胡　吴茱萸　没药　青皮　肉桂已上分两无定数，随证加减用。

上为细末，地黄膏子丸如桐子大，空心温酒下二十丸，日加一丸，至三十丸。

当归四逆汤

当归尾七分　附子炮　官桂　茴香　柴胡各五分　芍药四分　玄胡索　川楝子　茯苓各三分　泽泻二分

水二钟，煎一钟，空心服。

川苦楝散

木香　川楝巴豆拌炒，去豆　茴香盐炒，去盐

等分为末，每服二钱，空心食前酒调下。

木香楝子散　疝气久不愈者，服此神效。

石菖蒲一两，炒　青木香一两，炒　草薢五钱　荔枝核二十枚，炒　川楝子三十个，巴豆二十枚同炒黄赤色，去巴豆不用

为细末，每服二钱，入麝香少许，空心炒茴香盐酒调下。

乌头栀子汤　治内有郁热，外有寒束。

川乌头炮　栀子仁炒，各三钱

水二钟，煎一钟，空心服。

加味通心汤　治㿉癫疝，内有脓血，小便不通。

瞿麦穗　木通去皮　栀子去壳　黄芩　连翘　甘草　枳壳去穰　川楝子去核　归尾　桃仁去皮尖，炒　山楂

等分为末，每服三钱，灯心二十茎、车前草五茎，煎汤，空心调服。

五苓散　见伤寒。

硇砂丸

木香　沉香　巴豆肉各一两　青皮二两　铜青五钱，研　硇砂一钱，研

上二香及青皮三味，同巴豆慢火炒紫色，去巴豆为末，入硇砂，青铜，同研匀，蒸饼和丸，桐子大，每服七丸至十丸，盐汤空心下，日二服。

羊肉汤　治寒疝腹痛里急。

当归三两　生姜五两，寒者加用　羊肉一斤

水八碗，煮取三碗，温服一碗，一日饮尽。

淋　证

即癃证也，小便不通谓之闭，小便淋沥谓之癃。

《内经》曰：脾受积湿之气，小便黄赤，甚则淋。此言湿传膀胱而成淋也。土受湿浸，积久则郁而为热，脾者主转输水谷，湿热输于膀胱，淋证乃作。风火郁于上而热，其病淋。此言热传膀胱而成淋也。少阳甲胆为相火主风，曰郁于上者，火邪类归心经，心移热于膀胱，而淋证作矣。

愚按：《内经》言淋，湿与热两端而已。《病源论》谓膀胱与肾为表里，俱主水，水入小肠，与胞行于阴为溲便也。若

饮食不节，喜怒不时，虚实不调，脏腑不和，致肾虚而膀胱热。肾虚则小便数，膀胱热则水下涩；数而且涩，则淋沥不宣，小腹弦急，痛引于脐，分石淋、劳淋、血淋、气淋、膏淋、冷淋六种。石淋者，有如沙石，膀胱蓄热而成，正如汤瓶久在火中，底结白碱也。劳淋者，因劳倦而成，多属脾虚。血淋者，心主血，心遗热于小肠，搏于血脉，血入胞中，与溲俱下。气淋者，肺主气，气化不及州都，胞中气胀，少腹满坚，溺有余沥。膏淋者，滴下肥液，极类脂膏。冷淋者，寒客下焦，水道不快，先见寒战，然后成淋。更有过服金石，入房太甚，败精强闭，流入胞中；亦有湿痰日久，注渗成淋。由是则致淋之故，殆有多端，若不求其本末，未有获痊者也。

石　淋

清其积热，涤去沙石，则水道自利；宜神效琥珀散，如圣散，独圣散，随证选用。

劳　淋

有脾劳、肾劳之分。多思多虑，负重远行，应酬纷扰，劳于脾也，宜补中益气汤，与五苓散分进；专因思虑者，归脾汤。若强力入房，或施泄无度，劳于肾也，宜生地黄丸或黄芪汤；肾虚而寒者，金匮肾气丸。

血　淋

有血瘀、血虚、血冷、血热之分。小腹硬满，茎中作痛欲死，血瘀也，一味牛膝煎膏，酒服大效，但虚人能损胃耳。宜四物汤加桃仁、通草、红花、牛膝、丹皮。血虚者，六味丸加侧柏叶、车前子、白芍药，或八珍汤送益元散。血色鲜红，

心与小肠实热，脉必数而有力，柿蒂、侧柏、黄连、黄柏、生地黄、牡丹皮、白芍药、木通、泽泻、茯苓。血色黑黯，面色枯白，尺脉沉迟，下元虚冷也，金匮肾气丸，或用汉椒根四五钱，水煎冷服。然有内热过极，反兼水化而色黑者，未可便以为冷也，须以脉证详辨之。

气　淋

有虚实之分。如气滞不通，脐下烦闷而痛，沉香散，石韦散，瞿麦汤；气虚者，八珍汤加杜仲、牛膝，倍茯苓。

膏　淋

似淋非淋，小便色如米泔，或如鼻涕，此精溺俱出，精塞溺道，故欲出不快而痛，鹿角霜丸、大沉香散、沉香丸、海金沙散、菟丝子丸，随证选用。

冷　淋

多是虚证，肉苁蓉丸、泽泻散、金匮肾气丸。

胞　痹

膀胱者，州都之官，津液藏焉，气化则能出矣。风寒湿邪气客于胞中，则气不能化出，故胞满而水道不通。小腹、膀胱按之内痛，若沃以汤，涩于小便，以足太阳经其直行者，上交巅入络脑，下灌鼻则为清涕也。肾着汤、肾沥汤、巴戟丸。

脉　候

少阴脉数，妇人则阴中生疮，男子则气淋。盛大而实者生，虚小而涩者死。

医　案

邑宰严知非，患淋经年，痛如刀锥，凡清火疏利之剂，计三百帖，病势日盛，

岁暮来就诊。余曰；两尺数而无力，是虚火也。从来医者皆泥痛无补法，愈疏通则愈虚，愈虚则虚火愈炽，遂以八味地黄丸料加车前、沉香、人参①，服八剂痛减一二，而频数犹故。原医者进云：淋证作痛，定是实火，若多温补，恐数日后必将闷绝，不可救矣。知非疑惧，复来商之。余曰：若不宜温补，则服药后病势必增，今既减矣，复可疑乎？朝服补中益气汤，晚服八味丸②，逾月而病去其九；倍用参芪，十四日而霍然矣。

大司寇杜完三夫人，淋沥两载，靡药不尝，卒无少效。余诊之，见其两尺沉数，为有瘀血停留，法当攻下，因在高年，不敢轻投，但于补养气血之中，加琥珀、牛膝。此等缓剂，须以数十剂收功，而夫人躁急求功，再剂不效，辄欲更端，遂致痼疾。

神效琥珀散　治水道涩痛，频下沙石。

琥珀　桂心去皮　滑石水飞　大黄微炒　葵子　腻粉　木通　木香　磁石煅,酒淬七次,研

等分，为细末，每服二钱，灯心、葱白煎汤调服。

如圣散　治沙石淋。

马蔺花　麦门冬去心　白茅根　车前子　甜葶苈微炒　檀香　连翘各等分

上为末，每服四钱，水煎服。如渴加黄芩同煎，入烧盐少许服。

独圣散　治沙石淋。

黄蜀葵花子俱用,炒,一两。

为细末，每服一钱，食前米饮调服。

补中益气汤　见虚痨。

五苓散　见伤寒。

归脾汤　方见虚痨。

金匮肾气丸　方见肿胀。

生地黄丸　治肾虚劳淋。

生地黄切焙　黄芪各一两半　防风去皮　远志去木　茯神去木　鹿茸去毛,醋炙　黄芩去朽木　栝蒌各一两　人参一两二钱五分　石韦去毛　当归焙,各五钱　赤芍药　戎盐研　蒲黄　甘草炙,各七钱五分　车前子　滑石各二两

为末，蜜丸，梧子大，每服二钱，食前盐汤送下。

黄芪汤　治肾虚劳淋。

黄芪二两　人参　五味子　白茯苓　旱莲子　磁石煅,醋粹　滑石各一两　桑白皮七钱五分　枳壳麸炒　黄芩各半两

每服三钱，水一钟，煎七分服。

六味地黄丸　见类中风。

八珍汤　见真中风。

四物汤　见虚痨。

沉香散　治气淋脐下妨闷，小便大痛。

沉香　石韦去毛　滑石　当归　王不留行　瞿麦各半两　葵子　赤芍药　白术各七钱半　甘草炙,二钱半

为末，每服二钱，大麦汤空心调服，以利为度。

石韦散

石韦去毛　赤芍药各五钱　白茅根　木通　瞿麦　芒硝　葵子　木香各一两　滑石二两

每服四钱，水一钟，煎六分服。

瞿麦汤

瞿麦穗　黄连去须　大黄蒸　枳壳　当归　羌活去芦　木通　牵木　延胡索　桔梗　大腹皮　射干各一两半　桂心去皮,五钱

每服四钱，水一钟半，生姜七片，煎八分服。

---

① 遂以八味地黄丸料加车前、沉香、人参：《里中医案》作"六味丸料加车前、牛膝、沉香、通草"。

② 八味丸：《里中医案》作"六味丸"。

鹿角霜丸

鹿角霜 白茯苓 秋石各等分

为细末，糊丸，梧子大，每服五钱，米饮下。

大沉香散 治膏淋，脐下妨闷。

沉香 陈皮 黄芪各七钱半 瞿麦三两 榆白皮 韭子炒 滑石各一两 黄芩 甘草炙，各五钱

为末，每服二钱，食前米饮调服。

沉香丸

沉香 肉苁蓉酒蒸，切焙 荆芥穗 磁石煅，醋淬七次 黄芪 滑石各一两

为末，蜜丸，梧子大，每服三钱，酒送下。

海金沙散

海金沙 滑石各一两 甘草二钱五分

研末，每服二钱，灯心汤调送。

菟丝子丸

菟丝子酒蒸，焙捣 桑螵蛸炙，各五钱 泽泻二钱五分

为末，蜜丸，梧子大，每服二钱，空心米饮下。

肉苁蓉丸

肉苁蓉酒蒸，焙 熟地黄酒煮杵膏 山药炒黄 石斛去根 牛膝酒浸，焙 官桂去皮，忌火 槟榔各五钱 附子炮，去皮脐 黄芪各一两 黄连去须，七钱五分 细辛去苗、叶 甘草炙，各二钱五分

为末，蜜丸，梧子大，每服二钱，盐酒下。

泽泻散 治冷淋，胀满涩痛。

泽泻 鸡苏 石韦去毛，炙 赤茯苓 蒲黄 当归 琥珀另研 槟榔各一两 枳壳麸炒 桑螵蛸炒，各五钱 官桂七钱五分

为细末，每服二钱，木通汤调服。

肾着汤 见腰痛。

肾沥汤 见痹。

巴戟丸 治胞痹。

巴戟去心，一两半 桑螵蛸切破，麸炒 杜仲去皮，酥炙 生地黄烘 附子炮，去皮脐 肉苁蓉酒浸，去甲 续断 山药各一两 远志去木，三钱 石斛去根 鹿茸酥炙 菟丝子酒浸，另捣 山茱萸去核 北五味 龙骨 官桂各七分半

为末，蜜丸，梧子大，每服三钱，空心酒下。

小便闭癃

经云：肝足厥阴之脉，过阴器，所生病者闭癃。又云：督脉者，女子人系廷孔。廷，正也，直也，言正中之直孔，即溺窍也。其孔，溺孔之端也。女人溺孔在前阴，半横骨之下也。孔之上际为之端，乃督脉外起之所，此虽以女子为言，然男子溺孔亦在横骨下中央，但为宗筋所函，故不可见耳。其男子循茎下至篡，与女子等。此生病，不得前后。茎，阴茎也。不得前后，二便俱闭也。此虽督脉所生，而实亦冲任之病。盖此三脉，皆由阴中而上行，故其为病如此。又云：三焦下腧，在于足太阳之前，少阳之后，出于腘中外廉，名曰委阳，是足[①]太阳络也。三焦者，足少阳太阴之所将，太阳之别也，上踝五寸，别入贯腨肠，出于委阳，并太阳之正，入络膀胱，约下焦。实则闭癃，虚则遗溺。此言三焦下腧之所行，与所主之病也。将，领也，三焦下腧，即足太阳之别络，故自踝上五寸间，别入腨肠，以出于委阳穴，并太阳之正脉，入络膀胱，以约束下焦，而其为病如此。又云：膀胱不利为癃，不约为遗溺。不约者，不能约束收摄也。

愚按：闭与癃，二证也。新病为溺

---

① 足：《灵枢·本输》无。

闭，盖滴点难通也；久病为溺癃，盖屡出而短少也。闭癃之病，《内经》分肝与督脉、三焦与膀胱四经，然太阳膀胱但主藏溺，其主出溺者，皆肝经及督脉及三焦也。又考膀胱为州都之官，津液藏焉，气化则能出矣。夫主气化者，太阴肺经也，若使肺燥不能生水，则气化不及州都，法当清金润肺。车前、紫菀、麦门冬、茯苓、桑皮之类。如脾湿不运，而精不上升，故肺不能生水，法当燥脾健胃。苍术、白术、茯苓、半夏之类。如肾水燥热，膀胱不利，法当滋肾涤热。黄柏、知母、茯苓、泽泻、通草之类。夫滋肾泻膀胱，名为正治；清金润燥，名为隔二之治；健胃燥脾，名为隔三之治。又或有水液只渗大肠，小腑因而燥竭，宜以淡渗之品，茯苓、猪苓、通草、泽泻之类。分利而已。或有气滞，不能通调水道，下输膀胱者，顺气为急，枳壳、木通、橘红之类。有实热者，非与纯阴之剂，则阳无以化；上焦热者，栀子、黄芩，中焦热者，黄连、芍药；下焦热者，黄柏、知母。有大虚者，非与温补之剂，则水不能行。如金匮肾气丸及补中益气汤是也。如东垣治一人小便不通，目突腹胀，皮肤欲裂，服淡渗之药无效。东垣曰：疾急矣，非精思不能处，思至半夜，曰：吾得之矣！膀胱为津液之府，必气化而能出，服淡渗而病益甚，是气不化也。无阳则阴无以生，无阴则阳无以化。淡渗气薄，皆阳药也，孤阳无阴，欲化得乎？以滋肾丸群阴之剂，投之即愈。丹溪尝曰：吾以吐法通小便，譬如滴水之器，上窍闭则下窍无以自通，必上窍开而下窍之水出焉。气虚者，补中益气汤，先服后吐；血虚者，芎归汤，先服后吐；痰多者，二陈汤，先服后吐；气闭者，香附、木通探吐。更有瘀血而小便闭者，牛膝、桃仁为要药。《别录》云：

小便不利，审是气虚，独参汤如神。由是观之，则受病之源，自非一途，若不从望、闻、问、切察之明，审之当，而浪投药剂，几何不以人命为戏耶！

妊娠小便不通

孕妇胎满压胞，多致小便塞闭，宜升举其气，补中益气汤探吐。仲景用八味丸，酒服。或令稳婆手入产户，托起其胎，溺出如注。或令孕妇眠于榻上，将榻倒竖起，胎即不压而溺出，胜于手托多矣。或各有所因者，并依证施治。

产后小便不通

陈皮去白为末，空心酒调二钱，外用盐填脐中，却以葱白皮十余根作缚，切作一指厚，安盐上，用大艾炷满葱饼上，以火灸之，觉热气入腹内即通。此唯气壅者宜之，若气虚源涸，或有他因者，更当审详也。

医　案

郡守王镜如，痰火喘嗽正甚时，忽然小便不通，自服车前、木通、茯苓、泽泻等药，小腹胀满，点滴不通。余曰：右寸数大，是金燥不能生水之故。惟用紫菀五钱、麦门冬三钱、北五味十粒、人参二[①]钱，一剂而小便涌出如泉。若淡渗之药愈多，则反致燥急之苦，不可不察也。

先兄念山，谪官浙江按察，郁怒之余，又当盛夏，小便不通，气高而喘。以自知医，服胃苓汤四帖不效。余曰：六脉见结，此气滞也。但用枳壳八钱[②]，生姜五片，急火煎服，一剂稍通，四剂霍然矣。

① 二：《里中医案》作"一"。
② 枳壳八钱：《里中医案》后有"木通三钱"。

孝廉俞彦直，修府志劳神，忽然如丧神守，小便不通。余诊之曰：寸微而尺鼓，是水涸而神伤也。用地黄、知母各二钱，人参、丹参各三钱，茯苓一钱五分，黄柏一钱，二剂稍减，十剂而安。

八正散　治心经邪热，燥渴烦躁，小便不通。

瞿麦　萹蓄　车前子　滑石　甘草炙　山栀仁　木通　大黄面裹煨，各等分

上为末，每服二钱，水一钟，入灯心煎至七分，食后临卧服之。

五苓散　方见泄泻。

木通汤　治小便不通，小腹甚痛。

木通　滑石各五钱　牵牛取头末，二钱半

上作一服，水二钟，灯心十茎，葱白一茎，煎至一钟，食前服。

通心饮　治心经有热，唇焦面赤，小便不通。

木通　连翘各三钱

水钟半，灯心十茎，煎八分服。

牛膝汤　治血结小便闭，茎中痛。

牛膝五钱　当归三钱　黄芩二钱

水钟半，煎八分服，日三服。

金匮肾气丸　治肾虚小便不通，或过服凉药而愈甚者。每服三钱，淡盐汤送下。方见肿胀。

琥珀散　治老人虚人，心气闭塞，小便不通。

用琥珀为末，每服一钱，人参汤下，极效。

利气散　治老人气虚，小便不通。

黄芪炙　陈皮去白　甘草各一钱

水一钟，煎七分服。

参芪汤　治心虚客热，小便涩数。

赤茯苓一钱五分　生地黄　黄芪　桑螵蛸微炙　地骨皮各一钱　人参　菟丝子酒浸，研　甘草炙，各五分

水一钟，煎七分，入灯心二十一茎，

一沸服。

清肺散　治渴而小便闭涩。

茯苓二钱　猪苓三钱　泽泻　瞿麦　琥珀各五分　灯心一分　萹蓄　木通各七分　通草二分　车前子一钱

水二碗，煎至一碗服。

滋肾汤　治阴虚小便闭。

黄柏酒洗，焙　知母酒炒，各二两　肉桂二钱

上为末，熟水为丸，如芡实大，每服百丸，加至二百丸，百沸汤空心下。

滋肾化气汤　治因服热药，小便不利，脐下痛。

黄连炒　黄柏炒　甘草各一钱半

水煎，食前服。未通加知母。

滑石散　治男妇转胞，小腹急痛，不得小便。

寒水石二两　葵子一合　滑石　乱发灰　车前子　木通去皮节，各一两

水十碗，煎至五碗，每服一碗，一日服尽，即利。

洗方　治胞转小便闭。

先用良姜五钱　葱头二十一枚　紫苏二两　煎汤，密室内熏洗小腹、外肾、肛门、留汤再添。蘸绵洗，以手抚脐下，拭干。被中仰坐，垂脚自舒其气。次用蜀葵子二钱半　赤茯苓　赤芍药　白芍药各五钱

每服三钱，煎取清汁，调苏合丸三丸，并研细青盐五分，食前温服。

又法　炒盐半斤，囊盛，熨小腹。

葱熨法　治小便闭，小肠胀，不急治，杀人。

用葱白三斤，细切炒熟，绢包分二袋，更替熨脐下即通。

又法　以自爪甲烧灰，水服。

涂脐方　治小便不通。

大蒜独颗者，一枚　栀子七枚　盐花少许

上捣烂，摊绵纸上贴脐，良久即通，

未通，涂阴囊上立通。

又法 治小便闭，垂死者神效。

桃枝　柳枝　木通　川椒　白矾枯，
各一两　葱白七个　灯心一握

水三十碗，煎至十五碗，用磁瓶热盛
一半药汁，熏外肾，周回以被围绕，不令
外风得入，良久便通如赤豆汁，若冷即易
之，其效大奇。

小 便 赤 黄

经曰：肝[①]热病者，小便先黄。又
云：（胃）气盛则身已前皆热，……消谷
善饥，溺色黄。又云：（肺）气虚则肩背
痛寒，少气不足以息，溺色变。又云：冬
脉不及，令人胁清脊痛，小便变。上二段
言胃肝有实热，下二段言肺肾有虚寒，此
四者皆能令人小便黄赤也。厥阴之胜，肱
胁气并，化而为热，小便黄赤。此运气之
属风者也。少阴司天，热淫所胜，病溺色
变。又云：少阳之胜……溺赤善惊。又
曰：阳明司天，燥气下临，暴热至，阳气
郁发，小便变。此皆运气之属热者也。中
气不足，溲便为之变。此言脾虚也。

愚按：小便黄赤，人皆以下焦有热，

清之利之而已矣。宁知《内经》脏腑寒热
之别，有如是耶？故一切证候，莫不有五
脏六腑之分，虚实寒热之别，苟不详察，
其不祸人者几希矣。

火府丹 治心肝有热，小便黄赤。

黄芩一钱五分　生地黄三钱　木通四钱

水二钟，煎一钟，空心时服。

凉胃散 脾胃有热，消谷善饥，溺色
黄赤。

黄连一钱二分　甘草四分，生用　陈皮二
钱，去白　茯苓四钱，去皮

水二杯，煎一杯，食远服。

加味补中益气汤 治脾肺虚，小便黄
赤。

人参一钱　白术一钱，炒黄　黄芪一钱二
分　甘草三分　当归五分　陈皮六分　升麻
三分　柴胡二分　茯苓二钱　车前子一钱

水二钟，煨姜三片，枣一枚，煎八分
服。

温肾汤 治尺脉虚涩，足胫逆冷，小
便黄赤。

附子制熟，二钱　肉桂去皮，一钱　熟地
二钱　茯苓一钱五分　牛膝一钱二分

水二杯，煨姜五片，煎一杯，空心
服。

---

① 肝：原作"脉"，据《素问·刺热篇》原文改。

卷 之 九

云间李中梓士材父著
门人董尔正季方父参
侄孙李廷芳衡伯父订

大便不通

经曰：北方黑色，入通于肾，开窍于二阴。肾主五液，津液盛则大便调和，若饥饱劳役，损伤胃气，及过于辛热厚味，则火邪伏于血中，耗散真阴，津液亏少，故大便燥结。又有年老气虚，津液不足而结者，肾恶燥，急食辛以润之是也。

愚按：《内经》之言，则知大便秘结，专责之少阴一经，证状虽殊，总之津液枯干，一言以蔽之也。分而言之，则有胃实、胃虚、热秘、冷秘、风秘、气秘之分。胃实而秘者，善饮食，小便赤，麻仁丸、七宣丸之类。胃虚而秘者，不能饮食，小便清利，厚朴汤。热秘者，面赤身热，六脉数实，肠胃胀闷，时欲得冷，或口舌生疮，四顺清凉饮、润肠丸、木香槟榔丸，实者承气汤。冷秘者，面白或黑，六脉沉迟，小便清白，喜热恶冷，藿香正气散加官桂、枳壳，吞半硫丸。气秘者，气不升降，谷气不行，其人多噫，苏子降气汤加枳壳、吞养正丹；未效，佐以木香槟榔丸。风秘者，风搏肺脏，传于大肠，小续命汤去附子，倍芍药，加竹沥，吞润肠丸；或活血润肠丸。更有老年津液干枯，妇人产后亡血，及发汗利小便，病后

血气未复，皆能秘结，法当补养气血，使津液生则自通，误用硝黄利药，多致不救，而巴豆、牵牛，其害更速。八珍汤加苏子、广橘红、杏仁、苁蓉，倍用当归。若病证虽属阴寒，而脉实微躁，宜温暖药中略加苦寒，以去热躁，躁止勿加。如阴躁欲坐井中者，两尺按之必虚，或沉细而迟，但煎理中汤，待极冷方服；或服药不应，不敢用峻猛之药者，宜蜜煎导之。用盐五分，皂角末五分，入蜜煎中，其功更捷。冷秘者，酱生姜导之；或于蜜煎中加草乌头末。有热者，猪胆汁导之。久虚者，如常饮食法煮猪血脏汤，加酥食之，血仍润血，脏仍润脏，此妙法也。每见江湖方士，轻用硝黄者，十伤四五，轻用巴丑者，十伤七八，不可不谨也。或久而愈结，或变为肺痿吐脓血，或饮食不进而死。

医　案

少宰蒋恬庵，服五加皮酒，遂患大便秘结，四日以来，腹中胀闷，服大黄一钱，通后复结。余曰：肾气衰少，津液不充，误行疏利，是助其燥矣。以六味丸煎成，加人乳一钟，白蜜五钱，三剂后即通，十日而康复矣。

文学顾以贞，素有风疾，大便秘结，

经年不愈，始来求治。余曰：此名风秘，治风须治血，乃大法也。用十全大补汤加秦艽、麻仁、杏仁、防风、煨皂角仁，半月而效，三月以后永不复患。以手书谢曰：不肖道力，僻处穷乡，日与庸人为伍，一旦婴非常之疾，困苦经年，靡剂不尝，反深沉痼。遂不远百里，就治神良，乍聆指教，肺腑快然，及饮佳方，如臭味之投，百日以来，沉疴顿释，今幸生归矣。凡仰事俯育，傋非意外之庆，则傋非台翁之赐哉！全家额首，尸祝[①]湛恩，乞附名案之尾，以志感悰，幸甚。

麻仁丸　治肠胃热燥，大便秘结。

厚朴去皮、姜汁浸炒　芍药　枳实麸炒，各半斤　大黄蒸焙，一斤　麻仁别研，五两　杏仁去皮炒，五两半

上为末，炼蜜和丸，桐子大，每服二十丸，临卧温水下，大便通利即止。

七宣丸　治风气结聚，实邪秘结。

桃仁去皮尖，炒，六两　柴胡　诃子皮　枳实麸炒　木香各五两　甘草炙，四两　大黄面裹煨，十五两

上为末，炼蜜丸，如桐子大，每服二十丸，食前临卧各一服，米饮下，以利为度。

厚朴汤　治胃虚秘结。

厚朴姜汁浸，炒透　陈皮　甘草各三两　白术五两　半夏曲　枳实麸炒，各二两

上为粗末，每服五钱，水一钟半，生姜三片，枣一枚，煎至八分，食前大温服。

四顺清凉饮　治血燥内热，大便不通。

大黄蒸　甘草炙　当归酒洗　芍药各一钱

水钟半，薄荷十叶，煎至七分服。

润肠丸　治风结血秘，胃中伏火。

羌活　归尾　大黄煨，各五钱　桃仁去

皮尖　麻仁各一两

上为末，除麻仁、桃仁另研如泥外，为细末，炼蜜丸，如桐子大，每服五十丸，空心白汤送下。

木香槟榔丸　疏导三焦，快气化痰，消食宽中。

木香　槟榔　枳壳麸炒　杏仁去皮尖，炒　青皮去穰，各一两　半夏曲　皂角酥炙　郁李仁各二两

上为末，别以皂角四两，用浆水一碗，搓揉熬膏，更入熟蜜少许，和丸桐子大，每服五十丸，食后姜汤下。

大承气汤

大黄　芒硝　厚朴去皮　枳实各二钱

水二钟，生姜三片，煎至九分，内硝煎服。

藿香正气散　小续命汤　养正丹　八珍汤　俱见中风。

苏子降气汤　治气滞妨闷，痰盛便秘。

苏子炒　半夏汤泡，各二钱半　前胡　甘草炙　厚朴姜汁浸炒　陈皮各一钱　当归一钱五分　沉香七分

水二钟，生姜三片，煎一钟服。虚人加桂五分、黄芪一钱。

半硫丸　治老人虚人冷秘。

熟半夏为细末　硫黄研极细，用柳木槌子杀过

以生姜自然汁同熬，入干蒸饼末搅和匀，入白内杵数百下，丸如桐子大，每服十五丸至二十丸，温酒或姜汤下。妇人醋汤下，俱空心服。

橘杏汤　治脉浮气秘。或脉沉为血秘，以桃仁代杏仁。

杏仁汤泡去皮尖，炒黄，五钱　橘红去白净，

_____

① 尸祝：古代祭祀时任尸和祝的人。此引申为崇拜的意思。

二钱半

水一钟，生姜三片，煎七分服。

益血润肠丸

熟地黄六两　杏仁去皮尖，炒　麻仁各三两，以上三味俱杵膏　枳壳麸炒　橘红各二两五钱　阿胶炒　肉苁蓉各一两半　苏子　荆芥各一两　当归三两

为末，以前三味膏，同杵千余下，仍加炼蜜丸，桐子大，每服六十丸，空心白汤下。

穿结药　治大实大满，心胸高起，便秘。

蟾酥　轻粉　麝香各一钱　巴豆五分，另研

研极细末，用孩儿茶、乳汁和丸，如黍米大，每服三丸，姜汤送下。

小便不禁

经曰：督脉生病为遗溺。又曰：肝所生病为遗溺。督与肝二经并循阴器，系廷孔，病则营卫不至，气血失常，莫能约束水道之窍，故遗失不禁。又曰：膀胱不约为遗溺。又曰：手太阴之别，名曰列缺，其病虚则欠欬，小便遗数。由此二节观之，不独病在阴器、廷孔而已。三焦为决渎之官，失其常则遗溺，何也？三焦之脉，从缺盆，布膻中，下膈，循属三焦。膀胱之脉，从肩膊内挟脊抵腰中，入循脊，属膀胱。凡三焦虚则膀胱亦虚，故不约也。肺从上焦，通调水道，下输膀胱，而肾又上连于肺，两脏为子母，母虚子亦虚，此言上、中、下三焦气虚，皆可以致遗溺也。

愚按：世俗之治小便不禁者，但知补涩而已，不知《内经》论肝肾膀胱之病，不指为何邪所干，则知七情六气皆能为病也。又言手太阴虚者，为子母相关之病，

则知所生所胜所不胜之五邪，皆足以为病也。总其大要而言，肺者主气以下降，生水以下输；膀胱者，津液藏焉，气化则能出。水泉不止者，膀胱不藏也。此两经者，实为总司。肺虚者为上虚，当补气；补中益气汤，不愈，当以黄柏、生地、麦门冬清其热。膀胱虚者为下虚，当涩脱。桑螵蛸、鸡肶胵之类。挟寒者家韭子丸、固脬丸、白茯苓散、菟丝子散之类、滑脱者牡蛎丸，挟热者白薇散，或鸡肠散。更有睡则遗尿，皆责之虚，所以婴儿脬气未固，老人下元不足，多有此证。在婴儿挟热者十居七八，在老人挟寒者十居七八，此又不可不辨也。宜大菟丝子丸，猪脬炙研碎，煎汤送下，更须审寒热而为之活法。

妊娠尿出不知

用白矾、牡蛎为末，酒调服二钱。或鸡毛灰末酒，服一匕。或炙桑螵蛸、益智仁为末，米饮下。薛立斋云：此证若脬中有热，加味逍遥散；若脾肺气虚，补中益气汤加益智；若肝肾阴虚，六味丸。

产后小便不禁

此气血虚不能制故也。薛立斋云：若因稳婆损脬者，八珍汤兼进补脬饮。若膀胱气虚而小便频数，当补脾肺；若膀胱阴虚者，须补肺肾。

医　案

方伯张七泽夫人，患饮食不进，小便不禁。余曰：六脉沉迟，水泉不藏，是无火也。投以八味丸料，兼进六君子加益智、肉桂①，二剂减，数剂而安。

---

① 投以八味……肉桂：《里中医案》作"理中汤、八味丸并进"。

文学俞玄倩，忧愤经旬，忽然小便不禁，医皆以固脬补肾之剂投之，凡一月而转甚。余谓之曰：六脉举之则软，按之则坚，此肾肝之阴有伏热也。用牡丹皮、白茯苓各二钱，苦参八分，甘草梢六分，黄连一钱，煎成，调黄鸡肠与服，六剂而安矣。适有吴门医者云：既愈当大补之。数日后仍复不禁。再来求治。余曰：肝家素有郁热，得温补而转炽，遂以龙胆泻肝汤加黄鸡肠服之，四剂即止，更以四君子加黄连、山栀，一月而愈。

家韭子丸　治遗溺梦遗白浊。

家韭子炒，六两　鹿茸四两，酥炙　肉苁蓉酒浸，去甲　牛膝酒浸　熟地黄　当归各二两　菟丝子酒浸　巴戟各一两五钱　杜仲炒　石斛去苗　桂心　干姜各一两

上为末，酒糊丸，桐子大，每服五十丸，加至百丸，空心食前盐汤温酒送下。

固脬丸

菟丝子二两，制　茴香一两　附子炮，去皮脐　桑螵蛸炙，各五钱　戎盐二钱五分

上为细末，酒糊丸，梧子大，每服三十丸，空心米饮送下。

白茯苓散

白茯苓　龙骨　干姜炮　附子炮去皮脐　续断　桂心　甘草炙，各一两　熟地黄　桑螵蛸微炒，各二两

上锉碎，每服四钱，水一盏，煎六分，食前服。

鹿茸散　治小便不禁，阴痿脚弱。

鹿茸二两，去毛酥炙　韭子微炒　羊踯躅酒拌，炒干　附子炮　泽泻　桂心各一两

为细末，每服二钱，食前粥饮调服。

菟丝子散　治小便不禁，或过多。

菟丝子二两，酒浸三日，晒干，另捣为细末　牡蛎　附子炮，去皮脐　五味子各一两　鸡肶去黄皮，微炒　肉苁蓉各二两

上为末，每服二钱，粥汤送下。

牡蛎丸

牡蛎白者三两，入磁瓶盐固济，炭五斤，煅半日，取出研细　赤石脂三两，细碎，醋拌匀湿，于生铁铫内，慢火炒令干，二味合研如粉

酒糊丸，桐子大，每服五十丸，空心盐汤下。

白薇散

白薇　白蔹　白芍药各等分

上为末，每服二钱，粥饮下。

鸡肠散

黄鸡肠雄者四具，切破洗净，炙令黄　黄连去须　肉苁蓉酒洗，切焙　赤石脂另研　白石脂另研　苦参各五两

上为末，每服二钱，食前酒下，日二夜一。

大菟丝子丸　治肾虚小便不禁。

菟丝子净洗，酒浸　泽泻　鹿茸去毛，酥炙　石龙芮去土　肉桂去粗皮　附子炮去皮，各一两　石斛去根　熟地黄　白茯苓去皮　牛膝酒浸一宿，焙干　续断　山茱萸去核　肉苁蓉酒浸，切焙　防风去芦　杜仲去粗皮，炒去丝　补骨脂去衣，酒炒　荜澄茄　沉香　巴戟去心　茴香炒，各三两　五味子　桑螵蛸酒浸，炒　覆盆子去枝、叶、萼　芎䓖各半两

上为细末，酒煮面糊丸，如桐子大，每服二十丸，空心温酒或盐汤任下。

逍遥散　治血虚小便不禁。

白茯苓　白术土炒　当归身　白芍药酒炒　柴胡各一钱　甘草五分

水一钟，煨姜三片，煎至六分服。

补中益气汤　**八珍汤**　**六味丸**　俱见虚痨。

补脬饮　治产时伤脬，小便漏出。

生丝黄绢一尺，煎碎　白牡丹根皮，用干叶者　白及各一钱

上为末，水一碗，煮至绢烂如饴，空心顿服，服时不得作声，作声即不效。

桑螵蛸散　治阳气虚弱，小便不禁。

桑螵蛸三十个，炒 鹿茸酥炙 黄芪各三两 牡蛎煅 人参 赤石脂各二两

上为末，每服二钱，空心粥饮调服。

遗 精

梦与女人交为梦遗，不因梦而自遗者为精滑。

经曰：怵惕思虑者则伤神，神伤则恐惧，流淫而不止。怵，恐也。惕，惊也。流淫，谓流水淫精也。思虑而兼之以怵惕，则神伤而心怯，心怯则恐惧而伤肾，肾伤则精不固，此心肾不交，故不能收摄也。又曰：恐惧而不解则伤精，精伤则骨痠痿厥，精时自下。即上文之意思而申言之也。又曰：五脏主藏精者也……伤则失守。此言五脏各主藏精，非肾之一脏独有精也。五脏一有所伤，则失其藏精之职，而不能自守，所以精不能固，时有遗漏之患也。又曰：肾者主水，受五脏六腑之精而藏之。食气入胃，散精于五脏，又水饮自脾肺而输于肾，水精四布，五精并行，此水谷日生之精也。后天日生之精，与先天生来之精，互化生成，总输于肾，故曰受五脏六腑之精而藏之。又曰：（厥气）客于阴器，则梦接内。阴器者，宗筋之所系也。足太阴、阳明、少阴、厥阴之筋，皆结聚于阴器，与冲、任、督三脉之所会，然厥阴主筋，故诸筋皆统属于厥阴也。肾为阴，主藏精，肝为阳，主疏泄，阴器乃泄精之窍，是故肾之阴虚，则精不藏，肝之阳强，则气不固。若遇阴邪客于其窍，与相火强阳相感，则梦寐之间，精气漏泄矣。

愚按：古今方论皆以遗精为肾气衰弱之病，若与他脏不相干涉。不知《内经》言五脏六腑各有精，肾则受而藏之，以不梦而自遗者，心肾之伤居多；梦而后遗者，相火之强为害。若夫五脏各得其职，则精藏而治，苟一脏不得其正，甚则必害心肾之主精者焉。

治之之法，独因肾病而遗者，治其肾，由他脏而致者，则他脏与肾两治之。如心病而遗者，必血脉空虚，本纵不收；肺病而遗者，必皮革毛焦，喘息不利；脾病而遗者，色黄肉消，四肢懈惰；肝病而遗者，色青而筋痿；肾病而遗者，色黑而髓空。更当以六脉参详，昭然可辨。然所因更多自端，有用心过度，心不摄肾而失精者，宜远志丸佐以灵砂丹。有色欲不遂，而致精泄者，四七汤吞白丸子，甚者耳闻目见，其精即出，名曰白淫，妙香散吞玉华白丹。有色欲过度，精窍虚滑，正元散加牡蛎粉、肉苁蓉各半钱，吞灵妙丹，仍佐以鹿茸丸、山药丸、大菟丝子丸、固阳丸之类。有壮年久旷，精满而溢，清心丸。有饮酒厚味，痰火湿热扰动精府，苍术、白术、半夏、橘红、茯苓、甘草、升麻、柴胡，俾清升浊降，脾胃健运，则遗滑自止。有脾虚下陷者，补中益气汤。有肾虚不固者，五倍子二两，茯苓四两，为丸服之，神验。

然其证状亦复不同，或小便后出多不可禁者，或不小便而自出，或茎中痒痛，常如欲小便者，或梦女交者，并从前法分别施治。或实有鬼魅相感，其状不欲见人，如有对晤，时独言笑，时常悲泣，脉息乍大乍小，乍有乍无，及脉来绵绵，不知度数，而颜色不变，乃其候也。宜朱砂、雄黄、麝香、鬼箭、虎头骨之类，或但服苏合丸，神效。

更有久旷之人，或纵欲之人，与女交合，泄而不止，谓之走阳。其女须抱定，勿使阴茎出户，急呵热气于口中，以指捻住尾闾即救矣。若女人惊而脱去者，十有九死，亟以童女接气，灌以大剂独参汤，

亦有活者。总其大纲言之，清滑宜涩之，涩而不效，即泻心火，泻而不效，即以补中益气，用升麻、柴胡至一二钱，举其气上而不下，往往有功，讵不可补之不效。涩之无灵，遂委之命也哉！

医　案

文学顾以功，科试劳神，南都归，即患精滑，小便后及梦寐间俱有遗失，自服金樱子膏，经月不验，问治于余。余曰：气虚而神动，非远志丸不可①。服十日而减半，一月而痊愈。

武科张宁之，禀质素强，纵饮无度，忽小便毕有白精数点，自以为有余之疾，不宜医治，经三月以来，虽不小便，时有精出，觉头目眩晕。医者以固精涩脱之剂，治疗两月，略不见功。迎余治之。但见六脉滑大，此因酒味湿热下于精脏。遂以白术、茯苓、橘红、甘草、干葛、白蔻、加黄柏少许，两剂后即效②，不十日而康复如常。

儒者钱用宾，色欲过度，梦遗滑精，先服清相火之剂，继服固涩之剂，皆无效。来求余，余以玉华白丹浓煎人参汤送二钱，两服后稍固，兼进六味地黄丸，加莲须、芡实、远志、五味子丸，一月愈。

远志丸　治心肾不足，梦遗精滑。

茯神去皮木　白茯苓去皮膜　人参　龙齿各一两　远志去木，姜汁浸　石菖蒲各二两

上为末，蜜丸桐子大，辰砂为衣，每服三十丸，空心热盐汤下。

灵砂丹　治上盛下虚，痰涎壅盛，最能镇坠，升降阴阳，调和五脏，补助元气。

水银一斤　硫黄四两

上二味用新铫内炒成砂子，入水火鼎煅炼为末，糯米糊丸，如麻子大，每服三丸，空心，枣汤、米汤、人参汤任下。忌猪羊血、绿豆粉、冷滑之物。

茯神汤　治欲心太炽，梦遗心悸。

茯神去皮木，一钱半　远志去心　酸枣仁炒，各一钱二分　石菖蒲　人参　白茯苓各一钱　黄连　生地黄各八分　当归酒洗，一钱　甘草四分

水二钟，莲子七粒，槌碎，煎八分，食前服。

四七汤　治七情郁结，痰气妨闷，呕吐恶心，神情不快。

半夏一钱五分　茯苓去皮，一钱二分　紫苏叶六分　厚朴姜制，九分

水一钟，姜七片，红枣二枚，煎八分服。

青州白丸子　治风痰壅盛，瘫痪，呕吐涎沫，气不舒畅，闷闷不宁。

半夏生，七两，水浸洗　南星生，二两　白附子生，二两　川乌生，半两，去皮脐

上为末，以生绢袋盛，于井花水内揉出滓，再研再揉，以尽为度。置磁盆中，日晒夜露，至晓，去旧水，别用井水搅，又晒，至来日早，再换新水搅。春五日，夏三日，秋七日，冬十日。去水晒干，以糯米粉煎粥清丸，绿豆大，姜汤下二十丸。

妙香散　安心神，闭精气。

龙骨五色者　益智仁　人参各一两　白茯苓去皮　远志去心　茯神去皮木，各半两　朱砂水飞　甘草炙，各二钱五分

上为末，每服二钱，空心温酒调服。

玉华白丹　清上实下，助养本元，最治二便不固、梦遗精滑等证。

钟乳粉炼成者，一两　白石脂净瓦上煅通

---

① 非远志丸不可：《里中医案》作"须人参一两，煎好调莲鸦不二散服之"。

② 白术……即效：《里中医案》作"干葛、白豆蔻、白术、茯苓、陈皮、甘草、黄柏，大剂煎，日恣饮五六碗而精止，更以地黄丸料，加黄柏"。

红，研细水飞　　阳起石磁罐中煅令通红，取出酒淬，放阴地上令干，各半两　　左顾牡蛎七钱，洗，用韭菜捣汁，盐泥固济，火煅去白者

上四味，各研令极细，拌和作一处，研一二日，以糯米粉煮糊为丸，如芡实大。入地坑出火毒一宿。每服一粒，空心浓煎人参汤，待冷送下。不僭不燥，可以久服，大补真元，最怯宿疾。妇人无妊者，当归、地黄浸酒送下。凡服药后，以少少白粥压之，忌猪羊血，绿豆粉。

正元散　治下元虚，脐腹胀痛，泄利呕吐，阳虚自汗，梦遗精滑，手足厥冷，一切虚寒。

红豆炒　　干姜炮　　陈皮去白，各三钱茯苓去皮　　人参　　白术　　炙甘草各二两　肉桂去粗皮　　川乌炮去皮，各半两　　附子炮，去皮尖　　山药姜汁浸炒　　川芎　乌药　干葛各一两　黄芪炙，一两五钱

上为细末，每服三钱。水一盏，姜三片，枣二枚，盐少许，煎七分，食前温服。

鹿茸益精丸　　治心肾虚冷，漏精白浊。

鹿茸去毛，酥炙　　桑螵蛸瓦上焙　肉苁蓉　巴戟去心　菟丝子酒浸　杜仲去皮，姜汁炒　益智仁　禹余粮火煅，醋淬　川楝子去皮、核，焙　当归各三两　韭子微炒　补骨脂炒　山茱萸去核　赤石脂　龙骨另研，各五钱滴乳香二钱半

为末，酒煮糯米糊为丸，桐子大，每服七十丸，食前白茯苓煎汤送下。

山药丸　治诸虚百损，梦遗精滑。

赤石脂煅　茯神去皮木　山茱萸去核熟地黄酒浸　巴戟去心　牛膝酒浸　泽泻各一两　杜仲去皮，姜汁炒　菟丝子酒浸　山药各三两　五味子六钱　肉苁蓉酒浸，四两

上为末，蜜丸，桐子大，每服三钱，盐汤送下。

大菟丝子丸　见小便不禁。

固阳丸

附子炮，三两　　川乌头炮，二两　白龙骨二两　补骨脂　舶上茴香　川楝子各一两七钱

上为末，酒糊丸，桐子大，每服五十丸，空心酒下。

补中益气汤　方见虚痨。

苏合香丸　方见中风。

秘真丸　固精安肾。

龙骨一两　诃子皮五枚　砂仁五钱　朱砂一两，水飞

上为末，面糊丸，绿豆大。每服三钱，空心酒下。

金锁玉关丸　治遗精白浊，心虚不宁。

鸡头肉　莲子　莲须　藕节　白茯苓白茯神　干山药各等分

为末，金樱子煎膏为丸，梧子大，每服三钱，米饮送下。

清心丸　治经络热，梦遗心悸。

黄柏皮一两，为末　生脑子一钱

同研匀，蜜丸桐子大，每服十丸，加至十五丸，浓煎麦门冬汤下。

赤　白　浊

经曰：思想无穷，所愿不得，意淫于外，入房太甚，宗筋弛纵，发为筋痿，及为白淫。此已见遗精条矣，兹复收者，为浊病仍在精窍，与淋病之在溺窍者不同也。每见时医治浊，多以淋法治之，五苓、八正，杂投不已，而病反增剧，不知经论祗属精病也。

愚按：经文及细考前哲诸论，而知浊病即精病，非溺病也。故患浊者，茎中如刀割火灼，而溺自清，惟窍端时有秽物，如疮之脓，如目之眵，淋漓不断，与便溺绝不相混。大抵由精败而腐者十之六七；

由湿热流注与虚者十之二三。其有赤白之分者，何也？精者，血之所化，浊去太多，精化不及，赤未变白，故成赤浊，此虚之甚也。所以少年天癸未至，强力行房，所泄半精半血，壮年施泄无度，亦多精血杂出，则知丹溪以赤属血，白属气者，未尽然也。又以赤为心虚有热，由思虑而得；白为肾虚有寒，因嗜欲而得，亦非确论。总之，心动于欲，肾伤于色，或强忍房事，或多服淫方，败精流溢，乃为白浊。虚滑者血不及变，乃为赤浊，挟寒则脉来沉迟无力，小便清白，草薢分清饮、八味丸、内外鹿茸丸之类。挟热则口渴便赤，脉必滑数有力，清心莲子饮、香苓散。有胃中湿痰流注，苍白二陈汤加升麻、柴胡。有属虚痨，六味地黄丸加莲须、芡实、菟丝、五味、龙骨、牡蛎。有因伏暑，四苓散加香薷、麦门冬、人参、石莲肉之类。有稠粘如胶，涩痛异常，乃精塞窍道，香苓散送八味丸，或金匮肾气丸；有热者草薢分清饮，茯菟丸。有思想太过，心动烦扰，则精败下焦，加味清心饮、瑞莲丸之类。如上数端，此其大略也，若夫五脏之伤，六淫之变，难以枚举，临证之顷，慎无轻忽。

脉　候

脉大而涩，按之无力，或微细，或沉紧而涩为虚。尺脉虚浮急疾者，皆难治；迟者易治。

医　案

归德郡侯李易斋，患白浊，服五苓散数剂无功。余诊之，两尺大而涩，是龙火虚炎，精瘀窍道，用牛膝、茯苓、黄柏、麦门冬、山药、远志、细辛、甘草，十剂而安。

先禄卿吴伯玉，闭精行房，时有文字之劳，患白浊，茎中痛如刀割，自服清火疏利之剂不效，改服补肾之剂又不效，商治于余。余曰：败精久蓄，已足为害，况劳心之余，水火不交，坎离顺用也。用草薢分清饮，加茯神、远志、肉桂、黄连，四剂即效。兼服补中益气、六味地黄丸半月而安。后因劳复发，但服补中益气一二剂即愈。

清心莲子饮　治心虚有热，小便赤浊。

黄芩　麦门冬去心　地骨皮　车前子　甘草炙，各一钱五分　石莲肉　白茯苓　黄芪蜜炙　人参各七分半　远志　石菖蒲各一钱

水二钟，煎一钟，空心温服。发热加柴胡、薄荷。

草薢分清饮　治真元不固，赤白二浊。

益智仁　川草薢　石菖蒲　乌药各一钱

水一钟，入盐一捻，煎七分，食前服。一方加茯苓、甘草。

苍白二陈汤　治湿痰下注为白浊。

苍术糠炒　白术土炒，各一钱半　橘红一钱　半夏二钱　茯苓一钱二分　甘草四分

水二钟，姜三片，煎一钟服。

四苓散

茯苓去皮　猪苓去皮　白术土炒　泽泻各等分

上为细末，每服三钱，空心长流水调服。

玄菟丹　治三消渴利神药，禁止遗浊。

菟丝子酒浸通软，乘湿研，焙干，别去末，十两　五味子酒浸，别研为末，净七两　白茯苓去皮　干莲肉各三两

上为末，别碾干山药末六两，将所浸酒，添酒煮糊丸如桐子大。每服五十丸，

空心食前米饮下。

六味地黄丸 八味地黄丸 补中益气汤 见虚痨。

金匮肾气丸 见肿胀。

内补鹿茸丸 补益精气，善止白淫。

鹿茸酥炙 菟丝子酒浸，蒸焙 蒺藜炒 沙苑蒺藜 肉苁蓉 紫菀 蛇床子酒浸，蒸 黄芪 桑螵蛸 阳起石 附子炮 官桂各等分

上为细末，蜜丸桐子大，每服三十丸，食前温酒送下。

香苓散 即五苓散与辰砂妙香散合用。

山药姜汁炒 茯苓去皮 茯神去皮木 远志去心，炒 黄芪各一两 人参 桔梗去芦 甘草炙，各半两 木香煨，二钱五分 辰砂三钱，另研 麝香一钱，另研 猪苓去皮 白术土炒 泽泻各八分 肉桂二钱

上为末，每服二钱，天麦二冬去心，煎汤空心调服，日三服愈。

茯菟丸 治思虑太过，心肾虚伤，真阳不固，溺有余沥，小便白浊，梦寐频泄。

菟丝子酒浸，五两 石莲子去壳，二两 白茯苓去皮，三两

上为细末，酒糊丸，如桐于大，每服五十丸，空心盐汤下。

加味清心饮 治心中烦热，赤浊肥脂。

白茯苓去皮 石莲肉各一钱半 益智仁 麦门冬去心 人参去芦 远志去心，姜汁炒 石菖蒲 车前子 白术炒 泽泻 甘草炙，各一钱

水二钟，灯心二十茎，煎一钟，食前服。有热，加薄荷少许。

瑞莲丸 治思虑伤心，赤白二浊。

白茯苓去皮 石莲肉去心，炒 龙骨生用 天门冬去心 麦门冬去心 柏子仁炒，

另研 紫石英火煅，研细 远志甘草水煮，去心 当归去芦，酒浸 酸枣仁炒 龙齿各一两 乳香半两，另研

上为细末，蜜丸梧子大，朱砂为衣，每服七十丸，空心温酒或枣汤送下。

远志丸 治赤浊如神。

远志八两，去心 茯神去皮木 益智仁各二两

上为细末，酒煮面糊丸梧子大，每服五十丸，临卧枣汤送下。

锁精丸 治赤白浊。

补骨脂炒 青盐各四两 白茯苓 五倍子各二两

上为细末，酒煮糊丸如梧子大，每服三十丸，空心盐汤送下。

水陆二仙丹 治赤白浊。

金樱子去子及毛净，蒸熟，慢火熬成膏 芡实肉研为细粉，各等分

上以前膏同酒糊为丸梧子大，每服三十丸，食前温酒下。一方用乳汁丸，盐汤下。

赤脚道人龙骨丸 治白浊。

龙骨 牡蛎各半两

上研为末，入卿鱼腹内，湿纸裹，入火内炮熟，取出去纸，将药同鱼肉丸如桐子大，每服三十丸，空心米饮下。卿鱼不拘大小，只以着尽上件药为度。更加茯苓、远志各半两尤佳。

痰 饮

稠浊者为痰，清稀者为饮。

经曰：太阴在泉，湿淫所胜，民病饮积。又曰：岁土太过，雨湿流行，甚则饮发。又：土郁之发，太阴之复，皆病饮发。

按：痰之为病十常六七，而《内经》叙痰饮四条，皆因湿土为害。故先哲云：

脾为生痰之源。又曰：治痰不理脾胃，非其治也。

夫饮入于胃，游溢精气，上输于脾，脾气散精，上归于肺，通调水道，下输膀胱，水精四布，五经并行，何痰之有？惟脾土虚湿，清者难升，浊者难降，留中滞膈，瘀而成痰。故治痰先补脾，脾复健运之常，而痰自化矣。

析而言之，痰有五，饮亦有五，而治法因之而变。在脾经者名曰湿痰，脉缓面黄，肢体沉重，嗜卧不收，腹胀食滞，其痰滑而易出（二陈汤、白术丸，挟虚者六君子汤，酒伤者白蔻、干葛，挟食者保和丸，挟暑者清暑丸，惊者妙应丸）。在肺经者名曰燥痰，又名气痰，脉涩面白，气上喘促，洒淅寒热，悲愁不乐，其痰涩而难出（利金汤、润肺饮）。在肝经者名曰风痰，脉弦面青，四肢满闷，便溺秘涩，时有躁怒，其痰青而多泡（水煮金花丸、防风丸、川芎丸）。在心经者名曰热痰，脉洪面赤，烦热心痛，口干唇燥，时多喜笑，其痰坚而成块（小黄丸、天黄汤）。在肾经者名曰寒痰，脉沉面黑，小便急痛，足寒而逆，心多恐怖，其痰有黑点而多稀（姜桂丸、八味丸、胡椒理中丸）。其人素盛今瘦，水走肠间，辘辘有声，名曰痰饮；心下冷极，以温药和之。桂苓术甘汤主之。饮后水流在胁下，咳吐引痛，名曰悬饮（十枣汤下之）。饮水流于四肢，当汗不汗，身体疼重，名曰溢饮（大青龙汤汗之）。咳逆倚息，短气不得卧，其形如肿，名曰支饮（五苓散、泽泻汤利之）。膈满呕吐，喘咳寒热，腰背痛，目泪出，其人振振恶寒，身瞤惕者，名曰伏饮（倍术丸）。更有一种，非痰非饮，时吐白沫，不甚稠粘，此脾虚不能约束津液，故涎沫自出，宜用六君子汤加益智仁以摄之。

嗟乎！五痰五饮，证各不同，治法迥别，稍或不详，妄投药剂，非徒无益，而又害之。至如脾肺二家之痰，尤不可混，脾为湿土，喜温燥而恶寒润，故二术、星、夏为要药；肺为燥金，喜凉润而恶温燥，故二母、二冬、地黄、桔梗为要药。二者易治，鲜不危困。每见世俗恶半夏之燥，喜贝母之润，一见有痰，便以贝母投之，若是脾痰，则土气益伤，饮食忽减矣。即使肺痰，毋过于凉润，以伤中州，稍用脾药，以生肺金，方为善治。故曰：治痰不理脾胃，非其治也。信夫！

脉　候

经曰：肝脉软而散，色泽者，当病溢饮。偏弦为饮，浮而滑为饮。沉而清者悬饮。饮脉皆弦微沉滑。左右关脉实者，膈上有痰，可吐之。眼胞及眼下如烟煤者，痰也。痰得涩脉难愈。

医　案

刑部主政徐凌如，劳且怒后，神气昏倦，汗出如浴，语言错乱，危困之极，迎余疗之。诊其脉大而滑且软，此气虚有痰也。用补中益气汤料，并四帖为一剂，用参至一两，加熟附子一钱，熟半夏三钱，四日而稍苏，更以六君子加姜汁一钟，服数日，兼进八味丸，调理两月而康。

郡侯王敬如，患痰嗽，辄服清气化痰丸，渐至气促不能食。余曰：高年脾土不足，故有是证，若服前丸，则脾土益虚矣。投以六君子汤，加煨姜三钱、益智一钱五分，十剂而痰清。更以前方炼蜜为丸，约服一斤，饮食乃进。

翰林李集虚，劳而无度，醉而使内，汗出多痰，服宽膈化痰之药，转觉滞闷。诊其脉沉而涩，两尺尤甚，余谓其婿杨玄润曰：痰得涩脉，一时难愈，况尺中涩甚。精伤之象也，法在不治。玄润强之投剂。勉用补中益气加半夏、茯苓。两剂有小效。众皆喜。余曰：涩象不减，脉法无根，死期近矣，果十余日而殁。

文学朱文哉，遍体如虫螫，口舌糜烂①，朝起必见二鬼，执盘飧以献，向余恸哭曰：余年未满三十，高堂有垂白之亲，二鬼旦暮相侵，决无生理。倘邀如天之力，得以不死，即今日之秦越人矣。遂叩头流血。余诊其寸脉乍大乍小，意其为鬼祟，细察两关，弦滑且大，遂断定为痰饮之痼。投滚痰丸三钱，虽微有所下，而病患如旧，更以小胃丹二钱与之，复下痰积及水十余碗，遍体之痛减半。至明早，鬼亦不见矣。更以人参三钱、白术二钱煎汤，服小胃丸三钱，大泻十余行，约有二十碗，病若失矣。乃以六君子为丸，服四斤而痊。

白术丸 治湿痰咳嗽。

南星 半夏各一两，俱汤洗 白术一两五钱

上为细末，汤浸蒸饼为丸，梧子大，每服四钱，食后生姜汤下。

二陈汤 治脾胃不和，一切痰证。

半夏汤洗七次 橘红各五两 白茯苓三两 炙甘草一两五钱

每服五钱，水二钟，姜七片，乌梅一枚，煎八分，不拘时热服。

六君子汤

人参去芦 白术土炒 茯苓各一钱 半夏 橘红各一钱五分 炙甘草五分

水二钟，姜五片，煎至一钟，温服。

理中化痰丸 治虚寒呕吐泄泻，饮食难化。

人参 白术炒 茯苓 甘草 干姜 半夏姜制

等分为末，水丸桐子大，每服三钱，白汤送下。

八味丸 补中益气汤 方见虚痨。

导痰汤 治痰涎壅盛，痞塞不通。

半夏汤洗七次，四两 南星炮去皮 枳实去瓤，麸炒 赤茯苓去皮 橘红各一两 甘草炙，半两

每服四钱，水一钟，姜十片，煎八分，食后服。

保和丸 治食积酒积。

山楂肉二两 半夏姜制 橘红 神曲炒 麦芽炒 白茯苓各一两 连翘 莱菔子炒 黄连各半两

上为末，滴水为丸。加白术二两，名大安丸。

消暑丸 中暑为患，药下即苏，一切暑药皆不及此，人所未知。

半夏一斤，醋五碗煮干 甘草生用 茯苓去皮，各半斤

上为末，姜汁煮糊丸，忌见生水，如桐子大，每服五十丸，热汤送下。有痰者生姜汤下，入夏后不可缺此。

妙应丸 一名控涎丹

甘遂去心 紫大戟去皮 白芥子各等分

上为末，煮糊丸，如桐子大，晒干，临卧淡姜汤下七丸至十丸。气实痰猛，加丸数不妨。加朱砂二钱，全蝎三钱，治惊痰极效。

利金汤新制 治气壅之痰。

桔梗炒 贝母姜汁炒 陈皮去白，各三钱 枳壳麸炒，一钱五分 茯苓二钱 甘草五分

水二钟，姜五片，煎一钟，不拘时服。

润肺饮新制

贝母糯米拌炒 天花粉各二钱 桔梗一钱 甘草五分 麦门冬去心 橘红去白 茯苓去皮，各一钱半 生地黄二钱半 知母酒炒，七分

水二钟，姜三片，煎至七分，食后

---

① 口舌糜烂：《里中医案》后有"时年尚未满三十"。

服。

水煮金花丸

南星　半夏各一两，俱生用　天麻五钱
雄黄二钱　白面三两

上为细末，滴水为丸，每服五十丸至
百丸，先煎浆水令沸，下药，煮至药浮为
度，漉出，淡浆水浸，另用生姜汤送下。

防风丸　治一切风痰。

防风　川芎　天麻酒浸二宿　甘草炙，
各二两　朱砂半两，研，水飞

上为末，炼蜜丸，每丸重一钱，朱砂
为衣，每服一丸，荆芥汤化服。

川芎丸　消风化痰，清上利膈。

川芎　薄荷叶焙干，各七两半　桔梗十两
甘草炙，三两半　防风去苗，二两半　细辛
洗，五钱

上为细末，炼蜜丸，每丸重三分，每
服一丸，食后临卧细茶嚼下。

小黄丸　治热痰咳嗽。

南星汤洗　半夏汤洗　黄芩各一两

上为末，姜汁浸蒸饼为丸，桐子大，
每服七十丸。食后生姜汤下。

天黄汤

天花粉　黄连各十两

竹叶汤为丸，绿豆大，每服三钱，姜
汤下。

姜桂丸　治寒痰咳嗽。

南星洗　半夏洗　官桂去粗皮，各一两

上为末，蒸饼丸，桐子大，每服五十
丸，食后生姜汤下。

胡椒理中丸　治虚寒痰多食少。

款冬花去梗　胡椒　甘草炙　荜拨
良姜　细辛去苗　陈皮去白　干姜各四两
白术五两

上为末，蜜丸，梧子大，每服三十
丸，加至五十丸，米饮下，日二服。

桂苓术甘汤

茯苓四钱　桂枝　白术各三钱　甘草二

钱

水二钟，煎一钟，温服。

十枣汤　见伤寒。

**小胃丹　神芎导水丸　舟车神祐丸
大圣浚川散**　俱见肿胀。

五苓散　见伤寒。

青州白丸子　见遗精。

大青龙汤

麻黄去节，六钱　桂枝去皮，二钱　甘草
炙，二钱　杏仁去皮，一钱　生姜三钱　大枣
三枚，去核　石膏二钱

水三钟，先煮麻黄减一钟，去上沫，
内诸药，煮取一钟服。

泽泻汤

泽泻二两半　白术一两

水二钟，煎一钟服。

倍术丸　治五饮。

白术二两　桂心　干姜各一两

上为末，蜜丸，每服三十丸，米汤
下。

滚痰丸　治一切痰，百种怪证。

大黄蒸少顷，不可过　黄芩各八两　青礞
石硝煅金色　沉香　百药煎以上各五钱

上为末，水丸梧子大，白汤空心服三
钱。此药但取痰积，自肠次第而下，并不
刮肠大泻，为痰家圣药。

茯苓丸　治痰满膈间，两臂抽痛如
神。

半夏二两　茯苓一两　枳壳去瓤麸炒，五
钱　朴硝二钱五分，以硝散在竹盘中，少时盛水置
当风处，即干如芒硝，刮取用。

上为末，生姜汁煮面糊丸，桐子大，
每服三十丸，姜汤送下。

清气化痰丸　顺气消食化痰。

半夏　南星去皮脐　白矾　皂角　干
姜各四两　上先将白矾等三味，用水五碗，
煎三碗，却入半夏、南星浸两日，再煮至
半夏、南星无白点，晒干　橘红　青皮去

瓢 紫苏子炒 萝卜子炒，另研 杏仁去皮
尖，研炒 葛根 神曲炒 麦芽炒 山楂
香附各二两

上为末，蒸饼丸，桐子大，每服七十
丸，食后茶汤下。薛新甫曰：有一人素厚
味，胸满痰盛，内多积热，服之而愈。彼
见有效，修合馈送，脾胃虚者，无不受
害。

咳 嗽

有声无痰曰咳，肺由火烁。有痰无声
曰嗽，脾受湿侵。有痰有声曰咳嗽。

黄帝曰：肺之令人咳，何也？此言咳
而不言嗽者，省文也。如秋伤于湿，见于
二篇，一篇只有咳字，一篇兼有嗽字，则
知此篇举咳而嗽在其中矣。岐伯对曰：五
脏六腑，皆令人咳，非独肺也。皮毛者，
肺之合也，肺主皮毛。肺为内应，而皮毛
为外合也。皮毛先受邪气，邪气以从其合
也。其寒饮食入胃，从肺脉上至于肺则肺
寒，肺脉起于中焦，下络大肠，还循胃
口，上膈属肺，故胃受寒，则从肺脉上至
于肺也。肺寒则外内合邪，因而客之，则
为肺咳。外则皮毛受邪，内则肺经受寒，
内应外合故咳，所谓形寒饮冷则伤肺是
也。五脏各以其时受病，非其时各传以与
之。各以时者，如春肝、夏心、长夏脾、
秋肺、冬肾是也。非其时而病者，乃他脏
相传也。人与天地相参，故五脏各以治时
感于寒则受病，微则为咳，甚则为泄为
痛。各以治时者，四时所伤不同，法因之
而别也。咳，外证也；泄，里证也。寒在
表则身痛；寒在里则腹痛。惟其外内合
邪，故为病亦兼内外。乘秋则肺先受邪，
乘春则肝先受之，乘夏则心先受之，乘至
阴则脾先受之，乘冬则肾先受之。四脏各
以其时受病，曰先受之者，则次便及乎肺

而为咳矣。

肺咳之状，咳而喘息有音，甚则唾
血。肺属金。所主为音声，肺自病，故喘
息有音。唾血者随咳而出。其病在于肺，
与呕血、咯血者不同也。心[①]咳之状，
咳则心痛，喉中介介如梗状，甚则咽肿喉
痹。心脉起于心中，出属心系，上挟于
咽，故病喉间如梗，咽肿喉痹，介介如所
梗，妨碍之意。肝咳之状，咳则两胁下
痛，甚则不可以转，转则两胠下满。肝脉
布胁肋，故病如此。胠者，腋下胁也，音
区。脾咳之状，咳则右胠下痛，阴阴引肩
背，甚则不可以动，动则咳剧。脾脉上膈
咽隶于右，故为右胠下痛，阴阴然痛引肩
背者，脾土体静，故不可以动也。脾咳则
右胠下痛者，阴土之气应于坤，出西南
也。观《平人气象论》曰：胃之大络，名
曰虚里，贯膈络肺，出于左乳下。岂非阳
土之气应于艮而出东北乎？人与天地相
参，理有无往不合者。肾咳之状，咳则腰
背相引而痛，甚则咳涎。肾系于腰背，其
脉贯脊，故相引而痛。肾主五液，且其脉
直者，入肺循喉咙，故甚则咳涎也。

五脏之久咳，乃移于六腑。脏病日
久，乃移于腑，各因其合而表里相移也。
脾咳不已，则胃受之，胃咳之状，咳而
呕，呕甚则长虫出。脾咳不已，胃必受
之，胃不能容，气逆而呕，长虫，蛔虫
也，居肠胃之中，呕甚则随气而上出矣。
肝咳不已，则胆受之，胆咳之状，咳[②]
呕胆汁。胆汁，苦汁也。肺咳不已，则大
肠受之，大肠咳状，咳而遗失。遗失，
《甲乙经》作遗矢，矢、屎同。心咳不已，
则小肠受之，小肠咳状，咳而失气，气与
咳俱失。小肠之下则大肠也，大肠之气，

---

① 心：原脱，据群玉山房本《素问·咳论》补。
② 咳：原作"则"，依《素问·咳论》改。

由于小肠之化，故小肠受邪而咳，则下奔失气。**肾咳不已，则膀胱受之，膀胱咳状，咳而遗溺。**膀胱为津液之府，故邪气干之，咳而遗溺。久咳不已，则三焦受之，三焦咳状，咳而腹满，不欲食饮。久咳则上中下三焦俱病，出纳升降，皆失其和，且三焦火衰，不能生土，故腹满不能食饮。**此皆聚于胃，关于肺，使人多涕唾，而面浮肿气逆也。**此总结诸咳之证也。诸咳皆聚于胃，关于肺者，胃为脏腑之本根，肺为脏腑之华盖，如上文所云，皮毛先受邪，及寒饮食入胃者，皆肺胃之候也。阳明之脉，起于鼻，会于面，出于口，故多涕唾，而面浮肿。肺主气，故令人气逆。

帝曰：治之奈何？岐伯曰：治脏者治其俞，治腑者治其合，浮肿者治其经。此治法也。脉之所注者为俞，所入者为合。所行者为经，诸脏腑皆然也。乃刺法也。《示从容篇》曰：咳嗽烦冤者，肾气之逆也。肾虚而龙火亢上，则乘金而为咳嗽，烦热冤苦，此虚痨之候也。

按：咳虽肺病，五脏六腑皆能致之。析其条目，经文尚有漏义，总其纲领，不过内伤外感而已。风寒暑湿伤其外，则先中于皮毛，皮毛为肺之合，肺邪不解，他经亦病，此自肺而后传于诸脏也。劳役情志伤其内，则脏气受伤，先由阴分而病及上焦，此自诸脏而后传于肺也。自表而入者，病在阳，宜辛温以散邪，则肺清而咳愈；自内而生者，病在阴，宜甘以壮水，润以养金，则肺宁而咳愈。大抵治表者药不宜静，静则留连不解，变生他病，故忌寒凉收敛，如《五脏生成篇》所谓肺欲辛是也；治内者药不宜动，动则虚火不宁，燥痒愈甚，故忌辛香燥热，如《宣明五气篇》所谓辛走气，气病无多食辛是也。然治表者，虽宜动以散邪，若形病俱虚者，

又当补中益气而佐以和解，倘专于发散，恐肺气益弱，腠理益疏，邪乘虚入，病反增剧也；治内者，虽宜静以养阴，若命门火衰，不能归元，则参、芪、桂、附在所必用，否则气不化水，终无补于阴也。至夫因于火者宜清，因于湿者宜利，因痰者消之，因气者理之，随其所见之证而调治。在老人虚人，皆以温养脾肺为主，稍稍治标可也。若欲速愈而亟攻其邪，因而危困者多矣，可不谨诸。

分条治咳法

肺咳，麻黄汤。心咳，桔梗汤。肝咳，小柴胡汤。脾咳，升麻汤。肾咳，麻黄附子细辛汤。胃咳，乌梅丸。胆咳，黄芩加半夏生姜汤。大肠咳，赤石脂禹余粮汤，不止，用猪苓分水散。小肠咳，芍药甘草汤。膀胱咳，茯苓甘草汤。三焦咳，钱氏异功散。

感风者，恶风自汗，鼻流清涕，脉浮，桂枝汤加防风、杏仁、前胡、细辛。感寒者，恶寒无汗，鼻流清涕，脉紧，二陈汤加紫苏、干葛、杏仁、桔梗。春月风寒所伤，头痛声重，金沸草散。夏月喘嗽，面赤脉洪，黄连解毒汤。秋月身热自汗，口干便赤，脉虚大，白虎汤。冬月风寒，形气病气俱实者，加减麻黄汤。感湿者，身体重痛，白术酒。热嗽，咽喉干痛，鼻出热气，痰脓腥臭，金沸草散去麻黄、半夏，加薄荷、枇杷叶、五味、杏仁、桑白皮、贝母、茯苓、桔梗。乍寒亦嗽，乍热亦嗽，金沸草散、清风散并二方煎服。七情肌饱，邪气上逆，四七汤加杏仁、五味子、桑皮、人参、阿胶、麦门冬、枇杷叶。饮冷致嗽，紫菀饮。嗽吐痰食俱出，二陈汤加木香、杏仁、细辛、枳壳。食积痰嗽，二陈汤加瓜蒌、莱菔子、山楂、枳壳、曲芽。声哑，外感寒包热

者，细辛、半夏、生姜辛以散之，内伤火来克金者，为重证，宜壮水清金。经年久嗽，服药不瘥，余无他证，与痨嗽异，一味百部膏。咳嗽烦冤，八味丸，安肾丸。暴嗽诸药不效，大菟丝子丸，不可以其暴嗽而疑遽补之非。咳而上气，喉中水鸡声，射干麻黄汤。醋呛而嗽，甘草二两，去皮，作二寸段，中半劈开，用猪胆汁五枚，浸三日，火炙为末，蜜丸，清茶吞二钱，临卧时服之。食咸哮嗽，白面二钱，砂糖二钱，糖饼灰汁捻作饼子，炉内烁熟，划出，加轻粉四钱另炒，将饼切作四桠，掺轻粉在内，令患人吃尽，吐出病根即愈。

肺胀嗽而上气，鼻扇抬肩，脉浮大者，越婢加半夏汤主之。无外邪而内虚之肺胀，宜诃子、海藻、香附、栝蒌仁、青黛、半夏、杏仁、姜汁为末，蜜调噙之。肺胀躁喘，脉浮，心下有水，小青龙汤加石膏。肺胀在左右不得眠，此痰夹瘀血，碍气而病。四物汤加桃仁、诃子、青皮、竹沥、韭汁。

脉　候

脉出鱼际，为逆气喘息。咳而脉虚，必苦冒。浮直而濡者易治。喘而气逆，脉数有热，不得卧，难治。上气喘嗽，面肿肩息，脉浮大者死。久嗽脉弱者生，实大数者死。上气喘嗽低昂，脉滑，手足温者生；脉涩四肢寒者死。咳而脱形，身热脉小，坚急以疾为逆，不过十五日死。咳嗽羸瘦，脉形坚大者死。咳嗽，脉沉急者死。浮直者生。浮软者生，小沉伏匿者死。咳而呕，腹满泄泻，弦急欲绝者死。

医　案

文学金伯含，咳而上气，凡清火润肺化痰理气之剂，几无遗用，而病不少衰。

余诊其肾脉大而软，此气虚火不归元。用人参三钱，煎汤送八味丸五钱，一服而减。后于补中益气汤加桂一钱、附子八分，凡五十剂，及八味丸二斤而瘥。

太学史明麟，经年咳嗽，更医数十人，药不绝口，而病反增剧，自谓必成虚痨。余曰：不然。脉不数不虚，惟右寸浮大而滑，是风痰未解，必多服酸收，故久而弥甚。用麻黄、杏仁、半夏、前胡、桔梗、甘草、橘红、苏子。五剂知，十剂已。

张远公三年久嗽，服药无功，委命待尽，一日以他事造予居，自谓必不可治，姑乞诊之。余曰：饥时胸中痛否？远公曰：大痛。视其上唇白点如糟者十余处，此虫啮其肺，用百部膏一味，加乌梅、槟榔[1]与服，不十日而痛若失，咳顿止矣。令其家人从净桶中觅之，有寸白虫四十余条，自此不复发。

麻黄汤　小柴胡汤　升麻汤　乌梅丸　黄芩半夏生姜汤　赤石脂禹余粮汤　麻黄附子细辛汤　茯苓甘草汤　桂枝汤　黄连解毒汤　白虎汤　小青龙汤　以上并见伤寒。

二陈汤　见痰饮。

异功散　四物汤　补中益气汤　见虚痨。

金沸草散　治肺感寒邪，鼻塞声重，咳嗽。

旋覆花去梗　麻黄去节　前胡去芦，各七分　荆芥穗一钱　甘草炒　半夏汤泡七次　赤芍药各五钱

水一钟半，生姜三片，枣一枚，煎八分，温服。

加减麻黄汤　治感寒咳。

麻黄去节，二钱　杏仁　半夏姜制，各一

———————
① 槟榔：《里中医案》无。

钱 桂枝 甘草炙 紫苏叶各五分 橘红一钱

水二钟，姜四片，煎一钟服。

射干麻黄汤

射干 细辛 紫菀 款冬花各三两 麻黄 生姜各四两 五味子 半夏各半升 大枣七枚

水一斗二升，先煮麻黄两沸，去上沫，内诸药，煮取三升，分温三服。

麻黄附子细辛汤 治肾脏发咳，腰背引痛。

麻黄 细辛各二钱 附子一钱

水一钟，煎七分服。

四七汤 治七情气郁，上逆为咳。

半夏汤泡五次，二钱 茯苓去皮，一钱五分 紫苏净叶，八分 厚朴姜制，一钱

水二钟，生姜七片，红枣二枚，煎一钟服。

大菟丝子丸 治肾虚，上逆咳嗽。

菟丝子洗净，酒浸 泽泻 鹿茸去毛，酥炙 石龙芮去尖 肉桂去粗皮 附子炮，去皮，各一两 石斛去根 熟地黄 白茯苓去皮 巴戟去心 牛膝酒浸一宿，焙干 肉苁蓉酒浸，切焙 山茱萸去核 续断 茴香炒 防风去芦 杜仲去粗皮，炒去丝 补骨脂去毛，酒炒 荜澄茄 沉香各三两 覆盆子去枝叶、萼 桑螵蛸酒浸、炒 五味子 芎䓖各半两

上为末，酒煮糊丸，如桐子大，每服三钱，空心盐汤下。

安肾丸 治肾虚，咳逆烦冤。

肉桂去粗皮，勿见火 乌头炮去皮，各一斤 桃仁麸炒 白蒺藜炒，去刺 巴戟去心 山药 茯苓去皮 肉苁蓉酒浸，去甲 石斛去根，炙 萆薢 白术炒 补骨脂各三斤

上为末，蜜丸，梧子大，每服三钱，空心盐汤下。

越婢加半夏汤 治肺胀喘嗽，鼻扇肩抬。

麻黄六两 石膏半斤 大枣十五枚 甘草一两 半夏半升 生姜三两

水六升，先煮麻黄去上沫，内诸药，煮取三升，分温三服。

白术酒 感湿咳嗽，身体重痛。

白术三两，泔浸一宿，土蒸切片，慢火炒黄用

酒二钟，煎八分服

观音应梦散 定嗽止喘。

人参一钱 胡桃二枚，去壳留衣

水一钟，姜五片，枣二枚，临卧煎服。

清音丸

桔梗 诃子各一两 甘草五钱 硼砂 青黛各三钱 冰片三分

上蜜丸，龙眼大，每服一丸，噙化。

保和汤 治久嗽成痨。

知母盐水炒 贝母去心 天门冬去心 麦门冬去心 款冬花各一钱 天花粉 薏苡仁炒 杏仁去皮尖，各五分 五味子十二粒 马兜铃 紫菀 桔梗 百合 阿胶蛤粉炒 当归 百部各六分 甘草炙 紫苏 薄荷各四分

水二钟，姜三片，煎七分，入饴糖一匙，食后服。吐血加炒蒲黄、生地黄、小蓟。痰多加橘红、茯苓、瓜蒌仁。喘去紫苏、薄荷，加苏子、桑皮、陈皮。

本事鳖甲丸 治虚痨咳嗽，耳鸣眼花，此方服者必效，毋忽！

五味子二十两 鳖甲 地骨皮各三十两

上为末，蜜丸，梧子大，空心食前盐汤下四钱，妇人醋汤下。

宁肺汤 治营卫俱虚，发热自汗，喘嗽。

人参 当归 白术 熟地黄 川芎 白芍药 五味子 麦门冬去心 桑白皮 白茯苓去皮 甘草炙，各一钱 阿胶蛤粉炒，一钱半

水二钟，生姜五片，煎一钟，食后

服。

治嗽补虚方

胡桃肉四两，去皮，另研 杏仁四两，去皮尖，研 干山药四两，研细 牛骨一副，取髓 白蜜八两

上将牛骨髓、白蜜砂锅内熬沸，以绢帛滤去渣，盛在磁瓶内，将山药、杏仁、胡桃三味入瓶搅匀，以纸密封瓶口，重汤煮一日一夜，每日早晨白汤化一匙服。

紫金散 治久嗽，日夜不得眠。

天南星去皮脐 白矾 甘草各五钱 乌梅净肉，二两

上为粗散，用慢火于银石器内炒令紫色，放冷，研为细末，每服二钱。临卧时身体入被内，用薑汁七分，温汤三分，暖令稍热，调前药末服之，咽下，便仰卧低枕，想药入于肺中。须臾得睡，其嗽立止。

救急方

杏仁三升，去皮尖及双仁者，炒研如泥 白蜜一斤 牛酥二升

上将杏仁于磁盘中，用水研取汁五升，净磨铜铛，勿令脂垢，先倾三升汁于铛中，刻木记其深浅，又倾汁二升，以缓火煎，减至于所记处，即纳蜜酥等煎，还至木记处，贮于不津磁器中，每日三度，暖酒服一大匙，和粥服亦可。一匕唾色变白，二匕唾稀，三匕咳断。

熏方 风寒久嗽，非此不除。

天南星 款冬花 鹅管石 佛耳草 雄黄

等分为末，拌艾，以姜一厚片，置舌上，次于艾上烧之，须令烟入喉中为妙。

人参清肺汤 治肺胃虚寒，咳嗽喘急。

桑白皮去粗皮 杏仁去皮尖，麸炒 地骨皮 人参去芦 阿胶麸炒 乌梅去核 炙甘草 知母 罂粟壳去蒂，蜜拌炙，各一钱

水二钟，枣一枚，煎一钟，临卧服。

通声煎 治咳嗽气足，闷满失音。

杏仁一升，去皮尖及双仁者，炒，另研如泥 五味子 木通 菖蒲 人参 桂心 款冬花 细辛 竹茹 酥以上各三两 生姜汁 白蜜各一升 枣肉二斤

水五升，微火煎七沸，去渣，内酥、蜜、姜汁、枣肉，再煎令稠，每服一匙，噙化。

喘

喘者，促促气急，喝喝痰声，张口抬肩，摇身撷肚。短气者，呼吸虽急而不能接续，似喘而无痰声，亦不抬肩，但肺壅而不能下。哮者与喘相类，但不似喘开口出气之多，而有呀呷之音。呷者口开，呀者口闭，开口闭口，尽有音声。呷呀二音，合成哮字，以痰结喉间，与气相击，故呷呀作声。三证极当详辨。

经曰：诸病喘满，皆属于热。火盛为夏热，火衰为冬寒，故寒病则气衰而息微，热病则气盛而息粗。又寒为阴，主乎迟缓，热为阳，主乎急数。故寒则息迟气微，热则息数气粗而为喘也。《五脏生成篇》曰：咳嗽上气，厥在胸中，过在手阳明、太阴。上气，喘急也。胸中者，手太阴肺之分也。手阳明大肠为肺之表，二经之气，逆于胸中，则为喘嗽也。秋脉①不及，则令人喘，呼吸少气。秋脉不及，肺金虚也。肺虚则短气，故云呼吸少气，非有余之喘也。劳则喘息汗出。疲劳过度，则阳气动于阴分，故上奔于肺而喘，外达于表而汗。邪入六腑，则身热，不时卧，上为喘呼。外伤于邪，则阳受之而入腑，阳邪在表，故身热。不时卧者，不能

———————————
① 秋脉：《素问·玉机真藏论》作"其"。

以时卧也。邪盛则实，故为喘呼。二阳之病发心脾，其传为息贲。二阳者，阳明也。为胃与大肠也。心脾为子母，故胃腑病必传于脾脏，脾受伤，必窃母气以自救，则心亦病也。土不能生金。而心火复刑之，则肺伤，故息上贲而喘急。（肝脉）若搏，因血在胁下，令人喘逆。肝为血海，血瘀则脉搏，木病则气上，故为喘逆。肾者，水脏，主津液，主卧与喘也。肾主纳气，肾水不足，虚火上越则不得静而卧，乃动而喘也。喘咳者，是水气并阳明也。土虚不能制水，则水邪泛溢，并于胃腑，气道不利，故为喘咳。夜行则喘出于肾，淫气病肺，此下四条，言喘属气，病在阳也，阴受气于夜，主静，夜行则劳动，肾主阴气，故喘出于肾，阴伤阳胜，故病肺。有所堕恐，喘出于肝，淫气害脾。堕恐者，伤筋损血，故喘出于肝，木淫乘土，故害脾也。有所惊恐，喘出于肺，淫气伤心。惊恐则神气散乱，肺藏气故喘出于肺，心藏神，故淫气伤之。渡水跌仆，喘出于肾与骨。水气通于肾，跌仆伤于骨，故喘出焉。

愚按：《内经》论喘，其因众多，穷不越于火逆上而气不降也。挟虚者亦有数条，非子母情牵，即仇雠肆虐，害乎肺金之气，使天道不能下济，而光明者孰非火之咎耶？虽然火则一而虚实则分。丹溪曰：虚火可补，参芪之属；实火可泻，芩连之属。每见世俗一遇喘家，纯行破气，于太过者当矣，于不及者可乎？余尝论证，因虚而死者十九，因实而死者十一。治实者攻之即效，无所难也；治虚者补之未必即效，须悠久成功，其间转折进退，良非易也。故辨证不可不急，而辨喘证为尤急也。巢氏、严氏止言实热，独王海藏云，肺气果盛，则清肃下行，岂复为喘？皆以火烁真气，气衰而喘，所谓盛者，非

肺气也，肺中之火也。斯言高出前古，惜乎但举其端，未能缕悉，请得而详之。气虚而火入于肺者，补气为先，六君子汤、补中益气汤。阴虚而火来乘金者，壮水为亟，六味地黄丸。风寒者解其邪，三拗汤、华盖散。湿气者利其水，渗湿汤。暑邪者涤其烦，白虎汤、香薷汤。肺热者清其上，二冬、二母、甘、桔、栀、苓。痰壅者消之，二陈汤。气郁者疏之，四七汤。饮停者吐之，吐之不愈，木防己汤主之。火实者清之，白虎汤加栝蒌仁、枳壳、黄芩，神效。肺痈而喘，保金化毒，苡仁、甘草节、桔梗、贝母、防风、金银花、橘红、门冬。肺胀而喘，利水散邪，肺胀之状，咳而上气，喘而烦躁，目如脱状，脉浮大者，越婢加半夏汤；脉浮者，心下有水，小青龙汤加石膏主之。肾虚火不归经，导龙入海，八味丸主之。肾虚水邪泛溢，逐水下流，金匮肾气丸。别有哮证，似喘而非，呼吸有声，呀呷不已，良由痰火郁于内，风寒束于外；或因坐卧寒湿，或因酸咸过食，或因积火熏蒸，病根深久，难以卒除。避风寒，节厚味，禁用凉剂，恐风邪难解；禁用热剂，恐痰火易升。理气疏风，勿忘根本，为善治也，宜苏子、枳壳、桔梗、防风、半夏、栝蒌、茯苓、甘草。如冬月风甚，加麻黄；夏月痰多，加石膏；挟寒者多用生姜。哮证发于冬初者，多先于八九月未寒之时，用大承气下其热，至冬来时无热可包，此为妙法。

如上诸款，皆其大纲，若五脏六腑，七情六气，何在非致喘之由，须知举一隅即以三隅反，方不愧为明通，可以司人之命矣！

脉　候

喘逆上气，脉数有热，不得卧者死。

上气面浮肿，肩息，脉浮大者危。上气喘息低昂，脉滑，手足温者生；脉涩，四肢寒者死。右寸沉实而紧，为肺感寒邪，亦有六部俱伏者，宜发散，则热退而喘定。喘脉宜浮迟，不宜急疾。

医　案

太学朱宁宇在监时，喘息多痰，可坐不可卧，可俯不可仰，惶急求治。余曰：两尺独大而软，为上盛下虚。遂以地黄丸一两，用桔梗三钱，枳壳二钱，甘草一钱，半夏一钱，煎汤送下，不数剂而安。

给谏黄健庵，中气大虚，发热自汗，喘急。余诊之，脉大而数，按之如无，此内有真寒，外见假热，当以理中汤冷饮。举家无主，不能信从，惟用清火化痰之剂，遂致不起。

叶振瀛夫人。喘急痞闷，肌肤如灼，汗出如洗，目不得瞑。余诊之，六脉皆大，正所谓汗出如油，喘而不休，绝证见矣，越三日殁。

社友宋敬夫令爱。中气素虚，食少神倦，至春初忽喘急闷绝，手足俱冷，咸谓立毙矣。余曰：气虚极而金不清肃，不能下行，非大剂温补，决无生理。遂以人参一两，干姜三钱，熟附子三钱，白术五钱，一服即苏。后服人参七斤余、姜附各二斤，痊愈不复发。

社友孙芳其令爱，久嗽而喘，凡顺气化痰清金降火之剂，几于遍尝，绝不取效。一日喘甚烦躁，余视其目则胀出，鼻则鼓扇，脉则浮而且大，肺胀无疑矣。遂以越婢加半夏汤投之，一剂而减，再剂而愈。余曰：今虽愈，未可恃也，当以参术补元助养金气，使清肃下行，竟因循月许，终不调补，再发而不可救药矣。

文学顾明华，十年哮嗽，百药无功，诊其两寸数而涩，余曰：涩者，痰火风

寒，久久盘据，根深蒂固矣。须补养月余，行吐下之法，半年之间，凡吐下十次[1]，服补剂百余，遂愈。更以补中益气为丸，加鸡子、秋石，服年许，永不复发。

补中益气汤　见类中风。

六君子汤　六味丸　八味丸　见虚痨。

白虎汤　金匮肾气丸　见肿胀。

香薷汤　见伤暑。

二陈汤　见痰饮。

三拗汤　治寒燠不常，暴嗽喘急，鼻塞痰壅。

麻黄不去节　杏仁不去尖　甘草不炙，各等分

每服五钱，水一钟，姜五片，煎服取汗。

华盖散　治肺风痰喘。

麻黄去根节　紫苏子炒　杏仁炒，去皮尖桑白皮炒　赤茯苓去皮　橘红各一钱　甘草五分

水一钟，姜五片，红枣一枚，煎一钟服。

渗湿汤　治湿伤身重而喘。

苍术　白术　甘草炙，各一两　茯苓去皮　干姜炮，各二两　橘红　丁香各二钱五分

每服四钱，水一钟，枣二枚，姜三片，煎七分服。

越婢加半夏汤

麻黄六两　石膏半斤　生姜三两　甘草一两　半夏半升　大枣十五枚

水六升，先煎麻黄去上沫，内诸药，煮取三升，分温三服。

小青加石膏汤

麻黄　芍药　桂枝　细辛　甘草　干姜各三钱　五味子　半夏各半两　石膏二两

————

[1]　凡吐下十次：《脉诀汇辨》作"吐五次而下七次"。

水一斗，先煮麻黄去上沫，内诸药，煮取三升，强人服一升，羸者减之，日三服。

四七汤　见咳嗽。

加减泻白散

桑白皮一两　地骨皮　知母　陈皮去白　桔梗各五钱　青皮去白　黄芩　甘草炙，各二钱

每服五钱，水二钟，煎一钟，食后服。

木防己汤

木防己三两　石膏鸡子大一块　桂皮二两　人参四两

水六升，煮取二升，分温再服。

千缗汤　治喘急有风痰。

半夏七枚，制熟　皂角去皮弦　甘草炙，各一钱

水一碗，煮减半，顿服。

半夏丸　伤风痰喘，兀兀欲吐，恶心欲倒。

半夏一两　槟榔　雄黄各三钱

上为细末，姜汁浸，蒸饼为丸，桐子大，每服五十丸，姜汤下。

定喘奇方　治稠痰壅盛，体肥而喘。

橘红一两，明矾五钱同炒香，去矾用　半夏一两五钱　杏仁麸炒，一两　瓜蒌仁去油，一两

甘草炙，七钱　黄芩酒炒，五钱　皂角去皮、弦、子，烧存性，三钱

上为末，淡姜汤打蒸饼糊为丸，绿豆大，每食后白汤下一钱，日二次，五日后下痰而愈。虚人每服七分。

《简易》黄丸子　清痰定喘及齁䶎。[1]

雄黄研细，水飞　雌黄研细，各三钱　山栀仁七枚　绿豆四十九粒　明砒二分，细研，并生用。

上为末，稀糊丸，绿豆大，每服一二丸，薄荷细茶汤临卧服。

清金丹　治食积痰哮喘，遇厚味即发。

萝卜子淘净，蒸熟，晒干，为末，一两　猪牙皂角烧存性，三钱

上以生姜汁浸蒸饼丸。绿豆大，每服三、五十丸，咽下。

水哮方

芫花为末　大水上浮淳滤过　大米粉

上三味，搜为粿，清水煮熟，恣意食之。

压掌散　治男妇哮喘。

麻黄去节，二钱五分　炙甘草二钱　白果五枚，打碎

水煎，临卧服。

---

① 齁（hòu）䶎（hè）：哮喘病喉中痰鸣的声音。

卷 之 十

云间李中梓士材父著

庄　升初旸父

陆光起永白父

门人　顾　行云路父

张大启鲁开父

蒋起凤孟蕴父　　　同参

李廷杰佐之父

范恒如九如父

徐化鳌神诸父

痹

行痹　痛痹　着痹

《内经》曰：风寒湿三气杂至，合而为痹也。痹者，闭也。风寒湿三气杂合，则壅闭经络、血气不行，则为痹也。其风气胜者为行痹；风者，善行而数变，故为行痹，行而不定，凡走注历节疼痛之类，俗名流火是也。寒气胜者为痛痹；寒气凝结，阳气不行，故痛楚甚异，俗名痛风是也。湿气胜者为着痹。肢体重着不移，或为疼痛，或为不仁。湿从土化，病多发于肌肉，俗名麻木是也。以冬遇此者为骨痹，以春遇此者为筋痹，以夏遇此者为脉痹，以至阴遇此者为肌痹，以秋遇此者为皮痹。凡风寒湿所为行痹、痛痹、着痹，又以所遇之时，所客之处，而命其名。非行痹、痛痹、着痹之外，别有骨痹、筋痹、脉痹、肌痹、皮痹也。

骨痹不已，复感于邪，内舍于肾。筋痹不已，复感于邪，内舍于肝。脉痹不已，复感于邪，内舍于心；肌痹不已，复感于邪，内舍于脾；皮痹不已，复感于邪，内舍于肺；各以其时重感于风寒湿也。舍者，邪入而居之也。时者，气主之时，五脏各有所应也。病久不去，而后感于邪气必更深，故内舍其合而入于脏。

肺痹者，烦满喘而呕；肺在上焦，其脉循胃口，故为烦满喘而呕也。心痹者，脉不通，烦则心下鼓暴，上气而喘，嗌干善噫，厥气上则恐。心合脉而痹气居之，故脉不通。心脉起于心中，其支者上挟咽，其直者却上肺，故其病如此。厥气，阴气也。心火衰则邪乘之，故神怯而恐。肝痹者，夜卧则惊，多饮，数小便，上为引如怀。肝藏魂，肝气痹则魂不安，故夜卧则惊。肝脉下者过阴器，抵少腹，上者循喉咙之后，上入颃颡，故为病如此。肾痹者，善胀，尻以代踵，脊以代头。肾者胃之关，肾气痹则阴邪乘胃，故善胀。尻以代踵，足挛不能伸也，脊以代头，身偻不能直也，肾脉入跟中，上腨内，出腘内廉，贯脊属肾。故为是病。脾痹者，四肢解惰，发咳，呕汁，上为大塞。脾主四支，故为懈惰。其脉属脾络胃，上膈挟咽，气痹不行，故发咳呕汁，甚则上焦痞隔，为大塞不通也。肠痹者，数饮而出不得，中气喘争，时发飧泄。肠者兼大小肠而言，肠间病痹，则下焦之气不化，故虽数饮，而小便不得出。小便不出，则本末俱病，故与中气喘争，盖其清浊不分，故时发飧泄。胞痹者，少腹膀胱按之内痛，若沃以汤，涩于小便，上为清涕。胞者，膀胱之脬也，膀胱气闭，故按之内痛，水闭则畜而为热，故若沃以汤，涩于小便也。膀胱之脉，从巅入络脑，故上为清涕。

愚按：《内经》论痹，四时之令，皆能为邪，五脏之气，各能受病，六气之中，风寒湿居其半，即其曰杂至，曰合，则知非偏受一气可以致痹。又曰：风胜为行痹，寒胜为痛痹，湿胜为着痹。即其下一胜字，则知但分邪有轻重，未尝非三气杂合为病也。皮肉筋骨脉各有五脏之合，初病在外，久而不去，则各因其合而内舍于藏。在外者祛之犹易，入脏者攻之实难；治外者散邪为亟，治脏者养正为先。治行痹者散风为主，御寒利湿，仍不可废，大抵参以补血之剂，盖治风先治血，血行风自灭也。治痛痹者，散寒为主，疏风燥湿，仍不可缺，大抵参以补火之剂，非大辛大温，不能释其凝寒之害也。治着痹者，利湿为主，祛风解寒，亦不可缺，大抵参以补脾补气之剂，盖土强可能胜湿，而气足自无顽麻也。提其大纲，约略如此，分条治法，别列于下。

筋痹，即风痹也。游行不定，上下左右，随其虚邪，与血气相搏，聚于关节，或赤或肿，筋脉弛纵，古称走注，今名流火。防风汤主之，如意通圣散、桂心散、没药散、虎骨丸、十生丹、一粒金丹、乳香应痛丸。脉痹，即热痹也。脏腑移热，复遇外邪，客搏经络，留而不行，故痟[1]痹；肌肉热极，唇口反裂，皮肤变色，升麻汤主之。肌痹，即着痹，湿痹也。留而不移，汗多，四肢缓弱，皮肤不仁，精神昏塞，今名麻木。神效黄芪汤主之。皮痹者，邪在皮毛，瘾疹风疮，搔之不痛，宜疏风养血。骨痹，即寒痹、痛痹也，痛苦切心，四肢挛急，关节浮肿，五积散主之。肠痹者，五苓散加桑皮、木通、麦门冬。胞痹者，肾着汤、肾沥汤。五脏痹，五痹汤。肝痹加枣仁、柴胡；心痹加远志、茯神、麦门冬、犀角；脾痹加厚朴、枳实、砂仁、神曲；肺痹加半夏、紫菀、杏仁、麻黄；肾痹加独活、官桂、杜仲、牛膝、黄芪、草薢。

脉　候

大而涩为痹，脉急亦为痹。肺脉微为肺痹，心脉微为心痹，右寸沉而迟涩为皮痹，左寸急不流利为血痹，右关脉举按皆无力而涩为肉痹，左关弦紧而数，浮沉有力为筋痹。

医　案

文学陆文湖，两足麻木，自服活血之剂不效，改服攻痰之剂又不效，经半载后，两手亦木，左胁下有尺许不知痛痒，余曰：此经所谓着痹也。六脉大而无力，气血皆损，用神效黄芪汤，加茯苓、白术、当归、地黄，十剂后小有效，更用十全大补五十余剂始安。

孝廉王春卿，久患流火，靡药弗尝，病势日迫，商之余曰：尚可疗否？余曰：

---

① 痟（qín）：手足麻痹。

经年之病，且痛伤元气，非大补气血不可。春卿曰：数月前曾服参少许，痛势大作，故不敢用。余曰：病有新久之不同，今大虚矣，而日从事于散风清火，清火则脾必败，散风则肺必伤。言之甚力，竟不能决，遂致不起。

盐贾叶作舟，遍体疼痛，尻髀皆肿，足膝挛急。余曰：此寒伤荣血，筋脉为之引急，《内经》所谓痛痹也。用乌药顺气散七剂而减，更加白术、桂枝。一月而愈①。

防风汤

杏仁去皮尖　当归酒洗　赤茯苓去皮　防风各一钱　黄芩　秦艽　葛根各二钱　羌活八分　桂枝　甘草各五分

水一钟，姜三片，煎七分，入好酒半钟，食远服。

如意通圣散　治走注疼痛。

当归去芦　陈皮去白　麻黄去节　甘草炙　川芎　御米壳去顶蒂膈　丁香各等分

上用慢火炒令黄色，每服五钱，水二钟，煎一钟服。如腰脚痛，加虎骨、乳香、没药；心痛加乳香、良姜。此治痹痛之仙药也。

桂心散

桂心　漏芦　威灵仙　芎䓖　白芷　当归去芦　木香　白僵蚕炒　地龙炒，去土，各半两

上为细末，每服二钱，温酒下。

没药散　治遍身百节走注疼痛。

没药二两，另研　虎骨四两，醋炙

上为细末，每服五钱，酒下，日再服。

小乌犀丸

乌犀角　干蝎炒　白僵蚕炒　地龙去土　朱砂水飞　天麻煨　羌活去芦　芎䓖　防风去芦　甘菊花去蒂　蔓荆子各一两　麝香另研　牛黄另研　干姜炮，各五钱　虎胫骨

醋炙　当归去芦　败龟　白花蛇酒浸　天南星姜制　肉桂去粗皮　附子炮，去皮脐　海桐皮　木香忌火　人参去芦，各七钱

为细末，研匀，炼蜜丸，弹子大，每服一丸，温酒或薄荷汤嚼下。

虎骨丸

虎骨四两，醋炙　五灵脂醋淘，去沙　白僵蚕炒　地龙去土，炒　白胶香另研　威灵仙各一两　川乌头三两，炮　胡桃肉二两半，去衣研

为末，酒糊丸，梧子大，每服十丸，空心酒下，日二服。

十生丹

天麻　防风去芦　羌活去芦　独活去芦　川乌　草乌去芦　何首乌　当归去芦　海桐皮　川芎各等分，俱生用

上蜜丸，每丸重一钱，每服一丸，茶汤磨服。

一粒金丹

草乌头锉炒　五灵脂各一两　地龙去土，炒　木鳖子各半两　白胶香一两，另研　细墨煅　乳香各半两　没药另研②　当归去芦，各一两　麝香一钱，另研

为末，糯米糊丸，桐子大，每服三丸，温酒下，服药后微汗为效。

乳香应痛丸

草乌头一两半，炒　五灵脂　赤石脂各一两，研　乳香半两，另研　没药五钱，另研

上为末，醋糊丸，鸡豆大，每服十五丸，空心温酒送下，日二服。

升麻汤

升麻三钱　茯苓去皮木　人参　防风　犀角镑　羚羊角镑　羌活各一钱　官桂三分

水二钟，煎八分，入竹沥半酒钟服。

---

① 乌药……而愈：《里中医案》作"十全大补加秦艽、羌活，一日而安"。

② 细墨……没药另研：原本脱，据《证治准绳·行痹》载一粒金丹方补。

神效黄芪汤

黄芪二钱　人参去芦　白芍药　炙甘草各一钱　蔓荆子二分　陈皮去白，五分

水二钟，煎一钟，去渣，临卧服。小便涩加泽泻；有热加酒炒黄柏；麻木虽有热，不用黄柏，再加黄芪一钱；眼缩小去芍药。忌酒、醋、面、葱、蒜、韭、生、冷。

人参益气汤　治夏月麻木，倦怠嗜卧。

黄芪八钱　人参　生甘草各五钱　炙甘草二钱　芍药三钱　升麻二钱　柴胡二钱半　五味子一百二十粒

每服半两，水二钟，煎一钟，空心服。服后眠稳，于麻痹处按摩屈伸，午前又一服。

第二次药，煎服如前。黄芪八钱　红花五分　陈皮一钱　泽泻五分

第三次服药　黄芪六钱　黄柏一钱二分　陈皮三钱　泽泻　升麻各二钱　白芍药五钱　甘草生，四钱　五味子一百粒　生黄芩八钱　甘草炙，一分

分四服，煎服如前法。秋去五味子，冬去黄芩。此方大效。

五积散　治感冒寒邪，头痛身痛，寒痹大痛，无问内伤生冷，外感寒邪皆效。

苍术泔浸去皮，二十四两　厚朴去粗皮，姜制　干姜各四两半，炮　枳壳去穰，麸炒　麻黄去根节　陈皮去白，各六两　桔梗去芦，十二两　半夏汤洗七次　白芷　茯苓　当归　川芎　甘草炙　肉桂　芍药各三两

每服四钱，水一钟，姜三片，葱白三根，煎七分，热服。挟气加吴茱萸，调经催生加艾、醋。

五苓散　见伤寒。

肾着汤　见腰痛。

肾沥汤

麦门冬去心　五加皮　犀角各一钱半　赤芍药煨　桔梗　杜仲姜汁炒，去丝　木通各一钱　桑螵蛸一个

水一钟，入羊肾少许，煎八分，食前服。

五痹汤　治五脏痹。

人参　茯苓　当归酒洗　白芍药煨　川芎各一钱，肝、心、肾三痹当倍用之　五味子十五粒　白术一钱，脾痹倍之　细辛七分　甘草五分

水二钟，姜一片，煎八分，食远服。

痿

手足痿软而无力，百节缓纵而不收，证名曰痿。

经曰：肺热叶焦，则皮毛虚弱急薄，著则生痿躄也。肺痿者，皮毛痿也。盖热乘肺金，在内则为叶焦，在外则为皮毛虚弱急薄。若热气留着不去，久而及于筋脉骨肉，则病生痿躄。躄者，足弱不能行也。心气热则下脉厥而上，上则下脉虚，虚则生脉痿，枢折挈，胫纵而不任地也。心痿者，脉痿也，心热则火炎，故三阴在下之脉，亦皆厥热而上，上逆则下虚乃生。脉痿者，四肢关节之处如枢纽之折而不能提挈，足胫纵缓而不能任地也。肝气热则胆泄口苦，筋膜干则筋急而挛，发为筋痿。肝痿者，筋痿也。胆附于肝，肝热则胆泄，故口苦，筋膜受热，则血液干，故拘挛而为筋痿也。脾气热则胃干而渴，肌肉不仁，发为肉痿。脾痿者，肉痿也。脾与胃以膜相连，而开窍于口，故脾热则胃干而渴。脾主肌肉，热蓄于内，则精气耗伤，故肌肉不仁，发为肉痿。肾气热则腰脊不举，骨枯而髓减，发为骨痿。肾痿者，骨痿也。腰者，肾之府，其脉贯脊，其主骨髓，故肾热其见证若此。肺者，脏之长也，为心之盖也，此言五脏之痿，皆

因肺热最高，故为脏长覆于心上，故为心盖。有所失亡，所求不得，则发肺鸣、鸣则肺热叶焦，失亡，不得，则悲哀动中而伤肺。气郁生火，故呼吸有声。发为肺鸣。金脏病则失其清肃之化，故热而叶焦。五脏因肺热叶焦，发为痿躄。肺主气以行营卫，为相傅以节制五脏，则一身皆治，故五脏之痿，皆因于肺气热，则五脏之阴皆不足，此痿躄所以生于肺也。五痿虽异，总名痿躄。论痿者独取阳明何也？阳明者，五脏六腑之海，主润宗筋，宗筋主束骨而利机关也。阳明者，胃也，主纳水谷，化精微以资养表里，故为五脏六腑之海，而下润宗筋，宗筋者，前阴所聚之筋也，为诸筋之会，凡腰脊溪谷之筋，皆属于此，故主束骨而利机关也。冲脉，经脉之海也，主渗灌溪谷，与①阳明合于宗筋；冲脉为十二经之海，故主渗灌溪谷。冲脉起于气街，并少阴之经，夹脐上行，阳明脉亦夹脐旁去中行二寸下行，故皆会于宗筋。阴阳总会宗筋之会，会于气街，而阳明为之长，皆属于带脉而络于督脉。宗筋聚于前阴，前阴者足之三阴、阳明、少阳、及冲、任、督、跷九脉之所会也。九者之中，阳明为脏腑之海，冲为经脉之海，此一阴一阳，总乎其间，故曰阴阳总宗筋之会也。会于气街者，气街为阳明之正脉，故阳明独为之长。带脉者起于季胁，围身一周；督脉者起于会阴，分三歧为任冲，而上行腹背，故诸经者皆联属于带脉，支络于督脉也。故阳明虚则宗筋纵，带脉不引，故足痿不用也。阳明虚则血气少，不能润养宗筋，故弛纵，宗筋纵则带脉不能收引，故足痿不用，所以当治阳明也。

愚按：痿者，重疾也。故《内经》叠出诸篇，而前哲之集方论者，或附见于虚痨，或附见于风湿，大失经旨。赖丹溪特

表而出之，惜乎言之未备也。经言病本虽五脏各有，而独重太阴肺经；经言治法虽诸经各调，而独重阳明胃经；此其说何居乎？肺金体燥，居上而主气化，以行令于一身，畏火者也。五脏之热火熏蒸则金被克，而肺热叶焦，故致疾有五脏之殊。而手太阴之地未有不伤者也。胃土体湿，居中而受水谷，以灌溉于四肢，畏木者也。肺金之受邪失正，则木无制而侮其所胜，故治法有五脏之分，而足阳明之地，未有或遗者也。夫既曰肺伤，则治之亦宜在肺矣，而岐伯独取阳明，又何也？《灵枢》所谓真气所受于天，与谷气并而充身，阳明虚则五脏无所禀，不能行气血，濡筋骨，利关节，故百体中随其不得受水谷处，不用而为痿，不独取阳明而何取哉？丹溪所以云：泻南方则肺金清而东方不实，何胃伤之有？补北方则心火降而西方不虚，何肺热之有？斯言当矣。若胃虚减食者，当以芳香辛温之剂治之；若拘于泻南之说，则胃愈伤矣。藿香养胃汤。诚能本此施治，其于痿也思过半矣。至于七情六淫，挟有多端，临病制方，非笔舌所能罄耳。

治 法

心气热则脉痿，铁粉、银箔、黄连、苦参、龙胆草、石蜜、牛黄、龙齿、秦艽、白鲜皮、牡丹皮、地骨皮、雷丸、犀角之属。肝气热则筋痿，生地黄、天门冬、百合、紫葳、白蒺藜、杜仲、草薢、菟丝子、川牛膝、防风、黄芩、黄连之属。脾气热则肉痿，二术、二陈、霞天膏之属。肾气热则骨痿，金刚丸、牛膝丸、加味四斤丸、煨肾丸。肺热痿，黄芪、天麦门冬、石斛、百合、山药、犀角、通

---

① 与：原脱，依《素问·痿论》补。

草、桔梗、枯芩、山栀、杏仁、秦艽之属。挟湿热，健步丸加黄柏、苍术、黄芩或清燥汤。湿痰，二陈、二妙、竹沥、姜汁。血虚，四物汤、二妙散、补阴丸。气虚、四君子汤合二妙散。气血俱虚，十全大补汤。食积、木香槟榔丸。死血，桃仁、红花、蓬术、穿山甲、四物汤。实而有积，三化汤、承气汤，下数十遍而愈。肾肝下虚，补益肝肾丸、神龟滋阴丸、补益丸、虎潜丸。

医　案

太学朱修之，八年痿废，更医累百，毫末无功。一日读余《颐生微论》，千里相招。余诊之，六脉有力，饮食若常，此实热内蒸，心阳独亢，证名脉痿。用承气汤，下六七行，左足便能伸缩。再用大承气，又下十余行，手中可以持物。更用黄连、黄芩各一斤，酒蒸大黄八两，蜜丸，日服四钱，以人参汤送。一月之内，去积滞不可胜数，四肢皆能展舒。余曰：今积滞尽矣，煎三才膏十斤与之，服毕而应酬如故。修之家世金陵，嗣后遂如骨肉，岁时通问馈遗，越十载不懈。

崇明文学倪君俦，四年不能起于床，延余航海治之，简其平日所服，寒凉者十六，补肝肾者十三，诊其脉大而无力，此营卫交虚。以十全大补加秦艽、熟附各一钱，朝服之；夕用八味丸加牛膝、杜仲、远志、萆薢、虎骨、龟板、黄柏，温酒送七钱，凡三月而机关利。

藿香养胃汤　治胃虚不实，筋无所养而成痿。

藿香　白术炒透　人参　茯苓　苡仁　半夏曲　乌药　神曲炒　缩砂炒，各一钱半　荜澄茄　甘草炒，各一钱

水二钟，姜五片，枣二枚，煎一钟服。

二陈汤　见痰饮①。

霞天膏　即倒疮法，见积聚。

清燥汤　见类中风②

金刚丸　治肾虚精败骨痿。

萆薢　杜仲炒去丝　肉苁蓉酒浸　菟丝子酒浸，各等分

上为末，酒煮猪腰子和丸，梧子大，每服五钱，空心温酒送下。

牛膝丸　治肾肝虚，骨痿筋弱。

牛膝酒浸　萆薢　杜仲炒去丝　白蒺藜　防风　菟丝子酒浸　肉苁蓉酒浸，等分　官桂减半

制服同金刚丸。

加味四斤丸　治肾肝虚，精骨痿。

肉苁蓉酒浸　牛膝酒浸　天麻　木瓜　鹿茸去毛，切，酥焙　熟地黄　五味子酒浸　菟丝子酒浸，另研，各等分

上为末，蜜丸，梧子大，每服五钱，空心酒下。

煨肾丸　治肝脾肾伤，宜缓中消谷益精。

牛膝　萆薢　杜仲炒去丝　白蒺藜　防风　菟丝子酒浸　肉苁蓉酒浸　胡芦巴　补骨脂酒炒，等分　肉桂减半

上为末，将猪腰子制同食法，和蜜杵丸，梧子大，每服五钱，空心酒送，治腰痛甚效。

健步丸

羌活　柴胡各五钱　防风三钱　川乌一钱　滑石炒，五钱　泽泻三钱　防己酒洗，一两　苦参酒洗，一钱　肉桂　甘草炙　栝蒌根酒制，各五钱

上为末，酒糊丸，梧子大，每服二钱，煎愈风汤见中风。空心送下。

虎潜丸

龟板　黄柏各四两　知母　熟地黄各一钱　牛膝三两半　芍药一两半　锁阳　虎骨酥炙　当归各一两　干姜半两　陈皮七钱半

为末，酒糊丸，加附子更妙。

补阴丸

黄柏　知母俱盐酒拌炒　熟地黄　败龟板酥炙　白芍药煨　陈皮　牛膝酒浸，各二两半　虎胫骨酥炙　锁阳酒浸，酥炙　当归酒洗，各一两半　冬加干姜五钱

上为末，酒煮羯羊肉为丸，盐汤下。

四物汤　四君子汤　十全大补汤　俱见虚痨。

三化汤　见中风。

大小承气汤　见伤寒。

补益肾肝丸

柴胡　羌活　生地黄　苦参炒　防己炒，各五分　附子炮　肉桂各一钱　当归二钱

上为末，熟水丸如芡实大，每服四钱，温水送下。

神龟滋阴丸　治足废，名曰痿厥。

龟板四两，酒炙　黄柏炒　知母炒，各二两　枸杞子　五味子　锁阳各一两　干姜半两

为末，猪脊髓为丸，梧子大，每服五钱。

补益丸

白术二两　生地酒浸，一两半　龟板酒浸，炙　锁阳酒浸　归身酒浸　陈皮　杜仲　牛膝各一两　干姜七钱　黄柏炒　虎胫骨酒浸　茯苓各半两　五味子二钱　甘草炙，一钱　白芍药酒浸，煨　菟丝子酒蒸，研如糊，入余药末，晒干。各一两

上末，紫河车为丸，每服五钱。

惊

经曰：东方色青，入通于肝，其病发惊骇。肝应东方，于卦为震，于象为风，风木多振动，故病为惊骇。又曰：足阳明之脉病，恶人与火，闻木音则惕然而惊者，土恶木也。阳明多气多血，血气壅则易热，热则恶火，阳明气厥，则为忧惊，故恶人之烦扰也。

愚按：外有危险，触之而惊，心胆强者，不能为害；心胆怯者，触而易惊。气郁生涎，涎与气搏，变生诸证，或短气或自汗，并温胆汤，呕则以人参代竹茹。眠多异梦，随即惊觉，温胆汤加枣仁、莲子、以金银煎下，或镇心丹、远志丸、妙香散、琥珀养心丹、定志丸。卧多惊魇，口中有声，珍珠母丸、独活汤。外物卒惊，宜行镇重，密陀僧细末，茶调一钱，或黄连安神丸。或热郁生痰，寒水石散。或气郁生痰，加味四七汤。丹溪曰：惊则神出于舍，舍空得液，痰涎永系于胞络之间。控涎丹加辰砂、远志。

脉　候

寸口脉动为惊，惊者其脉止而复来，其人目睛不转，不能呼气。

温胆汤　治心胆虚怯，触事易惊，或梦寐不祥，心惊胆慑，气郁生涎，或短气，或自汗。

半夏汤洗　枳实　竹茹各一两　橘皮一两半，去白　甘草炙，四钱　白茯苓七钱

每服五钱，水一钟，姜七片，枣一枚，煎服。

镇心丸　治心血不足，怔忡多梦，如堕崖谷。

酸枣仁炒，二钱半　车前子去土　白茯苓去皮　麦门冬去心　五味子　茯神去木　肉桂各一两二钱半　熟地黄酒浸，蒸　龙齿　天门冬去心　远志甘草水煮，去心　山药姜制，各一两半　人参　朱砂水飞为衣，各半两

上为末，蜜丸，梧子大，每服三钱，空心米汤下。

远志丸

远志去心，姜汁淹　石菖蒲各五钱　茯神
茯苓　人参　龙齿各一两

为末，蜜丸，梧子大，辰砂为衣，熟
水送三钱。

妙香散　见痰。

琥珀养心丹　治心跳善惊。

琥珀另研，二钱　龙齿煅，另研，一两
远志甘草汤煮，去木　石菖蒲　茯神　人参
酸枣仁炒，各五钱　当归　生地黄各七钱
黄连三钱　柏子仁五钱　朱砂另研，三钱
牛黄另研，一钱

上为末，猪心血丸，黍米大，金箔为
衣，灯心汤送五钱。

定志丸

菖蒲炒　远志去心，各二两　茯神　人
参各三钱

为末，蜜丸梧子大，朱砂为衣，米饮
下三钱。

珍珠母丸　治肝虚受风，卧若惊状。

珠母研细，七钱五分　当归　熟地黄各一
两半　人参　酸枣仁　柏子仁　犀角　茯
苓各一两　沉香　龙齿各半钱

上为末，炼蜜丸桐子大，辰砂为衣。
每服三钱，金银薄荷汤下。

黄连安神丸　治心乱烦热，胸中气
乱，兀兀欲吐，膈上伏热。

朱砂一钱，水飞　黄连酒炒，一钱半　甘
草炙，五分　生地黄　当归头各一钱

上为极细末，蒸饼丸黄米大，每服十
丸，津下。

独活汤

独活　羌活　人参　前胡　细辛　半
夏　五味子　沙参　白茯苓　酸枣仁炒
甘草各一两

上为末，每服四钱，水一钟，姜三
片，乌梅半个，煎七分服。

寒水石散

寒水石煅　滑石水飞，各一两　生甘草

二钱半

为末，每服二钱，姜枣汤下。

加味四七汤

半夏姜制，二钱五分　厚朴姜制　茯苓去
皮，各一钱半　苏叶　茯神各一钱　远志去心
菖蒲　甘草各半钱

水二钟，姜三片，红枣一枚，煎一钟
服。

控涎丹

甘遂去心　紫大戟去皮　白芥子各等分

上为末，煮糊丸桐子大，临卧淡姜汤
下七丸。

悸

心怵也，筑筑然跳动也。

经曰：心痹者脉不通，烦则心下鼓。
闭而不通，病热郁而为涎，涎成则烦，心
下鼓动。鼓者，跳动如击鼓也，五痹汤加
茯神、远志、半夏。

愚按：经文及《原病式》云：水衰火
旺，心胸躁动，天王补心丹主之。《伤寒
论》曰：心为火而恶水，水停心下，筑筑
然跳动不能自安，半夏麻黄丸、茯苓饮
子。亦有汗吐下后，正气虚而悸不得卧
者，温胆汤。丹溪责之虚与痰，辰砂远志
丸，有饮者控涎丹。证状不齐，总不外于
心伤而火动，火郁而生涎也。若夫虚实之
分，气血之辨，痰与饮，寒与热，外伤天
邪，内伤情志，是在临证者详之。

五痹汤　见痹。

控涎丹　温胆汤　俱见惊。

天王补心丹　壮水补心，清热化痰，
定惊悸。

人参五钱　当归酒浸　五味子　麦门
冬去心　天门冬去心　柏子仁　酸枣仁各一
两　白茯苓　玄参　丹参　桔梗　远志各
五钱　生地黄四两　黄连酒洗，炒，二两

为末，蜜丸桐子大，朱砂为衣，每服三钱，灯心、竹叶煎汤送下。

半夏麻黄丸

半夏 麻黄各等分

为末，蜜丸桐子大，每服一钱，日三服。

茯苓饮子 治痰饮伏于心胃，悸动不已。

赤茯苓去皮 熟半夏 白茯神去木 麦门冬去心 橘红各二钱 槟榔 沉香忌火 甘草炙，一钱二分

水二钟，姜三片，煎八分，食远服。

辰砂远志丸 安心神，化风痰。

石菖蒲去毛 远志去心 人参 茯神去木 辰砂各半两 川芎 山药 铁粉 麦门冬去心 细辛 天麻 半夏曲 南星炒黄 白附子生，各一两

为末，生姜五两，取汁入水，煮糊丸如绿豆大，别以朱砂为衣，每服一钱，临卧姜汤服。

恐

经曰：在脏为肾，在志为恐。又云：（精气）并于肾则恐。恐者，肾之情志，下章之言他藏者，亦莫不系于肾也。肝藏血。血不足则恐。肝者，肾之子也，水强则胆壮，水薄则血虚而为恐矣。胃为恐。胃属土，肾属水，上邪伤水，则为恐也。心怵惕思虑则伤神，神伤则恐惧自失。心藏神，神伤则心怯，所以恐惧自失，火伤畏水之故。

按：经文论恐，有肾、肝、心、胃四脏之分。而肝胆于肾，乙癸同源者也；胃之于肾，侮所不胜者也；心之于肾，畏其所胜者也。故恐之一证，属肾之本志，而旁及于他脏，治法则有别焉。治肾伤者，宜味厚，枸杞、远志、地黄、山茱萸、茯苓、牛膝、杜仲之属。治肝胆者，宜养阴，枣仁、山茱萸、牡丹皮、白芍药、甘草、龙齿之属。治阳明者，壮其气，四君子汤倍用茯苓。治心君者，镇其神，朱砂、琥珀、金银箔、犀角、龙齿之属。

人参散 治肝肾虚而多恐，不能独卧。

人参 枳壳 五味子 桂心 甘菊花 茯神 山茱萸 枸杞子各七钱半 柏子仁一两 熟地黄一两

上为细末，每服二钱，温酒调下。

茯苓散 治胆胃不足，心神恐怯。

茯苓一两 远志 防风 细辛 白术 前胡 人参 桂心 熟地黄 甘菊花各七钱半 枳壳半两

上为粗末，每服三钱，水一钟，姜三片，煎至六分，温服。

补胆防风汤 治胆虚目暗眩冒，梦见闻讼，恐惧面色变。

防风一钱 人参七分 细辛 芎藭 甘草 茯神 独活 前胡各八分

为末，每服四钱，水钟半，枣二枚，煎八分服。

医案①

一儒者久困场屋，吐衄盈盆，尪羸骨立，梦斗争恐怖，遇劳即发，补心安神，投之漠如。一日读《素问》，乃知魂藏于肝，肝藏血，作文苦，衄血多，则魂失养，故交睫即魇，非峻补不可。而草木力薄，以酒溶鹿角胶空腹饮之，五日而安卧，一月而神宁。鹿角峻补精血，血旺神自安也。

① 医案：原脱，据清康熙本补。

健　忘

经曰：上气不足，下气有余，肠胃实而心气[1]虚，虚则营卫留于下，久之不以时上，故善忘也。上气者，心家之清气也；下气者，肠胃之浊气也。营卫留于下，则肾中之精气不能时时上交于心，故健忘。肾盛怒而不止则伤志，志伤则喜忘其前言。怒本肝之志，而亦伤肾者，肝肾为子母。气相通也。肾藏志，志伤则意失而善忘其前言也。血并于下，气并于上，乱而喜忘。血并于下，则无以养其心，气并于上，则无以充其肾。水下火上，坎离不交，乱其揆度，故喜忘也。

愚按：《内经》之原健忘，俱责之心肾不交，心不下交于肾，浊火乱其神明，肾不上交于心，精气伏而不用。火居上则因而为痰，水居下则因而生躁。扰扰纭纭，昏而不宁，故补肾而使之时上，养心而使之善下，则神气清明，志意常治，而何健忘之有？

治　法

思虑过度，归脾汤。精神衰倦，人参养荣汤，宁志膏。痰迷心窍，导痰汤送寿星丸。心肾不交，朱雀丸。

归脾汤　治思虑伤心脾，健忘怔忡。

人参　茯神　龙眼肉　黄芪　酸枣仁炒研　白术各二钱半　当归　远志各一钱　木香　甘草各三分

水二钟，姜五片，红枣一枚，煎一钟服。

人参养荣汤　见虚痨。

导痰汤　见痰饮。

宁志膏

人参　酸枣仁各一两　辰砂五钱　乳香二钱半

为末，蜜丸，弹子大，每服一丸，薄荷汤送下。

寿星丸

南星一斤，掘坑深二尺，炭五斤，坑内烧红，扫净，酒浇，南星下坑急盖密一宿，焙　琥珀四两，另研　朱砂一两，水飞，一半为衣

猪心血三个，生姜打面糊丸，如梧子大，每服三钱，人参汤空心送下，日三服。

朱雀丸

沉香一两　茯神四两

为末，蜜丸，小豆大，每服三十丸，人参汤下。

不　得　卧

经曰：卫气不得入于阴，常留于阳，留于阳则阳气满，阳气满则阳跷盛，不得入于阴，则阴气虚，故目不瞑矣。行阳则寤，行阴则寐，此其常也。失其常则不得静而藏魂，所以目不得瞑。胃者六府之海，其气下行，阳明逆不得从其道，故不卧。下经曰：胃不和则卧不安。此之谓也。寤从阳而主上，寐从阴而主下，胃气上逆，则壅于肺而息有音，不得从其阴降之道，故卧不安也。又曰：卧则喘者，水气之客也。夫水者，循律液而流，肾者水脏，主津液，主卧与喘也。卧则喘者，亦不得卧也，水病者，其本在肾，其末在肺，故为不得卧，卧则喘者，标本俱病也。

愚按：《内经》及前哲诸论详考之，而知不寐之故，大约有五：一曰气虚，六君子汤加酸枣仁、黄芪。一曰阴虚，血少心烦，酸枣仁一两、生地黄五钱、米二合，煮粥食之。一曰痰滞，温胆汤加南

---

① 气：《灵枢·大惑论》作"肺"。

星、酸枣仁、雄黄末。一曰水停，轻者六君子汤加菖蒲、远志、苍术，重者控涎丹。一曰胃不和，橘红、甘草、石斛、茯苓、半夏、神曲、山楂之类。大端虽五，虚实寒热，互有不齐，神而明之，存乎其人耳！

六君子汤 见虚痨。

温胆汤 控涎丹 俱见惊。

酸枣汤 治虚痨，虚烦不得眠。

酸枣仁一两 甘草一钱 知母 茯苓 芎劳各二钱

水二钟，煎八分服。

鳖甲丸 治四肢无力，胆虚不眠。

鳖甲 酸枣仁 羌活 牛膝 黄芪 人参 五味子各等分

为末，蜜丸，梧子大，每服三钱，温酒送下。

羌活胜湿汤 治卧而多惊，邪在少阳、厥阴。

羌活 独活 藁本 防风各一钱 蔓荆子三钱 川芎二分 甘草炙，五分

水二钟，煎一钟，食后服。

不 能 食

东垣云：胃中元气盛，则能食而不伤，过时而不饥。脾胃俱旺，能食而肥；脾胃俱虚，不能食而瘦。由是言之，则不能食皆作虚论。若伤食恶食，心下痞满，自有治法，不在此例。罗谦甫云：脾胃弱而食少，不可克伐，补之自然能食。许学士云：不能食者，不可全作脾治，肾气虚弱，不能消化饮食，譬之釜中水谷，下无火力，其何能熟？严用和云：房劳过度，真阳衰弱，不能上蒸脾土，中州不运，以致饮食不进。或胀满痞塞，或滞痛不消，须知补肾。肾气若壮，丹田火盛，上蒸脾土，脾土温和，中焦自治，膈开能食矣。

愚按：脾胃者，具坤顺之德，而有乾健之运，故坤德或惭，补土以培其卑监；乾健稍弛，益火以助其转运。故东垣、谦甫以补土立言，学士用和以壮火垂训，盖有见乎土强则出纳自如，火强则转输不息。火者，土之母也，虚则补其母，治病之常经。每见世俗，一遇不能食者，便投香砂、枳、朴、曲、卜、楂、芽，甚而用黄连、山栀，以为开胃良方，而夭枉者多矣。不知此皆实则泻子之法，为脾胃间有积滞，有实火，元气未衰，邪气方张者设也。虚而伐之，则愈虚；虚而寒之，遏真火生化之元，有不败其气而绝其谷乎？且误以参术为滞闷之品，畏之如砒鸩，独不闻经云：虚者补之，又云：塞因塞用乎？又不闻东垣云：脾胃之气，实则枳实、黄连泻之，虚则白术、陈皮补之乎？故不能食皆属脾虚，四君子汤、补中益气汤。补之不效，当补其母，八味地黄丸、二神丸。挟痰宜化，六君子汤。挟郁宜开，育气汤。仇木宜安，异功散加沉香、木香。子金宜顾，肺金虚则盗窃土母之气以自救，而脾土益虚，甘、桔、参、苓之属。夫脾为五脏之母，土为万物之根，安谷则昌，绝谷则亡，关乎人者至为切亟，慎毋少忽！

医 案

文学倪念岚，累劳积郁，胸膈饱闷，不能饮食，服消食之剂不效，改而理气，又改而行痰，又改而开郁，又改而清火，半载之间，药百余剂，而病势日增，惶惧不知所出，始来求治于余。余先简其方案，次诊其六脉，喟然叹曰：脉大而软，两尺如丝，明是火衰不能生土[1]，反以伐气寒凉投之，何异于人既入井，而又下石

———

[1] 土：《里中医案》作"金"。

乎？遂以六君子汤加益智、干姜、肉桂各一钱，十剂而少苏。然食甚少也，余劝以加附子一钱，兼用八味丸调补，凡百余日而复其居处之常。

新安程幼安，食少腹闷，食粥者久之。偶食蒸饼，遂发热作渴，头痛呕逆，或以伤寒治之，或以化食破气之药投之，俱不效，势甚危迫。余诊之，谓其兄季涵曰：脉无停滞之象，按之软且涩，是脾土大虚之证也，法当以参术理之。众皆不然，予曰：病势已亟，岂容再误？遂以四君子汤加沉香、炮姜与之，数剂而减，一月而安。

和中丸　开胃进食。

人参　白术各三钱　干姜　甘草　陈皮　木瓜去穰，各一两

为末，水丸，白汤送三钱。

七珍散　开胃养气，补脾进食。

人参　白术酒炒，各一两半　黄芪蜜炙　白茯苓　陈黄米炒焦黑　砂仁炒，各一两　甘草姜汁炒，五钱

为末，每服三钱，姜、枣汤送。

二神丸　破故纸补肾为癸水，肉豆蔻补脾为戊土，戊癸化火，进食妙方。

破故纸炒，四两　肉豆蔻生，二两

为末。肥枣四十九枚，生姜四两，切片同煮烂。去姜取枣，剥去核，研膏为丸，桐子大。每服三钱，盐汤下。

育气汤

木香　丁香　藿香　人参　白术　茯苓　砂仁　白豆蔻　荜澄茄　炙甘草各半两　山药一两　橘红　青皮去白，各二钱半　白檀香半两

为末，每服二钱，木瓜汤送下。

资生丸

白术泔浸，土蒸九次，晒九次，切片炒黄，三两　人参去芦，饭上蒸熟，三两　茯苓去皮，飞去筋，乳拌，饭上蒸，晒干，一两五钱　橘红　山

楂肉蒸　神曲炒，各二两　川黄连姜汁炒枯　白豆蔻　泽泻去毛，炒，各三钱　桔梗炒　藿香洗　甘草蜜炙，各五钱　白扁豆炒去壳　莲肉去心，各一两　薏苡仁淘炒，三两　山药炒　麦芽炒　芡实炒，各一两五钱

为末，蜜丸，每丸二钱，每服一丸，淡姜汤磨服。

汗

睡则汗出，醒则倏收，曰盗汗。不分寤寐，不因劳动，自然汗出，曰自汗。

经云：阳气有余，为身热无汗，阴气有余，为多汗身寒。阳有余者阴不足，故身热无汗；阴有余者阳不足，故多汗身寒，以汗本属阴也。饮食饱甚，汗出于胃；惊而夺精，汗出于心；持重远行，汗出于肾，疾走恐惧，汗出于肝；摇体劳苦，汗出于脾。血之与气，异名同类，故夺血者无汗，夺汗者无血。血与汗同，夺则重伤其阴，主死。夺者，迫之使出。肾病者，寝汗憎风。肾伤则由虚，故寝而盗汗出也。

愚按：心之所藏，在内者为血，在外者为汗，汗者，心之液也；而肾主五液，故汗证未有不由心肾虚而得者。心阳虚不能卫外而为固，则外伤而自汗；肾阴衰不能内营而退藏，则内伤而盗汗。然二者之汗，各有冷热之分，因寒气乘阳虚而发者，所出之汗必冷，因热气乘阴虚而发者，所出之汗必热。虽然，热火过极，亢则害，承乃制，反兼胜己之化，而为冷者有之，此又不可不察也。至夫肺虚者，固其皮毛，黄芪六一汤、玉屏风散。脾虚者，壮其中气，补中益气汤、四君子汤。心虚者，益其血脉，当归六黄汤。肝虚者，禁其疏泄，白术、枣仁、乌梅。肾虚者，助其封藏，五味、山茱萸、龙骨、地

骨皮、牡蛎、远志、五倍子、何首乌。五脏之内，更有宜温、宜清、宜润、宜燥，岂容胶一定之法，以应无穷之变乎？

脉　候

肺脉软而散者，当病灌汗。肺脉缓甚为多汗。尺涩脉滑谓之多汗。尺肤涩而尺脉滑，主阴伤也，若汗出如胶之粘，如珠之凝，或淋漓如雨，揩试不逮者难治。

黄芪建中汤　治血虚而自汗。

黄芪　肉桂各一钱半　白芍药三钱　甘草一钱

水二钟，煨姜五片，枣二枚，煎一钟，入稠饧一大匙，再煎一沸汤。旧有微溏或呕者，不用饧。

芪附汤　治气虚阳弱，自汗体倦。

黄芪去芦，蜜炙　附子炮去皮脐，等分

每四钱，水一钟，姜十片，煎八分服。

参附汤

人参三钱　附子炮去皮脐，一钱

水一钟，姜三片，煎六分服。

黄芪六一汤

黄芪六两，去芦，蜜炙　甘草一两，炙

每服五钱，水一钟，枣一枚，煎七分服。

玉屏风散

防风　黄芪各一两　白术二两

每服三钱，水一钟，姜三片，煎六分服。

白术散　治虚风多汗少气，不治将成消渴。

牡蛎煅，三钱　白术一两二钱半　防风二两半

为末，每服一钱，温水调下。

安胃汤　治汗出日久，虚风痿痹。

黄连去须　五味子　乌梅肉　甘草生，各五分　熟甘草三分　升麻梢二分

水二杯，煎一杯服。

正元散　治下元虚冷，自汗厥逆，呕吐痛泻。

红豆炒　干姜炮　陈皮去白，各三钱人参　白术　甘草炙　茯苓去皮，各二两肉桂去粗皮　川乌炮去皮，各半两　附子炮去皮尖　山药姜汁浸炒　川芎　乌药去木　干姜各一两　炙黄芪一两半

为细末，每服三钱，水一钟，姜三片，枣一枚，盐少许，煎七分，食前服。

牡蛎散　治自汗盗汗。

黄芪　麻黄根　牡蛎煅，研，各等分

每服三钱，水一杯，小麦一百粒，煎六分服。

大补黄芪汤

黄芪蜜炙　防风　山茱萸　川芎　当归　白术炒　肉桂　炙甘草　五味子人参各一两　白茯苓一两半　熟地黄二两肉苁蓉酒浸，三两

每服五钱，水四钟，姜三片，枣二枚，煎八分服。

当归六黄汤　治盗汗之圣药。

当归　生地黄　熟地黄　黄柏　黄芩黄连各一钱　黄芪二钱

水二钟，煎一钟，临卧服。

盗汗良方

麻黄根　牡蛎煅，为粉，各三两　黄芪人参各二两　龙骨打碎　地骨皮各四两大枣七枚

水六钟，煎二钟半，分六服，一日饮尽。

茯苓汤　治虚汗盗汗。

白茯苓去皮及膜，研细末。

每服二钱，煎乌梅陈艾汤调下。

柏子仁丸

柏子仁　半夏曲各二两　牡蛎煅，醋淬七次，焙　人参　白术　麻黄根微炙去汗五味子各一两　净麸炒，半两

为末，枣肉丸，梧子大，空心米饮下三钱。

止汗法 川郁金研细末，临卧以津调，涂乳上。

止汗红粉

麻黄根 牡蛎煅，各一两 赤石脂 龙骨各五钱

为细末，以绢包，扑于身上。

黄 疸

经曰：溺黄赤，安卧者，黄疸。《论疾诊尺》篇曰：身痛色微黄齿垢黄，爪甲黄，黄疸也，溺黄赤安卧，脉小而涩①，不嗜食。《正理论》谓其得之女劳也。已食如饥者，胃疸。消谷善饥，胃有热也。《论疾诊尺》篇曰：脉小而涩，不嗜食，寒也。治疸者须知寒热之别。目黄者，曰黄疸。目者宗脉所聚，诸经有热，上熏于目，故黄疸者目黄。

愚按：黄者，中央戊己之色，故黄疸多属太阴脾经。脾不能胜湿，复挟火热，则郁而生黄，譬之盦曲相似。以湿物而当暑月，又加覆盖，湿热相搏，其黄乃成。然湿与热又自有别，湿家之黄，色暗不明；热家之黄，色光而润。亦有脾肾虚寒，脉沉而细，身冷自汗，泻利溺白，此名阴黄。茵陈姜附汤、理中汤、八味丸。汗出染衣，色如柏汁，此名黄汗，黄芪汤、芪芍桂苦酒汤。挟表者，脉浮，汗之而愈，桂枝加黄芪汤。挟里者，腹胀，下之而安，大黄硝石汤。食伤有谷疸之名，茯苓茵陈栀子汤。酒伤有酒疸之治，葛花解酲汤加茵陈叶。若夫御女劳伤，则膀胱急而小便自利，微汗出而额上色黑，手足心热，发以薄暮，加味四君子汤、东垣肾疸汤。统言疸证，清热导湿，为之主方，茯苓渗湿汤。假令病久，脾衰胃薄，必以补中，参术健脾汤。

脉 候

脉洪，泄利而渴者死。脉小，溺利不渴者生。寸口近掌处无脉，口鼻冷者死。疸者入腹，喘满者死。年壮气实，脉大易愈。老人气虚，脉微难瘥。

茯苓渗湿汤 清湿热，利小便。

茵陈七分 白茯苓六分 木猪苓 泽泻 白术 陈皮 苍术泔浸一夜，炒透 黄连各五分 山栀炒 秦艽 防己 葛根各四分

水二杯，煎七分，食前服。

芪芍桂苦酒汤

黄芪五两 白芍药 桂枝各三两

苦酒一升，水七升，煮三升，温服一升。当心烦至六七日解，若心烦不止，苦酒阻故也。

桂枝加黄芪汤 脉浮而腹中和者汗之。

桂枝 白芍药 生姜各三两 黄芪 甘草各二两 大枣十二枚

水八升，煮取三升，服一升，须臾，饮热稀粥一升，以助药力，取微汗。若不汗，更服。

黄芪汤 治黄汗身肿，发热不渴。

黄芪去芦，蜜炙 赤芍药 茵陈蒿各二两 石膏四两 麦门冬去心 淡豆豉各一两 甘草炙，半两

每服四钱，水一杯，生姜五片，煎七分服。

大黄硝石汤 一方加栀子十五枚

大黄 黄柏 硝石各四两，一作滑石

水六升，煎取二升，内硝煮取一升，顿服。

加减五苓散

---

① 涩：原作"寒"，依《灵枢·论疾诊尺》改。

茵陈 猪苓去皮 白术 赤茯苓去皮 泽泻各二钱

水二钟，煎一钟服。

茯苓茵陈栀子汤

茵陈叶一钱 茯苓去皮，五分 栀子仁 苍术去皮炒 白术各三钱 黄芩生，六分 黄连去须 枳壳麸炒 猪苓去皮 泽泻 陈皮 汉防己各二分 青皮去白，一分

水二杯，煎一杯服。

葛花解酲汤 见泄泻。

八味丸 理中汤 并见虚痨。

加味四君子汤 治色疸及久疸不愈。

人参 白术 白茯苓 白芍药 黄芪炙 白扁豆炒，各二钱 甘草炙，一钱

水二钟，姜五片，红枣二枚，煎一钟服。

肾疸汤 治女劳成疸。

升麻根半两 苍术一钱 防风根 独活根 白术 柴胡根 羌活根 葛根各五分 茯苓 猪苓 泽泻 甘草根各三分 黄柏二分 人参 神曲各六分

水二杯，煎一杯，食前服。

参术健脾汤 治久黄脾虚食少。

人参 白术各一钱五分 白茯苓 陈皮 白芍药煨 当归酒洗，各一钱 甘草炙，七分

水二钟，枣二枚，煎八分服。色疸加黄芪、白扁豆。

茵陈姜附汤 治阴黄脉沉微，小便利或泻。

附子炮去皮脐，三钱 干姜炮，二钱 茵陈一钱二分 草豆蔻煨，一钱 白术四分 枳实麸炒 半夏制 泽泻各五分 白茯苓 橘红各三分

水二钟，生姜五片，煎八分，待冷服。

蔓菁散 治阴黄汗染衣，涕唾黄。

蔓菁子

为细末，平旦以井华水服一匙，日再加至二匙，以知为度。每夜小便中浸少许帛子，各书记日，色渐白则瘥，不过服五升而愈。

霍乱

经曰：太阴所至为中满，霍乱吐下。又曰：土郁之发，民病呕吐，霍乱注下。此二条言受湿霍乱也。宜五苓散、理中汤之类。岁土不及，风乃大行，民病霍乱飧泄。此言风木胜土而为霍乱，宜桂苓白术散。热至则身热，霍乱吐下。此言火热霍乱，宜香薷散。足太阴之别，名曰公孙，去本节后一寸，别走阳明；其别者，入络肠胃，厥气上逆则霍乱。实则肠中切痛，虚则蛊①胀，取之所别也。清气在阴，浊气在阳，营气顺脉，卫气逆行，清浊相干，乱于肠胃，则为霍乱。此言厥气上逆，清浊不分，饮食不节，乃为霍乱。

愚按：霍乱者，挥霍变乱，起于仓卒。心腹大痛，呕吐泻利，憎寒壮热，头痛眩晕，先心痛则先吐，先腹痛则先泻，心腹俱痛，吐泻并作，甚者转筋入腹则毙。转筋者，以阳明养宗筋，属胃与大肠，吐下顿亡津液，宗筋失养，必致挛缩，甚者囊缩舌卷为难治。阴阳反戾，清浊相干；阴阳痞隔，上下奔迫。须遵《内经》分温、热、风、暑、虚、实而为施治。

干霍乱者，心腹胀满搅痛，欲吐不吐，欲泻不泻，躁乱昏愦，俗名搅肠痧。此由脾土郁极，不得发越，以至火热内扰。不可过于攻，过攻则脾愈虚；不可过于热，过热则火愈炽；不可过于寒，过寒则火必捍格。须反佐以治，然后郁可开，

① 蛊：《灵枢·经脉》作"鼓"。

火可散，古方用盐熬调以童便，不独降火，兼能行血，极为稳妥。

霍乱多起于夏秋之间，皆外受暑热，内伤饮食所致。纵冬月患之，亦由夏月伏暑也。转筋者，兼风木，建中加木瓜柴胡汤。厥冷唇青，兼寒气，建中加附子干姜汤。身热烦渴，气粗兼暑热，桂苓白术散，或香薷散。体重，骨节烦痛，兼湿化，除湿汤。风暑合病，石膏理中汤。暑湿相搏，二香散。多食寒冷，六和汤倍藿香，煎热调苏合丸。情志郁结，七气汤。转筋逆冷，吴茱萸汤，或通脉四逆汤。邪在上者宜吐，虽已自吐利，仍当吐之，以提其气。用极咸盐汤三碗，热饮一碗，指探令吐，不吐再服一碗，吐讫仍饮一碗，三吐乃止，此法极良。吐利不止，元气耗散，病势危笃，或口渴喜冷，或恶寒逆冷，发热烦躁，欲去衣被，此阴盛格阳，不可以其喜冷欲去衣被为热。理中汤，甚者附子理中汤。不效，四逆汤。并宜冰冷与服。霍乱已透，余吐余泻未止，腹有余痛，宜一味包秋豆叶煎服，干者尤佳。《保命集》云：有从标而得者，有从本而得者，有从标本而得者；六经之变，治各不同，细察色脉，知犯何经，随经标本，活法施治，此大法也。

脉　候

霍乱遍身转筋，肢冷，腹痛欲绝，脉洪易治，脉微舌卷囊缩者死。霍乱阳气已脱，或遗尿不知，或气少不语，或膏汗如珠，或大躁欲入水，或四肢不收，皆不可治。

理中汤

人参　干姜　白术各三钱　甘草炙，一钱

水二杯，煎一杯服。加附子，名附子理中汤。

二香散　治暑湿相搏，霍乱转筋，烦渴闷乱。

藿香　白术　厚朴　橘红　茯苓　半夏　紫苏　桔梗　白芷　香薷　黄连　扁豆各一钱　大腹皮　甘草各五分

水二杯，姜五片，葱白三根，煎一杯服。

香薷散　霍乱诸证，皆宜服之。

厚朴去皮，姜汁炒　黄连姜汁炒，各二两　香薷四两　甘草五钱

为末，每服四钱，水煎，不犯铁器，井中沉冷服。

桂苓白术散　暑食两伤，湿热，霍乱转筋。

桂枝　人参　白术　白茯苓各半两　泽泻　甘草　石膏　寒水石各一两　滑石二两

为细末，每服三钱，姜汤下。一方有木香、藿香、葛根各半两。

除湿汤　见类中风。

五苓散　见泄泻。

苏合香丸　见中风。

七气汤　治七情郁结，霍乱吐泻。

半夏汤洗　厚朴　白芍药　茯苓各二钱　桂心　紫苏　橘红　人参各一钱

水二钟，生姜七片，红枣一枚，煎一钟服。

吴茱萸汤　治冒暑，或伤冷物，或忍饥，或大怒，或乘舟车伤动胃气，转筋逆冷。

吴茱萸　木瓜　食盐各半两

同炒焦，水三升，煮令百沸，入药，煎至二升服。如无药，用盐一撮，醋一钟，煎八分服。

通脉四逆汤

附子大者一枚，生用　干姜三两，强者四两　甘草炙，二两

水三升，煮取一升一合，分温再服。

建中加木瓜柴胡汤

桂枝二两半 芍药一两 甘草一两 胶饴半升 生姜一两半 大枣六枚 木瓜 柴胡各五钱

每服一两，水三杯，煎杯半，去渣，下饴两匙服。

六和汤

香薷二钱 砂仁 半夏汤洗七次 杏仁去皮尖，炒 人参去芦 甘草炙，各五分 赤茯苓去皮 藿香去土 白扁豆姜汁略炒 厚朴姜汁炒 木瓜各一钱

水二杯，姜五片，红枣一枚，煎一杯服。

藿香正气散 见中风。

厚朴汤 治干霍乱。

厚朴姜汁炒 枳壳去瓤，麸炒 高良姜 槟榔 朴硝各七钱半 大黄炒，二两

为末，每服三钱，水杯半，煎一杯服。

冬葵子汤 治干霍乱，二便不通，烦热闷乱。

冬葵子 滑石研 香薷各二两 木瓜一枚，去皮瓤

为末，每服五钱，水二杯，煎一杯服，日服五次。

地浆法 于墙阴掘地约二尺许，入新汲水搅之，澄清，服一杯。既取土气，又取墙阴及新汲水，盖阴中之阴，能治阳中之阳。

呕 吐 哕

有声有物为呕，有物无声为吐，有声无物为哕。

经曰：诸逆冲上，皆属于火；诸呕吐酸，皆属于热。火性炎上，故逆上皆属于火，然诸脏诸经，各有逆气，则阴阳虚实，各自不同。实火可泻，芩连之属；虚火可补，参芪之属，不可不察也。胃热则呕，而酸者肝之味也，火盛金伤，不能制木，则肝木自甚，在《素问》则以为热，东垣又以吐酸为寒，何也？经言始受热中，东垣言末传寒中。总之，壮盛人多热，虚弱人多寒，若不以虚实形证为辨，非医也。寒气客于肠胃，厥逆上出，故痛而呕。此经之言呕，亦主于寒客。食则呕者，物盛满而上溢。脾不能运化精微，则食满而呕，盖虚证也。足太阴病，舌本强，食则呕。脾脉连于舌本，故舌强而呕也。故寒气与新谷气俱还入于胃，新故相乱，真邪相攻，气并相逆，复出于胃，故为哕。东垣以有声无物为哕，盖指干呕也。而《内经》所谓哕者，盖呃逆也。即其论针刺者有云，病深者其声哕，又曰：哕者以草刺鼻嚏而已，无息而疾迎引之，立已，大惊之亦可已。此皆治呃逆之法，每试而必效者也。

愚按：古人以呕属阳明，多气多血，故有声有物，气血俱病也。吐属太阴，多血少气，故有物无声，血病也。哕属少阳，多气少血，故有声无物，气病也。独东垣以呕吐哕俱属脾胃虚弱，或寒气所客，或饮食所伤，致上逆而食不得下也。洁古老人从三焦分气积寒三因，上焦在胃口，上通天气，主纳而不出；中焦在中脘，上通天气，下通地气，主腐熟水谷；下焦在脐下，下通地气，主出而不纳。故上焦吐者皆从于气，气者天之阳也，其脉浮而洪，其证食已即吐，渴欲饮水，治当降气和中。中焦吐者，皆从于积，有阴有阳，气食相假，其脉浮而弦，其证或先痛后吐，或先吐后痛，法当去积和气。下焦吐者，皆从于寒，地道也，其脉大而迟，其证朝食暮吐，暮食朝吐，小便清利，大便不通，法当通其闭塞，温其寒气。后世更为分别，食刻则吐谓之呕，刻者，顷刻

也，食才入口，即便吐出，用小半夏汤。食入则吐谓之暴吐，食才下咽，即便吐出，生姜橘皮汤。食已则吐谓之呕吐，食毕然后吐，橘皮半夏汤。食久则吐谓之反胃，食久则既入于胃矣，胃中不能别清浊，化精微则复反而出，水煮金花丸。食再则吐谓之翻胃，初食一次不吐也，第二次食下则吐，直从胃之下口翻腾吐出，易老紫沉丸。旦食暮吐，暮食①朝吐，积一日之食，至六时之久，然后吐，此下焦病，半夏生姜大黄汤。以上诸证，吐愈速则愈在上，吐愈久则愈在下，阴阳虚实之间，未易黑白判也。古方通以半夏生姜为正剂，独东垣云：生姜止呕，但治表实气壅，若胃虚谷气不行，惟当补胃推扬谷气而已，故服小半夏汤不愈者，服大半夏汤立愈。挟寒者，喜热恶寒，肢冷脉小，或二陈汤加丁香、炮姜，或理中汤加枳实，并须冰冷与服，冷则不吐，诸药不效者，红豆丸，神效。挟热喜冷恶热，躁渴脉洪，二陈汤加黄连、栀子、竹茹、枇杷叶、干葛、生姜、芦根汁。气滞者，胀满不通，二陈汤加枳实、沉香、木香。痰饮者，遇冷即发，俗名冷涎泛，先以姜苏汤下灵砂丹，继以顺气之药。食积者，消导乃安，枳实、厚朴、苍术、神曲、麦芽、山楂、砂仁。吐而诸药不效，必假镇重以坠之，灵砂丹、养正丹。吐而中气久虚，必借谷食以和之；宜白术炒焦黑色，陈皮、茯苓、半夏、甘草、陈仓米、苡仁、谷芽，时时呷陈米饮。先吐后泻，身热腹闷，名曰漏气；此因上焦伤风，邪气内着，麦门冬汤。二便不通，气逆不续，名曰走哺；此因下焦实热，人参汤主之。干呕气逆，橘皮、生姜等分。恶心胃伤，虚者人参、橘红、茯苓、甘草、半夏、生姜。实者枳壳、砂仁、橘红、半夏、白蔻、藿香。呕苦邪在胆经，黄连、甘草、生姜、橘皮、柴胡。吐酸责之肝脏，挟热者左金丸加白蔻、生姜竹茹、栀子。挟寒者左金丸加丁香、干姜、白术、沉香。呕清水者多气虚，六君子汤加赤石脂。吐蛔虫者皆胃冷，理中汤加川椒五粒、槟榔五分，吞乌梅丸。详别其因，对证用药，不胶于一定之迹，可应无穷之变耳！

脉　候

阳紧阴数为吐，阳浮而数亦为吐。寸紧尺涩胸满而吐。寸口脉数者吐。紧而涩者难治。紧而滑者吐逆。脉弱而呕，小便复利，身有微热，见厥者死。呕吐大痛，色如青菜叶者死。

医　案②

兵尊高云圃，久患呕吐，阅医颇众，病竟不减。余诊之曰：气口大而软，此谷气少而药气多也，且多犯辛剂，可以治表实，不可以治中虚；可以理气壅，不可以理气弱。投以熟半夏五钱、人参三钱、陈仓米一两、白蜜五匙，甘澜水煎服，二剂减，十剂安。

屯院孙潇湘，夏月食瓜果过多，得食辄呕，十日弗止，举家惊惶，千里迎余，比至，暑中已二十日矣。困顿床褥，手足如冰。余曰：两尺按之有神，胃气缕缕不绝，只因中气本弱，复为寒冷所伤耳。遂用红豆丸连进三服，至明日便能食粥，兼与理中汤加丁香、沉香，旬日之间，饮食如常矣。

小半夏汤　止③呕定吐，开胃消食。

半夏汤洗　生姜留皮，各三钱

水一钟，煎六分服。加橘皮，名橘皮

---

① 食：原作"愈"，据康熙本改。
② 医案：原脱，据康熙本补。
③ 止：原脱，据康熙本补。

半夏汤。

大半夏汤　治胃虚呕吐。

半夏五钱，汤洗　人参二钱　白蜜二钱

水二碗，和蜜扬之二百四十遍，煮八分温服。

姜橘汤

橘皮去白　生姜留皮，各三钱

水一钟，煎六分服。

水煮金花丸　**二陈汤**　俱见痰饮。

理中汤　见伤寒。

紫沉香丸　治中焦吐，食积寒气作痛。

砂仁　半夏曲各三钱　乌梅去核　丁香　槟榔各二钱　沉香　杏仁去皮尖，炒　白术　木香各一钱　陈皮五钱　白豆蔻　巴豆霜各五分，另研

为细末，醋糊丸，黍米大，每服五十丸，食后姜汤下。反胃，用橘皮去白，以生姜、面裹纸封，烧令熟，去面，煎汤，下紫沉丸一百粒，一日二服。

半夏生姜大黄汤

半夏　大黄各二两　生姜一两半

水五升，煮取三升，分温再服。

红豆丸　治呕逆膈气，反胃吐食。

丁香　胡椒　砂仁　红豆各二十一粒

为细末，姜汁糊丸，皂角子大，每服一丸，以大枣一枚，去核填药，面裹煨熟，去面细嚼，白汤下，日三服。

灵砂丹　治上盛下虚，痰盛吐逆。此丹最能镇坠，升降阴阳，调和五脏，补养元神。

水银一斤　硫黄四两

上二味，用新铫内炒成砂子，入水火鼎煅炼为末，糯米糊丸，麻子大，每服三丸，空心枣汤、米饮、井华水、人参汤任下。忌猪羊血、绿豆粉、冷滑之物。

养正丹　见中风。

六君子汤　见虚痨。

乌梅丸　见伤寒。

麦门冬汤　治漏气上焦伤风，腠理开，经气失道，邪气内着，身背热，肘臂痛，闷而吐泻。

麦门冬去心　生芦根　竹茹　白术各五两　甘草炙　茯苓各二两　人参　陈皮　葳蕤各三两

每服四钱，水钟半，姜五片，陈米一撮，煎七分服。

走哺人参汤　治大小便不通，下焦实热。

人参　黄芩　知母　葳蕤各三钱　芦根　竹茹　白术　栀子仁　陈皮各半两　石膏煅，一两

每服四钱，水钟半，煎七分服。

左金丸　治肝火吐酸水。名左金者，使金令左行，则肝木有制也。

黄连　吴茱萸各一两，同拌湿、焙干

为细末，粥丸，煎白术陈皮汤下二钱。

伤寒括要

明·李中梓　撰

张　宁　校注
包来发　审阅

《伤寒括要》序

　　昔贤有云：欲治方术活人者，须先精研六经子史，然后参究《素问》、《灵枢》家言。意谓必先透脱精一之旨，洞明古今之变，方能役使百灵，为一切老幼驱除二竖尔。李先生士材，奇士也，于书无所不读，兼识内外丹，受向上旨诀于雪峤大师，又何待饮上池水，然后见垣一方哉。所著述甚多，其高弟许生名子，雅志学易，先将《伤寒括要》，为之流通，犹之御寒者，必先狐貉也。余幼诵仲景之言，有曰：人心当使如斗光，常炎炎不灭，真菩萨语。鄢陵郑中丞敦复先生，常按其方活人，有疑南北之风气或异，古今之药性亦殊，至许叔微称仲景之书可读，仲景之方不可用，妄人哉。郑翁以百十三方，于各方下通其精意，于八十余品疏其药性，最为的刻，惜乎兵燹之后，散轶不存。今士材之《括要》，尤为精义入神，使中丞见之，必且下拜矣。嗟乎！人之学问，固各有本，材翁之尊人，为震瀛先生。龆髫时，闻我师董彦方先生云：震瀛高自负，每称所逊让者，惟尼山一席，若子舆氏，恐便当并驾而驱，汾湖坤仪氏，亦往往心折其人。昔乎不究其用，今材翁用之以刀圭度世，学术渊源，信有自夫。余至泖上，《括要》刻成，晖儿亦获与较雠之末，名子索余数言弁之，不敢辞也。因口占记其缘起云。

己丑长至后那谷遗民旻老夫题于寿补堂时年七十有五

《伤寒括要》序

善乎黄帝之言曰：知其要者，一言而终。陆士衡论文曰：立片言而居要，乃一篇之惊策。老氏曰：元之又元，众妙之门。苏东坡曰：一已陋矣，何妙之有？苦审妙也，虽众可也。此即《括要》之旨也，《括要》之义大矣哉。吾友士材李先生，以金刚眼，行菩萨心，施班史手，著成此书。畅仲景厥旨，总千万于一贯，启先圣扃[①]钥，醒后世聋瞶，真千古视伤寒之青镜矣。今业医者，动称医耳。夫不通群儒之典籍，不窥《灵枢》之渊源，不究《本草》之情性，不明脏腑之根株，不测阴阳之消息，不察运气之精微，不晰十二经八脉之条贯，不精举按，不详脉证，开口已非，举手便错，凡病皆然，而况伤寒乎？余曰：风为万化之长，寒为百病之首，或中于阳，或中于阴，或三阳传变三阴，或阴阳两感，或药石导引之舛讹，或病家调理之悖戾，殆超乎诸证之外，萃成群邪之辐辏。医家但言汗吐下，徒云表里和，似乎异常，而实多曲折。盖虚实殊禀，表里殊感，补泄异宜，温凉异致，前后战守，一失毫芒，乖违寻丈。故杂证如微风细雨，伤寒如疾风暴雷，或始微而终盛，或疑似而天渊。杂证轻重迟速，日月迁延，伤寒旦暮安危，倏忽变灭。忽焉水火稽天，忽尔尘沙卷地，目不及瞬，手不及措，人鬼崇朝，死生反掌，庸流误而卢扁却走，形气离而神气莫恃。知其要者，若庖丁运肘。绝其纽者，同师晃入座。彼徇名嗜利之徒，挟妄术以幸投，视人命如儿戏，肆焉惑人，不知顾忌。闲有泥于章句，则有索骏按图，胶柱鼓瑟，以盲瞽而就道，为方书之误人。未知先圣立言，自有根宗，深藏妙理，原以训颜孟，开私淑，非以示愚迷，滋鲁钝也。俗云：半路出家，秀才作廒，岂为聪明特达灵慧人云尔哉！惟士材夙禀英姿，家承孔孟，蚤岁力可飞天，乃息鹍鹏之翼，道心超乎伦赖，广耕艺术之田，三坟五典之涵濡，六气七情之悟彻，能如淮阴之将兵，幻如壶公之缩地，众议纷纭，拘挛立破，沉疴绵邈，春至冰融。程之者既无败着，神受者必挟真髓，奇术已厌于群情，令名常垂于海内，遂有高足许名子，曾推余一日之长，进为先生入室之英。括其要者前茅，承其解者后起，青蓝相宜，水火既济，是书成，良苦心哉！将使枉死城中，长宵鬼寂，聚窟洲内，寒蛩虫鸣，与三象以光昭，拔九幽而尽起，禅镫智殊，绝续不断，前圣后贤，功施草弹。既析千家之疑义，永为大海之慈航，士材为千百圣之功臣，名子为高门之法嗣矣。经云：为之医药，济其夭枉，旨哉言乎，从是本草群方，俱为有用，宁独伤寒哉。

荔庵宋咸题

---

① 扃（jiōng 坰）：门窗箱柜上的插关。

《伤寒括要》序

　　《伤寒括要》，士材李先生所著也。先生家学渊源，能读震瀛公遗书，弱冠文名大起，腾玉价，走珠声，其于巍科犹掇之也。以性好活人，旁通医药，求者屡日满户外，遂妨先生青云之业，于是精研《内经》，博览群籍，著书数十种行世。念伤寒一证，为人鬼关头，读仲景书，奚啻韦编三绝。初成《授珠》十卷，曾以兵火故失，去皮而肉，去肉而骨，去骨而得髓，书成题曰《括要》。思之思之，鬼神通之，虽长沙复生，亦当敛衽矣。一日出以视余，余为心开目明，阿咸名子，好读书，立雪于先生之门，一见珍为异宝，遂以较雠事相属。秘之帐中，不忍也，谋付剞劂，嘉与同志者共之。今先生寓居东浦，乐道著书，韬光铲采，若将终身焉者。或曰：先生其殆古之高隐欤。余谓：以先生学问经济，假少壮登朝，扬历①中外。丁兹世运，将四三十年，功名富贵，转盼成空，何如先生手活万人。以其余力，纂成《伤寒括要》，大生广生。行见下民颂德，上帝纪功，胜于中书二十四考远甚，是岂隐者而能之乎？至《括要》之行今传后，具眼者当自知之，毋俟余饶舌也。

同邑友弟张安茂题

---

① 扬历：《三国志·魏志·管宁传》："优贤扬历，垂声千载"。裴松之注："《今文尚书》曰'优贤扬历'，谓扬其所历试。"后谓仕宦所经历。

《伤寒括要》自序

　　伤寒证治，自古难之。始于轩岐，备于仲景，后贤纂述，无虑百家，而在人耳目者，十有余种，不患其不备，患其多而眩也。寡闻者无问，即渔猎甚富，而玄黄未辨，只如侏儒观场，随众喧喝，畴能千支万派，汇归一源，而有张[①]长沙，若合符节耶？自非丹铅几遍，而髓竭心枯者，未易语此。余发始燥，便读仲景书，今且雪盈巅矣。上下南阳易水间，纸败墨渝，始成《授珠》十帙。乙酉春杪，集甫竣而毁于兵火。己丑春孟，谋复梓之而艰于费，且念多则惑，少则得，古语谆切。今《授珠》虽备于义，而下士[②]或苦其繁，曷若以一茎草[③]现丈六紫金。俾入门径而登高捷乎？遂以《授珠》删繁去复，简邃选玄，仅得十之二，而竟无漏义矣，颜曰《括要》者，谓括义详而徵词简也。及门之诸其义而能嘘枯振槁者，独有许名子，以故较阅之功居多焉，吾友子固学贯天人，旁综医典，见而颔之，且汲汲寿世，乃捐金而付诸剞劂。或谓伤寒多绪，易于舛误，是刻帙不盈寸，遂足指南乎？余应之曰：拟登泰岱，非径奚为？欲诣扶桑，无舟莫适。非谓执此可以尽废百家，谓谙此可以折衷千古也。夫病机繁赜[④]，变迁无穷，如珠之走盘，纵横不可测，虽纵横不可测，而终不出此盘也。是帙者其珠之盘乎？审是帙者，其持盘者乎？操通灵之法，以应无穷之变，惟变所[⑤]适，而不胶于法也，斯善读《括要》者矣。

顺治六年岁次己丑上元日尽凡居士李中梓士材甫识

---

① 张：原作"熊，"依《珍本医书集成》本改。
② 下士：《珍本医书集成》本作"后学"。
③ 草：《珍本医书集成》本作"笔"。
④ 赜：《珍本医书集成》本作"杂"。
⑤ 所：《珍本医书集成》本作"取"。

《伤寒括要》序

　　神农尝百草，轩辕著《内经》，医道始立。然无方也，有方自汉张仲景始，故医家以仲景为方书之祖。议仲景者，谓其长于伤寒，短于杂症，不知《素问》热论一篇，重言伤寒，仲景谓六气皆足伤人，而寒邪最为杀厉，传变难明，阴阳易惑，非若他病，可从容治疗，于是立三百九十七法，一百一十三方，著论成一家言。至治杂症，则有《金匮要略》，可考而得也，独伤寒则表而出之耳。吾师士材李公，总持三教，才堪八面，深嗜医道，今之仲景也。手辑经方，几于等身，尤殚精伤寒，补往哲之未备，诱来彦于大成，近来海内名手，谁非私淑者。友绪少攻帖括，志颓进取，每得我师一书，辄奉为高僧规矩，间疏方立案，或不悖吾师之旨，季父再庵怂恿曰：子有志斯道，何不遂成之，来相劝勉，委赞师门，兵燹①时，戢影菰芦，念伤寒为万病关津，得仲景论参以成，聊摄陶节庵数书，辨谬删繁，辑为知要。会再庵以一编见寄，启视之，则吾师所著《伤寒括要》也。日月光高，爝火②顿熄，庄诵一过，爽然自失。举所辑尽付祖龙，亟谋所以流传《括要》者，空囊羞涩，不名一钱，集同社较雠，历葛与裘，始克竣事。我师活人苦心，至是少展，更有仲景注疏，尚为帐秘，安得点铁成金，尽刊全书，方酬洪愿也。窃怪世衰道微，医流庞杂，徒事入宫之妒，未闻出类之英。我师孤行今古，与长沙公纸上商确，如印印泥。兹《括要》具在，绪犹诵事未能解也，负师教不已深乎。若夫神而明之，吾师函文中人人龙象，拈花微笑，自有承当者，非友绪所敢望也。

顺治六年己丑冬仲门人许友绪名子甫敬书于寿补堂

---

① 燹（xiǎn显）：火。
② 爝（jué爵）火：火把。

同郡较① 阅姓氏

宋　咸有怀父　　　　　卫　毅士可父

陆文麟仲蔚父　　　　　张　露经子父

童梦熊台峰父　　　　　徐应高原植文

沈时榆仲材父　　　　　杨时泰定生父

王昌祚益淳父　　　　　周世奇宗明父

王尔成如云父　　　　　顾开熙蒙生父

汤　璘公璇父　　　　　戴　履南有父

张　候畯工父　　　　　宋　褒及申父

---

① 较：同"校"。

门人校阅姓氏

沈　颐朗仲父 苏州府
朱天定道力父 湖州府
杨时明亮生父 华亭县
富日章伯含父 上海县
董宏度君节父 苏州府
傅持容元厚父 上海县
许友绪名子父 松江府
陆智严毅生父 长洲县
李廷杰弘雅父 上海县
包时化象蕃父 华亭县
徐化鳌神诸父 绍兴府
徐廷圭君执父 吴　县
陆蓧① 臣如父 上海县
朱景旸玄宾父 上海县
邵德延公远父 杭州府
江　青子巽② 父 徽州府
徐　复雪凡父 苏州府
薛　晖昙孚父 上海县
徐以荣山友父 华亭县
戴期腾景升父 华亭县
吴国奇君正父 休宁县
程懋绩介眉父 徽州府
叶挺秀天生父 青浦县
王克劭叔云父 华亭县
男允恒寿臣父 松江府
董　廙晋臣父
王兆麟圣生父
侄果瑛朗润父

① 蓧（tiáo 挑）。
② 巽（xùn 逊）：同"巽"。

伤寒括要凡例

仲景为伤寒鼻祖，虽后贤蜂起，莫能越其范围，然有发仲景之奥旨，补仲景之未备者，无不采收，更附以一得之愚，使学者一览无余，不致遗珠之叹耳。

释仲景书者，惟成无己最为详明。然智者一失，时或有之，必本诸经文，要诸至理，详为条辨，用正千古之讹，非敢以臆见，妄肆讥评也。

仲景立方，动以斤计，或称升合者，何其多也，及考其用末药，只服方寸匕，圆药如梧桐子大者，多不过三十粒，又何其少也，丸散汤液，岂得如此悬绝耶。《千金》、《本草》皆以古三两，为今一两，古三升，为今一升，可为准则。盖衡数以二十四铢为两，汉制六铢钱，四个为一两，宋制开元钱，十个为一两，大约差三分之一耳。且仲景汤液，并分三次服，则轻重止得三分之一，而服法又得三分之一，岂非古之一两，仅得今之一钱乎。《局方》、《纲目》，概以今之五钱，作为一剂，则失之太少，陶氏、吴氏，各以意为重轻，尽变古法，则其失更甚。兹刻方药，悉遵仲景古本，不敢轻于变古也，但世有古今，时有寒暑，地有南北，药有良犷，人有强弱，惟明达者，随在变通为得耳。

前辑《授珠》，每一症，先列仲景原文，次列后贤续论，次列管窥总释，兹刻欲其简便，不能尽遵原文。有复字及不紧要字，稍稍节去，然其要旨，固已撮拾无剩矣。

仲景《伤寒论》例，凡曰太阳病者，皆谓脉浮恶寒，头项强痛也。凡曰阳明病者，皆谓胃家实也。凡曰少阳病者，皆谓口苦咽干目眩也。凡曰太阴病者，皆谓腹满痛吐利也。凡曰少阴病者，皆谓脉微细、但欲寐也。凡曰厥阴病者，皆谓气上撞[①]心、痛吐蛔也。如少阴病，反发热脉沉，用麻黄附子细辛汤者，谓脉沉细、但欲寐而又反发热者，用是方也。后人不解其意，不察少阴病所括脉微细、但欲寐之症，第见发热脉沉，便用麻黄附子细辛汤，大失仲景之旨，姑举一以例其余。

后贤以慎重太过，凡仲景重剂，辄以轻剂代之，如以冲和汤代麻黄汤之类，不可枚举，而仲景之微奥隐矣。殊不知有是病，则服是药，如钥之配锁，不可移易者也。其祸人者，皆药不对症耳。彼易以轻剂者，是欲以柔土任强弓，安望其中的哉！兹刻悉遵古法，第详别脉症，自无妄投之失矣。

仲景《伤寒论》暨《金匮要略》，诚为千古医宗，但文辞简古，义味深玄，非熟读深思，未易明了。不揣肤俚，将以注疏，畅其言外之旨，开其晦蚀之光，容嗣布之，以就正有道。

---

① 撞：《珍本医书集成》本作"冲"。

目 录

---

① 易犯伤寒论：原小字，依正文标题改。下同。

② 仲景三百九十七法一百一十三方论：原作"仲景
方法论"，依正文标题补。

③ 删去原文十二条：康熙本无。

④ 太阳脉似少阴、少阴症似太阳辨：原作"太阳少
阴脉症辨"，依正文标题补。

⑤ 阳厥阴厥辨：原作"阴厥汛厥辨"，依正文标题
改。

⑥ 足：原脱，依正文标题补。下同。

① 痞：此后原有"满"，依正文标题删。

② 瘢：原作"班"，依正文标题改。

③ 目：原脱，依正文标题补。

④ 百合狐惑目赤黑阴毒阳毒：原作"五症"，依正文标题补。

⑤ 合：此后原有"病"字，依正文标题删。

① 瘥后：原脱，依正文标题补。下同。
② 痓：此后原有"病"字，依正文标题删。
③ 中暑中暍：原在"妇人伤寒"后，依正文标题乙转。
④ 温粉方：原为大字标题，依正文改为小字，附于此。
⑤ 白：原脱，依正文标题补。
⑥ 加：原脱，依正文标题补。
⑦ 桂枝去芍药加附子汤：原为大字标题，依正文改为小字，附于此。
⑧ 栀：原作"枝"依正文标题改。

---

① 猳（jiā家）：原作"狎"，狎为猳俗字。下同。

② 不染诸方：原作"四方"，依正文标题改。

③ 论：此后原有"一篇"，依正文标题删。

伤寒括要卷上

同郡门人许友绪名子　父　校
男在勤知稼在坚公生　父重校

伤寒总论

冬令严寒，万类闭藏，君子固密，则不伤于寒，触犯其邪，名曰伤寒。夫四时之气，皆能为病，而伤寒独甚者，以其杀厉之气也。冬月感而即病者，为正伤寒。冬不即病，寒邪藏于肌肤，至春而发，名为温病。至夏而发，名为热病。独不言至秋为凉病者，何也？寒水之气，与火为仇，遇仇不发，已为火胜，而长夏湿土，又制水邪，况逢金令，金得寒而愈坚，故秋月无伤寒也。秋病之似伤寒者，皆夏月纳凉之邪，或时行不正之气，或秋令凉气之邪耳。仲景方法，为冬月即病之正伤寒设也。后世混将冬月伤寒之方，通治春夏温热之病，遗祸至今，未有能改。陶节庵以麻黄、桂枝难以轻投，竟以冲和代之，施于时疫之病，犹或可也；用于伤寒之症，不亦悖①乎？深嗟！今之治伤寒者，在一二日，不问属虚、属实，便汗之。在三四日，不问在经、在腑，便和之。在五六日，不问在表、在里，便下之。投剂一差，幽泉沉冤矣！人之表、里、虚、实不同，邪之传变异气各别，奈何拘于日数，不审形症耶？且寒邪伤人，原无定体。或自太阳始，日传一经，六日传至厥阴而愈者；或不罢而留滞一经者；或间经而传

者；或但传二三经而止者；或始终只在一经者；或越经而传者；或阳经一齐合病者。或阳经后先并病者，或初入太阳，不作郁热，便入少阴，而成阴症者；或直中阴经，而为真寒者，或伤生冷而为内伤寒者。必审脉验症，辨名定经，确然无疑，然后投剂。日数虽多，但见表症，脉浮者，犹宜汗之。日数虽少，但见里症，脉沉者，即当下之。若表里症俱见，或表里症俱无，此属半表半里，禁汗、禁下、禁吐、但当和之。若日久不愈，脉虚，神困者，便当补之。果能辨阴阳，审表里，察虚实，譬之善射，莫不中的矣。

肾虚人易犯伤寒论

肾属寒水，主令在冬，故《内经》以为闭蛰封藏之本。以欲耗②其精，则不能奉若天时，封藏固密，遂致太阳疏渗，寒邪易侵。若肾脏坚固，即使迫于寒威，受邪轻浅，治之即痊。肾脏虚衰。略冒寒邪，便尔深重，医药难疗。故曰伤寒偏死肾虚人，良非虚语。

---

① 悖（bèi 背）：混乱。
② 耗：三昧楼本作"竭"。

不服药为中医论

伤寒传变淆讹，症端错杂。且肃杀之气，最为毒烈。医者不能博古衡今，漫投汤剂，鲜不夭枉，致令愤激之说。以不服药为中医，岂其然哉？惟正气实而邪气轻者，或可俟其经尽而愈。若正气虚而邪气重者，非按法施治，何由得痊？譬如人溺洪涛，命在呼吸，不为援手，而听其自渡，恐全活者几希矣。

两　感　论①

一日太阳受之，即与少阴俱病，则头痛（太阳）、口干烦满而渴（少阴）。二日阳明受之，即与太阴俱病，则身热、谵语（阳明）、腹满不欲食（太阴）。三日少阳受之，即与厥阴俱病，则耳聋（少阳）、囊缩而厥（厥阴）。病至六日，脏腑之气俱尽，营卫之气俱绝，则死矣。仲景既论两感为必死之症，而复曰治有先后者，盖不忍坐视，而觊②其万一之活也。如下利身痛，则先救里；不利身痛，则先救表。表症多者发表为急；里症多者，攻里为先。东垣曰：虚而感之深者必死，实而感之浅者或生。用大羌活汤，十救一二。

时　行　疫　症

春应暖而反寒，夏应热而反凉，秋应凉而反热，冬应寒而反温，非其时而有其气，触冒之者，沿门遍户，长幼相似，此时行疫症也。春感寒邪，升麻葛根汤；夏感凉邪，调中汤；秋感热邪，苍术白虎汤；冬感温邪，萎蕤汤。表不愈者，芎苏散；里不愈者③，调胃承气汤。或成大头瘟者，当辨其经。先于鼻额红肿，以致面

目肿盛，阳明也；壮热气喘，口干咽痛，脉数而大，普济消毒饮。耳旁及头角红肿，少阳也。往来寒热，潮热，口苦咽干，目痛胁痛，小柴胡汤加花粉、芩、翘。发于项上及脑后项下、目后赤肿者，太阳也，荆芥④败毒散。三阳俱受邪，普济消毒饮。不可峻攻，恐邪气内陷也，虚人兼扶正气，便结者微下之。

伤寒十六症

伤寒者，寒伤营血，脉浮而紧，头痛发热，无汗恶寒。　伤风者，风伤卫气，脉浮而缓，头痛发热，有汗恶风。　伤寒见风者，既伤于寒，复感风邪，恶寒不躁，其脉浮缓。　伤风见寒者，既伤于风，复感寒邪，恶风烦躁，其脉浮紧。以上四症皆冬月即病者。　温病者，冬受寒邪，交春乃发，发热头痛，不恶寒而渴，脉浮数。　温疟者，冬受寒邪，复感春寒，脉阴阳俱盛，症寒热往来。　风温者，冬受寒邪，复感春风，头痛身热，自汗身重，默默欲眠，语涩鼻鼾，四肢不收，尺寸俱浮。又发汗后，身犹灼热者，亦名风温。　温疫者，冬受寒邪，复感春温时行之气。　温毒者，冬受寒邪，春有非时之热，复感其邪，或有发癍者。已上五症冬伤于寒，病发于春，故皆有温之名也。　热病者，冬伤于寒，至夏乃发，头疼身热恶寒，其脉洪盛。　伤暑者，暑热为邪，自汗烦渴，身热脉虚。　伤湿者，感受湿邪，身重而痛，自汗微⑤热，两足逆冷，四肢沉重，胸腹满闷。　风湿

---

① 论：原脱，依目录补。
② 觊（jì记）：冀望；希图。
③ 芎苏散；里不愈者：三味楼本无。
④ 芥：三味楼本作"防"。
⑤ 微：三味楼本作"潮"。

者，既受湿气，复感风邪，肢体重痛，额汗脉浮。　痉者，身热足寒，头项强急，面红目赤，口噤头摇，角弓反张。若先受风邪，复感于寒，无汗恶寒为刚痉；先受风邪，复感于湿，恶风有汗为柔痉。仰面而卧，开口为阳；合面而卧，闭目①为阴。浮紧口渴属阳，沉细口和属阴。

类伤寒六症

一曰痰症，停痰留饮，自汗胸满，发寒热，但头不痛，项不强，与伤寒异。二曰食积，胸腹满闷，发热头痛，但身不痛，气口脉盛，与伤寒异。　三曰虚烦，气血俱虚，烦躁发热，但身不痛，头不痛，不恶寒，不浮紧，与伤寒异。　四曰脚气，足受寒湿，头痛身热，肢节作痛，便闭呕逆，但脚肿痛或枯细，与伤寒异。

五曰瘀血，跌触损伤，胸胁腹痛，手不可近，但头不痛，脉不浮紧，与伤寒异。

六曰内痈，发热恶寒，胸痛而咳，浊唾腥臭，右寸数大，为肺痈。小腹重痛，便数如淋，皮肤甲错，腹皮肿急，脉滑而数，为肠痈。胃脘大痛，人迎脉盛，胃脘痛也。但无头痛项强，与伤寒异。

内伤外感辨

内伤外感，颇相疑混，误治必死，极当详辨。外感则人迎大于气口，内伤则气口大于人迎。外感则寒热齐作而无间，内伤则寒热间作而不齐。外感恶寒，虽近烈火不除；内伤恶寒，得就温暖即解。外感恶风，乃恶一切风寒；内伤恶风，惟恶些小贼风。外感症显在鼻，故鼻塞不利，而壅盛有力；内伤症显在口，故口不知味，而腹中不和。外感邪气有余，故发言壮厉，先轻而后重；内伤元气不足，故出言

懒怯，先重而后轻。外感头痛，常常而痛；内伤头痛，时作时止。外感手背热，手心不热；内伤手心热，手背不热。若内外相兼而病者，尤当细辨。以内症多者，是内伤重于外感，补养为先；外症多者，是外感重于内伤，解散为急，此东垣未发之旨也。

治伤寒宜蚤②

仲景曰：伤寒初起，即时求治，凡作汤药，不避晨夜，医之稍迟，病即传变，必难为力矣。凡发③汗药，虽言一日三服，若病剧者，半日中可尽三服。一日一夜，当时时观之，如救焚拯溺，不容少④急。

视伤寒宜详

凡看伤寒，自顶至踵，最宜详察，一有不到，错误匪轻。仲景云：观今之医，各承家技，始终顺旧。省疾问病，务在口给，相对斯须，便处汤药⑤；按寸不及尺，握手不及足，人迎、趺阳，三部不参，动数发息，不满五十。……明堂阙庭，尽不见察。夫欲视死别生，实为难矣。嗟呼！业已称医，人之司命，孟浪至此，乌乎可哉。

辨成氏再传之讹

伤寒传经，自表入里，由浅渐深，故六经以次受之。六经传尽，无出而再传之

---

① 目：三味楼本作"口"。

② 蚤：通"早"。下同。

③ 发：《珍本医书集成》本作"作"。

④ 少：三味楼本作"稍"。按少、稍通。

⑤ 药：原作"剂"，依《伤寒论·张仲景原序》改。

理也。太阳为三阳，最在于外，阳明为二阳，在太阳内，少阳为一阳，在阳明内，此三阳为表也。太阴为三阴，在少阳内，少阴为二阴，在太阴内，厥阴为一阴，在少阴内，此三阴为里也。皆由内以数至外，故一二三之次第如此。一二日始于太阳，二三日传于阳明，三四日少阳，四五日太阴，五六日少阴，六七日厥阴，此论其常耳。若论其变，或间经，或越经，或始终一经，不可以次第拘，不可以日数限也。太抵传至厥阴，为传经已尽，不复再传矣。乃成氏云：六日厥阴为传经尽，七日当愈，七日不愈者，再自太阳，传至十二日，复至厥阴为传经尽。十三日当愈，十三日不愈者，谓之过经，其说谬矣。善哉！马仲化曰：自太阳以至厥阴，犹人从户外，而升堂，而入室也。厥阴复出而传于太阳，奈有少阴、太阴、少阳、阳明以隔之，岂有遽出而传太阳之理乎？仲景太阳篇云：太阳病，头痛七至[①] 日以上自愈者，以行其经尽故也。若欲作再经者，针足阳明，使经不传则愈。此言始终只在太阳一经者也。故太阳篇曰：发于阳者，七日愈，阳数七故也。若七日不愈，欲再传阳明矣，当针足阳明，迎而夺之也。试玩行其经尽，不日传其经，则仲景之意显然矣，成氏误认行其经尽为传遍六经，乃有自太阳再传之说耳，或问曰：霍乱篇云：十三日愈者，经尽故也。此非六日传遍六经，后六日再传经尽，十三日当愈者欤？仲景云：十三日不解，过经谵语者，当下之。此非十二日传经，十三日不愈为过经者欤？答曰：经尽者，行其经尽之谓也。如太阳受病于一日，至七日为行，太阳经尽之例推之，则诸经皆可屈指而期矣。阳明受病于二日，至八日自愈者，行阳明经尽也。少阳受病于三日，至九日自愈者，行少阳经尽也。四五六日至三阴

经，次第至十二日愈者，行厥阴经尽也。十三日大气皆去，精神爽慧之期，故曰：过十三日以上不间，尺寸陷者大危，何尝有再传经尽，谓之过经之旨哉？详考仲景所谓过经，或言过太阳经成里症者，或泛言过经者。阳明篇曰：汗出谵语，燥屎在胃，此为风也，过经乃可下之。谓燥屎在胃而谵语，风邪在表而汗出，须过太阳经无表症，乃可下之。此言过太阳经成里症者也。果如成氏十三日再传经尽，谓之过经，则燥屎在胃，必待十三日乃下乎？于此条则注曰：过太阳经，无表症，乃可下之，则自相矛盾矣。霍乱篇曰：下利后，当便鞕（音硬），鞕则能食者愈。今反不能食，到后经中，颇能食，复过一经能食，过之一日当愈，不愈者，不属阳明也。此泛言过经者也，何尝有再传经尽，谓之过经之旨哉。蕴要祖成氏之说，其过经不解例曰：经言十三日不解，谓之过经，仲景实无此语，误以成注为经矣。千古承讹，后学聋瞽[②]，故[③] 表而出之。

六经七日病愈论

六经以次受病，其愈皆以七日为期。王叔和[④] 曰：其不两感于寒，更不传经，不加异气者，至七日太阳病衰，头痛少愈也[⑤]；八日阳明病衰，身热小歇也；九日少阳病衰，耳聋微闻也[⑤]；十日太阴病衰，腹减如故，则思饮食；十一日少阴病衰；渴止舌干，已而嚏也[⑤]；十二日厥阴

---

① 至：原脱，依《伤寒论》辨太阳病脉证并治上补。
② 瞽：(gǔ 鼓)：瞎。
③ 故：三味楼本作"特"。
④ 王叔和：今核下文，见于《伤寒论》日本安政三年（1856）日本观理药室，据明赵开美本翻刻本和《注解伤寒论》卷二伤寒例第三。系张仲景原文。
⑤ 也：原脱，依《注解伤寒论》卷二伤寒例第三补。

病衰，囊纵，少腹微下，大气皆去，精神爽慧也。此论本于《素问》。从来注疏，不能无误，请更疏之。不两感者，非表里双传也。更不传经者，邪在此经，更不传彼经也。不加异气者，不复感寒，感风，感温，感热，感湿，而变为他病也。如是则可以期六经病愈之日矣。太阳篇曰：发于阳者，七日愈。以是计之，乃知六经之病，自一日受者，七日当衰。二日受者，八日当衰。故七日邪在太阳，不传阳明，更无变症，则至七日，太阳病衰，头痛少愈。二日传阳明，更不传变，至八日阳明病衰，身热少歇。三日传少阳，更不传变，至九日少阳病衰，耳聋微闻。四日传太阴，更不传变，至十日太阴病衰，腹减如故，则思饮食。五日传少阴，更不传变，至十一日少阴病衰，渴止，舌干已而嚏。六日传厥阴，至十二日，厥阴病衰，头痛少愈，大气皆去，精神爽慧。明乎此，而上章成氏之误，不辨自见矣。

仲景三百九十七法一百一十三方论

仲景《伤寒论》，三百九十七法，一百一十三方，医者但能诵之，欲条分缕析以实其数者，未之前闻也。余考太阳上篇六十六法，中篇五十六法，下篇三十八法；阳明篇七十七法；少阳篇九法；太阴篇九法；少阴篇四十六法；厥阴篇五十四法；来病篇二十法；霍乱篇九法；阴阳易，瘥后劳复篇七法。又据旧病，太阳中篇不可汗六法；移在条辨十五篇内，共得三百九十七法。太阳篇七十三方，阳明篇十方；少阳篇一方；太阴篇二方；少阴篇十四方；厥阴篇六方；霍乱篇三方；阴阳易，瘥复四方，共得一百一十三方。　统而论之，方者，定而不可易者也。法者，

活而不可拘者也。非法无以善其方，非方无以疗其症。学者先以方法熟习之，后以方法融会之，则方可以随时变，而不逾仲景之法。法可以随症立，而不外仲景之方。由是则超于方，亦方也，逸于法，亦法也。若拘拘于一定之轨则，而不思变通，不惟胶柱鼓瑟，抑且浩漫靡穷矣。

陶氏辨错认十六条^{删去原文十二条}

非时感冒，误作伤寒（非时者，四时不正之气。伤寒者，冬月杀厉之气）。直中阴经，误作传经热症（稍辨伤寒者，即无此误也）。夹阴伤寒，夹阴中寒，误作正伤寒（夹阴者，因房劳肾虚，必有足冷，脉沉之异）。内伤于寒，误作外伤寒（内伤生冷，法当温中。外感寒邪，理宜发表）。如狂之症，误作发狂（畜血症，每见如狂而发热[1]者，热邪深重也）。血症发黄[2]，误作湿热发黄（腹满小便利，此畜血发黄也。色如烟熏[3]，一身尽痛，小便不利，此湿热发黄）。蚊迹误作发癍（发癍多见于胸腹，蚊迹只见于手足。脉洪大，烦躁，昏愦先红后赤，癍也。脉不大，安静清爽，先红后黄者，蚊迹也。蚊迹，因肾虚误服凉药，逼其无根之火熏肺而然）。动少阴血，误作鼻衄（少阴病，但厥无汗而强发之，血从口鼻出，名下厥上竭者死。鼻衄不过火邪熏肺耳）。谵语，误作狂言（谵语者，数数更端。狂言者，叫号怒骂）。独语，误作郑声（独语者，无人则言。郑声者，频频谆复）。女劳复，误作阴阳易（女劳复者，愈后交合也。阴阳易者，女病易于男，男病易于女也）。

---

① 热：《珍本医书集成》本作"狂"。
② 黄：《珍本医书集成》本作"狂"。
③ 熏：三味楼本作"煤"。

痞满，误作结胸（不痛为满，痛为结胸）。哕逆，误作干呕（哕者，呃也。干呕者，有声无物也）。并病，误作合病（合病者，二三经齐病也。并病者，一经未尽，又过一经之传）。正阳明腑病，误作阳明经病（腑病在里，宜下。经病在表，宜汗）。阴躁，误作阳狂（阴躁，脉沉，足冷，饮水不下咽也。阳狂，脉实大，渴饮水）。

察 色 法①

青属肝木，主风，主寒，主痛，面青唇青，舌卷囊缩，急温之。青而黑，青而红，相生者吉；青而白，枯燥者死。 赤属心火，主热。太阳面赤，当汗。阳明面赤，恶热不恶寒，便闭谵语，可下。表里俱热，燥渴脉洪，未可下。少阳面赤，脉弦，小柴胡和之。少阴下利清谷，里寒外热，面赤，四逆汤加葱白。此阴寒逼其浮火上行，服寒凉必死。赤而青，赤而黄，相生则吉；赤而黑，相克则凶。 黄属脾土，主湿。黄而明者，热也；黄而暗者，湿也。黄而白，黄而红，相生则吉；黄而青。相克则凶。黄色明润，病将愈，枯夭者凶。 白属肺金，主气血虚。白而黑，白而黄，相生则吉；白而赤，相克则凶。黑属肾水，主寒，主痛。黑而白，黑而青，相生则吉；黑而黄，相克则凶。黑气自鱼尾入太阴者死，自法令人中入口者死。

察 目 法

目明者吉，昏者凶。开目欲见人，阳症也；闭目不欲见人，阴症也。目中不了了，睛不和，热甚也。目赤痛者，阳明热也。瞑目者，将衄血也。白睛黄，将发黄。目睛微定，暂时稍动者，痰也。目眦

黄，病将愈。或反目上视，或瞪目直视，或目睛正圆，或戴眼反折，或眼胞陷下，皆死症也。

察 鼻 法

鼻青腹痛，冷者死。微黑者水气，黄者小便难，白者气虚，赤者肺热，鲜明者，有留饮也。鼻孔干燥，阳明热将衄。鼻孔燥黑如烟煤，阳毒也；冷滑而黑，阴毒也。鼻鼾者，风温也。鼻塞者，风热也。鼻煽者，肺风难治。

察 口 唇 法

唇焦黑为脾热，肿赤为热甚，青黑为冷极。口苦为胆热，口甜为脾热，口燥咽干为肾热，舌干燥渴为胃热，口噤为痉风。上唇有疮，狐虫食脏；下唇有疮，惑虫食肛。唇青舌卷，唇吻反青，环口黧黑，鱼口气促，唇口颤摇，气出不返，皆死症也。

察 舌 法

在表则无胎②，在半表半里，白胎而滑，在里则黄胎。热甚则黑胎芒刺；不热，不渴。黑胎有津为寒。舌乃心苗，红为本色，故吉；黑为水色，故凶。凡舌硬，舌肿，舌卷，舌短，舌强者，十救一、二。舌缩神昏，脉脱者死。阴阳易，舌出数寸者死。夏月黑胎可治，冬月黑胎难治。黑胎刮不去，易生刺裂者死。凡见舌胎，以井水浸青布，擦净舌胎，薄荷细末，蜜调敷之。吐舌者，掺冰片末，即

---

① 法：原脱，依目录补。下同。
② 胎：通"苔"。

收。

察 耳 法

耳轮红润者吉；或黄或白，或黑或青，枯燥者凶。耳聋肿痛，属少阳可治。耳聋舌卷唇青，属厥阴难治。

察 身 法

身轻能转侧吉，身重难转侧凶。凡阴症，手足冷，蜷卧恶寒，好向壁卧，闭目恶明懒见人。阴毒身如被杖，重难转侧。凡阳症，身轻手足暖，开目喜见人。皮肤润泽者生，枯燥者死。头重视深，天柱骨倒者死。循衣摸床，两手撮空，神去而魂乱也。脉浮而洪，身汗如油，喘而不休，形体不仁，乍静乍乱，此为命绝。

察 声 法

少阴，咽中有疮则不语。太阴，火来乘金则无声。

出言壮厉，先轻后重，为外感有余之症，语言懒怯，先重后轻，为内伤不足之症。怒骂叫号，奔走不定，谓之狂言。无人则言，见人则止，谓之独言。语无伦次，数数更端，谓之谵语，一事一语，频频谆复，谓之郑声。睡则多言，唤醒则止，谓之睡中呢喃。出言不正，旋自知非，谓之错语，鼻塞声重为伤风，唇疮声哑为狐惑，口噤挛搐为痉症，鼻鼾语涩为风温。笑为心声，呼吸肝声，哭为肺声，歌为脾声，呻为肾声。

察 脉 法

浮、大、动、数、滑为阳，沉、涩、弱、弦、微为阴。

浮　候

举指于皮肤之上，轻手得之曰浮，主在表之症。浮紧有力，无汗恶寒，为寒伤营；浮缓无力，有汗恶风，为风伤卫。

中　候

寻指于肌肉之间，不重不轻而得曰中，主半表半里症。洪而长者，阳明胃脉也，弦而数者，少阳胆脉也。

沉　候

按指于筋骨之下，重手得之曰沉，主在里之症。沉数有力，为热邪传里；沉迟无力，为直中阴经。

浮为表属阳，沉为里属阴。迟则为寒，数则为热。数大无力，为阳中伏阴。浮数有力，为纯阳；浮紧有力，为寒在表。沉实有力，为阴中伏阳；沉细无力，为纯阴；沉数有力，为热邪传里。浮而迟涩，浮而软散，皆虚；浮而紧数，浮而洪滑，皆实。沉而细弱，沉而迟伏，皆虚；沉而滑数，沉而坚大，皆实。乍大乍小，乍数乍疏，此为死脉，亦为祟脉。

细察浮、中、沉三候，而别其有力，无力，则阴、阳、表、里、虚、实，自无遁情，但能于此精求，临症万无一失。阳症之脉，以大则病进，小则病退。阴症之脉，以沉伏病进，迟缓病退。汗后脉当安静，躁乱者死。温后脉当渐出，歇止者死。表症而脉伏者，有邪汗也。昏沉而脉静者，欲战汗也。

阴症见阳脉者生，真阳来复之象，任受补也。阳症见阴脉者死，正气衰微之象，不任受攻也。

足脉二条：一曰趺阳，又名冲阳，又名会源，阳明胃脉也。在足面大指间，五寸骨间动脉是也。病势危笃，当诊趺阳，以察胃气之有无。盖土为万物之母，后天之根本也。经①曰：冲阳绝，死不治。一曰太溪，少阴肾脉也，在足内踝，后跟骨上陷中动脉是也，病势危笃，当诊太溪，以察肾气之有无。盖水为天一之元，先天之根本也。经①曰：太溪绝，死不治。

太阳脉似少阴、少阴症似太阳辨

太阳脉似少阴，少阴症似太阳，虽曰相似，治法不同。脉沉发热，同也。以其有头疼，故名太阳病。阳症脉当浮，今反不浮而沉，里必虚寒也。身体疼痛，但宜救里，使正气内强，逼邪出外，用干姜、生附出汗而解。若里不虚寒，则必脉浮，正属太阳麻黄汤症矣。脉沉发热，同也，以其无头疼，故名少阴病。阴症当不热，今反发热，寒邪在表，未传于里，但皮肤郁闭而为热。如在里无热，用麻黄附子细辛汤。麻黄发表间之汗，附子温少阴之经，假使寒邪在里，则外必无热，当见吐利厥逆等症，正属少阴四逆症矣。盖少阴表邪浮浅，发热反为轻，太阳正气衰微，脉沉反为重，熟附配麻黄，发中有补，生附配干姜，补中有发，仲景之旨微矣。

从症不从脉四条

脉浮为表，治宜汗之。若脉浮大，心下硬有热，属脏者攻之，不令发汗。　脉沉为里，治宜下之。若少阴病。始得之反发热脉沉者，麻黄附子细辛汤微汗之。脉促为阳，治宜清之。若脉促而厥冷，炙之温之，此又非促为阳盛之论矣。　脉迟为寒，治宜温之。若阳明脉迟，不恶寒，身体濈濈汗出，用大承气汤下之，此又非迟为阴寒之论矣。四者皆从症不从脉也。

从脉不从症四条

表症宜汗，此其常也，然发热头痛，脉反沉身体疼痛，当救其里，用四逆汤。里症宜下，此其常也，日晡发热属阳明，脉浮者宜汗，用桂枝汤。　结胸症具，宜陷胸汤下之，然脉浮大者不可下，下之则死，当治其表。　身疼痛者，宜桂枝麻黄解之，然尺中迟者不可汗，营血不足故也，当调其营。四者皆从脉不从症也。

合病并病论

合病者，两阳经，或三阳经齐病，不传者也。并病者，一阳经先病未尽，又过一经而传者也。太阳、阳明并病，若并未尽，所谓太阳症不罢，面赤怫郁，烦躁短气，是传未尽。尚有表症，当麻黄桂枝各半汤汗之。若并已尽，所谓太阳症罢，潮热、手足汗出、便硬谵语，当承气汤下之。　三阳合病，皆自下利。太阳、阳明合病，葛根汤；太阳、少阳合病，黄芩汤；少阳、阳明合病，调胃承气汤。

阳厥阴厥辨

阳厥者，初得病，身热头疼，以后传入三阴，大便闭，小便赤，谵渴躁乱。见诸热症而发厥者，热极反兼胜己之化也。热微厥亦微，宜四逆散；热深厥亦深，宜承气汤。　阴厥者，初得病，无身热头疼，面寒肢冷，引衣蜷卧。见诸寒症而发

① 经：此指《素问·至真要大论》。

厥者，轻则理中汤，重则四逆汤。二厥之脉，皆沉，阴厥沉迟而弱，指头常冷；阳厥沉而滑，指头常温。

伤寒禁忌

误投麻黄，汗多亡阳。误投承气，下多亡阴。老弱虚人，但当微利，或猪胆，或炼蜜导之。尺脉弱者禁下，寸脉弱者禁吐。吐蛔一症，虽有热症，大忌寒凉，误服必死。初愈勿骤进参、芪，邪气得补即复，脉虚神倦者，不在禁例，宜随机活变。伤寒欲饮水为欲愈，不可禁绝，不可多与。初愈勿过饱，勿劳动，勿忧怒，勿行房，勿食羊肉，勿多饮酒，勿轻见风。

死症歌

两感伤寒不须治，阴阳毒过七朝期。黑癍下厥与上竭，阳症见阴脉者危。舌卷耳聋囊更缩，阴阳交及摸寻衣。重暍除中皆不治，唇吻青兮面黑黧。咳逆不已并脏结，溲屎遗失便难医。汗出虽多不至足，口张目陷更何为。喘不休与阴阳易，离经脉见死当知。结胸症具烦躁甚，直视摇头是死时。少阳症与阳明合，脉弦长大救时迟。汗后反加脉躁疾，须知脏厥死无疑。

用火法

服发表药，汗不得出，用薪火烧地，良久扫去，以热水洒之，取蚕沙、柏叶、桃叶，少加糠麸，皆铺烧地上，约厚三寸，铺席令病人卧，多被密覆，汗即至矣。候周身至脚心俱透，用温粉（白术、藁本、川芎、白芷、米粉各等分，为细末），扑之，汗止上床。最得力者，蚕沙、桃、柏叶也，糠麸乃助其厚耳。

用水法

水七碗，烧锅令赤，投水待沸，取起。再烧锅赤，又以水投之，如此七次，取汤一碗，乘热饮之，温覆取汗神效。热甚者，以青布浸新汲水中，贴病人胸前，热则易之。或置病人于水中，或浸手足，或漱口。表未解及阴症似阳者，忌之。

摘陶氏七法

发狂难制，醋炭气入鼻即定，方可察其阴阳，以脉之有力无力为辨。

腹痛有阴有阳，将凉水半碗，与病人饮之，痛减者属热，痛增者属寒，更参脉来有力无力。

寒症脉伏，或吐泻脱而无脉，以姜汁好酒各半盏，与病人服，脉出者生，不出者死，更覆手取之而无脉，则绝矣。

鼻衄不止，山栀炒黑为末，吹入鼻中，外用湿纸搭于鼻冲，其血自止。

吐血不止，韭汁磨墨呷之，如无韭汁，鸡子清亦可。赤属火，黑属水，有相制之理。

阴毒昏愦，唇青肢冷甲黑，药不得入，将葱一握束紧，切去根叶，留白三寸如饼。将麝半分填脐内，后加葱饼，以火熨之，烂即易，约三饼可醒。先灌姜汁，后服姜附汤。未醒，灸关元穴三十壮，不醒者必死。

服药即吐者，生姜汁半盏热饮，吐即止。大抵寒药热饮，热药冷饮，中和之剂温饮。补药须用熟（慢火久煎），利药不嫌生（猛火急煎）。

足太阳经症治

太阳膀胱经，为诸经之首，四通八达之衢①，故多传变。其经起于目内眦②，从头下后项，连风府，行身之背，终于足小指。其症头项痛，腰脊强，恶心拘急，体痛，骨节痛，发热，恶寒，此表症标病。脉浮紧有力，无汗为表实，寒伤营血，宜麻黄汤发表；浮缓无力，有汗为表虚，风伤卫气，宜桂枝汤实表散邪。身疼热甚而烦，脉浮而紧，此伤风见寒脉也；身不疼，热少不烦，脉浮而缓，此伤寒见风脉也，俱用大青龙汤发之。脉静为不传，脉躁盛为欲传。如脉浮，发热烦渴，小便不利，此太阳传本病，宜五苓散利之。小便如常者，不可利也，恐引邪入里，为热结膀胱。又不可下，恐表邪乘虚入里，为痞满结胸，协热下利。虽当汗者，亦勿太过，恐其亡阳肉瞤筋惕，故有汗禁麻黄，无汗禁桂枝。有汗勿再汗，汗多则小便不利。

足阳明经症治

阳明胃经，乃两阳合明于前后，腑居中土，万物所归。其经起于鼻交頞③中，络目循于面，行身之前，终于足大指。其症目痛，鼻干，不眠，头额痛，身微热，恶寒，脉洪长，此阳明标病，宜葛根汤解肌。身热渴饮，汗出恶热，脉洪数。此阳明本病，宜白虎汤清热。潮热自汗谵渴，不恶寒，反恶热，揭去衣被，扬手掷足，癍黄狂闭，或手足乍冷乍温，腹满硬痛喘急，脉沉数，此正阳明腑病，调胃承气汤下之。自汗者勿利小便，恐津液枯竭也。

足少阳经症治

少阳胆经，胆无出入，主半表半里。其经起于目锐眦④，上头角，络耳中，循胸胃胁，行身之侧，终于足小指。其症头角痛，目眩，胸胁痛，耳聋，寒热，呕，口苦，胸满，脉弦数，此经不从标本，从乎中治，只用小柴胡汤和解，别无他药。禁汗、禁吐、禁下、禁利小便。

足太阴经症治

太阴脾经，乃三阴之首，故名太阴。其经起于足大指，上行至腹，络于咽，连舌本，循身之前。其症身热，腹痛，咽干，手足温，或自利，不渴，此热邪传入太阴标病，柴胡桂枝汤。腹满痛，口渴，发黄，茵陈⑤汤。小便赤，大便闭，是太阴本病，桂枝大黄汤。初病起，不热不渴，头不痛，便怕寒，胸腹满痛，或吐泻，手足冷，小便清白，或呕呃，是本经直中寒邪，宜理中汤。初病起，不热不渴，胸腹满痛，手足冷，气口沉细，此内伤生冷，宜治中汤。

足少阴经症治

少阴肾经，人之根蒂也，三阴交中名曰少阴。其经起于足心涌泉穴，上行贯脊，循喉，络舌本，下注心胸，行身之前。其症引衣踡卧，恶寒，口燥咽干，

---

① 衢（qú 渠）：大路。
② 眦（zì 字）：上下眼睑的接合处，靠近鼻子的叫内眦。
③ 頞（è 饿）：指鼻梁凹陷处。
④ 目锐眦：即眼内角。
⑤ 陈：三味楼本此后有"蒿"字。

谵语，口渴，便闭，脉沉有力，此热邪传入少阴本病，大承气汤急下之。初起身热，面赤足冷，本经自受夹阴伤寒，标本俱病也，麻黄附子细辛汤，温经散寒。若阴躁欲坐泥水井中，虽欲饮而不受，面赤足冷，脉沉或脉虽大，按之如无，此阴极发躁，本病也，宜四逆合生脉散，退阴回阳。身热烦躁，面赤足冷，脉数大无力，此虚阳伏阴，标本俱病，宜加减五积散，温解表里。初病起，头不痛，口不渴，身不热，便厥冷蜷卧，腹痛吐泻，或战栗，面如刀刮，脉沉细，此少阴直中寒邪，宜四逆汤，急温之。无热恶寒，面青，小腹绞痛，足冷脉沉，蜷卧不渴，或吐利昏沉，手足甲青，冷过肘膝，胀满不受药，此夹阴中寒，本病也，宜人参四逆汤温补之。　六经之中，惟此经难辨，以燥渴便闭，脉沉实知其热，脉沉迟别其寒。

足厥阴经症治

厥阴肝经，三阴交尽，名曰厥阴，乃六气之尾。其脉起于足大指，上环阴器，抵小腹，循胁上口唇，与督脉会于巅，行身前之侧。其症烦满囊拳，消渴舌卷，谵语便闭，手足乍温乍冷，脉沉有力，此热邪传入厥阴本病，大承气汤急下之。寒热似疟，脉浮缓，此热邪在经标病，柴胡桂枝麻黄各半汤。不呕清便，不药自愈。初病起，不热渴，不头疼，便怕寒厥冷，或小腹至阴痛，或吐泻体痛，呕涎沫，唇面手足甲俱青，冷过肘膝，舌卷囊缩，脉沉数，此直中本病，茱萸四逆汤急温之。

可 汗

头项体痛，或腰痛背强，或肢节痛，拘急，或洒洒恶寒，或翕翕发热，或烦热，脉浮紧或浮数，皆表症也，宜发其汗。

不 可 汗

无表症，或身有汗，或口燥舌干，或口苦咽干，或咽中闭塞；或亡血虚家，或淋沥泻利，或阴虚劳倦，或梦遗精滑，或脐旁动气；或风温，湿温，中暑，或疮痛，或厥；或产后，或经水适来适断；或太阳与少阳并病，头项强痛，眩冒，心下痞，头痛而热，脉弦细，属少阳经；或脉沉，或脉微弱，并不可汗。

可 下

蒸蒸发热，便闭，或潮热腹满痛；或潮热谵语；或阳明自汗，胃燥谵闭；或阳明无汗，小便不利，懊侬，必发黄；或脉滑谵语；或潮热，手足腋下汗出，谵闭；或目中不了了，便闭；或小便不利，午难午易，微热喘满。不卧有燥屎；或吐后胀满不减；或下利脉滑数为宿食；或下利脐腹硬痛；或痞满燥实，瘀黄狂闭，揭去衣被，扬手掷足；或汗吐下后，微烦，小便数，大便难；或转矢气；或小腹满痛，小便利，大便黑为畜血，皆可下也。

不 可 下

脉虽沉，有表症，或恶风寒，或头背项腰强痛拘急，或呕吐，或腹胀，时满时减，或不转矢气，或腹胀可按，或有动气，或腹如雷鸣，或阴阳面赤，或咽中闭塞，或夹阴面赤，或硬在心下，或小便清白，或内伤，或房劳，或胎前，或产后，或崩漏，或经水适来适断，或脉虚，或脉浮大，或紧，皆不可下。

可 吐

病在膈上，或胸满多痰，或食在胃口，或胸满微烦，或胸中懊恢，或胸中痛欲按，或寸口脉滑，或寒气在胸烦满，或寸脉沉伏，或干霍乱，心腹刺痛，皆宜吐之。

不 可 吐

邪在膈下，或膈上寒干呕者，宜温，忌吐。或老弱，或素虚，或阴虚，或房劳，或胎前产后，经水适来适断，或脉虚细，皆不可吐。

可 温

直中阴经，或无热恶寒，或呕吐不止，或冷痛泄泻，或战栗踡卧，面如刀括①，或四肢逆冷，或夹阴面青，或下后利不止，或舌卷囊缩，厥冷，或胃寒呃逆，脉沉迟无力者，悉当温之。

不 可 温

燥渴咽干，或身热，小便赤，或喜饮冷，或大便闭，或脉数大有力，皆不可温。

急 下 五症

急者，病势危笃，不可稍缓也。少阴舌干口燥，恐热消肾水，大承气汤急下之。少阴自利纯清水，心下硬痛，燥渴，大承气汤急下之。阳明汗多热甚，恐胃汁干，大承气汤急下之。目睛不明，肾水已竭，热而便闭，大承气汤急下之。阳明腹满痛为土实，急用大承气汤下之。

急 温 二症

少阴，内寒已甚，阳气欲绝，急用四逆汤。少阴，膈上有寒饮，干呕不可吐者，急用四逆汤温之。

发 热

发热者，无休止也。潮热者，时热时止如潮之有汛也。烦热者，虚而烦躁发热也。

太阳发热，头痛项强，腰脊痛身痛，骨节痛，恶寒无汗，脉紧，麻黄汤。恶风，有汗脉浮，桂枝汤。发热烦渴，小便不利，太阳传本病，五苓散。阳明发热，目痛鼻干，不眠，微恶寒，头额痛，脉洪长，葛根汤。表里俱热，口渴，脉洪数，白虎汤。谵狂渴闭，恶热脉沉数，承气汤。少阳发热，耳聋胁痛，寒热，呕，口苦，头角痛，脉弦数，小柴胡汤。三阴惟少阴有表热，但脉沉足冷，麻黄附子细辛汤。下利厥，里寒外热，人参四逆汤。汗后，发热，脉躁疾，下利，热不止，皆死。

恶 寒

寒邪客于荣卫，故恶寒，身虽热不欲去衣被也。虽里症悉具，而微恶寒亦表未解。当先解其外，俟不恶寒，方可攻里。

太阳发热，恶寒，麻黄汤。少阴无热，恶寒，四逆汤。汗后，恶寒，桂枝芍药汤。阳明背微恶寒，口渴心烦，白虎加人参汤。少阴口中和，背恶寒，附子汤。

---

① 括：通"刮"。

少阴恶寒，厥冷自利，烦躁，脉不至者死。

恶 风

邪风伤卫，故恶风。悉属于阳，三阴经症并无恶风也。

太阳无汗，恶风，麻黄汤。有汗，恶风，桂枝汤。汗后不解，表里俱热，时时恶风，烦渴，白虎加人参汤。汗多亡阳，恶风，桂枝术附汤。风湿相搏，骨节痛，短气，小便不利，自汗，恶风，甘草附子汤。

潮 热

一日一发，属阳明症。如潮之有信，旺于未申，故曰日晡乃发。

阳明潮热，大便硬与，大承气汤。不硬者，不与。先与小承气。转失气者，燥粪也，可与大承气。不专失气者，初硬后必溏，慎勿攻，攻之则胀满不食。太阳病，小有潮热，大结胸，大陷胸汤。潮热者，外欲解，可攻里也。手足汗出者，大便已硬，大承气汤。谵语，潮热，有燥屎，大承气汤。潮热，大便溏，小便利，胸胁满，小柴胡汤。

往来寒热

邪在半表半里，表多则寒甚，里多则热甚。或往或来，日二三发，非如疟疾之止作有时也。

伤寒十余日，热结在里，往来寒热，大柴胡汤。往来寒热，胸胁满，心烦喜呕，或心下悸，小便不利，小柴胡汤。已汗复下，胸胁满，小便不利，渴而不呕，但头汗出，心烦，往来寒热，柴胡桂枝干姜汤。

烦 热

心中热而烦扰，亦有属寒者。或在表，或在里，或半表半里，或因阴虚火动，或因气虚，或因心虚。

太阳汗解后，复烦，脉浮数，桂枝汤。太阳汗后，脉浮数，烦渴，五苓散。太阳吐下后，表里俱热，恶风，烦渴，白虎加人参汤。汗吐下后，心烦，不眠，栀子豉汤。下后，心烦腹满，栀子厚朴汤。汗吐下后，微烦，小便数，大便硬，小承气汤。悸而烦，小建中汤。阳明下利后，虚烦，栀子豉汤。下后烦，尚有燥屎，大承气汤。少阳胸满而烦，寒热，小柴胡汤。兼惊，小便不利，谵语，身重，柴胡桂枝龙骨牡蛎汤。少阴欲寐而烦，自利而渴，小便白，四逆汤。服白通汤后，利不止，厥逆，无脉，干呕而烦，白通汤加猪胆汁。心烦，不得卧，黄连阿胶汤。厥阴厥冷而烦，脉乍结乍紧，心中满，瓜蒂散。阴虚火动而烦，生脉散。气虚自汗，脉虚而烦，补中益气汤。

烦 躁

烦为烦扰，心病也，故烦字从火。躁为愤躁，肾病也，故躁字从足。有在表在里之分，有火劫阳虚之异。

太阳发热，恶寒，身痛，无汗，脉浮急，大青龙汤。太阳下后，胃干，烦躁不眠，欲饮水者，少与之。若脉浮，小便不利而渴，五苓散。烦渴不大便，小便少者，初硬后必溏，须小便利，屎硬，乃可攻，大承气汤。下后复汗，烦躁不眠，夜则安静，不呕不渴，无表症，脉沉微，身无大热，干姜附子汤。汗下后不解，烦躁不渴，脉沉微，茯苓四逆汤。阳明病，五六日不大便，绕脐痛，烦躁，有燥屎，承气汤。少阴吐利厥冷，烦躁者死，吴茱萸汤。厥阴脉沉而厥，肤冷而躁，无时暂安，为脏结，死。

懊憹

憹即恼字，古人通用。郁郁不舒，愦愦无奈，比之烦躁，殆有甚焉。因误下，故表邪乘虚内陷，伏于胸间，故懊憹也。

太阳脉浮动数，头痛发热，微汗出，恶寒，表未解也，短气懊憹，栀子柏皮汤。汗吐下后，不眠懊憹，栀子豉汤。阳明下后，外有热，手足温，懊憹，头汗出，栀子豉汤。阳病下之懊憹，尚有燥屎，大承气汤。阳明无汗，小便不利，懊憹，必发黄，茵陈汤。

头痛

巅顶脑后痛者，太阳也；头额痛者，阳明也；头角痛者，少阳也。三阴脉至颈而还，故无头痛。惟厥阴脉会于巅，故也有头痛。然风温，病在少阴经，温病在太阴而头反痛，至于阴毒亦然，此痰与气逆壅而上气不得降，故头痛是又不可拘拘为也。

太阳头顶痛，有汗，恶风，桂枝汤。无汗，恶寒，麻黄汤。阳明头额痛，目痛，鼻干，不眠，脉微洪，葛根解肌汤，加川芎、升麻。阳明表里大热，烦渴，头痛，竹叶石膏汤。阳明头痛，不恶寒，反恶热，大便实，调胃承气汤。潮热，谵闭，渴而头痛，脉沉数有力，小承气汤。少阳头角痛，脉弦数。小柴胡汤加川芎。厥阴头痛，吐涎沫，吴茱萸汤。太阴头痛，气逆有痰也，二陈汤加枳实、川芎、

细辛。少阴头痛，足寒而气逆也，麻黄附子细辛汤。

项强

太阳项强，无汗，脉浮紧，麻黄汤。有汗脉浮缓，桂枝汤。痉症独摇头，卒口噤，项强，小续命汤。结胸项强，如柔痉状，下之则和，大陷胸丸[①]。

摇头

内有痛则摇头，里症也。风痉则独摇头。心绝则头摇，状如烟煤，直视者死。风主摇动，故头摇多属风，风脉必弦，神术汤加天麻、羌活、防风、僵蚕。

头眩

眩者，头旋眼花也。因汗、吐、下后上焦虚也，少阳发窍在目，且居表里之间，表邪渐入于里，表中阳虚故目眩也。发汗过多，言乱，目眩者死。

太阳汗、吐、下后，表里俱虚，必眩冒，真武汤加川芎、天麻。太阳汗后不解，心下悸，头眩肉瞤，振振擗地，真武汤加川芎、天麻。阳明头眩、恶寒、能食而咳，茯苓白术甘草生姜汤加川芎、天麻。少阳目眩运，脉弦数，小柴胡汤加川芎、天麻。挟血虚者，四物芎麻汤，有痰火者，加酒芩、竹沥；挟气虚者，补中益气汤加芎、麻。少阴利止，头眩，时时自冒者死。

---

① 丸：三昧楼本作"汤"。

身体痛

体痛乃六经俱有之症。有表、里、寒、热、风、湿之分。太阳宜汗，汗后脉沉迟者，宜温。中暍者，宜白虎汤。里寒外热者，宜先救里而后攻表。寒在三阴者，脉沉；风在三阳者，脉浮。中湿者，身重痛不可转侧。阴毒者，身大痛，宛如被杖。

太阳体痛，无汗，恶寒，脉浮紧，麻黄汤。体痛，有汗，恶风，脉浮缓，桂枝汤。少阴体痛，吐利肢冷，四逆汤。厥冷下利，身痛如被杖，呕逆，茱萸四逆汤。一身尽痛，发热面黄，热结在里，小便利，大便闭，为畜血。轻则犀角地黄汤，重则桃红承气汤。风湿一身尽痛，身重不可转侧，小便不利，五苓散加苍术、羌活。霍乱体痛，脉沉，桂枝汤。表里俱寒，下利清谷，身痛，救里，四逆汤。后救表，桂枝汤。

无 汗

有邪在表者，有邪在里者，有水饮内蓄者，有阳虚者。捣生姜，绵裹周身擦，汗自出。

太阳无汗而喘，麻黄汤。太阳无汗，烦躁，大青龙汤。阳明无汗，渴欲饮水，无表症者，白虎加人参汤。少阴脉沉，发热，无汗，麻黄附子细辛汤。少阴但厥，无汗，强发之，必动其血，或从口鼻，或从目出，名下厥上竭者死。投麻黄汤三大剂，而不得汗者死。汗虽出，不至足者死。热病脉躁盛而不得汗者，死。

自 汗

不因发散自然汗出也。伤风则发热自汗，中暍则汗出恶风，风湿则汗多而濡。惟伤寒无汗及传里而热，亦有自汗，又有表里虚实之分。若恶风寒者，表未解也，宜汗之。漏不止而恶风，及发汗后而恶寒者，皆表虚也，宜温之。汗出不恶风寒，里症也，宜下之。阳明发热汗多，宜急下。汗出如油，如贯珠凝而不流皆死。将发抉水盆中，足露于外，用①糯米粉、龙骨、牡蛎为细末，周身扑之。

太阳风伤卫，脉浮数，自汗，桂枝汤。表虚，汗不止，黄芪建中汤。太阳过汗，遂漏不止，恶风者，桂枝附子汤。阳明自汗，不恶风寒，反恶热，谵渴，便秘，调胃承气汤。阳明自汗，小便不利，津液竭也，急下之，大承气汤。肢冷，额上手背汗出，脉沉细，四逆汤。自汗，小便难，身不热，足冷，脉沉，四逆汤加桂枝、苓、术。吐逆，厥冷脉沉，身痛，大汗，人参四逆汤加桂枝、芪、术。

盗 汗

睡而汗出，觉即汗止，故名盗汗。睡则胃气行里，而表中阳气不致，故津液泄也，觉即气行于表而止矣。杂病盗汗，主于阴虚。伤寒盗汗，邪在半表半里也。

阳明潮热，脉浮盗汗，黄芩汤。三阳合病，目合则汗，胆有热也。小柴胡汤。

头 汗

诸阳经络皆循于头，邪搏诸阳乃为头

---

① 用：三味楼本作"以"。

汗。故三阴无头汗也。经曰：关格不通，不得尿，头有汗者死。湿家下之，额上汗出，小便不利者死。下利不止者亦死。

太阳水结胸，无大热，头微汗，大陷胸汤。阳明头汗，剂颈而还，小便不利，而渴，瘀热在里，身必发黄，茵陈五苓散。阳明下后，懊憹，头汗出，栀子豉汤。头汗，额上偏多者，属心部，为血症，四物汤加桃仁、红花、白术、甘草，以益脾土。

手 足 汗

胃主四肢，为津液之主，手足汗出，为热聚于胃，是津液旁达也。经曰：手足濈然汗出，大便已硬宜下之；阳明中寒，不能食，小便不利，手足汗，欲作痼瘕不可下。

阳明谵渴满闭，手足汗出，大承气汤。中寒不能食，水谷不化，手足汗出，理中汤。

动 气

脏气不调，肌肤间筑筑跳动，病人先有痞积，而后感寒。医者不知，妄施汗下，致动其气，随脏所主，而见于脐之左右上下。独不言当脐者，脾为中州，以行四脏之津液，左右上下且不宜汗下，何况中州，其敢轻动乎？

动气在右，误汗则衄，烦渴，饮即吐水，先服五苓散，次服竹叶汤。误下则津竭，咽燥，鼻干，眩悸，人参白虎汤加川芎。动气在左，误汗则头眩，汗不止，筋惕肉瞤，先服防风白术牡蛎汤，汗止服小建中汤。误下则腹内拘急，食不下，虽身热而蜷卧，先服甘草干姜汤，后服小建中汤。动气在上，误汗则气上冲心，李根汤。误下则掌握热烦，身上浮冷，热汗自泄，欲得水自灌，竹叶汤。动气在下，误汗则无汗，心大烦，骨节痛，目晕恶寒，食即吐，先服大橘皮汤，吐止小建中汤。误下则腹满，头眩，食则下清谷，甘草泻心汤。

渴

凡渴问所欲，欲冷欲热，欲多欲少。饮多而欲冷者，阳渴也。饮少而喜温者，阴渴也。阳明不甚渴，太阴乃大渴。有救肾，花粉、知母是也；有利小便，茯苓、猪苓是也。太阳无汗而渴，禁白虎汤。阳明汗多而渴，禁五苓散。大抵在表渴少，在里渴多，三阳或渴，不如三阴之甚也。渴欲饮水，稍稍与之。若不与，无以解其枯燥。若过多，恐成动悸，水结胸，咳呕饐①哕，肿满下利等证，可不慎哉。

太阳汗后，烦渴，少少与水若脉浮，小便不利，微热者，五苓散。六七日不解而烦，有表里证，渴欲饮水，水入即吐，名曰水逆，五苓散。桂枝汤汗后，烦渴，脉洪大，白虎加人参汤。阳明脉长微洪，无汗而渴，葛根解肌汤。阳明恶热，自汗面赤，谵渴，脉洪数，人参白虎汤加花粉、黄连。阳明腑症，谵黄狂渴，脉沉数，大承气汤。阳毒，目赤，唇焦，鼻如烟煤，渴而脉实，三黄石膏汤。少阳渴，小柴胡去半夏加天花粉、葛根。少阴渴而下利，但欲寐，小便白，四逆汤。少阴渴，自利，纯青色水者，大承气汤。厥阴消渴，大热，甚则谵闭，舌卷囊缩，大承气汤。食少而渴，胃脉弱者，宜白术、茯苓，勿用凉药益伤中气。

————————

① 饐（yè椰）：同"噎"。食物堵塞喉咙，咽不下去。

口燥舌干

干燥俱为热症，有因汗下后而得者，有不因汗下而得者。或和解，或微汗，或急下，或微下，当考兼见之症而施治。经谓咽干不可汗，以其多里症故也。

阳明便硬，舌干口燥者，调胃承气汤。少阳口苦舌干，小柴胡汤加天花粉、干葛。阳明身热，背恶寒，口燥舌干，白虎加人参汤。少阴口燥咽干，下利清水，色纯青，恐热消肾汁，大承气汤急下之。燥干脉沉，足冷者，多死。

呕　吐

呕者，有物有声而渐出；吐者，无声有物而倾出；干呕者，有声而无物也。呕则或寒或热，吐则但寒无热。盖邪传里多呕症。生姜为呕家圣药，散逆气也；半夏为呕家要药，去痰水也。呕家虽有阳明症；不可攻者谓气逆尚未收敛为实也，热者脉数烦渴，寒者脉迟逆冷；有水气者先渴后呕，腹满怔忡；有脓血者，吐尽自愈，不烦治也。

初病起，即呕吐，寒伤胃也，霍香正气散。太阳与阳明合病，不下利，但呕者，葛根半夏汤。阳明呕吐，得汤反剧者，属上焦，葛根半夏汤。太阳与少阳合病，不利而呕，黄芩加半夏生姜汤。阳明有寒而呕，吴茱萸汤。发热，口苦，脉弦数而呕，或心烦喜呕，或胸胁满痛，寒热而呕，或日晡发热而呕，并用小柴胡汤加半夏、生姜。潮热便闭而呕，大柴胡汤。太阴腹满痛，脉沉，理中汤加藿香、姜、橘。少阴呕，肢冷，脉沉细，四逆汤加橘、半、生姜。厥阴吐涎沫，逆冷，脉沉微，茱萸四逆汤加橘半。少阴欲吐不吐，

但欲寐，五六日利而渴，小便白，四逆汤。似呕似喘，愦愦无奈，大橘皮汤主之。虚烦呕吐，竹叶石膏汤加姜、橘。先呕后渴，宜与水解，先渴后呕，为水停心下，茯苓半夏汤加姜、橘。呕而脉弱，小便利，身微热，厥冷者，多难治，四逆汤加生姜。

干　呕

热在胃脘，心下痞结，故干呕。

太阳汗出，干呕，桂枝汤。少阴下利，干呕，姜附汤。表不解，心下有水气，身微热，干呕，微喘，或自利，小青龙汤。太阳头痛，心下痞，硬满，干呕，短气，汗出，不恶寒，此表解里未和也，十枣汤。膈上有寒饮，干呕，四逆汤。少阴下利，厥逆无脉，干呕而烦，白通汤加猪胆汁。

噫　气

《说文》云：饱食息也，俗作嗳。因胃弱而不和，虚气上逆也。

汗解后，心下痞硬，干噫食臭，胁[①]下有水气，腹中雷鸣下利，生姜泻心汤。汗吐下后，心下痞满，噫气，不下利者，旋复代赭石汤。虚而噫气，脉弱，神困，四君子汤加枳、桔、姜。

哕

古称哕者，即今所谓呃逆也。东垣以哕为干呕者，非也。多因胃寒，亦有胃热，不可不辨。病人烦躁，自觉热甚，他人按其肌则冷，此无根失守之火，非实热

---

① 胁：三味楼本、《珍本医书集成》本作"肋"。

也，乃水极似火。若不识此，而误用寒凉，下咽则败矣，可不谨乎。

吐下后，虚极得哕，胃中寒也，理中汤加丁香、半夏。阳明脉弦大，鼻干，发黄，小便难，潮热，时时哕，小柴胡汤。胃热，便硬，承气汤。胃虽热，便未硬，泻心汤。胃虚热而哕，橘皮竹茹汤主之。因痰而哕，半夏生姜汤。病人自觉热，他人扪其肌则冷，附子理中汤冷服。兼以硫黄、乳香散齅①之，并灸期门、中脘、气海、关元。有瘀血而哕者，难治。

衄　血

衄者，鼻中出血也。肺开窍于鼻，血得热则随火上逆，故杂症以衄为里热也。经曰：伤寒，失②汗致衄，与麻黄汤。六七日不大便，头痛有热，与小承气汤。小便清者，知不在里，仍在表也，当发其汗。邪解则血不拥盛而迫上，故伤寒衄为表热也。古人以血为红汗，故曰夺血者毋汗，此为衄过多，或脉微者言也。成流者，不须服药，当与水解。点滴者，邪犹在经，当散其邪。经曰：少阴病，但厥无汗，而强发之，必动其血，或从口鼻，或从目出，名下厥上竭，死症也。但头汗而身无汗，亦衄症之逆。

太阳脉浮紧，不发汗，致衄者，麻黄汤。阳明口干，鼻燥，脉浮紧，必衄，黄芩汤。阳明漱水不欲咽，黄芩芍药汤。衄家脉微，犀角地黄汤。衄多不止，茅花汤加黄芩、黄连、墨汁。衄忌寒药，凉水过多，必成畜血结胸。犀角地黄汤，重则桃仁承气汤。

吐　血

失汗、失下、畜热而成吐血，亦或误汗误下所致。

凡服桂枝汤吐者，其后必吐脓血，黄芩汤。咽痛，吐血，面赤斑斑如锦纹，为阳毒，升麻必甲汤。燥渴，吐鲜血，黄连解毒汤加丹皮、生地、吞四生丸。不渴，吐血如猪肝，理中汤加墨汁。

便　脓　血

便脓血皆是传经热邪，或与微凉，或用疏导。阳症血色鲜红者，易治。阴症血色如猪肝，迟而有力者可治，无力者难治。凡下血，脉小者生，身热脉大者多死。

阳明下血谵语，夜则见鬼，为热入血室，小柴胡汤加当归、生地、丹皮。少阴下利脓血，桃花汤。色紫黑理中汤主之。

畜　血

当汗不汗，则为血结胸，腹硬满，手按则痛，若小便不利，为有畜血。许学士云：畜血在上，其人喜忘；畜血在下，其人如狂。屎血身黄，必畜血。

太阳不解，热结膀胱，其人如狂，桃仁承气汤。阳明病喜忘，大便黑为畜血，在上，犀角地黄汤。在中，桃仁承气汤。在下，抵当汤。

胸满胁满腹满少腹满

邪气传里，先自胸而胁，以次入腹也，故胸满多带表症，胁满多带半表半里，腹满多里症。少腹满，非溺即血也。盖身半以上，同天之阳，身半以下，同地

---

① 齅：(xiù 秀)：同"嗅"。用鼻子闻。
② 失：《伤寒论》辨太阳病脉证并治中作"不发"。

之阴，故在上满者，无形之气也，在下满者，有形之物也。在上者因而越之，故胸满宜吐。在下者引而竭之，故腹满宜下，俱有阴阳之辨，不可不察。

下后脉促胸满，桂枝去芍药汤。太阳与阳明合病，喘而胸满，麻黄汤。汗下后，烦热胸满，栀子豉汤。胸满，气上冲喉，不得息者，此胸中有寒痰，瓜蒂散。胸满胁痛，小柴胡汤。太阳不解，传入少阳，胁下硬满，干呕，寒热，脉沉紧，小柴胡汤。太阳下利，呕逆，汗出，头痛，胸胁硬满，不恶寒，表解里未和也，十枣汤。胸胁腹满，唇青厥冷，脉沉细，此生冷伤脾，理中汤去参、术加香附。胁下素有痞，连在脐旁，痛引少腹，入阴筋者，名脏结，死。腹满不减，为里实，大柴胡汤。腹满时减，为里虚，理中汤加木香、厚朴。太阴误下，腹满痛，桂枝芍药汤。痛甚桂枝大黄汤。阳明潮热，谵渴喘秘满，承气汤。哕而腹满，小便难，小柴胡加茯苓。三阳合病，腹满，身痛，难转侧，谵语，口中不仁，小柴胡汤。少阴六七日不大便，腹满胀痛，土不胜水，漉漉有声，小半夏茯苓汤加桂。腹满身痛，先以四逆汤温里，后以桂枝汤攻表。

小腹痛，小水自利，膀胱血结，其人如狂，桃仁承气汤。太阴身黄，小腹满，小便难，五苓散。阴寒，小腹满痛，茱萸四逆汤。甚者，灸关元。厥冷，脉沉小，腹满痛，冷结膀胱，四逆汤。生姜捣去汁，炒热揉熨，或满或痛，或痰或食，或寒或气，俱用此法，神良。

结 胸 痞

经曰：病发于阳而反下之，热入因作结胸。病发于阴而反下之，因作痞，以下之太早故也。成注云：无热恶寒，发于阴，误矣。无热恶寒，是为阴症，岂有误下之理，又岂止作痞而已哉？仲景所谓阴阳者，指表里而言，在表当汗而反下之，因作结胸。病虽在里，尚未入腑，而辄下之，因作痞也。结胸有大小、寒热、水血、食痰八者之异。而痞则所传犹浅，但一味气凝耳。若未经下者，不名结胸。或痰、或食、或热，随症治之。

不按自痛，为大结胸，大陷胸汤。按之乃痛，为小结胸，小陷胸汤。烦渴，便闭，为热结胸，大陷胸汤加黄连。不热渴，小便清白，为寒结胸，枳实理中汤。怔忡头汗，无大热。揉之有声，为水结胸，半夏茯苓汤。胸满痛，漱水不咽，喜忘如狂，大便黑，小便利，为血结胸，犀角地黄汤。脉滑喘嗽为痰结胸，黄芩半夏生姜汤加枳实。气口脉大为食结胸，小陷胸汤加枳实、厚朴。结胸兼斑黄狂呃者最重，脉沉小者死。结胸症具，烦躁甚者死。

误下成痞，俟表症罢而后可下，柴胡枳桔汤。恶寒，汗出痞满，附子泻心汤。表未解，心下满，名支结，柴胡桂枝汤。热甚而痞，大黄黄连泻心汤。寒多热少，半夏泻心汤。

发 癍

癍者，胃经热毒也。下之太早，热气乘虚入胃，乃致发癍；下之太迟，热气留中不散亦令发癍。胃主肌肉，故微微隐起实无头粒，小者如芝麻，大者如芡实，轻者如星布，重者如锦纹，鲜红者为胃热易治；紫者为热甚难治；黑者为胃烂必死。癍有六症：一曰伤寒，二曰时气，三曰温毒，四曰阳毒，五曰内伤寒，六曰阴症。此外惟有发疹，颇类癍症，但疹属肺家，肺主皮毛，故有头粒尖起。惟隐疹亦如锦纹，而无头粒，尤为难辨。然疹为肺症必兼鼻塞，流涕、咳嗽重为异耳。疹脉多浮大，斑脉多洪数；疹多发于病之首，斑多发于病之尾，自不同也。独有时气发斑亦是病起便见，贵乎临症精思而熟察之。嗟乎！斑症之发反掌生杀，余每深考似有独得，故以下辩论最悉尔。

一曰伤寒发斑，固当汗不汗，当下不下，或未当下而早下，则热蕴于胃而发斑也。身温足暖，脉洪数有力者易治；脉沉足冷，挟虚者难治。斑欲出未出，升麻葛根汤发之。紫黑者，上方加紫草茸。脉虚者，上方加人参。斑已出，不宜再发，恐伤其气也。烦渴热盛，脉洪数者，犀角大青汤。谵语，便硬，大柴胡汤加芒硝。麻黄发表，则增斑烂；承气攻里，则必内陷，故古有明禁也。大青为化斑要药，如无，以大蓝叶代之。凡发斑避忌香臭，与痘疮同。凡已出未出之时，切不可投寒凉之剂，吃生冷物，恐冰凝其毒，不得发泄也。挟虚者，必先助真气，往往拘泥而不敢补者，多致不救。

二曰时气发斑。四时不正之气，人感之则寒热拘急，或呕逆，或烦闷，或头痛，鼻干，不眠，皆斑候也。鲜红稀朗者吉，紫黑稠密者凶，重者发热二三日便出，轻者发热三四日而出也，必察元气虚实，脉来有力无力为主。如虚者，先以参胡三白汤助元气。斑未透者，升麻葛根汤，热甚加紫草。稠密咽肿，甘草、桔梗、玄参、知母、升麻、犀角、黄连。斑出呕逆，陈皮、半夏、茯苓、黄连、甘草、生姜。

三曰温毒发斑。或犯春令温邪而发，或犯冬令寒邪，至春始发，或冬有非时之温，皆名温毒。治例大抵与伤寒同法。但冬令寒而闭藏，春令温而发皇，小有分别。斑将出未出，咳闷呕吐，葛根橘皮汤。斑已出，宜用黑膏，或犀角大青汤化之。受邪于春，病发于夏，亦同此例。

四曰阳毒发斑。大热狂言，目赤鼻黑，斑欲出未出，须凉以解之，干葛、升麻、紫草、大青、陈皮、甘草。斑紫烦渴，三黄石膏汤加犀角、大青。阳毒发斑，或成脓疮，蜜煎升麻涂之。

五曰内伤寒发斑。暑月纳凉太过，食冷太多，内外皆寒，逼其暑火，浮游于外而为斑。斑不过数点，身无大热，脉来沉涩，调中汤去麻黄、桂枝；加厚朴、干姜、香薷、扁豆。

六曰阴症发斑。状如蚊迹蚤①痕，手足多而胸背少，其色淡红，稍久则为微黄，病人安静，脉来沉细。此因元气素虚，或多房事，或寒凉太过，遂成阴症。乃寒伏于下，逼其无根失守之火，熏灼肺胃，传于皮肤，升麻、藿香、陈皮、甘草、人参、熟附子、生姜。得温补之剂，阳回而阴火自降，此治本不治标也。然而此症，根本既拨，吉少凶多。惟老成炼达者，拾救四五。病家医家，临斯症者，顾可忽乎哉。

发　黄

黄者，中央土色也，故属阳明、太阴之症。湿热交并必发身黄，如夏月罨②曲，因湿热而生黄也。湿胜者，一身尽痛，色如熏黄而晦；热胜者，一身无痛，色如橘黄而明。更有畜血亦能发黄，但兼小腹硬，小便自利，其人如狂耳。发黄鼻出冷气，寸口近掌无脉者，死。黄而直视摇头，为心绝，黄而环口黧黑，为脾绝，皆不可治也。

---

① 蚤：通"爪"。
② 罨（yǎn掩）：覆盖，掩盖。

瘀热在里，头汗，渴，小便难，汗不得越，如橘之黄且明。大便闭者，茵陈蒿汤；小便难者，五苓散加茵陈、山栀。湿热发黄，一身尽痛，小发难，色如熏黄之暗，胃苓汤加茵陈，大便闭者茵陈蒿汤。寒湿发黄，身疼发热，头痛鼻塞而烦，脉大，瓜蒂散搐鼻取水，或用防风、葛根、苍术、茵陈、桔梗、甘草、陈皮、生姜煎服取微汗。痞气发黄，半夏泻心汤加茵陈、枳实；小便难者，茵陈五苓散加山栀。结胸发黄，陷胸汤加茵陈。畜血发黄，小腹满痛，小便利，大便黑，如狂，脉沉，桃仁承气汤。内伤寒发黄，调中汤加茵陈，逆冷者加附子。阴症发黄，脉沉迟肢冷，气促，呕闷，或面赤足冷，阴躁欲坐泥水井中。轻者用理中汤加茵陈，重者用四逆汤加茵陈。凡治阴黄，须热汤温之，或以盆盛汤，令病人坐于上，布蘸热水，搭其黄上乃愈。

发　狂

热毒在胃，并于心则狂，乃邪热之极也。狂之发作，少卧不饥，妄语笑，妄起行，登高而歌，弃衣而走。甚则杀人不避水火，骂詈[1] 不辨亲疏，悲怒号哭，窬[2] 垣上屋，皆独阳亢极，非大下之不能已也。狂言目反视为肾绝，汗出复热，狂言不能食，皆死症也。发狂奔跳，势不可遏，倾好醋于火盆，令气冲于病人鼻内。又将姜汁喷其头面及身上及手足，即定方可察其阳狂阴躁。揭开床帐，放入爽气，随用铜镜按在心胸。热甚者，将硝一斤研细，凉水一盆，青布方一尺者四五块，浸于硝水中，微搅半干，搭在病人前心、后心、顿易冷者，得睡与汗乃愈。

大渴目赤，唇焦舌干齿燥，脉实，狂妄，大承气汤急下之。脉浮无汗，医以火逼取汗，必惊狂，桂枝汤去芍药，加蜀漆、龙骨、牡蛎救逆汤。汗家重发汗，必恍惚心乱，小便已，阴痛，禹余粮丸。太阳病六七日，表症仍在，脉微而沉，反不结胸，其人发狂者，以热在下焦，少腹当硬满，小便自利，下血乃愈。所以然者，以太阳随经瘀热在里故也，抵当汤。太阳病不解，热结膀胱，人如狂，血自下者愈，外不解尚未可攻，当先解外；外已解，但少腹急结者，乃可攻之，桃仁承气汤。身黄，脉沉结，少腹硬，小便自利，其人如狂，血症谛也，抵当汤。阴症发躁，欲坐泥水井中，目赤足冷，脉沉，不能饮水，霹雳散冷服。身微热，面赤足冷，脉举之数大，按之无力，此虚阳伏阴而躁，人参四逆汤冷服。按狂之为症，多属实热，非大承气大下之，安能已乎？如脉无力者，宜三黄石膏汤清之。至于畜血症，但如狂，非真狂也。由于当汗不汗，或汗迟，或脉盛汗微，或覆盖不周而汗不透，太阳之邪，无从而出，故随经入腑，血结膀胱，外症既解，方可攻下。若夫阴躁，真气败坏，虚阳上越，乃阴盛隔阳。庸医不察脉之浮盛沉衰与不能饮水，见其面赤身热，误与凉剂，则立毙矣。大抵此症，肌表虽热，重按之，则冷透手矣。然阴躁一症，十中止救二三，惜乎昧者不识，识者忧谗，束手待尽，良可痛也。

惊　悸

心之所主者神也，神之所依者血也，心血一虚，神气失守，则舍空而痰水客之，此惊悸之所由作也。惊者惕惕然不宁，触事易惊，气郁生痰也。悸者筑筑然

---

① 詈（lì）：骂。
② 窬（yú）：从墙上爬过去。

跳动，盖以心虚则停水，水居火位，心实畏之，故怔忡而不能自安也。

伤寒八九日下之，胸满烦惊，小便不利，谵语，一身尽重，柴胡加龙骨牡蛎汤。火劫汗，亡阳，惊狂，桂枝去芍药，加蜀漆、龙骨、牡蛎救逆汤。二三日悸而烦者，小建中汤。脉代结，心动悸，炙甘草汤。汗多叉手冒心，悸欲得按，桂枝甘草汤。汗后脐下悸，欲作奔豚，此心虚而肾气发动，茯苓桂枝甘草大枣汤。太阳病汗出不解，发热心悸，头眩，身瞤动，振振欲擗地，真武汤。少阳耳聋，目赤，烦满，不可吐下，吐下则悸而惊，救逆，小柴胡去黄芩加茯苓。五六日往来寒热，胸胁满，嘿嘿不饮食，心烦悸，喜呕，微热，或咳，小柴胡汤。脉弦细，头痛，发热，属少阳，不可汗，汗则谵语。胃不和，则烦而悸。调胃承气汤。少阴病，四逆而悸；或小便不利，或腹痛，泄利，四逆散。厥而悸者，宜先治水，茯苓甘草汤。霍乱心悸，理中丸加茯苓。

按惊与悸，虽有分别，总皆心受伤也。因阳气内弱，法当镇固。因水饮停留，法当疏通。饮之为患，甚于他邪，虽有余邪，必先治水，盖以水停心下，无所不入。侵于肺为喘，传于胃为呕，溢于皮为肿，渍于肠为利，故治不可缓也。经曰：厥而悸者，宜先治水。夫莫重于厥，犹先治水，况其他乎。

振 战 栗

振者，身微动，正气虚寒也。战者，身大动，邪正相争也。栗者，心动邪气胜也。振为轻而战为重，战在外而栗在内也。

吐下后，心下满，气上冲，头眩，脉沉紧，发汗则动经，身为振摇，茯苓桂枝白术甘草汤。太阳病，汗后仍热，心悸头眩，肉瞤身振，真武汤。

按经云：下后复发汗，及亡血家误汗，必为寒振，内外俱虚也。又曰：表气微虚，里气不守，邪中于阴则栗，乃知振摇之症大抵属虚。《素问》曰：寒邪伤人，使人毫毛毕直①。鼓颔战栗，此素有邪，当发其汗。仲景云：脉浮而紧，按之反芤，此为本虚，当战汗而解。又三部脉，浮、沉、迟、数同等，必战汗而解。若脉浮数，按之不芤；其人不虚，汗自出而解，不发战也。外不战，但内栗者，阴中于邪也。凡伤寒欲解，则战而汗出，此邪不胜正也。若正不胜邪，虽战无汗，为不可治矣。

筋惕肉瞤

汗多亡阳，津液枯而筋肉失养，故筋惕惕而跳，肉瞤瞤而动也。

脉微弱，汗出恶风，误服大青龙汤，则厥逆筋惕肉瞤，真武汤。太阳病，已汗仍发热，头眩，身瞤振，真武汤或人参养荣汤。吐下后复发汗，虚烦，脉微，心痞，胁痛，气冲眩冒，动惕，久而成痿，桂枝苓术甘草汤。

大抵此症，因于汗者，十有七八，不因于汗，素禀血虚，邪热搏血，亦见此症。又有未尝发汗，七八日筋惕而肉不瞤，潮热，大便闭，小便涩，脐旁硬痛，此燥屎也，大柴胡下之。一虚一实，治法相悬，临症者，可以不详察乎。

---

① 寒邪伤人，使人毫毛毕直：文见《素问·玉机真藏论》，文字略有出入。

瘛疭

瘛者，筋脉急而缩。纵者，筋脉缓而伸。一伸一缩，手足牵引搐搦，风主动摇故也。

汗下后，日久瘛疭，此虚极生风，小续命汤加减。不因汗下瘛疭，羌、防、芩、连、天麻、四物之类。汗出露风，汗不流通，手足搐搦，牛蒡子散。风温，被火劫，发微黄色，瘛疭，萎蕤汤。

肝为风木之脏而主筋，风火搏捣，多患瘛疭，当平肝降火，佐以和血。有痰者，二陈竹沥为主；属虚者，补中益气为先。如应用小续命者，有汗去麻黄，无汗去黄芩，此常法也。若戴眼上视，汗出如珠，凝而不流，太阳绝也。又有四肢瘈瘲①，动而不已，似瘛疭而无力抽搐者，肝绝也。汗下过度，日久变出者，多不可治。

胃实不大便

有大便不通，有大便难，有大便硬，皆阳明胃实之候。

六七日不大便，头痛有热，与承气汤。小便清者，知不在里，仍在表也，桂枝汤。阳明病，无汗而喘，麻黄汤。阳明病，胁下硬满而呕，舌上白胎，小柴胡汤。阳明病，过十日脉浮，小柴胡汤。阳明病，自汗若发汗，小便自利者，津液内竭，虽硬不可攻，蜜煎导之。阳明病，潮热不大便，少与小承气。不转失气者，无燥屎不可攻；转失气者，有燥屎可攻，大承气汤。阳明病，不吐不下，心烦，调胃承气汤。阳明小便不利，大便乍难乍易，时有微热，喘冒不卧，有燥屎也，大承气汤。伤寒六七日，目中不了了，睛不和，

无表里症大便难，身微热，大承气汤急下之。脉浮则胃气强，脉涩则小便数，浮涩相搏，大便则难，其脾为约，麻仁丸。阳明症喜忘，大便色黑，必有畜血，抵当汤。无表里证，下后脉数，不解，善饥，六七日不大便者，有瘀血。

按仲景或曰：阳明潮热不大便，与小承气。不转失气者，初硬后必溏，不可攻之。此胃中初热，未作实者也。或曰：太阳病下之腹满，初硬后必溏，此虚热在上，无燥屎者也。或曰：阳明病，中寒不能食，小便不利，手足濈然汗出，欲作痼瘕，初硬后必溏，以水谷不分也。或曰：小便少者，服承气汤。若不大便六七日，小便少者，初硬后必溏，须小便利，屎必硬，乃可攻之。乃知仲景测大便法，皆以小便验之，然小便利，屎必硬，固为可攻。亦有小便利，大便硬，而不可攻者，何也？阳明自汗，或发汗，小便自利。此津液内竭，虽硬不可攻，待其自欲大便，与蜜煎导之。夫胃虽实，有表者汗之，半表半里者和之，不因胃实便下也。此仲景心法，精考详求，自无妄下之误矣。

自利

自利者，不因攻下而自利，俗名漏底是也。六经皆有自利，表里寒热治各不同。

太阳表不解，心下有水气，干呕，发热而咳，或渴，或利，或小便不利，少腹满，或喘，小青龙汤。太阳与阳明合疾，必自下利，葛根汤。太阳病外症未除，而数下之，遂挟热而利，心下痞硬，表里不解，桂枝人参汤。太阳与少阳合病，自利，黄芩汤。若呕者黄芩加半夏、生姜

---

① 瘈瘲（xiè泄）：同"褻"。

汤。太阳少阳并病，而反下之，成结胸，下利不止，水浆不下，其人心烦，生姜泻心汤或小陷胸汤。太阳病，反下之，利遂不止，脉促者，表未解也，喘而汗出，葛根黄芩黄连汤。太阳病二三日，不能卧，心下必结，脉微弱者，本有寒也，反下之。若利止，必结胸；未止者，四日复下之。此协热利也，黄芩汤。硬满呕烦，下之痞益甚，胃虚气逆也，甘草泻心汤。汗解后，心下痞，干噫食臭，胁下有水气，腹中雷鸣下利，生姜泻心汤。太阳下利，头痛，心下痞，胁下痛，干呕短气，汗出，不恶寒，此表解里未和也。十枣汤。十三日过经谵语者，热也，当下之。若小便利者，大便当硬，而反下利，医以丸药下之，非其治也。自利者，脉当微，今反和者，内实也，调胃承气汤。下后利不止，身痛者，急当救里，四逆汤。身痛，便调，急当救表，桂枝汤。下利心痞，复下之，利不止，治以理中，利益甚。理中者，理中焦，此利在下焦，赤石脂禹余粮汤。过经十余日，欲吐，胸中痛，大便反溏，微满微烦，调胃承气汤。已上皆太阳。

阳明病，潮热，大便溏，胸胁满，小柴胡汤。无表里症，发热七八日，脉虽浮数，可下。下后脉数不解而利不止，必便脓，黄芩汤、柏皮汤。阳明少阳合病，必下利，其脉不滑而数，有宿食也，大承气汤。脏结如结胸状如故，时时下利，寸脉浮关脉小细沉紧，舌上胎滑者，难治。已上皆阳明。

十三日不解，胸胁满而呕，日晡潮热，微利。此本柴胡症，下之不利，今反利者，误以丸药下之也。潮热者，实也。先以柴胡解外，复以柴胡加芒硝。此条当属少阳。

自利，不渴，属太阴，脏有寒也，四逆辈。太阴病，脉弱自利，设当行芍药大黄者，宜减之，以胃弱易动故也。脉浮而缓，手足温者，当发身黄。若小便利者，不发黄，至七八日，虽暴下利，必自止，以脾家秽腐当去故也。平胃散加穿山甲。已上皆太阴。

少阴病，欲吐不吐，但欲寐，五六日自利而渴者，少阴虚，故引水自救。若小便色白者，下焦虚寒。四逆汤。少阴病，下利咽痛，胸满心烦，猪肤汤。少阴病，四逆，泄利下重，四逆散。少阴病，下利六七日，咳而呕渴，心烦不眠，猪苓汤。少阴病，下利清水，纯青，心下痛，口干燥，大承气汤急下之。少阴腹痛，小便不利，下利脓血，桃花汤。少阴病，腹痛，小便不利，肢重而痛，自下利者，此为水气，或咳或呕，或小便利者，真武汤。少阴病，下利清谷，里寒外热，厥逆脉微，反不恶寒，面赤，或腹痛，或干呕，或咽痛，或利止脉不出，通脉四逆汤。少阴病，下利脉微，与白通汤。利不止，厥逆无脉，干呕烦者，白通加猪胆汁。服汤后，脉暴出者死。微续者生。少阴病至七八日自利，脉微手足反温，脉紧反去者，为欲解也，必自愈。少阴病，脉沉微欲卧，汗出而烦，欲吐自利，烦躁不寐者死。少阴病，利止，眩冒者死。少阴病，恶寒，身踡而利，手足逆冷者死。已上皆少阴。

下利欲饮水者，热也。白头翁汤。厥阴病，脉浮而迟，表热里寒，下利清谷，四逆汤。大汗出，热不去，内拘急，四肢疼，下利，厥逆恶寒，四逆汤。下利清谷，不可攻表，汗出必胀满，四逆汤。下利，脉沉迟，面少赤，身微热，下利清谷者，必郁冒汗出而解，下虚必微厥，四逆汤。发热下利，厥逆，躁不得卧者死。发热下利，厥不止者死，汗不止者亦死。下利脉反实者死。已上皆厥阴。

按下利有寒热之分，最宜详辨。凡寒泻者，口不燥渴，脐下多寒，小便清利，脉来沉迟细软无力。完谷不化，粪色淡白，或淡黄色，或如鹜溏；或身虽热，手足逆冷，皆为寒也。凡热泻者，口必燥渴，脐下多热，小便黄赤或涩而不利，脉来数大，或浮、或滑、或弦。粪色焦黄，或热而臭，或粪出声响；得凉药与冷饮则减，得热药与热饮则增，皆为热也。热泻亦有邪热不杀谷者，与寒泻之完谷不化相似，当以他症及脉色辨之。

身不热，手足温者，属太阴经；身体四逆，属少阴厥阴二经，身热者，皆属阳明经。然阴利有反发热者，不可因其热遂以为阳也。未可下而早下之，内虚热入，名为挟热下利。凡胃虚脉弱，热渴自利者，必用四君子汤。如发热者，四君子加柴胡、黄连。若腹满，小便不利，五苓散合理中汤。呕则加藿香、半夏、陈皮、生姜；湿则加苍术；胀则加厚朴；腹痛加芍药、木香。如脉浮者，表邪未解，小青龙去麻黄，加芫花，此散表兼治水也。凡下利不可发汗，当先治利，利止则正气复，而邪自解。盖因利内虚，若误汗之，则内外皆虚，变证危殆。

腹　痛

邪传于里与正气搏，则为腹痛症。少阳经有胸胁痛而无腹痛，阳明经腹满急而痛，此为里实。三阴下利清谷而腹痛者，此为里寒。太阴腹痛，当分虚实。肠鸣泄泻而痛者，虚也；便秘按之转痛者，实也。

伤寒阳脉涩阴脉弦，当腹中急痛，先以小建中汤。不瘥者，与小柴胡汤。胸中有热，胃中有邪，腹痛呕吐，黄连汤。往来寒热，胸胁满，烦呕腹痛，小柴胡汤。阳明病，不大便五六日绕脐痛，烦燥，此有燥屎，大承气汤。大下后，六七日不大便，烦而腹痛，有宿食也，大承气汤。发汗不解，腹满痛，急下之，大承气汤。少阴病，二三日不已，至四五日，腹痛，小便不利，肢重自利，此有水气，真武汤。少阴病，下利清谷，里寒外热，厥逆脉微，反不恶寒，面赤腹痛，通脉四逆汤。少阴病，四逆，或咳或悸，或小便不利，腹痛泄利，四逆散。少阴病，腹痛，便脓血，桃花汤。厥阴四五日腹痛，若转气下趋少腹者。欲下利也，四逆汤。

按腹痛，有虚有实、有寒有热、有食有血、当详辨之。可按可揉而软者，虚也；不可揉按而硬者，实也；身无大热，口中不渴，喜饮热汤者，寒也；身热口渴，喜饮凉水者，热也；噫气恶食，气口脉实者，食也；痛有定处，而不动移，或胁或小腹硬满，小便利，大便黑者，血也。大抵脉大而有力者，可凉可下，脉沉而无力者，宜补宜温，更以症参之，百不失一矣。

谵　语

谵语者，妄有所见，呢喃而语，不伦于理也。多言稍有次第者，独语如见鬼者，睡中呢喃者，皆热之轻也。音声高厉，言之不休者，热之重也。狂言叫喊，骂詈不辨亲疏，神明昏乱，热之最甚也，皆因胃中热盛，上乘于心，心为热冒故也。脉短则死，脉和则愈。又身微热，脉浮大者生，逆冷脉沉者死。或气逆喘满，或气下夺而自利，皆为逆也。

阳明病，谵语，潮热，脉滑而疾，与小承气汤。转失气者更服，不转失气者，勿服。阳明病，谵语潮热，反不能食，必有燥屎，大承气汤。阳明病，汗多胃燥，便硬则谵语，小承气汤。脉浮自汗，微恶寒，挛急，误与桂枝攻表，胃不和而谵语，调胃承气汤。三阳合病，腹满，身重，口中不仁，面垢遗尿，自汗，谵语，白虎汤。伤寒四五日，脉沉，喘满。沉为在里，反发其汗，津液越出，大便为难，表虚里实，久则谵语，大承气汤。脉弦头痛，发热，属少阳，不可汗，汗则谵语。汗多亡阳，谵语，不可下。柴胡桂枝汤和营卫，以通津液自愈。下后，胸满烦惊，小便不利，谵语，一身尽痛，柴胡加龙骨牡蛎汤。热入血室，在男子，阳明病，下血谵语，小柴胡汤加黄连、栝蒌。妇人中风，发热恶寒，经水适来，昼则明了，暮则谵语，小柴胡汤加生地黄、丹皮、当归。十三日过经不解，谵语者热也，当以汤下之。小便利者，大便当硬，而反下利，脉调和者，知以丸药下之，非其治也。若自利者，脉当微厥，今反和者，内实也，调胃承气汤。下利谵语，脉滑数，有燥屎也，此汤饮傍流，所利皆稀水，可下之，承气汤。气虚独言，脉无力者，补中承气汤。虚则郑声，盖郑重频烦，语言谆复也，谓止将一事，频烦谆复，不能如谵语之数数更端也。成注为郑卫之声误矣。四逆脉微，郑声，四君子汤。甚者参附汤，送黑锡丹。

按实则谵语，虚则郑声，二者本不难辨，但阳盛里实，与阴盛隔阳，皆致错语，须以他症别之。如身热，烦渴，大便闭，小便赤，乃阳盛里实也；小便清白，大便洞泄，发躁，乃阴盛隔阳也。

小 便 不 利

因汗而小便不利者，津液亡于外也；因下而小便不利者，津液耗于内也；痞症或发黄及热病而小便不利者，皆热郁所致也。

伤寒表不解，心下有水气，干呕，发热而咳，小便不利，少腹满，或喘，小青龙汤去麻黄加茯苓。太阳病，大汗后，胃干，烦躁不眠，欲饮，小便不利。脉浮者，五苓散；不浮者，猪苓散。太阳病，饮水多，心下悸，小便少，茯苓甘草汤。太阳发汗，遂漏不止，则恶风，小便难，四肢难屈伸，桂枝加附子汤。身黄，小腹硬，脉沉结，茵陈汤。表未解，反下之，不结胸，但头汗出，小便不利，必发黄，茵陈汤。或栀子柏皮汤。小便不利，大便乍难乍易，微热，喘冒不能卧，有燥屎也，大承气汤。少阳往来寒热，胸胁满，不欲食，心烦喜呕，或心下悸，小便不利，小柴胡汤。八九日下之，胸满烦惊，小便不利，谵语，身重，柴胡加龙骨牡蛎汤。少阴小便不利，大便自利，腹痛，四肢沉重，有水气也，真武汤。厥阴小便不利，关节疼痛，汗出恶风，身肿者，属风湿，甘草附子汤。厥阴少阴寒闭，或灸气海，或行葱熨法。

按仲景大法，在太阳症，脉浮用五苓散，不浮用猪苓汤。二方皆以猪苓、茯苓、泽泻为主，但五苓散，加白术与桂辛甘为阳也，猪苓汤，加阿胶、滑石、甘寒为阴也。阳明热黄，与栀子柏皮汤。胁痛身黄，与小柴胡汤。少阴有水，则行真武。厥阴寒秘，则行四逆。其汗多亡阳者，以桂枝加附子汤。后世以渴者与八正散，不渴者与知柏地黄，补仲景之未备也。大都汗多者，津液外泄，小便困难，不可利之，恐重亡其津液，待汗止小便自行也。又有热甚而小便仍利者，勿妄利之，恐引热入于膀胱，往往变为畜血也。

小便自利 附① 小便数

小便自利，有在表者，有在里者，有因热者，有因寒者，六经俱有此症，宜详考而条分之。小便数者，频欲去而不多也。在三阳经有表里之分，在三阴经并无此症，不可不详辨也。

太阳病六七日，表症仍在，脉微而沉，反不结胸，其人发狂，以热在下焦，小腹硬满，小便自利，抵当汤。伤寒有热，应少腹满，小便不利，今反利者，为有血也。宜抵挡丸，不宜他药。十三日过经谵语，小便利，大便亦利，脉反和，调胃承气汤。不大便六七日，小便少者，初硬后溏未可攻。如小便已利，大承气汤。阳明自汗，更发汗，小便自利，为津液内竭。屎虽硬，不可攻，蜜煎导。小便自利而大汗，下利清谷，内寒外热，脉微欲绝，四逆汤。脉浮自汗，小便数，心烦微恶寒，脚挛急，慎不可行桂枝汤。甘草干姜汤、芍药甘草汤。脉浮而涩，浮则胃气强，涩则小便数，浮涩相搏，大便则难，其脾为约，麻仁丸。太阳汗吐下后，微烦，小便数，大便因硬，小承气汤和之则愈。

按小便不利者，初硬后溏，未可下。小便已利而汗多，津液已竭，不可下。小便不利而小腹硬者，溺也，当渗泄之；小便利而少腹硬者，非血则屎也，当疏利之。发黄而小便利，则为可治；腹满而小便利，则为欲解；湿热而小便利，则不能发黄；发谵而至循衣摸床，小便利，为可治，则小便之当察也审矣。小便数者，太阳阳明，治各有条。若肾虚有热者，生脉散加知、柏、莲子。脾肾俱虚者，补中益气加生脉、知、柏，而法无遗用矣。

遗　溺

遗溺者，小便自出而不知也。夫膀胱所以潴水者也，下焦虚，故不能约摄也。

三阳合病，腹满身重，口中不仁，面垢，谵语，遗尿，白虎汤。邪中下焦，阴气为栗，足冷遗溺，四逆汤。太阳病，火熨其背，大汗，谵语，振栗，下利，欲小便不得，反呕而失溲，此为欲解。遗溲狂言，目反直视，此为肾绝。

按阳症热甚，神昏而遗尿者易治。阴症逆冷，脉微而遗尿者难治，宜益智、桂、附以温其下。若厥阴囊缩逆冷，四逆加吴茱萸；汗下后阴虚，宜参、芍、术、草、知、柏。经曰：水泉不止者，是②膀胱不藏也。肾虚则膀胱之气不能约束也。东垣又谓遗溺属肺虚气陷，宜补中益气，合生脉、知、柏。更以他证及色脉详之，则自无遁情矣。

口苦咽干 口干舌干

咽通六经，口为脾窍，舌为心苗，津为肾液，俱属热而无寒也。惟误汗误下及虚人久病者，方与温经耳。有因汗下者，有因不汗下者，或和或解，或微汗，或微下，或急下，当考兼见之症，而为施治也。

太阳咽干，不可发汗，津液竭也。脉浮自汗，小便数，心烦，微恶寒，脚挛急。本桂枝附子症；反与桂枝汤攻表，便厥咽干，烦躁吐逆，甘草干姜汤。吐下后不解，表里俱热，恶风大渴，舌干而烦，白虎加人参汤。太阳病，重发汗，复下

① 附：原脱，依目录补。
② 是：原脱，依《素问·脉要精微论》补。

之，不大便五六日，舌燥干，日晡潮热，心腹硬满痛，大陷胸汤。阳明病。口干燥，漱水不欲咽，必衄，犀角地黄汤。阳明汗下后，口干舌燥渴，白虎加人参汤。少阳口苦，咽干目眩，小柴胡汤。少阴自利，清水，色纯清，心下痛，口干燥，急下之，大承气汤。少阴病，二三日，便口燥咽干，急下之，大承气汤。按《活人》谓脾热则津枯，固矣。然白虎汤症，言表里俱热，则三阳俱矣。口燥咽干及自利纯青，皆急下者，救少阴也。脉沉者，附子汤加知、柏、门冬、五味、花粉。汗下后，大虚脉微，古人尝以补中益气合生脉、知、柏，安可专主脾热一症哉。

眩

眩者，目黑暗而无常主也，脑髓空虚也。眩冒者，昏冒也。少阳口苦咽干，目眩者，邪渐入里而表中阳虚也；太阳、少阳并病眩者，虚也。头眩与眩冒，皆由汗吐下后阳虚也。阳明中风头眩，不恶寒，此为风也。若言乱目眩，即为死症。

吐下后，逆满，头眩，脉沉紧，发汗则动其经，身为振摇，茯苓桂枝白术甘草汤。吐下后脉微，心下痞硬，胁痛，气上冲，眩冒动惕，久而成痿，真武汤。阳明病，但目眩，不恶寒，葛根汤加天麻、川芎。少阳病，口苦咽干，目眩，小柴胡汤加天麻、川芎。动气在左，误汗则头眩，汗不止，筋惕肉瞤，小建中汤。少阴下利，止而眩冒者死。

咳　嗽

有声无痰者，咳也；有声有痰者，嗽也。肺主气，肺伤则气逆而咳，或寒、或热、或里、或半表半里、或停饮，各当分剖。古云：咳为肺疾，发散则愈。然亦有不可发散者，如经曰：咳而小便，不可发汗，发汗则肢厥。又曰：咳而发汗，蹶而苦满，腹坚为逆是也。

太阳表不解，心下有水气，干呕喘咳，小青龙汤。少阳往来寒热，胸胁满，嘿嘿不欲饮食，心烦呕咳，小柴胡汤去人参加五味子、干姜。少阴病，四逆而咳，四逆散加五味子、干姜。少阴病，下利，咳而呕渴，心烦不眠，猪苓汤。少阴病，腹痛，小便自利，肢重痛，自下利，为有水气，其人咳者，真武汤加五味子、细辛、干姜。

按表寒咳嗽者，三拗、麻黄。里热咳嗽者，栀、芩、桑、杏。少阳咳嗽，小柴胡加五味、干姜。胸中痞满，枳、桔、瓜、杏。阴症脉沉，四逆加五味。细阅仲景治例，不分阴症阳症，必用五味、干姜。盖干姜辛温，散肺家逆气，五味甘酸，收肺家浮气故也。

喘

肺主气，形寒饮冷则伤肺，故气逆。上行急迫，而张口抬肩，是名为喘。或水寒射肺者，或邪在表者，或邪在里而喘，心腹必濡而不坚。若腹满，即为可下。至于汗出如油，喘而不休，及直视谵语而喘满者，皆死症也。

太阳病，无汗而喘，麻黄汤。太阳与阳明合病，喘而胸满，不可下，麻黄汤。表不解，心下有水气，干呕而喘，小青龙汤。汗后饮水多，必喘，小青龙汤加杏仁、猪苓。喘家有汗，桂枝汤加厚朴、杏仁。汗下后，不可更行桂枝。若汗出而喘，无大热者，麻黄杏仁甘草石膏汤。太阳病桂枝证，医反下之，利遂不止，脉促者，表未解也，喘而汗出，葛根黄芩黄连汤。阳明口苦咽干，腹满微喘，发热恶寒，脉浮紧，麻黄汤。阳明脉浮紧，咽燥口苦，腹满而喘，发热汗出，不恶寒，反恶热，身重，白虎汤、五苓散。脉沉喘满，沉为在里，反发其汗，津液越出，大便为难，表虚里实，久则谵语，大承气汤。阳明脉迟，汗出，不恶寒，身重腹满而喘，手足濈然汗出，大便已硬，大承气汤。小便不利，大便乍难乍易，微热，喘冒不卧，有燥屎也，大承气汤。阴症喘促，四肢逆冷，返阴丹。

按心火刑金，肺受迫而喘呼，如人有难而叫号，故古人以诸喘为恶。至手阴喘，则无根虚火，泄越于上，根本将脱，更为危恶。华佗曰：盛则为喘。指邪气盛，非肺气盛也，所谓泻白者，非泻肺也，泻邪气以救肺也。故曰：气即是火，其义了然。

短　气

气急而短促，不能相续，似喘而不抬肩，似呻吟而无痛苦。或为实，或为虚，或在表，或在里，或属阴，或属阳，或饮多而水停心下，各宜审详。

短气，骨节痛，汗出，小便不利，恶风身肿，为风湿，甘草附子汤。短气腹满，胁痛，脉弦浮大，外不解，无汗嗜卧，身黄，小便难，潮热，小柴胡汤。表未解，短气，手足濈然汗出，或潮热，大承气汤。若表解，心下痞硬，干呕，短气，十枣汤。下后，心中懊憹硬痛，大陷胸汤。

按汗吐下后，脉微，气不能续，则与异功散。阴症脉沉，逆冷，难以布息，则与四逆汤加人参。饮多水停，则与茯苓甘草汤。皆补仲景之未备也。

郁　冒

即昏迷也，郁结而气不舒，昏冒而神不清也。经云虚寒则为郁冒，然有宜下者。

太阳下后，复汗，表里俱虚，致冒，汗出则表和自愈。里未和，然后复下，小承气汤。阳明小便不利，大便乍难乍易，微热，喘冒不卧，有燥屎也，大承气汤。少阴但欲寐，利止而眩冒者死。厥阴下利清谷，脉沉迟面赤，身微热，必郁冒汗出而解。

按海藏谓心火熏肺，所以神昏。若下之则误矣，宜栀子、芩、连汤。脉浮在丙，宜导赤散；脉沉在丁，宜泻心汤。刘河间云：热者脉必数，然热甚而反致沉细，谓为寒者误也。宜解毒加大承气下之。或失下而脉微昏冒者，若急下之，则残阴暴绝。不下亦死，以解毒汤，养阴退阳，则脉和而生。仲景曰：血虚而厥，厥而必冒。又曰：少阴下利止，眩冒者死，盖虚极而脱也。或虚或实，细心明辨之。

不　能　言

太阳发汗已，身犹灼热，名风温。脉尺寸俱浮，自汗身重，多眠鼻鼾，语言难出，葳蕤汤。少阴病，咽中生疮，不能言语，苦酒汤。感病，虫蚀咽喉，上唇有疮，则声嗄，甘草泻心汤。痉症，口噤不能言，刚痉用葛根汤，柔痉用桂枝汤加栝蒌。热病，喑哑不言，三四日不得汗出者死。火邪刑金，声哑，芩、连、甘、桔、知母、黄连、麦冬、五味。风热壅盛，咳嗽声嗄。荆、防、甘、桔、薄荷、花粉、知母。

怫　郁

乃面赤也。阳气怫郁在表，故面色发赤。虽由于热，然六经俱无可下之症，亦有阴寒症，水极似火者，须以他症别之。

太阳病，如疟状，脉微，恶寒，面反热色，身痒，桂枝麻黄各半汤小汗之。太阳发汗不彻，转属阳明，续微汗出，不恶寒。若太阳症不罢，不可下，可小发汗。设面色缘缘正赤，阳气怫郁在表，当汗之，麻黄汤。阳明面赤不可攻，葛根汤。少阴小利清谷，厥逆脉微，反不恶寒，通脉四逆汤加葱白。面赤如锦纹，咽喉痛，吐脓血者，阳毒也，阳毒升麻汤。

吐　蛔

气上冲心疼，饥不欲食，吐蛔者，厥阴病，桂枝白术茯苓汤；理中安蛔散。静而时烦，此为脏寒，蛔上入膈，须臾复止，得食而呕，又烦，蛔闻食臭出，当吐蛔，乌梅圆。病人有寒，复发汗，胃中冷，必吐蛔，先服理中汤，次服乌梅圆。

按吐蛔主胃寒，人所共知，然亦有属阳症者。如脉来洪大数实，或渴或秘，或瘛或黄，皆以冷剂取效，切不可执一也。凡吐蛔症，勿服甘草，勿食甜物，盖蛔虫得甘则动，得苦则安，得酸则止，得辛则伏也。

循衣摸床

手弄衣被及摸床者，必兼撮空，此肝家之热，肝将绝。故见，危恶之症。

太阳中风，以火发汗，邪风被火，两阳相熏，其身发黄。阳盛则衄，阴盛则小便难，但头汗出，口干咽烂，或不大便，谵语甚者哕，捻衣摸床。小便利者，可治。吐下后不解，不大便，日晡潮热，不恶寒，独语如见鬼状，剧则不识人，循衣摸床，惕而不安，微喘直视，脉弦者生，涩者死。大承气汤。

按循衣摸床，必兼见撮空及怵惕。肝主筋，肝热甚，故动惕也。脉弦则肝木未败，故生。脉涩则金旺而木欲绝，故死。仲景主下者，因其不大便也。若内无燥屎，而脉重按无力者，往往以大补气血而愈。此法外之变通也。

目　直　视

视物而不转睛也。五脏六腑之气皆上注于目，邪气壅盛，冒其正气，则神识不慧。藏精之气不能上荣于目，则直视，此邪气已极，正气已坏，吉少凶多者也。故曰狂言直视为肾绝，直视摇头为心绝。直视谵语喘满者死，直视不利者死。

衄家不可汗，汗则额陷，脉紧急，直视不能眴①，肝受血而能视，亡血则肝虚。又发汗亡阳，则阴阳俱虚。此症虽逆尚可以补剂，救十中之一二也。风温被下，小便不利，直视失溲，仲景无治法。目中不了了，睛不和，无表里症，大便难，微热为实。大承气汤。

厥　逆

厥者，四肢冷也；逆者，手足冷也。邪在三阳则热，传至太阴则温，至少阴则逆，至厥阴则厥。故成氏以为厥甚于逆，而王履非之，似亦不必。厥有阴，阳之殊，最当详慎。

太阳脉浮，自汗，小便数，心烦微恶

---

① 眴 (shùn 顺)：动目。

寒，脚挛急，反与桂枝攻表，误也。得之便厥，咽干，烦躁，吐逆，甘草干姜汤。阳明脉滑而厥，里有热也，白虎汤。三阳合病，腹满，身重，口不仁，面垢，谵语，遗尿。发汗则谵语，下之则额汗，手足逆冷。若自汗者，白虎汤。少阴吐利，手足厥冷，烦躁欲死，吴茱萸汤。少阴病，下利清谷，里寒外热，厥逆脉微，反不恶寒，面赤，或腹痛，或干呕，或咽痛，或利止，脉不出，通脉四逆汤。少阴四逆，或咳或悸，或小便不利，或腹痛泄利，四逆散。厥而悸者，宜先治水，却治其厥。不尔，水渍入胃，必作利也，茯苓甘草汤。下后寸脉沉迟，厥逆，下部脉不至，咽喉不利，吐脓血，泄利，为难治，麻黄升麻汤。厥冷，脉细欲绝，当归四逆汤。厥冷，脉乍紧者，邪结胸中，瓜蒂散。一二日至四五日厥者，必发热，厥深者热亦深，厥微者热亦微，承气汤下之。若误汗之，必口伤烂赤。少阴恶寒，身踡而利，逆冷者，不治。少阴吐利，烦躁四逆者，死。少阴但厥无汗，强发之，必动其血，或从口鼻，或从目出，名下厥上竭，为难治。逆厥者，不可下。发热，下利，厥不止者死。下利，厥逆，无脉，灸之不温，脉之还，反微喘者，死。

按厥有阴阳，辨之宜精。阴厥者，初得病，便逆冷，脉沉迟，足挛恶寒，或引衣自盖，或不喜饮水，或下利清谷，或清便自调，外症安静，手足心冷，指甲青冷，脉按无力，法当温之。阳厥者，初病必身热，小便赤，大便秘，渴饮，烦躁不眠，动转不宁，至二三日后方发厥，其脉虽沉，按之必滑，手足心温，指甲微温，法当清之。或下症悉具，而见四逆，是因失下，血气不通，承气汤下之。其曰逆冷不可下者，为真寒者言也。若夫火极似水而厥，则手足心温，指甲亦温，非下何以救乎！

不 得 卧

不得眠者，阳明病也，胃不和则卧不安也。或因汗下，或心血亏损，或因烦热而辗转不宁，或因瘥后余热未尽，阴气未复，皆令人不得卧也。

太阳病，二三日不得卧，心下必结，脉微弱者，寒也，桂枝加厚朴杏子汤。太阳脉数，身疼无汗，烦躁不眠，汗之，麻黄汤。下后复汗，昼日烦躁，不得眠，夜而安静，不呕不渴，无表症，脉沉微，身无大热，干姜附子汤。衄家不可汗，汗则额上陷，脉紧急，直视不眴，黄芩芍药汤。下后心烦复满，卧起不安。栀子厚朴汤。汗吐下后，虚烦不得眠，心中懊憹，栀子豉汤。身热，目痛，鼻干，不得卧，尺寸脉俱长，阳明病也，小便不利，大便乍难乍易，微热，喘冒不卧，有燥屎也，大承气汤。阳明脉浮紧，咽燥口苦，喘满发热，汗出，不恶寒，反恶热，烦躁不眠，栀子豉汤。少阴病欲寐，二三日后，心烦不得卧，黄连阿胶汤。少阴病，下利欲寐，六七日后，咳而呕渴，心烦不得眠，猪苓汤。少阴病，但欲寐，脉沉细，烦欲吐，至五六日自利，复烦躁不得寐者死。发热下利，厥逆烦躁，不得卧者，死。

按不得眠，皆为热症。夫心为丙丁之主，邪火炎灼，则神不休息，魂气飞扬，不能归肝而卧也。其在太阳汗下后，昼日烦躁不眠一症，虽用附子干姜汤，盖复其汗下所亡之阳，非治其所感之寒也。若汗下后，虚烦甚而脉微弱者，加味温胆汤与栀子乌梅汤，均称要剂。

但　欲　寐

卫气者，昼则行阳，夜则行阴，行阳则寤，行阴则寐。阳气虚阴气强盛则目瞑，乃邪传于阴不在阳也。昏昏闭目者，阴主阖也。但欲寐是少阴本病，然亦有热者。

太阳病十日，脉浮细嗜卧，外已解也。胸满胁痛者，小柴胡汤。按此条当是太阳、少阳合病。少阴但欲寐，口燥咽干，急下之，大承气汤。少阴欲吐不吐，但欲寐，五六日自利而渴，少阴虚，故引水自救。小便白者，下焦虚寒，四逆汤。若小便黄赤而渴者，白头翁汤。风温，汗出身重，鼾睡，语言难出，萎蕤汤。

按嗜卧亦有阴阳之殊，少阴脉微细，但欲寐，或蜷卧，或向壁卧，四肢逆冷，身体沉重，皆阴症也，附子汤温之。如热气内伏，神气昏倦，令人多眠，小柴胡汤，诚为要剂。

奔　豚

气从少腹上冲心而痛，如豕突之状，必脐下筑筑而动。一由误汗，一由烧针。

太阳发汗后，脐下悸者，欲作奔豚，茯苓桂枝甘草大枣汤。烧针令汗，针处被寒，核起而赤，必发奔豚，气从少腹上冲心，灸核上各一壮。桂枝加桂汤。

按奔豚为少阴之气，非肉桂能泄其邪也。

除　中

脉迟厥冷，下利当不能食。若反能食者，名曰除中，不可治。其症有二：一由误服黄芩汤，凉药而致者，必死。一则热少厥多，胃气在者，可治。此不因药故也。

肉　苛

顽痹不知痛痒也。汗出太多，营与卫俱虚，血气不和，肌肉失养故也。

汗后虽近衣絮，犹尚肉苛，羌活冲和汤加桂枝、当归、木香主之。

伤寒括要卷下

同郡门人许友绪名子　父　校
男在勤知稼在坚公生　父重校

百合狐惑目赤黑阴毒阳毒总论

尝读仲景书，至《金匮要略》第三论，乃以阴阳二毒之症，附于百合、狐惑、目赤黑之尾，反复玩之，而知斯五症皆奇症也。百合之状，欲食不食，欲卧不卧，欲行不行，如寒无寒，如热无热，状如神灵，何其奇也！狐惑之状，嘿嘿欲眠，目不得瞑，蚀喉为惑，蚀阴为狐，面目乍赤乍黑乍白，又何其奇也！目赤黑之状，不热而烦，嘿嘿欲卧，三四日目赤，七八日眦黑，又何其奇也！阳毒则面赤如锦，咽痛吐血；阴毒则面目俱青，咽痛，身如被杖。俱以五日可治，七日不可治，及其施治，则二症均用升麻鳖甲汤，则不可解已。在阳毒之热，反加蜀椒，在阴毒之寒，反去蜀椒，则更不可解矣。味其叙阳毒，不过曰面赤咽疼，唾脓血而已，并不言亢阳极热之状也。其叙阴毒，不过曰面青咽痛，身如被杖而已，并不言至阴极寒之状也。其所用剂，不过升麻、甘草、鳖甲、当归而已，并不用大寒大热之药也。乃知仲景所谓阳毒者，感天地恶毒之异气，入于阳经则为阳毒，入于阴经则为阴毒，故其立方，但用解毒之品，未尝以桂、附、姜、萸治阴；芩、连、硝、黄治阳也。后世名家，不深察仲景之旨，遂以

阳毒为阳症之甚者，而用寒凉；阴毒为阴症之甚者，而用温热。殊不知仲景论疗阳症，状极其热，而药极其寒，论疗阴症，状极其寒，而药极其热，已无余蕴，而何必别出名色乎？至其治阳毒，反投蜀椒者，椒本解毒之品，从其类而治之也。阴毒反去蜀椒者，为升麻、鳖甲，既属清凉，只觉蜀椒为赘矣，若以阳毒为极热，何不投凉剂，而反去蜀椒耶。若以阴毒为极寒，何不投温剂，而反去蜀椒耶。是知如上五症，皆奇异而罕觏①者，此《金匮》总类于一条之中，良有说也。故凡学者，读前贤之书，不得草草看过，必深思而明辨之，庶乎入仲景之室耳。

百合　无分经络，百脉一宗，悉致其病也。欲食不能食，欲卧不能卧，欲行不能行，如寒无寒，如热无热，口苦小便赤，时常嘿嘿，药不能治，得药则吐，如有神灵，其形如和，其脉微数，每溺时头痛者，六十日愈。溺时头不痛，淅然者，四十日愈。若溺时快然，但头眩者二十日愈。

百合病，汗后者，百合知母汤。下后者，滑石代赭汤。吐后者，百合鸡子汤。不经汗吐下后，百合地黄汤。百合病，一月不解，变成渴者，百合洗法。不瘥，栝

---

① 觏：(gòu构)同"遘"，遇见。

萎牡蛎汤。百合病，变发热者，百合滑石汤。

狐惑 状如伤寒，嘿嘿欲眠，目不得闭，卧起不安，蚀于喉为惑，蚀于阴为狐，不欲饮食，恶闻食臭，面目乍赤乍黑乍白。

蚀于上部，则声喝，甘草泻心汤。蚀于下部，则咽干苦参汤洗之。蚀于肛，雄黄一味为末，取艾纳拌匀，以二瓦合之，烧向肛门熏之。

目赤黑 此症后贤遗而不论及，或混杂于狐惑症中，尤为可笑也。

脉数无热，微烦，嘿嘿欲卧，汗出，初得之三、四日，目赤如鸠眼；七、八日，目四眦黑，若能食者，脓已成也。赤豆当归散。

按此症，乃目疡也。当其未成脓者，毒气未出，故腹满不能食。及脓成毒出，则腹舒，故能食也。

阳毒

目赤班班① 如锦纹，咽喉痛，吐脓血五日可治，七日不可治，升麻鳖甲汤。

阴毒

面目青，身痛如被杖，咽喉痛，五日可治，七日不可治，升麻鳖甲汤，去雄黄、蜀椒。

按后贤所论阴毒，皆阴症之重者，阳毒乃阳症之甚者，并非仲景的旨，故悉删去。

舌 卷 囊 缩

厥阴危恶之症，扁鹊、孙真人皆断为死症。仲景无治法，今采南阳海藏治法，有阴阳之殊，至于女人乳头缩者，即同此症。

厥阴病，尺寸俱沉短者，必舌卷囊缩，毒气入腹，大承气汤。烦满囊缩，二

便不通，发热引饮，邪在里也，大承气汤。厥逆爪青，二便不通，地道塞也，正阳散或回阳丹。

漱水不欲咽

内有热者，必喜饮水。今欲水而不欲咽，是热在经而里无热也，此症属在阳明经，此经气血俱多，经中热甚，逼血妄行，必将衄也。畜血症，燥而不渴，多见此症。阴症发躁，烦渴，不能饮水，或勉强咽下，少顷即吐出，或饮下便呕逆，皆内真寒而外假热也。盖无根失守之火，游于咽嗌之间，假作燥渴，故不能饮也。

阳明身热，头痛，口燥，漱水不欲入咽，必衄血。脉微，犀角地黄汤，茅花汤。无表症，不寒热，胸腹满，唇口燥，漱水不咽，小便多，此为瘀血，必发狂。轻者桃仁承气汤，甚者抵当丸。少阴脉沉细，厥逆，漱水不欲咽，四逆汤。下利厥逆无脉，干呕烦渴，漱水不欲咽，白通汤加猪胆汁、人尿。吐蛔，口燥舌干，但欲凉水浸舌及唇，不欲咽，理中汤加乌梅。

过 经 不 解

伤寒十三日不解，谓之过经，脉尺寸陷者，大危。

过经不解，柴胡症未罢，小柴胡汤和之。呕不止，心下郁郁微烦，大柴胡汤。形弱脉虚，参胡三白汤。虚烦不眠，温胆汤加人参、柴胡。

坏 病

汗吐下后仍不解者，此名坏病。桂枝

---

① 班：同"斑"。下同。

不中与也，审其脉症，知犯何逆，随症治之。或因误汗，或因误吐，或因误下，皆不顺于理，故曰逆也。

太阳病不解，转入少阳，胁下硬满，干呕，往来寒热，未吐下，脉沉紧，小柴胡汤。汗吐下后，柴胡症罢，此为坏症。知犯何逆，以法治之。

按伤寒既久，汗吐下后，邪气渐平，正气渐薄，阳亡于外，阴竭于内，自非大补，宁有生机，苏韬光云好参一两作一服，鼻梁上涓涓微汗，是其应也。未效，当更与之。古人以治坏症，屡屡回生，如有兼症，必以人参为主，随症调之，真良法也。

身热恶寒身寒恶热

身大热，反欲近衣者，热在皮肤，寒在骨髓也。身大寒，反不欲近衣者，寒在皮肤，热在骨髓也。

按丹溪云：大热当喜冷，反欲得衣者，表气虚不足以自温，其人阴弱，阳无所附，飞越而出，发为大热，宜作阴虚治之。大寒反不欲衣者，邪郁肤腠，表气大实，宜作邪郁治之。赵嗣真云：虚弱素寒之人，感邪发热，热邪浮浅，不胜沉寒，故外怯而欲衣也，治宜辛温。壮盛素热之人，感邪之初，寒未变热，阴邪闭于伏热，阴凝于外，热郁于内，故内烦而不欲衣也，治宜辛凉。二说虽殊，各有至理，学者当因症察之。

表热里寒表寒里热

伤寒脉浮，此表有热，里有寒，白虎汤。少阴下利清谷，里寒外热，手足厥逆，脉微，反不恶寒，面赤，或腹痛，或呕，或咽痛，或利止，脉不出，通脉四逆汤。既吐且利，小便复利，大汗出，下利清谷，内寒外热，脉微，四逆汤。下利清谷，里寒外热，汗出而厥，通脉四逆汤。脉浮而迟，表热里寒，下利清谷，四逆汤。

热多寒少

太阳病，发热恶寒，热多寒少，脉微弱者，无阳也，不可汗。桂枝二越婢一汤。太阳病，七、八日如疟状，发热发寒，热多寒少，不呕清便，欲自可，一日二三度发，脉微缓为欲愈。脉微，恶寒，此阴阳俱虚，不可汗吐下也。面色反热者，未欲解也，以其不得小汗出，身必痒，桂枝麻黄各半汤。

风湿相搏

须知此症，脉必浮虚而涩，若沉实滑大数者，非也。

伤寒八、九日，风湿相搏，身体烦疼，不能转侧，不呕不渴，脉浮虚而涩，桂枝附子汤。若大便硬，小便自利，桂枝去桂加白术。风湿相搏，骨节烦疼，掣痛，不得屈伸，近之则痛剧，汗出短气，小便不利，恶风不欲去衣，或身微肿，甘草附子汤。

阴阳易病

伤寒未全瘥，因于交接，而无病之人反得病也。易者，邪毒之气交相易换也。男子病新瘥，妇人与之交而得病，名曰阳易。妇人病新瘥，男子与之交而得病，名曰阴易。其候身重，气乏，百节解散，头重不举，目中生花，热上冲胸，火浮头面，憎寒壮热，在男子，则阴肿小腹绞痛。在妇人，则里急连腰胯内痛，甚者手足冷挛踡。男子卵陷入腹，妇人痛引阴中，皆难治也。若吐舌出数寸者，必死。

易病阳症，烧裩散、竹皮汤。阴症，豮鼠屎汤，当归白术汤。大便不通，昏乱惊惕，妙香丸。

按阴阳易病，得离经脉者死。太过，而一呼三至曰至。不及，而一呼一至曰损。此离于经常之脉也，惟易病有之。

房劳复

瘥后犯房事而热，名房劳复。其候头重，眼花，腰背痛。小腹里急，心胸烦闷。

房劳，头重，目花，小腹绞痛，赤衣散，烧裩散，竹皮汤选用。虚弱脉微，四君子汤送烧裩散。

劳复

大病新瘥，最忌思虑伤神，多言耗气，梳浴行动太早，则因劳发热，复病如初。

劳复发热，小柴胡主之，脉浮，汗解，脉沉下解。劳神，归脾汤。气弱脉细，补中益气汤。一切劳复，鳖甲为末，炒黄米汤送下。

食复

凡病瘥后，先进清粥汤，次进浓粥汤，次进糜粥，亦须少少与之，切勿令任意过食也。至于酒肉，尤当禁忌，若有不谨，便复发热，名为食复。

食复轻者，香砂枳术汤。重者，枳实栀子豉汤。酒复，小柴胡加葛根、黄连。

遗毒

汗下不彻，余邪热毒结于耳后，名曰发颐。宜速消散之，稍缓即成脓矣。

余毒发颐，可消者，用连翘败毒散。若不可消者，不问已破未破，俱用内托消毒散。

瘥后昏沉

瘥后数日，渐见昏沉，或错语呻吟，如见鬼状，皆因余热蕴在心胞络。

脉浮者，微汗之，小柴胡汤加紫苏、知母、生地。虚甚，归脾汤加黄连、竹叶。

瘥后发豌豆疮

余毒发疮，黄连、甘草、荆、防、连翘煎服。外用赤小豆为末，入青黛，以鸡子清和涂，神效。

瘥后发肿

水气浮肿，壮实者，以商陆少许，煮粥食之。脾虚发肿，四君子，五苓散合服。足肿，大米、茯苓、苡仁煎汤代茶。

瘥后喜唾

胃中虚寒，不纳津液，故喜唾，理中汤加益智仁。

脏结

脏气闭结，不能流通也。外症如结胸状，但饮食如故，时时下利为异耳，寸脉浮，关脉沉细而紧，阴筋引脐腹而痛也。

胁下有痞气，连在脐旁，痛引小腹阴筋，此冷脏结必死。脏结无阳症，不往来寒热，其人反静，舌上胎滑，不可攻也。茱萸四逆汤，宜灸关元穴。

痉

俗作痓，误也，今正之。病身热，足冷，项强恶寒头痛，面目赤，头摇，口噤，手足挛搐，角弓反张。太阳先伤风，复感寒，无汗为刚痉。先伤风，复感湿，有汗为柔痉。脉浮紧，口渴，仰面开目为阳，易治。脉沉，不渴，合面闭目为阴，难治。或风淫为实，或血枯为虚也。

太阳病，身体强，脉反沉迟，栝蒌桂枝汤。太阳无汗，小便反少，气上冲，口噤不语，葛根汤。刚痉，胸满口噤，卧不着席，脚挛急，必齘①齿，大承气汤。血枯筋无所养，十全大补汤。

大 头 瘟

天行疫毒邪犯高巅，分别三阳经而施治。

发于项上，并脑后目后赤肿，太阳也，荆芥败毒散。发于鼻额，以至面目闭，阳明也，通圣消毒散。发于耳之上下前后，并头角者，少阳也，小柴胡汤加荆芥、芩、连。三阳俱受邪，普济消毒饮。

风 温

汗后热，名曰风温。脉浮自汗，身重多眠，鼻鼾不语，此先受温热，复感于风也。

风温忌汗，葳蕤汤。热加知母、干葛，渴加瓜蒌。身重，汗出，防己汤。

伤 湿

身重痛，小便不利，与太阳伤寒相似，但脉沉细为异耳。

一身尽痛，日晡发热，风湿也。麻黄杏仁苡仁甘草汤。头汗出，背强，欲得被覆向火者，寒湿，理中汤合胃苓汤。关节痛而烦，脉沉细，当利小便，甘草附子汤。

湿 温

先伤于湿，复伤于暑，名曰湿温。腹满身痛，多汗妄言，足冷，寸脉浮弱，尺小而急。

湿温，白虎加苍术汤。不可发汗，汗之名重暍，必死。

温 疟

此伤寒坏病也。前热未除，复感寒邪，变为温疟。

寒热往来，口苦胸满，小柴胡加桂枝芍药汤。烦渴用人参白虎汤。

中暑中暍

纳凉于广厦凉亭，乘风挥扇，多食冰冷瓜果，静而得之，名曰中暑。奔役于赤日炎威之中，负重远行，不得休息，动而得之，名为中暍。脉虚汗多，身热烦渴。

中暑，面垢，自汗，烦渴，人参白虎汤加、连、薷、扁豆。心胞络受邪，热甚，昏而不醒，香薷汤冷服，须加黄连。足冷脉沉，理中汤。中暍，大热烦渴，苍

① 齘（xiè 械）：牙齿相摩切。

术白虎汤。

按中暑为阴症，阳气为阴寒壅遏，法当辛温。中暍为阳症，热火熏灼，法当清凉。凡热死，切勿便与冷水，及冷物逼其外，即不可救。须置于暖处，取路上热土，于脐上作窝，溺热尿于中，此为良法。或以晒热瓦，熨其心腹，亦佳，宜苏合香丸、汤调灌之；或热土大蒜同研，热水调，去渣，灌之。

妇人伤寒

治法皆与男子相同，但热入血室与胎前产后则不同也。

妇人伤寒，经水适来，昼则明了，夜则谵语，此名热入血室，小柴胡汤加生地、丹皮、归尾、枳壳。妊娠伤寒，安胎为主，不可过于汗下，有表者，羌活冲和汤加当归、芍药。燥渴便闭，小承气汤，大黄须酒炒。直中寒症，理中汤加桂。护胎法，井底泥、青黛、伏龙肝等分，加面少许，水调涂脐下二寸许。干则再涂，产后伤寒，血气空虚，勿轻汗下，有表症者，四物汤加羌活、苏叶、苍术、葱头。燥渴便闭，四物汤加枳壳，酒炒大黄、厚朴。汗下太过，遂变郁冒昏迷，筋惕肉瞤，八珍汤加干姜主之。

太阳篇凡① 七十三方

桂枝汤 主太阳中风。阳浮者，热自发；阴弱者，汗自出。啬啬恶寒，淅淅恶风，翕翕发热。

桂枝三两，去皮 芍药三两 甘草二两，炙 生姜三两，切 大枣十二枚，擘

水七升，微火煮三升，服一升，须臾歠②热稀粥一升，以助药力。温覆一时许，遍身漐漐微汗者佳。不可令如水流

漓，病必不除。汗多反动营血，邪乘虚袭。若一服病瘥，停后服，若不汗更服；又不汗又服，剂尽病犹在，更作服。桂枝本为解肌，若脉浮紧，发热无汗者，不可服也。盖桂枝汤本主太阳中风，腠疏自汗，风邪于卫者，乃为相宜。仲景以解肌为轻，发汗为重，故汗吐下后身痛者，津液耗也，虽有表邪，止可桂枝解肌也。桂味辛甘发散，故以为君。《内经》曰：风淫于内，以辛散之，以酸收之③，以甘缓之。故以芍药为臣，甘草为佐，生姜、大枣为使，姜、枣之用，行脾之津液，而和营卫者也。麻黄汤不用姜、枣者，为其专于发汗，不待行化，津液自通耳。桂枝、麻黄二汤，为冬月伤寒而设，若春温夏热之病，决不可用。

麻黄汤 主太阳头痛发热，身热腰痛骨节痛，恶寒无汗而喘。

麻黄三两，去节 桂枝二两，去皮 甘草一两，炙 杏仁七十个，去皮尖

水九升，先煮麻黄，减二升，去上沫，内诸药，煮二升半，服八合。覆取微汗，不须歠粥。余如桂枝法。《本草》云：轻可去实，麻黄之属是也。实者谓寒邪在表，腠密无汗而表实也。麻黄为轻剂，专主发散，是以为君。表实者非桂枝所能独散，所以为臣也。《内经》曰：寒淫于内，治以甘热，佐以辛苦者是也，甘草甘平，杏仁甘苦，用以为佐者，经所谓肝苦急，急食甘以缓之。肝者，营之主也。伤寒营胜卫固，血脉不利，故须缓之，且桂枝汤治风伤卫，则卫实营弱，故佐以芍药，和其营血也。麻黄汤治寒伤营，则营实卫

---

① 凡：原脱，依目录补。
② 歠（chuò辍）：饮；啜。
③ 以酸收之：《素问·至真要大论》此句在"热淫于内"句中。

虚，故佐以杏仁者，利其卫气也。

大青龙汤 主伤寒见风，脉浮缓，身不疼，但重，乍有轻时，无少阴症者宜之。

麻黄六两，去节 桂枝二两，去皮 甘草二两，炙 杏仁四十枚，去皮尖 生姜三两，切 大枣十二枚，擘 石膏鸡子大，打碎

水九升，先煮麻黄，减二升，去沫；内诸药，煮三升，服一升，取微汗，汗多者温粉扑之。一服汗者，停后服。汗多亡阳，遂虚，恶风、烦躁、不眠。青龙者，东方木神也，应春而主肝，专发生之令，为敷荣之主，万物出甲则有两歧，肝有两叶以应之，谓之青龙者，发散营卫两伤之邪也。桂枝主风，麻黄主寒，此则伤寒见风，所以处青龙汤两解风寒也。寒伤营，必以甘缓之，风伤卫，必以辛散之，此风寒两伤，必用辛甘相合而疗之。是以麻黄为君，桂枝为臣，甘草甘平，杏仁甘苦，佐麻黄以发表，大枣甘温，生姜辛温，佐桂枝以解肌。夫风寒两伤，非轻剂可以独散，必须以轻重之剂同散之。是以用石膏之苦辛，质重而又达肌为使也，此汤为发汗重剂，用之稍过，即有亡阳之害，故仲景戒多服也。服药后汗不止，将病人发披水盆中，露足出外，以温粉周身扑之。白术、藁本、川芎、白芷，等分细末，每药末一两，入米粉三两。

小青龙汤 主表邪不解，心下有水气。

麻黄去节 芍药 细辛 干姜 甘草炙 桂枝各三两，去皮 五味子半升 半夏半升，汤洗

水一斗，先煮麻黄减二升，去上沫；内诸药，煮三升，服一升。渴去半夏，加栝蒌根三两；微利，去麻黄，加芫花如鸡子大，熬令赤色。噫去麻黄，加附子一枚，炮。小便不利，去麻黄，加茯苓四两。喘去麻黄，加杏仁半升。青龙象肝木之两歧，主两伤之疾，麻黄汤散寒，桂枝汤散风。若表不解而心下有水气，为表里两伤，须小青龙祛表里之邪，麻黄辛温，为发散之君，桂枝辛热，甘草甘平，为发散之臣，芍药酸寒，五味酸温，寒饮伤肺，则咳喘而肺气逆。经曰：肺欲收，急食酸以收之。故芍药、五味子为佐，以收逆气。心下有水，津液不行，则肾燥。经曰：肾苦燥，急食辛以润之。故以干姜辛热，细辛辛温，半夏微温为使，以散寒水，如是则津液通行，汗出而解。心下有水气，变症多端，故宜加减之法。渴者去半夏加栝蒌根，水畜则津液不行，气燥而渴，半夏性燥，去之则津易复，栝蒌性润，加之则津易生。微利者去麻黄，加芫花，水渍肠胃，则为利，下利不可发表，发之必胀满，故去麻黄，酸苦能涌泄，水去则利止，故加芫花。经曰：水得冷气，其人即噎。胃寒非表症，故去麻黄，辛热能温中，故加附子。若小便不利，病在下焦。甘淡者下渗，故加茯苓。发散者上行，故去麻黄。喘则气上，法当降下，麻黄轻扬而上，是以去之，杏仁苦泄而下，是以加之。

桂枝葛根汤 主太阳病，项背强几几，反汗出恶风。

葛根四两 芍药二两 甘草二两 生姜三两 桂枝二两 大枣十二枚

水一斗，煮取三升，服一升。按《诗·齿风·狼跋》云：赤舄① 几几。注云：几几，拘貌。言不敢左右顾视也。借以喻项强之状也。表邪方盛，不当有汗，今反汗出，风伤卫也，故以桂枝解肌，芍药和营，大枣、生姜和胃。

葛根汤 主太阳病，项背强几几，无

―――――――――

① 舄（xì 戏）：鞋子。

汗恶风。

葛根四两　麻黄三两　桂枝二两　芍药二两　甘草二两　生姜三两　大枣十二枚

水一斗，先煮麻黄、葛根，减二升，去沫，内诸药煮三升，服一升。覆取微汗。几几注见前，旧释鸟羽，未当，今正之。此方即桂枝汤，加麻黄、葛根，以其无汗表实故用二物发表，所谓轻可去实也。按太阳病，有汗用桂枝，无汗用麻黄，确乎不可易矣！此复以太阳无汗用葛根汤，太阳有汗用桂枝葛根汤，何也？葛根本阳明经药，恐太阳病久，将传阳明，故用葛根以迎而夺之，豫发其邪，勿令传入也。前用桂枝汤、麻黄汤者，病方起也，今用此二方者，病已久也。又按太阳病脉静为不传，若烦躁脉数，为欲传也，意者既见其欲传之状，故用此二方，此未发之秘旨。

桂枝麻黄各半汤　太阳病，八九日，如疟状，热多寒少，不呕清便，一日二三度发。脉微缓为欲愈；脉微恶寒，不可汗吐下；面反有热色，未欲解也，以不得寒，身必痒。

桂枝一两十六铢　芍药　生姜　甘草　麻黄去节。各一两　大枣四枚　杏仁二十四枚

水五升，先煮麻黄一二沸，去沫，内诸药，煮一升八合，服六合。此方论当分作三段看。太阳病至寒少一段，为自初至今之症；下文皆拟病防变之辞；至欲愈一段，言不必治也，至不可汗吐下，言宜温之也；至末一段，是小汗之。麻黄与桂枝，一发一止，则汗不至大出矣。桂枝二麻黄一汤不录。

桂枝二越婢一汤　太阳病，发热恶寒，热多寒少，脉微弱者，无阳也，不可发汗。

桂枝　芍药　甘草[①]　生姜一两二铢　大枣四枚　麻黄七钱半　石膏一两

水五升，先煮麻黄一二沸，去沫，内诸药，煮二升，服一升。胃为十二经之主，脾治水谷，属土居下，为卑脏，有若婢然。经曰：脾主为胃行其津液，所以调之越婢者，以其发越脾气，通行津液也。凡仲景称太阳病者，皆表症发热恶寒，头项强痛也。若脉浮大，则与症相应，宜发其汗。今表症见而脉反微，是脉不应症，故不可发汗，但用此方和之而已。

桂枝去桂加茯苓白术汤　主汗下后，仍头项强痛，发热无汗，心下满微痛，小便不利。

芍药三两　甘草二两　生姜　白术　茯苓各三两　大枣十二枚

水八升，煮三升，服一升。小便利则愈。头项强痛，邪仍在表，何故去桂而加苓术耶？不知此属饮症也，既经汗下而不解，心下满痛小便不利，此为水饮内蓄，邪不在表，故去桂加苓术也。若小便利，则水饮行，而热满头痛，无不悉愈矣。

桂枝加芍药生姜人参新加汤　主汗后，身体痛，脉沉迟。

桂枝三两　芍药四两　甘草二两　人参三两　大枣十二枚　生姜四两

水一斗二升，煮三升，服一升。汗后身痛，邪未尽也。脉来沉迟，血不足也。经曰：脉沉者，营气微也，与桂枝汤以解未尽之邪，加芍药参姜，以补不足之血。夫身痛一也，以脉浮紧为邪盛，盛者损之；以脉沉迟为血虚，虚者补之。此之身痛，因血虚而致，误作表实而发之，则血愈虚而危矣。

桂枝附子汤　伤寒八九日，风湿相搏，身痛烦，不能转侧，不呕不渴，脉浮虚而涩。

---

① 桂枝 芍药 甘草：剂量原缺，《伤寒论》为"各十八铢，炙"。

桂枝四两　附子三枚,炮　大枣十二枚
生姜三两　甘草二两

水六升,煮二升,分三服。病至八九日,则邪多在里,身当不痛,今日数多,而身痛不能转侧者,湿也。经曰:风则浮虚。又曰:涩为寒湿。不呕不渴,里无邪热也。脉浮虚而涩,身有烦疼,则知风湿但在经也。与桂枝附子汤,以散表中风湿,风在表者,散以桂枝之辛甘;湿在经者,逐以附子之辛热;姜枣同甘草,行营卫而通津液,以和其表也。

桂枝加附子汤　脉浮为风,大为虚,风则微热,虚则胫挛,宜与桂枝加附子汤。厥逆咽干烦躁,阳明内结,谵语烦乱,更饮甘草干姜汤。夜半阳气还,两足当热,胫尚微拘急,重与芍药甘草汤,乃胫伸。以承气汤微溏,则止其谵语。

但照前方,入芍药三两。

甘草干姜汤

甘草四两　干姜二两

水三升,煮一升五合,分二服。

芍药甘草汤

芍药　甘草各四两

水三升,煮一升五合,分二服。合论已上三方,浮为风,合用桂枝汤;大为虚,虚而胫挛者,寒则筋急也,非附子不能温经以舒筋,故加之。厥逆、咽干、烦躁,此阴躁也,虽内结谵烦,而阳气未回,故以甘草干姜,温理中气,为脾主四肢;又甘能缓急也,及阳气已还,则除去温剂,虽胫尚拘急不过以芍药和营而已,直待胫伸,寒症尽去,然后以承气,止其谵语。盖内结者,非承气不能除耳。一症也,始而大温之,既而微温,又既而微寒之,终而大寒之。非有见垣之智者,未易语此,后人遇此症,岂复能出此手眼耶。

桂枝附子去桂加白术汤　主风湿相搏,身痛,不呕渴,脉虚涩。若其人大便硬,小便利者,宜与此汤。

白术四两　甘草三两,炙　附子三枚,炮
生姜三两　大枣十二枚

水六升,煮二升,分三服。仲景云:初服之,其人身如痹,半日许,复服之,三服尽。其人如冒状,勿怪,此以术附并走皮内逐水气,未得除故耳,当加桂四两。此本一方二法,以大便硬,小便利,故去桂也;以大便不硬,小便不利,当加桂附。

甘草附子汤　风湿相搏,骨节痛不能屈伸,汗出短气,小便不利,恶风,或身微肿。

甘草　白术　桂枝各二两　附子二枚

水六升,煮三升,服一升,日三。初服得微汗则解。能食汗止复烦者,服五合。身肿,加防风;小便不利,加茯苓。

芍药甘草附子汤①　发汗不解,反恶寒者,虚也,当与此汤。

芍药　甘草各三②两　附子一枚炮

水五升,煮一升五合,分三服。汗后病解,则不恶寒;汗后病不解,而表实者,亦不恶寒。今汗后不解,又反恶寒,营卫俱虚也。汗出则营虚,恶寒则卫虚,故以芍药之酸收,敛津液而益营;附子之辛热,固阳气而补卫;甘草调和辛酸而安正气。

桂枝去芍药汤　太阳下后,脉促胸满,若微寒,加附子,名桂枝去芍药加附子汤。

桂枝三两　甘草二两　生姜三两　大枣十二枚

水七升,煮三升,服一升。胸满者不利于酸收,故去芍药。其曰微寒者,非表

① 芍药甘草附子汤:原作"芍药附子甘草",依目录及《伤寒论》改。
② 三:原脱,依《伤寒论》补。

寒，乃里寒也。故加附子以祛寒而消满也。

柴胡加桂枝汤　伤寒六七日，发热，微恶寒，支①节烦疼，微呕，心下支结，外症未去。

桂枝一两半　黄芩　人参各一两半　甘草一两　芍药一两半　生姜一两半　大枣六枚　柴胡四两　半夏二合半

水七升，煮三升，服一升。伤寒至六七日，邪当传里之时也。支结者，支撑而结也。呕而心下结者，里症也，本当攻里，然发热恶寒，为外症未去，不可攻里，与柴胡桂枝汤，以和解之。南阳云：外症未解，心下妨闷，谓之支结，非痞也，不可不辨。

白虎汤　吐下后，七八日不解，热结在里，表里俱热，脉浮滑，大渴而烦。

知母六两　石膏一斤　甘草二两，炙　粳米六合

水二斗，煮米熟汤成，服一升，日三服。按仲景云：伤寒脉浮滑，此②表有热，里有寒，白虎汤主之。疑必有误。又云：热结在里，表里俱热，大渴饮水，白虎汤主之。又云：表不解者，不可与白虎汤。又阳明一症云：表热里寒，四逆汤主之。又少阳一症云：里寒外热，通脉四逆汤主之。乃知其言脉浮滑，表热里寒者，必表里二字传讹也。即仲景数论而断之，岂有里既寒而反用大寒之剂乎？岂有里寒而脉浮滑者乎？岂有里寒而大热烦渴者乎？故知白虎为阳明大热而设，其曰里有寒者，定差无疑也。成氏随文注释，惑误后人，不得不详为之辨也。白虎西方金神也，应秋而归肺，表里俱热，金被火囚，用辛寒以救肺，所以名为白虎也。《活人》谓夏月阴气在内，宜戒白虎。《明理论》云：立秋后不可服，恐白虎大寒，将变虚羸不食。二说俱偏矣，有是病即当服是

药，安可拘于时哉。设使秋冬病，苟无表症而大热烦渴，便与白虎，为对症之良剂矣。虽欲不用，其可得乎。

白虎加人参汤　主太阳中暍。发热恶寒，脉微弱，手足逆冷而渴者，白虎加人参汤。又曰：身无大热，口渴心烦，背微恶寒者，白虎加人参汤主之。

知母六两　石膏一斤　甘草二两　粳米六合　人参三两

水一斗，煮米熟汤成，服一升，日三服。伤寒脉浮，发热无汗，其表不解，不渴者，宜麻黄汤，渴者宜五苓散，并非白虎所宜也。惟大渴饮水、无表症者，乃可与白虎加人参汤，以除里热。

五苓散　太阳汗后，胃干，烦躁不眠，欲饮水者，少少与之。脉浮，小便不利而渴，宜用此方。

猪苓十八铢　泽泻一两六铢半　茯苓十八铢　桂半两　白术十八铢

上为末，以白饮和服方寸匕，日三服。多饮暖水，汗出愈。太阳，经也；膀胱，腑也。膀胱者，溺之室也，五苓散者，利溺药也；膀胱者，津液之府，故东垣以渴为膀胱经本病。然则治渴者，当泻膀胱之热，泻膀胱之热者，利小便而已矣。淡味渗泄为阳，内蓄水饮，须渗泄之，故以二苓泽泻为主。脾土强旺，则小饮不敢停留，故以白术为佐。水蓄则肾燥，经曰：肾苦燥，急食辛以润之。故用桂为向导之使。

柴胡桂枝干姜汤　伤寒五六日，已发汗复下之，胸胁满微结，小便不利，渴而不呕，但头汗出，往来寒热，心烦者，此为未解也，柴胡桂枝干姜汤主之。

柴胡半斤　桂枝三两　黄芩三两　干姜

---

① 支：同肢。
② 此：《伤寒论》176条此后有"以"字。

牡蛎　甘草各二两　栝蒌根四两

水一斗二升，煮六升，去渣，再煎取三升，服一升，日三。初服微烦，复服，汗出便愈。已经汗下，则邪当解。今胸腹满结云云，则邪在半表半里也。小便不利而渴者，汗下津亡内燥也。若热消津液，今小便不利而渴者，当呕，今渴而不呕，非里热也。伤寒汗出则和，今但头汗，他处无汗者，津不足而阳虚于上也，与柴胡桂枝干姜汤，以解表里之邪，复津液以助阳也。

柴胡加龙骨牡蛎汤

八九日，下之，胸满烦惊，小便不利，谵语，一身尽重。

柴胡四两　半夏汤洗，二合　大黄二两　人参　桂枝　茯苓　龙骨　黄芩　铅丹　牡蛎熬　生姜各一两半　大枣六枚

水八升，煮四升，内大黄，更煮一二沸，服一升。伤寒八九日，邪热已深，下之而满烦者，热未尽也。惊者，心恶热而神不守也。小便不利者，津液不行也。谵语者，胃实也。身重不可转侧者，阳气伏于里，不行于表也。与柴胡汤以除烦满，加龙骨、牡蛎、丹铅以镇惊，加茯苓以行津液、利小便，加大黄以涤胃热、止谵语，加桂枝以行阳气、解身重，而错杂之邪，靡不悉愈矣。

桂枝去芍药加蜀漆龙骨牡蛎救逆汤

伤寒脉浮，医以火迫劫之，亡阳，必惊狂，起卧不安，此方主之。

桂枝　生姜　蜀漆洗去腥。各三两　牡蛎熬，五两　龙骨四两　甘草炙，二两　大枣十二枚

上为末，水一斗二升，先煮蜀漆减二升；内诸药，煮三升，服一升。伤寒脉浮，责邪在表，以火劫汗，汗多亡阳，则心神浮越，故惊狂不安。与桂枝以救其阳，去芍药者，以其酸寒益阴，非亡阳所宜也。火邪错逆，加蜀漆之辛以散之。阳

气亡脱，加龙骨、牡蛎之涩以固之，所谓涩可去脱也。

葛根加半夏汤

太阳与阳明合病，不下利，但呕者，此方主之。

葛根四两　麻黄三两，去节　甘草二两，炙　芍药二两　桂枝二两，去皮　生姜二两　半夏半升，汤洗　大枣十二枚

水一斗，先煮葛根、麻黄，减二升，取白沫；内诸药，煮三升，服一升。覆取微汗。太阳表症与阳明里症，合同而见。其邪甚于里者必自利，与葛根汤，以彻二阳之邪。其不下利而呕者，里邪稍轻，故加半夏以理逆气。外症必头痛腰痛，肌热目痛，鼻干不眠。

葛根黄芩黄连汤

太阳病，桂枝症，反下之，利下，脉促，表未解也，喘汗，宜此汤。

葛根半斤　甘草炙　黄芩各二两　黄连三两

水八升，先煮葛根，减二升；内诸药，煮二升，分二服。表未解者，散以葛根、甘草之甘；里受邪者，清以黄芩、黄连之苦。

黄芩汤

太阳与少阳合病，自下利者，与黄芩汤。若呕者，黄芩加半夏生姜汤。

黄芩三两　芍药　甘草各二两　大枣十二枚

水一斗，煮三升，服一升，日再、夜一服。太阳与少阳合病，下利而头疼胸满，或口苦咽干，或往来寒热，其脉或大而弦也。黄芩、芍药之苦酸，以坚敛肠胃之气；甘草、大枣之甘平，以补养脾胃之弱。

黄芩加半夏生姜汤

即前方加半夏半升　生姜三两

按半夏辛燥，除湿而大和脾胃；生姜辛散，下气而善理逆结。故二物为呕家圣

药也。

桂枝加厚朴杏仁汤 太阳病，下之微喘者，表未解也，宜与此汤。

桂枝 芍药 生姜各三两 厚朴炙，去皮 甘草炙，各二两 杏仁去皮尖五十枚 大枣十二枚

水七升，煮三升，服一升。下后大喘，则为里气大虚；下后微喘，则为里气上逆。邪未传里，犹在表也，与桂枝汤以解外邪，加厚朴、杏仁以下逆气。

干姜附子汤 下后复汗，昼则烦躁，夜而安静，不呕不渴，无表症，脉沉微，身无大热。

干姜一两 附子一枚，生用

水三升，煮一升，顿服。下后复汗，阳气大损。昼则行阳，阳虚故烦躁也；夜则行阴，阴盛故安静也。不呕则里无邪，不渴则里无热。外无表症，脉见沉微，则虚寒显著矣。身无大热者，但微热也，此无根虚火，游行于外，非姜附之辛温，何以复其阳乎？

麻黄杏仁甘草石膏汤 汗后，下后，不可更行桂枝汤。若汗出而喘，无大热者，可与麻黄杏仁甘草石膏汤。

麻黄四两，去节 杏仁五十枚，去皮尖 甘草二两，炙 石膏半斤

水七升，先煮麻黄，减二升，去上沫，内诸药，煮二升，服一升。仲景凡言汗后，下后，乃表邪悉解，止余一症而已，故言不可更行桂枝汤。今汗下后而喘，身无大热，乃上焦余邪未解，当与麻黄杏仁甘草石膏汤以散之。夫桂枝加厚朴杏仁汤，乃桂枝症悉具，而加喘者用之，今身无大热，但汗而喘者，不当以桂枝止汗，但以麻黄散表，杏仁、石膏清里。俟表里之邪尽彻，则不治喘汗，喘汗自止矣。

桂枝甘草汤 发汗过多，其人叉手自冒心，心下悸，欲得按者，此汤主之。

桂枝四两 甘草二两，炙

水三升，煮一升，顿服。汗多，亡阳，则胸中气怯，故叉手冒心。心悸欲得按者，虚故喜按也。与桂枝之辛，入肺而益气，甘草之甘，归脾而缓中。

茯苓桂枝甘草大枣汤 发汗后，其人脐下悸者，欲作奔豚，此汤主之。

茯苓半斤 桂枝四两 甘草二两，炙 大枣十五枚

甘澜水一斗，先煮茯苓，减二升；内诸药，煮三升，服一升，日三服。作甘澜水法：取水置大盆内，以杓扬之，待水珠满面方用。汗者，心之液。发汗后脐下悸者，心虚而肾气发动也，肾之积，名曰奔豚。发则从少腹至心，为水来凌火，以茯苓伐水邪，以桂枝泄奔豚，甘草、大枣之甘平，助胃土以平肾。用甘澜水者，取其动而不已，理停滞之水也。

厚朴生姜半夏甘草人参汤 太阳发汗后，腹胀满，此汤主之。

厚朴去皮尖 生姜各半斤 人参一两 半夏半升，洗 甘草二两

水一斗，煮三①升，服一升，日三服。仲景凡言发汗者，以外无表症，里无别邪，止有腹胀一件而已。吐下后腹胀，皆谓邪气乘虚，入里为实也。今日汗后，是外已解也，腹满知非里实，由脾胃津液不足，气涩不通，壅而为满，但与此汤和调脾胃，则浊气自降而胀自已。

茯苓桂枝白术甘草汤 吐下后，心下逆满，气上冲胸，起则头眩，脉沉紧，发汗则动经，身为振摇，此汤主之。

茯苓四两 桂枝三两 白术 甘草炙。各二两

水六升，煮三升，服一升。吐下则里

---

① 三：原作"二"，依《伤寒论》66条改。

虚,故心满气冲及眩。若脉浮紧为表邪,当发汗。今沉紧为里邪,不可发汗。若误汗之,则外动经络,损伤阳气,阳气外虚,则不能主持诸脉,故身为振摇也。阳不足者,补之以甘,茯苓、白术,生津液而益阳。里气逆者,散之以辛,桂枝、甘草,行阳分而散气。

茯苓四逆汤 发汗若下之,病仍不解而烦躁,此汤主之。

茯苓四两 人参一两 附子一枚,生用 甘草二两,炙 干姜一两半

水五升,煮三升,服七合,日三①服。发汗则阳气外虚,下之则阴气内虚,阴阳俱虚,则生烦躁。既曰阴阳俱虚,独用气药者,盖为气药有生血之功也。

茯苓甘草汤 汗出不渴,此方主之。

茯苓二两 桂枝二两 甘草一两 生姜三两

水四升,煮三①升,分三服。仲景云:汗出而渴者,五苓散;汗出不渴者,茯苓甘草汤。夫渴为太阳传本,故利小便以涤热。不渴为表气虚弱,故与此汤以和卫。

栀子豉汤 汗吐下后,虚烦不能眠,若剧者,必心中懊憹,栀子豉汤主之。若少气者,栀子甘草豉汤;若呕者,栀子生姜豉汤。

栀子十四枚 香豉四合绵裹

水四升,先煮栀子得二升半,内豉,煮取升半,分二服,一服得吐,止后服。邪气自表传里,留于胸中,为邪在高分,则可吐也。所吐之症不同,如未经汗下,邪郁于膈者乃实邪也,以瓜蒂散吐之;若汗吐下后,邪气乘虚,留于胸者,乃虚烦也,以栀子豉汤吐之。经曰:酸苦涌泄为阴。涌者,吐也。涌吐虚烦必以栀子之苦为君,清除伏热,必以香豉之寒为臣也。

栀子甘草豉汤 症治见前方。

栀子十四枚 甘草二两,炙 香豉四合

水四升,先煮②甘草取二升四合,内豉,煮取升半,分二服。一服得吐,止后服。

栀子生姜豉汤 症治见前方。

栀子十四枚 生姜五两 香豉四合

水四升,先煮栀子、生姜,取二升半;内豉,煮升半,分二服。一服得吐,止后服。

栀子厚朴汤 主下后,心烦腹满,卧起不安。

栀子十四枚 厚朴四两,炙 枳实四枚,去穣

水三升半,煮取一升半,分二服。一服得吐,止后服。

栀子干姜汤 医以丸药大下之,身热不去,微烦。

栀子十四枚 干姜二两

水三升半,煮取一升半,分二服。一服得吐,止后服。病在上者,因而越之。其为吐一也,而所以吐则异也。虚烦而兼少气,加甘草以和中;虚烦而兼呕恶,加生姜以散逆;腹满而虚烦,则中州之实也,入枳、朴以宽中;大热而微烦,则中州之虚也,入干姜以理中。《内经》曰:气有高下,病有远近,症有中外,治有重轻,适其所以为治,依而行之,所谓良矣。

真武汤 太阳发汗不解,仍发热,心悸,头眩,身𥆧动,振振欲擗地。又少阴病,二三日至四五日。腹满小便不利,四肢沉重,疼痛下利,此为水气。其人或咳,或小便利,或下利或呕。

茯苓 芍药 生姜各三两 白术二两 附子一枚,炮

---

① 三:《伤寒论》作"二"。
② 煮:此后《伤寒论》有"栀子"两字。

水八升，煮三升，服七合，日三服。咳加五味子半升，细辛、干姜各一两，小便利者，去茯苓，不利去芍药，加干姜二两，呕者去附子，加生姜足前半斤。真武，北方水神也。水在心下，外带表而属阳，必应辛散，故治以真武汤。真武主少阴之水，亦治太阳之悸。夫脾恶湿，腹有水气则不治，脾欲缓，甘以缓之则土调，故以茯苓甘平为君，白术甘温为臣。经曰：湿淫所胜……佐以酸辛。故以芍药、生姜为佐。经曰：寒淫所胜，平以辛热。故以附子为使。然水气内渍，则变动多端，故立加减之法。咳者，水寒射肺也。肺气逆则以五味子酸收之，肺恶寒则以细辛、干姜辛润之。小便利则去茯苓，以其渗泄也；小便不利则去芍药，以其酸涩也。加干姜者，散其寒也。呕者必因于气逆，附子益气故去之，生姜散气故加之。

四逆汤 发热头痛，脉反沉，若不瘥，身体痛，当救其里。下后下利清谷，身痛，急当救里。

甘草炙，二两 干姜一两半 附子一枚，炮

水三升，煮一升二合，分二服。四肢者，诸阳之本，阳气不能充布，故四肢逆冷。是方专主是症，故名四逆也。脾主四肢，而甘为土味，是以甘草为君；寒淫所胜，平以辛热，是以干姜为臣；温经回阳，非纯阳而健悍者，无此大作用，是以附子为使。太阴与少阴俱受阳和之煦，而真气充周于肢节矣。若发热云云，下后云云，皆阴症，故并主之。

调胃承气汤 太阳病未解，脉阴阳俱停，必先振栗，汗出乃解。但阳脉微者，先汗出而解；但阴脉微者，下之而解。若欲下之，宜调胃承气汤。

大黄四两，去皮酒洗 甘草二两，炙 芒硝半斤

水三升，煮一升，去滓；内芒硝，微煮令沸，少少温服之。阴阳俱停，是阴阳和已，可以弗药而愈。阳脉微者，阴胜也，有汗则解。设或无汗，大都宜温，阴脉微者，阳胜也，非下之，何以解其亢阳乎。经曰：热淫于内，治以咸寒，佐以苦寒[①]。芒硝咸寒为君，大黄苦寒为臣，正合此法也。加甘草以缓之和之，监其峻烈，虽则有承顺其气之势，复有调和其胃之功矣，故名调胃承气。本阳明药，而此主太阳未解也。

小建中汤 伤寒二三日，悸而烦，小建中汤。阳脉涩，阴脉弦，腹中急痛，与小建中汤。

桂枝三两 甘草二两，炙 大枣十二枚 芍药六两 生姜三两 胶饴一升

水七升，煮三升，去滓；内饴。微火消解，服一升，日三服。呕家不可用建中汤。以甜故也。二三日邪方盛，又未经汗下，见症不过悸而烦，不审何故，便行建中，疑必有脱文也。若阳脉涩而阴脉弦，腹中掣急而痛，灼然虚寒，建中温之当矣。脾居四脏之中，生育营卫，通行津液。一有不调则营卫失育，津液失行，此汤甘温。善为中州培养，有建立之义，故曰建中。脾欲缓，急食甘以缓之，故以胶饴甘温为君；甘草甘平为臣；脉弦木旺，土之仇也，以桂与芍药，制之为佐；益卫宜辛，补营宜甘，故以姜、枣为使。

大柴胡汤 太阳过经，反二三日下之，四五日柴胡症仍在，先与小柴胡汤。呕不止，心下急，微烦者，与大柴胡汤。又曰：十余日热结在里，往来寒热，与大柴胡汤。

柴胡半斤 半夏半升，洗 黄芩 芍药各三两 生姜五两 大枣十二枚 枳实四个

① 苦寒：《素问·至真要大论》作"甘苦"。

大黄二两

水一斗二升，煮六升，服一升，日三服。夫大实大满，非骏剂不能泄，当与大小承气汤。苟不至大满大实，惟热甚而须下者，必轻缓如大柴胡汤为当也。清热必以苦为主，余邪必以解为先，故用柴胡之苦平解肌为君；黄芩苦寒为臣；芍药佐黄芩，祛营中之热，枳实佐柴胡，祛卫中之热，是以为佐；半夏、姜、枣，理胃气之逆，大黄荡涤，夺土中之壅，是以为使。

柴胡加芒硝汤 十三日不解，胸胁满而呕，日晡潮热。已而微利，此本柴胡症，下之而不得利，今反利者，必丸药下之，非其治也。潮热者，实也。先宜小柴胡解外，后用此汤。

柴胡二两十六铢 黄芩 甘草 人参 生姜各一两 半夏二十铢 大枣四枚 芒硝二两

水四升，煮二升，去滓；内芒硝，煮微沸，分温再服。胸胁满，呕而潮热，邪在半表半里，小柴胡汤为常之剂。但下之失宜，则里邪未尽，非柴胡汤所能疗也。故加芒硝以荡之。

桃核承气汤 太阳病不解，热结膀胱，其人如狂，血自下者愈。外不解者，尚未可攻，当先解外。外解已，但少腹急结者，乃可攻之，宜与此汤。

桃仁五十枚 大黄四两 甘草二两 桂枝二两 芒硝二两

水七升，煮二升半，去滓；内芒硝，更煮微沸，分温服五合，日三服。按：犀角地黄汤以治上血，吐血、衄血是也。桃仁承气汤治中血，畜血中焦、下利脓血是也。抵当汤治下焦血，如狂是也。少腹急结，缓以桃仁之甘；下焦畜血，行以桂枝之辛；热甚搏血，故加二物于调胃承气汤中也。以症状察之，当是厚桂，非是桂枝也。桂枝轻扬治上，厚桂重降治下，其为

错误无疑也。

桂枝加桂汤 烧针令汗，针处被寒，核起而赤，必发奔豚，气从少腹上冲心，宜此汤。

桂枝三两，加桂二两 芍药三两 生姜三两 甘草二两，炙 大枣十二枚

水七升，煮三升，服一升。奔豚者，如豕突之状，为肾之积，其气在脐下，筑筑然跳动，上冲心而痛也。桂枝辛热下行，大泄奔豚之要药，同桂枝汤用之，则针处被寒之邪，莫不毕散矣。

桂枝甘草龙骨牡蛎汤 火逆下之，因烧针烦躁，此汤主之。

桂枝一两 甘草二两，炙 牡蛎二两，熬 龙骨二两

上为末，水五升，煮二升半，服八合，日三。辛甘发散，桂枝、甘草之辛甘，以发散经中之火邪。涩可固脱，龙骨、牡蛎之咸涩，以收敛正气之浮越。

抵当汤 太阳病，身黄，脉沉结，小腹鞕①，小便不利，为无血；小便自利，其人如狂，血症②谛也。

水蛭二③十个，熬 虻虫三十个，熬 大黄三两，酒洗 桃仁二十个

水五升，煮三升，服一升。未下，再服。气不行者易散，血不行者难通，血畜于下，非大毒骏剂，不能抵挡其邪，故名抵当汤。经曰：咸胜血。去血必以咸，是以水蛭咸寒为君。经曰：苦走血。散血必以苦，是以虻虫苦寒为臣。血结则干燥，以桃仁之润滑为佐。血结则凝泣，故以大黄之荡涤为使。

抵当丸 伤寒有热，少腹满，应小便不利，今反利，为有血也，当下之，不可

① 鞕：同"硬"。
② 症：《伤寒论》作"证"。
③ 二：《伤寒论》作"三"。

余药，宜抵当丸。

水蛭二十个　虻虫二十五[①]个　大黄三两　桃仁二十五个

上四味，杵[②]分为四丸，水一升煮一丸，取七合服。晬[③]时当下血，若不下，更服。少腹满而小便利，为下焦畜血。若畜热者，津液不行，则小便不利。今小便利，知为畜血，畜血坚结，非轻缓之剂可疗，必峻猛之剂，方对症耳。以丸较汤，仅得三分之一，为稍缓也。

大陷胸丸　病发于阳而反下之，热入因作结胸。项强如柔痉状，下之则和，宜进此汤。

大黄半斤　葶苈子　芒硝　杏仁各半升。炒

上大黄、葶苈捣筛；内杏仁、芒硝，合研如脂，取如弹丸一枚；入甘遂末一钱匕，白蜜二合，水二升，煮一升，顿服。一宿乃下。不下，更服。病发于阳之表，未传于阴之里，但当汗解。今早下之，热气乘虚，陷入于里，邪热凝聚，结于胸中。项强如柔痉者，邪气甚也，大黄、芒硝之苦咸，善于散结；葶苈、杏仁之苦甘，长于泄满；甘遂取其直达，白蜜取其润利，皆为散结之品，而葶苈尤专主胸中也。

大陷胸汤　结胸热实，脉沉而紧，心下痛，按之石硬。但结胸，无大热，为水结胸也。

大黄六两　芒硝一斤[④]　甘遂一钱匕

水六升，先煮大黄取二升，去滓；内芒硝，煮一二沸；内甘遂末，服一升。得快利，止后服。邪在上者，宜若可吐。然谓之结者，固结在胸中，非虚烦膈实者比也。上焦为高邪，必陷下以平之，故曰陷胸。荡平邪寇，将军之职也，所以大黄为君；咸能软坚，所以芒硝为臣；彻上彻下，破结逐水，惟甘遂有焉，所以为佐。

此惟大实者，乃为合剂。如挟虚，或短气，或脉浮，不敢轻投也。

小陷胸汤　小结胸者，按之则痛，脉浮滑，此汤主之。

半夏汤洗半升　黄连一两　栝蒌实一大枚

水六升，先煮栝蒌，取三升，去滓；内诸药，煮二升，分三服。大结胸者，不按亦痛。小结胸者，必手按而后觉痛也。邪轻于前，故曰小陷胸。夫苦以泄之，辛以散之，黄连、栝蒌之苦寒以泄热，半夏之辛温以散结，邪自解矣。

文蛤散　病在阳，应以汗解，反以冷水噀[⑤]之，灌之，热被劫[⑥]，不得去，弥更益烦，肉上粟起，意欲饮水，反不渴，服文蛤散。若不瘥，服五苓散。

文蛤五两

上为散，沸汤和方寸匕服。热为寒闭，火郁于肺，而不得泄越，故弥烦也。此不可以凉药解除，宜以文蛤之酸平敛而降之。

白散[⑦]　寒实结胸，无热症者，可与白散。

桔梗　贝母各三分　巴豆一分

上为末，巴豆更于臼中杵之，白饮和服。强者半钱，羸者减之。病在膈上必吐，在膈下必利。不利，进热粥一杯。利过不止，进冷粥一杯。此方为寒结胸而设，惟病甚者，不得已而用之。若轻者，《活人》但以枳实理中丸与之，应手取效。

半夏泻心汤　呕而发热，柴胡症具，而以他药下之，心下满而不痛，以此汤主

----

① 二十五：《伤寒论》作"二十"。
② 杵：《伤寒论》作"捣"。
③ 晬（zuì醉）：周。
④ 斤：《伤寒论》作"升"。
⑤ 噀（xùn迅）：喷水。
⑥ 劫：原作"却"，依《伤寒论》改。
⑦ 白散：即《伤寒论》"三物小白散方"。

之。

半夏半升洗　黄芩　干姜　人参　甘草各三两　黄连一两　大枣十二枚

水一斗，煮六升，去滓，再煎三升，服一升，日三服。若加甘草去参，即甘草泻心汤，治痞硬吐利。若加生姜，即生姜泻心汤，治痞硬噫气。辛入肺而散气，半夏、干姜之辛，以散结气。苦入心而泄热，黄芩、黄连之苦，以泻痞热。脾欲缓，急食甘以缓之，人参、甘草、大枣之甘以缓脾。

生姜泻心汤　汗后，胃中不和，心下痞硬，干噫食臭，心①下有水气，腹中雷鸣，下利。

生姜四两　半夏半升洗　甘草　人参　黄芩各三两　黄连二②两　干姜一两　大枣十二枚

水一斗，煮六升，去滓，再煎三升，服一升，日三服。胃为津液之主，阳气之根，汗后外亡津液，胃中空虚，客气上逆，心下痞硬，中焦未和，不能消谷，故干噫食臭。水气腹鸣，土弱不能胜水也。

甘草泻心汤　伤寒中风，医反下之，下利日数十行，谷不化，腹中雷鸣，心下痞硬而满，干呕心烦。复下之，其痞益甚，此非结热，但胃虚气逆，故硬也，此汤主之。

甘草四两　黄芩　干姜各三两　半夏半升　黄连一两　大枣十二枚

水一斗，煮取六升，去滓，再煎三升，服一升，日三服。邪气在表，而反下之，虚其中而邪内陷也。利下谷不化腹鸣者，里虚胃弱也。痞硬呕烦者，胃虚气逆也。与泻心汤以攻痞，加炙甘草以补虚，前以汗后胃虚，是外伤阳气，故加生姜；此以下后胃虚，是内损阴气，故加甘草。痞与结胸，有高下之分。邪结在胸中，故曰陷胸；邪留在心下，故曰泻心。泻心

者，必以苦为主，是以黄连为君，黄芩为臣。散痞者，必以辛为主，是以半夏、干姜为佐。阴阳不交曰痞，上下不通曰满。欲通上下，交阴阳者，必和其中，中者，脾也。脾不足者，以甘补之，故以人参、甘草、大枣为使，以补中气。中气安和，则水升火降，痞满自消。

附子泻心汤　心下痞，而复恶寒汗出者，此汤主之。

大黄③　黄连　黄芩各一两　附子一枚，炮

别煮附子取汁。麻沸汤二升，热渍之一时久，绞去滓，内附子汁，分二服。心下痞者，邪热也。恶寒汗出者，阳虚也。以三黄之苦寒，清中济阴；以附子之辛热，温经固阳。寒热互用，攻补兼施，并行而不悖，仲景之妙用也。

大黄黄连泻心汤　心下痞，按之濡，其脉关上浮者，此汤主之。濡者，软也。

大黄二两　黄连一两

麻沸汤二升渍之须臾，绞去滓，分再服。结言胸，痞言心下；结言按之硬，痞言按之濡；结言寸脉浮，关脉沉，痞不言寸，而但曰关上浮，可以明二病之分矣。经曰：大热受邪，心病生焉。味苦入心，性寒除热，大黄、黄连之苦寒，以泻心下之虚热。但以麻沸汤渍服者，取其清薄而泻虚热也。

十枣汤　太阳中风，下利呕逆，表解者，乃可攻之。漐漐汗出，发作有时，头痛痞满，引胁下痛，干呕短气，汗出不恶寒者，此表解里未和也，此汤主之。

芫花熬　甘遂　大戟

上三味，等分，各别捣为散；水一

① 心：《伤寒论》作"胁"。
② 二：《伤寒论》作"一"。
③ 大黄：《伤寒论》此后有"二两"。

升，先煮大枣肥者十枚，取八合去滓，内药末。强者服一钱匕，羸人服半钱。得快利后，糜粥自养。杜壬问孙兆曰：十枣汤治何病？孙曰：治太阳中风表解里未和。杜曰：何以知里未和？孙曰：头痛痞满，胁痛干呕汗出，知里未和也。杜曰：此但言病症，而所以里未和之故，总未言也。孙曰：某实未决，愿听开谕。杜曰：里未和者，痰与燥气壅于中焦，故头痛干呕，短气汗出。是痰隔也，非十枣汤不能治，但此汤不宜轻用，恐损人于倏①忽也。

赤石脂禹余粮汤 下利，心下痞硬，服泻心已，复以它药下之，利不止。治以理中，利益甚。理中者，理中焦，此利在下焦，与赤石脂禹余粮汤。复下利，当利小便。

赤石脂　禹余粮各一斤

水六升，煮二升，去滓，分三服。

旋覆代赭汤 汗吐下后，心下痞硬，噫气不除，此汤主之。

旋覆花　甘草各三两　人参二两　代赭石一两　生姜五两　半夏洗，半升　大枣十二枚

水一升，煮六升，去滓，再煎取三升，温服一升，日三服。噫气，俗名嗳气，饱食息也。硬则气坚，咸味可以软之，旋覆花之咸，以软痞硬。虚则气浮，重剂可以镇之，代赭石之重以镇虚逆。生姜、半夏，辛以散虚痞，人参、大枣甘以补胃弱。痞而下利，生姜泻心汤；痞而不下利，旋覆代赭汤。

桂枝人参汤 太阳病，外症未除，而数下之，遂协热而利，不止，心下痞硬，表里不解。

桂枝四两　甘草四两　白术　人参　干姜各三两

水九升，先煮四味，取五升；内桂，更煮取三升，服一升，日再、夜一。仲景

论太阳病桂枝症，医反下之，利遂不止，与葛根黄连黄芩汤。此又与桂枝人参汤。二症俱系表不解，而下之成利者，何故用药有温凉之异乎？二症虽同，是内虚热入，协热遂利，但脉证不同，故用药有别耳。前言脉促者，表未解，喘而汗出者，主葛根黄连黄芩汤。夫脉促为阳盛，喘汗为里热，用葛根芩连，理所宜也。且前症但下之，此曰数下之；前症但曰利下，此曰利不止。两论细味之，即有虚实之分矣。

瓜蒂散 病如桂枝症，头不痛，项不强，寸脉微浮，痞硬，气上冲咽喉不得息，此胸有寒也，当以瓜蒂散吐之。

瓜蒂一分，熬黄　赤小豆一分

上二味，各别捣筛，为散已，合治之，取一钱匕；以香豉一合，用热汤七合，煮作稀糜，去滓；取汁和散，温顿服之。不吐者，少少加；得快吐，乃止。亡血虚家，不可与之。病在上者，因而越之。邪客胸中，至气冲不得息，非吐之不可也。寒气在胸，瓜蒂之苦寒从其性而治之也。赤小豆酸寒，酸苦涌泄为阴也，又以香豉酸苦为助，则邪痰浊气，一涌而尽矣。然此为快利，重亡津液，与栀子豉汤，大不相侔也。故亡血虚家，特为申禁耳。

黄连汤 胸中有热，胃中有邪气，腹痛，欲呕吐，此方主之。

黄连　甘草　干姜　桂枝各三两　人参二两　半夏半升，洗　大枣十二枚

水一升，煮六升，服一升，日二②夜二。邪气传里，下寒上热。夫胃中有邪，则阴阳不交，阴不得升而独治于下，为下寒而腹痛；阳不得降而独治于上，为

---

① 倏（shū殊）：极快，忽然。
② 二：《伤寒论》作"三"。

上热而呕吐。上热者泄之以苦，黄连之职也；下寒者散之以辛，姜、桂与半夏之任也。脾欲缓，急食甘以缓之，人参甘枣之用，其在斯乎！

炙甘草汤 一名复脉汤。脉结代，心动悸，此汤主之。

甘草四两 生姜三两 人参二两 生地黄一斤 桂枝三两 麦门冬半斤 阿胶二两 麻仁半升 大枣三十枚

醇酒七升，水八升，先煮八味，取三升，去滓；内胶烊尽，服一升，日三。脉结代者，血气虚衰，不能相续也。心动悸者，神气烦扰，不能自安也。人参、甘草补其气，桂枝、生姜温其气，麻仁、阿胶、门冬、地黄皆濡润益阴之品，所以济其枯涸。而脉之结代者，可复于和平矣，故名复脉汤。

桂枝二麻黄一汤 服桂枝，大汗，脉洪，与桂枝汤。若形似疟，日再发，汗出必解。

桂枝一两十七铢 芍药一两六铢 麻黄十六铢，去节 生姜一两六铢 杏仁十六个 甘草一两二铢 大枣五枚

水五升，先煮麻黄一二沸，去上沫，内诸药，煮二升，服一升，日再服。汗后脉洪，病犹在也。如疟日再发者，邪气客于营卫之间，与桂枝二麻黄一汤，以散营卫之邪，桂枝汤料，倍于麻黄汤料者，为其伤卫多而伤营少也。前桂枝麻黄各半汤，以不得汗故也，今既已大汗出，故桂枝倍麻黄耳。

阳明篇凡十方

大承气汤 阳明病，潮热谵语，腹满而喘，手足濈然汗者，大便已硬，此汤主之。

大黄四两，酒洗 厚朴半斤，去皮，炙

枳实五大枚 芒硝二合

水一斗，先煮二物，取五升，去滓；内大黄，煮二升，去滓；内芒硝，微火一两沸，分再服。得下，余勿服。潮热者，阳明内实也。谵语喘满者，热聚于胃也。手足汗出，知大便已硬，非大承气不能疗也。承者，顺也。胃为水谷之海，邪气入胃，胃气壅滞，糟粕秘结，必荡涤之，正气乃顺，故有承气之名也，王冰曰：宜下必以苦，枳实苦平，溃坚破结为君；厚朴苦温，逐气泄满为臣；热淫于内，治以咸寒，芒硝除热软坚为佐；燥淫所胜，以苦下之，大黄荡涤润燥为使。王海藏云：厚朴去痞，枳实泄满，芒硝软坚，大黄泄实，惟痞满燥实，四症全具者，方可用之。若不宜下而误下之，变症不可胜数。按承气有三种，用者大须审酌，必真有大热大实者，方与大承气汤。小热小实者，可与小承气汤。若但结热而不满坚者，仅与调胃承气汤。此为合法适宜也。若病大而以小承气攻之，则邪气不伏，病小而以大承气攻之，则正气必伤。仲景曰：凡欲行大承气，先与小承气。转失气者，有燥屎也，可与大承气。若不转失气者，慎不可攻，攻之则胀满而难治。又曰：服承气得利者，慎勿再服，何其谆谆致谨乎。

小承气汤 小热微结，此汤主之。

大黄四两，酒洗 厚朴二两，去皮 枳实三枚

水四升，煮一升二合，分二服。初服当更衣，不尔者尽饮之；若更衣勿再服。小热微结者，示亚于大热坚结也。惟其热不大甚，故去芒硝。结不至于坚，是以稍减枳朴也。

猪苓汤 脉浮，发热，渴欲饮水，小便不利者，此汤主之。按浮字上，应有不字，详见后释。

猪苓去皮 茯苓 泽泻 滑石 阿胶

各一两

水四升，先煮四味取二升，去滓；内阿胶烊尽，服七合，日三服。《活人》云：脉浮者，五苓散；脉沉者，猪苓汤，则知此汤论中，脉字下脱一不字也。按太阳篇内五苓散，乃猪苓、泽泻、茯苓三味中，加桂与白术也。阳明篇内猪苓汤，乃猪苓、泽泻、茯苓，三味中加阿胶、滑石也。桂与白术，味甘辛为阳主外；阿胶、滑石，味甘寒为阴主内。南阳之言，可谓不失仲景之旨矣，但竟以沉字易之，不若不浮为妥。

蜜煎方 汗出，小便自利，此津液内竭，虽硬不可攻，待自欲大便，以此导之。

蜜七合，铜器中微火煎，凝如饴状，捻作挺，令头锐，大如指，长二寸许。内谷道中，以手急抱，欲大便时乃去之。

猪胆汁方 治症同上。

大猪胆一枚，泻汁，和醋少许，灌谷道中，如一食顷，当大便出。

汗出则津液枯于上，小便利则津液竭于下，若强攻之，危症立见。如上二法导之，为虚弱人立权巧法也。然此惟燥在直肠者宜之，若燥屎在上者，非其治也。

茵陈蒿汤 阳明病，发热，但头汗出，小便不利，渴饮水浆，腹微满，身发黄如橘子色。

茵陈蒿六两 栀子十四枚 大黄二两

水一升，先煮茵陈蒿，减六升，内二味，煮取三升，分三服。小便当利，尿如皂角汁状，一宿腹减，黄从小便去也。汗出者，热得以越，但头汗出，而他处无汗，且小便不利，则热不得越，郁而发黄。黄如橘子色者，是热甚于外，津液不行也。非大寒之品，不能彻其郁热。茵陈酸苦，栀子苦寒，二物之性，皆能导丙丁之邪，屈曲下行者也。黄为土之本色，夺

土郁而无壅滞者，大黄有专掌焉。夫三物偕行，而水泉涌决，则发黄之症，可使遄① 己。

吴茱萸汤 食谷欲吐者，属阳明也，此汤主之。

吴茱萸一升，洗 人参三两 生姜六两 大枣十二枚

水七升，煮二升，服七合，日三服。脾胃虚寒，则不能纳谷，以参、枣益其不足，以姜、茱煦其中寒，当有速效。若得汤反剧者，属上焦也，火逆于上，食不得入，或小柴胡汤，或黄芩汤，可选用之。

麻仁丸 趺阳脉，浮则胃气强，涩则小便数。浮涩相搏，大便则难，其脾为约，此丸主之。

麻仁二升 芍药半斤 枳实半斤 大黄一斤 厚朴一尺 杏仁一斤

上为末，炼蜜丸，如梧桐子大，饮服十丸，日三服。渐加，以知为度。趺阳者，脾胃之脉。浮为阳，知胃气强；涩为阴，知脾气约。约者，约束也。经曰：饮入于胃，游溢精气，上输于脾，脾气散精，上归于肺，通调水道，下输膀胱，水精四布，五经并行。是脾主为胃行其津液者也，今胃强脾弱，约束津液，不得四布，但输于膀胱，致令小便数，水液只就州都，大腑愈加燥竭，大便乃秘，与麻仁丸，通幽润燥。

栀子柏皮汤 阳明身热，发黄，此汤主之。

栀子十五枚 甘草一两，炙 黄柏二两

水四升，煮一升半，分再服。身黄者，本于湿热。去湿热之道，莫过于清膀胱，故投黄柏，直入少阴，以达膀胱之本；投栀子，导金水而下济；甘草入中宫，调和升级，剖别清浊，庶几直捣黄症

---

① 遄（chuán 船）：快，迅速。

之巢矣。

麻黄连轺赤小豆汤 瘀热在里，身必发黄。

麻黄二两，去节　连轺二两，即连翘根
赤小豆一升　梓白皮一升　杏仁四十枚　大
枣十二枚　生姜　甘草各二两

潦水一斗，先煮麻黄，再沸，去上沫；内诸药，煮取三升，分三服，半日服尽。按《内经》曰：湿上甚而热，治以苦温，佐以甘辛，以汗为故，正此方之谓也。又煎用潦水者，亦取其水味薄，不助湿气也。

少阳篇凡一方

小柴胡汤 主往来寒热，胸胁苦满，嘿嘿不欲饮食，心烦喜呕，身有微热。又曰：有柴胡症者，但见一症便是，不必悉具。

柴胡半斤　黄芩　人参　甘草各三两
生姜三两　半夏半升　大枣十二枚

水一斗二升，煮取六升，去滓，再煎取三升，服一升，日三服。胸中烦而不呕，去半夏、人参，加栝蒌实一枚。渴者，去半夏，加人参一两半、栝蒌四两。腹痛，去黄芩，加芍药三两。胁下痞硬，去大枣，加牡蛎四两。心下悸、小便不利，去黄芩，加茯苓四两。不渴，外有微热，去人参，加桂枝三两，温覆取微汗。咳者，去人参、大枣、生姜，加五味子半升，干姜二两。邪在表者，必渍形以为汗；邪在里者，必荡涤以取利；邪在半表半里者，不可汗，不可下，但当以小柴胡汤，和解而已。夫邪既内传，则变不可测，须迎而夺之，故以柴胡之解肌理表为君；黄芩之彻热治里为臣；邪初传里，则里气不治，故以人参扶正气，邪入于里，则气必上逆，故以半夏散逆气，生姜辅柴胡以和表，甘枣辅黄芩

以和里。邪气自表，未敛为实，乘虚而凑，变症良多，故立加减之法。烦者，热也。呕者，逆也。烦而不呕，则热虽聚而气未逆，邪气欲渐实也。去人参者，恐其助热；去半夏者，以无逆气；加栝蒌实者，专除烦热耳。渴为津枯，半夏胜燥，故去之；人参甘润，栝蒌苦坚，可以生津而止渴。气不通畅，血不和调，则为腹痛，黄芩能滞气，故去之；芍药能和营，故加之。痞则气满，甘能满中，故去大枣。硬则形坚，咸能软坚，故加牡蛎。悸而小便不利，停水之候也。去黄芩之苦坚助水，加茯苓之淡渗行水。不渴者里自和，故去人参。微热者表未解，故加桂枝。咳为气逆，故去参、枣之补，肺欲收，酸收逆气者，五味之能也。干姜辛温快气，固主散寒，亦司火逆，故仲景不分寒热，每治咳症，必用此二物也。

俗医治伤寒，不分阴阳虚实，概用小柴胡汤去人参，加清热消导之药，以为常法。盖喜其不犯汗吐下温四法，凡在表在里，总无大害，可以藏拙，可以免怨也。噫嘻！每论及此，不禁捧腹矣。夫小柴胡为少阳经半表半里和解之剂。苟未至此经，谓之引邪入室。既过此经，谓之守株待兔。倘太阳之表热，及阳明之标热，岂此汤所能治乎？若夫阴寒假热，足冷脉沉者，投以此汤，立致危殆矣。嗟乎！人命至重，冥报难逃，后之学者，须详审经症，有是疾则用是方，万勿蹈此陋辙也。

太阴篇凡二方

桂枝加芍药汤 本太阳病，医反下之，因尔腹满时痛者，属太阴也，此汤主之。

桂枝三两　芍药六两　甘草二两　大枣
十二枚　生姜三两

水七升，煮取三升。分三服。按邪气入里，则为腹痛。盖邪气传里而痛者，其痛不常，法当下之。此因太阳误下而痛，故以桂枝汤和卫，芍药和营，中气受调，满痛自愈。

桂枝加大黄汤　本太阳病，医反下之，腹满而大实痛者，此汤主之。

桂枝一两　芍药一两半　甘草半两　大黄半两　大枣三枚　生姜四片

水煎，温服。或问太阴病用四逆辈，固所宜也。然复用桂枝、大黄何也？大黄至寒，何为用于阴经耶？又何为与桂枝寒热互用耶？曰：自利而渴者，属少阴，为寒在下焦，宜行四逆。自利而不渴者，属太阴，为寒在中焦，宜与理中。若太阳病误下之，则表邪未解乘虚陷入太阴，因而满痛，且见大实脉症者，当以桂枝除表邪，大黄除里邪。若脉无力而大便自利者，大黄又在禁例矣。按太阴腹满痛，其症有三：如腹满咽干者，此传经之阳邪，在法当下。如吐食自利而腹满痛，此直入本经之阴邪，在法当温。如太阳误下，因而满痛，此乘虚内陷之邪，法当以桂枝加芍药汤和之。若手不可按，脉洪有力，此为大实，当以桂枝加大黄汤利之。设使直入之阴症。而脉来沉细者，非二汤所宜也。大抵阴邪满痛，宜与理中；热邪满痛，宜与大柴胡。惟误下满痛，宜用二汤，不可不辨也。

少阴篇凡十四方

麻黄附子细辛汤　少阴病，始得之，反发热脉沉者，此汤主之。

麻黄去节　细辛各二两　附子一枚，炮

水一斗，先煮麻黄，减二升，去上沫；内诸药，煮取三升，服一升，日三服。按太阳病，发热头痛，其脉当浮，今反沉，少阴脉沉，法当无热，今反热，仲景于此两症，各言反者，谓反常也。太阳病而脉似少阴，少阴脉而病似太阳，所以皆谓之反而治之不同也。均是脉沉发热，以其有头痛，故为太阳病。阳症当脉浮，今反不浮者，以里虚久寒所致。又身体痛，故宜救里，使气内复，逼邪出外，且干姜、生附，亦能发汗。假使里不虚寒，则脉必浮，而正属太阳麻黄症矣。均是脉沉发热，以其无头疼，故名少阴病。阴病当不热，今反发热，则寒邪在表，未传于里，但以皮腠郁闭为热，而在里无热，故用麻黄、细辛以发表间之热，附子以温少阴之经。假使寒邪入里，则外必无热，当见吐利厥逆等症，而正属少阴四逆症矣。由此观之，表邪浮浅，发热之反为轻，正气衰微，脉沉之反为重。此四逆汤不为不重于麻黄附子细辛汤也。又可见熟附配麻黄，发中有补；生附配干姜，补中有发，而仲景之旨微矣。

麻黄附子甘草汤　少阴病二三日，以此汤微发汗。以无里症，故微发汗也。

麻黄去节　甘草炙，各二两　附子一枚，炮

水七升，先煮麻黄两沸，去上沫；内诸药，煮取三升，服一升，日三服。按少阴症脉多沉，若沉紧不可汗，沉细数为在里不可汗。此症必脉沉而喘，是表有寒而里无邪，故以小辛之药，微微取汗。按仲景发汗汤剂，各分重轻，如麻黄、桂枝、青龙、越婢等汤，各有差等。至少阴发汗二汤，虽同用麻黄、附子，亦有轻重之别，故以加细辛为重，加甘草为轻，盖辛散甘缓之义也。第一症：以少阴本无热，今反热，故云反也。发热为表邪当汗，又兼脉沉属阴当温，故以附子温经，麻黄发表，而热从汗解，故加细辛，是汗剂之重者。第二症：既无里寒可温，又无里热可下，其所以用麻黄、附子之义，则是脉亦沉，方可名曰少阴病，身亦发热，方行发汗药。又得之二三日，病尚浅，比前症稍轻，故不重言脉症，但曰微发汗，所以去细辛加甘草，是汗剂之轻者。

附子汤　少阴病，得之一二日，口中和，背恶寒者，当灸之，此汤主之。

附子二枚，炮　白术四两　茯苓　芍药各三两　人参二两

水八升，煮取三升，服一升，日三服。背者，胸中之府。诸阳受气于胸中，而转行于背。《内经》曰：背为阳，腹为阴。阳气不足，阴寒气盛，则背恶寒。若风寒在表而恶寒者，则一身尽寒矣。但背恶寒者，阴盛可知已。或乘阴气不足，阳陷阴中，表阳新虚，而背微恶寒者，经所谓无大热燥渴，心烦，背微恶寒，白虎加人参汤主之。一为阴寒气盛，一为阳气内陷。盖阴寒不耗津液，故于少阴病则曰口中和也。及阳气内陷，则热耗津液，故于太阳病则曰口燥舌干而渴也。故阴阳不同，当以口中润燥为辨。按辛以散之，附子之辛以散寒；甘以缓之，茯苓、人参、白术之甘以补阳；酸以收之，芍药之酸以扶阴。大抵偏阴偏阳则为病，火欲实，水当平之，不欲偏胜也。

桃花汤　主少阴病，二三日至四五日，腹痛，小便不利，下利脓血。

赤石脂一斤，一半全用，一半为末　干姜一两　粳米一升

水七升，煮米令熟，去滓，内赤石脂末方寸匕，温服七合，日三服。若一服愈，余勿服，二三日至四五日，寒邪入里深也。腹痛者，里寒也。小便不利者，水谷不分也。下利脓血者，肠胃虚弱，下焦不固也。涩可去脱，石脂之涩，以固肠胃；辛以散之，干姜之辛，以散里寒；甘以缓之，粳米之甘，以养正气。

猪肤汤　少阴病，下利，咽痛，胸满，心烦者，此汤主之。

猪肤一斤，即鲜猪皮也。吴绶以为燖[①]猪时，刮下黑肤，非革外厚皮之义矣。

水一斗，煮取五升，去滓；内白蜜一升，白粉五合，熬香，和令相得，温分六服。猪，水畜也。其气先入肾，少阴客热，是以猪肤解之。加白蜜以润燥除烦。加白粉以益气断利。

甘草汤　主少阴病二三日咽痛。

甘草二两

水三升，煮一升半，分二服。阳邪传于少阴为咽痛者，服甘草汤。如其不瘥，与桔梗汤，以和少阴之气。

桔梗汤　主治同上。

桔梗一两　甘草二两

水三升，煮一升半，分二服。桔梗味辛温以散寒，甘草味甘平以除热，甘梗相合，以调寒热。

苦酒汤　主少阴病，咽中伤，生疮，不能语言，声不出者。

半夏十四枚，洗　鸡子一枚，去黄

内半夏于苦酒中，以鸡子壳置刀环中，安火上，今三沸，少少含咽，不瘥，更作。六经皆无咽痛，惟少阴篇中，有咽伤咽痛之症，何也？少阴之脉，上贯肝膈，入肺循喉咙，故有此症。古方有醋煮鸡子，主喉痛失音，取其酸敛，固所宜也。独半夏辛燥，何为用之？大抵少阴多寒症，取其辛能发散，一散一敛遂有理咽之功耶。

半夏散及汤　主少阴病，咽中痛。

半夏洗　桂枝去皮　甘草炙

等分，各别捣筛已，合治之。白饮和，服方寸匕，日三。若不能服散者，以

---

① 燖（xún 旬）：用开水去毛。

水一升，煎七沸；内散两方寸匕，更煮三沸，少少咽之。凡曰少阴病者，必兼脉微细，乃知咽痛，多是伏寒于少阴之经，法当温散，此半夏、桂枝之所由用也。和以甘草，盖缓其热耳。若肺家实火咽痛，当与山栀、薄荷、甘、桔，或刺大指端内侧，去爪甲角如韭菜，以三棱针刺之，血出即愈。

白通汤 主少阴，下利，脉微者。

葱白四茎　干姜一两　附子一枚，生用

水三升，煮取一升，去滓，分温再服。《内经》曰：肾苦燥，急食辛以润之。葱白之辛，以通阳气，姜附之辛，以散阴寒。

白通加猪胆汁汤 少阴利不止，厥逆无脉，干呕烦。脉暴出者死，微续者生。

葱白四茎　干姜一两　附子一枚，生用

人尿五合　猪胆汁一合

水三升，煮取一升，去滓；内胆汁、人尿，和令相得，分温再服。如无胆汁亦可。按白通汤及白通加猪胆汤，真武汤与通脉四逆汤，皆为少阴下利而设。惟姜、附相同，余药各异，何也？盖少阴下利，寒气已甚，非姜、附不除。然兼见之症不齐，故用药亦异耳。如白通汤以姜附散寒，葱白通气。若呕而烦者，恐但投姜、附，必且拒而不纳，加人尿、猪胆之寒，待冷而服，令内而不拒。既已入腹，冷体既消，热性便发。真武汤治少阴病二三日至四五日，腹满小便不利，四肢重痛。自利者，为有水气，故多或为之症。水为寒湿，肾实主之。水饮停畜，为寒湿内甚；四肢重痛，为寒湿外甚；小便不利，湿甚而水谷不分也。苓、术之甘以益脾逐水，姜、附、芍药之酸辛以温经散湿。通脉四逆汤治少阴下利清谷，手足厥逆。脉微为里寒，身热不恶寒、面赤为外热，此阴甚于内，格阳于外，与通脉四逆汤以散阴通

阳。其或为之症，依法加减治之。已上四证，各有不同，故其用药，因而各别也。

通脉四逆汤 主少阴病，下利清谷，里寒外热，手足厥逆，脉微欲绝，反不恶寒，面色赤，或腹痛，或干呕，或咽痛，或利止脉不出者。

甘草二两　附子生用，一枚　干姜四两

水三升，煮取一升二合，去滓，分再服。脉出者愈。按此汤与四逆汤同，但倍用干姜耳。如面赤者，加葱九茎，以通阳气。腹痛者，去葱、加芍药二两，以和营气。呕者，加生姜二两，以散逆气。咽痛者，去芍药，加桔梗一两，以散肺气。利止脉不出者，去桔梗，加人参二两，以补肺气。脉症与方相应者乃可服。

四逆散 主少阴病，四逆，或咳，或悸，或小便不利，或腹痛，或泄利下重者。

甘草炙　枳实　柴胡　芍药

上四味，各十分，捣筛，白饮和服方寸匕，日三服。咳者，加五味子、干姜五分，并主下利。悸者，加桂枝五分。小便不利，加茯苓五分；腹痛，加附子一枚。泄利下重者，先以水五升，煮薤白三升，去滓，以散方寸匕，内汤中，煮一升半，分再服。按少阴用药，有阴阳之分，如阴寒而四逆者，非姜、附不能疗也。此症虽云四逆，必不甚冷，或指头微温，或脉不沉微，乃阴中涵阳之症。此惟气不宣通，乃为逆冷，故以柴胡凉表，芍药清中。此本肝胆之剂，而少阴用之者，为水木同元也，以枳实利七冲之门，以甘草和三焦之气，即气机宣通而四逆可瘳已。已下或为之症，凡五条，皆挟阳而发者也。

黄连阿胶汤 主少阴病，二三日，心中烦，不得卧。

黄连四两　黄芩　芍药各二两　阿胶三两　鸡子黄二枚

水六升，先煮三物，取二升，去滓；内胶烊尽，小冷；内鸡子黄，搅令相得，服七合，日三服。阳有余者，以苦泄之，黄连、黄芩之苦，以除热也。阴不足者，以甘补之，鸡子、阿胶之甘，以益血也。用芍药以酸收阴气，泄去邪热，则心烦可解而卧自安矣。服此不愈，须加参、芩、归、术，无不愈者。

厥阴篇凡六方

乌梅圆 主静而复烦，此为脏寒，蛔上入膈故烦，须臾复止，得食而呕又烦者，蛔闻食臭出，其人当自吐蛔，此方主之。

乌梅三百个　细辛六两　干姜十两　当归四两　黄连一斤　附子六两，炮　蜀椒四两，去汗　桂枝六两，去皮　人参六两　黄柏六两

上十味，异捣筛，合治之，以苦酒渍乌梅一宿，去核蒸之。五升米下，饭熟捣成泥，和药令相得。内白中，与蜜杵二千下，圆如梧桐子大。先食饮服十圆，日三服，稍加至二十圆。禁生冷、滑物、臭[1]食等。肺主气，肺欲收，急食酸以收之，故用乌梅；脾欲缓，急食甘以缓之，故用人参。寒淫于内，以辛润之，以苦坚之，椒、桂、归、辛，以润内寒；寒淫所胜，平以辛热，姜、附之辛热，以胜内寒。用黄柏之苦，以安蛔也。凡治蛔，勿用甘甜之物，因蛔虫得甘则动，得苦则安，得酸则止，得辛则伏也。

当归四逆汤 主手足厥寒，脉细欲绝。

当归　桂枝　芍药　细辛各三两　甘草炙　通草各二两　大枣二十五枚

水八升，煮取三升，去滓，服一升，日三服。手足厥寒者，阳气外虚，不能温于四末；脉细欲绝者，阴血内弱，不能充于经队。桂枝、细辛。调卫外之阳气；当归、芍药，和营内之阴精；通草宣利，甘、枣缓中，则阴阳均受剂矣。厥寒有不愈者乎？

当归四逆加吴茱萸生姜汤 主内有久寒，厥寒，脉细欲绝者。

当归　甘草　通草各二两　芍药　桂枝　细辛各三两　生姜半斤　大枣二十五枚　吴茱萸二升

水六升，清酒六升，和煮取五升，去滓，分五服。症虽同上，但久寒之人，阳气益弱，非生姜、茱萸，不能充温于四末。然不用四逆汤，何也？为手足厥寒，邪犹浅也。按仲景凡言四逆者，乃四肢逆冷之省文也。四肢者，自指至肘，自足至膝之谓也，其邪为深。凡言手足者，乃自指至腕，自足至踝之谓也，其邪为浅。仲景下字不苟，须合而玩之，则轻重浅深，一览了然矣。或曰四肢厥逆，或但曰四逆，或但曰厥，但曰逆者，皆重证也。或曰指头寒，或曰手足厥，或曰手足逆，或曰手足冷者，皆轻症也。

麻黄升麻汤 伤寒六七日，大下后，寸脉沉而迟，手足厥逆，下部脉不至，喉咽不利，唾脓血，泄利不止者，为难治，麻黄升麻汤主之。

麻黄二两半，去节　升麻一两一分　当归一两一分　知母　黄芩　萎蕤各十八铢　石膏白术　干姜　芍药　天门冬去心　桂枝　茯苓　甘草各六铢

水一斗，先煮麻黄，去上沫；内诸药，煮取三升，去滓，分三服。相去如炊三斗米顷，令尽，汗出愈。伤寒六七日，邪传厥阴之时也，大下后，下焦气虚，阳气内陷，寸脉迟而手足厥，下部脉不至。厥阴之脉，贯膈循喉咙，故咽喉不利而唾

---

① 臭：《伤寒论》作"臭"。

脓血也，此肝家雷火烁金。若泄利不止，又绝肺金生化之源，故为难治。热气甚者，以汗发之，故用麻黄、升麻；正气虚者，以辛润之，故用当归、姜、桂；肺热者，以苦泄之，故入知母、黄芩；津渴者，以甘润之，故入茯苓、白术；以芍药、甘草制肝，以门冬、蒌蕤润肺，更以石膏清胃，勿使东方之邪犯中气。

干姜黄芩黄连人参汤 伤寒，本自寒下，医复吐下之，寒格，更逆吐之，若食入口即吐，此汤主之。

干姜 黄芩 黄连 人参各三两

水六升，煮二升，分再服。上焦寒则吐，下焦寒则利，为医所伤，遂成寒格。以干姜散寒，人参补气，此正治也。其用芩、连者，寒因寒用，为向导之兵，此从治也。

白头翁汤 热利，下重者。下利欲饮水者，以有热故也，均以此汤主之。

白头翁二两 黄连 黄柏 秦皮各三两

水七升，煮取二升，去滓，服一升。自利不渴为脏寒，与四逆以温中，下利饮水为有热，与此汤以清中。按少阴自利而渴，乃下焦虚寒而用四逆者，恐不可以渴不渴分寒热也，正当以小便黄白别之耳。《内经》曰：肾欲坚，急食苦以坚之。利则下焦虚，是以纯苦之剂坚之。

霍乱篇凡三方

四逆加人参汤 主恶寒，脉微而复利，利止亡血也，此汤主之。

人参 干姜 甘草各一两 附子一枚

水三升，煮取一升二合，去滓，分二服。恶寒脉微而利，是阳虚阴胜也。利止而津液内竭，故曰亡血。《金匮玉函》曰：水竭则无血。与四逆以温经助阳，加人参以生津益血。

理中汤 主霍乱，寒多不用水者。

人参 甘草 白术 干姜各三两

水八升，煮三升，服一升，日三服。有动气者，去术，加桂四两。吐多者，去术，加生姜三两。下多者，倍用术。悸者，加茯苓二两。渴欲得水者，加术一两半。腹痛，加人参一两半；寒者加干姜一两半。腹满者，去术，加附子一枚。按仲景法，发热头痛，身疼恶寒，吐利者，此名霍乱。热多饮水者，五苓散主之。寒多不饮水者，此方主之。凡吐利，以无寒热不头痛为阴，以有寒热头痛为阳，更以饮水不饮水辨之，百不失也。中州陆沉，吐利交作，其象为乱，故名霍乱。汤名理中，理者，治也。治其乱而籹①宁之也。白术、甘草，自是脾家要剂。干姜祛太阴之寒，无他药可代者。寒则必本于虚，故以人参益气，寒甚者加附子，其功更大。若审症明确而投之，神效捷于桴鼓。

通脉四逆加猪胆汁汤 主吐已下断，汗出而厥，四肢拘急不解。

照原方加猪胆汁一合服

按仲景法，即吐且利，小便复利，大汗出，下利清谷，内寒外热，脉微欲绝者，四逆汤主之。若吐已而下亦断，但汗出而厥，四肢拘急，脉微欲绝者，此汤主之。夫吐下虽止，津液已亡，况加汗出，则津液益枯，中寒转甚，故筋脉挛急，非四逆温经，何以救乎？加猪胆者，用为引经之助，恐人参亦必不可缺也。

阴阳易差后劳复篇凡四方

烧裩散 主阴阳易病，身重少气，少腹里急，引阴中拘挛，热上冲，头重眼花，膝胫拘急者。

———————

① 籹（mǐ米）：安定。

取妇人中裈近隐处，剪烧灰，以水和服方寸匕，日三服。小便即利，阴头微肿，则愈。妇人病，取男子裈当烧灰。按阴阳易者，男子病未全愈，因于交接，妇人反得病者，名曰阳易。妇人病未全愈，因于交接，男子反得病者，名曰阴易。病得之淫欲，非药石所能疗，惟视当近隐，则气之所熏袭者，仍以治交媾之恙。《仙经》所谓竹破须将竹补宜之意。

枳实栀子豉汤　大病差后劳复，此汤主之。有宿食者，加大黄少许。

枳实三枚　栀子十四枚　豉一升

清浆水七升，空煮取四升；内枳实、栀子二物，煮取二升，下豉，更煮五六沸，去滓，分再服。覆取微似汗。按大病之后，无有不虚，况因劳而复，则虚而且伤矣。古人以一味人参助正，多煎顿服而愈，予屡试而屡验者。此方寒凉峻伐，惟裹壮而脉有力者宜之。若脉虚神倦者而误投之。能无犯虚虚之戒耶。

牡蛎泽泻散　主大病差后，腰以下有水气者。

牡蛎　泽泻　蜀漆洗去腥　栝蒌根　葶苈子　商陆根熬　海藻洗去咸。各等分。

异捣，下筛为散，白饮和服方寸匕。小便利，止后服。大病差后，脾胃气虚，不能制水，归于隧道，故下焦发肿，法当洁净腑。牡蛎、泽泻、海藻之咸以泄水气，蜀漆、葶苈、栝蒌、商陆之酸辛以导肿湿。

竹叶石膏汤　主伤寒解后，虚羸少气，气逆欲吐者，宜与此汤。

竹叶二把　石膏一斤　半夏半升，洗　人参三两　甘草二两　粳米半升　麦门冬一升

水一斗，煮取六升，去滓；内粳米，煮米熟汤成，去米，服一升，日三服。竹叶、石膏、甘草之甘辛，以发散余热；麦冬、人参、粳米之甘平，以培益真元；半夏辛平，善散气逆而止吐。

杂病凡五十六方

百合知母汤　主百合病，汗后者。

百合七枚　知母三两

先以水渍百合一宿，去水，更以水二升，煎一升，别煎知母，取一升，合煎一升五合，分二服。

滑石代赭汤　主百合病，下后者。

百合七枚　滑石三两　代赭石如弹丸大

先以水渍百合，煎取一升，别煎滑石、代赭石，取一升，合煎，分二服。

百合鸡子汤　主百合病，吐后者。

百合七枚　鸡子黄一枚

先以水渍百合，煎取一升，去滓；内鸡子黄搅匀，煎五分，顿服。

百合地黄汤　主百合病，不经汗吐下者。

百合七枚　生地黄汁一升

先以水渍百合，煎取一升，去滓，内地黄汁，煎取一升五合，分二服。

栝蒌牡蛎散　主百合病，变发渴者。

栝蒌根　牡蛎

等分为末，饮服方寸匕，日三服。外煎百合汤洗之。

百合滑石散　主百合病，变发热者。

百合一两　滑石三两

上为末，饮服方寸匕，日三服。

按已上百合病，凡六方，俱不外乎百合。夫百合之性以宁心润肺，补中祛邪为功者也。且观其佐使诸药皆属清凉之品，乃知百合病者，本于君主不宁，因而熏灼相传。百合为之调剂于其间，则炎者息而燥者润。君臣道合，而百脉交合，命曰百合，不亦名实相副者乎。

雄黄熏法　主惑病，虫蚀肛者。

雄黄为末，筒瓦二枚合之烧，向肛熏之。另以苦参煎汤洗之。

赤豆当归散　主三四日目赤，七八日眦黑，若能食者，脓已成也。

赤豆三升　当归二两

共为末，浆水服方寸匕，日三服。

升麻鳖甲汤　主阳毒，面如锦纹，咽喉痛，唾脓血。

升麻二两　当归一两　蜀椒一两，炒　甘草三两　雄黄半两，研　鳖甲一片，炙

水四升，煮取一升，顿服。如治阴毒，去雄黄、蜀椒。观其阴阳二毒，并用一方，已可异矣。及阳毒宜行凉剂，反用雄黄、蜀椒温热之药，阴毒宜行温剂，反去雄黄、蜀椒温热之药，则知此症感天地恶毒之异气，非伤寒余疾，昭然可见。乃后贤不察，却以大寒治阳毒，以大热治阴毒，于仲景之旨不啻径庭矣。又考此方六味，莫非解毒之品，即当归一味，亦导引诸解毒药，敷布于遍体者也。

九味羌活汤一名冲和汤。　主天令温热之候，用此方以发散风寒。

羌活　防风　苍术各一钱　白芷　川芎　生地黄　黄芩各一钱五分　细辛　甘草各七分

水二钟，姜三片，枣一枚，煎一钟，热服，覆取微汗。

按陶节庵，用此方于春、夏、秋三时，发散伤寒，以代桂枝麻黄汤用。虽然，亦不可太泥也，如天令尚寒，麻黄、桂枝，仍不可缺；如非盛夏，黄芩、生地亦勿轻投；倘挟暑邪，必入香薷、扁豆；倘遇呕吐，必入半夏、藿香；气弱脉虚，可进人参。足冷脉沉，因肾虚房劳，复感寒邪，则当温经散寒，此方即在禁例矣。虽当热令，而其人无血虚烦热者，芩、地亦不敢肆用也。

芎苏散　主春夏秋三时，感寒头痛，发热恶寒，脉浮紧无汗。

紫苏　干葛　柴胡各一钱五分　苍术　川芎　枳壳　陈皮各一钱　桔梗　半夏　茯苓　甘草各七分

水二钟，生姜三大片，煎一钟服，如天气尚寒加麻黄、桂枝，去茯苓、柴胡。呕吐加姜汁。体痛加羌活。满闷加香附。夹暑加香薷。按紫苏解太阳之邪，干葛解阳明之邪，柴胡解少阳之邪。苍术、川芎为助汗之需，枳壳、陈皮为达气之用，半夏、茯苓有行津之力，桔梗、甘草有和调之功。天地之道，阴阳和而云雨作；人身之道，阴阳和而津液通。故经曰：阳之汗，以天地之雨名之。可谓知类也夫。

藿香正气散　主伤寒头痛寒热，霍乱吐泻，山岚瘴气，或感湿气。

紫苏　藿香　大腹皮　白芷　茯苓各一钱五分　苍术　厚朴　陈皮　桔梗　半夏各一钱　甘草五分

水二钟，姜三片，枣一枚，煎服。按风湿为外感，紫苏、白芷辛以散之；吐泻为内伤，平胃、藿香、大腹、半夏苦以泄之；茯苓去湿，甘草和中，桔梗则表里兼需。夫邪气既散，则正气得申，故名正气散。

不换金正气散　主时行瘟疫及山岚瘴气，霍乱吐泻，及出远方，不伏水土等症。

半夏　藿香　苍术　厚朴　陈皮各一钱五分　甘草七分

姜三片，枣一枚，煎服。按平胃散，本表里双解之剂，又加之以藿香温胃气，半夏除痰湿，中州受调和之益，则外来无侵犯之邪。远游者诚当宝重，故名不换金。

大羌活汤　治两感伤寒，脏腑俱病。

防风　羌活　独活　防己　黄芩　黄连　苍术　白术　甘草　细辛各一钱　知

母 川芎 生地黄各三钱

水二碗，煎一碗，热服。不解，再服三四碗。若有余症，并依仲景法，随经治之。按《内经》及仲景，皆以两感为必死之症。为表里不可并攻，阴阳难同一法也。东垣以为里有虚实，感有浅深，虚而感之深者必死；实而感之浅者或生，故立此方。以羌、独、防风、苍术、细辛、川芎，理其表邪；芩、连、知、地、白术、甘草，治其里邪。以此治之，屡有生者。

雄黄丸 主狐惑，微烦，默默欲卧，毒上攻咽，虫蚀声嘎，兼下蚀湿慝或便脓血。

雄黄研 当归各七钱半 芦荟研 麝香研。各二钱半 槟榔半两

上为末，面糊丸如梧桐子大，每服十五丸，温粥饮下，日三服。

雄黄锐散 主下部𧉧疮。

雄黄 苦参 青葙子 黄连各半两 桃仁去皮尖，二钱半

上为末，生艾汁为丸，如枣核大，绵裹内下部。

升麻葛根汤 主斑疹欲出未出，以此汤升发之。已出者，不可用也。

升麻三钱 葛根 白芍药各二钱 甘草一钱

水二钟煎一钟服。如热甚斑不透加紫草茸一钱五分，脉弱加人参一钱；胃虚食少加白术；腹痛倍加芍药和之。按斑[1]者，阳明经壅积之热毒也。故以升麻、葛根发之，芍药同甘草，安和脾胃，通达血脉，故能赞勷[2]。升麻、葛根，以宣送斑毒。昧者不知其故，乃畏其酸敛，辄以意削去之，使此汤大减功力。嗟乎！岂古人心智，不如今人至此乎。

三因加味羌活散 主斑疹初出，身痛头痛，憎寒壮热，胸中不利。

羌活一钱五分 独活 柴胡 前胡 枳壳 桔梗 茯苓 川芎各一钱 升麻一钱五分 白芍药 甘草各六分 生姜五片

煎法同前。斑未透加紫草；脉虚加人参；胃弱加白术；斑盛烦热咽痛，加荆、防、牛蒡、连翘；口苦心烦加黄连；热燥烦渴，加石膏、知母；痰热胸闷，加栝蒌仁；斑红稠密，加玄参、犀角。按斑为阳明之症，升麻葛根汤，乃确剂也。兹以身痛，故加二活；以寒热，故加二胡；以胸中不利，故加枳、桔。后来复立加减诸法，盖确乎其不可易矣。

犀角玄参汤 主发斑毒盛，心烦狂言，或咽痛者。

犀角屑 黑玄参各二钱 升麻 射干 黄芩各一钱 甘草六钱

煎服法同前。心烦狂言，南方之火亢炎也。咽喉作痛者，北方之水衰微也，水虚不能制火，火旺必来乘金，金燥乃为咽痛，理势之固然者也。以犀角泻南；玄参补北；射干、黄芩，救西方之燥金；甘草和中化毒。狂烦等症，靡不悉愈矣。

大青四物汤 主解毒化斑。

大青二钱，或青黛 阿胶 甘草各一钱 淡豆豉一百粒

水二钟，煎一钟服。雷藏泽中，雷起而火随之；龙潜海底，龙起而火随之。龙雷之火燔灼，熏逼阳明，毒邪炽盛，故以大青制甲乙之雷火；以阿胶制壬癸之龙火；甘草解其遗毒；豆豉彻其余邪。震木霁威，坎水归元，水火有既济之功，肌体无炎蒸之苦矣。

当归丸 主发斑内实，大便不通者。

当归五两 甘草 黄连 大黄各一两半

水煎当归成膏，以三味为细末，和匀为丸，如梧桐子大，每五十丸，白汤下，

---

① 班：通"斑"，指斑疹。

② 勷（xiǎng壤）：同"襄"。成。

以利为度。

黄连解毒汤　主发斑热甚，心烦不得眠。

黄连三钱　黄芩　黄柏　栀子各二钱

水二钟，煎一钟，热服。中州热不得越，则肌肉斑烂，脾主肌肉故也。是方以黄连泻丙丁；以黄芩泻庚辛；以黄柏泻壬癸；以栀子泻甲乙；而戊己之药，何以反不及乎？盖土位居中，而寄旺于四时之末，四脏咸致清宁，中官默享和平，不烦更为调剂耳。

人参三白汤　治阴症发斑，亦出胸背手足之间，但稀少而淡红，或为凉药太过。

人参三钱　白术　白茯苓　白芍药各二钱　生姜五片　大枣三枚

水煎服，若足冷脉沉，加熟附子、干姜各二钱。大凡元气素虚，或因房色损肾，或因内伤生冷，或因寒药太过，遂成阴症。寒伏于下，逼其无根失守之火，上犯金官，传于皮肤而发斑点，但如蚊蚋①蚤痕，非大红点也。以参、苓、白术培植真气，以白芍、大枣滋育元阴，皆养正之道也。然寒淫所胜，治以辛热，非附子之健悍，干姜之理中，何以扶阳返本，而回元气于无何有之乡乎。

黄芪建中汤　主汗多亡阳，尺脉虚弱者。

黄芪三钱　芍药　桂枝　胶饴各二钱甘草一钱

水煎服，虚甚者，加人参、白术；不得眠，加枣仁。按汗者，心之液也。若不可汗而误汗，与可汗而过汗，则丙丁之真阳，几于消亡矣。阳气者，所以卫外而为固者也，故以黄芪补表间之阳气；芍药收表间之散气；桂枝固卫而实腠；胶饴补中以壮肌。譬诸墙垣密固，中官无遗失之虞，则向之颓废者，今且复为建立矣。

犀角地黄汤　主伤寒应汗失汗，内有瘀血，鼻衄吐血，面黄大便黑，此方消化瘀血。

芍药二钱　生地黄三钱　牡丹皮　犀角屑各一钱

水二钟，煎一钟服。按去瘀之剂，抵当汤丸最紧，桃仁承气汤次之，犀角地黄汤又次之。紧者主下焦，次者主中焦，缓者主上焦。此方行中有补，血家中和之品也。

丁香柿蒂散　主胸中虚寒，呃逆不止者。

丁香　柿蒂各一钱五分　茴香　干姜良姜　陈皮各一钱

为细末，热姜汤调服。按火炎者，固气逆上冲，而寒凝者，气滞不行亦逆上而为呃也。取二香开上焦之结，取二姜温中土之经，陈皮有彻上彻下之功能，柿蒂有引经从治之力用。俾寒谷阳回，而逆转为顺矣。

乳香硫黄散　主阴寒呃逆，用此劫之。

乳香　硫黄　艾叶

等分为细末，以好酒一钟煎，数沸，乘热令病人以鼻嗅之。外捣生姜炒，熨胸前最效。按硫黄为益火之精，阴寒所喜；乳香为宣气之主，壅滞所宜；又藉艾叶之芬芳，则经络队隧，无微不达。且鼻通乎天，嗅之则乾金得职，而阴霾之邪，陡避三舍矣。

茵陈四逆汤　主阴黄厥冷，脉沉迟，腰以下自汗。

附子炮　茵陈各三钱　干姜二钱

水二钟，煎一钟服。

茵陈理中汤　主阴黄腹痛自利，或因内伤寒发黄。

----

① 蚋（ruì 锐）：昆虫名。

茵陈三钱　白术二钱　干姜一钱五分
人参一钱

水二钟，生姜三片，枣二枚，煎八分
服。按已上二方，总为阴黄而设，但四逆
主少阴之寒，故理腰以下自汗，理中主太
阴之寒，故除自利腹疼。毫厘千里，非具
眼者莫能辨也。

霹雳散　主阴盛隔阳，身热面赤，烦
躁不能饮水，脉沉细，或伏绝。

附子一枚炮　细茶三钱

水二钟，煎至八分，入蜜二匙，待冷
服，须臾汗出得睡，立愈。少火生气，安
于下者也。壮火食气，亢于上者也。火将
灭而复明，为阴盛隔阳之象。《内经》所
谓重寒则热者是也。当是之时，仅存一线
之气，汲汲乎殆哉。姜、桂之力，犹为浅
鲜，惟附子一物独行功力最大，诚堪起
死，名之以霹雳者，为雷霆之用。在乎春
夏，一喻其阳和之敷布；一喻其力用之弘
大也。按阴盛隔阳之症，九死一生，非大
温大补则百无一生，医者忧谗，病家愚
昧，畏附子而不投，则坐待毙者，比比皆
是也。

参胡三白汤　主过经不解，人弱，脉
虚。

人参二钱　柴胡一钱　白茯苓　白术
白芍药各一钱半

水二钟，姜三大片，枣肉二枚，煎八
分服。按病久而余邪未解，盖正气虚而邪
不能伏也。以人参、三白，补其正气；以
柴胡一味，彻其余邪。此养正则邪自除，
遵乎末法之治者也。

连翘败毒散　主发颐，耳后或耳下肿
硬，宜速消之，缓则成脓矣。

连翘　栀子　羌活　玄参　薄荷　防
风　柴胡　桔梗　升麻　川芎　当归　芍
药　黄芩　牛蒡子各等分

水煎，**热服**，渴加天花粉；面肿加白

芷；项肿加威灵仙；便秘加大黄、穿山
甲；虚人加人参。

消毒围药

黄连　黄芩　黄柏　大黄　栀子　雄
黄　白芨　白蔹　芙蓉叶　大蓟根　赤豆
南星　归尾　朴硝　五倍子　半夏

上为细末，用五叶藤脑、见肿消草、
野苎麻根，三件捣汁，入苦酒少许，调匀
敷之，留头出毒。

托里消毒散　主发颐，有脓不消，已
破未破，俱可服。

黄芪　白芷　连翘　羌活　川芎　归
尾　赤芍药　防风　桔梗　柴胡　皂角刺
金银花　甘草节各一钱

水煎服。

按足少阳之脉，从耳后入耳中，故发
颐一症，其邪在胆。胆为半表半里之经，
不可汗，不可下，不可吐。若误行汗、
吐、下者，邪伏本经，多为发颐。当其未
成也，以凉药消之，以风药散之，连翘败
毒散是也。及其已成也，以补剂托之，以
升剂提之，托里消毒散是也。将溃未溃之
际，既恐其蔓衍，又恐其难溃，故以解毒
消肿之剂防闲之，消毒围药是也。先后缓
急之序，大须审详，不得草草。

豭鼠粪汤　主阴阳易，及女劳复。

韭白根一握　两头尖①十四粒

水煎温服，不可热服，调烧裈散，尤
妙。

栝蒌竹皮汤　主阴阳易，热气上冲，
胸中烦闷，手足挛踡及搐搦。

栝蒌根五钱　青竹皮一两

水煎，调烧裈散服。

按阴阳易及女劳复，所伤俱在肾。韭
白有助阳之功，豭鼠为子水之兽。水不足
者，热必上冲，热积生风，故为挛搐。栝

————————
① 两头尖：即豭鼠粪。

蒌多凉肺之功，竹青具清心之德，热既清而风亦化。古人用药，岂漫然者哉。

普济消毒饮 主时行大头瘟疫。

柴胡 黄连 黄芩 玄参各一钱五分 甘草 桔梗 连翘 牛蒡子 升麻 白芷 僵蚕 马屁勃 板蓝根各一钱。如无，以大青或青黛代之。

水二碗，姜五片，煎八分，服，就卧，使药气上行。按大豆瘟疫，宜审察运气，分别六经，而为施治。普济消毒饮，不过为主方耳。往往此毒，先肿于鼻，次肿于耳，从耳至头，上络脑后，结块则止，不散必成脓也。此方以凉剂降浊，以风剂升清，又佐以解毒诸品，诚为良法。

葳蕤汤 主风温病，在少阴、厥阴者。

葳蕤三钱 石膏 葛根 杏仁 川芎 麻黄各一钱五分 羌活 白薇 青木香各八分

水二杯，姜三片，煎一杯服。按先伤于风，复伤于热，风热相搏，乃为风温。故以麻黄、葛根、羌活、川芎，祛在表之风；葳蕤、石膏、杏仁、白薇，祛在表之热。大抵风症。多本于厥阴风木之经，故以青木香畅东方之气，则风热易解耳。

知母葛根汤 主发汗后，身犹发热。

干葛一钱五分 知母 石膏 羌活 人参 防风 杏仁 川芎 葳蕤各一钱 甘草 升麻 南星 木香 麻仁各七分

水二碗，姜三片，煎一碗服。按邪从汗解，则灼热当除。今既得汗，而热犹如故，是药浅而病深也。仍以羌活、葛根、升麻、防风理其表；石膏、知母、川芎、杏仁解其肌；风热日深，风痰必聚，故以南星、木香涤其痰；已经发汗，中气必虚，故以人参、葳蕤养其正；和之以甘草，润之以麻仁，而风热相搏之症，自当双解矣。

紫雪 主发班。又主暑中三阳，大热烦躁发渴，一切热症。

升麻六钱 黄金十两 凝水石 石膏各四两八钱 犀角 羚羊角各一两 玄参一两六钱 沉香 木香 丁香各半两 甘草八钱

上以水五升，煮黄金至三升，去金，入诸药，再煮至一升，去滓；投朴硝三两二钱，微火煮；以柳木篦子搅，勿停手，候欲凝，入盆中，更下朱砂、麝香各三钱，急搅令匀，候冷凝成雪也。每服一钱匕，细细咽之。按紫雪乃阳明经药也，以升麻清阳明之标热，以石膏清阳明之本热，凝水、玄参壮水以制火，犀角、羚羊抑火以清金。三香性温，一取其入热分，为向导之兵，使无拒格之患；一取其宣气分，为下降之用，使无炎逆之愆。黄金重坠，可以镇定南方；甘草和平，可以调和中气。水强则热自化，气降则火自清，阳明蕴畜之邪，肌表灼燔之苦，不期其愈而自愈也。

葱熨法 主阴症，厥逆，沉昏。

葱白一握如臂大。

以索缠缚，切去根及青，约厚二寸。先于火上烘热，着病人脐上，更以熨斗，贮火熨之，令热气透入。别作三四饼，坏则易之，良久，病人当渐苏。汗出手足温，续以四逆汤温之。若熨而手足不温，不可治也。

灼艾法 主阴症，面如刀刮，四逆爪甲青黑，身体如冰。

气海穴在脐下一寸五分。丹田穴在脐下二寸。关元穴在脐下三寸。

上以艾炷灸五十壮，甚者灸二百壮，以手足渐温，人事稍省，为可治也。

结胸灸法

黄连二寸，为末 巴豆七粒，研细

上二味和匀，捏作饼子。装脐中，以艾炷如龙眼核大，灸之。轻者一炷，重者不过二三炷，热气透入，腹中作声，泄下恶物，立愈。

蒸汗法　主服药不得汗，或天寒汗不得出，宜行此法。

以薪火烧地，良久，令极热，扫去灰，以沸汤洒之，取蚕砂、柏叶、桃叶、糠麸，铺于烧热地上，可侧手厚，铺席于上，令病人卧之。更温覆之，移时汗出，俟周身至脚心热，乃用温粉扑之。《南史》载范云病伤寒，恐不得与武帝久锡之庆。召徐文伯诊视，以实告之曰：可得便愈乎？文伯曰：便愈甚易，但恐二年后，不复起耳。云曰：朝闻道，夕死犹可，况二年乎？文伯乃以是法取汗，翼日果愈。后二年卒。取汗先期，尚促寿限，况不顾表里，不待时日，便欲速效乎。

水薄法　主阳症大热，或狂烦昏乱。

迭布数重，新汲水渍之，稍挼去水，搭于患人胸上。须臾布温，又以别渍冷布易之，频换新水。热势稍减，续以寒剂清之。

搐鼻法　主湿家发黄，头痛等症。

取瓜蒂为末，口中噙水，搐一字入鼻孔，出黄水即愈。更以姜渣茵陈擦之，黄色即减。

劫呕吐法

药中加自然姜汁，及炒焦粳米少许，随用竹管重纳内关，其呕即止。惟胃实者，忌粳米。

灸期门法　主阴寒呃逆。

期门穴，妇人屈乳头，向下尽处骨间动脉是穴。男子乳小者，以手一指为率，陷中动脉是穴。男左女右，灸三五壮。

吐痰法　先用皂荚、麝香、细辛、生明矾为细末，调姜汁灌，然后以鹅毛醮桐油，皂荚末，入喉中探吐，痰出乃愈。如咯吐不出，身热喘急满闷，喉中漉漉有声，此名肺家独喘，为不可治。

姜渣熨法　主一切停滞，结胸等症。

一切寒结、水结、食结、痞结、血结、痰结、支结，俱用生姜四五斤，捣烂如泥，略挼去汁，取渣炒热，绢帛松包，操按心腹，豁然自愈。如冷，别以热者易之，以愈为度。惟热结者，用冷姜渣揉按，切忌炒热。

蒸脐法　主阴症，吐利厥逆昏沉，心下胀硬如冰，汤药不受，唇面指甲皆青黑，脉沉欲绝。

麝香　半夏　皂荚

等分为末。填入脐中，更用生姜切片，如二文钱厚，铺于脐上，以大艾炷于姜片上灸二七壮，热气达于内，逼寒出于外，候手足温暖即止，然后投姜附等药。

辟瘟疫方　治一切时行疫症，不相传染。

雄黄一两,研　赤小豆炒熟　丹参　皂箭羽各二两

上为细末，炼蜜为丸，如梧桐子大。每日空心以温水下五丸。虽与病人同床，亦不相染。

治时疫不染诸方

以水飞雄黄，男左女右，吹鼻孔中。或透明雄黄一块，重五钱，绢包系头顶心妙。取贯仲浸水饮之。以赤小豆同糯米浸水缸中，每日取水用之。

问因察症正名总论

本于陶氏，而仍旧者十之三，新改者十之七也。

夫伤寒者，病势险重，症绪繁多，若非问因察症正名，未有不误者也。凡至病家，未诊先问，最为要法。或得之脱衣卸被，或得之劳力辛苦，或得之房劳太过，或得之饥饿，或得之饱食，或为素虚，或为素实，或素有别症，或素无别症，此问

因之法也。

六经形症，各当审详，太阳病发热恶寒，头项俱痛，腰脊俱强，恶心拘急，体痛骨疼，则是太阳表症，为标病也。若内热烦渴，小便不利，则是太阳里症，为本病也。其脉浮紧有力为伤寒，浮缓无力为伤风，脉安静为不传，脉躁盛为欲传也。

阳明病，身热微恶寒，头额目痛，鼻干不眠，则是阳明表症，为标病也。若烦渴欲饮，汗出恶热，则是阳明里症，为本病也。若潮热自汗，谵渴硬满，斑黄狂秘，则是正阳明胃实，为腑病也。其脉微洪为标，洪数为本，沉数为实也。

少阳病，头角痛而目眩，胸胁痛而耳聋，寒热呕而口苦，则是少阳经病也。其经为半表半里，其脉为且弦且数。

太阴病，壮热咽干，或自利不渴，则是阳经热邪传入太阴，为标病也。若燥渴发黄，尿赤便秘，则是太阴本病也。若初病起无头疼渴热，便寒冷满痛，吐利呕呃，则是太阴直中本病也。若初病不热，但胀满嗳痛，则是生冷内伤也。其脉沉缓为标，沉实为本，直中与内伤寒皆沉细也。

少阴病，舌干口燥，谵渴便秘，则是阳经热邪传入少阴，为标病也。若身热面赤，足冷脉沉，则是肾经夹阴伤寒，标本俱病也。阴躁欲坐泥水井中，虽欲饮而不受，面赤足冷脉沉，则是阴极发躁，为本病也。若面赤足冷，烦躁欲饮，揭去衣被，脉数大无力，则是虚阳伏阴，标与本病也。若初病起，无头疼热渴，便厥冷蹉卧，脐腹俱痛，吐泻战栗，则是肾经直中本病也。更兼小腹绞痛，或吐利甚，则舌卷囊缩，则是夹阴中寒，亦本病也。其脉沉实有力，为阳邪标病；沉细无力，为直中寒症；数大无力，为虚阳伏阴；脉沉为夹阴伤寒也。

厥阴病，寒热如疟，则是阳邪传入厥阴，为标病也。若舌卷囊缩，烦满秘渴，手足乍温乍冷，则是阳邪传入厥阴，为本病也。若初病起，无头疼热渴，便怕寒厥冷，腹阴俱痛，吐沫泄利，舌卷囊缩，则是厥阴直中本病也。其脉浮缓为标，沉实为本，细软为直中也。

头疼拘急，身热恶寒，腹痛呕吐，气口与人迎俱盛，则为夹食伤寒。身热恶寒，头疼微汗，神倦懒言，则为劳力伤寒。身热恶寒，隐隐头痛，喘咳烦闷，左脉紧盛，右脉洪滑，则为夹痰伤寒。身热恶寒，头胁俱痛，气郁不舒，则为夹气伤寒。胸胁腹痛，痛定不移，头痛烦渴，身热恶寒，则为血郁伤寒。更有伤暑伤湿，温病热病，冬温风温，温毒温疟，风湿湿温，疫病痉病，咸须辨之确而正其名，因其名而施其治，然后万举万当耳。在表者汗之散之，在里者利之下之，在半表半里者和解之，在上者因而越之，下陷者升而举之，夹阴者补之，直中者温之。其于表里、阴阳、虚实、寒热、标本，如别黑白，绝无眩惑。症有变迁，治无胶执，轻重缓急，用之不忒。庶几可谓知医，而不愧操司命之权矣。

诊家正眼

明·李中梓 撰

张 宁 校注
包来发 审阅

序

脉之治乱，生死攸分，讵云渺事，故《内经》云：微妙在脉，不可不察。自非深心精讨，未易入其阃奥①。西晋王叔和集轩岐以来诸家名论，撰成《脉经》十卷，真可为万世指南。顾其文辞古邃，解之不易，诵之殊难。迨于六朝，有高阳生者，作为《歌诀》，伪托叔和之名，实与《脉经》大相刺谬。以其辞义肤浅，俗学便之，遂使伪诀满天下，脉法且晦蚀矣。虽辟之者，代有其人，奈②习之日恬不知改。余用究心于今古脉书，详为徵考者四十余载，见地颇定，汇成是帙，较之曩③刻差有进焉者矣。句句推敲，字字审确，凡前人未当之旨，本经言以正其失衡至理而简其讹行，使千载阴霾一朝见，睹从前泊于邪说者，今日始反正矣。颜曰正眼，俾遵道者，无歧途之惑，庶乎为叔和之忠勋，后学之标的云尔。

云间李中梓士材甫自识

---

① 阃（kǔn 捆）奥：比喻学问，事理的精微深奥的境界。
② 奈（nài 奈）：同"奈"。
③ 曩（nǎng 囊）：以往，从前。

尤　序①

　　天下操生杀之权者，惟君与相耳！乃权位而外，又有医士焉。人知君相不易为，不知医士尤不易为。盖君相之生杀人也，其道显而共闻；医士之生杀人也，其道微而难辨。其难辨者，何哉？脏腑在内，以三指测之，稍有谬误，生死攸分。故昌黎有云：善医者不视人之瘠肥，察其脉之病否而已。脉不病，虽瘠不害；脉病而肥者，死也。西晋王叔和氏，所著《脉经》，其理渊微，其文古奥，读者未必当下领会，以致六朝高阳生伪诀得以行于世，而实为大谬。士材李夫子，以良相之才，而屡困场屋，数奇未遇，旁通岐黄之学，遂登峰造极，足以继前贤而开后学。著为《正眼》一书，真暗室一灯，与叔和《脉经》并，不朽于霄壤间，孰谓良医之功不与良相等哉！向有原刻，始于本朝庚寅，惜乎即罹散失越十年，予重加考订，付之剞劂，后复校《本草通玄》、《病机沙篆》合为三书，行世已来将五十年，使退陬僻壤咸得私淑李夫子矣！奈其板将颓，且更思有未详，如四诊之类，僭补无遗，重登梨枣②，令四方君子读之，悟其理以大其用，而医士之不易为者，可共为焉，岂不甚快！

吴下门人尤乘拜题

---

① 尤序：乾隆本、经纶堂本和千顷堂本均作"增补《诊家正眼》序"，世美堂本作"重订《诊家正眼》序"。
② 梨枣：印书的木板。

董　序①

尝闻裼小者不可以怀大，绠短者不可以汲深，固知啬于天者，不能丰于人也。天与人交受其极，而道济天下，则吾师李先生真其人矣！昔先文敏公，与吾师尊人震瀛先生，暨长公念山先生，两世年谱，且以大道，且晚就商于吾师，最称契密。廪也以故稔②生平甚悉，吾师以七步③才，春秋十二，辄童试冠军，观场④者九，副榜者再，而奇⑤于遇，遂隐居乐道，受记莂⑥于尊宿，不复向人间染世⑦腴⑧矣！无奈证岐黄之微者四十余年，著灵兰之典者廿有余种，且名满天下，安得不屦⑨满户外耶？悲愿弘深，既嘘当世之枯，复振千秋之铎。嗟自六朝以至今日，脉义晦于高阳，今古霾于幽谷，因撰《脉书》二卷，拔其雾胃⑩藤窠，措之光天化日，在《内经》为印泥之契，在伪诀为顶门之针。命之曰《正眼》者，亦犹竺乾氏之摩醯眼开，着着用中，遂觉举世之肉眼皆偏耳！是刻普通，行使天下，后世有遵途之适，无亡羊之叹。轩岐已坠之统，一朝而续其神灯，则所怀者不已大而所汲者不已深乎！廪之立雪于师门也，裒葛甫更而聩聋差醒，窃其余绪以征诸指下，几于声应响而影随形也。不谓吾世而上池之水依然在也，而斟酌焉，而饱满焉，而分其润以润世焉，纵不能寿天下以绳先，聊且寿一方以寄志，而受光于《正眼》也宏矣，太史公曰：人之所病病疾多，医之所病病道少。兹且挟《正眼》为指南，上读三坟，下综百家，以疗道少之病。廪即啬于天乎，而习服众神，将与造物者衡矣！斯初心慰矣！

　　　　　　　　　　　　　　　　　　　　门人董廪晋臣百拜撰

---

① 董序：经纶堂本、千顷堂本作"《诊家正眼》序"。
② 稔（rèn 荏）：熟悉。
③ 七步：指曹植七步中作诗，形容才思敏捷。
④ 观场：指赴乡试。
⑤ 奇：命运蹇。
⑥ 莂（bié 别）：契约；合同。
⑦ 染世：沾染。
⑧ 腴：丰裕。
⑨ 屦：经纶堂本作"屐"。
⑩ 胃（xuán 泫）：犹结。

重订《诊家正眼》序

　　夫人脏腑气血，虚实阴阳，全现于脉，医以三指测之，求其胸中了指下明，戛戛乎难之矣。西晋叔和氏，所著《脉经》，可谓承先启后，柰高阳生舛讹湮锢[①]，脉义反晦。惟吾师士翁，以旷世奇才，成一代大儒。年十二，试辄冠军，观场者九。副车者再，遇太夫人疾，因事灵兰，学博道精，悟入玄妙，弹指间使沉疴顿起，遍地阳春。其非应运而生也，殆非偶然。所著二十种，皆发前人之未备，及《正眼》一书，尤字字为轩岐印泥，言言开后学聋聩。卿胤立雪师门，尝窃绪余，以微指下，心手相得，如桴应鼓，乃知是书一出，脉理昭然，吾师不独嘘枯当世，实振铎千秋，柰两楹既梦之后，原板散废，四方射刹之徒，窃名翻刻者，皆词意颠倒，尽失本义。忆吾师瞑目时，犹呼余辈致嘱曰：吾四十年来撰述虽多，然问心自慊者，惟《正眼》一书。余与尤子生州、郑子介山，夙负嘱言，疚心良切。今庚子秋，复梓原本，共襄厥成，庶几慰吾师在天之灵，后学有遵途之适矣。

顺治庚子仲秋门人秦卿胤古怀氏

---

① 锢：顺治本作"涸"。

合镌三书序

云间李士材先生，近代之国医也，所著书甚富，其行本曰《诊家正眼》，以审脉也；曰《本草通玄》，以辨药也；其藏本曰《病机沙篆》，则治法备焉，尤为枕中秘云。予犹子生洲，为先生高弟，合而镌之，颜曰《士材三书》，而问序于予。予非越人，乌知医道哉？然尝读《史记》，至《仓公传》而异之。夫司马氏家学乃天官书耳，太史公之不解刀圭针砭，犹太仓公之不识象纬历数也。其所据以立传者，不过取其自述之言与已验之事耳。然太仓之名卒得太史公以传，若李先生之人与书传矣，予又何能传李先生？顾我念之，天下之物可以生人杀人者，惟兵与药，而其用亦相似。良将之用兵也，必察其地之高下险易，料其众之虚实劳逸，而后攻守劫伏之法行焉。良医之用药也，诊其脉之浮、沉、迟、数，体其性之温、凉、甘、苦，而后补泻收泄之法施焉。故将之操纵在心，非营壁刁斗之谓也，然读孙吴之书，谙五花八阵之图，虽非百胜之师，而亦不至于败。医之感通在意，非君臣佐使之谓也，然习岐黄之经，熟五气九藏之理，虽无万全之术，而亦不至于亡。吾闻李先生之治病多任意而不拘法，一方出，人或相与骇之，然投之辄中，十不失一。及读其三书，则参伍古今，穷究标本，变化而不离其宗，又何详且慎也！先生盖曰：医之以法杀人者什三，以意杀人者什七。杀于法，犹可救也；杀于意，不可宥也。昔人谓意之所解，口莫能宣。其笔之书者，成法具在，使后之学者，高者神明吾意，次者亦固守吾法足矣。且先生晚年精于二氏，故其名书曰《正眼》，曰《通玄》，曰《沙篆》，均有取焉。将使读其书者，译贝叶而参三要之禅，睹金丹而悟九还之旨，则又未可以医道尽先生也。生洲之先有思斋公，为吾宗和鹊，必传异书，游先生之门而益进焉。故其撰为《寿世青编》，颇多微言妙义。予既仰先生有素，而亦乐举师说，为生洲勉，故不辞序之若此。太史公曰：守数精明，为名者宗。后世修序，弗能易也。予于先生亦云。

康熙丁未夏五吴门尤侗题于看云草堂

《士材三书》序

　　学者多称五帝尚矣，其书类① 多湮没不传，儒者表章六经，断以典谟为首，非特信所可信，亦以词旨雅醇，足以启人诵习，非若古文奇字，离② 奇佶屈，不可以句读求也。独至医道之书，则远祖炎黄，其文简质古奥，非经笺释，不克尽通其蕴，间有白首编摩，徒知隅幅而无从入其堂奥者，无怪乎习医者多，而神明斯道者鲜也。夫良医之疗疾，犹良将之用兵，虚实强弱，标本先后，无异敌人之有坚有瑕，有众有寡也。尺寸以测之，形色验之，无异斥堠③ 以探之，间谍以察之也。针砭药石以搏击其邪，无异批亢捣虚，形格势禁也。至于寒热温凉，各适其宜；奇偶重轻，各得其用，又无异兵家之使诈使贪，用奇用正也。暗于料敌者不能以决策，拙于用众者不能以制胜，用疏于侦候者亦无由以料敌。三者不备，而能百战百胜者，古未之有也。医之为道，何独不然？而顾可以易视之邪！自《灵》、《素》以来，代有作者，然或详于病机，略于察脉；或止明诊候，不及证方；或徒标治法，罕明药性。如本草有经，伤寒有论，脉经有书，非不足补前人之未备，而其间意见之专，神思之熟，固有各得其一而难以相着者矣，矧其下焉者乎！且世运由淳而之漓，民质亦随时而渐薄；地形有高下之各异，治法亦遂有南北之殊，宜泥于古者不可愈今疾，拘于方者不能疗远人，此不待智者而后明也。乃求之往哲，鲜有全书，间有集者，亦不过汇诸家之言以供后人之采取，未有折衷简约，独标指归，炳若日星，昭如云汉，足为后学之津梁，如吾李夫子者也。夫子心通杳冥，识参造化，其余治病，不啻如孙吴之行军，应变出奇，不拘成律，而所向披靡，且无坚垒。其所生全，盖不知其几千万类矣，而又恐从心之巧，不能喻诸人，人可以泽一时，不可以寿万世，于是出其所得，笔之为书，用广仁慈，俾无夭阏④。研精四十余年，上自轩岐，下迄百家，靡⑤ 不殚究，爰能会通众说，贯穿群言，去肤取精，黜俚崇雅，使读者得其一言片语，犹足开拓心胸，一空障翳，况或睹其⑥ 全哉！乘自髫年，即亲承指授，提命之暇，因得遍窥先生所著书。书凡数十种，其先已行世者亦既悬诸国门，尊为不刊之典矣。其未经流布者尚多，乘何敢秘诸箧笥？与诸同门互相校雠，取其尤切于用者，急为登梓。庶几先生之苦心不致泯没于将来也。今三书具在，将明乎虚实强弱、标本先后，以施治疗之方，则《沙篆》备矣；将欲按脉察色、审声望气，以知病之所由

---

① 类：经纶堂本和千顷堂本作“内”。
② 离：经纶堂本作“虽”。
③ 堠（hòu 后）：古代探望敌情的土堡。
④ 夭阏：千顷堂本作“失阏”。
⑤ 靡：原作“摩”依经纶堂本和千顷堂本改。
⑥ 其：原作“全”依经纶堂本和千顷堂本改。

生，则《正眼》详矣；将欲辨气别味，随温凉寒热，以攻疾去邪，则《通玄》要矣。高明者潜心玩索，可以上几化神；浅近者进而通之，亦足以驱涤固陋。名都大邑，固当奉为养生之经；下里穷檐，无难构为拯危之秘，以视夫高语神黄、无裨实用者，相去远矣。乘因读是书而有感焉。人之有生，赋形于天，受身于亲，亦云重矣。内则情欲荡之，外则客邪乘之，其所以致疾者多端，虽善摄生者，亦难保其百年无疢①，而不自爱者，复益之以纵恣荒耽，一旦有疾，遂委之庸医，倚为司命。彼为医者，往往师心自用，微利图功，或谬矜世传，或自夸独得，未能深究灵兰之典，辄复以人为试，良可悯也。故时俗所恃者，讹传之《脉诀》，伪托之《珠囊》，即如近代医学等编，犹或苦其浩博，若其他渊邃②者又无论已。观先生诸书，得无有惘然若失者乎？此乘所以不容已于校刻也。世之读父书者，既不足以将兵，而司马、孙吴之徒又不能以世出，信乎，斯道之难其人也。后之攻医者，读是编焉，得用兵之义，神而明之，其于疗疾也何有！

　　　　　　　　　　　　康熙丁未孟春既望门人尤乘生洲氏题于吴趋里

---

①　疢（chèn 趁）：经纶堂本和千顷堂本作"疾"。
②　邃：原字模糊不清，依世美堂本、经纶堂本补。千顷堂本作"遂"。按邃、遂通。

凡　例

　　《脉经》撰自叔和，歌诀①伪于五代。俗工取其便利，不究原委，家传户诵，熟在口头，守而勿失，宁敢于悖《内经》，不敢于悖口诀。吾师是以辞而辟之，援据经旨，灿列图文，日月既已昭矣，爝②火其将熄乎！

　　医者人之司命，脉者医之大业，此神圣之事，生死反掌之操者也。俗人不知，藉此求食，佯为诊候，实盲无所知，不过枯守数方，徼幸③病之合方，未必方能合病也。或高乎此者，亦影响成说耳！吾师考据古今，衷极理奥，而皆本乎心得，妙有神遇，未抽之绪斯吐，有漏之义用补，故非剿袭④之词，有异雷同之旨。

　　玄黄犹可辨，似是渺难明。如缓与迟相类，而缓岂迟之谓？微与细同称，而微非细之形。一毫有误，千里全殊。俗工乃敢信口妄指，欺所不知，每念及此，可胜浩叹！是尤吾师之神测，独秘授及门者，兹乃不惜龙珠，为人拈出，千古上下厥功伟矣！

　　天人同体，时日异候，理有予微⑤，机尝先见。吾师考之六经，配以诸部，精推密察，溯往知来，未病而知其将病，已病而知其将瘥，斯真隔垣之视秦镜之悬也。

门人董廙晋臣氏百拜述⑥

---

①　歌诀：即指《脉诀》。
②　爝（júe 爵）：小火、火把。
③　徼（jiǎo 搅）幸：侥幸。
④　剿（chāo 钞）袭：抄袭。
⑤　微：千顷堂本作"征"。
⑥　述：千顷堂本作"撰"。

目　录

---

① 先问后诊：正文及顺治本、世美堂本作"必先问明然后诊脉"。

② 色：此下原有"（色脉舌诊）"，依乾隆本、正文标题删。

③ 声诊：原作"闻声"，依正文标题改。

④ 诊：原作"因"，依正文标题改。

⑤ 舌诊：原脱，依正文标题补。

⑥ 症诊危：原作"死"，依正文标题改。

⑦ 脉：原脱，依正文标题补。

诊家正眼卷上

云间李中梓士材父著述

门人尤　乘生洲父增补

脉 之 名 义

《内经》曰：人受气于谷，谷入于胃，以传与①肺，五脏六腑，皆以受气。其②清者为营，浊者为卫；营行脉中，卫行脉外。此明胃气为脉道之根，脏腑之本，气血之所由出也。凡人之生，皆受气于谷，万物资生之本也。凡谷之入，必先至于胃，万物归土之义也。坤土不敢自专，精微上输于肺，盖地道卑而上行也。肺为乾金，所受精微，下溉脏腑，盖天道下济而光明也。金土互输，地天交泰。清而上升者为营血，阴生于阳也；浊而下降者为卫气，阳根与阴也。营血为阴，故行脉中；卫气为阳，故行脉外也。

按：审病察脉，以决死生，非指下了然，将安所凭借乎？深慨世医不知脉为何物。若以为气乎，而气为卫，卫行脉外，则知非气矣；若以为血乎，而血为营，营行脉中，则知非血矣；若以为经隧乎，而经隧实繁，则知非经隧矣。然则脉果何物耶？余尝于此深思，久而始悟其微。古之"脈"，从血从辰，谓气血流行，各有分派而寻经络也。今之脉字，从肉从永，谓胃主肌肉，气血资生而永其天年也。夫人之生，惟是精与神而已。精气即血气，而神则难见也。人非是神，无以主宰血气，保

合太和，流行三焦，灌溉百骸，故脉非他，即神之别名也。神超乎气血之先，为气血之根蒂，善乎！华元化曰：脉者，气③血之先也。气血之先，非神而何？然神依于气，气依于血，血资于谷，谷本于胃，所以古之论脉者云：有胃气则生，无胃气则死。东垣亦曰脉贵有神，正指胃气言也。是知谷气充则血旺，血旺则气强，气强则神昌，神之昌与否，皆以脉为征兆。故脉也者，实气血之先也。先也者，主宰乎气血之神也。脉即神之别名，此千古未剖之疑义也，特表而出之。

气口独以为五脏主

黄帝问曰：气口何以独为五脏主？岐伯曰：胃者，水谷之海，六腑之大源也。五味入口，藏于胃，以养五脏气，气口亦④太阴也。是以五脏六腑之气味，皆出于胃，变见于气口。气口者，六部之总称，非专指右关之前也。按《素问·经脉别论》云：食气入胃，经气归于肺。肺朝百脉，气归于权衡，权衡以平，气口成

---

① 与：原作"于"，依《灵枢·营卫生会》改。
② 其：原脱，依《灵枢·营卫生会》补。
③ 气：此前《中藏经·脉要论第十》有"乃"字。
④ 亦：原脱，依《素问·五脏别论》补。

寸，以决死生。由是知气口即寸口也。曰变见者，饮食所变之精微，皆显见于手太阴之气口，而阴阳盛衰之象，莫不从此见矣。吴草庐曰：两手寸部俱名为气口，不仅言右寸肺脉为气口者也[1]。

《难经》曰：十二经皆有动脉，独取寸口，何谓也？扁鹊曰：寸口者，脉之大会，手太阴之动脉也。肺为五脏六腑之华盖，位处至高，受百脉之朝会，布一身之阴阳，故经曰脏真高于肺，以行营卫阴阳者是也。是以十二经皆有动脉，独取肺家一经之动脉，可以见五脏六腑强弱吉凶之征兆也。

脉辨至数

《内经》曰：人一呼脉再动，一吸脉亦再动，呼吸定息脉五动，闰以太息，命曰平人。出气曰呼，入气曰吸。一呼一吸，谓之一息。动，至也。再动，再至也。常人之脉，一呼两至，一吸亦两至。呼吸定息，谓一息将尽，而换息未起之际，脉又一至，故曰五动。闰，余也，犹闰月之义。言平和之脉，若得五动，即太过矣；惟当太息之际，亦为平脉。何也？凡人之呼吸，三息后必闰以一息之长，五息再闰，谓之太息。故曰闰以太息，乃应历家三岁一闰，五岁再闰之数也。此即平人不病之常度。然则总计定息太息之间，大约一息脉当六至，故《五十营》篇曰呼吸定息，气[2]行六寸，乃合一至一寸也。呼吸脉行丈尺，凡昼夜五十度，合一万三千五百息，五十营气脉之数，以应周天二十八宿。人之经脉十二，左右相同，则为二十四脉。加以蹻脉二，任、督脉二，共二十八脉，周身十六丈二尺，以分昼夜也，是为常度。使五十营之数，常周备无失，则寿亦无穷，故得尽天地之寿矣。周

行八百一十丈，昼夜五十营之总数也。人[3]一呼脉一动，一吸脉一动，曰少气。一呼一吸，脉各一动，则一息二至，减于常人之半，脉之迟者也。迟主阴寒，阳气衰微也，故曰少气。《十四难》谓之离经脉。人一呼脉三动，一吸脉三动而躁，尺热曰病温；尺不热，脉滑曰病风，脉涩曰痹。若不因定息太息，而呼吸各三动，是一息六至矣。《难经》亦曰离经。躁者，急疾之谓，阳盛阴衰，热之象也。尺热，言尺后近臂有热，则必通身皆热。脉来数躁而身有热，故知其病温。数滑而尺不热，阳邪内盛，当病内风。若使外感于风，宁有尺不热之理乎？滑，不涩也。涩，不滑也。滑为血实气壅，涩为气滞血少，故当病痹。人一呼脉四动以上曰死，脉绝不至曰死。乍疏乍数曰死。一呼四动，则一息八至矣，而况以上乎！《难经》谓之夺精。四至曰脱精，五至曰死，六至曰命尽。是皆一呼四至以上也，故死。脉绝不至，则元气已竭。乍疏乍数，则阴阳败乱无主。三脉若见，不死安待！

日夜五十营

《内经》曰：一日一夜五十营，以营五脏之精，不应数者，名[4]曰狂生。营，运也。经脉运行于身，一日一夜凡五十周，以营五脏之精气。夫周身上下前后左右，凡二十八脉，其长十六丈二尺。人之宗气，积于胸中，主呼吸而行经隧。一呼气行三寸，一吸气行三寸，呼吸定息，气行六寸。以一息六寸推之，则一日一夜凡

----

① 吴草庐曰……为气口者也：顺治本和世美堂本无。
② 气：顾作"脉"，依《灵枢·五十营》改。
③ 人：原脱，依《素问·平人气象论》补。下同。
④ 名：原作"命"，依《灵枢·根结》改。

一万三千五百息，通计五十周于身，则脉行八百一十丈。其有太过不及而不应此数者，名曰狂生，狂者，妄也。言幸而生也。所谓五十营者，五脏皆受气，持其脉①口，数其至也。五十营者，五脏所受之气也。持，诊也。但诊寸口而数其至，则脏腑之衰旺可知也。五十动而不一代者，五脏皆受气。代者，止而复来也。盖脏有所损，则气有所亏，故不能运行也。若五十动而无止者，则终无止矣，五脏之气皆足，和平之脉也。四十动②一代者，一脏无气。《难经》曰：吸③者随阴入，呼者因阳出。今吸不能至肾，至肝而还，故知一脏无气者，肾气先尽也。然则五脏和者气脉长，五脏病者气脉短。观此一脏无气，必先乎肾，如下文所谓二脏、三脏、四脏、五脏者，皆当自远而近，以次而短，则由肾及肝，由肝及脾，由脾及心，由心及肺，凡病将危者，必气促似喘，仅呼吸于胸中数寸之间，盖其真阴绝于下，孤阳浮于上，此气短之极也。庸工于此而尚欲平之散之，未有不随扑而灭者，良可悲也！夫人之生死由乎气，气之聚散由乎阴，而残喘得以尚延者，赖一线之气未绝耳。此脏气之不可不察也如此。三十动而一代者，二脏无气；二十动一代者，三脏无气；十动一代者，四脏无气；不满十动一代者，五脏无气。予之短期，要在终始。予，犹与也。短期，死期也。言死期已近也。终始者，十二经各有绝气。先见，是名为始也。详见《灵枢·经脉》篇。所谓五十动而不一代者，以为常也，以知五脏之期。予之短期者，乍数乍疏也。以为常者，无病之常脉也，因此可以知五脏之气。若欲决其死期，则在乍数乍疏也。不满十至而代，则乍数乍疏矣。非代脉之外，别有乍数乍疏也。

诊贵平旦

《内经》曰：诊法常以平旦，阴气未动，阳气未散，饮食未进，经脉未盛，络脉调匀，气血未乱，乃④可诊有过之脉。平旦者，阴阳之交也。营卫之气，一昼夜五十周于身，昼则行阳，夜则行阴，迨至平旦，复会于寸口。斯时也，平旦初寤之时，阴气将退而未退，阳气将盛而未散，饮食未进，谷气未行，故经脉未盛，而络脉调匀，气血未至于扰乱，乃可诊有过之脉。有过，犹言有病也。若饮食入胃，则谷气流行，直行之经，往往强盛，而横行之络，气先至者强，气未至者弱，经络之脉不能调匀，则气血之盛衰，未可尽凭矣。

寸关尺之义 增补

《脉⑤经》曰：从鱼际至高骨，却行一寸，名⑥曰寸口。从寸至尺，名曰尺泽。故曰尺寸。寸后尺前名曰关。大指从鱼际穴至高骨，得一寸，故名为寸也。肘腕内廉尺泽穴至高骨得一尺，故名为尺也。正当高骨之上，乃尺与寸交界之际，故名为关也。其义岂苟哉！扁鹊曰：尺寸者，脉之大要会也。从关至尺，是尺内，阴之所治也；从关至鱼际，是寸口内，阳之所治也。要者，扼要也。会者，朝会也。尺寸皆肺之经脉，百脉皆来朝会，岂

---

① 脉：原作"寸"，依《灵枢·根结》改。
② 动：此后原有"而"依《灵枢·根结》删。
③ 吸：《难经·十一难》此前有"人"字。
④ 乃：此前《素问·脉要精微论》有"故"字。
⑤ 脉：原作"内"，按下文《内经》未见，系出于《脉经》卷一分别三关境界脉候所主第三，据改。
⑥ 名：《脉经》卷一第三此前有"其中"两字。

非扼要之所乎？肾肝为阴，处乎尺内。心肺为阳，处乎寸内。治，犹属也。言所属之位也。岐伯曰：人①有三部，部有三候，以决死生，以处百病，以调虚实，而除邪疾。三部，上、中、下也。三候，天、地、人也。上古诊脉，不独寸口，于诸经之动脉皆诊之。此云三部九候也。可见扁鹊之三部九候，大非经旨明矣。帝曰：何谓三部？岐伯曰：有下②部，有中部，有上③部。部各有三候，三候者，有天有地有人也④。上部天，两额之动脉；上部地，两颊之动脉；上部人，耳前之动脉。中部天，手太阴也；中部地，手阳明也；中部人，手少阴也。下部天，足厥阴也；下部地，足少阴也；下部人，足太阴也。故下部之天以候肝，地以候肾，人以候脾胃之气。帝曰：中部之⑤候奈何？岐伯曰：亦有天，亦有地，亦有人。天以候肺，地以候胸中之气，人以候心。帝曰：上部以何候之？岐伯曰：亦有天，亦有地，亦有人。天以候头角之气，地以候口齿之气，人以候耳目之气。三部者，各有天，各有地，各有人，三而成天，三而成地，三而成人。三而三之，合则为九。以此推之，经文明指人身上、中、下动脉各有所候，以诊诸脏之气，非独以寸口为言也。如仲景脉法，上取寸口，下取趺阳，正是此意。《难经》所云三部者寸关尺，九候者浮中沉，乃只以寸口而分三部九候之诊，后世言脉者皆宗之，虽为捷法，不无背谬经旨乎！按扁鹊曰：上部法天，主胸以上至头之有疾⑥；中部法人，主膈以下至脐之有疾；下部法地，主脐以下至足之有疾。仍宗经旨上竟上，下竟下之义。但九候之说，以寸、关、尺之三部而分浮、中与沉之三候，得无又谬乎？若以扁鹊之说为是，则轩岐之说为非；轩岐之说为是，则扁鹊之说为非矣！故不得

不置一喙于其间也。浮之与沉，固无庸议矣。中则止有浮之中耳，奚能有沉之中乎？浮而无中，固曰无根。沉则必无中矣，何仅以为沉脉之里，而全无必死之症乎？盖人但知有中正之中，而不知有中和之中。经云：真脏脉见者死。脉无胃气者，谓为真脏脉也。是除诸怪脉之外，皆得谓之有中脉耳！何弃其彰明较著之经文，而反以浮、中与沉，索摸于不可知之陋习乎！此事之不可解者也。况诊脉之法，或以手测，或以目视，而非仅从事于指按也。史称扁鹊以诊脉为名，而仓公、仲景以下，有不竞趋于名者哉！沿袭至今，而讹以传讹，为其所纷更者愈多矣。余尝寻绎经文，得其旨趣。人迎止隶于喉旁，三部须兼乎手足。脏则候之于左手，腑则候之于右手。寸以候上，尺以候下，脏腑皆然，庶不使有纤毫之疑，而荧惑⑦于其间也。彼七表、八里、九道之纷纭，智又出扁鹊下矣。世多识之，故不赘焉。

按：《内经》以三部各有天、地、人，三而三之，为九候。上、中、下不定乎寸部之位，与扁鹊之寸上、关中、尺下不同。上部俱定于头面两额之动脉，即下文天以候头角之气，动应于指（此脉在额两旁瞳子髎⑧骨空处）；人以候两颊之动脉（即听会穴等分）；地以候口齿之气，动应于指（此脉在鼻孔下旁，近巨髎穴之分）。是则面部不独色诊，且脉诊矣。脉诊则仍用七诊，可以知头面之详矣（独大、独

① 人：《素问·三部九候论》此前有"故"字。
② 下：原作"上"依《素问·三部九候论》改。
③ 上：原作"下"依《素问·三部九候论》改。
④ 也：原脱，依《素问·三部九候论》补。
⑤ 之：原作"三"，依《素问·三部九候论》改。
⑥ 疾：《难经·十八难》此下有"也"字，下同。
⑦ 荧惑（yíng huò营或）：迷惑、炫惑。
⑧ 髎（liáo 聊）：空穴。李时珍《奇经八脉考·释音》"髎"与膠同。

小、独疾、独迟、独热、独寒、独陷下也)。中部之三候,俱以寸诊。其地候胸中之气,则气口也。本经《经脉篇》所谓行气于腑,即膻中气海穴也。下部之天,候于关之肝,地候于尺之肾,人候于脾胃之气。三部之候,天位乎上,人位乎中,地位乎下。独下部人候反在天之上者,天气下降,按乎地之阴气,此地中之天,人高于地,即高乎地中之天矣。三部以头候头之属,以手候脏腑之属,不及脐以下至足者,以足之四经,肾主骨,肝主筋,脾主四肢,胃主宗筋,与肾相连,并筋骨主之矣。是则手候脏腑之属,并及脐以下至足,以诸脉皆系于手足,诸经足之脉亦连于手(上廉、下廉、前廉、后廉之类是也),不可泥头候头之属,遂泥当以手候手之属,足候足之属也。乃本篇之后复申言之云:以左手足上去踝五寸按之,庶右手足当踝而弹之,其应过五寸以上,蠕蠕然者不病;其应疾,中手浑浑然者病,中手徐徐然者病(蠕蠕,微动貌。浑浑,不清貌。徐徐,缓而迟也);其应不能至五寸,弹之不应者死(此经文弹按,乃是刺法,与诊脉互相发明其理)。手踝之上,手太阴肺经脉也,应于中部(去踝五寸,手踝骨在下,从内廉至太渊,计有五寸)。足踝之上,足太阴脾经脉也,应于下部(去内踝骨之上五寸,乃三阴交之上,漏谷之下也。盖漏谷去踝六寸乃是)。则中部之三候,举一手太阴,而可概其余(手太阴者,百脉之所会,大中之中,故应中部)。下部之三候,举一足太阴,而可概其余(足太阴,阴土也。阴之与土,其气俱下,故应下部)。按而弹手足踝者,所以尽两太阴脉之量,周悉无遗也。故可取之察吉凶也(诸脉独于两太阴脉加意者,太阴属坤,坤为胃。手太阴之中部天而即统乎中部之地与人,贵天之中也。是

太阴之下部人而即统乎下部之天与地,贵人之中也。天人之际得中,而地道自宁,不必揭地之中,且以知天人之中,即胃之中,即地之中也)。《内经》之旨,精奥渊微,非神圣不能穷其理,故扁鹊以寸、关、尺配上、中、下,犹未尽然也。

滑伯仁曰:诊脉之道,先调自己气息。男左女右,先以中指取定关位,却下前、后二指。初轻候消息之,次中候消息之,次重候消息之。自寸关至尺,逐部寻究。一呼一吸之间,脉行四至为率,闰以太息,五至为平脉也。其有太过不及,则为病脉,各以其部断之。自己之气息调匀,则他脉之至数明辨,故凡诊必先调息也。男子属阳,故先诊左手;女子属阴,故先诊右手也。先以中指取定关部,然后下前后二指,则尺寸方准也。轻候消息,其名曰举;中候消息,其名曰寻;重候消息,其名曰按。一息四至,为和平之脉;若当太息,必以五至为和平也。太过者,洪大有力;不及者,迟细无力也。各以五脏六腑察其微甚,审其从违,断其吉凶生死之法如此也。

又曰:臂长则疏下指,臂短则密下指。三部之内,大小、浮沉、迟数同等,尺寸、阴阳、高下相符,男女、左右、强弱相应,四时之脉不相戾①,命曰平人。其或一部之内,独大、独小、独疾、独迟、左右、强弱之相反,四时、男女之相背,皆病脉也。左手不和,为病在表,为阳,主四肢;右手不和,为病在里,为阴,主腹脏。臂长脉亦长,故下指宜疏;臂短脉亦短,故下指宜密。同等者,不大不小、不浮不沉、不迟不数也。相符者,寸为阳、为高,宜浮大;尺为阴、为下,宜沉小也。相应者,左大顺男,右大顺

① 戾(h利):乖张,引申为违反。

女；男子寸盛而尺弱，女子尺盛而寸弱也。不相戾者，春弦、夏洪、秋毛、冬石也。此四脉者，平人无病之脉也。其或大小独见，迟数偏呈，左右相反，时令相戾，男女相违，皆知其为病脉也。左属阳，阳在表，与四肢相应；右属阴，阴在里，与腹脏相应也。余可类推。

又曰：察脉须识上下、来去、至止六字。不明此，则阴阳虚实不别也。上者为阳，下者为阴；来者为阳，去者为阴；至者为阳，止者为阴也。上者自尺部上于寸口，阳生于阴也；下者自寸口下于尺部，阴生于阳也。来者自骨肉之分而出于皮肤之际，气之升也；去者自皮肤之际而还于骨肉之分，气之降也。应曰至，息曰止也[1]。上下者，以尺与寸相比度也。阳生于阴者左尺水，生左关木；左关木，生左寸心火也。右尺火，生右关土；右关土，生右寸肺金也。阴生于阳者，右寸肺金，生左尺肾水；左寸君火，分权于右尺相火也。来者，为气之升，主乎阳也；去者，为气之降，主乎阴也。《内经》以来盛去衰为钩脉，阳气盛满之象。若去来皆盛，钩之太过也；来不盛，去反盛，钩之不及也。应者，寻常应手之脉也。止者，歇至不匀之脉也，如促结涩代之类是矣。

三焦分配三部

岐伯[2]曰：寸以候[3]上焦，关以候中焦，尺以候下焦。扁鹊曰：三焦者，元气之别使也，主通行[4]三气，经历于五脏六腑。华元化曰：三焦者，人身[5]三元之气也，总领五脏六腑、营[6]卫经络、内外左右上下之气也。

按：三说而细绎之，乃知脉本身中之元神，和会后天谷气，以周流于一身者也。盖元神附于肾间之动气，出于下焦，

合水谷之精气，谓之营气；升于中焦，合水谷之悍气，谓之卫气；升于上焦，营行脉中，卫行脉外，其宗气积于胸中，名曰气海。故三焦者，统领周身之气，而分隶于胸膈腹，即分配于寸关尺，灼然无可疑者。乃伯仁亦承讹袭舛，而谓右尺云手心主，三焦脉所出，何其不稽于古，不衷于理耶？

重轻审察

扁鹊曰：初持脉，如三菽[7]之重，与皮毛相得者，肺部也；如六菽之重，与血脉相得者，心部也；如九菽之重，与肌肉相得者，脾部也；如十二菽之重，与筋平者，肝部也；按之至骨，举指来疾者，肾部也[8]。由是推之，不独以左右六部分候脏腑，即指下轻重之间，便可测何经受病矣。粗工不察于此，而专分六部，则脉中之微妙，岂在是可尽其蕴耶！

阴阳辨别

岐伯曰：言人之阴阳，则外为阳，内为阴。言人身之阴阳，则背为阳，腹为阴。言人身脏腑中阴阳，则脏为阴，腑为

---

① 诊脉之道，……息曰止也：文见《诊家枢要·诊脉之道》，文字略有出入。

② 岐伯：疑作《脉经》。

③ 候：《脉经》卷一分别三关境界脉候所主第三作"射"。按："射"《增韵》："指物而取曰射"。可引伸作候解。

④ 行：此后原有"于"，依《难经·六十六难》删。

⑤ 身：《中藏经·论三焦虚实寒热生死逆顺脉证之法第三十二》作"之"字。

⑥ 营：《中藏经·论三焦虚实寒热生死逆顺脉证之法第三十二》作"荣"，按营、荣通。

⑦ 菽：丹波元胤曰："菽，大豆也。谓医之以指按脉，在病者肤肉上，觉得其有轻重若此也。

⑧ "初持脉……肾部也"。文见《难经·五难》。

阳。肝心脾肺肾五脏为阴，胆胃大小肠三焦膀胱六腑为阳。故背为阳，阳中之阳，心也；阳中之阴，肺也。腹为阴，阴中之阴，肾也；阴中之阳，肝也；阴中之至阴，脾也。此言阴阳表里内外雌雄相输应也[1]。心肺皆居上而属阳，但心位乎南，故为阳中之阳；肺位乎西，故为阳中之阴也。肾肝皆处乎下而属阴，但肾位乎北，故为阴中之阴；肝位乎东，故为阴中之阳也。脾土位卑为阴，且为孤脏而居乎内，又不主时令，而寄旺于四季之末，故为阴中之至阴也。

扁鹊曰：呼出心与肺，吸入肾与肝，呼吸之间，脾受谷气也，其脉在中。浮者阳也，沉者阴也。心肺俱浮，何以别之？然，浮而大散者心也；浮而短涩者肺也。肾肝俱沉，何以别之？然，牢而长者肝也；举[2] 之濡，按[3] 之来实者肾也。脾主[4] 中州，故其脉在中，是阴阳之法也。呼出者，阳也，故心肺之脉皆浮也。心为阳中之阳，故浮而且大且散也；肺为阳中之阴，故浮而兼短涩也。吸入者，阴也，故肾肝之脉皆沉也。肾为阴中之阴，故沉而且实也；肝为阴中之阳，故沉而兼长也。脾为中州，故不浮不沉，而脉在中也。

《内经》分配脏腑定位 增补

《素问·脉要精微论》曰：尺内两傍，则季胁也。季胁，小胁也。在胁下两旁，为肾所近之处也。尺外以候肾，尺里以候腹。尺外者，尺脉前半部也。前以候阳，后以候阴。背为阳，肾附背，故外以候肾。腹为阴，故里以候腹。所谓腹者，凡大小肠、膀胱、命门，皆在其中矣。以下诸部，俱言左右，而此独不分者，以两尺皆主乎肾也。中附上，左外以候肝，内以候鬲；中附上者，言附尺之上而居乎中，即关脉也。左外者，言左关之前半部也；内者，言左关之后半部也。肝为阴中之阳，而亦附近于背，故外以候肝；内以候鬲，举一鬲则中焦之鬲膜、胆腑皆在其中矣。右外以候胃，内以候脾。右关之前，所以候胃；右关之后，所以候脾。脾胃皆中州之官，而以表里言之，则胃为阳，脾为阴，故外以候胃，内以候脾也，按寸口者，手太阴也。太阴行气于三阴，故曰三阴在手而主五脏。所以本篇止言五脏，而不及六腑。然胃亦腑也，而此独言之，何也？经所谓五脏皆禀气于胃，胃者，五脏之本也。脏气者，不能自致于手太阴，必因于胃气，乃至于手太阴也。故胃气当于此察之。又《五脏别论》云：五味入口，藏于胃以养五脏气。气口亦太阴也，是以五脏六腑之气味，皆出于胃，变见于气口。然则此篇虽止言胃，而脏腑之气亦无不见乎此矣。上附上，右外以候肺，内以候胸中；上附上者，言上而又上，则寸脉也。五脏之位，惟肺最高，故右寸之前以候肺，右寸之后以候胸中。胸中者，鬲膜之上皆是也。左外以候心，内以候膻中。心肺皆居鬲上，故左寸之前以候心，左寸之后以候膻中。膻中者，心包络之别名也。按五脏所居之位，皆五行一定之理。火旺于南，故心居左寸；木旺于东，故肝居左关；金旺于西，故肺居右寸；土旺于中，而寄位西南，故脾胃居右关。此即河图五行之次序也。前以候前，后以候后。此重申上下内外之义也。统而言之，寸为前，尺为后；分而言之，上半部为前，下

---

① "言人之阴阳……此言阴阳表里内外雌雄相输应也。" 文见《素问·金匮真言论》，文字略有出入。
② 举：《难经·四难》作"按"。
③ 按：《难经·四难》作"举"。
④ 主：《难经·四难》作"者"。

半部为后。盖言上以候上，下以候下也。上竟上者，胸喉中事也。下竟下者，少腹腰股膝胫足中事也。竟，尽也。言上而尽于上，在脉则尽于鱼际，在体则应乎胸喉也。下而尽于下，在脉则尽于尺部，在体则应乎少腹腰膝足也。按：此章首言尺，次言中附上而为关，又次言上附上而为寸，皆自内以及外者，盖以太阴之脉从胸走手，以尺为根本，寸为枝叶也。故曰凡人之脉，宁可有根而无叶，不可有叶而无根。又按：内外二字，诸家之注皆云内侧、外侧。若以侧为言，必脉形扁阔矣，或有两条亦可耳。不然，则于义不通矣。如前以候前，后以候后，上竟上，下竟下者，皆内外之义也。观易卦六爻[1]，自下而上，以上三爻为外卦，下三爻为内卦，则上下内外之义昭然矣。或曰浮取乎外，沉取乎内，于义亦通。然如外以候肺，内以候胸中，外以候心，内以候膻中，是脏从外取，而腑从内候，则无是事矣。故不如从上下看为稳当也。推而外之，内而不外，有心腹积也。推者，察也，求也。凡诊脉必先推求于外。若但见沉脉而无浮脉，是有内而无外矣，故知其病心腹之有积也。推而内之，外而不内，身有热也。推求于内，浮而不沉，则病在外而非内矣，惟表有邪，故身有热也。推而上之，上而不下，腰足清也。清者，冷也。推求于上部则脉强盛，下部则脉虚弱，此上盛下虚，故腰足清冷也。上下有二义，以寸、关、尺言之，寸为上，尺为下也。推而下之，下而不上，头项痛也。推求于下部，下部有力，上部无力，此清阳不能上升，故头项痛；或阳虚而阴凑之，亦头项痛也。按之至骨，脉气少者，腰脊痛而身有痹也。按之至骨，肾肝之分也。脉气少者，言无力也。肾水虚，故腰脊痛；肝血亏，故身有痹痛也。

愚[2]按：五脏六腑以暨心包络，共成十二经，分配于脉之六部，自有定理，莫可变乱，第详玩《内经》，便昭然于心目矣。《内经》出胸、鬲、腹三字，以分上、中、下而配寸、关、尺也。然腑不及胆者，寄于肝部也；不及大小肠、膀胱者，统于腹中也。高阳生以大小肠列于寸上，不知大小肠皆在下焦腹中，乃欲越中焦而候之寸上，误矣。彼不过因小肠脉络于心，大肠脉络于肺耳。然则肾之脉亦络于心，而遂以左寸候肾可乎？膻中为手厥阴经，即心包络也。故经曰：左外以候心，内以候膻中。（外，上也。内，下也。义见上文注中）。又曰：膻中者，心主之官城也[3]。又曰：心包络之脉，起于胸中，出属心包络[4]。即此三段经文而细绎之，则膻中即是心包，心包实为心脏，昭确可据。而高阳生候于右尺，不亦妄乎！以丹溪之敏，亦以包络、膻中分为二候，况其他哉！《内经》明称左右皆肾，而命门居两肾之中。考《明堂》、《铜人》等经，命门一穴在督脉第十四椎下陷中，两肾之间，且脉之应于指下，为有经络，循经络朝会于寸口，而《内经》并无命门之经络，妄以穴名脏，配列右尺，真是蒙昧千秋矣。三焦者，中清之腑，通行人身三元之气。三焦通，则周身之气皆通。故经曰：上焦如雾，中焦如沤，下焦如渎。王叔和分配于寸、关、尺，乃至当也。而高阳生分隶于右尺，尤为谬妄，下文重言以申明之。

---

① 爻（yáo 摇）：组成《周易》八卦的基本符号，有"——"和"——"两种。"——"是阳爻，"——"是阴爻。每卦都由阳爻和阴爻配合组成。阴阳两爻的对立象征事物的运动和变化。

② 愚：原脱，依顺治本、世美堂本补。

③ "膻中者，心主之官城也。"文见《灵枢·胀论》

④ 包络：原脱，依《灵枢·经脉》补。

经曰：尺内两旁，则季胁也。尺外以候肾，尺里以候腹。中附上，左外以候肝，内以候膈；右外以候胃，内以候脾。上附上，右外以候肺，内以候胸中；左外以候心，内以候膻中。

《内经》分配脏腑诊候图①

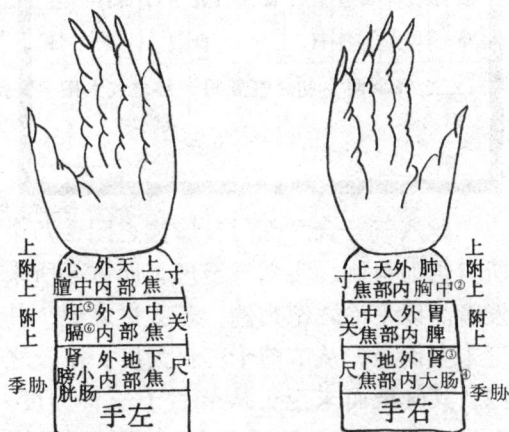

上附上　心　外天上寸
　　　膻中　内部焦　关
　季胁　肝⑤外人中
　　　膈⑥内部焦
　　　肾　下下地下尺
　　　膀胱小内部焦
　　　　　肠
　　　手左

上天外肺　上附上
寸焦部内胸⑫
中人外胃　附上
关焦部内脾
下下地外肾③
尺焦部内大肠　季胁
　　　手右

此《内经》三部之候法也。腑不及胆者，寄于肝也。不及大小肠、膀胱者，统于腹中也。至高阳生伪诀，以大小肠列于寸上，以三焦配于左尺，以命门列于右尺，及厥阴膻中，竟置而不言，又男女易位，故不可不为之辨。夫寸主上焦，以候胸中；关主中焦，以候膈中；尺主下焦，以候腹中。此一身之定位，古今之通论也。大小肠皆在下焦腹中，伪诀越中焦而候之寸部，有是理乎？伯仁见及于此，以左尺主小肠、膀胱、前阴之病，右尺主大肠、后阴之病，可称千古只眼。伪诀之误，特因心与小肠为表里，肺与大肠为表里，不知经络相为表里，诊候自有定位，何可混耶？叛经者一也。《灵枢》曰：上焦出于胃上口，并咽以上，贯膈而布胸中。中焦亦并胃中，出上焦之后，泌糟粕，蒸津液，化精微而为血⑦。下焦者，别回肠，注于膀胱而渗入焉。水谷者，居于胃中，成糟粕，下大肠而为下焦。又

曰：上焦如雾，中焦如沤，下焦如渎。由是则明以上、中、下分三焦矣。伪诀列于左尺，不亦妄乎！又曰：密理厚皮者三焦厚，粗理薄皮者三焦⑧薄。又曰：勇士者，三焦理横；怯士者，三焦理纵⑨。由是则有形象矣。伪诀以为无形，不亦妄乎？叛经者二也。《素问》曰：肝心脾肺肾五脏皆⑩为阴，胆胃大小肠三焦膀胱六腑皆为阳。此止十一经耳，则手厥阴一经竟何在乎？又曰：心者，君主之官，神明出焉。肺者，相傅之官，治节出焉。肝者，将军之官，谋虑出焉。胆者，中正之官，决断出焉。膻中者，臣使之官，喜乐出焉。脾胃者，仓廪之官，五味出焉。大肠者，传导⑪之官，变化出焉。小肠者，受盛之官，化物出焉。肾者，作强之官，伎巧出焉。三焦者，决渎之官，水道出焉。膀胱者，州都之官，津液藏焉，气化则能出矣。盖以膻中足十二经之数，则配手厥阴经者，实膻中也。及《灵枢》叙经脉，又有包络而无膻中。然曰动则喜笑不休，正与喜乐出焉之句相合。夫喜笑者，心火所司，则知膻中与心应，即胞络之别名也。《灵枢·邪客》篇曰：心者，五脏六腑之大主；其脏坚固，邪弗能容；容之则

---

① 《内经》分配脏腑诊候图：此下二幅手图系取自顺治本。
② 中胸：经纶堂本、千顷堂本作"大肠"。
③ 肾：经纶堂本、千顷堂本作"命门"。
④ 大肠：经纶堂本、千顷堂本作"三焦"。
⑤ 肝：经纶堂本、千顷堂本作"小肠"。
⑥ 膈：经纶堂本、千顷堂本作"胆肾"。
⑦ 化精微而为血：《灵枢·营卫生会》作"化其精微，上注于肺脉，乃化而为血"。
⑧ 焦：此下《灵枢·本藏》有"膀胱"两字。
⑨ 勇士者……三焦理纵：文见《灵枢·论勇》。
⑩ 皆：原脱，依《素问·金匮真言论》补。
⑪ 导：《素问·灵兰秘典论》作"道"。按"道"通"导"。

心伤，心伤则神去，神去则死矣。故诸邪之在心者，皆在心之包络。独膻中称臣使者，君主之亲臣也。由是察之，包络即为膻中，断无可疑。膻中以配心脏，自有确据。乃伪诀竟不之及，则手厥阴为虚悬之位矣。叛经者三也。心、肝、脾、肺俱各一候，惟肾脏而分两尺之候者，为肾有两枚，形如豇豆，分列于腰脊之左右也。《刊误》以两尺候肾，深合经旨。《难经》、《脉诀》俱以左尺候肾水，右尺候命门相火，误矣。考《明堂》等经，命门一穴在督脉第十四椎下陷中两肾间。虽两肾水脏，而相火寓焉，盖一阳居二阴之间，所以成乎坎卦也。独不思脉之应于指下者，为有经络，循经朝于寸口。详考《内经》并无命门之经络也。既无经络，何以应诊而可列之右尺乎？虽然，左阳右阴，天之常也。左水右火，地之理也。两尺之脉，左尺主肾中之真阴，右尺主肾中之真阳，不可以左为肾、右为命门也。要知命门总主乎两肾者也。（右尺诊相火，亦通。）①。

六气分合六部时日诊候之图

左手表：

左 手 寸			左 手 关			左 手 尺		
浮	中	沉	浮	中	沉	浮	中	沉
小满 立夏 十五日③	立夏 谷雨 十五日	谷雨 清明 五十日	春分 惊蛰 十五日	惊蛰 雨水 十五日	雨水 立春 五十日	大寒 小寒 十五日	小寒 冬至 十五日	冬至 大雪 五十日
二之气 少阴君火			初之气 厥阴风木			终之气 太阳寒水		

右手表：

右 手 寸			右 手 关			右 手 尺		
浮	中	沉	浮	中	沉	浮	中	沉
小雪 立冬 十五日	立冬 霜降 十五日	霜降 寒露 五十日	寒露 秋分 十五日	秋分 白露 十五日	白露 处暑 五十日	处暑 大暑 十五日	大暑 小暑 十五日	小暑 夏至 五十日
五之气 阳明②燥金			四之气 太阴湿土			三之气 少阳相火		

此六气分合六部时日诊候之图，乃余所自悟而自制，实六气至理，而古今所未发者。以平治之纪为例，若太过之纪，其气未至而至，从节前十三日为度；不及之纪，其气至而未至；从节后十三日为度。太过之岁，从左尺浮分起立春；不及之岁，从左关中分起立春。依次而推之，必于平旦，阴气未散，阳气未动，饮食未进，衣服未著，言语未吐之时，清心调息，逐部细究，则时令之病，可以前知。诊得六部俱平则已，若有独大、独小、独浮、独沉、独长、独短，与各部不同，依图断之，无不验者。假如左关中候脉独弦大，已知雨水后、惊蛰边有风热之病。盖弦主风，而大主热也；且左关又为风木之令故也。如右尺沉候，脉独缓滞而实大，已知芒种后、夏至边有湿热之病。盖缓滞主湿，而实大主热也。若缓滞而虚大，乃湿热相火为患。盖缓滞为湿，而虚大为相火也；且在沉分，沉亦主湿，又在相火之位故也。久病之人，六脉俱见独滞，惟右寸中候脉来从容和缓，清净无滞，已知

---

① 此《内经》三部之候法也，……（右尺诊相火，亦通。）：顺治本、世美堂本无，系尤氏增补。

② 明：原作"金"依乾隆本和经纶堂本改。

③ 十日：经纶堂本和千顷堂本作"十五日"。

霜降后、立冬边必愈。盖中候而从容和缓，为胃气之佳脉；且右寸为肺金之位，土来生金故也。其余各部，俱仿此而细推之，百不失一也。然亦须三四候之确然不渝，无不验者，下文重言以申明之①。

政运有不应之脉 增补

不应者，沉细之脉也。甚至极沉极细，几于不可见矣；第覆病者之手而诊之则见。凡值此不应之脉，乃岁运合宜，命曰天和之脉，不必求治。若误治之，反伐天和矣。

土运为南政。盖土位居中，面南行令故也。金、木、水、火四运，皆以臣事之，北面受冷，故为北政。

甲、乙二年为土运南政。南政之年，南面行令，故其气在南，所以南为上而北为下，故寸为上而尺为下。司天在上，在泉在下，人气应之，左右皆同。脉有不应者，谓阴之所在，脉乃沉细，不应本脉也。阴者，言六气有三阴三阳，而三阴之位，则少阴居中，太阴居左，厥阴居右。脉之不应，乃以三阴之中而以少阴所居之处言之，又分南、北二政，定其上、下也。如遇少阴司天，则两寸不应；厥阴司天，则右寸不应；太阴司天，则左寸不应。如少阴在泉，则两尺不应；厥阴在泉，则右尺不应；太阴在泉，则左尺不应。

乙、丙、丁、戊、庚、辛、壬、癸八年，皆为北政。北政之年，北面受冷，其气在北，所以北为上而南为下。在泉应上，司天应下，人气亦应之，故尺应下而寸应上。如遇少阴司天，则两尺不应；厥阴司天，则右尺不应；太阴司天，则左尺不应。如少阴在泉，则两寸不应；厥阴在泉，则右寸不应；太阴在泉，则左寸不应。如尺当不应而反浮大，寸当浮大而反沉细，寸当不应而反浮大，尺当浮大而反沉细，是为尺寸反。经曰尺寸反者死。如右当不应而反浮大，左当浮大而反沉细，左当不应而反浮大，右当浮大而反沉细，是谓左右交。经曰左右交者死。

人迎气口 增补

黄帝曰：寸口主中，人迎主外，两者相应，俱往俱来，若引绳大小齐等②。又曰：三阳在头，三阴在手③。《灵枢》曰：气口候阴，人迎候阳④。寸口者，即气口也，手太阴肺脉也，故主在中之病。人迎脉在结喉两旁一寸五分，阳明胃脉也，故主在外之病。盖太阴行气于三阴，阳明行气于三阳，诊三阳之气于人迎，诊三阴之气于气口。所谓相应者，往来大小，若引绳之不爽也。故庞安常谓人迎、气口，有喉、手引绳之义。以《脉经》以左为人迎，右为气口，竟置阳明胃脉于乌有，大非经旨。况三阳在头，三阴在手，其义亦谬。人迎谓足阳明之脉，不可以言于手阳明矣。然上古诊法有三：一取三部九候以诊通身之脉；一取太阴、阳明以诊阴阳之脉；一取左右气口以诊脏腑之气。张介宾曰：初见《脉经》左为人迎，右为气口，不无摇惑，未敢遽辨。及见《纲目》之释人迎、气口，亦云人迎在结喉两旁，足阳明之脉也。又见庞安常论脉曰，何谓人迎，喉旁取之。近又见徐东皋曰《脉经》以左手关前一分为人迎，误也。若此者，皆觉吾之先觉矣。兹特引而正之。呜呼！

---

① 下文重言以申明之：顺治本无。
② 黄帝曰……若引绳大小齐等：文见《灵枢·禁服》。
③ 三阳在头，三阴在手：文见《素问·阴阳别论》。
④ 阳：此下《灵枢·四时气》有"也"字。

一言之舛，遗误千载。以此授受，何时复正哉？立言者可不知详慎考订乎！不若吴草庐之两手俱名为气口者无弊也。所以《内经》云五脏六腑之气味皆出于胃，变见于气口。气口即寸口也。脏腑阴阳之盛衰，莫不由此，而征见也明矣。春夏人迎微大，秋冬寸① 口微大，如是者命曰平人。春夏主阳，故人迎之阳脉微大；秋冬主阴，故气口之阴脉微大。微大者，犹言略大也。雷公曰：病之益甚，与其方衰如何？黄帝曰：外内② 皆在焉。言表里俱当审察也。切其脉口滑小紧以沉者，病益甚，在中；人迎脉③ 大紧以浮者，其病益甚，在外。益甚，言病进也。脉口，即太阴气口也，故曰在中主脏。人迎，阳明腑脉也，故曰在外主腑。脉口滑小紧沉者，阴分之邪也。人迎大紧以浮者，阳分之邪也。故皆益进日甚。其④ 脉口浮滑者，病日进；人迎沉滑者，病日损。脉口为阴，浮滑者，以阳加阴，故病日进。人迎为阳，沉滑者，阳邪渐退，故病日损，渐自减也。其④ 脉口滑以沉者，其④ 病日进，在内；人迎滑盛以浮者，其病日进，在外。脉口人迎，经分表里，故其滑沉、滑浮而病日进者，有在内在外之别也。

脉之浮沉及人迎与寸口脉⑤ 小大等者，病难已。人迎、气口之脉，其浮沉大小相等者，非偏于阳，则偏于阴，故病难已。按《禁服》篇曰：春夏人迎脉微大，秋冬寸口微大，如是者命曰平人。其义则可知。病之在脏，沉而大者，易已，小为逆；病在腑，浮而大者其病⑥ 易已。病在脏者为阴，阴本当沉，而大为阳气充也，故易已；若见小脉，则真阴衰而为逆矣。病在腑者为阳，阳病得阳脉为顺，故浮而大者病易已。故曰：阴症见阳脉者生，阳症见阴脉者死。人迎盛坚者，伤于寒；气口盛坚者，伤于食。人迎主表，盛坚为外感伤寒；气口主里，盛坚为内伤饮食。此古法也。今则止用寸口诊法，不为不妙，然本无以左右分内外之理，自叔和始以⑦ 左为人迎，右为气口，其失表里之义久矣。

新补：按古称关前一分，人命之主。左为人迎，以察外因，右为气口，以察内因。凡人死生之机，吉凶之古，蔑不于是推求，以故上古，最为秘密，必歃血⑧ 而后敢传，非粗工所与闻也。余虽不敏，请得而陈其概焉。夫寸关尺三部，各占三分，共成寸口。故知关前一分，正在关之前一分也，左关之前一分，属少阳胆部，胆为风木之司，故曰：人迎紧盛伤于风也，东方风木，主天地春升之令，万物之始生也。经曰：肝者，将军之官，谋虑出焉，与足少阳胆相为表里。胆者，中正之官，决断出焉。人身之中，胆少阳之脉，行肝脉之分外，肝厥阴之脉，行胆脉之位内，两阴至是而交尽，一阳至是而初生，十二经脉至是而终，且胆为中正之官，刚毅果决，凡十一脏，咸取决于胆。故左关之前一分，为六腑之源头，为诸阳之主宰，察表者不能外也。右关之前一分，属阳明胃部，中央湿土，得天地中和之气，万物所归之乡也。经曰：脾胃者，仓廪⑨ 之官，五味出焉。土为君象，土不主时，寄王于四季之末，故名孤脏，夫胃为五脏六腑之海，盖清气上交于肺，肺气从太阴

---

① 寸：原作"气"，依《灵枢·禁服》改。
② 外内：原作"内外"，依《灵枢·五色》乙转。
③ 脉：《灵枢·五色》作"气"。
④ 其：原脱，依《灵枢·五色》补。
⑤ 脉：《灵枢·五色》作"气"。
⑥ 病：原脱，依《灵枢·五色》补。
⑦ 以：原本无，依嘉庆本补。
⑧ 歃（shà霎）血：即歃血，口含血。一说，以指蘸血，涂于口旁。古代订盟时的一种仪式。
⑨ 廪：指粮食。

而行之，为十二经脉之始。故右关之前一分，为五脏之隘口，为百脉根荄①，察里者不能废也。况乎肝胆主春令，春气浮而上升，阳之象也，阳应乎外，故以候表焉。脾胃为居中，土性凝而重浊，阴之象也，阴应乎内，故以候里焉。若夫人迎违度，则生生之本亏，气血先拨，则资生之元废，古人以为人命之主，厥有旨哉②。

脉分四时六气

十二月大寒至二月春分，为初之气，厥阴风木主令。经曰：厥阴之至其脉弦③。春分至小满，为二之气，少阴君火主令。经曰：少阴之至其脉钩。小满至六月大暑，为三之气，少阳相火主令。经曰：少阳之至大而浮。大暑至八月秋分，为四之气，太阴湿土主令。经曰：太阴之至其脉沉。秋分至十月小雪，为五之气，阳明燥金主令。经曰：阳明之至短而涩。小雪至十二月大寒，为六之气，太阳寒水主令。经曰：太阳之至大而长。

脉分四方

东极之地，四时皆春，其气喧和，民脉多缓。

南极之地，四时皆夏，其气蒸炎，民脉多软。

西极之地，四时皆秋，其气清肃，民脉多劲。

北极之地，四时皆冬，其气凛冽，民脉多石。

东南卑湿，其脉软缓，居于高巅，亦西北也；西北高燥，其脉刚劲，居于污泽，亦东南也。南人北脉，取气必刚；北人南脉，取气必柔。东西不齐，可以类剖。

脉分五脏

肝脉弦，心脉钩，脾脉代，肺脉毛，肾脉石。

五脏平脉

肝脉来耎④ 弱招招，如揭长竿末梢，曰肝平。招招，犹迢迢也。揭，高举也。高揭长竿，梢必和缓，乃弦长而兼和缓柔软之象也。

心脉来累累如连珠，如循琅玕⑤，曰心平。连珠、琅玕，皆状其盛满流行，而无太过不及之弊也。

脾脉来和柔相离，如鸡践地，曰脾平。和柔者，悠悠扬场也。相离者，不模糊也。如鸡践地，喻其缓而不迫，胃气之妙也。

肺脉来厌厌聂聂，如落榆荚，曰肺平。厌厌聂聂，涩之象也。如落榆荚，毛之象也。轻浮和缓，为和平之象也⑥。

肾脉来喘喘累累如钩，按之而坚，曰肾平。喘喘、累累、如钩，此三者，皆心脉之阳也；而济之以沉石，则阴阳和平也。

五脏病脉

肝脉来盈实而滑，如循长竿，曰肝

---

① 荄（gāi 该）：草根。
② 按古称关前一分，……厥有旨哉：原本无，依顺治本、世美堂本补。
③ 厥阴之至其脉弦：文见《素问·至真要大论》，以下各脉同。
④ 耎：同软。
⑤ 琅玕（láng gān 琅干）：美石。《尔雅·释地》："石而似珠。"
⑥ 也：原脱，依顺治本补。

病。盈实而滑，弦之太过也。长竿无梢，则失其和缓之意，此弦多胃少，故肝病。

心脉来喘喘连属，其中微曲，曰心病。喘喘连属，急数之属。其中微曲，则尚未至于全曲，钩多胃少之象也。

脾脉来实而盈数，如鸡举足，曰脾病。实而盈数，如鸡之举足，虽不能如践地之和，亦不至如鸟距之疾，弱多胃少之象也。

肺脉来不上不下，如循鸡羽，曰肺病。不上不下，涩之象也。如循鸡羽，浮之象也。毛多胃少，肺金之病将见也。

肾脉来如引葛，按之益坚，曰肾病。引葛者，牵连引蔓之象也。按之益坚，则石多胃少，肾病将[①]见也。

五脏死脉

肝脉来急益劲，如新张弓弦，曰肝死。曰劲曰急，强急不和，比之新张弓弦，绝无胃气矣，安得不死？

心脉来前曲后居，如操带钩，曰心死。前曲者，轻举而坚大也。后居者，重按而牢实也。操带钩者，状其弹指之象也。但钩无胃者，其死必矣。

脾脉来锐坚如乌之喙，如鸟之距，如屋之漏，如水之流，曰脾死。乌喙者，状其硬也。鸟距者，状其急也。屋漏者，乱也。水流者，散也。冲和之气全无，中州之官已绝矣。

肺脉来如物之浮，如风吹毛，曰肺死。如物之浮，则无根矣。如风吹毛，则散乱矣。但毛无胃，则肺气绝矣。

肾脉来发如夺索，辟辟如弹石，曰肾死。索而曰夺。则互引而疾急矣。石而曰弹，则坚劲而无论矣。但石无胃，故曰肾死。按：《难经·十五难》与《内经》不同，或《内经》有而《难经》缺，或《难

经》有而《内经》无。然《难经》本以《内经》为宗，不知何以异同乃尔？学者惟当以《内经》为主，无多歧之惑也。

五脏真脉

真脉，真脏脉也，即死脉也。文有异同，义无差别，总之不见胃气之脉，乃名真脏脉。

真肝脉至，中外急，如循刀刃责责然，如按琴瑟弦。

真心脉至，坚而搏，如循薏苡子累累然。

真脾脉至，弱而乍数乍疏。

真肺脉至，大而虚，如毛羽中人肤。

真肾脉至，搏而绝，如指[②]弹石状辟辟然。

凡持真脏脉者，肝至悬绝[③]，十八日死；心至悬绝，九日死；肺至悬绝，十二日死；肾至悬绝，七日死；脾至悬绝，四日死。

脉以胃气为本

春胃微弦曰平，弦多胃少曰肝病，但弦无胃曰死。

夏胃微钩曰平，钩多胃少曰心病，但钩无胃曰死。

长夏胃微软弱曰平，弱多胃少曰脾病，但弱无胃曰死。

秋胃微毛曰平，毛多胃少曰肺病，但毛无胃曰死。

冬胃微石曰平，石多胃少曰肾病，但石无胃曰死。

---

① 将：顺治本作"可"。
② 指：原脱，依《素问·玉机真藏论》补。
③ 绝：此后《素问·阴阳别论》有"急"字。

蔡氏曰：不大不小，不长不短，不滑不涩，不浮不沉，不疾不迟，应手中和，意思欣欣，难以名状者，胃气脉也。

脉贵有神

东垣曰：有病之脉，当求其神。如六数七极，热也。脉中有力，即有神矣。为泄其热。三迟二败，寒也。脉中有力，即有神矣。为去其寒。若数极迟败，脉中不复有力，为无神也。而遽泄之去之，神将何依耶？故经曰：脉者，气血之先；气血者，人之神也。按王宗正曰：诊脉之法，当从心肺俱浮，肾肝俱沉，脾在中州。即王氏之言，而知东垣所谓'脉中有力'之中，盖指中央戊己土，正在中候也。胃气未散，虽数不至于极，迟不至于败，尚可图也。故东垣之所谓有神，即《内经》之所谓有胃气也。

神 门 脉

两手尺中，乃神门脉也。王叔和云：神门诀断，两在关后；人无二脉，病死不愈[1]。详考其论肾之虚实，俱于尺中神门以后验之。盖水为天一之元，万物赖以资始者也。故神门脉绝，先天之根本既绝，决无回生之日也。而《脉诀》谓为心脉者误矣。彼因心经有穴名神门，正在掌后兑骨之端，故错认耳！殊不知心在上焦，岂有候于尺中之理乎？

反 关 脉

脉不行于寸口，由列缺络入臂后，手阳明大肠经也。以其不正行于关上，故曰反关。必反其手而诊之，乃可见也。左手得之主贵，右手得之主富，左右俱反，富

而且贵，男女皆然。

冲阳太溪太冲_{增补}

冲阳者，胃脉也。一曰趺阳，在足面大指间五寸，骨间动脉是也。凡病势危笃，当诊冲阳以验其胃气之有无。盖土为万物之母，资生之本也。故经曰：冲阳绝，死不治[2]

太溪者，肾脉也。在足内踝后，跟骨上陷中动脉是也。凡病势危笃，当候太溪以验其肾气之有无。盖水为天一之元，资始之本也。故经曰：太溪绝，死不治[3]。

太冲者，肝脉也。在足大指本节后二寸。经曰：诊病人太冲脉有无，可以决死生。《难经》曰：上部有脉，下部无脉，其人当吐，不吐者死[4]。

男 女 脉 异_{增补}

朱丹溪曰：昔者轩辕使伶伦截嶰谷之竹，作黄钟律管，以候天地之节气。使岐伯取气口，作脉法，以候人之动气。故黄钟之数九分，气口之数亦九分，律管具而寸之数始形。故脉之动也，阳得九分，阴得一分，吻合于黄钟。天不足西北，阳南而阴北，故男子寸盛而[5]尺弱，肖乎天也；地不满于东南，阳北而阴南，故女子尺盛而寸弱，肖乎地也。黄钟者，气之先兆，故能测天地之节候。气口者，脉之要会，故能知人命之死生。世之俗工，诵高

① 愈：原作："救"，依《脉经》卷一两手六脉所主五脏六腑阴阳逆顺第七改。
② 冲阳绝，死不治：文见《素问·至真要大论》。
③ 太溪者，死不治：文见《素问·至真要大论》。
④ 太冲者，……不吐者死：顺治本、世美堂本无，系尤氏增补。又《难经》文见十四难。
⑤ 而：原脱，依顺治本、乾隆本和千顷堂本补。

阳生之伪诀，欲以治疾，其不杀人也几希！参黄子曰：男子阳为主，两寸常旺于尺；女子阴为主，两尺常旺于寸，乃其常也。反之者病。按褚澄《尊生经》，男脉一如叔和。女则左手寸命门、三焦，关脾、胃，尺肺、大肠；右手寸肾、膀胱，关肝、胆，尺心、小肠。男尺常弱，初生微渺之气也。女尺常强，太阳心火之位也。遍考诸家，褚论为精。男女阴阳之分，妊则男抱母，女背母；溺则男面覆，女面仰。男命系肾，衰自下始，故小腹先垂；女命系乳，衰自上始，故乳房先槁。而男女尺寸盛弱，肖乎天地，越人以为男生于寅，女生于申，三阴从地长，三阳从天生，谬之甚也。独丹溪惟本律法，混合天人而辟之，使千载之下，一旦昭然，岂不趣哉！《脉经》曰："左大顺男，右大顺女①。

老 少 脉 异

老弱之人，脉宜缓弱。若过旺者，病也。少壮之人，脉宜充实。若过弱者，病也。然又有说焉，老人脉旺而非躁者，此天禀之厚，引年之叟也，名曰寿脉。若脉躁疾，有表无里，则为孤阳，其死近矣。壮者脉细而和缓，三部同等，此天禀之静，清逸之士也，名曰阴脉。若细小劲直，前后不等，可以决死期矣。

因形气以定诊说增补②

逐脉审察者，一定之矩也；随人变通者，圆机之士也。肥盛之人，气居于表，六脉常带浮洪；瘦小之人，气敛于中，六脉常带沉数。性急之人，五至方为平脉；性缓之人，四至便作热看。身长宜疏下指，身短宜密下指。北人多实，南人多

弱。酒后之脉常数，饭后之脉常洪。运行必疾，久饥必虚。室女常濡，婴儿常数。经曰：形气相得者生，参伍③不调者病④。其可不察乎？

脉无根有两说

以寸、关、尺三部言之，尺为根，关为干，寸为枝叶。若尺部无神，则无根矣。以浮、中、沉三候言之，沉候为根，中候为干，浮候为枝叶。若沉候不应，则无根矣。

女 人 脉 法

阴搏阳别，谓之有子。谓尺中之阴脉搏大，与寸部之阳部迥别者，乃有子也。阴虚阳搏，谓之崩。阴虚，血衰于下，则阳火上亢矣。血为火迫，不得而安其位，乃为崩漏之疾。手少阴脉动甚者，妊子也。手少阴者，心脉也。动甚者，形如豆粒，急数有力也。心主血，血旺乃成胎。心脉动甚，血旺之象，故当妊子。

滑伯仁曰：三部脉浮沉正等，无他病而不月者，为有妊也。得太阴脉为男，得太阳脉为女。太阴脉沉，太阳脉浮。左疾为男，右疾为女。左右俱疾，为生二子。尺脉左大为男，右大为女。左右俱大，产二子⑤。

左手沉实为男，右手浮大为女。左右

---

① 左大顺男，右大顺女：文见《脉经》卷一两手六脉所主五脏六腑阴阳逆顺第七。

② 因形气以定诊说：顺治本无，系尤氏全文增补。

③ 参伍：原作"三五"依《素问·三部九候论》改。

④ 病：原作"死""。依《素问·三部九候论》改。

⑤ 三部脉浮沉正等，……产二子：文见《诊家枢要·妇人脉法》，文字略有出入。

手俱沉实，猥^① 生二男；左右手俱浮大，猥生二女。

左右尺俱浮，为产二男；不尔，则女作男生。谓一男一女之胎，女胎死而男胎生。左右尺俱沉，为产二女；不尔，则男作女生。

妇人阴阳俱盛，曰双躯。言左右两尺部俱大而有力也。若少阴微紧者，血积凝浊。经养不周，胎则偏夭，其一独死，其一独生。不去其死，害母失胎。

何以知怀子之且生也？岐伯曰：身有病而无邪脉也。有病，如腹痛拘急之类。无邪脉，谓无病脉也。妇人欲生，其脉离经，夜半觉，日中则生也。离经者，谓离于经常之脉，如昨小今大，昨涩今滑，昨浮今沉之类。夜半觉，日中生子者，子午相冲也。

妇人经断有躯，其脉弦者，后必血下，不成胎也。弦者，肝脉也。肝主疏泄。今见弦，则肝脉太过，不能藏血也。

妇人尺脉微迟，为居经，月事三月一下。微迟者，虚寒之脉也。居经，犹云停经也。三月一下，为血不足也。

妇人尺脉微弱而涩，少腹冷，恶寒，年少得之为无子，年大得之为绝产。

新产伤阴，出血不止，尺脉不能上关者，死。

小 儿 脉 法

小儿五岁以下，未可诊寸、关、尺，惟看男左女右虎口。

食指第一节寅位，为风关，脉见易治；第二节卯位，为气关，脉见为病深，第三节辰位，为命关，脉见为命危。

紫脉为热，红脉伤寒，青脉惊风，白脉疳疾。黄脉隐隐，为常候也。黑脉者多危。脉纹入掌为内钩，纹弯里为风寒，纹弯外为食积。

五岁以上，以一指取寸、关、尺三部，六至为和平，七、八至为热，四、五至为寒。

半岁以下，于额前眉端发际之间，以名、中、食三指候之。儿头在左，举右手候；儿头在右，举左手候。食指近发为上，名指近眉为下，中指为中。三指俱热，外感于风，鼻塞咳嗽。三指俱冷，外感于寒，内伤饮食，发热吐泻。食、中二指热，主上热下冷。名、中二指热，主夹惊。食指热，主食滞。

诸病宜忌之脉

伤寒　未汗宜阳脉，忌阴脉。已汗宜阴脉，忌阳脉。

头痛　宜浮滑，忌短涩。

心痛　宜浮滑，忌短涩。

中风　宜浮迟，忌急数。

咳嗽　宜浮濡，忌沉伏。

喘急　宜浮滑，忌短涩。

水肿　宜浮大，忌沉细。

虚劳　宜微弱，忌洪数。

吐血　宜沉小，忌实大。

衄血　宜沉细，忌洪大。

脱血　宜阴脉，忌阳脉。

痨瘵^②　宜哭缓，忌细数。

消渴　宜数大，忌虚小。

腹胀　宜浮大，忌沉小。

肠澼　宜沉小，忌数大。即痢疾。

下利　宜沉细，忌浮大。同泄泻。

霍乱　忌微迟，宜浮洪^③。

---

① 猥（wěi委）：多。

② 痨瘵：顺治本和世美堂本无，系尤氏增补。

③ 忌微迟，宜浮洪：乾隆本、经纶堂本和千顷堂本均作"宜浮大，忌微迟"。顺治本作"宜浮洪，忌微迟"。

癥瘕　宜沉实，忌虚弱。

痞满① 宜浮大，忌沉小。

痿痹　宜虚濡，忌紧急②。

癫痫狂　宜实大，忌沉细。

堕伤　宜紧急，忌弱小。

金疮　宜微细，忌紧数。

中恶　宜紧细，忌浮大。

痈疽　宜微缓，忌滑数。

中毒　宜洪大，忌微细。

新产　宜沉滑，忌弦紧。

带下　宜虚迟而滑，忌疾急。

崩漏　宜微弱，忌实大。

䘌③ 蚀　宜虚小，忌紧急。

腹痛　宜沉细，忌弦长。

怪　脉

雀啄　连三、五至而歇，歇而再至，如雀啄食，脾绝也。

屋漏　良久一至，屋漏滴水之状，胃绝也。

弹石　从骨间劈劈而至，如指弹石，肾绝也。

解索　散乱如解绳索，精血竭绝也。

虾游　沉时忽一浮，如虾游然，静中一动，神魂绝也。

鱼翔　浮时忽一沉，譬鱼翔之似有似无，命绝也。

釜沸　如釜中水，火燃而沸，有出无入，阴阳气绝也。

七　诊

岐伯曰：察九候④ 九候注见前。独小者病，独大者病，独疾者病，独迟者病，独热者病，独寒者病，独陷下者病。此言九候之中有独见之脉，而与他部不同，即按其部而知其病之所在也。七者之中，既言独疾则主热矣，既言独迟则主寒矣，而又言独寒独热者，何也？必于阴部得沉微迟涩之脉，故又言独寒也。必于阳部得洪实滑数之脉，故又言独热也。独陷下者，沉伏而不起者也。形肉已脱，九候虽调，犹死。形肉脱去者，大肉尽去也。脾主肌肉，为五脏之本，未有脾气脱而能生者。虽九候之中无独见之七诊，然终不免于死亡矣。七诊虽见，九候皆从者不死。从，顺也。谓脉顺四时之令，合五脏之常，及与病症为顺也。既得顺候，虽有独大、独小等，不至于死也。

必先问明然后诊脉

《素问·征四失论⑤ 篇》曰：诊病不问其始，忧患饮食之失节，起居之过度，或伤于毒，不先言此，卒持气口，妄言作名，为粗所穷，何病能中？此言不问其症之所由起，先与切脉，未免模糊揣度，必不能切中病情者矣。

《素问·疏五过论⑤篇》云：凡未诊病者，必问尝贵后贱，虽不中邪，病从内生，名曰脱营。尝富后贫，名曰失精。脱营、失精，皆阴气亏损也。贵者忽贱，富者忽贫，未免抑郁而不舒，气滞则血滞，久则新者不生，滞者成疾，故言脱、言失者矣。

愚⑥ 按：古之神圣，未尝不以望、闻、问、切四者互相参考，审察病情。然

---

① 痞满：顺治本和世美堂本无，系尤氏增补。

② 宜虚濡，忌紧急：原作"宜虚濡，忌紧急"，依乾隆本、经纶堂本和千顷堂本及本文体例乙转。

③ 䘌（nì逆）：小虫。

④ 候：此后原有"七诊"，依《素问·三部九候论》删。

⑤ 论：原脱，依《素问》篇名补。

⑥ 愚：原脱，依乾隆本、经纶堂本和千顷堂本补。

必先望其气色，次则闻其音声，次则问其病源，次则诊其脉状，此先后之次第也。近世医者，既自附于知脉①，而病家亦欲试其本领，遂绝口不言，惟伸手就诊，而医者即强为揣摩。若揣摩偶合，则信为神手；而揣摩不合，则薄为愚昧。噫嘻！此《内经》所谓妄言作名，为粗所穷，如是而欲拯危起殆，何异欲其入室而反闭门耶！王海藏云病人拱默，惟令切脉，试其知否。夫热则脉数，寒则脉迟，实则有力，虚则无力，可以脉知也。若得病之由，及所伤之物，岂能以脉知哉！故医者不可不问其由，病者不可不说其故。苏东坡云：我有病状，必尽告医者，使其胸中了然，然后诊脉，则疑似不能惑也。我求愈疾而已，岂以困医为事哉！若二公之言，可以发愚蒙之聋聩矣。

望　色 增补②

《内经》曰：望而知之者，望见其五色，以知其病。肝青象木，肺白象金，心赤，肾黑，脾土色黄，一或有病，色必变见于面庭矣。然肺主气，气虚则色白；肾属水，水涸则面黎③；青为怒，气伤肝；赤为心火炎上；痿黄者，内伤脾胃；紫浊者，外感风邪。憔悴黝黑，必郁悒而神伤；消瘦淡黄，乃久病而体惫；山根明亮，须知欲愈之疴；环口黧黑，休医已绝之肾。盖有诸内必形诸外，见其表以知其里。眉目一占，肺肝斯见。

《内经》曰：能合脉色④，可以万全。五⑤色者，气之华也，赤欲如帛裹朱，不欲如赭；白欲如鹅羽，不欲如盐；青欲如苍璧之泽，不欲如蓝；黄欲如罗裹雄黄，不欲如黄土；黑欲如重漆色，不欲如地苍。青如翠羽者生，赤如鸡冠者生，黄如蟹腹者生，白如豕⑥膏者生，黑如乌羽者生⑦。

且夫五脏六腑之精华，上彰于明堂，而脏腑各有偏胜盈虚，若色若脉，亦必随而应之，但当求其有神，虽困无害。然所谓神者，色中有光泽明亮是也。即脉有胃气，同一理也。良工精而候之，可以先知，经所谓望而知之谓之神者是也。

《难经》曰：五脏有五色，皆见于面，亦当于寸口尺内相应。假令色青，其脉当弦而急；色赤，其脉浮大而散；色黄，其脉中缓而大；色白，其脉浮涩而短；色黑，其脉沉濡而滑。脉数，尺之皮肤亦数；脉急，尺之皮肤亦急；脉缓，尺之皮肤亦缓；脉涩，尺之皮肤亦涩；脉滑，尺之皮肤亦滑。假令色青，其脉浮涩而短，若大而缓为相胜；色青，脉涩而短，乃金克木；脉大而缓，乃木克土，皆为相胜之脉。浮大而散，若小而滑为相生也⑧。浮大而散，心脉也，乃木生火；小而滑，肾脉也，乃水生木，皆为相生之脉。

《内经》曰：凡治病，察其形气色泽，脉之盛衰，病之新故⑨，乃治之无后其时。形气相得，谓之可治；色泽以浮，谓之易已；脉从四时，谓之可治。脉弱之滑，是有胃气，命曰易治，取之以时。形气相失，谓之难治；色夭不泽，谓之难已；脉实以坚，谓之益甚；脉逆四时，为

---

① 附于知脉：经纶堂本、千顷堂本均作"能于诊脉"。

② 增补：顺治本、世美堂本无，系尤氏全文增补

③ 黎：黑色。

④ 脉色：原作"色脉"，依《素问·五藏生成论》乙转。

⑤ 五：此前《素问·脉要精微论》有"夫精明"三字。

⑥ 豕：(shǐ矢)：猪。

⑦ 青如翠羽……乌羽者生：文见《素问·五藏生成论》。

⑧ 五脏有五色……为相生也：文见《难经·十三难》。

⑨ 故：原作"久"，依《素问·玉机真藏论》改。

不可治。必察① 四难②，而明告之。

又曰：色味当五脏，白当肺、辛，赤当心、苦，青当肝、酸，黄当脾、甘，黑当肾、咸。故白当皮，赤当脉，青当筋，黄当肉，黑当骨③。

《灵枢》曰：五色各见其部，察其浮沉，以知浅深，察其泽夭，以观成败。察其散抟音团，以知远近，视色上下，以知病处；积神于心，以知往今。不明不泽，其病不甚。其色散，驹驹然未有聚（驹驹然，如马之奔散），其病散而气痛，聚④未成也。浮沉浅深，皆内外阴阳之义。然细绎之，浮沉虽有内外之殊，而吉凶必以夭泽为辨。如浮而泽者，浮则其病浅，泽则神有余，虽病即愈，吉之吉者也。若浮而夭者，其病虽浅，神气将衰，主病气渐重之兆，安得谓之吉乎？如沉而夭者，沉则其病深，夭则其神不泽，其病必死，凶之凶者也。若沉而泽者，其病虽深，神将复振，主病气渐退之兆，安得谓之凶乎？此只就一浮一沉之中而分顺逆，若更以顺色浓淡察之，则顺又有轻重之别矣。至于察其散抟，以知远近，未尝不叹色之聚散不定也。散者，如云撤散而不聚，其色渐惭而散，先浓后淡，先定后行也，主病色渐退之兆，即所谓其色散，驹驹然未有聚，其病散而气痛，聚未成也。可见以色之聚散以为验。抟者，如物抟聚而不散，其色渐渐而聚，先谈后浓，先行后定也，主病气方来之机，即经所谓散为痛，抟为聚，左右内外各如其形色耳。气色散者，为痛而不至成聚。若抟聚不散，则成聚而不止于痛。由此观之，病气方来，霍然之期尚远，病气渐退，痊愈之日已近。夫如是，重病色逆，若兼撤散之形，未可即决其凶；轻病而色顺，如兼抟聚之形，未可即言其吉。然不明不泽之色，虽非吉兆，乃不致沉夭，亦非必死，故曰其病不甚

也。此皆轩岐言外之义，若不体认会悟其微，而决吉凶，一有不验，言望色难凭，咎将谁归？所云五色各见其部，察其浮沉，以知浅深，又将各部而察之，其条分缕析，如江海之通众流，岂能以纸上之言尽者哉。

黄帝曰：黄赤为风，青黑为痛，白为寒，黄而膏润为脓，赤甚者⑤为血，痛甚为挛，寒甚为皮肤不仁。又曰：黄赤为热。色贵明润，不欲沉夭。夭然色不泽，其脉空虚，为夺血。

鼻位中央，属土，主脾；通呼吸，兼主肺，为肺之官也。鼻色黄者，小便难。独鼻尖青黄者，其人必为淋也。青者腹中痛。微黑者有水气。白者亡血。黄白无泽，气虚有痰。紫浊时病。赤为热。鲜红有留饮。鼻孔干燥，必衄血。鼻燥如烟煤，属阳毒热极；及鼻孔冷滑而黑，属阴毒冷极，皆危。鼻塞浊涕是风热，鼻流清涕是肺寒。鼻孔痔胀，属肺热有风。颧色赤者，心病。颧与颜黄黑者，肾病。赤色出两颧，大如拇指，病虽小愈，必卒死。伤寒汗不出，大颧发赤，哕者死；颧见青气者死。面白颧赤，火克金也，为贼邪，其病不治。肝热病者，左颊先赤。肺热病者，右颊先赤。耳间青脉起，掣病。耳痛、耳肿、耳聋及耳前红肿，皆系少阳之热。人中平满主有水，土败唇反，甲笃乙死。唇舌者，肌肉之本也。脾病者唇黄，唇见五色者，病在脾。唇色如红莲光泽者，无病。舌干唇燥为脾热，燥而红者吉，燥而黑者凶。肿赤者热极，青黑者寒

---

① 察：此后原有"此"，依《素问·玉机真藏论》删。
② 难：原作"者"，依《素问·玉机真藏论》改。
③ 色味当五脏……黑当骨：文见《素问·五藏生成论》。
④ 聚：此前原有"则"，依《灵枢·五色》删。
⑤ 者：原脱，依《灵枢·五色》补。

极。黄者血虚，白者失血。口苦胆热，甜者脾热，淡亦脾热。口燥咽干者，肾热。舌干口燥者，心热。口噤咬牙者，痉病。唇口生疮声哑者，狐惑。齿燥无津，阳明热极。齿燥脉虚是中暑。唇舌胎①上有断纹者，难治。唇青舌卷，环口黧黑，口张气直，唇口颤摇者，死。舌短颧赤者，心病。少阴气上逆，厥则啮舌。舌色鲜红润泽者吉，黑者凶。湿滑者吉，燥涩者凶。白胎者，胸中有寒，丹田有热。胎白而滑，邪未入腑，在半表半里，宜和解。胎黄者，邪入胃，宜下。胎燥黑生芒刺者，难治，法宜急下。身不热，口不渴，胎黑而滑者，属阴寒，法宜急温。舌卷焦黑而燥者，阳毒热极，宜急下。舌青胎滑，无热不渴者，阴毒寒极，宜急温。舌紫黑者阴寒，赤紫者阳热。舌硬、舌肿、舌卷、舌短、舌强囊缩者，难治。若语言不清，神昏脉脱者，死。阴阳易，舌出数寸死。夏令热病，胎黑燥渴者，可治，不在必死之例。若黑胎刮不去，及去易生刺裂者，必死。冬月黑胎者，必死。妇人难产，唇舌俱青者，母子俱死；面赤舌青，子死母活；面青舌赤，子活母死。面黄而淡，脾胃有伤，四肢痿弱，腹胀。面黄而浊如熏，湿盛黄疸，黄如橘色多热。黄兼青紫，脉芤者，瘀血在胃，或胁必有块。面上白点，是虫积。面色青黄白不常，及有如蟹爪路，一黄一白者，主食积。目黑，颊赤，主痰热。目胞黑者，痰也。眼黑，行走呻吟者，骨节酸痛，痰入骨也。眼黑，面黄，四肢痿痹，屈伸不便者，风痰也。伤寒眼下青色，主挟阴。面黄目青，为伤酒。目睛黄，酒疸。面黄白及肿连眼胞者，谷疸，其人必心下痞。目色赤者，病在心；白在肺；青在肝；黑在肾；黄在脾；黄色不可名者，病在胸中。面黄目青，及面黄目赤、面黄目白、面黄目黑者，皆不死。面赤目白、面青目黑、面黑目白、面赤目青者，皆死。面目有黄色，是有胃气，为吉。病人鼻准明，山根亮，目眦黄光，为有起色。目黄心烦，脉和者病将愈。平人忽见黑气，起于口鼻耳目边者，凶。明堂眼下青色，多欲劳伤精神；不尔，即夜未睡。黑而瘦，阴虚火旺。臂多青脉是脱血。心病传肺，肝病传脾，脾病传肾；肾病传心，肺病传肝，俱死。五脏已夺，神明不守，五脏气绝，大小便不禁，手足不仁。三阴气绝，则目眩转、目蒙，目蒙为失志，失志则目蒙者②，死。三阳气绝，则阴与阳相离，则腠理泄，绝汗乃出，大如贯珠，转出不流，旦占夕死，夕占旦死。

形　诊^{增补望③}

人之大体为形，形之所充者气，形盛气者夭（肥白是也）。气盛形者寿（修长黑瘦有神者）。形盛为有余（邪气实也），消瘦为不足（正气虚也）。气实形实，气虚形虚。形盛脉细，少气不足以息者，死；形瘦脉大，胸中多气者，死。形气相得者生，参伍不调者死。肥人多中风，以形厚气虚，难以周流，气滞痰生，痰则生火，故暴厥也。瘦人阴虚，血液衰少，相火易亢，故多劳嗽。病人形脱而气盛者，死（盛则喘促狂乱之类，是邪气实也）。形体充大而皮肤宽缓者寿，形体充大而皮肤紧急者夭。形气相失，谓之难治。形盛气虚，气盛形虚，形涩而脉滑，形滑而脉涩，形大而脉小，形长脉短，形短脉长，

---

① 胎：即苔。
② 目蒙者：三字疑衍。
③ 增补望：本篇内容顺治本、世美堂本无，系尤氏全文增补，不专指望色。

肥人脉细小轻虚如丝，羸人脉躁者，俱凶。血实气虚则肥，血虚气实则瘦。肥者能寒不能热，瘦者能热不能寒。髯美而长至胸，阳明血气盛；髯少血气弱；不足则无髯。美髯者太阳多血。坐而伏者，短气也。行迟者，痹也。坐而下一脚者，腰痛也。里实而①腹如怀卵物者，心痛也。持脉时，其人欠②者，无病也。息摇肩者，心中坚。息引胸中上气者，咳。息张口短气者，肺痿吐沫。掌中寒，腹中寒。掌中热，气不足，虚火盛。诊时病人叉手摸心，闭目不言，必心虚怔忡。仓廪不藏者，门户不要③也。水泉不止者，膀胱不藏也。头者精明之府，头倾视深，精神将夺。背者胸中之府，背曲肩随，府将坏矣。腰者肾之府，转摇不能，肾将惫矣。膝者筋之府，屈伸不能，行将偻附，筋将惫矣。骨者髓之府，不能久立，行则振掉，骨将惫矣。

凡诊脉时，病人欠伸者，病诈。阳引而上，阴引而下，阴阳相引，故欠而病诈。及向壁卧，闻师到不惊起而目盼视④，若三言三止，脉之咽唾，亦诈病也。其脉本和，当以危言动之，须服吐下药，或针灸数十处初乃愈，以试吓之，得其真情可也。甚有小儿、女子，初则诈起，久则病真。以人事纠结相左，其初诈病之情，则成实病，比比然也，不可不知。未必非神之之谓与。

声　　诊^{增补闻⑤}

《难经》曰：闻其五音以别⑥其病。以五脏有五声，以合于五音。谓肝呼应角，心言应徵⑦，脾歌应宫，肺哭应商，肾声应羽是也。然此义深奥，非寻常所能揣测者。今以古人经验简易之法，列为声诊。脉之呻者，痛也（言诊时之呻吟）。

言迟者，风也（迟则寒涩，风痰之症）。声如从室中言，此中气有湿也。言将终乃复言者，此夺气也（谓气不续，言未终止而又言之状也）。衣被不敛，言语骂詈不避亲疏者，神明之乱也（狂）。出言懒怯，先轻后重，此内伤中气也。出言壮厉，先重后轻，是外感邪盛也。攒眉呻吟，苦头痛。呻吟不能行起，腰足痛。叫喊以手按心，中脘痛。呻吟不能转身，腰痛。摇头以手扪腮唇，齿痛。行迟者，腰脚痛。诊时吁气者，郁结；纽身者，腹痛。形羸声哑，劳瘵之不治者，咽中有肺花疮也。暴哑者，风痰伏火，或暴怒叫喊所致。声嘶血败，久病不治。坐而气促，痰火哮喘。久病气促危。中年人声浊，痰火。诊时独言独语，首尾不应，是思虑伤神。伤寒坏病声哑，为狐惑。上唇有疮，虫食其脏；下唇有疮，虫食其肛⑧。气促喘息，不足以息者，虚甚也。虽病其声音清亮如故者，吉。平日无寒热，短气不足以息者，实也（实者，是痰与火也）。

问　　诊^{增补⑨}

凡诊病，必先问是何人？或男或女，或老或幼，或婢妾僮仆；次问得病之日，受病之因，及饮食胃气如何？大小便如何？曾服何药？日间如何？夜寐如何？胸膈有无胀闷之处？问之不答，必耳聋。须

---

① 而：原作"护"，依乾隆本改。
② 欠：经纶堂本、千顷堂本作"静"。
③ 要：约束。
④ 盼（xì细）视：怒视。
⑤ 增补闻：本篇内容顺治本、世美堂本无，系尤氏全文增补，不专指闻声。
⑥ 别：原作"知"，依《难经·六十一难》改。
⑦ 徵（zhǐ纸）：我国五声音阶中的一个音级。
⑧ 肛：千顷堂本作"腑"。
⑨ 增补：顺治本、世美堂本无，系尤氏全文增补。

询其左右，平素如何？否则病久或汗下过伤致聋。问而懒答，或点头，皆是中虚。昏愦不知人事，非暴厥，即久病也，如妇人多中气。诊妇人，必当问月信如何？寡妇气血凝滞，两尺多滑，不可误断为胎；室女亦有之。心腹胀痛，须问新久。凡诊须问所欲何味何物？或荤素，或纵饮茶酒。喜甘脾弱，喜酸肝虚。头身臂膊作痛，必须问曾生恶疮否？曾服何药否？临诊必审形志如何？或形逸心劳，或形劳志苦，或抑郁伤中。或贵脱势，病从内生，名曰脱营（言耗散其营气也）。尝富后贫，忧悲内结，名曰失精（言其精神丧失也）。皮焦筋屈，痿痹为挛，以其外耗于卫，内夺于营，良工诊之，必知病情。再问饮食居处，暴乐暴苦，始乐后苦。暴怒伤阴，暴喜伤阳，形体毁沮，精华日脱，邪气内并（谓邪乘其虚而并也）。故圣人之治病也，必察天地阴阳，四时经纪，五脏六腑，雌雄表里，刺灸砭石、毒药所主，从容人事，以明经道，贵贱贫富，各异品理，问年少长，勇怯之性，审于部分，知病本始，七诊九候，症① 必副矣。

舌　诊增补②

张三锡曰《金镜录》载三十六舌，以辨伤寒之法已备，再三讨论，不过阴阳、表里、虚实、寒热而已。陶节庵曰：伤寒邪在表，则舌无胎；热邪传里，舌胎渐生，自白而黄，黄而黑，甚则黑裂。黑胎多凶，如根黑、中黑、尖黑皆属热；全黑属热极，为难治矣。

外感挟内伤，宿食重而结于心下者，五六日舌渐黄；或中干傍润，名中焙舌，则里热未重；若全干黄黑，皆为里症，分轻重下之。如下之或再下之不减者，尚有宿垢结于中宫也。必切其脉之虚实，及中

气之何如。实者宜润而下之，不可再攻。虚人神气不足，宜回其津液，固其中气，有用生脉散对解毒汤而愈者，此则阳极似阴之症；有用附子理中汤冷服而愈者，此则阴极似阳之症：不可不辨。

白胎属寒，外症烦躁，欲坐卧泥水中，乃阴寒逼其无根之火而然，脉虽大而不鼓，当从阴症治；若不大躁者，呕吐者，当从食阴治。

症诊危候③ 增补④

尸臭（肉绝）。舌卷及囊缩（肝绝）。口不合（脾绝）。肌肿唇反（胃绝）。发直齿枯（骨绝）。遗尿（肾绝）。毛焦（肺绝）。

面黑直视，目瞑不见（阴绝）。目眶陷，目系倾，汗出如珠（阳绝）。手撒戴眼（太阳绝）。病后喘泻。脾肺将绝。目正圆，痓⑤（不治）。

吐沫面赤，面青黑，唇青，人中满，发与眉冲起，爪甲下肉黑，手掌无纹，脐突，足跗肿，声如鼾睡，脉浮无根，面青伏眠，目盲，汗出如油（以上肝绝八日死）。眉倾（胆绝）。手足爪甲青，或脱落，呼骂不休（筋绝八日死）。眉⑥ 息回视（心绝立死）。发直如麻，不得屈伸，自汗不止（小肠绝六日死）。口冷足肿，腹热胪胀⑦，泄利无时（脾绝五日死）。脊骨疼肿，身重不可转侧（胃绝五日死）。

---

① 症：《素问·疏五过论》作"诊"。

② 增补：顺治本、世美堂本无，系尤氏全文增补。

③ 症诊危候：经纶堂本、千顷堂本均作"死候"。

④ 增补：顺治本、世美堂本无，系尤氏全文增补。

⑤ 痓（chì 赤）：乾隆本、经纶堂本和千顷堂本均作"痉"。

⑥ 眉：乾隆本、经纶堂本和千顷堂本均作"肩"。

⑦ 胪（lú 芦）胀：满腹胀。

耳干舌肿，溺血，大便赤泄（肉绝九日死）。口张，气出不反（肺绝三日死）。泄利无度（大肠绝）。齿干枯，面黑目黄，腰欲折，自汗（肾绝）。

脏腑分配于面部图增补

肢节分配面部图增补

《灵枢》曰：五脏六腑，各有部分；能别部分，万举万当。庭者，首面也（庭，天庭也，谓之首面）。阙上者（眉间上分），咽喉也。阙中者（眉之中），肺也。下极者（印堂），心也。直下者（山根），肝也。肝左者（山根之左），胆也。下者（胃之下），脾也。方上者（方始上于脾），胃也。中央者（脾之下，寿之上），大肠也。挟大肠者，肾也（肾有两，故挟大肠也）。当肾者，脐也（肾与大肠、脐，俱在寿上）。面王以上者（面王，准头也。鼻为面之王）。小肠也（准头上色黄，小便难）。面王以下者，膀胱子处也（准头之部，又分上下，男小腹痛，卵痛，女子主膀胱子处病）。颧者，肩也，颧后者，臂也。臂下者，手也。目内眦上者，膺乳也。挟绳而上者，背也（耳傍为绳，臂背为外，膺乳为内，故在目内眦）。循牙车以下者，股也。中央者，膝也（膝居股经之中）。膝以下者，胫也。当①胫以下者，足也。巨分者，股里也（巨，大也。上下牙床大分处以候股。牙床司开合，亦如股里之任屈伸也）。巨屈者，膝膑也（上下唇交接处是地仓穴，以唇口大为屈转，以候膝膑。又唇为言语欲食之门户，亦如膝膑为屈伸奔走之关节，俱动而不休，故应候焉）。此五脏六腑肢节之部分也。

图17　脏腑配面图　　肢节配面图②

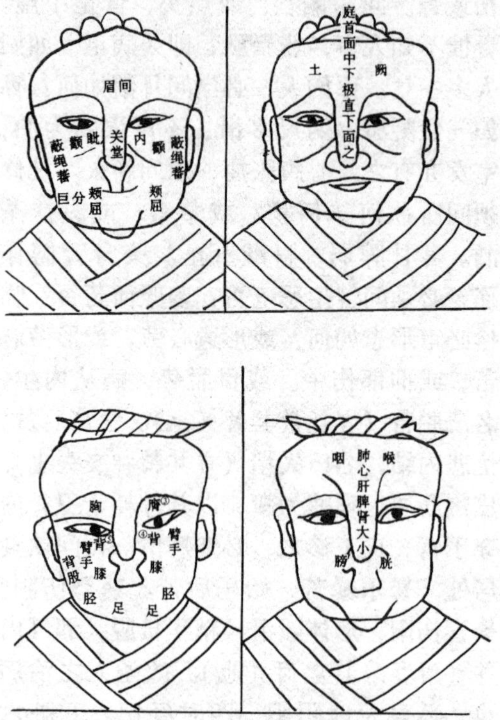

按：《灵枢》此文，雷公问，黄帝答者，细绎经旨，自首面而至膀胱子处十四部，配于明堂者也。自颧至膝膑十一部，配颧之左右及颧之下也。由此观之，明堂为内，两颧为外，一部之分，而有内外。黄帝曰：明堂者鼻也，阙者，眉间也，庭者颜也。此三者立内部。蕃者颊侧也，蔽者耳门也。此二者别外部。又按五官之辨曰：明堂骨高以起，平以直，五脏次于中央，六腑挟其⑥两侧，首面上于阙庭，王宫在于下极。前后互观，脏腑配于明堂，

----

① 当：原脱，依《灵枢·五色》补。

② 脏腑配面图、肢节配面图：下图四幅取自经纶堂本。

③ 膺：千顷堂本作"臂"。

④ 背：千顷堂本作"眉"。

⑤ 背：千顷堂本作"胃"。

⑥ 其：原作"于"，依《灵枢·五色》改。

肢体列于两颧，上下左右，不更彰彰乎！犹恐经义未明言不尽意立图于后明。

内部十四，首面、咽喉、肺、心、肝、胆、脾、胃、肾、大肠、小肠、堂、脐、膀胱、子处。

图外部十一，肩、背、膺乳、手、臂、股、膝、股内、膝膑、胫、足。

持 脉 有 道[①]

《素问·脉要精微论》曰：持脉有道，虚静为保。切脉之道，贵于精诚，嫌其扰乱，故必心虚而无他想，身静而不言动，然后可以察脉之微而不失病情也。保者，不失也。若躁动不安。瞻视不定，轻言谈笑，乱说是非，不惟不能得脉中之巧，适足为旁观者鄙且笑也。

决 死 生

黄帝曰：决死生奈何？岐伯曰：形盛脉细，少气不足以息者危。身形肥盛，而脉形细弱，且少气而不足以呼吸，则外有余而内不足，枝叶盛而根本拔也，故曰少气不足以息者危。形瘦脉大，胸中多气者死。身形瘦削，而脉形洪大，且胸中多气者，阴不足而阳有余也。孤阳不生，故知必死。形气相得生。形盛者脉亦盛，形小者脉亦小，则形与脉相得矣。相得者，相合也。参伍不调者病。参伍者，数目也。言其至数不匀，往来无常度，故知必病。三部九候皆相失者死。皆相失者，如应浮而沉，应小而大，违四时之度，失五脏之常者矣。上下左右之脉相应如参春者病甚。上下左右相失不可数者死。上下左右，即两手之三部九候也。参春者，实大有力，如杵之春，故曰病甚。若失其常度，至于急数而不可数，即八九至之绝脉

也，安得不死？中部之候相减者死[②]。众部虽调，而中部独不及者，为根本败坏，安得生乎？

辨七表八里九道之非

谢缙翁曰：《脉经》论脉二十四种，初无表里九道之目。其言牢脉为阴，《脉诀》乃以牢为七表之阳。仲景辨脉云：浮、大、动、数、滑，阳也。沉、涩、弱、弦、微，阴也。《脉诀》九道以动为阴，七表以弦为阳。似此之类颇多[③]。

吴草庐曰：脉之浮、沉、虚、实、紧、缓、数、迟、滑、涩、长、短之相反，配匹[④] 自不容易，况有难辨。如洪散俱大，而洪有力，微细俱小，而微无力；牢类浮，而边有中无，伏类沉，而边无中有；似豆粒而摇摇不定者，动也，似鼓皮之如如不动者，革也；俱对待也。又有促、结、代皆有止之脉，促疾、结缓，故为可对，代则无对。总二十七脉，不止于七表、八里、九道二十四脉也[⑤]。

戴同父曰：脉不可以表里定名也。轩岐、越人、叔和，皆不言表里，《脉诀》窃叔和之名，而立七表、八里、九道，为世大惑。脉之变化，从阴阳生，但可以阴阳对待而言，各从其类，岂可以一浮二牢[⑥] 为定序，而分七八九名之乎？庐山刘立云以浮、沉、迟、数为纲，而教学者，虽似为捷经，然必博而反约，乃能入

---

① 持脉有道：经纶堂本、千顷堂本作"诊脉要诀。"
② 决死生奈何？……相减者死：正文见《素问·三部九候论》。
③ 谢缙翁曰……似此之类颇多：顺治本无，系尤氏增补。
④ 配匹：《脉诀考证》作"匹配"。
⑤ 吴草庐曰……九道二十四脉也：顺治本无，系尤氏增补。
⑥ 牢：《脉诀考证》作"沈"。

妙，若以此为足，亦自画矣①。

李时珍曰：脉经论脉，只有二十四种，无长、短二脉。《脉诀》之歌亦止二十四种，增长、短而去数、散，皆非也。《素》、《难》、仲景论脉，止别阴阳，初无定数。如《素问》之鼓搏端横，仲景之慄卑高②章刚损纵横逆顺之类是也。后世失传，无所依准，因立名为之指归耳！今之学者，按图索骥，犹若望洋，而况举其全旨乎！此草庐公之独得要领也③。

滑伯仁曰：脉之阴阳、表里，俱以对待而言。高阳生之七表、八里、九道，盖穿凿矣。求脉之明，反为脉之晦。

脉决死期 《素问·大奇论》

脉至浮合，浮合如数，一息十至以上，是经气予不足也。微见九十日死。浮合者，如浮萍之合，有表而无里也。如数者，似数而非数热之阳脉也，是经气衰极耳。微见者，初见也。初见此脉，便可决于九十日而死。时季改易，天道更而人气从之也。十至当作七至。若果十至，则为绝脉，死在旦夕，岂待九十日哉？故知错误无疑矣。

脉至如火薪然，是心精之予夺也；草干而死。脉如火热，是洪大之极也。但见本脏之脉，无胃气以和之，则知心精之已夺矣。夏乃火令，犹未遽绝；至秋深而草干阳消之候，其死期必矣。

脉至如散叶，是肝气予虚也，木叶落而死。如散叶者，浮漂无根也。肝木大虚，违其沉弦之常矣。秋风动而木叶黄落，金旺则木绝，故死。

脉至如省客，省客者脉塞而鼓，是肾气予④不足也；悬去枣华而死。省者，禁也，故天子以禁中为省中。塞者，沉而不利也。鼓者，搏而有力也。伏藏于内而

鼓搏，正如禁宾客而不⑤独知于内而恣肆也，故曰如省客也。是肾气阴寒不安之状也。枣花去，则当长夏也。土旺水涸，肾虚者不能支也。

脉至如丸泥，是胃精予不足也，榆荚落而死。丸泥者，弹丸也。滑动有力，冲和之气荡然矣。春深而榆荚始落，木令方张，弱土必绝。

脉至如横格，是胆气予不足也，禾熟而死。横格者，如横木之格也。且长且坚，东方之真脏脉见矣。禾熟于秋，金令乘权，木安得不败。

脉至如弦缕，是胞精予不足也，病善言，下霜而死，不言，可治。弦缕者，如弦之急，如缕之细也。胞者，心也，心包络也。言者，心声也。火过极而神明无以自持，则多言不寐也。夫脉细则反其洪大之常，善言则丧其神明之守，方霜下而水帝司权，火当绝矣。

脉至如交漆，交漆者左右傍至也，微见三十日死。交漆者，泻漆也。左右傍至者，或左或右，不由正道也。微见此脉，以一月为期，必不禄矣。

脉至如涌泉，浮鼓肌中，太阳气予不足也，少气味，韭英而死。涌泉者，如泉之涌，浮鼓于肌肉之上，而乖违乎就下之常，膀胱衰弱，阴精不能上奉，故少气耳。韭英新发，木帝司命，则水官谢事矣。

脉至如颓土之状，按之不得，是肌气

---

① 庐山刘立云……亦自画矣：顺治本无，系尤氏增补。

② 卑高：《脉诀考证》作"平荣"。

③ 李时珍曰……此草庐公之独得要领也：顺治本无，系尤氏增补。

④ 予：原作"之"，依《素问·大奇论》改。下同。

⑤ 不：此后乾隆本和千顷堂本有"见"字。

予不足也，五色先见黑，白垒发①死。虚大无根，按之即不可得见，颓土之状也。肌气，即脾气，脾主肌肉也。黑为水色，土虚而无所畏，反来乘之矣。垒即藁也。蓬藁有多类，而白者发于春，当木旺之时，土安得而不败？

脉至如悬雍，悬雍者浮揣切之益大，是十二俞之予不足也，水凝而死。悬雍者，喉间下垂之肉也。浮揣之益大，即知重按之而必空矣。浮短者，孤阳亢极之象也。十二俞，即十二经之系也。水凝冰结，阴盛之时，而孤阳有不绝者乎？

脉至如偃刀，偃刀者浮之小急，按之坚大急，五脏菀热，寒热独并于肾也，如此②其人不得坐，立春而死。浮之小急，如刀口也。按之坚大急，即刀背也。菀者，积结也。五脏结热，故发寒热也，阳旺则阴消，故独并于肾也。腰者，肾之府。肾虚则不能起坐。迫立春而阳气用事，阴日以衰，安得不死也？

脉至如丸滑不直手，不直手者按之不可得也，是大肠气予不足也，枣叶生而死。如丸者，短而滑也。短而无根，按之不得也，大肠之金气伤也。枣叶初生，新夏火旺，衰金从此逝矣。

脉至如华者，令人善恐，不欲坐卧，行立常听，是小肠气予不足也，季秋而死。华者，草木之花也，在枝叶而不在根株，乃轻浮而虚也。小肠气通于心，善恐、不欲坐卧者，心神怯而不宁也。行立常听者，恐惧多而生疑也。丙火墓于戌，故当九月季秋死。

奇 经 八 脉

督脉 尺寸中央俱浮，直上直下。

按：洁古云：督者，都也，为阳脉之都纲。其脉起于下极之俞，并于脊里，上至巅，极于上齿缝中龈交穴。其为病也，主外感风寒之邪。《内经》以为实则脊强，虚则头重。王叔和以为腰背强痛，不得俯仰，大人颠病，小儿风痫。尺、寸、中央三部皆浮，且直上直下，为弦长之象，故主外邪。

任脉 寸口脉紧细实长至关。又曰：寸口边丸丸③。

按：任脉起于中极之下，循腹上喉，至于龈交，极于目下承泣穴，为阴脉之统会④。其为病也，男子内结七疝，女子带下瘕聚。王叔和亦以为少腹绕脐引阴中痛。又曰：寸口丸丸⑤主腹中有气如指上抢心，俯仰拘急。紧细实长者，中寒而气结也。寸口丸丸，即动脉也。状如豆粒，厥厥摇动，故主气上冲心。

冲脉 尺寸中央俱牢，直上直下。

按：冲脉起于气街（在少腹毛中两旁各二寸），侠脐左右上行，至胸中而散，为十二经之根本，故称经脉之海，亦称血海。《灵枢》曰：冲脉血盛，则渗灌皮肤，生毫毛。女子数脱血，不营⑥其口唇，故髭须不生。宦者去其宗筋，伤其冲脉，故须亦不生。越人曰：冲脉⑦为病，逆气而里急。或作躁热，皆冲脉逆也。宜补中益气汤加知、柏。王叔和曰：冲督用事，则十二经不复朝于寸口，其人⑧苦恍惚狂痴。又曰：冲脉与督脉无异，但督脉无异，但督脉浮而冲脉沉耳！

---

① 发：此后原有"而"，依《素问·大奇论》删。
② 如此：原脱，依《素问·大奇论》补。
③ 寸口边丸丸：经纶堂本、千顷堂本作"寸脉如丸。"
④ 统会：顺治本作"都纲"。
⑤ 丸丸：经纶堂本、千顷堂本作"脉丸"。下同。
⑥ 营：《灵枢·五音五味》作"荣"。按营、荣通。
⑦ 脉：《难经·二十九难》作"之"。
⑧ 人：此后《脉经》卷二平奇经八脉病第四有"皆"字。

阳跷脉　寸部左右弹。

按：阳跷脉起于跟中，上外踝，循胁上肩，夹口吻，至目，极于耳后风池穴。越人曰：阳跷为病，阴缓而阳急。王叔和注云：当从外踝以上急，内踝以上缓。又曰：寸口前部左右弹者，阳跷也，苦腰背痛，颠痫僵仆[1]，恶风，偏枯，㾠痹体强。左右弹，即紧脉之象。（㾠音顽，麻木也。）

阴跷脉　尺部左右弹。

按：阴跷脉起于跟，上内踝，循阴，自胸至咽，极于目内眦睛明穴。越人曰：阴跷为病，阳缓而[2]阴急。王叔和注曰：当从内踝以上急，外踝以上缓。又曰：寸口脉后部左右弹者，阴跷也，苦颠痫寒热，皮肤淫痹，少腹痛，里急，腰及髋窌下连阴痛，男子阴疝，女下漏下[3]。张洁古曰：跷者，跷疾也。二跷之脉起于足，使人跷捷也。阳跷在肌肉之上，阳脉所行，通贯六腑，主持诸表。阴跷在肌肉之下，阴脉所行，通贯五脏，主持诸里。（髋者宽，窌音料。）

带脉　关部左右弹。

按：带脉起于季胁，围身一周，如束带然。越人曰：带之为病，腹满，腰溶溶如坐水中。（溶溶，缓纵之貌。）《明堂》曰：女人少腹痛，里急瘛疭，月事不调，赤白带下。杨氏曰：带脉总束诸脉，使不妄行，如人束带而前垂。此脉若固，则无带下、漏经之症矣。（瘛音炽，疭音纵。）

阴维脉　尺外斜上至寸。

按：阴维脉起于诸阴之交，发于内踝上五寸，循股、入小腹，循胁上胸，至项前而终。叔和云："若颠痫僵仆失音，肌肉痹痒，汗出恶风，身洗洗然也。又曰：阴维脉沉大而实，主胸中痛，胁下[4]满，心痛。脉如贯珠者，男子胁下实，腰中痛，女子阴中痛，如有疮。"（内踝上五寸

筑宾穴也。）

阳维脉　尺内斜上至寸。

按：阳维脉起于诸阳之会，发于足外踝下一寸五分，循膝，上髀厌，抵少腹，循头入耳，至本神而止。叔和曰：苦肌肉痹痒，皮肤痛，下部不仁，汗出而寒，颠仆羊鸣，手足相引，甚者不能言。洁古曰：卫为阳，主表。阳维受邪，为病在表，故作寒热。营为阴，主里。阴维受邪，为病在里，故苦心痛。阴阳相维，则营卫和谐，营卫不谐，则怅然失志，不能自收持矣。（髀音皮。外踝下一寸五分申脉穴。）

李时珍曰：人身有经脉络脉，直行曰经，旁行曰络。经凡十二，手之三阴三阳，足之三阴三阳是也。络凡十五，乃十二经各有一别络，而脾又有一大络，并任、督二络，为十五也。共二十七气，相随上下，如泉之流，不得休息。阴脉营于五脏，阳脉营于六腑，阴阳相贯，如环无端。其流溢之气，入于奇经，转相灌溉。奇经之八脉，不拘制于十二正经，无表里配合，故谓之奇。盖正经犹沟渠，奇经犹河泽；正经之脉隆盛，则溢于奇经。故秦越人比之天雨沟渠溢满，滂沛河泽。此《灵》、《素》未发之旨也。（凡经十二，每经各有一别络，而脾又有一大络，并任、督二络，共二十七气）。又曰：阳维起手诸阳之会，由外踝而上行于卫分；阴维起于诸阴之交，由内踝而上行于营分；所以为一身之纲维也。阳跷起于跟中，循外踝

---

[1] 仆：此后《脉经》卷十手检图二十一部有"羊鸣"。

[2] 而：原脱，依《难经·二十九难》补。

[3] 下：此后《脉经》卷十手检图二十一部有"不止"两字。

[4] 下：《脉经》卷二平奇经八脉病第四此下有"支"字。

上行于身之左右；阴跷起于跟中，循内踝上行于身之左右，所以使机关之跷捷也。督脉起于会阴，循背而行于身之后，为阳脉之总督，故曰阳脉之海。任脉起于会阴，循腹而行于身之前，为阴脉承任，故曰阴脉之海。冲脉起于会阴，夹脐而行，直冲于上，为诸脉之冲要，故曰十二经脉之海。带脉则横围于腰，状如束带，所以总约诸脉者也。是故阳维主一身之表，阴维主一身之里，以乾坤言也；阳跷主一身左右之阳，阴跷主一身左右之阴，以东西言也；督脉主身后之阳，任、冲主身前之阴，以南北言也；带脉横束诸脉，以六合言也。故医而知此八脉，则十二经十五①络之大旨得矣②。

张紫阳云：冲脉在风府穴下，督脉在脐后，任脉在脐前，带脉在腰，阴跷脉在尾闾前、阴囊下，阳跷脉在尾闾后二节，阴维脉在顶前一寸三分，阳维脉在顶后一寸三分。凡人有此八脉，俱属阴神，闭而不开，惟神仙以阳气冲开，故能得道。八脉者，先天大道之根，一炁③之祖，采之惟在阴跷为先，此脉才动，诸脉皆通。阴跷一脉，散在丹经，其名颇多，曰天根，曰死户，曰复命关，曰生死根。有神主之，名曰桃康，上通泥丸，下彻涌泉，倘能知此，使真气聚散，皆从此关窍，则天门常开，地户永闭，尻脉周流于一身，和气自然上朝，阳长阴消，水中火发，雪里花开，身体轻健，容衰返壮，昏昏默默，如醉如痴。要知西南之乡，在坤地尾闾之前，膀胱之后，小肠之下，灵龟之上，乃天地日逐所生。炁根，产铅之处也。此丹经之秘要，长生之妙道也。

---

① 十五：原作"十二"，依《奇经八脉考》改。
② 人身有经脉……大旨得矣：文见《奇经八脉考》，文字略有出入。
③ 炁：同"气"。

诊家正眼卷下

云间李中梓士材父著述

门人尤　乘生洲父增补

叔和《脉经》止论二十四种，若夫长、短二脉，缺而不载；牢、革二脉，混而不分；更有七至名极，即为疾脉，是指下恒见者，又何可废乎？共得二十八脉，缕析而详为之辨，稍挟疑溷①者，悉简其讹，从来晦蚀之义，今始得而昭明，然皆考据典章，衷极理要，终不敢以凭臆之说，罔乱千秋也。

浮　脉阳

体象　浮在皮毛，如水漂木，举之有余，按之不足。

主病　浮脉为阳，其病在表。寸浮伤风，头疼鼻塞。左关浮者，风在中焦；右关浮者，风痰在膈。尺部得之，下焦风热，小便不利，大便秘涩。

兼脉　无力表虚，有力表实。浮紧风寒，浮迟中风，浮数风热，浮缓风湿，浮芤失血，浮短气病，浮洪虚热，浮虚暑惫，浮涩血伤，浮濡气败。

按：浮之为义，如木之浮水面也。浮脉法天，轻清在上之象，在卦为乾，在时为秋，在人为肺。《素问》曰：其气来，毛而中央坚，两旁虚，此谓②太过，病在外；其气来，毛而微，此谓不及，病在中。又曰：太过则令人③逆气④而背痛，

不及则喘，少气而咳，上气见血。又曰：肺脉厌厌聂聂，如落榆荚，曰肺平。肺脉不上不下，如循鸡羽，曰肺病。肺脉来，如物之浮，如风吹毛，曰肺死⑤。王叔和云：举之有余，按之不足。最合浮脉之义。黎氏以为如捻葱叶，则溷于芤脉矣。崔氏云：有表无里，有上无下，则脱然无根，又溷于散脉矣。伪诀云：寻之如太过。是中候盛满，与浮之名义有何干涉乎？须知浮而盛大为洪，浮而软大为虚，浮而柔细为濡，浮而无根为散，浮而弦芤为革，浮而中空为芤，毫厘疑似之间，相去便已千里，可不细心体认哉？寸、关、尺俱浮，直上直下，或颠或痫，腰背强痛，不可俯仰，此督脉为病也。夫肺脏职秋金，天地之气，至秋而降，且金性重而下沉，何以与浮脉相应耶？不知肺金虽沉，然所主者实阳气也，况处于至高，为五脏六腑之华盖，轻清之用，与乾天合德，故与浮脉相应耳！

---

① 溷（hùn 混）：混乱。
② 谓：原作"为"，依《素问·玉机真藏论》改。下同。
③ 令人：原脱，依《素问·玉机真藏论》补。
④ 逆气：原作"气逆"，依《素问·玉机真藏论》改。
⑤ 肺脉……曰肺死：文见《素问·平人气象论》，文字略有出入。

沉　脉 阴

体象　沉行筋骨，如水投石，按之有余，举之不足。

主病　沉脉为阴，其病在里。寸沉短气，胸痛引胁，或为痰饮，或水与血。关主中寒，因而痛结，或为满闷，吞酸筋急。尺主背痛，亦主腰膝，阴下湿痒，淋浊痢泄。

兼脉　无力里虚，有力里实。沉迟痼冷，沉数内热，沉滑痰饮，沉涩血结，沉弱虚衰，沉牢坚积，沉紧冷疼，沉缓寒湿。

按：沉之为义，如石之沉于水底也。沉脉法地，重浊在下之象，在卦为坎，在时为冬，在人为肾。黄帝曰：冬脉如营，何如而营？岐伯曰：冬脉肾也，北方之水也，万物所以含藏，其气来沉以搏①，故曰营。其气如弹石者，此谓太过，病在外；令人解㑊②，脊脉痛而少气不欲言。其去③如数者，此谓不及，病在中，令人心悬如饥，䏚④中清，脊中痛，少腹痛，小便黄赤。又曰：脉来，喘喘累累如钩，按之而坚，曰肾平，冬以胃气为本。脉如引葛⑤，按之益坚，曰肾病。脉来发如夺索，辟辟如弹石，曰肾死⑥。杨氏曰：如绵裹砂，内刚外柔。审度名义，颇不相戾。伪诀妄云：缓度三关，状如烂绵。则是弱脉而非沉脉矣。若缓度三关，尤不可晓。沉而细耎为弱脉，沉而弦劲为牢脉，沉而着骨为伏脉。刚柔浅深之间，宜熟玩而深思也。

夫肾之为脏，配坎应冬，万物蛰藏，阳气下㟏，烈为雪霜，故其脉主沉阴而居里。若误与之汗，则如蛰虫出而见霜；误与之下，则如飞蛾入而见汤。此叔和入理之微言，后世之司南也。

迟　脉 阴

体象　迟脉属阴，象为不及，往来迟慢，三至一息。

主病　迟脉主脏，其病为寒。寸迟上寒，心痛停凝。关迟中寒，症结挛筋。尺迟火衰，溲便不禁，或病腰足，疝痛牵阴。

兼脉　有力积冷，无力虚寒。浮迟表冷，沉迟里寒，迟涩血少，迟缓湿寒，迟滑胀满，迟微难安。

按：迟之为义，迟滞而不能中和也。脉以一息四至为和平，若一息三至，则迟而不及矣。阴性多滞，故阴寒之症，脉必见迟也。譬如太阳隶于南陆，则火度而行数；隶于北陆，则水度而行迟。即此可以征阴阳迟速之故矣。伪诀云：重手乃得。是沉脉而非迟矣。又云：状且难，是啬脉而非迟矣。一息三至，甚为分明，而误云隐隐，是微脉而非迟矣。迟而不流利，则为涩脉；迟而有歇止，则为结脉；迟而浮大且软，则为虚脉。至于缓脉，绝不相类。夫缓以脉形之宽缓得名，迟以至数之不及为义，故缓脉四至，宽缓和平，迟脉三至，迟滞不前，然则二脉各别，又安足溷哉？以李濒湖之通达，亦云小快于迟作缓持，以至数论缓脉，是千虑之一失也。

王叔和曰：一呼一至曰离经；二呼一

---

① 搏：原作"㮛"，依《素问·玉机真藏论》改。
② 解（xiè械）㑊（yì亦）：古病名。指困倦、懈怠等症。
③ 去：原作"虚"，依《素问·玉机真藏论》改。
④ 䏚（miǎo秒）：位于侧腹部，相当于第十二肋软骨下方、髂嵴上方的软组织部分。乾隆本和千顷堂本作"胫"。
⑤ 葛：即葛藤。
⑥ 脉来……曰肾死：文见《素问·平人气象论》，文字略有出入。

至日夺精；三呼一至曰死；四呼一至曰命绝；此损之脉也。一损，损于皮毛；二损，损于血脉；三损，损于肌肉；四损，损于筋；五损，损于骨。是知脉之至数愈迟，则症之阴寒益甚矣。

数　脉阳

体象　数脉属阳，象为太过，一息六至，往来越度。

主病　数脉主腑，其病为热。寸数喘咳，口疮肺痈。关数胃热，邪火上攻。尺数相火，遗浊淋癃。

兼脉　有力实火，无力虚火。浮数表热，沉数里热；阳数君火，阴数相火；右数火亢，左数阴戕。

按：数之为义，躁急而不能中和也。一呼脉再动，气行三寸，一吸脉再动，气行三寸，呼吸定息，气行六寸。一昼一夜，凡一万三千五百息，当五十周于身，脉行八百一十丈，此经脉周流恒常之揆度也。若一息六至，岂非越其常度耶！火性急速，故阳盛之症，脉来必数也。伪诀云七表、八里、而独遗数脉，只歌于心脏，此其过非浅鲜也。数而弦急，则为紧脉。数而流利，则为滑脉。数而有止，则为促脉。数而过极，则为疾脉。数如豆粒，则为动脉。古人云：脉书不厌千回读，熟读深思理自知。只如相类之脉，非深思不能辨别，非熟读不能谙识也。王叔和云：一呼再至曰平；三至曰离经；四至曰夺精；五至曰死；六至曰命绝①。此至之脉也。乃知脉形愈数，则受症愈热矣。肺部见之，为金家贼脉；秋月逢之，为克令凶征也。

滑　脉阳中之阴

体象　滑脉替替，往来流利，盘珠之形，荷露之义。

主病　滑脉为阳，多主痰液。寸滑咳嗽，胸满吐逆。关滑胃热，壅气伤食。尺滑病淋，或为痢积，男子溺血，妇人经郁。

兼脉　浮滑风痰，沉滑痰食，滑数痰火，滑短气塞。滑而浮大，尿则阴痛；滑而浮散，中风瘫缓；滑而冲和，娠孕可决。

按：滑之为义，往来流利而不涩滞也。阴气有余，故脉来流利如水。夫脉者，血之府也。血盛则脉滑，故肾脉宜之。张仲景以翕奄沉为滑，而人莫能解。盖翕者，浮也。奄者，忽也。谓忽焉而沉，摩写往来流利之状，极为曲至也。伪诀云：按之即伏，三关如珠，不进不退。与滑之名义，殊属支离。曰伏，曰不进不退，尤为怪诞。王叔和以关滑为胃家有热，伪诀以关滑为胃家有寒，叔和以尺滑为下焦蓄血，伪诀以尺滑为脐下如冰②，何相反悖谬一至此乎？又考叔和云与数相似，则滑必兼数；而李时珍以滑为阴气有余，是何其不③合耶？或当以浮沉尺寸为辨耳。滑脉为阳中之阴，以其形兼数也，故为阳；以其形如水也，故为阳中之阴。大抵兼浮者毗④于阳，兼沉者毗于阴，是以或热或寒，古无定称也。衡之以浮沉，辨之以尺寸，庶无误耳！

---

① 绝：原作"尽"，依《脉经》卷四诊损至脉第五改。

② 冰：经纶堂本作"水"。

③ 不：此后顺治本、乾隆本和经纶堂本有"相"字。

④ 毗（pí枇）：邻近、连接。

涩　脉阴

体象　涩脉蹇滞，如刀刮竹，迟细而短，三象俱足。

主病　涩为血少，亦主精伤。寸涩心痛，或为怔忡。关涩阴虚，因而中热；右关土虚，左关胁胀。尺涩遗淋，血痢可决；孕为胎病，无孕血竭。

兼脉　涩而坚大，为有实热。涩而虚软，虚火炎灼。

按：涩者，不流利、不爽快之义也。《内经》曰：参伍不调①，谓之凝滞而至数不和匀也。《脉诀》以轻刀刮竹为喻者，刀刮竹则阻滞而不滑也。通真子以如雨沾沙为喻者，谓雨沾金石，则滑而流利；雨沾沙土，则涩而不流也。李时珍以病蚕食叶为喻者，谓其迟慢而艰难也。伪诀云指之②寻之似有，举之全无，则是微脉而非涩脉也。王叔和谓其一止复来，亦有疵病。盖涩脉往来迟难，有类乎止，而实非止也。又曰：细而迟，往来难③，且涩者，乃浮分多而沉分少，有类乎散而实非散也。须知极软似有若无为微脉，浮而且细且蹇为濡脉，沉而且细且蹇为弱脉，三者之脉，皆指下模糊而不清爽，有似乎涩而确有分别也。肺之为脏，气多血少，故右寸见之，为合度之诊。肾之为脏，专司精血，故左尺见之，为虚戕之候。不问男妇，凡尺中沉涩者，必艰于嗣，正血少精伤之症也。如怀子而得涩脉，则血不足以养胎。如无孕而得涩脉，将有阴衰髓竭之忧。

大抵一切世间之物，濡润则必滑，枯槁则必涩。故滑为痰饮，涩主阴衰，理有固然，无足疑者。

虚　脉阴

体象　虚合四形，浮大迟蹇，及乎寻按，几不可见。

主病　虚主血虚，又主伤暑。左寸心亏，惊悸怔忡；右寸肺亏，自汗气怯。左关肝伤，血不营筋；右关脾寒，食不消化。左尺水衰，腰膝痿痹；右尺火衰，寒症蜂起。

按：虚之为义，中空不足之象也，专以蹇而无力得名也。叔和云：虚脉，迟大而蹇，按之④豁豁然空。此言最为合义。虽不言浮字，而曰按之豁豁然空，则浮字之义已包含具足矣。崔紫虚以为形大力薄，其虚可知。但欠迟字之义耳！伪诀云：寻之不足，举之有余，是浮脉而非虚脉矣。浮以有力得名，虚以无力取象。有余二字，安可施之虚脉乎？杨仁斋曰：状为柳絮，散漫而迟。滑氏曰：散大而蹇。二家之言，俱是散脉而非虚脉矣。夫虚脉按之虽蹇，犹可见也；散脉按之绝无，不可见也。虚之异于濡者，虚则迟大而无力，濡则细小而无力也。虚之异于芤者，虚则愈按而愈软，芤则重按蹇仍见也。王叔和曰：血虚脉虚，而独不言气虚者，何也？气为阳，主浮分，血为阴，主沉分；今浮分大而沉分空，故独主血虚耳！

夫虚脉兼迟，迟为寒象，大凡症之虚极者必挟寒，理势然也。故虚脉行指下，则益火之原，以消阴翳，可划然决矣。更有浮取之而且大且软，重按之而豁然似

---

① 参伍不调：文见《素问·三部九候论》。

② 之：顺治本、乾隆本和千顷堂本均作"下"。

③ 细而迟，往来难：文见《脉经》卷一脉形状指下秘诀第一。

④ 之：《脉经》卷一脉形状指下秘诀第一此下有"不足，隐指"四字。

无，此名内真寒，外假热，古人以附子理中汤冰冷与服，治以内真热而外假寒之剂也。

实　脉阳

体象　实脉有力，长大而坚，应指愊愊①，三候皆然。

主病　血实脉实，火热壅结。左寸心劳，舌强气涌；右寸肺病，呕逆咽疼。左关见实，肝火胁痛；右关见实，中满气疼。左尺见实，便闭腹疼；右尺见实，相火亢逆。

兼脉　实而且紧，寒积稽留。实而且滑，痰凝为祟。

按：实之为义，邪气盛满，坚劲有余之象也。既大矣而且兼长，既长大矣而且有力，既长大有力矣，而且浮、中、沉三候皆然，则诸阳之象，莫不毕备焉。见此脉者，必有大邪大热，大积大聚，故王叔和《脉经》云：实脉，浮沉皆得，脉大而长，微弦，应指愊愊然。又曰：血实脉实。又曰：脉实者，水谷为病。又曰：气来实强，是谓太过。由是测之，则但主实热，不主虚寒，较若列眉②矣。故叔和有尺实则小便难之说。乃伪诀谬以尺实为小便不禁。奈何与叔和相反耶？又妄谓如绳应指来，则是紧脉之形，而非实脉之象矣。夫紧脉之与实脉，虽相类而实相悬。盖紧脉弦急如切绳，而左右弹人手；实脉则且大且长，三候皆有力也。紧脉者热为寒束，故其象绷急而不宽舒；实脉者邪为火迫，故其象坚满而不和柔。以症合之，以理察之，便昭然于心目之间，而不可混淆矣。

又按：张洁古惑于伪诀实主虚寒之说，而遂以姜、附施治，此甚不可为训也。或实脉而兼紧者，庶乎相当。苟非紧

象，而大温之剂施予大热之人，其不立毙者几希矣！以洁古之智，当必是兼之治无疑耳。

长　脉阳

体象　长脉迢迢，首尾俱端，直上直下，如循长竿。

主病　长主有余，气逆火盛。左寸见长，君火为病；右寸见长，满逆为定。左关见长，木实之殃；右关见长，土郁胀闷。左尺见长，奔豚冲竞③；右尺见长，相火专令。

按：长之为义，首尾相称，往来端直也。在时为春，在卦为震，在人为肝。肝主春生之令，天地之气至此而发舒，脉象应之，故得长也。《内经》曰：长则气治④。李月池曰：心脉长者，神强气壮；肾脉长者，蒂固根深。皆言平脉也。如上文主病云云，皆言病脉也。《内经》曰：肝⑤脉来，软弱招招，如揭长竿末梢，曰肝平。肝⑥脉来盈实而滑，如循长竿，曰肝病。故知长而和缓，即合春生之气，而为健旺之征；长而硬满，即属火亢之形，而为疾病之应也。旧说过于本位，名为长脉，久久审度，而知其必不然也。寸而上过，则为溢脉，寸而下过，则为关脉；关而上过，即属寸脉，关而下过，即属尺脉；尺而上过，即属关脉，尺而下过，即属覆脉。由是察之，然则过于本位，理之所必无，而义之所不合也。惟其

---

① 愊愊（bì壁）：郁结貌。
② 列眉：明白。
③ 竞：乾隆本和经纶堂本均作“兢”。兢有“动”义。
④ 长则气治：文见《素问·脉要精微论》。
⑤ 肝：《素问·平人气象论》此前有“平”字。
⑥ 肝：《素问·平人气象论》此前有“病”字。

状如长竿，则直上直下，首尾相应，非若他脉之上下参差，首尾不匀者也。凡实、牢、弦、紧，皆兼长脉，故古人称长主有余之疾，非无本之说也。

短 脉阴

体象 短脉涩小，首尾俱俯，中间突起，不能满部。

主病 短主不及，为气虚症。短居左寸，心神不定；短见右寸，肺虚头痛。短在左关，肝气有伤；短在右关，膈间为殃。左尺见短，少腹必疼；右尺见短，真火不隆。

按：短之为象，两头沉下，而中间独浮也。在时为秋，在人为肺。肺应秋金，天地之气至是而收敛，人身一小天地，故畜缩之象相应，而短脉见也。《内经》曰：短则气病①。盖以气属阳，主乎充沛，若短脉独见，气衰之确兆也。然肺为主气之脏，偏与短脉相应，则又何以说也？《素问》曰：肺之平脉，厌厌聂聂，如落榆荚②。则短中自有和缓之象，气仍治也。若短而沉且涩，而谓气不病可乎？高阳生以短脉分中间有，两头无，为不及本位。尝衷之以至理，而知其说不能无弊也。盖脉以贯通为义，一息不运，则机缄穷，一毫不续，则穹壤判，岂有断绝不通之理哉？假使上不贯通，则为阳绝，下不贯通，则为阴绝，俱为必死之脉矣。戴同父亦悟及此，而云短脉只宜见于尺寸，若关中见短，是上不通寸，下不通尺，为阴阳绝脉而必死。据同父之说，极为有见。然尺与寸可短，依然落于阴绝阳绝矣，非两头断绝也。特两头俯而沉下，中间突而浮起，仍自贯通者也。叔和云：应指而回，不能满部。亦非短脉之合论也。

李时珍曰：长脉属肝，宜于春；短脉属肺，宜于秋。但诊肺、肝，则长、短自见③。故知非其时、非其部，即为病脉也。

洪 脉阳

体象 洪脉极大，状如洪水，来盛去衰，滔滔满指。

主病 洪为盛满，气壅火亢。左寸洪大，心烦舌破；右寸洪大，胸满气逆。左关见洪，肝木太过；右关见洪，脾土胀热。左尺洪大，水枯便难；右尺洪大，龙火燔灼。

按：洪脉，即大脉也。如尧时洪水之洪，喻其盛满之象。在卦为离，在时为夏，在人为心。时当朱夏，天地之气酣满畅遂，脉者气之先声，故应之以洪。洪者，大也，以水喻也。又曰钩者，以木喻也。夏木繁滋，枝叶敷布，重而下垂，故如钩也。钩即是洪，名异实同。《素问》以洪脉为来盛去衰，颇有微旨。大抵洪脉，只是根脚阔大，却非坚硬。若使大而坚硬，则为实脉而非洪脉矣。《内经》谓大则病进，亦以其气方张也。黄帝问曰：夏脉如钩，何如而钩？岐伯曰：夏脉者④心也，南方火也，万物所以盛长也。故⑤其气来盛去衰，故曰钩。反此者病。黄帝曰：何如而反？岐伯曰：其气来盛去亦盛，此谓太过，病在外；其气来不盛去反盛，此谓不及，病在中。太过则令人身热而肤痛，为浸淫；其⑥不及则令人烦心，

① 短则气病：文见《素问·脉要精微论》。
② 肺之平脉……落榆荚：文见《素问·平人气象论》，文字略有出入。
③ 长脉属肝……短自见：文见《濒湖脉学》。
④ 者：原脱，依《素问·玉机真藏论》补。
⑤ 故：原脱，依《素问·玉机真藏论》补。
⑥ 其：原脱，依《素问·玉机真藏论》补。

上见咳唾，下为气泄。王叔和云：夏脉洪大而散，名曰平脉。反得沉濡而滑者，是肾之乘心，水之克火为贼邪，死不治。反得大而缓者，是脾之乘心，子之扶母，为实邪，虽病自愈。反得弦细而长者，是肝之乘心，母之归子，为虚邪，虽病易治。反得浮涩而短者，是肺之乘心，金之凌[①]火，为微邪，虽病即瘥。凡失血、下利、久嗽、久病之人，俱忌洪脉。《脉经》曰：形瘦脉大而[②]多气者，死。可见形症不与脉相合者，均非吉兆。

微　脉 阴

体象　微脉极细，而又极耎，似有若无，欲绝非绝。

主病　微脉模糊，气血大衰。左寸惊怯，右寸气促。左关寒挛，右关胃冷。左尺得微，髓绝精枯；右尺得微，阳衰命绝。

按：微之为言，若有若无也。其象极细极软，古人以尘与微并称，便可想见其细软之极矣。张仲景曰：瞥[③]瞥如羹上肥，状其软而无力也。萦萦如蛛丝，状其细而难见也。所以古人有言曰：似有若无，欲绝非绝。惟斯八字，可为微脉传神。若诊者心神浮越，未能虚静，而卒然持之，竟不得而见也。世俗未察微脉之义，每见脉之细者，辄以微细并称，是何其言之不审耶？轻按之而如无，故曰阳气衰；重按之而欲绝，故曰阴气竭。长病得之，多不可救者，谓正气将次灭绝也；卒病得之，犹或可生者，谓邪气不至深重也。李时珍曰：微主久虚血弱之病，阳微则恶寒，阴微则发热。自非峻补，难可回春。高阳生曰：虚中日久为崩带，漏下多时骨亦枯。尚未足以概微之主病也。

算数者以十微为一忽，十忽为一丝，十丝为一毫，十毫为一厘。由是推之，则一厘之少，分而为万，方始名微，则微之渺小难见，盖可知矣。

细　脉 阴

体象　细直而软，累累萦萦，状如丝线，较显于微。

主病　细主气衰，诸虚劳损。细居左寸，怔忡不寐；细在右寸，呕吐气怯。细入左关，肝阴枯竭；细入右关，胃虚胀满。左尺若细，泄痢遗精；右尺若细，下元冷惫。

按：细之为义，小也，细也，状如丝也。微脉则模糊而难见，细脉则显明而易见，故细于微稍稍较大也。伪诀乃云极细，则是微脉而非细脉矣。王启玄曰：状如莠蓬。善摩其柔细之态也。王叔和《脉经》云：细为血少气衰，有此症则顺，无此症则逆。故吐利、失血，得沉细者生。忧劳过度之人，脉亦多细，为自戕其气血也。春夏之令，少壮之人，俱忌细脉，谓其不与时合，不与形合也。秋冬之际，老弱之人，不在禁忌之例。

大抵细脉、微脉，俱为阳气衰残之候。《难[④]经》曰：气主煦[⑤]之。非行温补，何以复其散失之元乎？尝见虚损之人，脉已细而身常热，医者不究其元，而以凉剂投之，何异于恶醉而强酒？遂使真阳散败，饮食不进，上呕下泄，是速之使

---

① 凌：《脉经》卷三心小肠部第二作"陵"。
② 而：《脉经》卷四辨三部九候脉证第一作"胸中"。
③ 瞥：《注解伤寒论》辨脉法第一此前有"脉"字。
④ 难：原作"内"，依《难经·二十二难》及正文内容改。
⑤ 煦：《难经·二十二难》作"呴"。滑寿曰："呴，煦也"。

毙耳！《素问》曰：壮火食气。少火生气①。人非少火，无以运行三焦，熟腐水谷。未彻乎此者，安足以操司命之权哉？然虚劳之脉，细数不可并见，并见者必死。细则气衰，数则血败，气血交穷，短期将至，虽和缓投治，亦无回生之日矣。

濡　脉阴中之阳

体象　濡脉细软，悬于浮分，举之乃见，按之即空。

主病　濡主阴虚，髓绝精伤。左寸见濡，健忘惊悸；右寸见濡，膝虚自汗。左关逢之，血不营筋；右关逢之，脾虚湿侵。左尺得濡，精血枯损；右尺得之，火败命垂。

按：濡之为名，即软之义也，必在浮候见其细软。若中候沉候，不可得而见也。王叔和比之帛浮水面，李时珍比之水上浮沤，皆曲状其随手而没之象也。《脉经》言轻手相得，按之无有。伪诀反言按之似有举还无。悖戾一至此耶！且按之则似有，举之则全无，是弱脉而非濡脉矣。濡脉之浮软，与虚脉相类，但虚脉形大，而濡脉形小也。濡脉之细小，与弱脉相类，但弱在沉分，而濡在浮分也。濡脉之无根，与散脉相类，但散脉从浮大而渐至于沉绝，濡脉从浮小而渐至于不见也。从大而至无者，为全凶之象；从小而之无者，为吉凶相半也。

浮主气分，浮举之而可得，气犹未败；沉主血分，沉按之而全无，血已伤残。在久病老年之人见之，尚未至于命绝，为其脉与症合也。若平人及少壮及暴病见之，名为无根之脉，去死不远矣。

弱　脉阴

体象　弱脉细小，见于沉分，举之则无，按之乃得。

主病　弱为阳陷，真气衰弱。左寸心虚，惊悸健忘；右寸肺虚，自汗短气。左关木枯，必苦挛急；右关土寒，水谷之痾。左尺弱形，涸流可征；右尺若见，阳陷可验。

按：弱之为义，沉而细小之候也。叔和《脉经》云：弱脉，极耎而沉细，按之乃得，举之②无有。何其彰明详尽也。伪诀乃借叔和之名以欺世者，而反以弱脉为轻手乃得，是明与叔和相戾，且是濡脉之形，而非弱脉之象矣。因知高阳生误以濡脉为弱，弱脉为濡，不意欲立言之人，而不加考据乃尔耶！即黎氏浮沤之喻，亦误以濡脉为弱脉矣③。夫浮以候阳，阳主气分，浮取之而如无，则阳气衰微，确然可据。夫阳气者，所以卫外而为固者也，亦所以运行三焦，熟腐五谷者也。弱脉呈形，而阴霾已极，自非见睍④而阳何以复耶？《素问》曰：脉弱以滑，是有胃气⑤。脉弱以涩，是为久病。愚谓弱堪重按，阴犹未绝。若兼涩象，则气血交败，生理灭绝矣。仲景云：阳陷入阴，当恶寒发热⑥。久病及衰年见之，犹可维援；新病及少壮得之，必死安待？柳氏曰：气虚

---

① 壮火食气，少火生气：文见《素问·阴阳应象大论》。

② 之：原作"手"，依《脉经》卷一脉形状指下秘诀第一改。

③ 因知……弱脉矣：顺治本无，系尤氏增补。

④ 睍（ní 腻）：原作"睨"，依千顷堂本改。睍有光明之义。

⑤ 脉弱以滑，是有胃气：文见《素问·玉机真藏论》。

⑥ 阳陷入阴，当恶寒发热：《注解伤寒论》辨脉法第一作"阳气下陷入阴中，则发热也。"

则脉弱，寸弱阳虚，尺弱阴虚，关弱胃虚。

紧　脉阴中之阳

体象　紧脉有力，左右弹人，如绞转索，如切紧绳。

主病　紧主寒邪，亦主诸痛。左寸逢紧，心满急痛；右寸逢紧，伤寒喘嗽。左关、人迎，浮紧伤寒；右关、气口，沉紧伤食。左尺见之，脐下痛极；右　见之，奔豚疝疾。

兼脉　浮紧伤寒，沉紧伤食。急而紧者，是为遁尸。数而紧者，当主鬼击。

按：紧者，绷急而兼绞转之形也。古称热则筋纵，寒则筋急。此惟热郁于内，而寒束于外，故紧急绞转之象，征见于脉耳！《素问》曰：往来有力，左右弹人手，则刚劲之概可掬。夫寒者，北方刚劲肃杀之气，故紧急中复兼左右弹手之象耳。仲景曰：如转索无常。叔和曰：数如切绳①。丹溪曰：如纫簟线②。譬如以二股三股纠合为绳，必旋转而绞，乃紧而成绳耳。可见紧之为义，不独纵有挺急，抑且横有转侧也。苟非横有转侧，则《内经》之左右弹人，仲景之转索，丹溪之纫线，叔和之切绳，将何所取义乎？高阳生伪诀未察诸家之说，而妄云：寥寥入尺来。不知于紧之义何居乎？盖紧之挺急而劲，与弦相类；但比之于弦，更有加于挺劲之异，及转如绳线之状也。

中恶、祟乘之脉而得浮紧，谓邪方炽而脉无根也；咳嗽、虚损之脉而得沉紧，谓正已虚而邪已痼也，咸在不治之例。

缓　脉阴

体象　缓脉四至，来往和匀，微风轻飏，初春杨柳。

兼脉主病　缓为胃气，不主于病。取其兼见，方可断症。浮缓风伤，沉缓寒湿。缓大风虚，缓细湿痹。缓涩脾薄，缓弱气虚。左寸涩缓，少阴血虚；右寸浮缓，风邪所居。左关浮缓，肝风内鼓；右关沉缓，土弱湿侵。左尺缓涩，精宫不及；右尺缓细，真阳衰极。

按：缓脉以宽舒和缓为义，与紧脉正相反也。在卦为坤，在五行为土，在时令为四季之末，在人身为足太阴脾。若阳寸阴尺，上下同等，浮大而耎，无有偏胜者，和平之脉也。故曰缓而和匀，不浮不沉，不大不小，不疾不徐，意气欣欣、悠攸扬扬，难以名状者，此真胃气脉也。又云土为万物之母，中气调和，则百疾不生。又一切脉中皆须挟缓，谓之胃气。但得本脏之脉，无胃气以和之，则真脏脉见，与之短期。又曰有胃气则生，无胃气则死。缓之于脉大矣哉！是故缓脉不主疾病，惟考其兼见之脉，乃可断其为病耳！岐伯曰：脾者土也，孤脏以灌四旁者也。善者不可见，恶者可见。其来如水之流，此为太过，病在外；如乌之喙，此谓不及，病在中。太过则令人四肢沉重③；不及则令人九窍壅塞不通。王叔和《脉经》云：脾王④之时，其脉大，阿阿而缓，名曰平脉。反得弦细而长者，是肝之乘脾，木之克土，为贼邪，死不治。反得浮涩而短，是肺之乘脾，子之扶母，为实邪，虽病自愈。反得洪大而散者，是心之乘脾，母之归子，为虚邪，虽病易治。反得沉濡而滑者，是肾之乘脾，水之凌土，

---

① 数如切绳：文见《脉经》卷一脉形状指下秘诀第一。

② 簟（diàn 甸）线：细竹条片。

③ 沉重：《素问·玉机真藏论》作"不举"。

④ 王：通"旺"。

为微邪，虽病即瘥。高阳生伪诀以缓脉主脾热、口臭、反胃、齿痛、梦鬼诸症，出自杜撰，与缓脉无涉也。

弦　脉阳中之阴

体象　弦如琴弦，轻虚而滑，端直以长，指下挺然。

主病　弦为肝风，主痛主疟，主痰主饮。弦在左寸，心中必痛；弦在右寸，胸及头疼。左关弦弓[1]，痰疟症瘕；右关弦见，胃寒膈痛。左尺逢弦，饮在下焦；右尺逢弦，足挛疝痛。

兼脉　浮弦支饮，沉弦悬饮。弦数多热，弦迟多寒。弦大主虚，弦细拘急。阳弦头痛，阴弦腹痛。单弦饮癖，双弦寒痼。

按：弦之为义，如琴弦之挺直而略带长也。在八卦为震，在五行为木，在四时为春，在五脏为肝。经曰：少阳之气温和软弱；故脉为弦。岐伯曰：春脉者[2]肝也，东方木也，万物之所以始生也。故其气来㬉[3]弱轻虚而滑，端直以长，故曰弦。反此者病。其气来实而强，此谓太过，病在外；其气来不实而微，此谓不及，病在中。"太过则令人善怒，忽忽眩冒而巅疾；不及则令人胸胁痛引背，两胁胀满。又曰：肝脉来㬉弱迢迢[4]，如揭长竿末梢，曰肝平。又曰：肝脉来盈实而滑，如循长竿，曰肝病。肝脉来急而益劲，如张弓弦，曰肝死。弦脉与长脉，皆主春令，但弦为初春之象，阳中之阴，天气犹寒，故如琴弦之端直而挺然，稍带一分之紧急也；长为暮春之象，纯属于阳，绝无寒意，故如木干之迢直以长，纯是发生之气象也，戴同父云：弦而㬉，其病轻；弦而硬，其病重，深契《内经》之旨。两关俱弦，谓之双弦。若不能食，为

木来克土，土已负也，必不可治。《素问》云端直以长。叔和云如张弓弦。巢氏云按之不移，察察如按琴瑟弦。戴同父云从中直过，挺然指下。诸家之论弦脉，可谓深切著明矣。高阳生乃言时时带数，又言脉紧状绳牵，则是紧脉之象，安在其弦脉之义哉？

动　脉阳

体象　动无头尾，其动如豆，厥厥动摇，必兼滑数。

主病　动脉主痛，亦主于惊。左寸得动，惊悸可断；右寸得动，自汗无疑。左关若动，惊及拘挛；右关若动，心脾疼痛。左尺见之，亡精为病；右尺见之，龙火奋迅。

按：动之为义，以厥厥动摇，急数有力得名也。两头俯下，中间突起，极与短脉相类，但短脉为阴，不数不硬不滑也。关前为阳，关后为阴。故仲景云：阳动则汗出[5]。分明指左寸属心，汗为心之液，右寸属肺，主皮毛而司腠理，故汗出也。又曰：阴动则发热。分明指左尺见动，为肾水之不足，右尺见动，谓相火虚炎，故发热也。因是而知旧说言动脉只见于关上者，非也。且《素问》曰：妇人手少阴心脉动甚者，为妊子也。然则手少阴明隶于左寸矣，而谓独见于关可乎？成无己曰：阴阳相搏，则虚者动，故阳虚则阳动，阴虚则阴动。以关前为阳，主汗出，关后为

阴，主发热，岂不精妥！而庞安常强为之说云：关前三分为阳，关后三分为阴，正当关位，半阴半阳，故动随虚见。是亦泥动脉只见于关之说也。高阳生伪诀云：寻之似有，举之还无。是弱脉而非动脉矣。又曰：不离其处，不往不来，三关沉沉。含糊谬妄。无一字与动脉合义矣。詹氏曰：如钩如毛。则混于浮大之脉，尤堪捧腹。

促　脉 阳

体象　促为急促，数时一止，如趋而厥，进则必死。

主病　促因火亢，亦因物停，左寸见促，心火炎炎；右寸见促，肺鸣咯咯。促见左关，血滞为殃；促居① 右关，脾宫食滞。左尺逢之②，遗滑堪忧；右尺逢之，灼热为定。

按：促之为义，于急促之中时见一歇止，为阳盛之象也。黎氏曰：如蹶之趣，徐疾不常。深得其义。王叔和云：促脉，来去数时一止复来。亦颇明快。夫人身之气血，贯注于经脉之间者，刻刻流行，绵绵不息，凡一昼夜当五十营，不应数者，名曰狂生。其应于脉之至数者，如鼓应桴，罔或有忒③ 也。脏气乖违，则稽留凝泣，阻其运行之机，因而歇止者，其症为轻。若真元衰惫，则阳弛阴涸，失其揆度之常，因而歇止者，其症为重。然促脉之故，得于脏气乖违者，十之六七；得于真元衰惫者，十之二三。或因气滞，或因血凝，或因痰停，或因食壅，或外因六气，或内因七情，皆能阻遏其运行之机，故虽当往来急数之时，忽见一止耳。如止数渐稀，则为病瘥；止数渐增，则为病剧。伪诀但言并居寸口，已非促脉之义，且不言时止，尤为瞆瞆矣。

燕都王湛六，以脾泄求治，神疲色瘁。诊得促脉，或十四、五至得一止，或十七、八至得一止。余谓其原医者曰：法在不治。而医者争之曰：此非代脉，不过促耳，何先生之轻命耶？余曰：是真元败坏，阴阳交穷，而促脉呈形，与稽留凝泣而见促者，不相侔④ 也。医者唯唯。居一月果殁⑤。

结　脉

体象　结为凝结，缓时一止，徐行而怠，颇得其旨。

主病　结属阴寒，亦因凝积。左寸心寒，疼痛可决；右寸肺虚，气寒凝结。左关结见，疝瘕必现；右关结形，痰滞食停。左尺结见，痿躄之疴；右尺见结，阴寒为楚。

按：结之为义，结而不散，迟滞中时见一止也。古人譬之徐行而怠，偶羁一步，可为结脉传神。大凡热则流行，寒则停滞，理势然也。夫阴寒之中，且挟凝结，喻如隆冬天气严肃，流水冰坚也。少火衰弱，中气虚寒，失其乾健之运，则气血痰食互相纠缠，运行之机缄不利，故脉应之而成结也。越人云：脉⑥ 结甚则积甚，结微则气微。浮结者外有痛积，伏结者内有积聚。故知结而有力者，方为积聚；结而无力者，是真气衰弱，违其运化之常，惟一味温补为正治也。仲景云：脉⑦ 累累，如循长竿，曰阴结；脉⑦ 蔼蔼

---

① 居：原作"后"依乾隆本、经纶堂本改。
② 之：乾隆本和经纶堂本均作"促"。下同。
③ 忒（tè 特）：差误。
④ 侔（móu 谋）：相等。
⑤ 殁（mò 默）：死。
⑥ 脉：原脱，依《难经·十八难》补。
⑦ 脉：原脱，依《注解伤寒论》辨脉法第一补。

如车盖，曰阳结。王叔和云：如麻子动摇，旋引旋收，聚散不常，曰结，主死。夫是三者，虽同名为结，而义实有别。浮分得之为阳结；沉分得之为阴结；止数频多，参伍不调，为不治之症。由斯测之，则结之主症，未可以一端尽也。伪诀云：或来或去，聚而却还。律以缓时一止之义，几同寐语矣。

代　脉阴

体象　代为禅代，止有常数，不能自还，良久复动。

主病　代主脏衰，危恶之候。脾土败坏，吐利为咎，中寒不食，腹疼难救。两动一止，三四日死；四动一止，六七日死。次第推求，不失经旨。

按：代者，禅代之义也。如四时之禅代，不愆其期也。结、促之止，止无常数；代脉之止，止有常数。结、促之止，一止即来；代脉之止，良久方还。《内经》以代脉一见，为脏气衰微，脾气脱绝之诊也。惟伤寒心悸，怀胎三月，或七情太过，或跌打重伤，及风家痛症，俱不忌代脉，未可断其必死耳！滑伯仁曰：无病而羸瘦脉代者，危候也；有病而气血乍损，只为病脉。此伯仁为暴病者言也。若久病得代脉而冀其回春者，万不得一也。《内经》曰：代则气衰①。又曰：代散者死。夫代脉见而脾土衰，散脉见而肾水绝，二脉交见，虽在神圣，亦且望而却走矣。大抵脉来一息五至，则肺心脾肝肾五脏之气皆足也。故五十动而不一止者，合大衍之数，谓之平脉。反此，则止乃见焉。肾气不能至，则四十动一止；肝气不能至，则三十动一止；脾气不能至，则二十动一止；心气不能至，则十动一至；肺气不能至，则四、五动一止。戴同父云三部九

候，每候必满五十动，出自《难经》，而伪诀五脏歌中，皆以四十、五动为准，乖于经旨。伪诀又云：四十一止一脏绝，却后四年多殁命。荒疵越理，莫此为甚。夫人岂有一脏既绝，尚活四年之理哉！

历考《内经》，而知代脉之义，别自有说。如《宣明五气篇》曰脾脉代，《邪气脏腑病形篇》云黄者其脉代，皆言脏气之常候，非谓代为止也。《平人气象论》曰长夏胃微软弱曰平，但代无胃曰死者，盖言无胃气而死，亦非以代为止也。如云五十动而不一代者，是乃至数之代也。若脉平匀而忽强忽弱者，乃形体之代，即《平人气象论》所言者是也。若脾旺四季，而随时更代者，乃气候之代，即《宣明五气》等篇所云者是也。脉无定候，更变不常，则均谓之代，各因其变而察其情，庶足以穷其妙耳！

善化县黄桂岩，心疼夺食，脉三动一止，良久不能自还。施笠泽云：五脏之气不至，法当旦夕死。余曰：古人谓痛甚者脉多代。周梅屋云少得代脉者死，老得代脉者生。今桂岩春秋高矣，而胸腹负痛，虽有代脉，不足虑也。果越两旬而桂岩起矣。故医非博览，未易穷脉之变耳！

革　脉阳中之阴

体象　革大弦急，浮取即得，按之乃空，浑如鼓革。

主病　革主表寒，亦属中虚。左寸之革，心血虚痛；右寸之革，金衰气壅。左关遇之，疝瘕为祟；右关遇之，土虚为疼。左尺之革，精空可必；右尺之革，殒命为忧。女人得之，半产漏下。

按：革者，皮革之象也。表邪有余，

———————
① 代则气衰：文见《素问·脉要精微论》。

而内则不足也。恰如鼓皮，外则绷急，内则空虚也。浮举之而弦大，非绷急之象乎？沉按之而豁然，非中空之象乎？惟表有寒邪，故弦急之象见焉；惟中亏气血，故空虚之象显焉。仲景曰：革脉弦而芤，弦则为寒，芤则为虚。虚寒相搏，此名为革。男子亡血失精，女人半产漏下。王叔和云：三部脉革，长病得之死，卒病得之生。李时珍云：此芤、弦二脉相合，故均主失血之候。诸家脉书皆以为即牢脉也，故或有革无牢，或有牢无革，溷淆莫辨，不知革浮牢沉，革虚牢实，形与症皆异也。《甲乙经》云：浑浑革至如涌泉，病进而色弊，绵绵其去如弦绝者死。谓脉来浑浊革变，急如泉涌，出而不返也。观其曰涌泉，则浮取之不止于弦大，而且数且搏且滑矣。曰弦绝，则重按之不止于豁然，而且绝无根蒂矣，故曰死也。王贶以为溢脉者，自寸而上贯于鱼际，直冲而上，如水之沸而盈溢也，与革脉奚涉乎？丹溪曰：如按鼓皮。其于中空外急之义，最为亲切之喻。

牢　脉　阴中之阳

体象　牢在沉分，大而弦实，浮中二候，了不可得。

主病　牢主坚积，病在乎内。左寸之牢，伏梁为病；右寸之牢，息贲可定。左关见牢，肝家血积；右关见牢，阴寒痞癖。左尺牢形，奔豚为患；右尺牢形，疝瘕痛甚。

按：牢有二义，坚牢固实之义，又深居在内之义。故树木以根深为牢，盖深入于下者也。监狱以禁囚为牢，深藏于内者也。仲景曰寒则牢固，又有坚固之义也。沈氏曰：似沉似伏，牢之位也。实大弦长，牢之体也。牢脉所主之症，以其在沉

分也，故悉属阴寒；以其形弦实也，故咸为坚积。若夫失血亡精之人，则内虚，而当得革脉，乃为正象。若反得牢脉，是脉与症相反，可以卜死期矣。伪诀云：寻之则无，按之则有。但依稀仿佛，却不言实大弦长之形象，是沉脉而非牢脉矣。又曰：脉入皮肤辨息难。更以牢为死亡之脉矣，其谬可胜言哉！叔和《脉经》云：牢脉，似沉似伏、实大而长，微弦。可谓明尽其状。至伏脉虽重按之亦不可见，必推筋至骨，乃见其形，而牢脉既实大弦长，才重按之，便满指有力矣，又何以谓之似伏乎？脉之义幽而难明，非字字推敲，展转审辨，能无遗后学之疑惑哉！

散　脉

体象　散脉浮乱，有表无里，中候渐空，按则绝矣。

主病　散为本伤，见则危殆。左寸见散，怔忡不寐；右寸见散，自汗淋漓。左关之散，当有溢饮；右关之散，胀满蛊疾。左尺见散，北方水竭；右尺得之，阳消命绝。

按：散有二义，自有渐无之象，亦散乱不整之象也。当浮候之，俨然大而成其为脉也；及中候之，顿觉无力而减其十之七八矣；至沉候之，杳然不可得而见矣。渐重渐无，渐轻渐有。明乎此八字，而散字之义得，散脉之形确著矣。故叔和云：散脉大而散，有表无里。字字斟酌，毫不苟且者也。崔氏云涣漫不收。盖涣漫即浮大之义，而不收即无根之义；虽得其大意，而未能言之凿凿也。柳氏云：无统纪，无拘束，至数不齐，或来多去少，或去多来少，涣散不收，如杨花散漫之象。夫杨花散漫，即轻飘而无根之说也。其言至数不齐，多少不一，则散乱而不整齐严

肃之象也。此又补叔和未备之旨，深得散脉神者也。戴同父云：心脉浮大而散，肺脉短涩而散，皆平脉也，心脉耎散而怔忡，肺脉耎散为汗出，肝脉耎散为溢饮，脾脉耎散为胕肿，皆病脉也。肾脉耎散，诸病脉见散，皆死脉也。古人以代散为必死者，盖散为肾败之征，代为脾绝之候也。肾脉本沉，而散脉按之不可得见，是先天资始之根本绝也。脾脉主信①，而代脉歇至不愆其期，是后天资生之根本绝也。故二脉独见，均为危殆之候，而二脉交见，尤为必死之符。

芤　脉 阳中之阴

体象　芤乃草名，绝类慈葱，浮沉俱有，中候独空。

主病　芤脉中空，故主失血。左寸呈芤，心主丧血；右寸呈芤，相傅阴伤。芤入左关，肝血不藏；芤现右关，脾血不摄。左尺如芤，便红为咎；右尺如芤，火炎精漏。

按：芤之为义，两边俱有，中央独空之象也。芤乃草名，其状与葱无以异也。假令以指候葱，浮候之着上面之葱皮，中候之正当葱之空处，沉候之又着下面之葱皮，以是审察，则芤脉之名象，昭然于心目之间，确乎无可疑矣。刘三点云：芤脉何似？绝类慈葱，指下成窟，有边无中。叔和云：芤脉浮大而耎，按之中央空，两边实。二家之言，其于芤脉已无遗蕴矣。戴同父云：营行脉中，脉以血为形。芤脉中空，脱血之象也。伪诀云：两头有，中间无。以头字易《脉经》之边字，未明中候独空之旨，则是上下之脉划然中断，而成阴绝阳绝之诊矣。又云：寸芤积血在胸中，关里逢芤肠胃痈。是以芤为蓄血积聚之实脉，非失血虚家之空脉矣。以

李时珍之博洽明通，亦祖述其言为主病之歌，岂非千虑之一失乎！伪诀又云：芤主淋沥，气入小肠。与失血之候，有何干涉？种种邪讹，误人不小，不得不详为之辨也。即叔和《脉经》云：三部脉芤，长病得之，生；卒病得之，死②。然暴失血者脉多芤，而卒病得之死可乎？其言亦不能无疵也。至刘肖斋所引诸家论芤脉者，多出附会，不可尽信。

伏　脉 阴

体象　伏为隐伏，更下于沉，推筋著骨，始得其形。

主病　伏脉为阴，受病入深。伏犯左寸，血郁之症；伏居右寸，气郁之疴。左关值伏，肝血在腹；右关值伏，寒凝水谷。左尺伏见，疝瘕可验；右尺伏藏，少火消亡。

按：伏之为义，隐伏而不见之谓也。浮、中二候，绝无影响，虽至沉候，亦不可见，必推筋至骨，方始得见耳。故其主病，多在沉阴之分，隐深之处，非轻浅之剂所能破其藩垣也。在《伤寒论》中，以一手脉伏为单伏，两手脉伏曰双伏，不可以阳症见阴脉为例也。火邪内郁，不得发越，乃阳极似阴，故脉伏者必有大汗而解，正如久旱将雨，必先六合阴晦，一回雨后，庶物咸苏也。又有阴症伤寒，先有伏阴在内，而外复感寒邪，阴气壮盛，阳气衰微，四肢厥逆，六脉沉伏，须投姜、附及灸关元，阳乃复回，脉乃复出也。若太溪、冲阳皆无脉者，则必死无疑。刘玄宾云：伏脉不可发汗。为其非表脉也，亦

---

① 信：此指月信，即月经。
② 三部脉芤……死：文见《脉经》卷四诊三部虚实决死生第八。

为其将自有汗也。乃伪诀云：徐徐发汗。而洁古欲以附子细辛麻黄汤发之，皆非伏脉所宜也。伪诀论形象则妄曰：寻之似有，定息全无。是于中候见形矣，在伏之名义何居乎？

疾　脉 阳

体象　疾为急疾，数之至极，七至八至，脉流薄疾。

主病　疾为阳极，阴气欲竭。脉号离经，虚魂将绝，渐进渐疾，且夕殒灭。左寸居疾，弗戢[①] 自焚；右寸居疾，金被火乘。左关疾也，肝阴已绝；右关疾也，脾阴消竭。左尺疾兮，涸辙[②] 难濡；右尺疾兮，赫曦[③] 过极。

按：六至以上，脉有两称，或名曰疾，或名曰极，总是急速之形，数之甚者也。是惟伤寒热极，方见此脉，非他疾所恒有也。若劳瘵虚惫之人，亦或见之，则阴髓下竭，阳光上亢，有日无月，可与之决短期矣。阴阳易病者，脉常七、八至，号为离经，是已登死籍[④] 者也。至夫孕妇将产，亦得离经之脉，此又非以七、八至得名，如昨浮今沉，昨大今小，昨迟今数，昨滑今涩，但离于平素经常之脉，即名为离经矣。大都一息四至，则一昼一夜约一万三千五百息，通计之当五十周于身，而脉行八百一十丈，此人身经脉流行之常度也。若一呼四至，则一日一夜周于身者当一百营，而脉遂行一千六百余丈矣。必至喘促声嘶，仅呼吸于胸中数寸之间，而不能达于根蒂，真阴极于下，孤阳亢于上，而气之短已极矣。夫人之生死由于气，气之聚散由乎血，凡残喘之尚延者，只凭此一线之气未绝耳！一息八至之候，则气已欲脱，而犹冀以草木生之，何怪乎不相及也！

脉 法 总 论

脉状颇多，未可以二十八字尽之也。然于表里、阴阳、气血、虚实之义，已能括其纲要矣。如《内经》之所曰鼓者，且浮且大也。曰搏者，且大且强也。曰坚者，实之别名也。曰横者，洪之别名也。曰急者，紧之别名也。曰喘者，且浮且数也。曰躁者，且浮且疾也。曰疏者，且迟且软也。曰格者，人迎倍大也。曰关者，气口倍大也。此二脉者，后世不能深维《内经》之旨，而误作病名，不知病因脉而得名也。曰溢者，自寸口上越鱼际，气有余也。曰覆者，自尺部下达臂间，血有余也。

如仲景论脉，曰纵者，水乘火，金乘木也。曰横者，火乘水，木乘金也。曰逆者，水乘金，火乘木也。曰顺者，金乘水，木乘火也。曰反者，来微去大，病在里也。曰覆者，头小本大，病在表也。曰高者，卫气盛也，阳脉强也。曰章者，营气盛也，阴脉强也。曰纲者，高章相搏也。曰惵者，卫气弱也，阳脉衰也。曰卑者，营气弱也，阴脉衰也。曰损者，惵卑相搏也。

《内经》十二，仲景十二，凡得二十四脉，未尝非辨证之旨诀，而世皆置若罔闻，则有惭[⑤] 于司命之职矣。虽二十八脉亦已含藏诸义，然不详于二十四字之义，又安能入二十八字之奥哉？而犹不止此也。阴阳不可不分而剖，色脉不可不合

---

①　戢（jí 集）：收敛。
②　涸（hé 貉，又读 hào 号）辙：出自成语"涸辙之鲋"（见《庄子·外物》），喻处于困境，急待援助。
③　赫（hè 贺）曦（xī 西）：光明盛大貌。
④　死籍：乾隆本和经纶堂本均作"鬼录"。
⑤　惭：同惭。

而稽，尺肤不可不详而考，主病不可不谙而识，四者得，而持脉之道思过半矣。

《脉要精微论》云：微妙在脉，不可不察，察之有纪，从阴阳始，始之有经，从五行生，生之有度，四时为宜。彼春之暖，为夏之暑，彼秋之忿，为冬之怒，四变之动，脉与之上下。是以圣人持脉之道，先后阴阳而持之。若阳动阴静，阳刚阴柔，阳升阴降，阳前阴后，阳上阴下，阳左阴右；数者为阳，迟者为阴，表者为阳，里者为阴，至者为阳，去者为阴，进者为阳，退者为阴，其恒经也。或阴盛之极，反得阳象，或阳亢之极，反得阴征，或阳穷而阴乘之，或阴穷而阳乘之，随症更迁，与时变易，此阴阳之不可不分而剖也。岐伯曰：切① 脉动静而② 视精明，察五色，观五脏有余不足，六腑强弱，形之盛衰，以此参伍，决死生之分。"又曰：形气相得，谓之可治；色泽以浮，谓之易已；脉从四时，谓之可治；脉弱以滑，是有胃气③。《灵枢》曰：色脉与尺，如鼓桴相应。青者，脉弦；赤者，脉钩；黄者，脉代；白者，脉毛；黑者，脉石。见其色而不得其脉，反得相胜之脉，则死矣；得相生之脉，则病已矣④。又曰：精明五色者，气之华也。赤欲如白裹朱，不欲如赭，白欲如鹅羽，不欲如盐；青欲如苍璧之泽⑤，不欲如蓝；黄欲如罗裹雄黄，不欲如黄土；黑欲如重漆色，不欲如地苍。此色脉之不可不合而稽也。《灵枢》曰：审尺之缓急、大小、滑涩，肉之坚脆，而病形定矣。目窠微肿，颈脉动，时咳，按之手足，窅⑥ 而不起，风水肤胀也。尺肤滑而淖⑦ 泽者，风也。尺肉弱者，解㑊，安卧脱肉者，寒热，不治。尺肤涩者，风痹也。尺肤粗如枯鱼之鳞者，伤饮也。尺肤热甚，脉盛躁者，病温也，脉盛而滑者，病且出也。尺肤寒，脉小

者，泄而少气。尺肤炬然，寒热也。肘所独热者，腰以上热；手所独热者，腰以下热。肘后粗以下三四寸热者，肠中有虫。掌中热者，腹热；掌中寒者，腹寒。鱼上有青脉者，胃中寒。尺炬然热，人迎大，当夺血。尺坚大，脉小，少气，悗有加，立死⑧。又曰：脉急者，尺⑨ 肤亦急；脉缓者，尺肤亦缓；脉小者，尺肤亦减而少气；脉大者，尺肤亦贲⑩ 而起；脉滑者，尺肤亦滑；脉涩者，尺肤亦涩。此尺肤之不可不详而考也。《脉要精微论》曰：长则气治，短则气病，数则烦心，大则病进，上盛则气高，下盛则气胀，代则气衰，细则气少，涩则心痛，浑浑革至如涌泉，病进而色弊，绵绵其去如弦绝，死⑪。《平人气象论》曰：脉短者，头疼；脉长者，足胫痛。脉促上击者，肩背痛。脉沉而坚者，病在中；脉浮而盛者，病在外。脉沉而弱，寒热及疝瘕少腹痛，脉沉而横，胁下有积，腹中有横积痛。脉沉而喘，曰寒热。脉盛滑坚者，病在外；脉小实而坚者，病在内。小弱以涩，谓之久病；浮滑而疾，谓之新病。脉急者，疝瘕少腹痛。脉滑曰风，脉涩曰痹。缓而滑曰热中，盛而紧曰胀。臂多青脉，曰脱血。

---

① 切：原作"察"，依《素问·脉要精微论》改。
② 而：原作"以"，依《素问·脉要精微论》改。
③ 形气相得……是有胃气：文见《素问·玉机真藏论》。
④ 色脉与尺……则病已矣：文见《灵枢·邪气藏府病形》。
⑤ 之泽：原脱，依《素问·脉要精微论》补。
⑥ 窅（yǎo 咬）：形容深。
⑦ 淖（nào 闹）：形容湿润。
⑧ 审尺之缓急……立死：文见《灵枢·论疾诊尺》，文字略有出入。
⑨ 尺：此后《灵枢·邪气藏府病形》有"之皮"二字，下同。
⑩ 贲：大的意思。
⑪ 死：此前原有"者"，依《素问·脉要精微论》删。

尺脉缓涩，谓之解㑊。安卧脉盛，谓之脱血。尺涩脉滑，谓之多汗。尺寒脉细，谓之后泄。尺脉粗常热者，谓之热中。此主病之不可不谙而识也。如上所述，不过大略耳。若欲达变探微，非精研《灵》、《素》，博综百家不可也。许胤宗曰：脉之候幽而难明，吾意所解，口莫能宣也。口且莫能宣，而笔又乌能写乎？博极而心灵自启，思深而神鬼将通，则三指有隔垣之照，二竖① 无膏肓之遁矣。

---

① 二竖：指病魔。见《左传·成公十年》。

病 机 沙 篆

明·李中梓著述
清·尤 乘增补

金芷君校注
包来发审阅

目　　录

病机沙篆卷上

云间李中梓士材父著述
吴门尤　乘生洲父增补

一、中　风

类中、中寒、中气、中食、中暑、中热

风之为言中也，肥人气居于表，中气必虚，土不生金，金气渐薄，肝无所畏，风木乃淫，复来乘土，中气益败，乘其中虚，外邪袭之，则为真中。西北方风高，往往有之。若但因中虚，不犯外邪，则为类中。东南方柔弱，往往有之。

《内经》曰：风者百病之长[1]。又曰：风者善行而数变[2]。故客于脉，则为疠风；客于脏腑之俞，则为偏风；风气循风府而上，则为脑风；自脑户而合于太阳则为目风；饮酒见风汗出，则为漏风；入房汗出当风，则为内风；入于肠胃，则为肠风；外客腠理，则为泄风。正风、邪风，各不相同。经云：正风者，从一方来。即合时之正者也。其中人也浅，合而自去。邪风者，冲后来者也。谓之虚邪贼风。其中人也深，不能自去[3]。

经曰暴疾卒死，皆属于火[4]。东垣以卒然昏仆责之气虚。盖火即气、气即火，同物而异名者也。当卒仆之时，以竹沥姜汁灌苏合香丸或三生饮加人参、竹沥、姜汁灌之。如挢口不开，进药且缓，以细辛、皂角为末，吹鼻取嚏即苏；无嚏者不治。痰涎壅盛者，宜与吐之。用牙皂四枚、明矾一两，各为细末和匀。轻者五分、重者三字，温水调灌，此名稀涎散。服之不大呕吐，但微微令涎自口角流出即醒。或橘红一斤，煎汤数碗，多灌取吐。

口开心绝，手撒脾绝，眼合肝绝，遗尿肾绝，声如鼾者肺绝。此虚极而阳脱也。五症不全见者，速以大剂参、芪、术、附，并急灸[5]脐下关元、气海，可救十中之一。

发直吐沫、摇头上撺、面赤如妆、汗出如珠，皆死症矣。

经曰：虚邪客于身半[6]，其人深，……荣卫稍衰，则真气去，邪气独留，发为偏枯。又曰：身偏不用而[7]痛，言不变、志不乱，病在分腠之间。……益其不足，损其有余，乃可复也。即中腑症。名曰痱之为病也，身无痛处，但四肢不收，志乱不甚，其言微知，可治；甚则不能言，不可治也。即中脏症。外有六经形症，则以小续命汤加减及疏风汤治之。小

---

[1]　风者百病之长：文见《素问·风论》。

[2]　风者善行而数变：文见《素问·风论》。

[3]　正风者……不能自去：文见《灵枢·刺节真邪》。

[4]　暴疾卒死，皆属于火：《黄帝内经》、《难经》无此原文。疑此句为《素问·至真要大论》病机十九条从属火的五条病机中概括而成。

[5]　灸：原作"炙"，据承德堂本改。下同。

[6]　半：原作"者"，据《灵枢·刺节真邪》改。

[7]　而：原作"为"，据《灵枢·热病》改。

续命亦麻黄桂枝之变，麻桂二汤施于温热之症，必致杀人，不可执也。后列。

太阳经，无汗恶寒者，麻黄、防风、杏仁、甘草；有汗恶风者，桂枝、防风、芍药、甘草。阳明经，无汗身热不恶寒者，白芷、石膏、知母、甘草；有汗身热不恶风者，葛根、桂枝、黄芩、甘草。如在太阴经则无汗身凉，干姜、附子、麻黄、防风。少阴经则有汗无热，桂枝、附子、甘草、麻黄、杏仁、防风。若无此四经之症，或在少阳、厥阴，柴胡、防风、羌活、甘草、连翘。如上①症真中者，分表里施治：而在里者，则便溺阻隔，宜三化汤，枳实、厚朴、羌活、大黄；若表里俱见者，先与解表而后攻里；若外邪已解内邪已除，而语言蹇涩、半身不遂，未能即愈，以六君子汤加羌、防、归、地、芍药、秦艽久久服之，营卫自和，即古所云大药是也。再加麻黄即一旬之微汗，加大黄即一旬之微利。如望春大寒之后，加半夏、人参、柴胡、木通，迎而夺少阳之气也；如望夏谷雨之后，加石膏、知母、黄芩，迎而夺阳明之气也；如季夏湿土主令，加防己、白术、茯苓，胜脾土之湿也；如望秋大暑之后，加厚朴、藿香、官桂，迎而夺太阴之气也；望冬霜降之后，加桂、附、当归，胜少阴之寒也。

治风之法不过解表、攻里、行中道，三法尽矣。然风气不齐，禀赋各别，七情异起，六气殊伤，活法处治，不可胶执也。

古人用牛黄丸、至宝丹、活命金丹，品类皆辛香走窜，为斩关夺门之将，原为中脏之闭症设也。牛黄入脾治②肉，麝香入肾治骨，冰片入肝治筋，此惟邪气深入者乃为出矣。若施之于中腑、气虚脱绝之症，反掌杀人，如人既入井而又下石，安得不立毙乎。

类中之症，其卒倒偏枯，语言蹇涩，痰涎壅盛，皆与真中风相类，故曰类中，但无六经形症为异耳。此惟中气虚惫，故虚风内煽所致。东垣主虚诚为合论。河间主火、丹溪主痰，其言各殊。而不知其虚也，故无根之火发焉；惟其虚也，故逆上之痰生焉。东垣举其本，河间、丹溪道其标，似异而实同也。心火，凉膈散；肝火，小柴胡汤；水虚火炎，六味地黄汤。类中之卒倒偏枯，症类虽有多种，总由真气不周充，血液因而逆泣也。参、芪君之，归、地佐之，更以秦艽、茯神、竹沥、人乳、姜汁、梨汁最为稳当。

凡治中风须分阴阳。阴中者，其色青，或黑或白，痰喘昏迷，眩冒③多汗，甚则手足厥冷；阳中者，面赤唇焦，牙关紧急，上视强直，掉眩烦渴④。凡人大指次指麻木不仁，三年之内必患中风，须预防之。宜慎起居、节饮食、远房帏、调性情，更以十全大补汤加羌活，久久服之，经岁不辍，则潜移默夺，弭灾却疾矣。若用古法天麻丸、愈风丹开其玄府、漏其真液，适足以招风取中耳，预防云乎哉。

口噤不开 足阳明颔颊之脉偏急，则口噤不能开，肝风乘胃故也。皂角、乳香、黄芪、防风，煎汤熏之。须大作汤液，如蒸如雾乃得力耳。再以南星、冰片为细末，擦其牙根；或藜芦、郁金为末，搐鼻；或明矾一两、飞盐五钱，研匀擦牙，又可将钱许棉裹安牙尽处。又法：甘草五寸，截作五段，麻油浸透火炙，抉口令人咬之，约人行十里许，又换一截，从此灌药为便。

---

① 上：原作"止"，据承德堂本改。下同。
② 治：原作"冶"，据承德堂本改。
③ 冒：原作"胃"，据承德堂本改。下同。
④ 强直掉眩烦渴：原为小字，据义理及承德堂本改。

口眼㖞斜　耳鼻常静，故风息焉；口鼻①常动，故风生焉。风摇则血液衰耗无以荣筋，故筋脉拘急、口目为僻、眦急不能卒视。人参、黄芪、当归、白芍、升麻、秦艽、葛根、防风、钩藤、红花、苏木，水煎和酒服；外用桂枝三两，酒煎浓汁，以故布浸之，乘热左歪揾右、右歪揾左；再以乳香二两、皂角一两锉②拌匀，烧烟熏之。

语言蹇涩　经曰：足太阴之脉，连舌本，散舌下。病则舌本③强。又：足少阴之直者，挟舌本。又曰：内夺而厥则为喑俳④。又肾脉之气不上循喉咙挟舌本，则不能言。用地黄饮子（地黄、巴戟、苁蓉、茱萸肉⑤、桂枝、附子、薄荷、麦冬、五味、茯苓、菖蒲、远志、石斛）。脾土不足，痰涎壅盛，言蹇涩者，六君子汤加南星、木香、干葛、枳实、远志、竹茹；挟热者，山栀、连、芩、花粉、薄荷。

四肢不举　其脉缓大有力者，土太过也，平胃五苓散主之；其脉细小无力者，土不及也，补中益气汤主之。随症加减：身体疼痛，挟湿热者，当归拈⑥痛汤，羌、防、升、葛、知、茯、草、猪、泽、茵陈及苦参、人参、二术、当归、并汤名拈痛有奇勋。挟寒者，铁弹丸，乳、没各一两、乌头泡去皮、灵脂酒淘净，加麝⑦、薄荷宜。挟虚者，十全大补汤加秦艽。身重，气虚也，补中八味治之。周身尽痛者，蠲痹汤，归、芍、姜、黄与羌活、甘草、黄芪、姜、枣煎。身重之症，时师止知燥湿，而不知补虚，按《素问·示从容论》篇历言肝虚、肾虚、脾虚皆令人体重烦冤。是以身重乃虚症也，不止于湿可尽耳。

痰涎壅盛　星香、二陈为主，盖治痰以顺气为先，挟虚者加参、芪、竹沥；挟寒者桂、附、姜汁。养正丹镇安元气、下坠痰涎，实者星香汤送下、虚者六君子汤送下。

遗尿不禁　脾虚下陷者，补中益气汤加益智；肾虚不能收摄者，地黄饮子合参麦散。

善饥多食　风木太过，凌虚中州，脾土受攻⑧，求助于食，法当泻肝安脾，则复其常矣。青皮、芍药、柴胡、山栀⑨、人参、白术、甘草、茯苓。更当随时审症而为之变通也。

神气昏冒　痰涎逆冲于上，心主被障，故昏不知人。此系中脏而非中腑，闭症而非脱症，宜牛黄丸清心肺等治之。人参、麦冬、茯神、胆星、山药、白术、甘草、羚羊角、犀角、雄黄、朱砂、牛黄、冰、麝、金箔、大枣，打膏加蜜为丸；或至圣保命丹，管仲一两，生地七钱，大黄五钱，青黛、板蓝根各三钱，朱砂、雄黄、川⑩郁金、薄荷各一钱五分，珍珠、冰片各一钱五分，麝一钱，炼蜜丸，金箔为衣；煎方宜六君子汤加南星、木香、菖蒲、远志肉⑪、竹沥、姜汁服之。又有厥逆昏迷，因醉饱过度而得，名曰食中，莫作中风中气治之。外治急救涎潮方：凡男妇卒然中倒、涎潮于心、不省人事，当时即扶入室中，令其正坐，用好醋斤许焠入炭火中熏之，令其气入口鼻，其涎自归

---

① 鼻：据文义，疑为"眼"字之误。
② 锉：原作"挫"，据文义改。
③ 本：原脱，据《灵枢·经脉》补。
④ 俳：原作"啡"，据《素问·脉解》改。
⑤ 肉：原作"同"，据石印本改。
⑥ 拈：原作"拈"，据承德堂本改。下同。
⑦ 麝：原作"射"，据石印本改。下同。
⑧ 攻：原作"玫"，据承德堂本改。
⑨ 栀：原作"枝"，据石印本改。下同。
⑩ 川：原作"同"，据承德堂本改。
⑪ 肉：原作"玉"，据承德堂本改。

经，其人渐醒。切不可用姜汤及滴水入口，如水一入，逆其痰涎，永系于心，成痼疾矣。

史国公酒方：治左瘫右痪、四肢顽麻、骨节疼痛，一切寒湿风气及肾虚足膝无力，并宜服之。当归、羌活、虎胫骨、防风、鳖甲、秦艽、萆薢、牛膝、杜仲、蚕砂各二两，枸杞一两，白茄根八两，无灰酒一斗，绢袋盛药入酒浸十日，重汤煮三香，又窨五日，服之无间，颇收效验①。

中寒之症，相似中风，比之伤寒更为深重。身体强直，或口噤战栗，甚则厥逆无知，先以姜汁、好酒或加冰、麝灌之。如轻用麻黄、苍术、枳、朴、姜、桂或姜汁汤；重则姜汁汤并以艾灸丹田穴②。腹中痛加木香，筋急加木瓜。凡中寒之人，先宜与温水，若遽与热水及近火，即死。

中气　七情所伤，气逆痰潮，卒然昏仆，与中风相类。但中风身温多痰涎、脉浮应人迎；中气身冷无痰涎、脉沉应气口。以气药治风则可，风药治气则不可。急以苏合香丸灌之，候苏，用八味顺气散，白术、茯苓、人参、甘草、青皮、陈皮、乌药、白芷，加香附、姜、枣，或木香调气散。有痰者，星香散。如其人本虚，痰气上逆、关格不通，宜养正丹，水银、朱砂、铅、硫四味等分，用铁器熔铅，入水银以柳木杵和匀，次下朱砂，再和匀，不见星入硫，急研成汁，有焰用醋洒之，候冷细研，糯米糊丸如绿豆大。若作中风治之误矣。经曰：无故而喑，脉不至者③，不治自已。谓气暴逆也，气复自愈。当与厥症互看。如因风寒者，藿香正气散，白芷、茯苓、紫苏、腹皮、藿④香、厚朴、白术、半夏、陈皮、桔梗、甘草、姜、枣煎服。

中暑　因⑤在暑月，其症卒暴，面

垢，冷汗出，手足微冷，昏晕，或吐或泻，或喘或满，以来复丹治之。硝石同硫一两为末，入磁⑥器内，微火熔，柳条搅，用火不可太旺，恐伤药力。再研极细，名曰二气丹。加太阴玄精石（水飞）、五灵脂（水飞）、青皮、橘红各二两。先用青皮、橘红、灵脂为末，次入玄精及二气末，好醋打糊为丸如豌豆大，每服⑦三十丸。或苏合丸，用白术、犀角、木香、香附、檀香、沉香、朱砂（水飞）、诃子（煨去皮）、麝香、丁香、荜茇、安息（用酒熬膏）、龙脑、熏陆香（另研）、苏合油各一两，上除安息膏、苏合油炼蜜和剂，其余共为末，丸如茨⑧子大，以蜡固匮。用时取出，汤调灌之即苏。稍苏，再以香薷、扁豆、厚朴、陈皮煎服。此症外阳而内阴，故用辛温，取其通窍也。

中热僵仆　勿与凉水及凉物，如寒气一逼即死，须安置于近日暖处，取路上热土，放其脐上作窝，令人溺尿于中；或用大蒜研烂，同热土为汤，去渣⑨灌之，或将日晒热瓦熨其心腹及脐下。劳役动作之人多得之。

中暑静而逸者得之，阴症也，头疼恶寒、拘急、肢节痛、烦心无汗、无大热，宜大顺散，干姜、甘草、杏仁、厚朴、香薷；动而得之为中热，阳症也，身热烦燥恶热、大渴多汗、无气以动，宜苍术白虎

---

① 无间，颇收效验：原为双排小字，据承德堂本改。
② 穴：原作"宄"，据承德堂本改。
③ 无故而喑，脉不治者：《素问·大奇论》作"脉不至若喑"。
④ 藿：原作"霍"，据方名改。下同。
⑤ 因：原作"困"，据承德堂本改。
⑥ 磁：古汉语中通"瓷"。下同。
⑦ 服：原作"服"，据承德堂本改。
⑧ 茨：疑为"芡"字之误。
⑨ 渣：原作"查"，据文义改。下同。

汤，苍术、石膏、知母、甘草、粳米。虚人以补中益气汤为主。虚人有房劳者，禁香薷。

中暑忽然不省人事，宜灸百会、中脘、三里、脾俞、合谷、人中、阴谷、三阴交斟酌用，或针亦可。

冒暑大热、霍乱吐泻，百劳、委中、合谷、曲池、三里、十宣等穴，酌选针灸①。

左右瘫痪、痹厥偏枯、半身不遂、筋挛痰涎，针用肩髃②、合谷、曲池、环跳、风市、足三里、绝骨、昆仑、阳陵泉。

中风痰涎壅盛、声如牵锯、服药不下者，宜灸关元、丹田二穴，多灸之为妙。

忽然中风，不知人事，宜以十宣穴出血即醒。乃十指头端并穴③。

二、虚劳

咳嗽吐血、传尸瘵症

黄帝曰：阳虚则外寒，……不知其所④由然也。岐伯曰：阳受气于上焦，以温皮肤分肉之间，今⑤寒气在外，则上焦不通，上焦不通，则寒气独留于外，故寒栗。帝曰：阴虚生内热奈何？岐伯曰：有所劳倦，形气衰少，谷气不盛，上焦不行，下脘⑥不通。胃气热，热气熏胸中，故内热。帝曰：阳盛生外热奈何？岐伯曰：上焦不通利，则皮肤致密，腠理闭⑦塞，玄府不通，卫气不得泄越，故外热。帝曰：阴盛生内寒奈何？岐伯曰：厥气上逆，寒气积于胸中而不泻，不泻则温气去，寒⑧独留，则血凝泣，凝⑨则脉不通，其脉盛大以涩，故中寒。

夫人之生也，阴血为营，阳气为卫，二者运行而无壅滞，病安从生。若力用不休，则龙雷二火逆僭至高，故劳字从火。

曲运神机则心劳，而为虚汗怔忡；纵情房室则肾劳，而为骨蒸遗泄；恣睢善怒⑩则肝劳，而为痛痹拘挛；形冷悲哀则肺劳，而为上气喘嗽⑪；动作伤形，思虑伤意则脾劳，而为少食多痰、形羸神倦。故劳者必至于虚，虚者必因于劳。

古称五劳、七伤、六极、二十三蒸，症状繁多，令人眩惑，但能明先天后天根本之治，无不痊安。盖简而不烦，约而无漏者也。夫人之虚非气即血，五脏六腑莫能外焉。然血之源头在乎肾，盖水⑫为天一之元，而人资之以为始者也，故曰先天；气之源头在乎脾，盖土为万物之母，而人资之以为生者也，故曰后天。二脏安和，则百脉受调；二脏虚伤，则千疴竞起。至哉斯言，可为后学司命之指南也。

土为金母，而金为主气之官⑬，故肺气受伤者，必先求助于脾家；水为木母，而木为藏血之地，故肝血受伤者，必由借资于肾府。虚劳之症，扶脾保肺两不可缺，然脾之性喜温喜燥，而温燥之剂不利于保肺；肺之为性喜凉喜润，而凉润之剂不利于扶脾。两者并列而论，脾有生肺之能，肺无扶脾之力，故曰土壮而生金，勿拘拘于保肺。泻火之亢，以全阴气；壮水之主，以镇阳光，法当并行。然泻火之

---

① 酌选针灸：原为小字，据承德堂本改。
② 髃：原作"颙"，据《实用针灸学》改。下同。
③ 乃十指头端并穴：原为正文大字，据承德堂本改为注文。
④ 所：原脱，据《素问·调经论》补。
⑤ 今：原脱，据《素问·调经论》补。
⑥ 脘：原作"腕"，据《素问·调经论》改。
⑦ 闭：原作"秘"，据《素问·调经论》改。
⑧ 寒：此下原有"气"字，据《素问·调经论》删。
⑨ 凝：此下原有"泣"字，据《素问·调经论》删。
⑩ 怒：原作"蒸"，据承德堂本改。
⑪ 嗽：原作"啾"，据石印本改。
⑫ 水：原作"冰"，据承德堂本改。
⑬ 官：原作"宫"，据承德堂本改。

品，多寒而损阳气；壮水之剂，多平而养阴血。两者并列而论，苦寒过投，将有败胃之忧；甘平恒用，却无伤中之患。故曰水盛而火自熄，勿亟亟于寒凉。症如烦渴、喘呼、脉见[1]数大有力，当润肺为主而扶脾佐之；症如食少、善泄、脉见细数无力，当扶脾为主而保肺佐之，甚则保肺之剂不利于脾，当尽去之，却宜补土之母庶可冀其回春。全在明辨其症之何如，变通以治之可也。

春夏之令主生长，秋冬之令主肃杀，人皆知之。殊不知药之温者，行天地发育之德；药之寒者，象天地肃杀之刑。如四物加知柏，举世奉为滋阴上品、降火神丹，不知秋冬之气，非所以住万物者也。凉血之药常腻滞，非痰多食少者所宜；凉血之药常滋润，必至滑滞肠鸣。况知、柏苦寒，苦先入心，久而增气，反能助火。至于滑泄败胃，所不待言。丹溪云：实火可泻，虚火可补。试问劳症之火，属之虚乎？属之实乎？泻之可乎？昔有云：畏知柏如鸩毒，恐伐吾命根耳。如病初起而相火正隆，或燥渴而右尺滑大，亦暂投之却无妨也，若久用之则断乎不可。或问：血主濡润，四物汤岂非濡润而为血虚者之要药乎？答曰：血虚而燥用四物以濡之，未尝非合剂也，但恐用之久而多，则在上有泥膈夺食之忧，则在下有滑肠泄泻之患。且主秋冬之令，鲜发育之功也。或问：气有余便是火，补气之药能无助火乎？古云：正气与邪气原不两立，犹低、昂然，一胜则一负，正气旺则邪气无所容，如满座皆君子，一小人自无容身之地。

或问：人参补气，至王好古言其肺热伤肺，至节斋谓虚劳症服参者必死，天下皆称人参有毒，视参如蝎，其说是否？答曰：肺家本经有火，右寸大而有力，东垣谓热郁在肺者勿用。若肺虚而虚火乘之，肺已被伤，苟非人参，何以救之乎？故好古之说犹为近理，节斋之言胶柱鼓瑟，千古之罪人也。至谓人参有毒，庸俗多有是言，不知谁为作俑，真堪喷饭。

或问：血虚自应补血，专以气药为主，得无左[2]乎？答曰：血虚应投血药，乃为正法，但专用多用，中州有碍。至于以气药为主，似乎相左，不知《素问》无阳则阴无以生[3]，仲景曰身热、亡血、身凉、脉凝、血虚，并加人参。盖血脱者须益气，为血不自生，须得阳和之药乃生，阳生而阴长也。若只用血药，则血无由而生矣。东垣云：人参甘温补脾，脾气旺则四脏之气皆旺，精自生而形自盛也。白飞霞云：人参多服，回元气于无何有之乡。凡病后气虚及肺虚喘嗽者，并宜用之。若气虚有火，宜与麦冬同服。杨起云：人参功载《本草》，人所共知。古方治肺寒以温肺汤，肺热以清肺汤、中满分消汤，血虚养营汤，皆用人参，庸医每谓人参不可轻用，诚哉庸也。自《本经》以至诸家谆谆言之，以气药有生血之功，血药无益气之理。可谓详切著明，奈何人不悟耶。

人有先后二[4]天，补肾补脾，法当并行。然以甘寒补肾恐妨脾气、以辛温快脾恐妨肾水，须衡其缓急而为之施治。或滋肾而佐以沉香、砂仁，快脾杂以山药、五味，机用不可不活也。脾具坤顺之德而有乾健之运，故游溢精气，上输于肺，通调水道，下输膀胱，水精四布、五经并行，则水源从此沃矣。且脾不下陷则精气固而二便调，俾少阴奉之，得以全闭蛰封

---

[1] 见：原作"则"，据石印本改。下同。
[2] 左：原作"虚"，据承德堂本改。
[3] 生：《素问·四气调神大论》王冰注作"化"。《素问·天元纪大论》谓："故物生谓之化。"按"生"有"化"义。
[4] 二：原作"两"，据文义改。

藏之本，故脾安则肾愈安矣，此许学士所以补肾不如补脾之说也。肾兼水火，水不挟肝上浮而陵卑监[1]；火能益土善运而奉精微，故肾安而脾愈安矣，此孙思邈所以有补脾不若补肾之说也。此两说者，皆有见于根本重地，亟有提防，特为虚家设一大炬也。

五脏之热，各自不同。肺热者，轻手即得，略重全无，肺主皮毛也。日西尤甚。其症喘咳洒淅、善嚏善悲、缺盆痛、胸中痛、肩背痛、臂痛、脐右胀痛，小便频数，皮肤痛及麻木。实则梦兵戈，虚则梦田野。实则泻之，桑皮、葶苈、枳[2]壳、苏子、防风之属；虚则补之，人参、黄芪、麦冬、五味、茯苓、山药、百合、紫菀[3]之属；形寒饮冷则伤肺，温之以干姜、款花、木香、豆蔻之属；凉之以沙参、元参、知母、贝母、黄芩、山栀、花粉、兜铃之属。

心热者，微按之皮毛之下、肌肉之上乃得，加力按之则全不热，心主血脉也。日中尤盛。其症烦心心痛，掌中热而哕，善忘、善笑、善惊，不寐，筑筑然动，舌破，消渴，口苦，心胸间汗。实则梦惊、忧、怖、恐；虚则梦烟火、焰火。虚则补之以丹参、圆眼、茯神、麦冬、当归、山药；实则泻之以黄连。忧愁思虑则伤心，温之以桂心、益智、菖蒲、柏子仁；凉之以犀角、牛黄、竹叶、朱砂、连翘。

脾热者，轻手固不热，重按亦不热，热在不轻不重之间，脾土主肌肉也。遇夜尤甚。其症怠惰嗜卧，四肢不收，无气以动，泄泻便秘，面黄，舌强痛，口甘，吐逆不嗜食、不化食，抢心，善瘛善饥善噫，当脐痛，腹胀肠鸣，肉痛足肿。实则梦欢歌快乐，虚则梦饮食相争。饮食劳倦思虑则伤脾，虚则以人参、黄芪、白术、茯苓、甘草、山药、扁豆、苡米、陈皮补之；实则以苍术、厚朴、枳实、山楂、青皮、槟榔、大黄、芒硝泻之。姜、附、丁、桂温之；元明粉、石膏、滑石、黄芩凉之。

肝热者，按之肌肉之下、筋骨之上乃得，肝主筋也。寅卯时尤甚。其症多怒多惊，便难，转筋挛急，四肢困热，满闷，筋痿不能起，头痛耳聋，颊肿面青，目痛，两胁痛，小腹痛，呕逆作酸，睾疝，冒眩，善瘛。实则梦山林大树，虚则梦细草苔藓。阿胶、山药、枣仁、木瓜补之；青皮、芍药、柴胡、龙胆、青黛、黄连、木通泻之。怒则伤肝，木香、肉桂、吴茱萸温之；甘菊、车前、山栀、柴胡、黄芩凉之。

肾热者，轻手扪之不热，重按至骨乃热，亥子时尤甚，肾主骨也。其症腰膝脊俱痛，耳鸣遗泄，二便不调，骨痿不能起，眇中清，目昏，面黑，口干，咯血，饥不欲食，腹大胫肿[4]，臀股后痛，小腹气逆下肿，肠澼，阴下湿痒，手指青黑厥逆，足下热，嗜卧，坐而欲起，善怒，四肢不收。实则腰脊解软，虚则梦泄及渡水恐惧。地黄、枸杞、桑螵蛸、龟版[5]、山药、山萸、牛膝、杜仲、五味子补之；泽泻、知母泻之。肉桂、附子、补骨脂、肉苁蓉、鹿胶、沉香温之；知母、黄柏、丹皮、骨皮凉之。强力坐湿则伤肾，肾伤须重补之，骨碎补、补骨脂、虎胫骨、何首乌、地黄之属。

经曰：二阳之病发心脾，有不得隐曲，女子不月，其传为风消，其传为息贲

---

[1] 监：原作"滥"，《素问·五常政大论》"土曰卑监"（指土虚），据文义及承德堂本改。
[2] 枳：原作"只"，据《中药大辞典》改。下同。
[3] 菀：原作"苑"，据《中药大辞典》改。下同。
[4] 肿：原作"肺"，据承德堂本改。
[5] 版：原作"板"，据《中药大辞典》改。下同。

者，死不治。三阳为病发寒热，下为痈肿，及为痿厥腨痟，其传为索睪①，其传为颓疝。一阳发病，少气善咳善泄，……其传为膈②。二阳谓足阳明胃、手阳明大肠也，二阳之病发心脾，心在上焦，病则不利，故不得隐；脾在中焦，病则胀满，故不得曲。然心为生血之元，脾为运化之府，若在女子必不月。奚不月？经水不下也。传曰：九传变也，言土病日久则木必乘虚而克贼之，脾土日亏而③肌肉日见消削，故名风消。心病日久则传于肺，金受火邪则息气不利而奔迫，故名息贲。脾土虚而受木克，心火盛而克肺金，皆不治之症矣。三阳谓手太阳小肠、足太④阳膀胱也，为病不发于他脏，自为寒热也。小肠为丙火，膀胱为壬水故耳。水病则凝结，火病则糜烂，故下为痈肿也。无力⑤为痿，逆冷为厥。腨，足腹也。痟，痿疼也。其传为索睪，睪，肾丸也，索引丸而痛也。颓疝者，顽大而不疼也。一阳谓手少阳三焦、足少阳胆也，二经病发皆是火，火盛则少气，金虚则咳作也。膈，塞也，上⑥焦不行，下脘不通，鬲塞于中，故名膈也。

经曰：春夏则阳气多而阴气少，秋冬则阴气盛而阳气衰。……以秋冬夺于所用，下气上争，不能复，精气溢下，邪气因从之而上也。下气，身半以下之气；上争者，阳搏阴激也，身半以下之气亦引而上争；不能食，谓不能复归其经也；溢下者，阴精之气涌溢泄出；而上，因中部气衰从之而上乘其虚，故夺也。气因于中⑦，阳气衰，不能渗其经络，阳气日损，阴气独在，故手足为之寒也。四肢诸阳之本，衰则俱衰，故合手足为寒厥也。岐伯曰：酒入于胃，则络满而经脉虚，脾主为胃行其津液者也，阴气虚则阳气入，阳气入则胃不和，胃不和则精气竭，精气

竭则不营其四肢⑧也。阴，五脏之阴。阳，四肢之阳。阴气竭，五脏之阴竭也。此人必数醉若⑨饱以入房，气聚于脾中⑩不得散，酒气与谷气相搏，热盛于中，故热遍于身内而溺赤也。夫酒气盛而慓⑪悍，肾气有⑫衰，阳气独胜，故手足为之热。慓悍，强暴也；肾气，阴气也。岐伯曰：皮毛者，肺之合也，皮毛先受邪气，邪气以从其合也。邪，寒邪也。其寒⑬饮食入胃，由肺脉上至于肺则肺寒，肺寒则外内合邪因而客之，则为肺咳。所云形寒饮冷则伤肺也。五脏各以其时受病，非其时各传以与之。如春肝用事则肝先受邪，若是寒邪则传以与肺。肺咳之状，咳而喘息有音，甚则唾血。心⑭咳之状，咳则心痛，喉中介介如梗状，甚则咽肿喉痹。肝⑮咳之状，咳则两胁下痛，甚则不可以转，转则两胠下满。脾咳之状，咳则右胁⑯下痛，阴阴引肩背，甚则不可以动，动则咳剧。肾咳之状，咳则腰背相引而痛，甚则咳涎。五脏之久咳⑰，乃移于六腑。脾咳不已，则胃受之，胃咳之状，咳而呕，呕甚则长虫出。肝咳不已，则胆受之，胆咳之状，咳呕胆

---

① 睪：《素问·阴阳别论》作"㿉（㿉）"。
② 膈：《素问·阴阳别论》作"隔"。
③ 而：原作"面"，据石印本改。下同。
④ 太：原作"大"，据石印本改。下同。
⑤ 力：原作"之"，据承德堂本改。
⑥ 上：原作"土"，据承德堂本改。下同。
⑦ 气因于中：原作"中虚"，据《素问·厥论》改。
⑧ 肢：《素问·厥论》作"支"。按"支"通"肢"。
⑨ 若：原脱，据《素问·厥论》补。
⑩ 中：原脱，据《素问·厥论》补。
⑪ 慓：原作"漂"，据《素问·厥论》改。
⑫ 有：原作"自"，据《素问·厥论》改。
⑬ 寒：此下原有"从"字，据《素问·咳论》删。
⑭ 心：此前原有"其"字，据《素问·咳论》删。
⑮ 肝：此前原有"而"字，据《素问·咳论》删。
⑯ 胁：原作"胠"，据《素问·咳论》改。
⑰ 久咳：原作"咳久"，据《素问·咳论》乙转。

汁。肺咳不已，则大肠受之，大肠咳状，咳而遗矢①。心咳不已，则小肠受之，小肠咳状，咳而失气，气与咳俱失。肾咳不已，则膀胱受之，膀胱咳状，咳而遗溺。久咳不已，则三焦受之，三焦咳状，咳而腹满，不欲食饮，此皆聚于胃，关于肺，使人多涕唾而面浮肿气逆也。三焦者，人身上、中、下元气之所在，其气即火，故名三焦。久咳不已，则伤其元气而邪受之，故咳而腹满不欲食。所以然者，三焦火衰不能生胃土也。土②虚则三焦虚，邪皆入于胃。而万物归土之义关于肺者，言关系于肺也。土虚而不能制水，故多涕吐；肺衰则不能施降下之令，故面目浮肿而气逆也。

张仲景曰：五劳虚极羸瘦，腹满不能饮食，食③伤、忧伤、饮④伤、房室伤、饥伤、劳伤、经络营卫气伤，内有干血，肌肤甲错，两目黯黑，缓中补虚，大黄䗪虫丸主之。大黄、䗪虫、桃仁、干漆、虻虫、水蛭、蛴螬以破瘀；地黄、芍药以润其干燥；甘草缓中；黄芩、杏仁利肺，盖肺主行营卫阴阳者也，肺气利则干血去而营卫行，营卫行则肌肉充而虚劳补矣。按虚劳发热未有不由七情之内伤者，人之起居饮食之间，一失其节，即有所伤，何况拂逆心志、郁结暴怒，岂无血畜耶？故以滋润之品治干枯，以唆血之物行死血，死血既去，病后可从事于滋补。仲景为医方之祖，不可不绎其言也。

《活法机要》云虚损之疾，有寒有热，皆因虚而感也。感寒则损阳，阳虚则阴盛，故损自上而下。一损损于肺，故皮聚而毛落；二损损于心，故血脉虚衰，不能营养脏腑，女人则月水不行；三损损于胃，故饮食不为肌肤。治之宜以辛甘淡。感热则损阴，阴虚则阳盛，故损自下而上。一损损于肾，故骨痿不能起于床；二

损损于肝，故筋缓不能自收持，三损损于脾，故饮食不能消化也。按心肺损则色弊，肝肾损则形痿，脾胃损则谷不化也。如肺损而皮聚毛落者宜益其气，四君子汤；心肺俱损，皮聚毛落而血脉虚耗，宜益气和血，八珍汤；心肺胃俱损，饮食不为肌肤，十全大补汤；肾损骨痿者宜益精，金匮丸⑤；肝损筋缓宜缓中，牛膝丸⑥；肝肾脾俱损，益精缓中消谷，温肾丸；阳盛阴虚，肝肾不足，宜八味丸；瘦弱困倦，未辨阴阳⑦，夏月宜六味丸，春秋宜加减八味丸，冬月八味丸。

肺热鼻干，紫菀、二冬、乌梅等；皮肤热舌白吐血，桑皮、石膏；肌肤热昏寐嗜卧，丹皮、骨皮；气热喘促鼻干，人参、黄芩、栀子；大肠热右鼻孔干痛，芒硝、大黄等；脉热吐血，经络脉溢，缓急不调，生地、当归；心热舌干，生地、黄连；血热发⑧焦，地黄、当归、桂心、童便；小肠热下唇焦，木通、赤茯、生地；脾热上下唇俱焦，芍药、木瓜、苦参；胃热食无味而呕、烦躁不安，芍药；口热舌下痛，石膏、竹叶、大黄、芒硝、葛根、粳米；肝热眼黑，川芎、生地、前胡；筋热甲焦，生地黄、川芎；胆热眼白失色，柴胡、栝蒌；三焦热乍寒乍热，煨

---

① 矢：《甲乙经》同。《素问·咳论》作"失"。
② 土：原作"上"，据承德堂本改。
③ 食：此前原有"凡"字，据《金匮要略·血痹虚劳病篇》删。
④ 饮：原作"欲"，据《金匮要略·血痹虚劳病篇》改。
⑤ 丸：原作"九"，据石印本改。下同。
⑥ 牛膝丸：《活法机要》载："牛膝（酒浸）、草薢、杜仲（锉炒）、苁蓉（酒浸）、菟丝子、防风、胡芦巴（炒）、肉桂（减半）、破故纸、沙苑蒺藜。上等分，为细末，酒煮猪腰子为丸。每服五七十丸，空心温酒下。如腰痛不起者，服之甚效。
⑦ 未辨阴阳：《活法机要》作"因未知阴阳先损"。
⑧ 发：此为"毛发"之"发"。

石膏、竹叶；肾热两耳焦，石膏、知母、生地、元参；脑热头眩闷晕，羌活、防风、荆芥、地黄、薄荷、甘菊；髓热骨髓中沸热，二冬、鳖甲、生地、骨皮、元参、知母、当归；骨热齿黑、腰痛足冷、疳虫蚀脏，骨皮、鳖甲、生地、当归；肉热肢细趺肿，脏腑俱热，石膏、黄柏；胞热小便黄赤，生地、滑石、木通、茯苓、灯草；膀胱热左耳焦，泽泻、茯苓、滑石。《玄珠》云：一水既亏，不胜五火，虚症蜂起，当先和解微下，次则调补。若邪气未除，便行补剂，邪入经络，良可叹也。惟无邪无积之人，按①脉无力者，方可补之。

陈藏器诸虚用药例②：虚劳头痛身热，枸杞、萎蕤；虚而欲吐，人参、萎蕤；虚而不宁，人参、茯神；虚而多梦，龙骨、人参、圆眼；虚而多热，地黄、甘草、牡蛎、地肤子；虚而冷，川芎、当归、干姜；虚而损，巴戟、苁蓉、钟乳；虚而大热，天冬、黄芩；虚而多忘，远志、茯神；虚而口干、麦冬、知母；虚而吸吸，柏子仁、胡麻、覆盆子；虚而惊怖，龙齿、沙参、小草；若兼冷，紫石英、小草；虚而多气兼微咳，五味、大枣；虚而客热，沙参、龙齿、天冬；虚而腰间不利，杜仲、狗脊、磁石；虚而多冷，桂、附；虚而小便赤，黄芩；虚而有痰复有气，半夏、陈皮；虚而便失，龙骨、桑螵蛸；虚而溺白，厚朴；虚而小便不利，人参、茯苓、泽泻；髓竭，地黄、阿胶、当归、枸杞；肺虚，二门冬、五味；心虚，人参、茯神、菖蒲、圆眼、丹参、枣仁、当归；肝虚，川芎、天麻、当归；脾虚，白术、白芍、山药、益智；肾虚，熟地、丹皮、远志；胆虚，细辛、地榆、枣仁；神昏，朱砂、茯神。

五脏虽皆有劳，心肾为多。心主血、肾主精，精竭血枯则劳成矣，惟宜滋养培补，调心益肾。雄、附之性峻烈，内乏精血，何堪当此。虽云壮火适足以发其虚阳，然又不可因其热而纯用寒凉以伤胃气。若过用热药者，犹釜中无水而进火也；过用寒凉者，犹釜下无火而添水也，非徒无益而反害之。宜十全大补汤、养荣汤、建中汤皆可选用。如左尺独虚者，六味丸壮水之主以制阳光；右尺不足者，八味丸益火之元以消阴翳。

丹溪之论劳瘵主乎阴虚，未尝非也。阴虚之热，以其在午后子前，谚云朝凉暮热也。阴虚则汗从寐时盗出也；阴虚无以制火，则火气逆上，喘嗽而吐痰也；阴虚则脉浮大或沉虚也。四物汤加黄柏、知母主之。以四物补血，血为阴；又以知、柏降火，理固然也。不知后人以此概施，多致夭枉，不察变通而累丹溪也。盖川芎上窜，非火炎者所宜；地黄腻滞，非痰多食少者所宜；知母易于滑肠，黄柏易于败胃，暂投犹可，久用必伤。予今制一主方，以苡米、茯苓扶胃，且切降下之功；以桔根、陈皮行气，且有健脾之力；麦冬、五味保肺而有滋化之原；骨皮、丹皮除蒸而无寒凉之害；痰喘以桑皮、川贝；止血以童便、藕汁；泄泻以山药、莲肉；燥结以人乳、犁汁。此以甘凉之品，行降收之令，为初病者设也。若久病而百脉空虚，虚火亢炎，非甘温之品，不能复其真元，宜异功散是也；非濡润之物，不能滋其枯朽，地黄丸是也。若少气懒言、目昏面白，宜生脉散及甘桔汤频频③啜之；若病久而结痰成积，腹胁常热，惟头面手

---

① 按：原作“之”，据承德堂本改。
② 例：《本草纲目》第二卷此前有“凡”字。以下引文，与《本草纲目》载“陈藏器诸虚用药凡例”相比，文字有较多增损。
③ 频频：原作“频匕”，据承德堂本改。

足于寅卯时乍凉，宜六君子汤加姜汁、竹沥送滚痰丸三钱，先以汤润丸，令其易化，可分三次服，不得顿而过多。有面色不衰，肌肤不瘦，外若无病，内实虚伤，俗名桃花疰，须察其现在何症何脏受伤，而后治之。劳症久嗽咽痛失音，此乃下传上也；不嗽不痛，溺浊脱精，此乃上传下也，皆非吉兆。形色尪羸，阳事不禁，脉细无根，脉数无伦，死在旦①夕矣②。吐血分五脏：悲忧所致咳嗽吐血者，出于肺，二冬、二母、甘、桔主之；思虑所致痰涎带血者，出于脾，石斛、生地黄、丹皮、甘草、陈皮、茯苓、黄芪、葛根主之；因惊所致而吐血者，出于心，丹参、生地、麦冬、当归、山药、茯神主之；因怒所致而吐血者，出于肝，柴胡、芍药、山栀、生地、丹皮、当归、沉香、枣仁主之；因房劳而咯血者，出于肾，生地、丹皮、黄柏、知母、阿胶、远志、茯苓主之；因中气失调，邪热在中而呕血者，出于胃，犀角、地黄、丹皮、甘草、元明粉主之③。阳经之血色鲜红，阴经之血色猪肝。血本属阴，静而定者其常也，其行则潜如水流，而在下者亦常也，上行外出其变也。七情妄动，形体疲劳，阳火相迫，以致妄行。脉洪、口渴、便结者，宜行凉药；若使气虚挟寒，阴阳不相为守，血亦妄行，必有虚冷之状，盖阳虚则阴亦走也，宜理中汤加木香、乌药；若饮食伤胃，上逆吐衄，宜理中汤加香附、砂仁、山楂、神曲调之。

《内经》论，凡寒暑燥火六气之变，皆能失血，各当求责，若不察其所因，例以寒折，变乃生矣。

吐血之初，多宜大黄下之。夫血以下行为顺，上行为逆，盖因曲而为直也。然又曰亡血虚家，切禁下之，何也？宜下者，下于畜妄之初。禁下者，禁于亡失之后。不可不明辨也。

积劳吐血及久病之余，吐而多且不止者，并以独参汤主之，血脱补气之法也；如血从九窍齐出，亦脱也，以发灰、生蓟汁、人参汤调服止之；或血溢及触破被伤，遂如泉涌，惟用十全大补汤频频多服。

血症既久，古人多以胃药收功，加乌药、沉香、大枣，此虚家神剂也。气有余，便是火，血随气上，补水则火自降，顺气则血不升。生地、牛膝、丹皮，补水之药也；橘红、苏子、沉香，顺气之药也。童便者，浊阴归下窍，兼有行血之能；藕汁者，达血使无滞，更有止涩之力。脉来沉实，腹痛中满，必有瘀畜，红花、桃仁、赤芍、玄胡、当归、蓬术、降香之属。

怒伤肝木，则血菀于上，令人薄厥，沉香、木香、丹皮、青皮、芍药之属；劳伤心神，以麦冬、枣仁、柏仁、莲心、茯神、远志、丹参、竹叶之属；饮酒所伤，以葛根、白蔻、砂仁、侧柏叶、茅花之属；房劳所伤，以地黄、牛膝、枸杞、杜仲、人参之属；血中有火，生地、丹皮、芩、连之属。

止血分治：热者凉之，以山栀灰、黄连灰、血灰；瘀者行之，以大黄灰、灵脂灰、漆灰、血灰；寒者温之，干姜灰、血灰；滑者涩之，棕榈④灰、荷叶灰；虚者补之，地黄灰、当归灰、发灰之类。药性不同，三七、郁金行血中之气；花蕊石能化瘀为水，侧柏叶凉血中之热；大、小蓟行血中之滞；茅根导之下行；百草霜取

---

① 旦：原作"且"，据石印本改。下同。
② 夕矣：原为小字，据承德堂本改。
③ 粉主之：原为小字，据承德堂本改。
④ 榈：原作"闾"，据《中药大辞典》改。

其黑色，以制其红而止之也。

传尸劳者，鬼作虫而为祟[1]者也。凡人之元气虚衰，或因吊丧问疾，登冢入庙，邪祟乘虚，凭依为患，渐至生虫，虫在身中，食人腑脏，五日[2]一退，方其猖獗，神气昏闷，无处不疼，其退则还穴，睡五日如蚕之眠也，病则乍静，治之候其退睡时可也。一月之中，上旬十日，虫头向上；中旬十日，虫头向内；下旬十日，虫头向下。须在上旬治之，易为力也；中、下二旬，治之无功。先食人脂膏，故虫色白，皮聚毛落肺受侵伤。七十日后，食人血肉，虫色黄赤，肌肉损坏，枯索尪羸。百二十日后，血肉食尽，虫色紫黑，食人精髓，肾败骨痿。诸虫日久遍身生毛，毛色五采，传之三人即自能飞，状如禽兽，品类甚多，出入自如，隐现莫测。大抵至食精髓，虽有良法亦不能治。经云：六十日治，十得七八；八十日治，十得三四；过此以往，焉保生全。惟当搜逐，为后日人除害耳。

传尸之症，沉沉默默，无一而可，经年累月，渐就羸困，至于死亡[3]。又传旁人，乃至灭门，又传他姓，惨毒之祸，闻者骇心。辨验之法，须用乳香焚熏病者之手，令其仰掌，以帛覆之，熏之良久，手背[4]生毛长至寸许，白而黄者可治，红者则难，青黑者死。若熏之良久无毛者，非传尸也，乃是寻常虚劳之症。又法，用烧安息令烟出，与病人吸之，嗽不止者乃传尸也，不嗽者非传尸也，嗽不甚者亦非也。

驱虫方：室女顶门活发，洗去油垢，一两，纸燃烧存性，川芎五钱，当归五钱，木香、桃仁各三钱，安息香、雄黄各一钱，全蝎二枚，大黑鱼头一枚（醋炙[5]），上为末，分作四服，每服以井水一大碗，于净室中煎至七分，入降香末五分，烧北斗符入药，月初五更空腹向北仰天咒曰：瘵神瘵神，害我生人，吾奉帝敕，服药保身。急急如律令，咒五遍面北服药毕，东面吸生气入口腹中，烧降香置床下。午时又如前服药念咒。生气，即太阳真气也。

北 斗 符 式

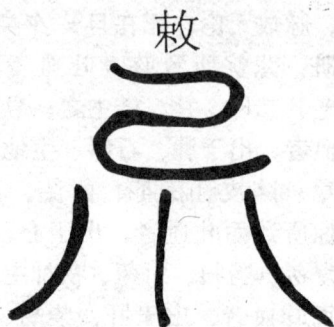

用黄纸一方，将新笔一支，净水研[6]朱砂，书此符。书时亦须念前咒，俟干，将火焚于汤药中，面北念咒服之，服毕向东吸太阳气入口腹。

上依法服之，厚盖取汗，汗中有细虫，以软绢拭之，即用火焚其绢。如大便，用净桶盛之，急钳取虫，烈火煅过，取灰收入罐内，以雄黄末盖上，再用瓦油盏合口，铁线扎定，泥固封好，埋于远僻绝人行处，深三尺为度。

瘵虫为患，最易传染。人能谨戒七情，严避六气，常远房室，节饮酒食，虫不可得而染也。若纵欲恣情，精血内耗，邪祟外入。凡觉元气稍虚或饥馁时，勿近

---

① 祟：原作"崇"，据石印本改。下同。
② 日：原作"口"，据承德堂本改。
③ 亡：原作"忘"，据承德堂本改。
④ 背：原作"皆"，据承德堂本改。下同。
⑤ 炙：原作"灸"，据石印本改。
⑥ 研：原作"砑"，据承德堂本改。

癞疾之家及衣服器皿①，而皆能染触之。或有妇病思男、男病思女，一见其面，随即染伤，不可不知也。治疗之法，固本为先，驱虫为次，安息、阿魏、苏合、沉香、冰②、麝、犀角、朱砂、雄黄，皆有祛邪伐恶之能，更须以天灵盖助之。盖尸气淹缠，得枯骨导之，使鬼气飞越，于是乎瘥。外则以虎牙、狸骨、水獭、穿山甲、全蝎、蜈蚣，皆猛厉之品，可以夺尸虫之魄，要之先以芎、归、血余散之于根本之地为要。

驱虫灸法：用鬼眼穴。令病人举手向上，略转后些，则腰间有两陷可见，即鬼眼也，以笔点记，于六月癸亥日亥时灸此穴七壮，勿令人③及病人先知乃灵。其外肺俞二穴，同膏肓二穴，亦能祛虫。

虚劳吐血及咳逆上气，灸上脘④、肺俞，如年壮⑤。

鼻血不止，急于项后发际两筋间宛宛⑥中，灸三壮，立止。盖血由此而上，入脑注鼻也，灸之则截其路。即哑门穴也。

咳嗽针肺俞、列缺、天渊；痰多属湿者取丰隆穴；气逆作喘取三里降气，灸丹田七壮。

夫人但知血热妄行，不知血寒亦吐，乃阴乘于阳名。心肺二经呕吐者，灸用三阴交、心俞、鬲俞、少商、神门。

冷嗽补合谷，泻三阴交。寒嗽不愈灸取膏肓、肺俞、天突、三里。

肺痈吐血脓，灸取膻中、肺俞、支沟、大陵。

咳嗽红痰，列缺、百劳、肺俞、中脘、足三里，针、灸皆可。

三、痰　喘

痰火上壅，喘嗽发热，足反热者，服消痰降火药必死，宜量其轻重，用人参一两，少则三、五钱，佐以桂、附，煎汤候冷饮之，立愈。韩懋所谓假对假、真对真也。然此实由肾中真水不足，火不受制而炎上。归、附火类也，下咽之初，借其冷意暂解郁热，及至下焦热性始发，从其窟宅而招之。同气相求，火必下降，自然之理也。苟非人参君之，则不能奏功。

或问寒因热用、热因寒用，何谓也？寒热和而平气，寒热离而为病气，因用者，则是寒热过脉处也。

喘主肺郁，痰与气搏，肺窍壅塞或脾胃气虚，金失所养，故呼吸不相续而为喘也。又寒主迟缓、热主急数，寒则息迟气凝、热则息数气急故喘。

丹溪曰：喘急者，气有火郁而有积痰于脾胃也。

程玠曰：痰嗽者，嗽便有痰出；劳嗽者，盗汗面赤；火嗽者，乍进乍退；寒嗽者，鼻塞声重。

治渴必须益血，盖血即津液所化，津液既少，其血必虚，故须益血。凡吐血之后，多必发渴，病生于血虚也。

针法见前。

四、噎膈反胃

噎膈反胃，多因于内伤忧郁失志及恣意酒食、纵情劳欲，以致阳气内结，阴血内枯而成也。经曰：三阳结谓之膈⑦。三阳者手太阳小肠、手阳明大肠、足太阳膀

---

① 皿：原作“血”，据承德堂本改。
② 冰：原作“水”，据石印本改。
③ 人：原作“入”，据石印本改。
④ 脘：原作“腕”，据《针灸学辞典》改。下同。
⑤ 壮：石印本此后有“者可灸也”四字。
⑥ 宛宛：原作“宛三”，据承德堂本改。
⑦ 三阳结谓之膈：文见《素问·阴阳别论》。

胱也。盖小肠热结，则小水短少而火气不泄；大肠热结，则大便不利而郁热难除；膀胱热结，则津液不行而道路蹇涩。三阳并结，则前后之气不行，下既不行，邪火上逆，火上逆则煎液生痰，痰液生则往来之气愈阻，而呕逆噎膈之症起矣。且也重伤之以七情，更感之以六气，或不戒炙煿肥厚之物，或妄投辛香燥热之剂，遂致邪火愈炽，津液愈结，病情愈深，岂易疗哉！须分上、中、下三焦以治之。夫咽嗌梗塞、气不顺利、水饮可行、食物难入，其槁在吸门，名之曰膈。其或食下则胃脘痛作、烦闷不安、须臾吐出，食出而安，其槁在贲门，名之曰噎。二者属上焦。其或食虽可下，良久复出，其槁在于幽门，名曰反胃，此属中焦。其或朝食暮吐、暮食朝吐，所出完谷，小便赤、大便硬或如羊矢，其槁在阑门，亦名翻胃，此属下焦。然壮者犹或可治，当用透膈疏气、化痰清火、健胃和脾之剂。经又曰：噎膈多生于血干，反胃亦生于脾弱。东垣曰：脾，阴也；血亦阴也。阴主静，内外两静，则腑脏之火何阴而生？金水二脏有养，阴血自生，肠胃津①液传化合宜，何噎膈之有哉。

夫张鸡峰之论噎膈也，其言曰此症是神思间病，治须内观静养，乃始得旨。盖百病之因多兼六淫而成，噎膈则惟以七情所致，由于饮食者，亦间有之。治之之法，非无开胃止吐、养阴润燥之方。然病在神思，所谓心病还须心药也。内养者外之对，此症向来事外忘内，未尝收摄，此心或为利锁名缰，或为酒沉色困，以致五脏空虚，气无所主，食不能入，入亦反出，若不垂帘返照，及忙里偷闲，浓中着淡，何以屏绝诸魔？然以眼观内，则眼虽闭而神或外驰；以心观内，则心有定而眼可不闭。夫是之谓内观。静者动之对，此

症素因多动少静，不能恬逸此心，非见诱于大喜大怒而致伤神伤肝，间被牵于劳思过恐而遂伤脾伤肾，以致五火丛起，血无由生，胃脘干枯，大肠结燥，今当一切排遣，物过不留，务期安养休息，故强制其形，即地僻山深，只称迹隐，宁静其志，虽车轰马骤，亦自心清。夫是之谓静养。能此二者，则膈自通而食饮进，逆自顺而呕吐止②，燥者自润而阴血生，结者自开而二便利，其亦贤于蛇腹③鼠、杵头糠之类远矣。

噎者饮食入咽，阻滞不通，梗塞难下，皆咽喉闭塞之貌，由于悲思过度、忧怒不节，则气机凝阻、清浊相干，违其运行之常，乃成噎塞。张鸡峰所云噎是神思间病，当静观内养，以宁其心志，心君泰然，则五火退听，营卫安和矣。

噎则必兼塞症，故东垣云：堵塞咽喉，阳气不得上出者，名曰塞，五脏之所生，阴也、血也；阴气不得下降者曰噎，六腑之所生，阳也、气也。夫噎塞于胸膈之间，令诸经不行，口张目瞪、气闷欲绝，当先用辛甘气味升阳之药，引胃气以治其本，参、芪、升、柴、当归、益智、草豆蔻之类；加通塞之药以治其标，木香、麦芽、青皮、陈皮之类。寒月阴盛，加吴茱萸以泻阴寒之气；暑月阳盛，加青皮、陈皮、益智、黄柏散寒气、泄阴火之上逆。经曰：清浊相干，乱于胸中，是谓④大悗。气不宣通，最为急症，不急治之，诸变生矣。噎与塞，皆由阴中伏阳而作也。

夏三月，阳气在外，阴气在内，噎症

---

① 津：原作"淳"，据承德堂本改。
② 止：原作"上"，据承德堂本改。
③ 贤于蛇腹：原脱，据承德堂本补。
④ 谓：原作"为"，据《灵枢·五乱》改。

值此时，天助正气而挫其邪气，不治自愈。如不愈者，阴气极甚，正气不伸耳，乃[1] 以四君子汤送利膈丸，木香、槟榔[2]各七钱五分，大黄、厚朴各二两，人参、当归、甘草、藿香、枳实各一两，共为细末，水和丸，煎汤送三钱。每饮食入胃，复吐涎沫如鸡子白者，盖脾主涎，脾虚不能约束津液，故涎沫自出，非用人参、白术、益智等，不能摄也。

冬三月，阴气在外，阳气内藏，外助阳气不得发汗，内消阴火勿令泄泻，此闭藏固密之大要也。吴茱萸主之，同益智、草蔻、陈皮、黄芪、人参、升麻、当归、甘草、青皮、木香、半夏、麦芽、泽泻、姜黄等，为末蒸饼丸，生姜汤送三钱。

古人指噎塞为津液干枯，故水液可行，干物难进，为病在上焦是矣。愚谓若果津液枯涸，何以汤饮才[3] 下，涎即上涌乎？明系咽膈之间，交通之气不得相入，皆冲脉上行，逆气所为也。惟气逆，故水液不得居润下之常，随其逆上之气涌耳。若以为干枯而用润剂，岂不反益其邪乎？贵深原其故，拟立一主方，而随症加减，在圆机者通变也。七情所伤，当多用辛，以横行而散，半夏、白蔻、益智、陈皮、生姜之类。然中气既伤，徒与散泄，邪未得除，正反受困，必须调养中宫，以全资生之本，参、芪、术、草之类不可少也。喉中如有物不下者，痰气也，俗云梅核膈，加诃子、昆布；膈间作痛，必是瘀血，归尾、桃仁、韭汁、童便，甚者宜加大黄微利之。

噎而声不出者，竹茹、五味子、生姜；挟寒脉沉迟者，桂、附；挟热脉洪数者，黄连、木通。噎而白沫大出，粪如羊矢，此二症为不治矣。如食饮方下，痰涎聚住不得入者，虽入而涎沫随出者，先以来复丹控去其痰，方见中暑门。更以半

夏、茯苓、枳壳、竹沥、元明粉、牙皂、枯矾（少许），生姜汁为丸治之。如大便燥结、粪如羊矢，自制开关利膈丸，人参、当归、木香、槟榔、枳壳、大黄为末，水泛丸服，并用人乳或牛羊乳、梨汁、松子仁啖之。脉紧而芤，紧为寒，芤为虚，虚寒相搏，脉为阴结而迟，其人则病噎膈。

反胃者，真火衰微，胃寒脾弱，不能消谷，朝食暮吐、暮食则朝吐。设饮食入胃，既抵胃之下脘，复反而出者，理中汤，甚者加附子。若脉数，为邪热不杀谷，乃火性上炎，多升少降，与异攻[4]散加黄连、生地、当归、沉香。此症至口吐白沫、粪如羊矢为危极矣，必须养气以培其阳，益血以滋其阴，则金无畏火之炎，肾有生水之渐，脾胃健旺，饮食消磨矣。

咽喉闭塞、胸膈满闷，暂用香砂枳朴以开滞疏结，然破气太过，中气因而不运，当异功散加香、砂，使气旺则能健运；反胃气逆，久闭不开，攻补兼施，小青龙丸，渐次加之，其扃自透，宜人参利膈丸，木香、槟榔、枳实、厚朴、生地、当归、大黄、人参、甘草为末，水泛丸用。然服通利之品过多，血液益加耗竭，其结更倍，宜用杏仁去皮尖四两，炒辽松仁四两，壮猪脂熬净一钟，白蜜四两，熔蜜饯橘柚四两，同打和成丸。不时嚼食，大妙。再以人乳进之更妙。

火衰不能生土而反胃者，其脉沉迟，八味丸减熟地，加砂仁、沉香；瘀血阻隔而反胃者，抵当丸以汤作丸如芥子大，每

---

① 乃：原作"及"，据承德堂本改。
② 榔：原作"郎"，据《中药大辞典》改。下同。
③ 才：原作"總"，据承德堂本改。
④ 攻：疑作"功"。下同。

服三钱，去枕仰卧，细细咽之；有虫聚而反胃者，宜槟榔、雄黄、牵牛、大黄，丸服调治得宜。反胃新愈，切不可便与粥饭，每日用人参一两、陈皮三钱、焦仓米三钱煎汤细呷之，后可小试陈米饮及糜粥。如仓廪未固，骤贮米谷，往往败事，多致不救。

噎者，阴气不得下降也；膈者，阳气不得上行也。饮食有下有不下，有吐有不吐，故与反胃不同。杵头糠、人参末①、柿霜、石莲子末、元明粉各等分，以舌舐食。如血槁者，用生熟地黄、麦门冬、当归、姜藬、仓米煎膏，入韭汁、人乳或牛乳、桃仁泥、芦根汁，和匀细呷，缓缓噙化。

膈噎服药无效者，用巧妇窠烧灰为末，每服三钱，温酒调下。服完此一窠末必痊。

噎症有瘀血者，王宇泰立代抵当丸，用大黄（醋炒）四两，朴硝一两，桃仁六十粒（炒），归尾、生地、山甲（炙）各一两，桂五钱，为末蜜丸。上焦膈者，如芥子大，临卧就枕，仰以津液下钱许；中、下焦膈者，空心服。

噎膈灸法：忧噎心俞、思噎天府、劳噎膈俞、气噎膻中、食噎乳根，各七壮。五噎五膈，食饮不下，并灸膻中、中脘、内关、食仓、三里、膏肓六穴。

反胃吐食，灸用脾俞、膈俞、中脘、气海、下脘、三里。

命门火衰，不能熟腐水谷，朝食暮吐，须灸肾俞、肩井、命门、中脘、关元、食关各七壮②。

附呕吐哕

呕吐与哕皆属于胃，但以气血多少为异耳。呕者，阳明也，阳明多血多气，故有声有物，气血俱病也。吐者，太阳也，太阳多血少气，故有物无声，乃血病也。哕（音越）者，少阳也，少阳多气少血，故有声无物，乃气病也。三者皆因脾虚有火，或由客寒犯胃、伤食停痰、逆气瘀血亦有之耳，因火与痰为多。治之以气逆者，辛散为主，生姜、半夏、茯苓、陈皮；客寒者，藿香、丁香；痰火者，竹茹、芦根、竹沥、生姜之类。详其所因，不可混③也。

邪在上脘之阳，则气停而水积，故饮之清浊混乱而为痰为饮为涎为唾，变而为呕。邪在下脘之阴，则血滞而谷不消，故食之清浊不分，为噎塞为痞满为痛为胀，变而为吐。邪在中脘之气交者，二脘之呕与吐俱见矣。

胃膈热甚则呕，火气炎上之象。呕从气病，法天之阳，动而有声，与饮俱出，犹雷震必雨注也。吐从血病，法地之阴，静而无声，与食俱出，象万物之于地也。呕吐则气血俱病，法饮食之气交，而饮④食皆出。然上脘非不吐食也，设阳中之阴亦病，则食入即吐，非若中脘之食已而吐、下脘之食久而吐也。下脘非不呕也，设阴中之阳亦病，则吐与呕齐作，然呕少于吐，不若上脘之呕多于吐也。上脘之食入即吐，生姜半夏汤，姜、半等分。中脘之食已即吐，橘半汤，陈皮、姜、半等分。下脘食久而吐，为反胃，脉沉而无力，理中汤；脉滑而实，半夏生姜大黄汤下之。

仲景治呕谷不得下，半夏一升，生姜八两，茯苓四两，半夏、生姜之辛但治上焦气壅表实；若胃虚者，惟宜益胃，推荡

---

① 末：原作"未"，据承德堂本改。下同。
② 火衰不能生土而反胃者，……食关各七壮：原在"呕吐哕"之后，据义理移于此。
③ 混：原作"浊"，据承德堂本改。
④ 饮：原作"侯"，据承德堂本改。

谷气而已，用参、术，忌用辛泻，故服小半夏汤不愈者，必用大半夏汤立愈，是即甘澜水也，半夏二升，人参三两，白蜜一升，水一斗三升，和蜜扬二百①四十遍者，药取三升，分三次服。寒吐者，喜热恶冷，肢②冷脉细而滑，用理中汤，水冷服之，冷遇冷，相入不致吐出。如用理中汤到口即吐，去白术、甘草之壅，加沉香、木香、丁香立止。热吐者，喜冷恶热，烦渴，小便赤涩，脉洪而数，二陈汤加栀、连、竹茹、芦根汁、姜汁。怒中饮食作呕，胸满膈胀，二陈加青皮、木香、砂仁、豆蔻、姜、枣。中脘素有痰积，遇寒即发，丁香、豆蔻③、砂仁、干姜、半夏、陈皮，加白芥子汁、姜汁各半杯许。

痰满胸喉，粥药入口即吐，先以姜汤送下养正丹，候药可进，则以二陈汤加枳实、砂仁、桔梗、厚朴、姜汁服之；虚者加人参。本因中寒，用热药太过，以致呕逆，二陈加白蔻、沉香。因七情而得者，理中加木香、沉香、乌药主之。阴虚而龙雷之火亢道，宜理中加姜汁、炒熟地、槟榔、黄柏、沉香，导之使下。如中气久伤因而呕吐，宜焦米、人参、神曲、陈皮、姜、枣调和胃气，冀④期自止。

漏气者，身热臂痛，食入则先呕而后泻，此上焦伤风，闭其腠理，经气失道，邪气内着，麦门冬汤，麦冬、人参、芦根、竹茹、陈皮、白术、茯苓、甘草、萎蕤、生姜、陈仓米主之。

走吐⑤者，下焦实热，二便不通，气逆呕吐，人参汤，人参、白术、茯苓、陈皮、石膏、知母、猪苓、萎蕤、芦根汁主之。

食已暴吐，脉浮而洪，此上焦火逆也，宜桔梗、枳壳、厚朴、陈皮、木香、槟榔、半⑥夏、白术、茯苓。气降则火自清、吐渐止，加用人参、芍药补之。下

闭上呕，亦因火在上焦，宜以桔梗、陈皮、木香、大黄微利之。

干呕，宜橘红汤，橘红一味煎汤，入姜汁、甘蔗汁，细细呷之。恶心心中央央，欲吐不吐，多属胃虚，宜半夏、陈皮、白术、茯苓、生姜主之。仲景云：欲吐不吐者，不可下⑦。又云：用大黄治食已即吐，何也？曰欲吐者，病在上，因而越之可也。逆之使下，则必愦乱而益甚。若既吐矣，当吐折之，使其下行，故用大黄。丹溪云凡病吐者切不可下，近于固矣。

哕⑧之为症，方书仅言其属火，乃一端耳。亦有胃寒、胃热、伤食、停痰、逆气、瘀血，人当消息而治，因火与痰为多。

呕苦，邪在胆经，胆木上乘于胃土，则逆而呕胆汁，故苦也，宜吴茱萸、黄连、黄芩、茯苓、生姜主之。

呕酸，《内经》云：诸呕吐酸⑨，皆属于热。东垣又以为寒。何也？若胃中湿气郁而成积，则湿中生热，故从木化而味酸，法当清之。若久而不化，则肝木日盛，胃土日衰，经云木欲实，金当平之⑩。辛为肺金之味，故辛可胜酸，辛则必热，辛以制东方之实热，以扶中土之衰。倘浊气不降而曰以寒药投之，非其治

---

① 二百：原作"一酉"，据承德堂本改。
② 肢：原作"胧"，据承德堂本改。
③ 蔻：原作"寇"，据石印本改。下同。
④ 冀：原作"冀"，据承德堂本改。
⑤ 吐：原作"哺"，据石印本改。
⑥ 半：原作"午"，据承德堂本改。
⑦ 欲吐不吐者，不可下：《金匮要略·呕吐哕下利病篇》作"病人欲吐者，不可下之。"
⑧ 哕：原作"岁"，据石印本改。
⑨ 酸：《素问·至真要大论》此下有"暴注下迫"四字。
⑩ 木欲实，金当平之：文见《难经·七十五难》。

也。

大抵吐酸一症，宿食滞于胃脘，平胃散加香、砂、曲、楂。若停饮所致，苍、半、茯、陈最宜。呕清水而渴欲饮水，水入即吐，名曰水逆，以五苓散主之。赤石脂捣末，服方寸匕①，渐添至三匕，服尽一斤，终身不吐痰水，亦可无终身泄泻之症。

吐涎沫，六君子汤加益智、生姜，或以半夏、干姜等分为散。吐脓，仲景云：夫呕家有痈脓，不必治呕②，脓尽自愈。或地黄汤。胃脘痈，黄芪三钱、白术三钱、葵根一两主之。

呕虫吐蛔，为胃中冷，理中汤加川椒、黄连、槟榔、乌梅。蛔见苦则安、见椒则伏、见酸则不咬也。

命门火衰，不能腐熟水谷，朝食暮吐、暮食朝吐，须灸肾俞、肩井、命门、中脘、关元、食关各七壮。

五、痿

诸痿之症，未有不因阳明虚而致者。《灵枢》云：真气者③，所受于天，与谷气并而充身也。《素问》云：阳明者，五脏六腑之海也④。四肢不能禀水谷气，阴道不行，筋骨肌肉无气以生，故不用焉。盖真气者，天之道也；谷气者，地之道也。地非天不生，天非地不成，故真气与谷气并而后生身也。阳明虚，五脏无所禀受，则不能行气血、濡筋骨、利关节，故肢体中随其不得受水谷气处则病痿，故古人治痿独取阳明也。

丹溪云：肺属金，性燥，居上而主气，畏火者也；脾属土，性湿，居中而主四肢，畏水者也。若嗜欲无节，则水失其养，火寡于畏而侮其所胜，肺得火邪而热矣。木性刚急，肺受热邪则金失所养、木

寡于畏而侮其所胜，脾得木而伤矣。肺热则不能管摄一身，脾伤则不能运行四肢而病痿矣。泻南方则金清，而东方不实，何脾伤之有？补北方则心火降，而西方不虚，何肺热之有？故阳明不虚，则润宗筋、束筋骨、利机关矣。骆龙吉云：风火相炽，当⑤滋肾水。东垣以黄柏为君、黄芪为佐，而无一定之方。有兼痰积者、有湿多者、有湿热相半者、有挟寒者，活泼制方，其善于治痿者乎！然药虽中窍，而将息失宜，终不可愈也。故休息精神、淡泊滋味为顶门金针。五痿论云：有所失亡，所求不得，则肺热叶焦，皮毛虚弱而生痿躄。宜参、芪、二冬、石斛、百合、山药、犀角、通草、桔梗、栀子、黄芩、杏仁、秦艽。悲哀太甚，则胞络绝。心气热，则下脉厥而上，上则下脉虚，虚则生⑥脉痿，枢折挈，胫纵而不任地。宜铁粉、银屑、黄连、苦参、龙胆、石蜜、牛黄、龙齿、秦艽、藓皮、丹皮、骨皮、雷丸、犀角。思虑无穷，入房过度，热入于肝，则胆泄口苦，筋膜干，则筋急而挛，发为筋痿，宜生地、天冬、百合、紫葳、白蒺藜、杜仲、牛膝、萆薢、菟丝、防风、芩、连、木瓜。感于卑湿，则脾气热，胃干而渴，血液不生，致肌肉不仁，发为肉痿，宜二陈、二术、参、芪、苓、草。劳倦热渴，阴气内乏，热舍于肾，则腰脊不举，骨枯而髓减，发为骨痿，宜金刚丸，萆薢、杜仲、苁蓉、菟丝等分，用

---

① 匕：原作"七"，据文义改。
② 夫呕家有痈脓，不必治呕：原作"呕家虽有痈脓，不必治"，据《金匮要略·呕吐哕下利病篇》改。
③ 者：原在"身"字之下，据《灵枢·刺节真邪》移此。
④ 阳明者，五脏六腑之海也：文见《素问·痿论》。
⑤ 当：原作"常"，据承德堂本改。
⑥ 生：原脱，据《素问·痿论》补。

猪肾酒煨，捣糊丸服。

夫皮毛、筋、脉三痿为内因，而骨、肉二痿为外感，又《素问·生气通天论①》云：因于湿，首如裹，湿热不攘，大筋软短，小筋弛长，软短为拘，弛长为痿。亦有外感者矣，丹溪以痹为外感风寒邪实②，痿为内因湿热本虚。愚谓痹③乃正气本和，因外感风寒冷湿，为刚烈之邪，当以有余名之。痿乃正气自虚，致成湿热拂郁懈惰④，为柔缓之邪，当以不足名之。或者初伤七情及饮食厚味，中焦郁积，淫气不清，湿热乘虚为痿者有之；或者初感湿痹，郁久成热，气血渐虚为痿者有之。不可执也。至如治法，湿胜者亦必有脾胃虚湿之症，脉微而缓弱，宜用人参养胃汤及藿香散主之。热胜者，亦必有内伤之症，脉虚而浮大，宜四君子、补中益气等加二妙散以渗湿清热，此祖《内经》治痿独取阳明之法也。若肝肾精血虚而湿多者，谓之正虚，宜温补，茸、胶、桂、附，金匮丸、八味丸俱可用。内虽有热，乃为虚热，补之自除，所谓甘温能除大热也。若真火热胜者，谓之偏虚，脉必沉数，及兼遗精、白浊、阴汗等症，宜四物汤、坎离丸类滋阴降火。热甚者宜服泻火表剂，芩连解毒汤之类，时时呷之，以救肺热，此丹溪治痿泻南补北之法也。有用愈风汤吞健步丸以治湿热相半之痿，然止可施之挟风邪甚者又为痹矣。

属湿痰者，二陈加黄柏、白术、竹沥、姜汁；属死血者，红花、赤芍、桃仁、归稍⑤；有属脾土太过，令人四肢不举，四君子汤加芎、归，倍白术。

痿发于夏，俗呼疰夏，宜清暑益气汤。一属肾与膀胱，经云：三阳为病发寒热，下为痈肿及为痿厥⑥。前方主之。又一属脾湿伤肾，经曰：秋伤于湿，上逆而咳，发为痿厥⑦。致有目昏花、耳聋鸣、腰膝无力，当归、生地、桂、附、防己、柴、羌、苦参；或用虎潜丸，熟地、归、芍、知、柏、干姜、陈皮、锁阳、牛膝、龟板、虎骨，加附子，治痿厥如神。亦有湿痰瘀血阻滞经络，天麻、白附子、乌头、羌活、牛膝、芎、归、乳、没、木鳖、山甲为末服。又云⑧，人参一斤，浸酒服之，治脚膝痿弱，可逐奔马。

灸法：两手太热为骨厥，灸涌泉三壮，立安。

针法：随前症所属何经，取各经穴刺之。

六、痹

经曰：风寒湿三气杂至，合而为⑨痹。风胜为行痹，痛无定处，俗名"流火"，又名"走注痛"，今呼为"鬼箭风"是也。古云"历节风"，又曰⑩"白虎历节风"，皆此类也。宜防风、羌活、葛根、秦艽、桂枝、杏仁、赤茯、当归、黄芩、甘草、生姜，煎和酒服。寒胜为痛痹，痛有定处，或四肢挛、关节肿，名曰"痛风"。加减五积散，白芷、茯苓、半夏、芎、归、甘、桔、麻、枝、芍、苍、姜、朴煎服；或四物汤加桂枝、干姜、麻、苍、芷、壳、姜、黄、陈、秦。湿气胜为

---

① 《素问·生气通天论》：原作"通天论"，据《素问》补。
② 实：原作"是"，据承德堂本改。
③ 痹：原作"瘅"，据承德堂本改。
④ 惰：原作"随"，据石印本改。
⑤ 稍：本义为禾末，又泛指事物的末端。此即同"梢"。石印本作"尾"。
⑥ 三阳为病……为痿厥：文见《素问·阴阳别论》。
⑦ 秋伤于湿……发为痿厥：文见《素问·生气通天论》。
⑧ 云：承德堂本作"方"。
⑨ 为：原作"成"，据《素问·痹论》改。
⑩ 曰：承德堂本作"名"。

着痹，麻木不仁，宜苍、芷、麻、防、芎、归、芍、草、桑皮、官桂、赤苓。以冬遇为骨痹，春遇为筋痹，夏遇为脉痹，以至阴遇为肌痹，秋遇为皮痹，此又所遇之时而名，非行痹、痛痹、着痹之外，又有皮脉筋骨之痹也。风寒湿三气袭人，入于骨则重而不举，入于脉则血凝而不流，入于筋则屈而不伸，入于皮则寒，入于肉则不仁。久而不已，则入五脏，烦满喘呕者肺也；上气咽干厥胀者心也；多饮数溲、夜卧则惊者肝也；尻以代踵、脊以代头者肾也；四肢惰倦，发咳呕沫者脾也。大抵脏症见，则难治矣。

风痹者，游行上下，随其虚邪与血气相搏，聚于关节，筋脉弛纵，宜防风汤。防、葛、羌、秦①、归、芩、甘、桂、赤茯、杏仁、姜，煎入酒服。湿痹者，流而不移，汗多，四肢缓弱，皮肤不仁，精神昏塞，茯苓川芎汤。赤苓、桑皮、川芎、官桂、麻黄、苍术、归、芍、甘草、黑枣，煎服。寒痹者，四肢挛痛，关节浮肿，加减五积散，即前方。热痹者，脏腑移热，复遇外邪，故肢体痿痹发热，唇口反裂，皮肤色变，宜升麻汤。升、防、羌、麻、参、犀、羚、桂、甘、苓，煎，入竹沥服。肠痹者，数饮而小便不通，气滞喘泄，五苓散加麦冬、桑皮、木通。胞痹者，少腹膀胱按之内痛，若沃以汤，涩于小便，上为清涕，宜肾沥汤。杜仲、五加皮、犀角、桔梗、赤芍、木通、桑皮、螵蛸，入羊肾一个，煎服。血痹者，邪入于阴，若被风吹，骨弱劳疲，汗出卧则摇动，宜当归汤。赤芍、羌、独、赤茯、防、秦、芩、草、桂心、生姜。周痹者，周身俱痛，蠲痹汤。归、芪、羌、防、姜黄、甘草，加姜、枣。麻痹者，手足麻痹，壁痛不能举，此支饮也，多睡眩冒，忍尿不便，膝冷成痹，茯苓汤。用赤苓、半夏、陈皮、枳壳、甘、桔，加姜煎服。

五脏痹宜五痹汤。人参、白术、茯苓、甘草、白芍、当归、细辛、五味、黄芩。如肝痹加柴胡、枣仁；心痹加茯神、犀角；脾痹加枳壳、曲、陈、砂仁；肺痹加杏仁、麻黄、紫菀；肾痹加独活、川萆薢②、杜仲、牛膝、官桂。

行痹者，走注无定，羌、防、葛、芃、苍、桂、芎、归、威灵、赤茯。湿气伤肾，肾不生肝，肝风挟湿，流走四肢宥③髑，苡仁散。苡仁、芎、归、姜、桂、羌、独、麻、防、川乌、术、草。肢节肿痛，日夜并重，和血散痛汤及没药散，专理走注。没药二两，虎骨醋炙，等分为末，酒下五钱。又痛痹因于风者，即痛风也，加减乌药顺气散。乌药、麻黄、陈皮各二钱，川芎、白芷、僵蚕、枳壳、桔梗、甘草各五钱，姜、枣煎服。因于湿者，天阴尤甚，身体沉重，除湿蠲痹汤。苍术二钱，羌、茯、泽、术各钱半，甘草五分，陈皮一钱，竹沥、姜汁和服；在上加桂枝、桔梗、灵仙；在下加防己、牛膝、木通。因痰者，豁痰汤。半夏、南星、陈皮、厚朴、柴胡、黄芩、羌活、薄荷、枳壳、人参、紫苏，竹沥、姜汁为丸亦可；甚者控涎丹。因火者，三黄汤加生姜。虚者，四物汤中④多加酒炒黄柏、姜汁、竹沥。因湿热者，二妙散。苍术、黄柏等分为末，姜汁汤调服。血虚者，四物苍术各半汤，四物五钱，苍术五钱，煎汤加酒服。血瘀者，芎、归、桃仁、红花、灵仙煎，入麝少许。昼静夜发，痛如

---

① 秦：据《医宗必读·痹》防风汤，此指秦艽。
② 川萆薢：此下"杜仲、牛膝、官桂。"直至本篇末，原在下卷胀满篇中，今据石印本及文义移于此。
③ 宥：疑为"肩"字之误。
④ 中：原作"巾"，据承德堂本改。

虎咬，名曰白虎风，亦有掣者多寒，肿者多湿，汗者多风。虎骨、犀角、骨碎补、羌活、秦艽、青木香、沉香、归、芍、桃、膝等煎，临服入麝少许。寒多加桂、姜；湿多加苍、茯；风多加防、芪。如下肢肿痛，一味木通二两，煎服立效，必遍身发出红丹或汗出至足而愈。

熨法：用好陈醋五大碗，煎沸入葱白一斤，再煮沸去醋，将烂葱白裹患处熨之。

着痹即麻木不仁，血气据虚所致也。《灵枢》云：卫气不行，则为不仁[①]。宜十全大补汤加升、柴。

针法：手指拘挛，麻痹掣痛，肩膊酸疼，合谷、中渚、阳池、腕骨、外关、肩髃、肩井、手上廉、曲池、尺泽，已上随症选用。

灸法：膏肓、肩井、肩髃，灸之无有不效。

肩背痛不能回顾，此手太阳气郁不行，肩贞、肩外俞、肩中俞、肩髃；药用风剂散之。下部足腿膝处冷痹，即俗呼筋寒鹤膝风；阴陵泉宜刺不宜灸；阳陵泉针灸皆宜；环跳、风市选用。

七、水　肿

脐腹四肢悉肿者，为水；但腹满四肢不甚肿，为胀满也。先头足肿后腹大者，水也；先腹胀大后四肢肿者，胀满也。皮厚色苍，或一身尽肿、或自上而下者，多属气；皮薄色白，或自下而上者，多属水。水本畏土，因土虚不能制水，则寒水侮所不胜，及乘脾土泛滥为邪。其始初起，必从阴分渐次而升。夫水虽受制于脾，而实主于肾，肾本水脏，而元气寓焉。若肾中阳虚，则命门火衰，既不能自制阴寒，又不能温养脾土，阴阳不得其

正，则化而为邪。然气即火也，阴即水也。气之与水，本为同类，但在化与不化耳。故阳旺则化，而精能为气；阳衰则不能化，而水即为邪。火盛水亏则病燥；水盛火亏则病湿。故火不能化，则阴不从阳，而阴气皆化为水。所以水肿之症，多属阳虚，丹溪乃云：清浊相混，壅塞为热，热留为湿，湿热相生，遂成胀满。治宜补脾，又须养金以制木，使脾无贼邪之患；滋水以制火，使肺得清化之权。其意以制火为主，诚制火固可保金，独不虞其害土乎？以此治热犹可，以此治阳虚而气不化者，岂不反助阴邪哉！必当察其果系实邪，则直以清火滋阴为极易。凡挟于虚，须从温补，俾可还元；或虚实未明，宁先行治虚之法，若治而不瘳，不妨易辙，犹无大害。倘药未到病未痊，仍须详察：若以治有余之法，误治虚人，则真气复伤[②]，虽施合剂，不能起矣；或从清利，暂见平复，终不补元，虽目前稍愈，久必危亡，可不谨哉！（以手指按其腹，随手而满者，水也；如凹[③]而不起，腹色不变者，胀满也。）

《卢砥医镜》治水肿以肺金盛而生水，水溢妄行，气闭机壅，必导肾水，以决去之。肺乃肾之母，其气清肃，果由肺盛生水，则将奉行降令，通调水道，下输膀胱，水精四布，五经并行，尚安得有水肿哉？肺盛生水之说，断无是理。

肾气不化，多因四气相乘，或湿热盛而伤之，或燥金敛涩之，风水鼓激之，与夫[④]恣情闺房，劳役应酬，六气七情，皆足以损肾。

---

① 不仁：原作“麻木”，据《灵枢·刺节真邪》改。
② 伤：原作“汤”，据承德堂本改。
③ 凹：原作“白”，据承德堂本改。
④ 夫：原作“天”，据承德堂本改。

胃之关，不惟因肾气不化而后闭，即胃之病，而关亦自闭矣；水之聚，不待肾水而后成，即所饮之水，而亦自聚矣。胃主中焦，为水谷之海，胃和则升降出纳之气行，水谷各从其道输泄焉。胃不和，则出纳之机滞，水谷之液皆能畜积而为水也。经曰：胃所生病①，大腹水肿，膝膑肿痛。又曰：五谷之津液，因② 阴阳不和，则气道不通，四海闭塞，三焦不泻，津液不化，水谷并行③ 肠胃之中，……留于下焦，不得渗入膀胱，则下焦胀，水溢而为水胀④。又曰：肾者，牝脏也。地气上者⑤，属于肾脏而生水液也，故曰至阴。勇而⑥ 劳甚则肾汗出，肾汗出逢⑦ 于风，内不得入于脏腑，外不得越于皮肤，客于玄府，行于皮里，传于胕肿，本⑧ 之于肾，名曰风水。由是推之，而水溢之病，未有不因胃虚所致。设使不顾其虚，辄攻⑨ 其水，乃重虚其阴也。经云肝肾脉并浮，为风水。盖肝肾同处下焦，肾属阴，主静，其脉常沉；肝属阳，主动，其脉常浮。二脏俱有相火，动于肾者，犹龙火之出于海；动于肝者，犹雷火之出于泽。龙起而火⑩ 随，风发而水涌。今水之从风，犹言肾脉本⑪ 沉，因从肝化而与之俱浮。仲景有石水、风水之分，肾肝之脉并沉为石水，宜海蛤丸。海蛤（煅）、防己各七钱五分，陈皮、郁李仁（去皮炒）各五钱，赤茯、桑皮、葶苈、故⑫ 纸（焙）一⑬ 两，为末蜜丸，米饮下。肝肾之脉并浮为风水，身重汗出，恶风，宜防己黄芪汤。防己一两，黄芪一两三钱，白术七钱，甘草（炙）一钱，姜、枣煎服。自汗出无大热，恶风，一身悉肿，越婢汤。麻黄六两，石膏八两，甘草一两，生姜三两，大枣十五枚（擘），水六升煎服。

水肿阴阳之辨：阳水者，遍身肿，烦渴，小便赤涩，大便多闭，轻则用四磨、五苓，重则用疏凿饮子。阴水者，遍身肿，不烦渴，大便自调或溏泻，小便虽少而不赤涩，用实脾饮。或小便如常，有时赤有时不赤，晚则微赤，即无赤涩者，亦属阴也，未可遽用补剂。先用木香、香附、乌药、茯苓、猪苓；次用复元丹，附子、木香、茴香、川椒、厚朴、独活、槟榔、白术、陈皮、茱萸、桂心、泽泻、肉果。有一身惟面及足俱肿，早则面甚，晚则足甚，面肿为风，足肿为水，须察其大小便通闭，别其阴阳而治之。

有耳内疳疮，以致耳肿及面与上半身甚者，羌活、白芷、升麻、防风、苏叶；下半身甚者，五苓散加木通、二术。大病后肿，明系脾虚不能通调水道，补中益气汤送六味丸。肾水不足，虚火烁金，不生小便者，六味丸兼与补中益气汤互用，久服自效。误与疏气行水，将有性命之忧，亟与金匮肾气丸，尚有可救者。

行水法：赤豆同大蒜煮粥，以豆豉啜之。冬瓜日日可吃，用鲤鱼重斤许以上者，和冬瓜、葱白作羹食。青头鸭、白鸭俱可作羹，同赤豆粥空腹时食。目窠微肿如卧蚕者，水也；足肿甚者，水也；颈脉

---

① 胃所生病：《灵枢·经脉》胃经作"是主血所生病者"。
② 因：《灵枢·五癃津液别》无。
③ 行：原作"于"，据《灵枢·五癃津液别》改。
④ 胀：原作"肿"，据《灵枢·五癃津液别》改。
⑤ 者：原作"升则"，据《素问·水热穴论》改。
⑥ 勇而：原作"如勇力"，据《素问·水热穴论》改。
⑦ 逢：原作"而遇"，据《素问·水热穴论》改。
⑧ 本：原作"水"，据《素问·水热穴论》改。
⑨ 攻：原作"功"，据石印本改。
⑩ 火：原作"少"，据承德堂本改。
⑪ 本：原作"太"，据承德堂本改。
⑫ 故：原作"隔"，石印本作"固"，均讹。据药名"破故纸"改。
⑬ 一：此前疑脱"各"字。

动者及痰咳喘者，亦水也。

脉沉主水，水病脉浮者死，洪大者生，细微者死。五伤者死：唇黑肝伤，缺盆平心伤，脐突脾伤，背心平肺伤，足心平肾伤。切①忌鱼肉鸡面羊酒盐，不忌必甚。

九种水病根源症治：一、清水，先从两胁肿起，根在肝，大戟主之；二、赤水，先从舌根起，根在心，葶②苈主之；三、黄水，从腰腹起，根在脾，甘遂主之；四、白水，从足肿起，根在肺，桑皮主之；五、黑水，从外肾起，根在肾，连翘主之；六、绿水，从面颊起，根在外肾，芫花主之；七、风水，从四肢起，根在膀胱，藁本主之；八、高水，从少腹肿起，根在小肠，巴霜主之；九、气水，或盛或衰，根在三焦，赤豆主之。上九种药等分，主某经者倍之，为末蜜丸。赤茯苓汤送钱许下，日三服，忌盐③酱一月，又忌鱼肉虾蟹羊鸡鹅面及一应毒物、生冷、房室、忧劳、醉饱。

"开鬼门"：麻黄、羌活、防风、柴胡、牛蒡④、忍冬、葱⑤白、柳枝、苍术、荆芥、苏叶梗，并可煎汤浴洗。

"洁净府"：木通、泽泻、香茹、甘草、灯心、冬葵子、蜀葵子、海金沙、葶苈、防己、海藻、昆布、茯苓、赤豆、猪苓、青蛙、海蛤、绿头鸭、白螺、鲤鱼、白鱼、鲈⑥鱼、鲫鱼，已上俱用秋石代咸煮食，或加田螺二个滚酒内煮食。

"去菀陈莝"：商陆同赤粳米煮饭，日常食之，甚效。又用甘遂、芫花、续随子、牵牛，同大麦面作面吃。老丝瓜、巴豆拌炒，又同冬术炒，去豆、术⑦，为末丸服。大戟煎汤服。巴豆同杏仁炒，去豆食。郁李仁酒食四十九粒，或为末和丸作饼吃。

"宣布五阳"：附子、肉桂、干姜、吴

萸、黄白雄鸡，并同赤豆煮食，其外成肉亦可食。

血肿成水：红花、刘寄奴、泽兰、益母、紫草。

水胀方：羯鸡矢八合，炒微黑，好酒三碗，煎取汁，五更热服，于辰巳二时，行二三次，二日有皱纹起于足，再服妙。此《素问⑧》方也。

禹余粮丸：治水肿圣剂。蛇含石三两，铁铫盛烧红，醋淬研极细，禹余粮三两，针砂五两淘净炒，醋二碗，同禹粮入铫煮干，连铫烧红，倾地上，出火气，研细听用。以羌活、木⑨香、茯苓、川芎、牛膝、桂心、白蔻、大茴、蓬术、青皮、附子、干姜、三棱、白蒺藜、当归各五钱为末，入前三味拌匀，蒸饼丸桐子大。空心滚水下三十丸，虚人亦可用，不伤元气，所大忌者，独咸味耳，一毫入口，病发更甚，只去小便，不去大便，每日三服，更以温补煎方助之，真神方也。

外治方：大戟、芫花、甘遂、海藻等分为末，醋调和面少许，摊于绵帛上，贴肿处，口咬甘草，不过两三时，水即下矣。

铺脐方：好轻粉二钱，巴豆四两，生硫磺一钱，研匀成饼，先以新绵铺脐上，次铺药饼，外以帛紧束之。如人行十里许，即下水，待行三、五度，即去药，以温粥补之，一饼可治十人。

---

① 切：原作"七"，据石印本改。
② 葶：原作"亭"，据《中药大辞典》改。
③ 盐：原作"监"，据石印本改。
④ 蒡：原作"旁"，据《中药大辞典》改。下同。
⑤ 葱：原作"苁"，据《中药大辞典》改。
⑥ 鲈：原作"卢"，据《中药大辞典》改。
⑦ 术：原作"米"，据上文药名改。
⑧ 问：原作"门"，据《素问·腹中论》鸡矢醴及承德堂本改。
⑨ 木：原作"术"，据承德堂本改。

灸法：中脘二七壮，在脐上四寸，上下一寸，居歧①骨与脐之分中。又灸水分穴如年壮。在脐上一寸，禁刺，刺之则水尽即死。又法神阙②以盐③填满脐中，着艾灸，如年壮或二七壮。

八、疟

夫风寒暑湿四气，皆能客而为疟，或客于肠胃之外，或客于营气之舍，或客于脊骨之间，或客于五脏之募原，深浅不同，故先寒后热、或先热后寒、或寒多热少、或热多寒少、或但寒不热、或但热不寒，往往夏伤风暑，秋凉束之，寒热为疟。浅者病在三阳，一日一发；深者病在三阴，间日一发，或三日一发。病愈深则发愈迟。陈无择曰：内伤七情，外感六气，皆能郁而成痰，著而成疟，内外所伤之邪，皆客于营④气之舍，故发有常期。夫营卫之舍，犹人之传舍也，营卫日行一周，历十二经之界分，内薄之邪与日行之卫气相会则疟发，离则疟止。其发也，不惟脉外之卫虚，是阳明与营俱行者亦虚。阳明虚则天真因水谷而充者亦虚，故疟发之际，且勿服药，恐反伤胃气与天真之气也。必俟阴阳并极而退其营卫，天真营卫离而复集过此邪客之舍，然后治之；或当其未发，迎而夺之。有外邪者，必须汗解。若是虚人，先以人参、白术实其胃气，然后取汗，须至足乃佳。取汗不必汗药，但开通经郁，则邪自散、汗自透矣。

发于子后午前，是阳分受病，其病易愈；发于午后寅前，阴分受病，其病难愈。别阴阳气血、察形色衰旺以治之。形壮色泽者，病在气分，则通经开郁以取其汗；色稍夭者，必先补而取之；挟痰者，必先实其胃，方与劫剂；形弱色枯者，不可取汗，亦不可劫，但养正气，微与和

解。形壮色黑者，病在血分，须行其阻滞；色枯者，补血调气。至于取汗不得汗，理血而疟不瘥，则当更与精思详切，深中病情，方收十全之效。

寒疟：先寒后热，用紫苏、羌活、细辛、白芷、生姜以散太阳之邪。温疟：先热后寒，体重痛，呕逆胀满，胃苓汤，二术、厚朴、茯苓、猪苓、泽泻、陈皮、甘草，加羌活、紫苏煎服。瘅疟：但热不寒者，肺素有热，发于盛暑，用知母、石膏（煨）、人参、麦冬、甘草；发于秋凉之候，柴胡、陈皮、黄芩、半夏、甘草、姜、枣。牝疟：但寒无热者，阳虚阴盛也，桂枝、羌活、柴胡、紫苏、木香、生姜。食疟：饥不能食，食即胀满呕吐腹痛，二术、槟榔、草果、豆蔻、山楂、青皮、香附、砂仁、神曲、麦芽之类。瘴疟：岭南岚嶂之毒，发时迷闷，涎聚于脾，血瘀于心，槟榔、草果、柴胡、半夏、黄芩、大黄、木香、姜、枣。痨疟：素虚不足，久疟成痨，参、芪、苓、术、归、芍、地、草、首乌、鳖甲、葛根、乌梅。疟母：邪伏少阳，结块于胁，人⑤参、术、苓、草、蓬、半、青、陈、肉桂、鳖甲。时行鬼疟：苍、朴、甘、陈、桃仁、木香、升麻、雄黄。三日疟：本于三阴不足，参、术、芎、归、柴、芍、首乌、乌梅、陈皮、姜汁。发于子午卯酉为少阴疟，加丹参、圆肉；寅申巳亥日⑥为厥阴疟，加丹皮、木香；辰戌丑未日为太阴疟，加白豆蔻、茯苓。然三阴受病，皆谓之温疟，发于处暑后冬至前，此伤之

---

① 歧：原作"岐"，据《针灸学辞典》改。
② 阙：原作"闉（关）"，据文义改。
③ 盐：原作"咸"，据文义改。下同。
④ 营：原脱，据承德堂本补。
⑤ 人：原脱，据石印本补。
⑥ 日：石印本作"时"。

重①远而深者也；三阳受病，皆谓之暴疟，发在夏至后处暑前，此伤之浅者近而暴也。

疟分南北：东②南濒海，海风无常，多食鱼盐，人多停饮，故多风疟及食疟，乌头、草果、陈皮、半夏为宜。西北高旷，寒则水冰③地裂，热则烁石流金，人多中寒伏暑，故多暑疟与寒疟，香茹、柴胡、常山、草果、槟榔等为宜。审知胸中有饮，陈皮盐汤吐之，若不吐，便可抑之，槟榔、青皮、枳实。疟家多宿痰，惟常山吐之利之，大有奇功；次以大黄佐之，大泻数行，其病若失。大凡寒热乍已之时，胸中满闷不退，皆痰涩之故也。若衄血或便血，妇人或月候适来，皆是血症，剂中加元胡索、桃仁、蓬术。挟水者逐水，挟血者攻血，随症施治，未有不效者也。若病不甚而用常山，不取其吐利，当以酒浸炒之，虽用一、二钱，毫不吐也。世有畏之如螫，盖未明其性耳。疟发已多，遍治无功，意非外邪，亦无内滞，惟用人参、生姜各一两煎汤，发时五更服必止，甚者连进三服，无不愈者。如在贫者，白术可代；夜发加当归，无不奏功。

疟母者，顽痰挟血挟食，结为癥瘕，用小柴胡汤加鳖甲五钱、莪术二钱五分，俱以醋制，服之必验。

疟久不痊，必有留滞，须加鳖甲消之。

截疟之法，种种不同，《内经》论刺最详，乃至用药攻邪存正、调营卫之偏、和阴阳之逆是矣。今以槟榔去痰、穿山甲透经络、常山破痰癖，用此截④疟，如精兵据其险要，万无不截之理。如本无痰涩，止于暑，结营分，贵在鳖甲、香茹、生姜，而前药为无益有损也。若元气虚极，止宜补正，如常山、山甲皆为戈矛矣。伤寒有往来寒热如疟，并虚损有往来寒热如疟，谓之如疟，非真疟也。伤寒之寒热也，始则必恶风恶寒，发热头疼体痛，自太阳传至少阳半表半里，故往来寒热也。虚损劳病之寒热也，其初必五心烦热，咳嗽倦怠微微，日久阳虚生外寒，阴虚生内热，故寒热时作也，即痰饮、癫疝、积聚、停食、暑湿、燥火、痈疽、疮毒，亦皆有寒热之候，岂得尽谓之疟乎？须细问其病原，有何病因，投治无误。大凡寒热有常期者，疟也；无常期者，杂症也。在太阳经者，谓之风疟，治多汗之；在阳明经者，谓之热疟，治多下之；在少阳经者，谓之风热疟，治多和之。

常山截疟丸：常山酒浸一宿，炒透为末，乌梅肉为丸，每服二钱，发日五更用⑤；一加槟榔、山甲、鳖甲，醋炙为末，乌梅肉为丸，每服三钱，姜汤下。

外治方：蛇退塞耳，或生半夏塞鼻，男左女右，立止。

针法：间使穴，在手掌下臂上三寸，两筋间是。

疟疾久不止：百劳、间⑥使、后溪、足三里针之。

九、痢

痢症起于夏秋，湿热郁蒸因乎天也，生冷停滞由乎人也。当炎暑之令，不能保摄脾胃，大食瓜果肥甘，土气受伤，无以制湿，湿蒸热壅以致怫逆，气不宣通，因而肠胃反窒⑦，里急后重，小便赤涩，宜

----

① 重：原作"连"，据承德堂本改。
② 东：此前原有"一"字，据承德堂本删。
③ 冰：原作"水"，据文义改。
④ 截：原作"裁"，据石印本改。
⑤ 用：石印本作"服"。
⑥ 间：原作"问"，据承德堂本改。
⑦ 窒：原作"室"，据承德堂本改。

以苦寒之药燥湿涤热，佐之以辛温，便能开郁运气，故行血则便脓自愈，调气则后重自除。然虚实寒热、浅深新久之不同，未可以一例治也。

心者血之主也，肺者气之主也，凝滞则伤气，郁热则伤血，气血既病，则心肺亦病矣。而小肠，心之合也；大肠，肺之合也。二经皆出纳水谷、转输糟粕之官也，而胃又为大小肠之总司也。肺移病于大肠，则气凝泣而成白痢；心移病于小肠，则血凝泣而成赤痢；大小肠俱病，则赤白互下；胃土传湿热于大小肠，痢色兼黄。至于色之黑者，分为二经：如焦黑之黑者，此热极反兼胜己①之化也；如黑漆之黑者，此瘀血凝久而然也。

"治痢从肠胃"，此笼统之说也。不知在肠胃者，乃属标病，其所感之邪与所受之经，乃本病也。若肠胃自感而病，亦当分邪正：或正气先虚而受邪；或邪气干②犯而致虚。则以先者为本，后者为标。积有新旧，旧积者，气血食痰所化也；新积者，旧积已去，未几复生者也。然旧积宜下，新积禁下，其故何也？盖肠胃之熟③腐水谷，转输糟粕，皆是营卫洒陈于六腑之功，今肠胃有郁，则营卫运行之常度因之阻滞，不能施化，故卫气郁而不舒，营血注而不行，于是饮食结痰停于胃，糟粕留于肠，与所郁之气血相杂而成滞下之症矣。必当下之，以通其壅塞。既下之后，升降仍不行，清浊仍不分，则卫气复郁，营血复注，又成新积，乌可复下乎！但理卫气以开通腠理，和营血以调顺阴阳，则升降合节，积虽不治而自化矣。然旧积亦有不可下者，或先因肠胃之虚不能转输其食积，必当④先补正气，然后下之，庶无失耳。但能耗气损血，用之不已，气散血亡，五脏损而死期至矣。其固涩之方又足以增其气血之壅滞，变为肿胀、变为喘

嗽，如此死者，医杀之耳。丹溪云：滞下逼迫，正合承气症，但气口脉虚，平昔胃伤，宁忍两三日辛苦，遂与参、术、归、芍、陈、甘补剂，两日后胃气稍复，方与承气，苟不先补而遽攻之，难免后患乎。戴复庵云：气滞成积，故治痢以顺气为先，又须当养胃，故曰无饱死痢疾也。

痢初发时，里急后重，频欲登圊，及去而所下无多，才起则腹急，皆湿热凝滞之故也，宜藿香正气散加木香、枳壳、黄连、砂仁，或加檀香、乳香、麝香、冰片。血色紫黯，屡服凉药，所下愈多，当作冷痢⑤，宜理中汤加⑥木香、肉蔻。如纯下血而色鲜红者，此心家伏热也，犀角屑二钱、朱砂二钱、牛黄三钱、人参三钱，丸如麻子大，面糊拌，每用一钱，灯心圆眼汤下。仲景云：小肠有寒，其人下重便血，以干姜烧黑存性，磁碗合，放地上出火气，取为末，每服一钱，米饮调下。

里急而至圊反不能即出者，气滞也，疏通为主；里急而频见污衣者，气脱也，补涩为主。后重而至圊稍减者，火迫也，黄连为主；后重至圊而转增者，下陷也，升麻为主。积如胶冻或如鼻涕，此为冷痢，先用木香、沉香、豆蔻、砂仁、厚朴，次用理中汤加木香。

胃⑦暑而成自汗发热、面垢、呕渴、腹痛、小便不通，香薷饮加黄连或五苓散、藿香正气散加香薷、黄⑧连。老人

①　己：原作"已"，据文义改。
②　干：原作"于"，据文义改。
③　熟：原作"热"，据承德堂本改。
④　当：原作"常"，据承德堂本改。
⑤　痢：原作"可"，据承德堂本改。
⑥　加：原作"如"，据承德堂本改。
⑦　胃：原作"胃"，据文义改。
⑧　黄：原作"香"，据承德堂本改。

深秋患痢呕逆者，黄柏末、陈米饮为丸，人参、白术、茯苓、甘草汤送下。

冷痢不能食，肉蔻、陈米为末，米饮调服。入秋而痢，白豆蔻、厚朴自不可缺。肺经之气郁大肠，桔梗、苏子为君，以痢药佐之。胀满恶食腹痛者，实也，木香、黄连、芍药、枳壳、槟榔、枳实、厚朴。烦渴喜冷饮，脉坚大滑数，热也，芩、连为君。湿热，二术、二苓、芩、连。气滞，木香、藿香、枳壳、厚朴、枳实、苏子、陈皮、砂仁、豆蔻、槟榔。和血则便脓自愈，四物可用。久而虚滑者，补中益气加肉蔻、诃子、北① 五味。新起而实且涩滞者，槟黄丸；色焦黑者，槟黄加香、连、芩、芍；如漆之黑者，归尾、赤芍、桃仁、大黄、枳实、芒硝、厚朴。里急不快者，香、连、槟、实、芎、归；里急污衣，参、术、诃、蔻、乌、味、甘、桔。后重得解转甚，参、芪、术、草、升、柴；后重得解即减，芩、连、香、砂、槟、黄。虚坐努责，久圊不解，血虚也，归、地、芍、红。口腹怕冷，脉沉细，寒也，理中加香、蔻。肝气逆上，吴萸、黄连、木香、青皮、白芍。噤口痢食到便吐，上焦火逆也，黄连、木香、茯苓、桔梗、枳壳、陈皮、半夏、菖蒲、生姜。噤口虚者，陈米三钱，莲肉五钱，人参一钱，煎好入姜汁少许，细细呷之，如吐出，再呷，但得一呷下咽便开。

久泻无度，腹痛者，禹余粮五钱，赤石脂、白术各三钱，诃子、肉蔻各一钱五分。腹痛，芍药甘草汤，戊己② 化土，此仲景方也。挟虚者，建中汤，然古人以建中汤治痢，不问赤白新久，用之皆效。

一方治腹痛神妙，黄连、枳壳等分，槐③ 花一两浸水，拌上二味，炒干去槐花，只用二味，煎好，入乳香、没药各八分服。

久虚大滑，服药不效者，大断下丸，龙骨、枯矾、赤石脂、姜、附、诃、蔻为末，醋糊丸，米汤下，即因用涩味，亦须倍以砂、陈以利其气，恐太涩则肠胃不利，反作痛也。灸天枢、气海，大能止泻。病在中州脾土，只须姜、蔻理之。若病在肾家，以赤石脂、禹余粮、补骨脂、北五味有功也。

大孔作痛，亦有④ 寒热之分，挟热者，槟榔、茯苓、香、连；挟寒者，以炒盐熨之，或枳实为末炒热熨之，内服人参、干姜、甘草、陈皮、当归作汤用。

脱肛一症，最难用药，热则肛门闭，寒则肛门脱，磁石为末，食前米饮下二钱，外用铁锈⑤ 汤洗之。

屡止屡发，名曰休息痢。多因用涩止太早，或不能节饮食、戒嗜好，所以时作时止，宜四君子，或补中益气加香、连或肉蔻。审无积滞，惟见虚滑，椿根皮三钱，粟壳二钱，参、术各一两，木香、粳米各二钱，煎服。有五更及午前甚者，属肾，补骨脂、山药、北五味、龙骨，丸服；午后甚者，属脾，吴茱萸、肉蔻、白术、甘草，丸服。

蛲虫痢，其形极细，肠虚则生，从谷道出，或作痒者，内服桃仁、芜黄、槐子、雄黄丸，外用苦参、黄连、桃仁、青葙子、雄黄，为末，艾汁丸如小指大，棉裹纳肛门中。

先泻后痢者，脾传肾，为贼邪，难愈；先痢后泻者，肾传脾，为微邪，易治。虚则补脾土，虚甚则当补土母是也。

久痢已成坏症，变态百出，勿论其

---

① 北：原作“比”，据承德堂本改。
② 己：原作“巳”，据石印本改。下同。
③ 槐：原作“愧”，据承德堂本改。
④ 有：原作“交”，据石印本改。
⑤ 锈：原作“绣”，据《雷公炮制药性解》改。

脉，勿论其症，只宜以参、附、芪、术、香、砂补脾健胃，常有得生者。

痢后变成痛风，周身流注，皆属虚症，调摄失宜也，补中益气加羌、独、寄生、虎骨、松节，或加乳、没、苍、柏、桃仁、紫葳①煎服。

死症：下纯血者死，如屋漏水者死，大孔如竹筒者死，唇若涂朱者死，发热不休者死，如鱼脑、如猪肝半死半生。

脉法：沉小细微者吉；洪大滑数者凶；脉大为未止；微弱为欲止，身虽发热不死。

针灸法：久痢不止，中脘、脾俞、天枢、足三里、三阴交。里急后重，下脘、天枢、照海。虚寒久泻，关元、中极、天枢、三阴交。

附：气痢方，牛乳半斤，荜拨三钱同煎，减半空心顿服良。

十、水泻

经曰：春伤于风，夏生②飧泄。又曰：春伤于风，邪气留连，乃为洞泻③。《难经》云：湿多成五泄④，一曰胃泄，色黄，食不化，轻者香、砂、枳、朴，重者枳、朴、硝、黄；二曰脾泄，腹胀注泄，食即呕吐，理中汤加肉蔻、诃子、升麻；三曰大肠泄，食已窘迫，大便色白，肠鸣切痛，附、姜、术、草；四曰小肠泄，溲涩而便脓血，少腹作痛，朴、壳、槟、芍、芩、通、大黄；五曰大瘕泄，里急后重，数至圊而不能便，茎中痛，芍、归、朴、壳、芩、槟、木香、大黄。东垣云：胃气和平，饮食入胃，精气输于脾土，上归于肺，而后行营卫也。饮食一伤，起居不时，损其胃气，则上升清华之气，反下降而为飧泄矣，久⑤则太阴传少阴而为瘕。寒冷之物伤中，䐜满而胀，

传为飧泄，宜温热以消导之；湿热之物伤中，下脓者，宜苦寒以内疏之；风邪下陷，升⑥举之；湿气内盛者，分利之。里急者下之；后重者调之；腹痛者和之；洞泄肠鸣脉细微者温之、收之；脓血稠粘⑦，每至圊不能便，脉洪大有力者下之、凉之。大抵治病而求其所因，察何气之胜，取相制之药治之，因其所利而利之，以平为期，此治法也。

泻利久不止及暴下者，皆太阴受病，不可少白术、甘草、芍药，是以圣人之法。若四时下利者，前方中：春加防风，夏加黄芩⑧，秋加厚朴，冬加桂、附。然须更详外症，或虚实寒热之殊为主，倘自汗、手足厥冷、气微，虽盛夏必投姜、桂，或烦热躁渴脉实，即隆冬亦用硝、黄，是在智者之通变耳。

戴复庵云：水泻而腹不痛者，湿也，六君子汤加平胃散。饮食入胃，辄下完谷者，气虚也，补中益气汤；亦有风邪入胃，清阳在下，升阳除湿汤。腹痛泻水，肠鸣，痛一阵、泻一阵者，火也，香、连、甘、芍、通、滑。洞泄多下清水，胃苓汤。或多或少，痰也，平胃散加半夏。腹痛而泻，泻后痛减者，食积也，平胃加楂、芽、神曲。溏泄者，污积粘垢，湿兼热也，柴苓汤、胃苓汤。鹜泄者，所下皆澄澈清冷，小便清白，湿兼寒也，理中汤

---

① 葳：原作"威"，据《神农本草经》改。
② 生：原作"为"，据《素问·阴阳应象大论》改。
③ 春伤于风……乃为洞泄：文见《素问·生气通天论》。
④ 湿多成五泄：此句见于《脾胃论》调理脾胃治验。《难经·五十七难》作"泄凡有五，其名不同"。
⑤ 久：原作"人"，据承德堂本改。
⑥ 升：原作"汁"，据承德堂本改。
⑦ 稠粘：原作"调粘（粘，"糊"的异体字）"，据承德堂本改。
⑧ 芩：原作"苓"，据承德堂本改。下同。

加肉蔻。濡泄者，体重软弱，泻下多水，湿自甚也，补中合除湿。滑泄者，久下不能禁，湿甚气脱也，补中加诃、蔻、赤石脂止涩之。飧泄即洞泄也，水谷不化，湿兼风也，升阳除湿汤或平胃散加羌、防治之。

东垣云：夏间淫雨阴寒，时行泻利。予一日体重肢冷泻利，小便秘塞，思其治法，经① 云：诸泄小便不利，先分利之。又云：治湿不利小便，非其治也。必用淡渗以利之，是其法也。噫，圣人之法，布在方策，其不尽者，可以意求乎。若年已五十以上者，降气多而升气少，得淡渗之品，是降而又降，更益其阴而重竭其阳，必用升阳补气之剂，同升、柴、羌、独、甘、防用之，所谓湿寒之胜，以风平之。又曰下者举之，是因曲而为直也，若不达升阳之道，一概施治，安得取效乎。

泻有寒热，寒则脉迟身冷，不独溲清白，或绵绵腹痛，附子理中汤加肉蔻，仲景云下利不止，与理中而利益甚。夫理中惟理中焦，此利下焦，故加附子及赤石脂、禹余粮治之，药与食入口即泻者，直肠泻也，不治。热则脉大，口渴，便少，六一散或胃苓汤加黄连；泻而脉滑坚者，大承气汤。

凡泄泻，津液既去，口中必渴，小便自少，不可便作热论，须以脉参之。伏暑泻，玉龙丸，硝、硫、矾、滑四味为末，水丸服；盛暑通于外，阴冷伤其中，连理汤治之；气虚泻者，四君子加升、柴、诃、蔻；伤食泻，必嗳气如败卵，治中汤加香、砂、枳、术、楂、芽，再煨所伤之物，存性为末调服；伤酒泻，葛知解醒汤；伤面食泻，必用卜子、曲、芽、苍、朴②；痰泻，二陈汤加海石、神曲、青黛、竹沥、姜汁丸服。

五更时泻属肾虚，必用补骨脂、茱萸肉、五味、山药、茴香、茯苓、肉桂治之。其泻已愈，至明年届期复发者，有积也，又脾主信故耳，香砂枳术丸加蓬、棱；虚者倍白术加人参。

灸法：大泻气脱，不知人事，口眼俱闭，呼吸欲绝，急灸气海如年壮，大进人参、附子，稍缓则不及救矣。又法：加灸天枢。泄泻水谷不分，灸水分七壮，此穴能分水谷、利小便也。久痢体重，滑泄不止，用止涩诸药不效，宜灸天枢、气海二穴，即止。水③ 溃入胃名曰溢饮，滑泄不止，渴而饮水，水下又泄，泄又大渴，此无药，症宜急灸大椎。肠鸣不已，时上冲心，灸神阙。里急后重，灸下脘、天枢、照海。下利手足厥冷，无脉者，急灸天枢、气海。灸之不温，脉亦不至及微喘者死。

十一、厥有八症

阳气衰乏者，阴必凑之，令人五指至膝上皆寒，名曰寒厥，是寒气逆于上也，宜六物附子汤主之。附子、肉桂、防己、炙甘草、白术、茯苓。

阴退则阳进，故阴气衰于下则阳往凑之，故令人足下热也，热甚则循三阴经而上逆，谓之热厥，宜大补丸主之。黄柏一味，炒褐色为末作丸。

肝藏血而主怒，怒则火起于肝，载血上行，故令血菀于上，是血气乱于胸中，相薄而厥逆也，谓之薄厥，宜蒲黄汤主之。蒲黄一两，炒褐色，清酒十大杯热沃之，温服。

诸动属阳，故烦劳则扰乎阳而阳气张

---

① 经：指李杲的《脾胃论》。
② 朴：原作"枺"，据承德堂本改。
③ 水：原作"木"，据承德堂本改。

大，阳气张大则劳火亢矣，火炎则水干，故令精绝，是以迁延辟积，至于夏月，内外皆热，水益亏而火益亢，孤阳厥逆，如煎如熬，故曰煎厥，宜人参固本丸主之。人参二两，天麦二冬、生熟二地各四两为末，蜜丸桐子大。

五尸之气，暴注于人，乱人阴阳血气，上有绝阳之络，下有破阴之纽，形气相离，不相顺接，故令暴厥如死，名曰尸厥，宜二十四味流气饮及苏合香丸主之。流气饮：丁香、肉桂、草果、麦冬、赤茯、木通、槟榔、枳壳、厚朴、木瓜、青皮、陈皮、大腹皮、木香、蓬莪术、人参、白术、甘草、白芷、紫苏、香附、菖蒲、半夏（制）、藿香。苏合香[①]丸：沉香、青木香、乌犀角、香附子、丁香、朱砂、白术、诃黎勒、白檀香、麝香、荜茇、龙脑、安息香、苏合香各二两，熏陆香一两，为末，蜜丸听用。

寒痰迷困，四肢逆冷，名曰痰厥，宜姜附汤主之。

胃寒即吐蛔虫，名曰蛔厥，宜理中汤加川椒五粒，槟榔五分，吞乌梅丸。

姜附汤：干姜、生附子煎服。乌梅丸：乌梅（去核）三十个，人参、细辛、黄柏、附子（炮）、桂枝各六钱，干姜（炮）一两，当归、蜀椒（净）各四两，为末蜜丸。理中汤：人参、甘草、白术、干姜，水煎。送乌梅丸。

气为人身之阳，一有怫郁，则阳气不能四达，故令手足厥冷，与中风相似，但风中身温，气中身冷耳，名曰气厥，宜八味顺气散主之。白芷、台乌药、青皮、陈皮、人参、白术、茯苓、甘草，水煎服。

针法：四肢厥逆，脉伏，宜用圆利针，针复溜穴，针至骨处，候回阳脉出针。

灸法：气海、肾俞、肝俞。

---

① 香：原脱，据文义补。

病机沙篆卷下

云间李中梓士材父著述

门人尤　乘生洲父增补

一、头　痛

头者，天之象也，阳之分也，六腑清阳之气，五脏精华之血，皆朝会于高巅。天气所发六淫之邪，人气所变五贼之逆，皆能犯上而为酷害，或蒙蔽其清明，或壅遏其经隧，与正气相薄。郁而成热，脉满而痛，是皆为实也。若寒湿所侵，虽正气衰微，不与相搏而成热，然邪袭于外，则血凝涩而脉挛缩，收引小络而痛，得温则痛减，是为虚也。因风而痛，抽掣恶风，或自汗出，川芎、细辛、羌活、防风、升麻、柴胡、荆芥穗、干葛、薄荷、甘菊、藁本、天麻、蔓荆子、白芷。因暑而痛，或有汗无汗，恶热，香薷、扁豆、藿香、黄连、厚朴、甘菊。因痰饮而痛，昏重愦愦欲吐，眼黑头旋，天麻、半夏、白术、陈皮、甘草、芩、连。因湿热头痛，头必重，遇天阴尤甚，令[①]人烦心，川芎、细辛、苍术、芩、连、羌、防、甘草。冬月厥逆而痛，大寒犯脑，深入骨髓，故头痛齿亦痛，麻黄、羌、防、升、芷、苍、柏、黄芪、附子、僵蚕。气虚痛，耳鸣，九窍不利，遇劳则甚，参、芪、归、术、升麻、芎、芍、细辛、蔓荆子、陈皮、甘草。血虚痛，自鱼尾眉尖后近发际上，川芎、生地黄、薄荷、当归，用沸汤泡，乘热吸之，候温服。气血俱虚，参、芪、芩、术、芎、归、升、柴、蔓荆、细辛。凡治头痛，皆取风药者，乃东垣所云高巅之上惟风可到。味之薄者，阴中之阳自地生天者也。然有三阴三阳之别，太阳恶风寒，脉浮紧，头顶[②]痛，用麻黄、川芎、独活、藁本、杏仁、甘草；少阳头角痛，脉弦，寒热，柴胡、黄芩、半夏、甘草；阳明头额痛，自汗，发热，不恶寒，脉浮长缓实，升、葛、芷、甘、石膏；太阴头痛，体重，有痰，脉沉缓，苍术、半夏、南星、茯苓、陈皮、甘草；少阴头痛，足冷，脉沉，气逆为厥，麻黄附子细辛汤；厥阴头项痛，吐涎沫，冷厥，脉浮缓，人参、吴茱萸、大枣、生姜。

阴经头痛，可用温药，附、桂、姜、萸。风湿生热头痛，上壅损目，及偏正头风，年深不愈，并宜空青膏，芩、连、羌、防、芎、柴、甘、荆。如阳明发热恶寒而渴，白虎汤加白芷。头旋眼黑者，必用安神散，羌、防、升、柴、知、柏、芩、连、生地、甘草；或川芎散，芎、羌、柴、细、荆、薄、菊、草、茵陈、香附、槐子、石膏。热厥头痛，时当严冬，

犹喜风寒，略见温暖，其痛便甚，清上泻[1]火汤，荆、防、羌、本、细、蔓、参、归、芪、术、红、生甘、芩、知、柏、芩、连、升等共十九味；次服补气汤，参、芪、辛、归、甘、丁、麻、升，煎服。风热头痛，石膏散，麻黄、石膏、干葛、首乌[2]。头痛及胸痛，食少寒冷，咽嗌不利，左寸弦急，宜麻黄吴萸汤，麻、吴、苍、羌、升、藁、柴、芩、连、柏、芎、细、半、蔓、红、甘、陈。新沐中风为首风，头面[3]多汗恶风，当先一日，则病甚，至其风日则少愈，大川芎汤，川芎、天麻二味为末，蜜丸，茶送下。风气循风府而上，则为脑风，项背恶寒，脑户极冷，神金散，麻黄、细辛、干葛、藿香等分为末，酒下；因发散太过，宜酸收而敛之，乳香落盏散，甘、桔、陈、柴、乳香、粟壳，末服。

肾厥头痛，玉[4]真丸，硫磺二两，石膏、半夏、硝石各一两为末，姜汁丸，姜汤送，再灸关元百壮。寒甚者去石膏，用钟乳或黑锡丹。痰厥头痛，眼黑头旋，恶心烦闷，半术天麻汤。

徇蒙招尤，目眩耳聋，肝风虚动也，钩藤散，钩藤、陈皮、半夏、麦冬、人参、茯苓、甘草、甘菊、石膏、防风。伤食头痛，胸满恶食，吞酸嗳腐，香、砂、枳、术、楂、曲、麦、卜；或红丸子，三棱、莪术、青、陈、姜、椒，醋糊丸，矾红为衣。伤酒头痛，葛母解醒汤，葛根、知母、参、芩、砂、蔻、青、陈、香、曲、猪苓、生姜，煎服。怒气伤肝头痛，宜以沉香降气散，沉香、青、陈、柴、苏、细、芍。臭毒头痛，香附炒，煎服。偏头风，总属于痰，又左属风，荆芥、薄荷；右属血虚，芎、归、地、芍。雷头风之痛而成核块者是也，或如雷鸣，清震汤，荷叶、升麻、苍术，肿核宜刺出血。

亦有属痰热者，痰热生风也，半夏一两（皂角、姜汁煮），大黄二两（酒浸纸包煨三次），僵蚕、连翘、橘红、桔梗、天麻各五钱；黄芩七钱，薄荷三钱，白芷、粉草、礞石、硝（煅）各一钱，共为末，蒸饼丸，临卧茶吞二钱。真头痛，天门真痛，上引泥丸，夕发旦死，旦发夕死。脑为髓海，真气所聚，本不受邪，一受不治，古方用参附汤，可救十之一。然天柱折及手足青至节者，则难为力矣。又法参附汤送黑锡丹，灸百会穴，或有得生者。黑锡丹：沉香、附子、胡芦巴、茴香、肉桂各五钱，补骨脂、肉豆蔻、木香各一两，硫、黑铅各二两，熔砂子二两，酒煮，面糊丸梧子大，阴干，布袋擦令光莹[5]。每服四十丸，空心姜盐汤下。

伤寒头肿如斗，多属天行疫病。东垣云：身半以上，天气主之；身半已下，地气主之。此虽邪热客于心肺，若以承气下之，是诛伐无过矣，宜消毒普济饮。芩、连泻心肺之火，橘红、苦参、生甘草泻火而兼补气、牛蒡、连翘、薄荷、葛根、僵蚕、马屁勃解毒，升麻引经，桔梗为舟楫，白汤调末，时时服少许。海藏论大头痛者，感四时不正之气，大抵足阳明邪热，实资少阳相火而益炽，视其肿在何部，随其经而治之。湿热为肿，风木为痛，以先见者为主，治之宜早不宜迟，恐过其病所也。头分受邪，见于至高之分，当先缓而后急。先缓者，不用重剂也，更须缓服，若急服，则不能去病。凡药性味形体，皆宜缓施，及寒药须酒浸炒之，其意皆是也。后急者，谓已经高分之邪，得

---

① 泻：原作"渴"，据承德堂本改。
② 乌：原作"为"，据承德堂本改。
③ 面：原作"而"，据文义改。下同。
④ 玉：原作"王"，据石印本改。
⑤ 莹：原作"茔"，据承德堂本改。

泻入于中焦，染于有形质之地，若不速去，反损阴也，此谓客邪，当急去之，是治客以急也，甘桔汤加石膏、白芷、牛蒡、连翘、大黄、延胡、僵蚕、荆芥。眉棱骨痛，眉骨者，目系所过，上抵于脑，诸阳经挟外邪，郁成风热，毒上攻脑，下注目睛，遂从目系过，眉骨相并而痛；若心肝壅热，上攻目睛而痛，亦目系与眉骨牵引而痛；风痰上攻者亦然；若脾家湿气内郁，寒迫下焦，痛流于项，互引眉骨，有痰者、有抽掣者、有重者、有闷者，各审明而治之，选奇汤最妙，羌活、防风各三钱，酒芩一钱，甘草三钱，水煎，分三服。如因风热者，祛①风清上散，酒芩二钱，白芷一钱五分，荣萸、防风、柴胡各一钱，川②乌一钱二分，荆芥八分，甘草五分，水煎服；因痰者，二陈汤加芩、芷；因风寒者，羌乌散，羌、细各一钱，川乌、草乌（俱用童便浸一宿）各一钱，酒芩、炙草各五分，共为末服。戴复庵分为二症，皆属于肝，一作肝气伤，发则头引眉骨俱痛，眼不能开，昼静夜剧，导痰汤加川乌、细辛；又作肝虚痛，若一见光明即发，生熟地黄丸主之。

偏正头痛，搐鼻瓜蒂散③，藜芦、川芎、苍耳、薄荷、焰硝、雄黄各一钱，天竺黄一钱五分，上为末，含水口中，搐鼻一七立效。治卒头痛方：皂荚末搐鼻取嚏；又鹅儿不食草阴干为末，取嚏亦妙。秘方贴两太阳穴，治火热痛，大黄为末，加焰硝等分，以井泥和捏，作饼贴之。

头风塞鼻方：荜茇、细辛为末，以猪胆汁拌，纸条蘸于鼻内塞之。又方：胡椒为末，吹之。又法：蓖麻肉五钱，大枣十五枚，共打和，涂纸上，用竹箸卷上，去箸，将此入鼻孔良久，取下清涕，即止。又法：生莱菔汁，仰卧注鼻中，左注右，右注左。

针灸经云：头痛、头风、头运，皆有风、有火、有痰，亦多属虚。如《本事方》曰：肾虚则头痛下虚也，肝虚则头运上虚也，均宜补之。若灸百会、囟会，而丹田、气海必不可缺。而痛脑顶陷至泥丸者，此真头痛，且发夕死，夕发旦死。

头痛筋挛，惊不嗜卧，谓之肾厥头痛，宜灸关元百壮，服用玉真丸。偏正头痛，刺丝竹空二穴，风池二穴，合谷二穴，内捻针吸气三口，又内捻针吸气五口，患人自觉针下有痛，一道如线，上至头为度，长呼气一口出针，立愈。

东垣云：高巅之上，惟风可到。故味之薄者，阴中之阳，自地升天者也。所以头痛皆用风药治之，总其大体而言也。然患痛者，血必不足，而风药最能燥血，故有愈治而愈甚者，此其要尤在养血，不可不审也。一人往返燕京，感受风寒，遂得头疼，数月不休。凡头风之药，无所不服，其痛更甚，肢肉瘦削，扶策踵门，求予疗治。予思此症明系外邪，如何解散不效，语有之曰：治风先治血，血行风自灭。本因血虚，而风寒入之，今又疏泄不已，乌能愈乎？又闻之：痛则不通，通则不痛，故以当归生血活血，木通利脉道而行当归之力。问患者能酒乎？曰：能，而且可多，近为医戒，不敢饮。因令用斗酒入二味于中，浸三日夜，重汤煮滚，乘热饮之，至醉，醉则去枕而卧，卧觉疼若失。所以取酒者，欲引二药之性，上升于头。至醉乃卧者，醉则挟肌肤沦骨脉，药力方到，卧则血有所归，其神安也。有志活人者，推此用之，思过半矣。然又有火郁于上而痛者，经云火淫所胜，民病头

---

① 祛：原作"袪"，据石印本改。
② 川：原作"州"，据承德堂本改。
③ 搐鼻瓜蒂散：方中无瓜蒂，疑有脱漏。

痛，治以冷剂，宜酒芩、石膏之类，治之不可泥于此法也。又有一方，用芎、归、熟地、连翘各二钱，水煎去渣，以龙脑薄荷叶二钱放碗底，将药乘沸冲下，鼻吸其气，俟温即服，服即安卧，其效甚速，然亦为血虚者所设耳。

脑者髓之海，髓不足，则脑为之痛，宜苣珠丹之类治之。如用风药，久之必死。

目痛另有专科方药。今附针灸法于后：眼暴赤红肿痛，合谷、攒竹、睛明、临泣；迎风流泪，上星、风池、肝俞、大小骨空、攒竹、临泣、合谷针灸，二间灸。目生翳障，上星、合谷、风池、睛明、瞳子窌。目昏，肝俞灸七壮，一法灸足三里引火下降，目自明也。雀目，神庭、上星、百会、前顶、囟会五穴，宜出血，以盐涂之。小儿肝积眼，灸合谷五壮，第一大效穴[①]。偷针眼，视其背上有红点如疮，以锋针刺破，即瘥。

二、眩　晕

眩在眼，黑而花；晕如转运之运。俗名头眩、头旋。《内经》论晕属肝木，为上虚；仲景主痰；丹溪主火与虚。风则脉浮有汗，川芎散，川芎、白芷、防风、甘菊、人参、茯神、山茱萸、山药、陈皮；寒则脉紧，无汗，抽掣而痛，不换金正气散，苍术、厚朴、甘草、陈皮、干姜、丁香、枣、姜。肝木上虚而眩，四物汤加天麻、甘菊、枸杞；肾虚上则头眩，六味丸加牛膝、沉香、肉桂，纳火归元之法也。伏痰呕逆，旋覆花汤，参、苓、术、草、橘、半、干姜、旋覆。因火者，茶调散或酒炒大黄末茶调服。七情所伤，半夏、茯苓、陈皮、枣仁、远志肉、藿香、木香、肉桂、青皮。有虚在气分或汗多亡阳而眩

者，宜补中益气加芎、地、天麻。或脑虚而眩，用鹿茸为末，同六味汤服。

针法：用上星、风池、合谷、神庭、肝俞、肾俞、足三里、解溪等穴，斟酌选用。

防眩汤：人参三钱，白术、熟地、当归各一两，川芎、山萸五钱，白芍一两，半夏三钱，天麻一钱，陈皮五分，水煎服。盖眩晕似乎小症，卒然眼花倒仆而不可救者，治之不可不早，故曰防眩，多服受益，不可一二剂不见功而止也。

三、心　痛

心为君主之官，丙丁之元，神灵之舍，邪气不得而犯之。其受伤者，乃包络也。包络引邪，真犯心脏，谓之真心痛，必死不治。怵惕思虑则伤神，神伤则虚，而邪干之，故胞络受邪而痛也。心主诸阳，又主阴血，故因邪而阳气郁抑者痛，阳虚而邪胜者亦痛；因邪而阴虚凝注者亦痛，阴虚而邪胜者亦痛。方论分为九种，曰饮、风、冷、热、血、食、悸、虫、疰，俱未述《内经》之旨，如《内经》论六淫为邪，乘心而痛，各有病形，故《灵枢》曰：与背相控，善瘈，如从后触其心，伛偻者，肾心痛也。茴香、胡芦巴、肉桂、地黄、附子、川楝、沉香、茯苓。腹胀胸满，心尤痛甚，胃心痛也。香附、茯苓、枳、朴、苍、陈。痛如锥针[②]，脾心痛也。白术、菖蒲、干姜、归、芍、枳、朴、香、砂、甘、陈。色苍苍如死状[③]，终日不得太息，肝心痛也。青、

---

① 大效穴：原脱，据石印本补。
② 痛如锥针：《灵枢·厥病》作"痛如以锥针其心，心痛甚者"。
③ 如死状：原脱，据《灵枢·厥病》及下文解释补。

沉、木香、芍、桂、连、甘、吴萸。能俯不能仰①，动作痛益甚，肺心痛也。白蔻、紫菀、天冬、桔梗、枳壳、干姜。痛引小腹，上下无定，溲便难，则病心疝，取足厥阴，药用茴香、川楝、青木香、木香、肉桂、归、地；心痛腹胀，大便闭，枳、朴、香、菖、大黄；心痛引腰，吞欲呕，取足少阴；心痛引背，不得息，刺足少阴，不已，取手少阳；心痛腹胀啬啬然，大便不利，取足太阴；心痛引背不得息，刺手太阴。如五运六气，上下胜复相乘于心而痛，亦必有诸痛状，苟未能悉，何以施治哉。五脏失调，皆为心痛，刺治分经，理甚明悉，至如舍针用药，尤宜详察其义。肾心痛者，多由阴邪上冲，故善瘛，如从后触其心；胃心痛者，多由停滞中焦，故胸腹胀满；脾心痛者，多由寒犯中焦，故其痛尤甚；肝心痛者，多由木火之郁，病在血分，故色苍苍如死状②；肺心痛者，多由上焦不清，病在气分，故动作则痛益甚。知其在气则顺之，在血则行之，郁则开之，滞则逐之，火多实则或散或清，寒多虚则或温或补。若犯真心痛，乃不可治，其余能得其情，应手而愈，易如探囊也。

胃脘痛，今呼心痛也，其在蔽骨之下，所谓胃脘当心而痛。胃为湿土，位列中焦，多气多血，是水谷之海，五脏六腑皆于此受气。而天人所感之邪，壮者气行自愈，怯者着而成病，冲和之气，变为偏寒偏热，因而水谷不消，停留与中气相薄为痛。惟肝木之相乘者为甚，木性暴疾，兼之正克也。其痛必上支两胁，饮食不下，咽膈不通，则为食痹，谓食入即痛，吐出乃止也。肾气之厥，心痛厥气上逆，则寒邪犯胃而痛也。或满或胀，或不能食，或呕吐，或吞酸，或大便难，或泄泻，及面色浮黄，四肢倦怠，皆本病在胃

也。其天人相袭之邪，大抵与厥心痛者相仿，但与胃病兼见也。《难经》曰：阴维为病苦心痛③。阴维行诸阴而主营，营为血，血属心，故苦心痛也。洁古云：其治在足少阳④ 三阴交。仲景太阴症则理中汤，少阴症则四逆汤，厥阴症则当归四逆汤、吴茱萸汤。又云：按之心下满痛者为实，大柴胡汤下之；脉坚实不大便，腹满不可按，承气汤下之。丹溪云：外受寒者当温散，内受寒者当温利。病久属郁，郁则热，用山栀为温药之向导，则邪气易伏。寒客于胃，则卒然而痛，外吸凉风，内食凉物，二陈汤加草果、豆蔻、吴萸、干姜之类。

卒心痛，脉洪数，黄连一味煎，顿服。大热作痛，清中汤，黄连、山栀、半夏、陈皮、茯苓、甘草、草豆蔻、生姜。有按之痛减者，是属虚，宜酸敛而养之，不宜辛散。死血作痛，脉涩壮盛者，抵当丸。虚弱人四物汤加桃仁、桂心、蓬术、山甲、降香。又有痰积作痛，南星安中汤。痰重者，加白螺蛳壳或海蛤壳煅存性一钱调服。心膈大痛，发厥呕逆，药不纳者，趁势以鹅毛探吐，痰尽而痛止。食积作痛，山楂、草果、曲、芽、青、陈。酒积作痛，白蔻、砂仁、干姜。痰火痛，白矾、朱砂等分为末，醋和丸，姜汤下。寒气痛，菖蒲、良姜、草蔻、砂仁、厚朴等分煎服。肾气逆上，冲心而痛，韭汁和五苓散为末作丸，茴香汤下。虫痛则面有白斑，唇红能食，或口吐沫，先以肉汁及糖，引虫向上，然后用妙功丸空心服，方

---

① 能俯不能仰：《灵枢·厥病》作"卧若徒居，心痛间"。
② 状：原作"肰（"然"的异体字）"，据承德堂本改。
③ 阴维为病苦心痛：文见《难经·二十九难》。
④ 足少阳：因三阴交穴属足太阴脾经，疑有误。

见痫门。因蝈①作痛，痛有作止，令人吐蝈或渴，与饮转入转吐，蝈动故也，川椒、乌梅、槟榔、黄连煎服，气刺痛，沉香降气散，沉香、砂仁、甘草，姜汁和丸，汤下二钱；或四磨汤，木香、乌药、沉香、郁金等分，各水磨和酒服。

脉法：浮大结宜降气，沉涩宜和血，沉细迟易治，坚大实长滑数者难治。

针灸法：心脾疼痛，灸上中脘、脾俞、胃俞、肾俞、足三里，刺内关、三里、三阴交、内庭、公孙。心痛欲绝，一时无药，急灸大拇足指甲，男左女右，三壮立效。

四、腹　痛

经脉者，天真流行之道路也。水谷之精，散为营卫，行于脉之内外，调和五脏，洒陈六腑，法四时升降浮沉之气，以成生长化收藏，皆天真之妙用也。故曰：气血者，人之神，不可不谨养。养之则邪不能伤，失之则营卫解散，诸邪乘虚客入矣。于是气停积聚，为积为痰，血瘀血畜，当邪正相搏，故作痛也。

脾胃内舍心腹，心肺内舍胸膺，两胁肤内舍肝胆，小腹腰内舍小肠与肾，大小肠、冲任皆在小腹，此脏腑所舍之部位也。

《灵枢》曰：风雨伤于上，清湿伤于②下。伤于上者，病从外入内，从上而下也，次传经传输，六经不通四肢，则肢节痛腰背强，或着孙脉，或着络脉，或着经脉，或着输脉，或着伏冲之脉，或着于肠胃之募原，皆能成积而痛。传于下者，病起于足，故积之始生，得寒乃生，厥乃成积，厥气生于足之下胫，寒之则血脉凝，注寒气上入肠胃而膜胀，肠外汁沫之道，聚不得散，日以成积。又曰伤于脏者，病起于阴，多饮则肠③满；起居不节，用力过度，则络脉伤，阳络伤则血外溢而衄血，阴络伤则血内溢而尿④血，肠胃之络伤则血溢于肠外，有寒汁沫与血相搏，则积成矣。卒然外中于寒，内伤忧怒，则气逆，上下凝结不通而积成矣。未至于结块，乃汁沫聚也。至于七情气逆，营卫不行，则液聚血凝，及饮食用力过度亦然，不必阴与冷始作痛也。又《素问》有云：胃实血虚，其脉软散，当治食痹⑤。

《素问》云：岁土太过⑥，湿淫所胜而痛。有言冲脉之病气溢于大肠，绕脐而⑦痛；有脾伤传肾，少腹冤然而痛；有肝热腹痛；有肾虚腹痛；有太阴厥心痛引背。则诸邪竟入作痛，何必与寒气相关明矣。

《难经》曰：脐上痛，心症也；脐下⑧痛，肾症也；脐右痛，肺症也；脐左痛，肝症也。若厥心痛，与五邪相乘而痛。更有五脏之疝，不干睾丸，止在腹作痛者。种种察之，庶为医之能事，则病无遁情矣。脐下忽大痛，人中黑者，多死。

《素问·举痛论》叙腹痛十四条，属热者仅一条，须审正气之虚实、别邪之盛衰最为切要。

中脘痛，太阴脾也，实者，香、砂、

① 蝈：疑为"蛔"字之误。按"蝈"即"蜎"之异体字。
② 风雨伤于上，清湿伤于下：《灵枢·百病始生》作"风雨则伤上，清湿则伤下。"
③ 肠：原作"畅"，据承德堂本改。
④ 尿：原作"冢"，据承德堂本改。
⑤ 胃实血虚……当治食痹：《素问·脉要精微论》作"其（指胃脉）软而散者，当病食痹。"
⑥ 太过：原作"九遗"，据承德堂本、石印本改。
⑦ 而：原作"两"，据文义改。
⑧ 下：原作"不"，据《难经·十六难》、承德堂本、石印本改。

枳、术、连、朴、苍、蓬、附、蔻；虚者，参、术、归、芍、芪、茯、甘、陈、益智、干姜、饴糖。

脐腹脊痛者，少阴肾也，姜、桂、茴、附。少腹痛者，厥阴肝也，归、芍、归、辛、甘、通、姜、枣；痛甚者，正阳散，附、姜、皂角、甘、麝，或仲景芍药甘草汤，甲己化土，真神方也；如绵绵而痛，喜热喜按，香砂理中汤；寒痛得温药不效，用神保丸，木香、胡椒各二钱五分，巴豆十粒（去皮心，研去油），蝎七个，蒸饼丸椒目大，朱砂三钱为衣，每服七丸，空腹津唾下。

时痛时止，脉洪数，用芩、连、栀、芍、香、壳、朴、陈、甘、苍。如冒暑宜香茹饮加参、苓、术、草；如感湿而痛，小便癃，大便溏，脉细，胃苓散；如虫痛，乌梅丸、感应丸治之。

小腹痛，因蓄血，桃仁承气汤加山甲、桂；因寒者，木香、茴、桂、吴萸、青；死血痛，脉沉涩，降、桂、桃、归、山甲、大黄、胡索；因疝痛者，茴、桂、川楝①、青皮、木香、青木香。若甲错腹皮急或绕脐痛及生疮，乃小肠痛也，脉数为脓，用大黄、葵根下之，更以太乙膏丸服。脉细小迟者生，坚大疾数浮长者死，大痛而喘、人中黑者死。

针法：凡刺腹痛，须针足三里，下气为良。脾虚腹满，肠鸣切痛，内关、中脘、三里、三阴交。绕脐痛，大肠病也，天枢、三里。胃脘痛，内关、脾俞、胃俞。脐下冷疼②，灸气海。脾虚腹胀，公孙、三里、内庭。霍乱吐泻欲死及小腹满痛，委中刺出血。

五、腰 痛

经曰：腰者肾之府，转摇不能，肾将

愈矣③。又云：巨阳虚，则腰背头项④痛。此二条言正气之虚也。又云：膀胱之脉，挟脊抵腰，故挟脊痛，腰似折。此一条，言邪之实也。膏粱之人，久服热剂，醉饱⑤入房，损其正气，则肾热腰脊病，久则髓减骨枯，发为骨痿。夫⑥足之三阳，从头走足，足之三阴，从足走腹，经筋所过，皆能为痛，治之者须审系何经，方得应手取效，若专肾虚，或有寒湿风为病者，毋乃固乎？然虚为本⑦，而风寒湿热为标，亦有瘀血、滞气、痰饮为病者。风痛者，浮脉，或左或右，痛无定处，牵引两足，宜防风、苍术、白芷、桔梗、陈皮、桃仁、芎、归、朴、壳；甚者加全蝎。湿痛者，久坐水湿或着雨⑧露，脉必带缓，天阴尤甚，体亦沉重，宜用肾着汤，茯苓、白术、干姜、甘草；或渗湿汤，二术、二苓、丁香、干姜、甘草。如挟风加独活、寄生。如挟寒加桂枝，并用摩腰膏，附子、乌头尖、南星各三钱五分，丁香、樟⑨脑、朱砂、雄黄各三钱五分，干姜⑩一钱、麝香五分，蜜丸如圆眼大，姜汁化如厚粥，涂掌上烘热，摩腰中，即以热绵裹之。挟湿热者，羌活胜湿汤。感寒者，腰间如水溶溶，脉必浮紧，得热则减，见寒则增，宜用麻黄、白芷、桂、附、芎、桂、朴、苍、陈、姜，

---

① 楝：原作"练"，据承德堂本改。下同。
② 疼：石印本同。承德堂本作"痛"。
③ 腰者肾之府……肾将惫矣：文见《素问·脉要精微论》。
④ 腰背头项：原作"头项腰背"，据《素问·疟论》乙转。
⑤ 饱：原作"心"，据石印本改。
⑥ 夫：原作"大"，据承德堂本改。
⑦ 本：原作"木"，据承德堂本改。
⑧ 雨：原作"两"，据石印本改。
⑨ 樟：原作"章"，据《中药大辞典》改。
⑩ 姜：原作"羌"，据承德堂本改。下同。

并用摩腰膏。伤热痛者，脉必洪数，口渴、便秘，甘豆汤，甘草二钱，马料黑豆二合，加天麻、续断。因闪仆①伤痛，乳香散，虎胫骨、败龟版各二两，血竭、赤芍、乳、没、归、防、白附、苍耳、自然铜、骨碎补、肉桂、干姜各三两，牛膝、天麻、槟榔、五加皮、羌活各二两为末，酒下一钱；甚者加桃仁、全蝎，或用黑豆神散，黑豆半升炒取皮，芎、归、芍、地、姜、桂、甘草、蒲黄为末，童便和酒下二钱。如不效，瘀血甚也，宜五积散加桃仁、红花、大黄、葱白煎服。痰注痛者，用二陈汤加南星、乌药、香附、枳壳。气滞痛者，脉沉，宜沉香、砂仁、香附、乌药、枳壳、桂。怒气伤肝及肾痛者，芎、归、牛膝、杜仲、木瓜、细辛、半夏、菖蒲、甘草、枣仁煎服。思忧伤脾及肾痛者，归脾汤加香附、乌药、沉香、砂仁。抑郁失志，七气汤，人参、半夏、肉桂、胡索、乳香、甘草、姜、枣煎服。腰痛连引足膝者，杜仲、续断、牛膝、骨碎补、补骨脂、胡索、灵仙、桃仁等分为末，酒糊加核桃仁打匀丸②，酒下五钱。

凡诸腰痛，俱系肾虚，而挟邪者，须去其邪，无邪则从补可也。肉桂为引导之药，鹿茸、羊肾亦可。肾藏志，盛怒伤志而致肾败者，则腰脊强，不能转摇而死。

针法：腰痛脊强，宜人中、委中。腰疼及头项强，回顾不便，委中、承浆、腰俞、肾俞。腰痛不可俯仰，如坐水中，穴取如上。腰背内引痛，不得屈伸，近上合谷，近下昆仑。挫闪腰并胁痛，尺泽、曲池、阳陵泉、委中、人中、昆仑。腰背俱疼，合谷、昆仑、风池。腰及足疼，委中出血。肾虚腰痛久不已，肩井③、肾俞。

《素问·刺④腰痛论》曰：腰痛不可举者，申脉、仆参主之，此太阳之穴，阳跷之本也⑤。又曰："会阴之脉令人腰痛，

痛上漯漯然汗出，汗干令人欲饮，饮已欲走，刺直阳之脉上三痏⑥，在跷上郄下五寸横居，视其盛⑦者出血。何谓直阳？足太阳之脉，循腰下会于后阴，故曰会阴，直阳之脉，即阳跷所生之申脉穴也，跷上郄下承筋穴也，即腨中央如外⑧陷者中也，太阳脉气所发，禁刺，但视其两腨中央血络，乃刺之出血。

又曰：昌阳之脉令人腰痛，痛引膺，且眴眴然，甚则反折，舌卷不能言，刺内筋为二⑨痏，在内踝上大筋前、太阴后上踝二寸所。此内筋即跷之郄，交信穴也。（痏音委。）

六、癫　狂

颠属腑，痰在包络，故时发时止。
狂属脏，痰入于心，故发而不止。

癫　证

颠之为症，多因抑郁不遂，佗傺无聊，精神恍惚，语言错乱，或歌或笑，或悲或泣，如醉如痴，语言有头无尾，秽污不知，经年不愈，俗呼"心风"，有狂之意，不至狂之甚也。暴病曰狂，久病曰颠。故越人云：重阳者狂，重阴者颠⑩也。佗傺音嚓嘩，失意之状。《内经》云：颠疾始生，先不乐，头重痛，目赤身热，

---

① 仆：原作"躄"，据文义改。下同。
② 丸：原作"冗"，据承德堂本改。
③ 井：原作"主"，据石印本改。
④ 刺：原脱，据《素问·刺腰痛论》补。
⑤ 腰痛不可举……阳跷之本也：此系《素问·刺腰痛论》王冰注文。
⑥ 痏（wěi）：此指穴位。
⑦ 盛：原作"上"，据《素问·刺腰痛论》改。
⑧ 外：原作"夘"，据承德堂本改。
⑨ 二：原作"三"，据《素问·刺腰痛论》改。
⑩ 颠：《难经·二十难》作"癫"。按"颠"通"癫"。

上实下虚①，已而烦心。骨颠疾者，顑齿诸俞分肉皆满，而骨居，汗出烦悗，呕多沃沫，气下泄，死不治；筋颠疾者，身踡挛急，呕多沃沫，气下泄，不治。脉颠疾者，暴仆，四肢之脉皆胀而纵，呕多沃沫，气下泄，不治。颠发如狂，死不治；下泄不治。颠发如狂不治者，由心之阳不胜其阴气之逆，神明散乱，阳气暴绝，故发如狂，犹灯将灭而复明也。下泄不治者，因其邪入于阴，阴气满闭塞于下，则逆而上，今气下泄，肾气虚脱故也。《难经》云：脉有阴阳，更有相乘相伏也。脉居阴部，反见阳脉，为阳乘阴，虽沉涩而短，为阳中伏阴②；脉居阳部，反见阴脉，为阴乘阳，虽浮滑而长，为阴中伏阳③也。王叔和《脉经》云：阴附阳则狂，阳附阴则颠。阳附阴者，腰以下至足热，腰以上寒也；而阴附阳者，腰以上至头热，腰以下寒也。盖阴气虚，不能治于内，则附阳而上升，阳无承④而不下降，故上热而下寒；阳气虚，不能卫于外，则附阴而下陷，故下热而上寒。

脉法：坚实者生，沉细者死。

治法：先⑤宜以吐剂，涌吐其痰涎，用控涎丹，甘遂、大戟、白芥子等分糊丸，淡姜汤下七丸，壮者倍之，下其痰涎。然后用安神之剂，人参、茯神、琥⑥珀、菖蒲、远志、枣仁、乳香、朱砂等。

因惊而得者，宜抱龙丸。水银二两，乳香一两，黑铅一两五钱，将铅入铫内，下水银结成珠子，次下朱砂、乳香，乘热研匀，如芡实大，每用一丸，空心，井花水下。

因⑦思虑而得者，归脾汤主之，兼用天地膏酒服之。有因⑧心经畜热烦躁，眼鼻如放火，宜芩、连、花粉、竹叶、丹参、麦冬、茯神、远志、菖蒲、牛黄之类。或因七情所致，郁痰为热者，宜郁金七两，明矾三两，细末，薄荷汤泛为丸，每服二钱，菖蒲姜汤下。或因气滞痰迷，用四七汤，半夏一钱五分，茯苓一钱，苏叶六分，厚朴九分，姜、枣煎服。如初起，宜吐其痰，苦瓜蒂为末一钱，井水调一盏服，得大吐后熟睡，切勿呼醒。吐时或令人目⑨翻，须以手掩之。吐不止，用麝香少许，温汤调下，即止。吐后须人参、茯神、枣仁、远志、琥珀、南星、半夏、木香煎服。

附：孙兆治一僧患颠，半年不愈，但尽以咸物食之，待其发渴，可来取药，今夜得睡，明日便愈，如法治之，僧睡两昼夜而愈。倘一惊觉，不可复治。用酒调灵苑辰砂散，辰砂一两，枣仁、乳香各五钱，加人参为末，调酒，恣饮取醉，令卧净室，病浅半日或一日，病深⑩者三两日醒。惜人不能用此，人但知安神，而不知昏其神则神始安。得睡者，酒力也，醉则神昏而反安矣。一妇人发颠，用心药不效，投养正丹二服，乳香汤送下，更以三生饮佐之，生川乌、生南星、生附子，加木香，治愈。一人发颠，脉喘且搏，以承气汤数下之而安。

针法：神门、内关、人中、足三里、阴跷、阳跷、鸠尾、心俞、胆俞、劳宫、间使选用。

---

① 目赤身热，上实下虚：《灵枢·癫狂》作"视举目赤，甚作极"。
② 阳中伏阴：原作"阴中伏阳"，据《难经·二十难》改。
③ 阴中伏阳：原作"阳中伏阴"，据《难经·二十难》改。
④ 承：原作"乘"，据承德堂本改。
⑤ 先：原作"走"，据承德堂本改。
⑥ 琥：原作"虎"，为异名，据石印本改。
⑦ 因：原作"日"，据承德堂本改。
⑧ 因：原作"四"，据承德堂本改。
⑨ 目：原作"日"，据承德堂本改。
⑩ 深：此后原有"日"字，据石印本删。

灸法：小儿惊痫如狂，金门、仆参灸三壮，炷如麦大，用针入一分。又灸昆仑三壮，炷同，用针入三分。

狂　症

狂之为症，皆因阳邪过极，故猖狂刚暴。若有邪附，杀人不避水火，骂詈不避亲疏，登高而歌，弃衣而走，逾墙上屋，非力所能。或言未尝见之事，少卧而不饥，自高贵也，自辨智也，自负倨也。故越人云"重阳者狂"也。《素问》帝曰：有怒狂者，此病安生？岐伯曰：生于阳也……阳气者，因暴折而难决，故善怒，名曰阳厥。阳明者常动，巨阳少阳不动，而动太疾，此其候也。夺其食即已。夫食入于阴，长气于阳，故夺其食即已，使之服生铁落为饮，以其下气疾也。阳气抑郁而不能疏越，少阳胆木挟三焦相火与太阳阴火而上逆，使人发怒如狂；夺其食者，不使火助邪也，饮以生铁落者，全以制木也，木平则火降，故曰下气疾也。

帝曰：阳明……病甚则① 弃衣而走，登高而歌，或至不食数日，逾墙上屋，皆非其素② 所能也，病反能者，何也？岐伯曰：四肢者诸阳之本也，阳盛则四肢实，实则能登高也。热盛于身，故弃衣欲走也。上焦实者，从高抑下，生铁落饮。生铁四十斤，入火烧赤，砧③ 上捶之，有花坠地，是名铁落，用④ 水二斗，煮取一斗，入后药：石膏三两，龙齿、茯⑤ 苓、防风各一两五钱，元参、秦艽各一两，入铁汁中煮取五升，加竹沥二合，饮之自愈。

在上者越之，瓜蒂散见前。阳明实则脉伏，大承气下之。虚者补之，宁志膏，人参、枣仁、辰砂、乳香，白蜜丸，薄荷汤下。或一醉散，朱砂五钱，曼陀罗花二钱五分，末服二钱，酒送下。若醉便卧，勿惊之。

经云：悲⑥ 哀动中则伤魂，魂伤则狂妄不精，不精则不正。当以喜胜之，以温药补魂之阳，惊气丸主之。附子、木香、僵蚕、花蛇、天麻、麻黄、橘红、干葛各五钱，苏叶一两，南星五钱，朱砂为衣，入冰、麝少许，蜜丸圆眼大，一丸金箔薄荷汤下。又防己地黄汤，防己一钱，桂枝、防风各三钱，甘草二钱，酒浸一宿绞取汁，生地二斤，酒浸亦取汁，和匀服，以补魂之三阳。喜⑦ 乐无极则伤魄，魄伤则狂。当以恐胜之，以凉药补魄之阴，辰砂丸主之，辰砂、白矾、郁金为末蜜丸；或以苦参一味为末蜜丸，薄荷汤下十丸，补魄之三阴。妇人热入血室，发狂不认人者，牛黄丸。牛黄二钱五分，朱砂、丹参、丹皮、郁金各三钱，冰片、甘草各一钱，为末蜜丸，新汲水化服。又方：一味大黄为末，童便调服。

凡症类癫狂，脉候乍大乍小，乍有乍无，忽如常脉，忽如鹊啄、屋漏、鱼戏，皆祟脉也。秦承祖先以苏合香丸汤调灌之，稍苏，用木香、乌药、白蔻、檀香、砂仁、藿香、苍术、厚朴、陈皮、甘草、生姜煎服。又取东向桃柳枝各七寸，煎汤灌之，可苏。虚人苏后，以归脾汤调理之。

凡中鬼祟，卒然仆地，切勿移动其尸，宜令人围绕，打鼓，焚烧诸品名香，香气不断，候苏，方可移动。

----

① 病甚则：原作"甚病"，据《素问·阳明脉解篇》改。

② 皆非其素：原作"非其"，据《素问·阳明脉解篇》改。

③ 砧：原作"砧"，据承德堂本改。

④ 用：原作"川"，据承德堂本改。

⑤ 茯：原作"疾"，据承德堂本改。

⑥ 悲：此前《灵枢·本神》有"肝"字。

⑦ 喜：此前《灵枢·本神》有"肺"字。

癫狂哭笑、悲歌、妄言、登高、弃衣，多称鬼神邪言，灸百会三壮，针人中三分，心俞、间使、神门。

灸尸厥秘法：用绳围患人，男左女右，臂腕截断，将绳从大椎上度下，脊上绳头尽处，七七壮，立苏。

扁鹊取三阳五会，更熨两胁下，虢①太子即苏。

尸厥暴死，不省人事，百会、人中、哑门、合谷。

七、痫 症

痫病发时昏不知人，卒然倒仆，甚而瘛疭抽掣、目上视或口眼㖞斜，或作六畜声，将醒时，口吐涎沫。有连日发者，有日三、五次发者。中风、中寒、中暑、中热则仆时无声，醒时无涎，不复发也。痉病亦屡发热，身体强直，角弓反张，不知②痫之身软或为六畜之鸣也。痉旧作"痓"，传写之误也。此症面赤目赤，头摇口噤，背反弓张或颈项强急者，世多认作惊痫治之，夭枉者比比耳。痉亦有二症，热为寒抑，无汗之痉也；湿蒸为热，有汗之痉也。明者别之。

痫症之发，厥由肾中龙火之上升，而肝家雷火相从而助也。惟有肝风，故作搐搦，搐搦则通身之脂液逼迫而上，随逆气而吐出于口也。阴气虚，不能宁谧于内，则附阳而上升，故上热而下寒；阳气虚，不能周卫于外，则附阴而下陷，故下热而上寒。《脉经》曰：寸口脉前部左右弹者，阳跷也，动苦腰背痛又为癫痫，僵仆羊鸣，恶风偏枯，麻痹身体强。又曰：微涩为风痫，并取阳跷，在外踝上三寸，值绝骨，是穴即辅阳穴也。又曰：寸口脉后部左右弹者，阳跷也，动苦癫痫寒热，皮肤淫痹，又为少腹痛，里急，腰及髋窌下相

连阴中痛，男子阴疝，女子漏下不止。髋，髀骨也；窌，腰下穴也。张洁古曰：二脉起于足，使人跷捷也。阳跷之络为病，阳急则狂走，目不寐，表病里和，阳病则寒，可针风池、风府，风府在项后入发际一寸，大筋内宛宛中。阴跷为病，阴急则阴厥，胫直，五络不通，表和里病，阴病则热，可灸照海穴及阳陵泉，在膝下一寸，胻外廉陷中。又曰：癫痫昼发灸阳跷，夜发灸阴跷。

王叔和《脉经》曰：寸口脉从少阴斜至太阳，是阳维脉也。动苦肌肉痹痒，皮肤痛，下部不仁，汗出而寒，又苦颠仆羊鸣，手足相引，甚者失音不能言，宜取客主人，在耳前起骨上廉，开口有空，乃手足少阳、阳明之会。又曰：寸口脉从少阳斜至厥阴，是阴维脉也。动苦颠痫僵仆羊鸣，又苦僵仆失音，肌肉痹痒，应时自发，汗出恶风，身洗洗然也，取阳白、金门、仆参。

又曰：尺寸俱浮，直上直下，此为督脉腰脊强痛，不得俯仰，大人颠病，小儿风痫。又脉来中央浮，直上直下动者，督脉也，动苦腰背膝寒，大人颠，小儿痫，宜灸顶上三壮。即脑户之类。张仲景《金匮》云：脊强者，五痉之总名，其症卒口噤，背反张，诸药不已，可灸身柱、陶道、大椎穴。又云：痉家脉筑筑而弦，直上下行。《难经》曰：督之③为病，脊强而厥。王海藏云：此病宜用羌活、独活、防风、荆芥、细辛、藁本、黄连、大黄、附子、乌头、苍耳之类。

巢氏不达《内经》、叔和之旨，妄立

---

① 虢：原作"号（号）"，据《史记·扁鹊仓公列传》改。

② 知：疑为"如"字之误。

③ 之：原作"脉"，据《难经·二十九难》改。

五痫之说，一曰阳痫，二曰阴痫，三曰风痫，四曰马痫，五曰湿痫。不知痫症之发，由肾肝龙雷上冲，如从标而得者，止在经脉不通；从本而得者，邪入肾间动气。夫两肾间动气是生气之本、脏腑之根、呼吸之门也。所谓生气者，阳从阴极而生，即苍天之气所自起之分也。故经曰：苍天之清净，则志意治，顺之则阳气固，虽有贼邪不能害也。或经脉引入外感，内伤于本，即伤其生化之原，而命门相火自下逆上，塞其音声，迫出遍身之鸣，与脾之涎沫涌出于口，潮入于心，故卒倒无知，而古今论治，皆不审《内经》之旨，深可慨也。

刘河间以为热甚而风燥，其兼化也，专清凉为主。三因分：六气为外因，七情为内因，饮食为不内不外因。

丹溪主痰与热，用星、半、芩、连为主，热多者清心，痰多者行吐，然后用安神平肝之剂调之。归、地、芎、柴、朱砂、青黛①、牛黄、金箔之类。

张子和法汗、吐、下并行，虚而不胜三法者，宜星、香、芩②、参、菖蒲、门冬、全蝎、竹沥；或龙脑安神丸，犀角、茯神、人参、麦冬各二两，冰③、麝、牛黄各三钱，马牙硝二钱，甘草、骨皮、桑皮各一两，金箔三十五片，蜜丸弹子大，姜汤下，日三服。因火热者，黄连、麦冬、茯神、竹叶、半夏、南星、柏子仁、菖蒲。元气实者，滚痰丸，大黄二两，黄芩三两，沉香一两，礞石、硝石同煅一两，水澄竹沥、姜汁、神曲糊丸；或参朱丸，虚实可用最妙，以人参、蛤蚧④、朱砂等分为末，猪心血为丸，金银汤送下。

昼发治阳跻，宜升麻汤，麻黄（连节）八钱，苍术一两五钱（炒），防风八钱，炙甘草五钱，空心煎服。夜发治阴跻，宜四物汤加柴胡、栝蒌、半夏、南星、菖蒲、远志、枣仁、知母、黄柏，空心煎服。

晨朝发者，病在足厥阴肝；平旦发者，病在足少阳胆；日午发者，病在足太阳膀胱；黄昏发者，病在足太阴脾；人定时发者，病在足阳明胃；半夜发者，病在足少阴肾。前方中依发时加引经药治之。

《千金方》云先身热、瘛疭、惊啼而后发，脉浮大者，为阳痫，在腑易治；先身冷、不惊掣、不啼叫而病发，脉沉细者，名曰阴痫，在脏难治。

刘宗厚云：阴阳痫即急慢惊也。

阳痫者，痰热客于心胃，闻惊而作，若痰热甚者，虽不惊触亦作也，宜用凉剂。阴痫者，亦本于痰热，而用寒凉太过，损伤脾胃，变而成阴，法宜温补，以燥湿之品治之。病久而痰成窠囊，须与厚朴丸。厚朴、川椒、川乌各一两半，紫菀、吴萸、柴胡、菖蒲、桔梗、茯苓、官桂、皂角、干姜、人参各二两，黄连二两半，巴霜五钱，蜜丸桐子大，每服五七十丸，姜汤下。春夏加黄连二两，秋冬加厚朴二两，外加人参、菖蒲、茯苓各一两五钱。窠囊日久必至生虫，宜妙功丸服之。木香、丁香、沉香各五钱，乳香、麝香、熊胆各二钱五分，白丁香三百粒，轻粉四钱五分，雄黄、青皮、芩、连、胡连各五钱，黑丑、三棱、蓬术、雷丸、鹤⑤虱、甘草、陈皮各一两，大黄一两半，赤豆三百粒，巴豆七粒，荞麦面两半作糊，每丸重一钱，朱砂为衣，阴干，温水化开服。轻者即愈，重者不三服，用治诸痫俱效。然须防其再发，宜十全大补汤

---

① 黛：原作"代"，诸本同，据文义改。
② 芩：原作"芩"，据承德堂本改。
③ 冰：原作"米"，据承德堂本改。
④ 蚧：原作"蚡"，据承德堂本改。
⑤ 鹤：原作"鹳"，据《中药大辞典》改。

加枣仁、远志、麦冬、朱砂、金银箔补其心气，经年不辍，可保不发；而六味丸亦不可少，如脉沉小急实，虚而弦急者，皆不治。

灸法：狂言不避水火，间使三七壮，百会九壮。癫痫瘛疭，不知所苦，二跷主之，男阳跷，女阴跷。昼发取阳跷申脉，夜发取阴跷照海。失志痴呆取神门、鬼眼、百会。凡灸两跷各二七壮，必先用药下之乃灸，否则痰气壅塞必杀人。小儿急慢惊痫，切不可执持，其发搐又不可混灸，愚谓风痫可灸，惊热不可灸，风痫之痰，若灸着穴，痰去心清，可渐安矣。每见人无术，辄投艾火，不惟失穴，儿反增悸，且小儿经络脉道未全，戒之。小儿惊痫，先怖恐啼叫乃发也，用炷如麦大，灸顶上旋毛中三壮及耳后青络脉。风痫先出手指，如数物状，乃发也，灸发际宛宛中三壮。猪痫病如尸厥，口吐清沫，灸巨①阙三壮。羊痫目瞪吐舌，羊鸣，灸第九椎下间三五壮。马痫张口摇头，身反折，马鸣，灸仆参左右各②三壮。牛痫善惊反折，手掣手摇，灸手少阴掌后去腕五分陷中。

八、怔忡惊悸恐③

人之所主者心也，心之所主者血也。心血消亡，神气失守，则宅舍空虚，痰因以客，此怔忡之所由作也。心中惕惕然跳，筑筑然动，怔怔忡忡，不能自安，即所谓悸也，一属虚，一属饮。虚由阳气内虚，心神不足，内动为悸，宜人参、白术、黄芪、甘草、茯神以养心气；虚由阴气内虚，火即妄动而悸，宜参、麦、生地、归身、龙眼以养心血。饮由水停心下，侮其所胜，心君畏水不能自安，故惕惕而悸，宜茯苓、白术、半夏、橘红、茯

神以清其痰饮；或有汗吐下后，正气内虚，以致怔忡者，宜参、芪、术、草、归、芍之类以补其耗散之气血；亦有邪气攻击而悸者，宜审其为何邪而攻去之。又有脉来结代，是营卫不行，非补气血生津液者不能治也。

心为君火，包络为相火，火为阳，阳主动，君火之下，阴精承之，相火之下，水气承之，如是则动得其正。而清净光明为生之气也，若之所承，则烦热而为怔忡，当补其不足以安其神气，未瘥则求其属以衰之，壮水之主以制阳光也。各脏有疾，皆能与包络之火合动而为怔忡，随其所犯而补泻之，更须从包络而调之平之。如各脏移热于心，以致胞络火动者，治亦如之。

有所忧虑便怔忡者，属虚，归脾汤主之。有时作时止者，痰因火动也，温胆汤加黄连，或二陈加枳实、香茹。瘦④人多血虚，肥人多气虚或痰饮。阴火上冲，怔忡不已者，甚则头运眼花，齿发脱落，或见异物鬼神之类，或腹中作响，皆宜滋阴降火，宜六味加知、柏、茯神、枣仁养心之品。日服降火药不愈者，是无根失守之火，宜八味丸。亦有所求不遂或过纵自悔，嗟咨夜语，若有所失者，宜以温胆汤加人参、柏子仁为丸，辰砂为衣，日三服。胸中否塞，不能饮食，心中如有所怯者，喜居暗室或倚门后，见人即畏避无地，此名卑惵之病，专由于血不足也，宜人参养营汤加藿香、谷芽。

惊、悸、恐各有不同。惊者，卒然惊触，不自知也。悸者，本无所惊，心自动

---

① 巨：原作"日"，据承德堂本改。
② 各：原作"名"，据文义改。
③ 恐：原脱，据目录及正文内容补。
④ 瘦：原作"瘘"，据承德堂本改。

而不宁，即怔忡也。恐者，自疑若人将捕，不能独坐卧也。治之之法，悸则祛其痰，惊则安其神，恐则定其志。心为离火，内阴而外阳；肾为坎水，内阳而外阴。心以神为主，肾以志为主。阳火阴水，心肾既济，神志自宁，全在阴精上奉以安其神，阳气下藏以定其志。

惊气入肝。黄帝问曰：足阳明之脉病，恶人与火，闻木音则惕然而惊。岐伯曰：阳明者胃脉也，胃者土也，闻木音①而惊者，土恶木也。因大惊而成者，脉必动如豆粒而无头尾，以黄连安神丸镇之，朱砂、黄连、生地、归头、甘草，为末蜜丸。肾虚而恐，人参、黄芪、白术、元参、黄柏（盐水炒）、当归、熟地等。胆虚而恐，人参、枸杞、枣仁、柏子仁、熟地、五味、桂、半夏、茯苓、陈皮。肝胆俱虚，百药不效，鹿角胶酒化，空腹下五钱，极妙。古人所谓肝无虚，不可补，补肾即所以补肝也。肝藏血，血不足则恐，四物汤加山萸、枣仁、丹参、圆肉；胃虚则恐，必宜六君子汤主之；怵惕思虑则伤神，神伤②则恐惧自失，归脾汤主之。经云：精气并于肾则恐③。地黄、天冬、枸杞、远志、茯苓。健忘者，肠胃实而心虚，心虚则营卫留于下，久之不以时上，故善忘，归脾汤加升、柴、大枣。肾盛怒而不止则伤志，志伤则喜忘其前言，地黄、归、芍、丹皮、远志、茯、杞、天冬。思虑过度，痰迷心窍而善忘者，归脾汤加橘、半、枳、术、茯神、朱砂。心肾不交宜朱雀丸，沉香五钱，茯神二两，蜜丸，参汤送下；或交泰丸，黄连一两，肉桂一钱，为末蜜丸，淡盐汤送下。

针法：心中虚惕，神思不安，胆俞、心俞、内关、通里。怔忡健忘不寐，手少阴心虚，内关针五分灸三壮，神门针三分灸二七壮，少海针一分。

九、健　忘

经云：上气不足，下气有余，肠胃实而心肺④虚，虚则营卫留于下，久之不以时上，故善忘也。又曰：肾盛怒而不止则伤志，志伤则喜忘其前言⑤。血并于下，气并于上，乱而喜忘⑥，宜代抵当丸去其瘀血。大黄四两，生地、归尾、桃仁、山甲、元明粉各一两，桂三钱，为末蜜丸。

思虑伤脾，归脾汤，挟痰加姜汁、竹沥。精神短少，人参养营汤，参、芪、术、草、熟、芍、归、苓、桂心、远志、五味、陈皮、姜、枣。痰迷心窍，导痰汤，二陈加胆星、枳实；或二陈送寿星丸，琥珀、胆星、朱砂、猪心血、姜汁丸，参汤送下。上盛下虚，以丹参、麦冬、茯神、远志、人参、黄芪、甘草、升、柴。水火不交，宜朱雀丸，见前。禀赋不足以致健忘，孔圣枕中丹，远志肉、石菖蒲、龙骨、龟甲，等分为末，酒服三钱。又方，石菖蒲、远志肉等分为末，戊子日服二钱，令人不忘。丁酉日密自往市，买远志，戴帽中归，然后为末，酒调服，勿令人知，治忘如神。

十、不能寐

经曰：卫气留于阳，则阳气满，不得入于阴，则阴气虚，故目不瞑也。卫气留

① 音：原作"声"，据《素问·阳明脉解篇》改。
② 神伤：原作"伤神"，据《灵枢·本神》、承德堂本乙转。
③ 精气并于肾则恐：文见《素问·宣明五气论》。
④ 肺：原作"气"，据《灵枢·大惑论》改。
⑤ 肾盛怒……喜忘其前言：文见《灵枢·本神》。
⑥ 血并于下……乱而喜忘：文见《素问·调经论》。

于阴，则阴气盛；不得入于阳，则阳气虚，故目闭也①。《难经》云：老人卧②而不寐，少壮寐而不寤。少壮者，血气盛，肌肉滑，气道通，营卫之行不失于③常，故昼日精夜不寤也④。老人血气衰，气肉不滑，营卫之道涩，故昼日不能精，夜不得寐也⑤。经曰：诸水病者，故不得卧，卧则惊，惊则咳甚⑥。阴虚目不瞑，《内经》饮以半夏汤一剂，阴阳已通，其卧即安，以流水千里以外者八升，扬之万遍，取五升，炊以苇薪，沸则置秫米一升，半夏五合，徐炊，令竭为⑦一升半，去滓⑧饮汁一小杯，日三服，以知为度。病新发者，覆杯则卧，汗出已矣。久者三饮而已矣。又云：胃者六腑之海，其气下行，阳明逆，不得从其道，故不得卧也。故⑨曰胃不和则卧不安，此之谓也。白术、陈皮、茯苓、砂仁、生姜。仲景治虚烦不眠，酸枣汤主之，枣仁、甘草、知母、茯苓、川芎、生姜。振悸不得眠，半夏（制）、茯苓、陈皮、甘草、芡实、竹茹。虚劳烦热不得眠，枣仁二两（研），水二盏，绞汁同半夏二合煮糜，入地黄汁一合再煮，时时与服。烦躁不得眠，六一散加牛黄。脾虚不眠，寒也，枣仁炒末，竹叶汤调服。胆实多睡，热也，枣仁研⑩末，姜茶汤调下。卧而多惊，邪在肝胆，羌活胜湿汤，参、芪、甘、苓、羌、独、芎、藁、防、蔓、辛、薄、柴等治之。大凡怔忡失志，惊悸健忘，心风不寐，皆系胆涎沃心，或因心气不足，反以凉心太过，心火益微，痰涎愈盛，惟以理痰顺气为第一义，导痰、二陈加枳壳、南星、菖蒲。喘不得卧，苏子、橘红、桔梗、甘草、竹茹。厥阴不得卧，宜⑪牛膝、丹皮、苡仁、沉香、官桂、木通之类。总之补肝和胃二法尽之矣。

针法、灸法：见前怔忡门。

十一、不能食

胃气盛，则能食而不伤，过时而不饥；脾胃俱虚，不能食而瘦；脾胃俱旺，则能食而肥。凡不能食，必作虚论，一作火衰。脉缓怠惰，肢重泄泻，湿也，二术、茯苓、陈皮、甘草、厚朴、姜、枣；脉弦气弱，自汗，肢热泄泻，毛枯发脱，虚而热也，虚火可补，参、芪、术、草、苓、芍、山药、陈皮之品。脉虚气弱，四君子加半夏、炮姜；虚而有痰，六君子加姜汁；痰积痞膈而不能食，皂角烧存性，研末酒下。脾虚不运而不能食，切不可消克，宜以异功散调之；或嗜食太过，脾胃痞满不食，枳术丸，亦不可多服；或服补药未效，加香、附；老年食滞，宜用木香干姜丸，白术二两，枳实一两，干姜七钱，木香五钱，荷叶煎汤，调打神曲糊为丸。或以补骨脂、肉豆蔻各二两，神曲糊丸服。又方，菟丝子淘净酒浸，晒干为末，酒服三钱，十日外饮啖如汤沃雪。或用八味丸补命门之火，以壮脾土，为进食妙剂，中焦是治，自无前症矣。亦有心肾不交，以致脾失健运，宜鹿茸橘皮煎丸，橘皮十两，去白为末，又用五斤不去白，于磁锅煮汁，去渣如饴听用，鹿茸、菟

---

① 卫气留于阳……故目闭也：节自《灵枢·大惑论》。

② 卧：原作"寤"，据《难经·四十六难》改。

③ 于：原作"其"，据《难经·四十六难》改。

④ 昼日精夜不寤也：原作"日清而夜不寤"，据《难经·四十六难》改。

⑤ 昼日不能精，夜不得寐也：原作"昼反不能清，夜不寐也"，据《难经·四十六难》改。

⑥ 甚：此后《素问·评热病论》有"也"字。

⑦ 竭为：原作"渴去"，据《灵枢·邪客》改。

⑧ 滓：原作"查"，据《灵枢·邪客》改。

⑨ 故：《素问·逆调论》作"下经"。

⑩ 研：原作"生"，据石印本改。

⑪ 宜：原作"生"，据承德堂本改。

丝、吴萸、干姜、厚朴、苁蓉、巴戟、附子、萆薢、石斛、牛膝、杜仲、阳起石各三两，炙草一两，已上各如法制，共为末，入前饧并皮末，捣和丸桐子大，空心盐汤下三十丸。恶闻食臭，大剂参、术，各须用姜汁拌炒煎服，宜资生丸，人参、白术、苡米仁各三两，橘红、山楂、神曲各二两，白茯苓、芡实各两五钱，山药、麦芽、白扁豆、莲肉各二两，黄连、肉蔻各三钱半，桔梗、藿香、甘草各五钱，蜜丸重二钱。每一丸空心细嚼，姜汤下。

针法：内关、中脘、足三里、内庭、公孙。又法：灸间使三十壮。若四肢厥冷，脉沉不至，干呕不食，粥①药皆吐，灸之使通，此起死回生之法也。

十二、自汗盗汗

《内经》云：阳气有余为②身热无汗，阴气有余为多汗身寒，阴阳有余，则无汗而寒。此平人也。又云：饮食饱甚，汗出于胃；惊而夺精，汗出于心；持重远行，汗出于肾；疾走恐惧，汗出于肝；摇体劳苦，汗出于脾③。卧而出汗，醒则倏收，名曰盗汗。不因发表，不因动作，自然汗出，名曰自汗。

夫心之所藏在内者为血，发于外者为汗。自汗之症，未有不因心肾俱虚而致。若阴阳虚，则腠理发热自汗，此阴阳偏胜而致。又有伤风中暑，惊恐房劳，历节风湿，肠痈，痰饮，产褥诸症，亦能自汗。

仲景云肉极则津脱腠开汗大出，巢氏曰劳症阳虚津泄多汗，又云心热则腠理开而汗出。

盖心之阳不能卫外而为固，则自汗出；肾之阴不能退藏而为密，则盗汗出。肺主气，又主皮毛，司腠理，肺虚则表不能卫而自汗出。邪在于内则玄府不闭，则

汗从肾府出；邪在于表则腠理不肥，而汗从经络出。脏腑之阴拒格卫气，浮散于外，无所依从，则汗出。胃虚水谷之气脱散，则④自汗出。

阴虚阳必凑⑤，故发热自汗，当归六黄汤主之；阳虚阴必乘，故发厥自汗，黄芪建中汤主之。身冷自汗，阴躁欲坐卧于泥水中，脉浮而数，按之如无。经曰：脉至而从，按之不鼓，诸阳皆然⑥。此阴盛格阳也，真武汤水冷与服。

尺肤涩而尺脉滑，营血自涸者，多汗；又津脱者，汗大泄，宜调卫汤。痰多汗自出，痰消汗自止，理中降痰汤。火气上蒸，胃湿作汗，凉膈散。气不顺则汗，小建中汤加木香、芍药、官桂、炙草、姜、枣。饮酒中风则为漏风而多汗，白术散，牡蛎、白术、防风、黄芪。病后气血俱虚，或产后气血俱虚自汗者，十全大补汤。别处无汗，惟心孔一片有汗，此必思虑伤心也。豮⑦猪心一具，破开带血，入人参、归身各一两，用线缝煮熟，去药食心，仍以艾汤调茯苓末服，如是三服取效。倘诸药止汗不效，但理心血液汗乃止，十全大补汤加枣仁、远志肉、五味、朱砂，镇摄心神为主。若汗出如珠如胶而淋漓，揩试不逮者，皆不可治。

头汗出，齐颈而还，血症也。额上偏多者，首为六阳之会，蒸热而汗也。左颊属肝，右颊属肺，鼻属脾土，颏属肾，额属心。三焦之火涸其肾水，其外沟渠之水

---

① 粥：原脱，据承德堂本补。

② 为：原脱，据《素问·脉要精微论》补。

③ 脾：原作"脉"，据《素问·经脉别论》改。

④ 则：原作"香"，据石印本改。

⑤ 凑：原作"腠"，据文义改。

⑥ 脉至而从……诸阳皆然：文见《素问·至真要大论》。

⑦ 豮（fén）：阉割过的猪。

迫而上行于心，故额偏多，而心血不足也，丹参、当归、生地、茯神、枣仁、白芍、黄芪、枸杞、圆肉。手足汗多，气热也，白术、黄连、牡蛎；亦有气弱者，汗多冷，十全大补汤；或挟风痰者，加白附子、川乌。

盗汗，阳衰则卫虚，所虚之卫行于阴，当目瞑之时，无气以固其表，则腠理疏而汗；醒则行阴之气而复于表，汗自止，故名盗汗，又名寝汗。

伤寒阳明病，脉沉实有力，潮热自汗，脉略浮者，必盗汗。又三阳合病，因合则汗。伤寒盗汗非杂症之责，其阴虚也，邪在半表半里，小柴胡；火气上蒸，胃湿自汗，亦非阳虚，宜以凉膈散。自汗阴蒸于阳，玉屏风散。盗汗阳蒸于阴，当归六黄汤；虚人加黄芪，减芩、连，身热加骨皮、秦艽，肝虚加枣仁，肝实加胆草，烦心加连、辰砂、麦冬、竹叶，脾虚加术、芍、山药，去芩、连。

灸法：诸汗灸膏肓、大椎、复溜，针列缺、云门。伤寒自汗及当汗不汗，补合谷。伤寒汗多不止，泻内庭、合谷，补复溜、百劳。伤寒无汗及自汗发黄，泻复溜、内庭，补合谷。虚弱人盗汗不止，泻合谷，补复溜。

十三、关格

关者，阴盛之极，故关闭而溲不得通也；格者，阳盛之极，故格拒而食不得入也。经曰：上下不通，则[1]暴忧之病也。又曰：传化不行[2]，上下不并，良医弗为。身半以上，阳气常在，则热为主病；身半以下，阴气常在，则寒为主病。忽然生逆，二便不通，甚则烦乱，身冷无脉，此气闭也，与大承气汤则便通吐止脉和矣。脉虚人倦，人参、茯苓、半夏、陈皮、甘草、生姜，水煎，入冰、麝少许服。脉沉细肢冷，参、附加冰、麝，为末糊丸，每服十丸。脉数有热，五苓散加栀子、大黄、厚朴、枳壳、槟榔、木通、陈皮、生姜，水煎，入冰、麝少许服。又法：皂角烧存性为末，米汤送或猪脂二两煮食。

十四、呃逆

刺鼻取嚏即止，遇大惊亦止

伤寒汗吐下后，与泻利日久或大病后气呃，中气虚也。虚而热者，人参、竹茹、陈皮、甘草、生姜、大枣；虚而寒者，人参、白术、甘草、干姜、附子、丁香、柿蒂。大便闭，脉沉数者，调胃承气。呃而心下悸者，半夏、陈皮、茯苓、甘草、南星、木香、竹沥、姜汁、丁香、柿蒂煎服。久病虚人，见之为危。火呃水煎干柿汤，加老生姜服。呃呃连声为实，可治；呃间半时再呃为虚，难治；肺脉散大者死。

十五、霍乱

霍乱者，心腹胀痛，呕吐泄泻，憎寒壮热，头痛眩晕，先心痛则发吐，先腹痛则发泻，心腹俱痛，吐泻并作，或手足冷，或自汗，甚则转筋，入腹则死。多因中气不足或内伤七情，外感六气或伤于饮食，往往发于夏秋，阳热迫于外，阴寒伏于内，使人阴阳反戾，清浊相干，阳气暴升，阴气顿坠，阴阳否隔，上下奔迫。治

---

① 则：原脱，据《素问·通评虚实论》补。

② 传化不行：《素问·生气通天论》作"故病久则传化"。

之之法，渗脾胃之湿，散诸邪之气，然脾胃有虚有实，感邪有阴有阳，宜消息施治。

《内经》云①：太阴所至为霍乱②。又曰：土郁之发，民病霍乱。又岁土不及，风乃大行，民病霍乱③。又足太阴之别④……，厥气上逆则霍乱。且⑤巢氏《病源》乃曰：霍乱由清浊相干，乱于肠胃，因饮食而发者，心腹绞痛；因风寒而发者，身体疼痛；因于心者，但心腹痛而已⑥。如是而《内经》之旨，不复问矣。

刘河间专主火热，张子和则以风湿暍三气合为病邪，盖土湿为风木所克，又为炎暑郁蒸，致呕吐者，暑热之变也；泄泻者，土湿之变也；转筋者，风木之变也。合众论而参治，庶为活法，安可执一说以误人耶！

罗谦甫于墙阴掘地约二三尺深，取土入新汲水，搅之澄清，名曰地浆，服之则气和而吐泻自止。若多食凉水瓜果所致，宜藿香、木香、厚朴、陈皮、苏叶、生姜。若四肢重着，骨节烦疼，因于湿也，二术、朴、陈、茯、泽、车前。若七情郁结，宜乌药、香附、木香、枳壳、厚朴、陈皮、苏子。若手足厥逆，气少神清者，寒也，四逆汤加食盐。如转筋者，风木克脾土也，平胃散加木瓜。如身热烦渴，气粗口燥，面垢者，暑也，香薷、黄连、厚朴、陈皮、甘草、生姜，煎好澄冷服。如食滞者，腹痛不可近，香、砂、二术、枳实、豆蔻。在上者吐之，食盐汤；在下者，加大黄泻之。通用藿香、香薷、砂仁、厚朴、半夏、茯苓、甘草、陈皮、生姜。复庵用苏合香丸以通其否塞，次进藿香正气散加木香，煎吞来复丹。若泻甚则勿用来复丹；若泻而不吐，胸闷，浓盐汤探吐；如已吐未吐，并可用正⑦气散或间进苏合香丸；如吐而不泻，心腹大痛，

频欲登圊，苦于不通，宜木香、枳壳、桔梗，煎服；若膈而不下，来复丹引导下行；吐泻不止，元气耗散，病势危笃，或米粒不入，或口渴喜冷，或恶寒战掉、手足逆冷，或发热烦躁、揭去衣被，此内虚阴盛，不可以其喜冷去被为热，宜附子理中汤，甚则四逆汤，并须冷服。霍乱已透，而余吐余泻未止，腹有余痛，宜一味扁豆叶煎服。如胸痛甚，因吐不透，橘红、盐各一两服。大吐泻后，虚烦而渴，津液枯竭，人参、麦冬、花粉、干葛、甘草、茯苓，煎服。干霍乱，飞盐四、五钱，调童便服，此良法也，迟则难救。所谓干霍乱者，心腹胀痛，烦躁愦乱，不吐不泻是也，俗名搅肠沙，此土郁不发泄，火热内炽，阴阳不交，皆为火极之故。或云方论皆言宿食与寒气相搏，何以独指火乎？曰闷乱烦痛，故经云诸躁狂越，皆属于火⑧者乎？又卒暴之病，亦属于火者乎？但攻之太过，则反悍格，须反佐以治，然后火可散耳。古法有用盐煎童便，非第用其降火，亦兼取其行血，故妙。

妊孕霍乱，先吐或腹痛吐泻，是因于热也。头疼体痛发热，是挟风。若风犯皮肤，则气不通，而风热上冲，必为头疼；若风入脾胃，则泻利呕吐，甚则手足逆冷。妊妇患此，多致损胎。薛立斋云：如内伤饮食，外感风寒，霍香正气散；若只因食滞，平胃散；若阳气虚寒，手足逆

---

① 云：原作“去”，据承德堂本改。
② 霍乱：《素问·六元正纪大论》作“中满霍乱吐下”。
③ 霍乱：《素问·气交变大论》作“飧泄霍乱”。
④ 别：原作“经”，据《灵枢·经脉》改。
⑤ 且：原作“自”，据承德堂本改。
⑥ 因于心者，但心腹痛而已：《诸病源候论》作“虚者，但吐利、心腹刺痛而已。”
⑦ 正：原作“止”，据承德堂本改。
⑧ 诸躁狂越，皆属于火：文见《素问·至真要大论》。

冷，温补为急，理中汤。

产后霍乱，腑脏虚损，饮食不消，感冒风冷所致，若热而欲饮水者，五苓散；若寒而不欲饮水者，理中汤；虚冷者，理中汤加附子或来复丹。

凡霍乱初起及新愈，不可便与谷气，每致杀人。如吐泻已多，元气困极，审无邪在，须米饮补养。脉洪大者吉；如脉见微细，而舌卷囊缩者，不治。

霍乱之后，阳气已绝，或遗尿，或气乏不语，或汗出如珠，或躁欲入水，或四肢不收，皆为死症。

霍乱欲死灸法：肘尖七壮。取令病人端坐，叉手平胸，肘后突出尖骨鳝中是穴，用指甲按切，酥酥麻为真，背后灼艾。

针法：将委中出血。

又法：以水将手拍两腿弯，立止。

十六、胀满

黄帝曰：心腹满，且食则不能暮食，此为① 何病？岐伯曰：名为鼓胀。夫鼓之为胀，其中空无物，外皮绷急，取譬而气虚满者，乃为切当。又曰：厥气在②下，营卫留止，寒气逆上，真邪相攻，两气相搏，乃合为胀也。《脉要精微论》曰：胃脉实③ 则胀；《本神》篇曰：脾气实则腹胀，经④ 溲不利；《阴阳应象大⑤ 论》曰：浊气在上，则生⑥ 腹胀。此《内经》论实症有三也。《经脉⑦》曰：是太阴之别，……虚则鼓胀⑧。按公孙穴道。《太阴阳明论》曰：食饮不节，起居不时者⑨……入五脏则腹满闭⑩ 塞。此《内经》论虚症有二也。《经脉》篇曰：胃中寒则胀满。《异法方宜⑪ 论》曰：脏寒生满病。《风论》曰：胃风……膈塞不通，腹善满⑫，失衣则腹胀。《六元正纪大⑬ 论》

曰：太阴所至为稸⑭ 满。此《内经》论寒症有四也。《至真要大⑮ 论》曰：少阴之司天，少阴之胜复；少阳之司天，少阳之胜复。又曰：热胜则肿⑯。又诸胀腹大⑰ 皆属于热。此《内经》论热症有四也。

胀有五脏六腑。经曰：心胀者，烦心短气，卧不安；肺胀者，虚⑱ 满而喘咳；肝胀者，胁下满而痛引小腹；脾胀者，善哕，四肢烦悗，体重不能胜衣，卧不安；肾胀者，腹满引背央央然，腰髀痛；胃胀者，腹满，胃脘痛，鼻闻焦臭，妨于食，大便难；大肠胀者，肠鸣而痛濯濯，冬日重感于寒，则飧泄不化；小肠胀者，少⑲ 腹䐜胀，引腰而痛；膀胱胀者，少腹满而气癃；三焦胀者，气满于皮肤中，轻轻⑳

① 为：原作"名"，据《素问·腹中论》改。
② 在：原作"则"，据《灵枢·胀论》改。
③ 实：此后原有"气有余"三字，据《素问·脉要精微论》删。
④ 经：原作"径"，据《灵枢·本神》改。
⑤ 大：原脱，据《素问·阴阳应象大论》篇名补。
⑥ 生：原作"主"，据《素问·阴阳应象大论》改。
⑦ 经脉：原作"师传"，据下文内容改篇名。
⑧ 鼓胀：原作"胀满"，据《灵枢·经脉》改。
⑨ 食饮不节，起居不时者：原作"饮食起居失节"，据《素问·太阴阳明论》改。
⑩ 闭：原作"秘"，据《素问·太阴阳明论》改。
⑪ 方宜：原作"定"，据《素问·异法方宜论》改。
⑫ 满：原作"胀"，据《素问·风论》改。
⑬ 大：原脱，据《素问·六元正纪大论》补。
⑭ 稸：原作"畜"，据《素问·六元正纪大论》改。
⑮ 大：原脱，据《素问·至真要大论》篇名补。
⑯ 热胜则肿：文见《素问》阴阳应象大论和六元正纪大论。
⑰ 诸胀腹大：原作"诸腹胀满"，据《素问·至真要大论》改。
⑱ 虚：此后直至篇末，原在上卷痹症中，据文义移此。
⑲ 少：原作"小"，据《灵枢·胀论》改。下同。
⑳ 轻轻：原作"硁硁"，据《灵枢·胀论》改。

然而不坚；胆胀者①，胁②下痛胀，口中③苦，善太息。然脏腑虽各有胀，而无不本于肺、脾、肾三脏者。肺属金，主气；脾属土，主运④化；肾属水，主五液。故五气所化之液，咸本于肾；五液所行之气，咸本于肺；转输于金、水二家，以制水而生金者，咸本于脾。是以肿胀之症，无不由此三者。但阴阳虚实，治法各殊。

先胀于内，后发于外，多实；先肿于外，后甚于里者，多虚。小便黄赤，大便犹结者，多实；小水清白，大便稀溏者，多虚。脉滑数有力者，多实。形色红黄，气息粗长者，多实。容颜枯槁，音声短促者，多虚。已上诸症，不可不辨。

实热论治：浊阴出下窍，不病之常也。膏粱酒客，湿热内郁，阴火上冲，浊阴不降，三焦不通，二便不利，胀乃生焉。经乃所云：中满者泻之于内⑤。又曰：下之则胀已⑥。又曰：治平权衡⑦，去菀陈莝，开鬼门，洁净府，宣五阳，巨气乃平。如硝、黄、实、朴，去菀陈莝之剂也；猪、泽、通、茯、丑、戟、芫、遂，洁净府之剂也；桂、附、姜、吴，宣布五阳之剂也。然热有重轻，实有大小，及致病之由，此当明辨，随症施治。仲景云腹满不足，不当下之⑧；腹满发热，饮食如故者下之。

虚寒论治：脾为太阴，司地道阴水之化。脾阴太过，违天道阳火之化。盖无阳不能运行三焦、腐熟水谷，乃为胀满，治宜辛热分消汤，黄芪、吴萸、厚朴、草蔻、黄柏、益智、木香、半夏、升麻、人参、茯苓、当归、黄连、泽泻、麻黄、干姜、附子、毕澄茄。附子理中汤、金匮肾气丸皆可用之。

治胀三法：阴从下逆上而盛于中者，先抑之，而后调其中，此血不足而火亢之症。阳从上降下而盛于中者，先举之，则调其中，此气不足而阳陷之症。邪从外入内，而盛于中者，先治其外，而调其内，此六气成胀也，藿香正气散，藿香、腹皮、紫苏、白芷、厚⑨朴、桔梗、陈皮、半夏、茯苓、甘草，加生姜、灯心煎服。如七情成胀，沉香降气散，沉香、乌药、香附、砂仁、甘草，加食盐或木香调气散，木香、藿香、砂仁、豆蔻、甘草，加生姜煎服。如饮食伤成胀者，香砂调中汤、二陈、平胃与香、砂、枳实、青皮、山楂、神曲。如畜血成胀者，青紫筋见，小水仍利，代抵当丸，桃仁、蓬术、大黄、生地、当归、芒硝。女人先因经断而后肿胀，血结胞门，病发于下，血分丸，椒仁、甘遂、续随子、附子、吴萸、郁李、黑丑、灵脂、元胡、归尾各五钱，芫花一钱，蚖青十枚（去头翅足、米炒），蟹蝥⑩十枚，胆矾、砒各一钱，石膏二钱，为末，糊丸芡实大，陈皮汤送一丸。

肠覃者，寒气客于肠外，与卫气相搏，瘜肉乃生。小如鸡卵，大如怀妊，月事以时下。宜气药调之，气胀方，鸡内金（大雄鸡者，炙）五钱，真沉香八钱，砂仁一两，为末，姜汤送下。覃音寻。

石瘕者，生于胞中，寒气客于子门，

---

① 者：原脱，据《灵枢·胀论》补。
② 胁：原作"肋"，据《灵枢·胀论》改。
③ 中：原脱，据《灵枢·胀论》补。
④ 运：原作"逆"，据文义改。
⑤ 中满者泻之于内：文见《素问·阴阳应象大论》。
⑥ 下之则胀已：文见《素问·五常政大论》。
⑦ 治平权衡：《素问·汤液醪醴论》作"平治于权衡"。
⑧ 腹满不足，不当下之：系据《金匮要略·腹满寒疝宿食病篇》"腹满不减，减不足言，当须下之。"及"腹满按之不痛为虚。痛者为实，可下之。"意引之。
⑨ 厚：原作"原"，据石印本改。
⑩ 蟹蝥：即"斑蝥"之异名。

恶血留止，日以益大，月事不以时下。宜以血药行之，血胀方，蓬术、元胡、郁金、五灵脂、黑丑、牛膝、穿山甲、肉桂，为末，醋糊丸，酒送下。

女人属气分胀者，先病胀而后经水断，心胸坚大，病发于上，宜治气分，枳壳、陈皮、桔梗、木香、槟榔、香附、乌药、砂仁、白术、苍术、半夏、茯苓、紫苏、官桂、生姜，煎服，为末亦可。

胀病必喘，喘则必胀，二症相因。但先胀而后喘治在脾，先喘而后胀治在肺。治脾用苍白术、厚朴、枳实、腹皮、砂仁、木香、沉香；治肺用桑皮、葶苈、白蔻、枳壳、苏子、桔梗、陈皮。如利小便用木通、车前、猪苓、茯苓、通草、防己、泽泻，名洁净府①也；如欲发汗，用麻黄、羌活、葛根、防风、紫苏，名开鬼门也。如人强能食，少年初病，其脉有力者，可暂投硝、黄、遂、戟与商陆、芫花等，亦宜酌用。

胀起于旬日之间，忽然因七情六气而成者，实也，当疏利为主，已上诸法可用。

胀起于经年累月，先肿于外，后胀于内，小便淡黄，大便不结，色泽枯槁，神倦懒言，脉细无力，虚寒症也。人参、白术、茯苓、甘草、陈皮以补脾也；黄芪、桔梗、苡仁、山药以补肺也；沉香、木香、砂仁、陈香圆以理气也；五苓散以利小便；升、柴以开鬼门。如虚盛多寒者，桂、附、姜、吴俱宜审用，人参、白术须大剂频投方能有救，金匮肾气丸是乃切要之方。至于以白芍于土中泻木，忍冬能和缓下气，赤豆、木瓜利水与下气交长，片脑、鸡金宽膨与温中并用，牙皂角烧灰为末，假神曲糊为丸取利甚捷。鸡屎白炒热、袋盛、浸酒须空腹而饮，下水大奇。青蛙入猪肚中烹为佳馔，野鸡和椒茴末面作馄饨，皆海藏之仙方，屡用之而屡效。

脉实大浮洪者，易治；沉细微小者，难痊。身热脉大腹胀为逆；腹胀便血脉大为逆；发热不休、寒热如疟，皆不治。或腹大、肢冷、泄泻三症并见，不及一时死。若胀则上呕而喘咳，下而泄泻，脉微或大，为逆不治。

腹胀多是气虚不敛，用辛散之品反甚，宜以酸收之白芍、五味之属，少佐益智以其能收摄三焦元气也。朝宽暮急，以当归为主；暮宽朝急，以人参为主；朝暮俱急，二味并用。按之有痛处，乃瘀血也，加行血药。经云：浊气在上，则生䐜胀。又云：下之则胀已。谓宜以沉降之品，引浊气在上者而下之，非通利大府之谓也。凡肿胀初起，痰多发喘，小便不行，服济生肾气丸无不效。

脾胃气虚、心腹胀满灸法：取太白、足三里、水分、气海。又法：先灸中脘七壮，引胃中生发之气上行阳道，兼服东垣木香顺气汤，使浊阴降而胀平矣。

虚劳浮肿，针太冲、肾俞补之；小腹胀满，三阴交、三里、内庭；单胀，石门、气海、内庭；双胀，合谷、曲池、支沟、气海、三阴交。一切水肿，针水沟，灸用水分、气海、天枢。

十七、肩背痛

经曰：西风生于秋，病②在肺，俞在肩背。其分野所属故也。又云：肺气有余则肩背痛。风寒汗出，虚则肩背痛而寒，少气不足以息③。又云：少阴司天，

---

① 府：原脱，据上文洁净府之剂及文义补。
② 病：原作"痛"，据《素问·金匮真言论》改。
③ 肺气有余……少气不足以息：引自《灵枢·经脉》。

热淫所胜，痛在肩背、缺盆①。又云：邪在肾，则肩背痛②。是肾气逆上也。

岁火太过，肩背热痛，即少阴司天，金为火贼故也，宜二冬、知、地、甘、桔、归、芩。如风寒汗出，肩背痛，小便数，宜防风汤，升、柴、羌、藁、参、芪、青、陈、白蔻、黄柏；虚者去柏，加桂枝。肩背痛不可回头，此小肠气郁也，宜用风药散之。有因看书对弈所致者，宜十全大补汤加枳壳、桔梗理其滞气。风热③乘肺而痛，宜荆、防、牛蒡、粉芩、桔、壳。如短气小便自遗者，虚也，补中益气汤。湿热项强连背者，宜拈④痛当归汤，羌、防、升、葛、二术、归、甘、参、桂、知、芩、泽、茵、苦、陈。常肩背冷痛，一片痰饮凝积也，宜消之，导痰汤加木香、香附、桔、枳开散，倍以白芥子。肾气逆上，痛引肩背，沉香、肉桂、青盐、牛膝、川椒、小茴、茯苓。膀胱夹脊脉道，六味汤加肉桂、苡仁、芡实。

十八、臂痛

六经分治：两手伸直，贴身垂下，大指居前，小指居后。属前廉系阳明，升麻、干葛、白芷；后廉系太阳经，羌活、藁本；外廉系少阳，柴胡；内廉系厥阴，柴、青；内前廉⑤系太阳，升麻、葱白、白芷；内后廉系少阴，细辛、独活。

痛有风湿所搏、寒邪所袭者，宜白芷、荆芥、芎、归、甘、桔、枳、朴、芍药、干姜、苍术、桂枝。痛有挈重伤筋，宜八珍汤加官桂、丹皮、胡索、寄奴、木瓜、片姜黄⑥。痛有痰饮流注患处，冷而不热，轻者导痰汤加木瓜、片姜黄；重者控涎丹。

针法：肩膊背及两臂⑦，红肿痠疼，俯仰不便，牵引作楚，用肩外俞、肩井、肩髃、脾缝、曲池。

灸法：凡背痛多作劳所致，技艺辛苦之人与士子攻苦及闺阁针指女工者有之，亦有色劳者，如晋之景公是也。风湿流注于太阳，未必非劳苦时所感也，大凡背及肩背痠疼，当灸膏肓、肩井、肩髃，无不效验。背脊心红肿痛，肩井、肺俞、风门、五枢，宜与痛痹门参看。

十九、胁痛

肝合于胠胁，故胁属肝，然筋经所过则挟邪而痛，亦有多端，不可执也。且左右为阴阳之道路，故肝主阴血而属左胁，肺主阳气而隶于右胁。左胁多怒伤或瘀血作痛，右胁多痰气或郁结作痛，其间七情六淫之犯、饮食劳动之伤，皆足以致痰凝气结血留，不可以痰气专主于右、左胁专主瘀⑧血，要知痰气与血相搏而为痛也。

肝气宜顺而不宜逆，逆则痛，痛不止而死矣。故治胁痛必须平肝，平肝必须补肾，肾水足而后肝木有养，其气自平，而胁痛止矣。宜肝肾兼资汤，熟地一两，白芍二两，当归一两，白芥子三钱，栀子（炒）一钱，山萸肉五钱，甘草三钱，水煎服，此方补肾为主，滋肝佐之，兼理痰火，一剂而胁痛止。

伤寒少阳胁痛，小柴胡汤，不大便加枳壳。不因伤寒胁痛，身体发热，枳壳、桔梗、细辛、川芎、防风、干葛、甘草。

---

① 缺盆：《素问·至真要大论》作"盆中"。
② 邪在肾，则肩背痛：引自《灵枢·五邪》。
③ 热：原作"势"，据承德堂本改。
④ 拈：原作"括"，据承德堂本改。
⑤ 前廉：原作"廉前"，据承德堂本改。
⑥ 黄：原作"王"，据石印本改。下同。
⑦ 臂：原作"脾"，石印本同，据臂痛篇名及文义改。
⑧ 瘀：原作"於"，据文义改。

盖枳壳为胁痛的剂，所以诸方皆用之。胁痛而气喘，分气紫苏饮，紫苏、桑白皮、五味、桔梗、腹皮、草果、茯苓、陈皮、甘草、姜，煎服。怒气伤肝，柴胡疏肝散，川芎、柴胡、香附、芍药、枳壳、陈皮、甘草，煎服。悲伤肺气而胁痛，推气饮，姜黄、枳壳、桂心、甘草为末，姜枣汤送下。瘀血痛者，日轻夜重，午后发热，脉涩而短，桃仁承气汤加鳖甲、青皮、白芥子。仆跌伤，方同上。痰饮脉沉滑弦，导痰汤加白芥子，甚者控涎丹下之。食积胁痛，必有一条扛起，香砂枳术加楂、朴、曲、芽，末丸服。痃癖胁痛，煮黄丸，巴豆（炮、去皮心）五钱（略①去油），雄黄一两，同研如泥，入白面二两，水丸麻子大，每用十二丸，汤煮，入冷浆，汤沉冷一昼夜，尽十二丸冷浆下，微利为度，不必尽剂。附治验：一人受暑胁痛，皮黄发泡，清肝理气俱不效，用大瓜蒌捣烂，加粉草、红花少许，入口而痛即止。又读王宇泰《笔尘》所载：秦文山掌教平湖，与家兄同官，因劳而两胁痛，清晨并饥时尤甚，以书介家兄求余方，余意其肝虚，当补其子母，用芪、术、芎、归、萸、熟、枣、药、柏仁之类，仍以细辛、防风各少许，姜、枣、煎服，叮咛此方勿示他医，恐令其笑不合口也。无何而秦君贻书来谢云：服不数剂而痛止。余家长安时，闻魏昆溟吏部之变，亦因投谒，忍饥归而胁痛，他无所苦，而粗工以青皮、枳壳之类杂投，遂至不起。吁！可不鉴哉。司命者贵识圆通也，执成说之害大矣。

针法：怒伤肝气，血不归原，胁痛不止，取行间、期门。肝积气块胁痛，及脏腑虚冷，两胁刺痛，取支沟、章门、阳陵泉、临泣。

胸胁痛不可忍，取章门、期门、行间、丘墟。

两胁下痛，奄奄欲绝，此为奔豚。急以热汤浸两手足，频频易之。次灸气海、关元、期门各百壮。

二十、脚气

脚气之病，前古未闻，起于后世。其顽麻肿痛者，经所谓之痹厥也。其冲心者，经所谓厥逆也。其痿软不收者，经所谓痿厥也。东垣云：脚气实由水湿，然亦有二焉，一则南方卑湿，经曰：清湿袭虚，则病起于下②。此自外而感者也。北③方常食牛乳或饮酒过度，脾胃有伤，不能运化，水湿下流，此自内而致者也。杨大受云：脚气为壅疾，治宜宣通，不使壅也。壅既成者，砭去恶血，然后服药。南方脚气，外感寒湿；北方脚气，内伤湿热。此前人所未发者。《千金方》云：脚气之病，初起甚微，人多不觉，而饮食如故，独卒然脚弱或肿痛。

脚气之病，初发颇似伤寒，有壮热头疼，恶食呕吐，或腹不快，或二便秘，或腹痛下利，或昏愦错乱，或转筋挛急，或顽麻缓纵，或上肿，或下反不肿，或少腹不仁，皆其候也，并作脚气治。

肿者为湿脚气，不肿者为干脚气，总以除湿汤为主，半夏、苍术、厚朴、藿香、茯苓、陈皮、白术、甘草、木瓜、槟榔、姜、枣煎服。干者加卜子；湿者加青皮。前廉阳明经，白芷、升麻、葛根；后廉太阳经，羌活、防风；外廉少阳经，柴胡；内廉为厥阴经，青皮、吴萸、川芎；内前廉太阴经，苍术、白芍；内后廉少阴

---

① 略：似作“掠”为妥。
② 清湿袭虚，则病起于下：文见《灵枢·百病始生》。
③ 北：原作“比”，据石印本及下文改。

经，细辛、独活。风胜者，自汗、走注、脉浮弦，越婢加术汤，麻黄汤合芍药、甘草、姜、枣。如恶风加附子。脉微弱风引汤，参、苓、术、附、姜、桂，同麻黄、石膏、甘草、川芎、吴萸、独活、秦艽、细辛、杏仁、防己、防风。寒胜者，无汗、挛急掣痛、脉沉涩，小续命汤，麻黄、防己、防风、桂、附、参、芎、芍、芩、杏①，加姜、枣；或牛膝丸，牛膝二两，川椒五钱，附子一钱，虎胫骨五钱，末丸酒服。湿胜者，肿疼重着，脉濡②细，除湿汤，见前。暑胜者，烦渴身热，脉洪数，用清暑益气汤加参、麦各三分，五味五粒。脚气虽宜宣通，太过反能下注损脾，如初发一身尽痛，便溺阻隔，先用导气羌活汤，羌、独、己、实、归、黄，加芪、苍、升、柴。后用当归拈痛汤，羌、防、升、葛、二术、茵陈、甘、苦、知、猪、泽、归，加参。如饮食不消，心下痞闷，开结导饮丸，术、半、苓、陈、曲、芽、青、实、干姜，末丸服。脚气冲心，火气逆上也，丹溪用四物加炒柏，又用附子末，津调涌泉穴。虚热者，《金匮》肾气丸；实症，槟榔为末，童便调服，或槟榔、木通、牛③膝、沉香为末，姜汤送下。

养正丹下气甚捷，宜酌用。

针法：一切寒湿脚气，三里、阳陵泉、风市、三阴交、丘墟、绝骨、昆仑。两膝红肿，膝关、膝眼、三里、委中、阴陵泉。脚背红肿，昆仑、丘墟、临泣、太冲、行间。

脚气，风冷搏于经络也，风毒之中人，因汗出，腠理空疏，邪得乘之而入，或先中手足十指，或先中足心足根④，或中膝胫，初觉即宜急灸所觉处二三十壮，或三里、绝骨为要穴也。

灸法：脚气灸风市五百壮，不复发，一日灸之。忽觉有虫自足心行至腰间，即晕绝，久方苏醒，此真脚气也。

附⑤：两足转筋，灸阳陵泉、承山、三阴交。一法灸脚跟上一壮。内筋急，灸内踝四十壮；外筋急，灸外踝四十壮。又法用照海。

二十一、遗精

《内经》曰：肾者主水，受五脏六腑之精而藏之⑥。又曰：肾者主⑦蛰，封藏之本，精之处也。又曰：（厥气）客于阴器，则梦接内⑧。盖阴器者，宗筋之所系也，而脾胃肝肾之筋，皆结聚于阴器。然厥阴主筋，故诸筋统属于肝也，肾为阴，主藏精；肝为阳，主疏泄。故肾之阴虚则精不藏；肝之阳强则脚气不固，若遇阴邪安于其窍，与所强之阳相感，则精脱失而成梦泄矣。病之初起，亦有不在肾肝而在心肺，及在心肺脾胃之不足者，然必传于肾肝，而后精遗也。阳虚者补其气，阴虚者益其精，阳强者泄其火，随其因而俾其偏。梦失之因于真阳不固，故精脱之后，其气未能卒复；不比人之内接而气易可复也。

思虑伤神则流淫不止，又思想无穷，所欲不得，而为白淫，治法有五：神气浮游，用辰砂、龙骨、磁石之类，以镇⑨

---

① 杏：原作"吝"，据承德堂本改。
② 濡：原作"涩"，据承德堂本改。
③ 牛：原作"于"，据承德堂本改。
④ 跟：原作"趺"，据承德堂本改。
⑤ 附：原脱，据承德堂本补。
⑥ 肾者主水……而藏之：文见《素问·上古天真论》。
⑦ 者主：原作"乃闭"，据《素问·六节藏象论》改。
⑧ （厥气）客于阴器，则梦接内：文见《灵枢·淫邪发梦》。
⑨ 镇：原作"慎"，据承德堂本改。

坠之。思久气结成痰①，心窍闭塞，宜猪苓丸，半夏一两（破如豆大），猪苓一两，同拌，炒勿焦，为末，糊丸桐子大，空心盐汤下。思想伤阴，大凤髓丹，黄柏二两，砂仁一两，甘草五钱，猪苓、半夏、茯苓、莲②须、益智各二钱半，芡实糊为丸。思想伤阳，宜鹿茸、苁蓉、锁③阳、菟④丝之类，阴阳俱虚者，人参、茯神、远志、枣仁、莲子、芡实、菖蒲、当归、生地、麦冬、菟丝、知母、黄柏。又思欲不遂，宜妙香散，黄芪、远志、山药、茯神各二两，人参、甘草、桔梗各五钱，木香二钱五分，辰砂三钱，麝一钱，为末，熔黄蜡四两，加茯苓末四两，作块同煎服。色欲过度，肾虚不禁，四君子汤加山药、黄芪、五味、远志、枸杞、巴戟、鹿茸、龟甲；或六味丸加五味、牡蛎、龙骨、人参、苁蓉、菟丝。又有壮年盛满，寡欲而溢泄者，黄柏、知母、生地⑤、茯苓、黄连、莲子、菖蒲、远志、泽泻。大凡身热而脉洪或滑，皆因于热，知、柏、猪、泽、二冬、茯神、生地、莲子、竹叶、木通之类。凡属积滞瘀热等疾，贵在疏泄，不知其理，但用固涩，反增其病矣。惟滚痰丸下之最宜，更与滋肾丸及木通、猪苓之类，无不立愈，或用猪苓丸亦可。脾胃湿热之人及饮酒厚味太过，痰火为患，多致遗泄，宜苍白二陈加知、柏、升、柴，俾清升浊降，脾胃健而遗泄止矣。又有鬼魅相感之症，由⑥正气本虚，欲心妄动，邪因乘之，其状不欲见人，如有晤对，或言笑歌哭，脉息乍大乍小，乍有乍无，或两手如出两人，或尺寸各为一等，或脉来绵绵不知度数，而颜色不变，皆鬼邪之候也。人参、茯神、远志养其正；生地、当归、枣仁安其神；朱砂、雄黄、沉香、安息香、麝香、鬼箭羽、虎头骨辟其邪；移寝室于向阳，用多

人作伴，焚奇香不绝，乃其治也。仲景治手足烦热、咽干口燥，或为悸衄，此阳上升而不降，阴独居而在内，则为梦失，小建中汤和之。此世俗昧也。凡脱精不止，固涩无功，当泻心火，清理不愈则用升举，升、柴、二活；甘以缓之，甘草、大枣；酸以收之，茱萸、五味、枣仁、乌梅之类；莲须、金樱子、桑螵、海螵、龙骨、牡蛎固涩之品；知、柏、二冬、芩、连、竹叶、山栀清降之属。虚而不禁，气衰火微，益智、茱萸、人参、黄芪、枸杞、骨脂、苁蓉、胡桃、韭子、鹿茸、桂、附之属，择而用之可也。

梦失久而玉关不闭，精竭而命亡矣，俗惟以涩为事，如涩而不止奈何？始于未甚之时，大用补气补精之药，不至于久而不禁。此方保精用芡实、山药各一两，莲肉五钱，茯神二钱，枣仁（炒）三钱，人参一钱，水煎服，先将汤饮之，后加白砂糖五钱，拌入渣内同食，日日连服，不半月而止矣。品味平和，淡而不厌，收功⑦独神也。

针灸法：遗精白浊，心俞、肾俞、膏肓、三里、关元、中极、气海、三阴交、精宫。即关元之对背脊处是穴。

二十二、赤白浊

《内经》无赤白二浊之名，但云思想无穷，所愿不得，意淫于外，入房太甚，

---

① 痰：原作"疾"，据承德堂本改。
② 莲：原作"连"，据石印本改。下同。
③ 锁：原作"琐"，据《中药大辞典》改。
④ 菟：原作"兔"，据《中药大辞典》改。下同。
⑤ 地：原作"也"，据石印本改。
⑥ 由：原作"白"，据承德堂本改。
⑦ 功：原作"以"，据承德堂本改。

发为白淫①。又曰脾移②热于肾，则赤白从溲而下③。此浊之源流也。《灵枢》云：中气不足，溲便为之变④。考《内经》之论，虽属肾家精气下流，因于脾病者亦复不少。夫肾主闭藏，以悭用事，志意内治，则精藏而固；若劳逐于外，思竭于内及脾热移殃，气湿下陷，则精气离宫，淫泆⑤不守，辄随溲溺而下，为浊病也。浊之为症，茎中热痛，浑如火灼刀刺，而溲溺仍清，惟窍端时流秽浊如脓，淋沥不断，由败精瘀腐者十之七八，由湿热流注与脾虚下陷者十之二三。不知其故，以五苓、八正杂投，因而增剧者，而卒不改，殊可叹也。

赤者属小肠火，本于心虚有热，由思虑而得之，生地、麦冬、骨皮、竹叶、黄芪、山药、五味。夫精亦血所化，有浊去太多，精化不及，赤未变白，故成赤浊，此虚之甚也。曾见天癸未至，强力好淫，而所泄之精，则继之以血有之。若溺不赤，无他热症，不以赤浊为热也，参、芪、术、草、归、地、杞、味、黄、茯、菟、须、远、神、山、枣。或有心经伏暑而赤浊者，四苓散加香薷、麦冬、人参、莲肉。

白者属大肠金，本于气分，系肾虚有寒，由嗜欲过度而得，涩而痛者疏之，茯、猪、芪、术、山、甘、茯、莲、牛膝；不痛者涩之，菟丝、黄肉、五味、覆盆、金樱、茯须、骨脂、甘草。有湿痰流注者，苍术二陈汤加升、柴。胃虚气陷者，补中益气。有小便如常，少倾即泛浊者，或溺如米泔，萆薢分清饮，益智、草薢、菖蒲、茯苓、山药、菟丝、乌药，加盐煎服。有稠粘如胶，茎中痛甚，此非热淋，乃败精瘀塞，加味清心饮，苓、车、泽、牛、麦冬、菖蒲、益智、远志、莲心、人参、骨皮、黄芩。曾见白浊人服清

利之药不效，以八味丸温之而愈。或发口渴，肾水枯也，六味汤合生脉散治之。

便溺泛浊如米泔，此三消症也，宜玄菟丹，乃遗精白浊之圣药，亦治三消。菟丝十两（酒浸捣焙为末），玄参四两，五味七两（酒浸另为末），白茯、莲心肉各二两，山药六两，共末，将前所浸酒打糊拌为丸，米饮下四钱。消渴有三，总系肾水虚以致渴也，不必分上中下而合治之，熟地三两，茱萸二两，麦冬二两，玄参一两，车前子五钱，水煎日日服之，三消自愈。尺脉滑数宜清利，浮虚急疾者难治，迟者补之。

小便黄赤，有寒热虚实之别，《素问》曰诸病水液浑浊，皆属于热⑥。宜知⑦、柏之类治之，此热症也。《脉经》云：尺涩⑧足胫逆冷，小便赤，宜服附子四逆汤。此寒症也。《灵枢⑨》曰：胃足阳明之脉……气⑩盛则身以⑪前皆热，其有余于胃，则消谷善饥，溺色黄。宜降胃火。又云：肝热病⑫者，小便先黄。宜降肝火。此实症也。又曰：手太阴之肺

---

① 发为白淫：《素问·痿论》作"宗筋弛纵，发为筋痿，及为白淫。"
② 移：原作"遗"，据下文"脾热移殃"改。
③ 脾移热于肾，则赤白从溲而下：《内经》无此经文。此系据《素问·玉机真脏论》"脾传之肾，病名曰疝瘕，少腹冤热而痛，出白。"引用其意。
④ 中气不足，溲便为之变：文见《灵枢·口问》。
⑤ 泆：原作"佚"，据承德堂本改。
⑥ 诸病水液浑浊，皆属于热：《素问》无此句。此句系据《素问·至真要大论》"诸病水液，澄澈清冷，皆属于寒。"推论而得。
⑦ 知：原作"如"，据承德堂本改。
⑧ 涩：原作"法"，据承德堂本及《脉经》改。
⑨ 灵枢：原作"素问"，此下原文见于《灵枢·脉经》，据改。
⑩ 气：原脱，据《灵枢·脉经》补。
⑪ 以：原作"已"，据《灵枢·脉经》改。
⑫ 病：原脱，据《素问·刺热篇》补。

脉，气虚则肩寒痛[1]，少气不足以息，溺色变。宜补中益气汤之类以补肺气。又曰：冬脉者，肾脉[2]也。冬脉不及，则令人眇清脊痛，小便变。宜地黄丸之类以助肾脉，此虚症也。

小便遗失，责在肺而不在肾。盖肺者肾之上源，又其母也。上源治，则下流约矣。《甲乙经》曰：肺脉不及，则少气不足以息，卒遗失无度。故东垣谓宜安卧养气，禁劳役，以黄芪、人参之类补之。不愈，当责有热，加黄柏、生地。

遗精淋浊灸法：关元、膏肓、肾俞、精宫、三里、三阴交、丹田、气海。

大茴香丸治白浊出髓条：大茴、人参、白茯、益智、白术、骨脂、枣仁各炒，左顾牡蛎（煅），等分为细末，用青盐、酒糊丸梧子大，每服二十丸，食前米饮下。治虚羸便浊滴地，成霜丸，远志肉、莲肉、干藕节、龙骨各一两，白矾（煅）、朱砂各二钱五分，为末，糯糊为丸，如桐子大，每服十五丸，空心白汤下。

二十三、赤白带

《明堂》曰：女人少腹痛，里急瘕疝，月事不调，赤白带下。越人曰：带脉[3]为病，腹满，腰溶溶如坐水中。按带脉起于季胁，围身一周，如束带然。杨氏曰：带脉总束诸脉，使不妄行，如人束带而前垂，此脉若固，无带下漏经之症矣。

女子带下，与男子精滑大同小异。有胃中湿痰渗入膀胱，宜健脾土，燥湿化痰，二陈、二术、升、柴之类。如久而气虚，加参、芪。肥人多湿，前方加炒黄柏；瘦人多火，夜热脉数，四物加炒黄柏、青黛、滑石、蛤粉、樗皮、黄芪。气滞者，加葵花（赤用赤花，白用白花）。

滑脱不禁，加牡蛎、龙骨、赤石脂。有寒自觉，加炮姜、桂、附。若带下小腹作痛者，是郁结痰气下注也，须兼辛收，茴香、炮姜之类。赤者四物加椿根皮、赤葵花、炮姜、升、柴，为丸，椒目汤送下；热用灯心汤送下。白者用二术、白葵花、白芍，为丸，空心二陈汤下。凡带下多起于气郁，辛能开之，郁久必热，故佐以黄柏清之，皆有微意。轻者正治升举之；重者或通之劫之，不可执一；甚者宜吐以提其气，有下注频频，腰腹以下如在冰雪中，厚覆火烘犹冷，肌如骨立，面如枯鱼，小便与带下不分，眼目眬眬，步履欹侧，食少痞闷，是上、中、下三焦俱病，宜大补之。又云：女人带下，其色有五，皆因风邪入于胞门而传伤脏腑所致也。若传于足厥阴肝经，带色如青泥；传手少阴心经，带色如红津；传手太阴肺经，带色如白涕；传手太阴脾经，带色如烂瓜；传足少阴肾经，带色黑如衃血。人有带脉，围于腰间，如束带之状，此病由此经而来，故名带下。白者属气，赤者属血，各经见症。有五色相杂者，如阳气下陷，补中益气汤。湿痰下注，加茯苓、苍术、半夏、黄柏。湿热宜凉燥，白芍椿皮丸，白芍五钱，椿根皮两五钱，炒黄[4]柏二钱（炒[5]焦），干姜三钱（炮黑），共为末，粥丸，每服三五十丸，空心米汤下。又方：苍术（盐水炒）、干姜（煨）、滑石（炒）、枳壳、地榆（炒）、神曲、酒曲（炒），各等分为末，丸服，米汤下。或因七情所伤，脉来急数者，加黄连、香附、木香。寒湿宜温燥，用草果去壳，入麝少

---

[1] 肩寒痛：《灵枢·脉经》作"肩背痛寒"。

[2] 脉：《素问·玉机真脏论》无。

[3] 脉：《难经·二十九难》作"之"。

[4] 黄："黄"字原重，据文义删去一字。

[5] 炒：原作"妙"，据承德堂本改。

许，以面包火炮焦存性，同面为末。每用二钱，陈皮汤调下，重者三钱。又方：椒目、白芷为末，米饮下；又伏龙肝、梁上尘各炒，令烟尽，出火毒，棕榈烧存性，研匀，入冰、麝各少许，每服三钱，温酒或淡醋汤下，患十年者，半月可愈。

二十四、疝

《内经》曰：任脉为病，男子内结七疝，女子带下瘕聚①。又曰：三阳为病发寒热，……其传为㿉疝②。足阳明筋③为病，为㿗疝。面黄脉大，有虚有积，名厥疝④。脾传邪⑤之肾，名曰疝瘕。上⑥冲心，痛不得前后，为冲疝。邪客于足厥阴之络⑦，为卒疝。厥阴之阴盛，脉胀不通，为癫⑧癃疝也。肝所生病为⑨狐疝。心脉搏滑急为心疝，肺脉沉搏为肺疝⑩。肝脉滑甚为㿗疝，脾脉微大为疝气，肾脉滑甚为癃㿗⑪。又云：少阴滑则⑫病肺风疝，太阴滑则⑬病脾风疝，太阳滑则病肾风疝，少阳滑则病肝风疝。历观《内经⑭》总是任脉为病，而肝则佐任脉之生化者也。任之阴气为疝，肝之阳气为风，是以风疝并称也。凡内邪外邪之感，皆能使阴阳不和，阴胜则寒气冲激，阳胜则热气内盛，悉致任脉为疝。如其邪不从任脉起，而诸经所受之邪亦必犯任脉也，攻于脏腑，则为腹中之疝；会于阴器，则为睾丸之疝。

张仲景治寒疝腹中痛及胁痛里急者，当归生姜羊肉⑮汤主之，《本草衍义》称其无不应验，岂非补肝之力与⑯？余每治⑰病甚气上冲心，危急者，以八味丸投之立应，又补肾之一⑱验也。又大便不通，当利大便，如许叔微、罗谦甫皆用芫花是已。小便不通者，当利小便，如许叔微治宋荀甫以五苓散是已。今如《纂要》言：不干肾经则五苓不当用。又言疝不当下，则芫花不可用。其所列者，惟数味破气之药，苦辛杂收，寒热无别，既不能补肝肾之真阴，又不能通行二窍，使邪有所泄而徒耗其气于冥冥之中，且日趋于危而不觉也。岂不悖哉，深可痛也。

夫丹溪发明医理颇多，而临症处方又多以扶植元气为主。孰意人遭厄运，其手书皆不传，而传于世者，皆为盲夫俗子裁剪增续，疵缪实多。《纂要》一书，其行尤甚，凡丹溪长处皆为删去，大可恨也，即如疝症一门，首载云专主⑲肝经，与肾绝无相干。而不知世所患者，皆由肾虚而致，肝乃肾之子，而前阴则肾之窍也。欲补其肝，能无顾其母乎。又世俗执肝无补法之说，逢一疝症，辄谓肝实⑳，过用

---

① 瘕聚：原作"癥瘕"，据《素问·骨空论》改。
② 三阳为病……其传为㿉疝：文见《素问·阴阳别论》。
③ 筋：原作"经"，据《灵枢·经筋》改。
④ 面黄脉大，有虚有积，名厥疝：《素问·五脏生成篇》作"黄脉之至也，大而虚，有积气在腹中，有厥气，名曰厥疝。"
⑤ 邪：《素问·玉机真脏论》无。
⑥ 上：《素问·骨空论》此前有"从少腹"三字。
⑦ 于足厥阴之络：原作"厥阴二络"，据《素问·缪刺论》改。
⑧ 癫：原作"㿉"，据《素问·脉解篇》改。
⑨ 为：《灵枢·经脉》作"者"。
⑩ 心脉……为肺疝：文见《素问·大奇论》。
⑪ 肝脉……为癃㿗：文见《灵枢·邪气脏腑病形》。
⑫ 少阴滑则：原作"少阳肺滑"，据《素问·四时刺逆从论》改。
⑬ 滑则：原作"脉滑"，据《素问·四时刺逆从论》改。以下太阳、少阳条并同。
⑭ 内经：原作"经内"，据承德堂本乙转。
⑮ 羊肉：原脱，据《金匮要略》及承德堂本补。
⑯ 与：同"欤"。
⑰ 余每治：原脱，据本篇重出之文及承德堂本补。
⑱ 之一：原脱，据本篇重出之文及承德堂本改。
⑲ 主：原作"三"，据本篇重出之文及承德堂本改。
⑳ 辄谓肝实：原脱，据本篇重出之文补。

征①伐,死者多矣。今《纂要》中全不载一补法,时师既无自悟之明,又无他书足考,焉得而不误也。按丹溪云:疝有挟虚者,脉不沉紧而豁大,当以参、术为主,疏导佐之,非补法乎。巢氏所叙七疝者,厥逆心痛,饮食不下,曰厥疝;腹中满痛,气积如臂,曰癥疝;得寒饮食,胁腹皆痛,曰②寒疝;腹中乍满乍减③而痛,曰气疝;痛在脐旁,曰盘疝;脐下有积,曰胕④疝;小腹引阴而痛,大便难,曰狼⑤疝。皆由阴气积于内,为寒气所加,营卫不利,故成疝也。又小儿啼哭不止,动于阴气,结聚不散,则阴核肿大而病㿗疝。又有饮食不节,喜怒不时,津液内结,而为癥疝。

张子和云巢氏所立之疝与经旨不合。及其立论,但辨阴器,与小肠、膀胱、肾了不相干,专属肝经受病,亦分七疝之名:一曰寒疝,阴囊冰冷,结硬如石,阴茎不举,控睾而痛,得于坐卧寒湿之处,或冬月涉水,或遇风雨,畏热贪凉,使内过劳,无子多欲,宜温剂下之;二曰水疝,肾囊肿痛,阴汗如流,囊如水晶,或出黄水,或小腹之内,按之如水,得之醉而使内,汗出当风,湿邪注于囊中,宜逐水之剂下之;三曰筋疝,阴茎肿胀,或溃⑥或痛,里急筋挛,或茎中作痛,或痒或挺纵不收,或精随溲下,得于房劳太过及邪术所使,宜清心之药下之;四曰血疝,小腹两旁壮如黄⑦瓜,得于春夏之月燠湿之气,并劳于使内,气血流溢入胞囊中,积成痈脓,宜和血之剂下之;五曰气疝,上连肾区,下及阴囊,得于忿怒啼哭,则气郁而胀,怒号即罢,气亦随消,宜散气之剂下之,小儿亦有此疾,得于父衰阳痿,强力入房,因而有子,胎禀病也,法无治,治亦不效;六曰⑧狐疝,卧则入于小腹,行立则出腹入囊,与狐之

日出夜入相类,故曰狐疝,宜逐气流经之药下之;七曰㿗疝,阴囊肿大如斗,不痛不痒,得于地气卑湿,宜去湿之药下之。凡诸疝下后,或调或补,更有阴盛,腹胀内有血脓,小便不通,癥瘕疝也。

按子和之意,亦忘《内经》任脉为疝之本,此其失一也。《灵枢》云:小肠病者,小⑨腹痛,腰脊控睾丸而痛。然则果有膀胱之症,又安得不从此二经而成乎?其失二也。因执病在下者,引而竭之,必主下之,不问虚人,亦必与之攻下,祸不旋踵,此其失三也。

丹溪云:睾丸连小腹急痛,或有形无形,或有声无声,皆以为经络得寒收引而痛,不知其始于湿热壅遏,又外感湿热被郁,故作痛也,宜枳实、桃仁、山栀、吴萸、山楂、生姜。湿胜成㿗疝,加荔核;痛甚加盐炒大茴;痛处可按者加桂枝,此亦前人所未备者也。大凡疝症,受热则挺纵不收,受寒则牵引作痛,受湿则肿胀下坠,三者之间审其热之多少而治之,亦一法也。

肾有二,睾丸亦有二,又名外肾,左属水,水生肝木,木生心火,三者皆司血分,而统纳左之血者,肝之职也;右属火,火生脾土,土生肺金,三者皆司气分,而统主右之气者,肺之职也。故诸寒收引则血液迫泣,下注于左丸;诸愤郁气则湿归肺,下注于右丸。此睾丸所络之

① 征:本篇重出之文作"克";承德堂本作"攻"。
② 曰:原作"目",据承德堂本改。
③ 减:原作"成",据承德堂本改及《诸病源候论》改。
④ 胕:原作"附",据《诸病源候论》改。
⑤ 狼:原作"狐",据《诸病源候论》改。
⑥ 溃:原作"痪",据《儒门事亲》改。
⑦ 黄:原作"土",据《儒门事亲》改。
⑧ 曰:原作"白",据承德堂本改。
⑨ 小:原作"少",据《灵枢·邪气脏腑病形》改。

经，非尽厥阴一经，而太阴、阳明之经亦入络也。往往见偏患左者，则痛多肿少；偏患右者，则痛少肿多，此亦血气之明验也。痛多肿少，当归、白芍、木香、茴香、青皮、肉桂、木通之类治之；痛少肿多，二术、半夏、茯苓、木香、乌药、枳壳、猪苓、荔核、木通之类治之。《发明》云：男子疝气，女子瘕带，皆任脉所生也。肝肾受病，治法相同，宜丁香楝实丸。川楝子、附子、茴香、归尾各一两，酒二钟，同煮干，再焙为末。每末一两，入丁香、木香各二钱，为末，延胡索五钱，全蝎十三枚（去足翅，炙），又为末，入前项末拌匀，酒打糊为丸，每服一钱，酒送下。凡疝气、带下皆属于风，全蝎乃治风之药，川楝、茴香能入小肠，当归、延胡活血止痛，疝气、带下皆寒邪积聚入于小① 肠，故用附子佐之，丁香、木香为向导也，若脐下撮急及周身皆痛，小便数而清，诸脉急而虚，独肾脉不急而无力，名曰肾疝，丁香疝气丸，乌药与丁、茴、延胡、防、桂、归、羌、麻，同蝎、草，酒糊，送春回。

疝因虚得，不宜骤补，先去其邪，然后补之，天台乌药散，乌药及良姜、青、槟②、茴、木香、川楝，同巴炒，初起效如向③；川楝散，川楝三十个，巴豆半同炒，菖蒲、青木香一两，共相捣，荔枝核廿④ 枚，革薢五钱，加好⑤麝少许，和盐汤二钱调，此治因感寒，故借巴豆炒，此惟初起者二方所宜，不可施于虚人。

疝因郁热痛而便涩，脉数者，山栀二钱，吴萸（炒）、桃仁二⑥ 七，楂实（炒⑦），生姜三片，水同煎，内郁之热多散了。

小肠气，小腹引睾丸，必连腰脊而痛。小肠虚，则风冷乘间而入，邪气入则厥而上冲肝肺，控引睾丸，上而不下，茴

香、川楝、吴萸、陈皮、马蔺花（醋炒）各一两，芫花（醋炒）共末，醋糊丸，每服一钱，加至二钱，酒送。又方：益智、蓬术各五钱，大茴、山萸、牛膝、续断、川芎、胡芦巴、防风、牵牛（炒）、甘草各二钱五分，为末。每服三钱，水煎，空心连滓服，汤调不煎亦得。

膀胱气，小腹肿痛，不得小便是也。五苓散一两，分三服，葱白一茎，小茴一钱，盐八分，水一钟，煎七分，服三服后，当下小便如墨⑧汁。续用硇砂丸，木香、沉香、巴豆肉各一两，青皮二两，同慢火炒紫色，去巴豆，为末，入硇砂一钱，铜青三钱，同研匀，蒸饼丸梧子大。每服七丸至十丸，盐汤空心下。⑨

大⑩ 凡各方多用燥湿之剂，丹溪以为湿热。盖太劳则火起于筋，醉饱则火起于胃，房劳则火起于肾，大怒则火起于肝。火郁之久，湿气便盛，浊液凝聚，并入血隧，流于厥经，肝性急速，为寒所束，尤⑪ 其痛甚，此亦补前人之未备。要知痛处喜按而减者为虚，用桂枝、山栀，与川乌头等分为末，姜汁糊丸，以川乌治外束之寒，栀子治内郁之热，然不可守为揆度也。

针灸法：大敦通主七疝，兼以三阴交，及灸水道尤妙。女人瘕聚即男子疝气

---

① 小：原作"大"，据《医学发明》丁香楝实丸改。
② 槟：原作"橻"，据承德堂本改。
③ 向：同"响"。
④ 廿：原作"甘"，据石印本改。
⑤ 好：原作"如"，据承德堂本改。
⑥ 二：石印本作"三"。
⑦ 炒：原作"少"，据石印本改。
⑧ 墨：原作"黑"，据承德堂本改。
⑨ 下：此后原有"丹溪发明医理颇多，……何尝无补法哉"、"张仲景治寒疝，……岂不悖哉"两大段文字，与前重复，据文义删。
⑩ 大：原作"夫"，据承德堂本改。
⑪ 尤：原作"宜"，据石印本改。

同原，胃俞、气海、行间。腹中气胀，引脊作痛，食饮反多，身体消瘦，灸脾俞、章门各七壮。女人淋带，肾俞、中封各五十壮，或三阴交及中极、气海、肾俞，已上女人赤白带下俱治。

二十五、癥瘕积聚痞癖痃疝

或曰：癥瘕与痞癖痃疝积聚，有何分别，其病相似，请得其详，并论其治。曰：癥者徵也，又精也，以其所徵验及久而成精萃也。王叔和《脉经》云：左手脉横，癥在左；右手脉横，癥在右。昔人患癥癖死，遗言令剖腹视之，得腹中病块如石，文理具五色，后将削成刀柄，因以刀刈三棱，柄消为水，乃知三棱可疗癥也。一方，蓬莪术、荆三陵，酒煨，煎服效。又人疾体瘦，喜饮鲜血，谓之虱癥，无药可疗，须千年木梳烧灰服，或饮黄龙浴水乃瘥。瘕者假也，又遐也，以其假借气血而成形，又历年遐远之谓也。癥瘕腹中积块坚者曰癥，有物形曰瘕。《史·仓公传》：蛲瘕为病，得之酒，且内饮以芫花一撮，出蛲可数升，病已。《正义》曰：犬狗鱼鸟，不熟食之成瘕病。方书云：腹中虽硬，忽聚忽散，无有常准，谓之瘕。言病瘕而未及癥也。经曰：小肠移热于大肠，为伏[1]瘕。痞者否也，如天地不交之否，内柔外刚，万物不通之义也。物不可以终否，故否久而成胀满，而莫能疗焉。积者迹也，挟痰血而成形迹，亦郁积至久之谓耳。聚者绪也，依元气以为端绪，亦聚散不常之意也。痃癖者，悬绝隐僻又玄妙莫测之名。《六书》故云：癖积，弦急也。本草陈藏器曰：昔有患痃癖者，取大蒜合皮，截去两头吞之，名曰内灸，果获效。疝者诜也，诜诜然上入而痛也。《素问》黄帝曰：诊得心脉而急，此为何病[2]？岐

伯曰：病名心疝，少腹当有形也。又脉急者曰疝瘕少腹痛。《史·仓公传》：臣意诊之曰涌疝也，今人不得前后，溲中热，故溺赤。又牡疝在膈下，上连肺，病得之内，切其脉，得番阳，番阳入虚里处，且日死一番一络者，牡疝也。方书曰：三阳急为瘕，三阴急为疝。《难经》曰：任[3]之为病，其内苦结，男子为七疝。七疝者，寒、水、筋、血、气、狐、癫七者是也。凡治七疝，先灸大敦穴，一名大顺，在足大拇指，离爪甲如韭菜叶大，乃足厥阴井也。灸三壮愈。大抵痞与痃癖，乃胸膈间之候；积与聚，为肚腹内之疾。因属上中二焦之病，故多见于男子。其癥与瘕者，独见于脐下，是为下焦之疾，故常得于妇人。凡腹中积聚如块，俱为恶候，切勿视为寻常而不求蚤[4]治。若待胀满已成，胸腹鼓击，虽仓、扁复生，亦莫能救，遭斯疾者，可不惧乎。蚤治之法，不可损伤胃气，当用和解软坚，积消痞开，白术五两，茯苓三两，神曲二两，地栗粉八两，人参五钱，甘草一两，白芍三两，半夏一两，白芥子一两，卜子五钱，厚朴五钱，肉桂三钱，附子一钱，当归二两，鳖甲一斤（另为细末），已上俱为细末，炼蜜丸，每服五钱，临卧盐汤下，即以美食压之使下，一料尽未有不疗者。一方，枳壳去穰，入巴豆一粒，以麻皮扎之，煮烂，去巴豆，焙为末，治一切痞良。

针灸法：食积血瘕痛，胃俞、气海、

---

[1] 伏：《素问·气厥论》作"虑"。按"虑"与"伏"同。
[2] 此为何病：原作"为何"，据《素问·脉要精微论》改。
[3] 任：此后原有"脉"字，据《难经·二十九难》删。
[4] 蚤：通"早"。

行间。小儿痞气久不愈，灸中脘、章[1]门各七壮，脐后脊中七壮。痞块闷痛，大陵、中脘、三阴交。脾积气块痛，脾俞、天枢、中脘、气海、三里。腹中有积作痛，大便闭，灸神阙，用巴豆肉为饼，填入脐中，灸三壮、五壮。

二十六、淋闭癃

淋之为病，肾虚而膀胱热也。肾气虚则便数；膀胱热则溺窍塞窒，淋沥不快，小腹弦急，痛引于脐，分有石淋、劳淋、血淋、气淋、膏淋、冷淋之别。砂石淋，如汤瓶结碱，尿难卒出，宜清热，用如圣散，马蔺花、麦冬、茅根、冬葵子、葶苈、枳实、连翘[2]；或石韦、瞿麦、滑石之类。劳淋者，遇劳即发，痛引气冲，纯宜补之，参、芪、归、芍、茯苓、远志、鹿茸、牛膝、条芩、生地、车前之类。血淋者，心遗热于小肠，甚则血与溺俱下，候其鼻色黄者，小便难也，牛膝、侧柏、藕节、生地、赤芍、小蓟、归尾、车前之类。气淋者，胞内气胀，小腹坚满，溺有余沥，石韦（去毛）、赤芍药、茅根、冬葵、木香、木通、瞿麦、滑石、枳壳、芒硝之类。膏淋者，液如脂膏，精、溺俱出，菟丝、桑螵蛸、茯苓、泽泻、鹿角霜之类。冷淋者，冷客下焦，先寒战而后便数成淋，苁蓉、地黄、山药、石斛、牛膝、槟榔、官桂、附子、细辛、黄芪、黄连、甘草。至于小便艰难，不痛而痒，虚也，八味丸加鹿茸、人参。小腹膀胱按之内痛，若沃以汤，涩于小便，上为清涕，此名胞痹，赤苓、细辛、防风、白术、桂、附、芪、芍、紫菀、生地、花粉、甘草、山茱、山药、牛膝、半夏、独活，共为末，蜜丸；或肾着汤、见腰痛门。肾沥汤。见痹门。胞痹灸法：三阴交三壮，宜

脉大而实，忌虚小而涩。虚人宜补气血，勿利小便。恐竭其水也。

小便不禁，系肺气虚，不能统摄而致下陷，则遗失也，宜用鸡膍胵、龙骨、远志、菟丝、人参、牡蛎、五味、海螵蛸；睡而遗尿，为下元冷，桑螵蛸、韭子、菟丝、鹿茸、人参之属。

小便闭癃，暴为闭，则点滴不通；久为癃，则淋漓频数。点滴不通，为病最急。《内经》曰：肝之脉，过阴器，所生病者闭癃[3]。又云：督脉者[4]……，女子入系廷孔，男子循茎至篡，所生病者不得前后。又言：三焦下腧……，入络膀胱，实则闭癃[5]，虚则遗溺。又云：膀胱不利为癃，不约为遗溺[6]。此四经而主出者，肝与督脉及三焦耳，然膀胱为州都之官，津液藏焉，气化则能出矣，其形有上口而无下口。夫主气化者，太阴肺也，若使肺燥，不能生水，则气化不及州都，法当清金润肺，紫菀、麦冬、桑皮、茯苓、车前之类；如脾湿不运而精不上升，故肺不能下输，法当健胃燥脾，二术、茯苓、半夏之类；如肾水涸热，膀胱不利，法当滋肾涤热，知、柏、元参、地黄、泽、茯之类。夫滋肾泻膀胱，名为正治；清金润燥，名为隔二之治；健胃燥脾，名为隔三之治。又或有水液只渗大肠，小府因而涸竭，宜以淡渗之品分利之，茯苓、猪苓、通、泽之类；或有气滞不能通调水道，下输膀胱，宜顺气为主，枳壳、橘红、木通

---

[1]　章：原脱，据承德堂本补。
[2]　翘：原作"乔"，据《中药大辞典》改。
[3]　肝之脉……所生病者闭癃：引自《灵枢·经脉》。
[4]　者：原作"主宗筋"，据《素问·骨空论》改。
[5]　实则闭癃：原作"约则癃"，据《灵枢·本输》改。
[6]　膀胱不利为癃，不约为遗溺：文见《素问·宣明五气论》。

之类。人有① 实热者，非与纯阴之品则阳无以化，上热，栀子、黄芩；中热，黄连、芍药；下热，黄柏、知母。有大虚者，非与温补之剂则水不能行，如金匮②八味丸及补中益气汤是也。

东垣治一人小便不通，目突腹胀，皮肤欲裂，用淡渗药不效，东垣曰：疾急，灸膀胱之腑，必气化乃出；服淡渗而病甚，是气不化也。无阳则阴无以生，无阴则阳无以化，淡渗气薄，皆阳药也，孤阳无阴，欲化得乎？以滋肾阴之品，投之立愈。丹溪曰：吾以吐法通小便，譬如滴水之器，上窍闭，则下窍无以自通，必上窍通③ 而下窍之水出焉。气虚者，补中益气汤先服后吐；血虚者，芎归汤先服后吐；痰多者，二陈汤先服后吐；气闭者，香附、木香探吐，更有瘀血而小便闭者，牛膝、桃仁为要药。《别录》云：小便不利，审是气虚，独参汤如神。由是观之，则受病之源自非一途，若不从望、闻、问、切察之明审之当，而浪投药剂，几何不以人命为戏耶。

附：气闭不通方　陈皮去白，末服三钱，酒调下，外用盐入脐孔，葱白头十余根扎，切指厚，艾火灸之。

二十七、前阴诸疾

督脉、肝脉、任脉，皆前阴所过之脉；又太阴、阳明之所合，俱聚于阴器，男子为玉茎，女人为玉门，所关甚大也。寒则筋缩，收入腹内，此危候也，桂、附、柴、芍、归、苓之属；热则挺纵不收，小柴胡汤、龙胆泻肝汤，甚者小承气汤下之。阴痿者，肾虚肝伤，八味丸主之；或保真丸，熟地、杜仲、姜（蜜炒）、山药、茯苓（乳拌，晒七次）各二两，鹿胶八两（切豆大），同鹿角霜炒成珠，菟

丝（酒煮，晒）、山茱肉各一两半，牛膝（酒蒸）、五味（炒）、益智、小茴（咸水炒）、川楝（酥炙）、远志（甘草汤泡去心）、巴戟（酒浸去心）各一两，补骨脂、胡芦巴、柏子肉、山甲（酥炙）、沉香各三钱，全蝎（去足尾）钱五分，嫩苁蓉四两（酒洗去甲及膜，净二两）酒煮成膏，炼蜜和前药末捣为丸如桐子大。每服三钱，酒送下。

前阴冰冷有汗，宜补肝汤，参、芪、苓、草、羌、防、柴、葛、升、知、柏、泽、苍、归、翘、曲、猪、陈，煎服。阴汗不止，青蛾丸，杜仲四两，补骨脂四两，胡桃肉三十枚（研膏），入炼蜜和前末丸桐子大。每服五钱，砂仁汤送下，外用蛇床子末同密④ 陀僧末扑之良。前阴湿痒，椒粉散，麻黄、蛇床、狗脊、猪苓、川椒、红花、当归、肉桂、轻粉，共为末，干掺之；内服方，大蒜煨去皮研，入江西淡豆豉和丸，朱砂末为衣，灯心汤下钱许⑤。

阴囊湿痒，先用吴茱萸汤洗之，后用吴茱萸五钱，黄柏末、硫黄末各二钱，寒水石三钱，蛇床、泽泻各五钱，槟榔、枯矾、白芷各⑥ 三钱，轻粉一钱，为末，扑之良。

阴肿痛，风热也，沉香、槟榔、丹参、白蒺藜、枳壳、茯苓、赤芍、苦参、芩。肿而有气攻冲上下，木香、赤茯、丹皮、泽泻、防风、槟榔、郁李仁，末服。女人阴肿痛，枳实切片炒热，绢包熨，冷即易，熨数次效。

---

① 人有：原作"有人"，据文义乙转。
② 匮：此后原有"丸"字，据文义删。
③ 通：承德堂本作"开"。
④ 密：原作"蜜"，据承德堂本改。下同。
⑤ 许：原作"诗"，据承德堂本改。
⑥ 各：原脱，据石印本补。

阴吹者，妇人胃气下泄，阴吹甚喧，猪油八两，乱发如拳大，油煎化为度，分二①服，病从小便出。

阴寒，吴茱萸、丁香，为末塞之，硫黄煎洗。阴肿痛，肉苁蓉、牛膝煮酒服，蛇床煎洗。女人疝瘕痛，白芷、藁本、革茇、白藓皮、羌活、阳起石可服。阴脱，蓖麻子研②膏，贴顶心及脐，半夏为末，搐鼻则上。产门不合，石灰炒热淬水洗。

二十八、后阴诸疾③

脱肛，有泻痢而脱者，有痔漏而脱者，属虚也，宜补而涩之，五棓④子末敷之托入，如此五、七次，不复脱；煎汤洗亦上。有大肠受热受寒皆能脱肛，热者，五棓朴硝汤洗；寒者，香附荆芥汤洗；木贼烧灰存性，麝少许，大便后同棓末敷之。气虚下陷，用补中益气汤。大肠热者，四物汤加荆、防、芩、连。泻久脱出，补中益气加五味、诃子、莲肉煎服。

肿痛属热者，生地、芩、连、栀、柏、升、柴；挟寒者，香附、砂仁、肉桂、荆芥、防风。日久不愈，诃子、龙骨各二钱五分，没石子二个，粟壳、赤石脂各二钱，为末，米饮下一钱，外用鳖头灰敷。

痔漏作痛，蜈蚣焙研，入片脑敷之；或香油煎过，入五棓末调涂；又田螺入片脑，取水搽；又孩儿茶同麝少许，唾调敷。痔肿，灯火淬之肿消，枳壳水煎熏洗，旱莲汁涂之良。

反花痔，木瓜末，鳝涎调敷；桃叶杵坐，密陀僧同铜青涂。

漏孔，无名异火煅醋淬研塞；水银同枣研塞。

肠鸣，有虚、有水饮、有虫积。脾虚，四君子汤加姜、连。肺移寒于肾为涌水，水者按之腹不坚，水气客于大肠，疾行则鸣如囊裹水之声，葶苈、泽泻、椒目、桑皮、杏仁、猪苓各五钱，为末，葱白汤送五分，以利为度。胃寒作泻肠鸣，升阳除湿汤加益智、半夏。相火激动真水，二陈汤加配三黄、栀子。痰饮腹内雷鸣，大戟主之。心腹邪气，上下雷鸣，幽幽如走水，海藻、昆布、女萎并主之。

二十九、交肠

大小便易位而出，或因醉饱，或因大怒，脏腑垂张，不循常道，当吐以提其气，使阑门清利，得泌别之职司，服五苓散加木香、枳壳即愈。

本草通玄

明·李中梓 撰

张 宁 校注
包来发 审阅

目　录

---

① 玄：原作"元"，依正文标题改。

② 川：原脱，依正文标题补。

③ 草：原脱，依正文标题补。

④ 豆：原脱，依正文标题补。

⑤ 莪：原脱，依正文标题补。

---

① 根：原脱，依正文标题补。

② 莶：此后原有"草"，依正文标题删。

③ 门：原脱，依《中药大辞典》补。

④ 子：原脱，依正文标题补。

⑤ 根：原脱，依正文标题补。

---

① 薏：原脱，依正文标题补。
② 栀子：原作"山栀"依正文标题改。
③ 贞：此后原有"实"，依正文标题删。
④ 皮：原脱，依正文标题补。
⑤ 仁：原脱，依正文标题补。

---

① 白：原脱，依正文标题补。

② 甜：原脱，依正文标题补。

③ 藕：此后原有"节"，依正文标题删。

④ 荷叶：原作："莲须附叶"。依正文分作两药。

⑤ 赤茯苓：原作："茯苓赤白"。依正文分作两药。

⑥ 蝎：此后原有"子"，依正文标题删。

---

① 酥：此后原有"补"，依正文标题删。
② 蜕：原作"蜕"，依《中药大辞典》改。
③ 蚣：此后原有"补"，依正文标题删。
④ 蛸：此后原有"补"，依正文标题删。

---

① 异：此后原有"补"，依正文标题删。

本草通玄卷上

云间李中梓士材父著述
门人尤 乘生洲父增订

草 部

人 参

职专补气，而肺为主气之脏，故独入肺经也。肺家气旺，则心、脾、肝、肾四脏之气皆旺，故补益之功独魁群草。凡人元气虚衰，譬如令际严冬，黯然肃杀，必阳春布德而后万物发生。人参气味温和，合天地春生之德，故能回元气于无何有之乡。王海藏云：肺寒可服，肺热伤肺。犹为近理。至王节斋谓参能助火，虚劳禁服。自斯言一出，印定后人眼目，遂使畏参如螫，而病者亦泥是说，甘受苦寒，至死不悟，良可叹也。独不闻东垣云：人参补元气，生阴血，而泻虚火。仲景又云：亡血虚家，并以人参为主；丹溪于阴虚之症，必加人参。彼三公者，诚有见于无阳则阴无以生，气旺则阴血自长也。愚谓肺家本经有火，右手独见实脉者，不可骤用。即不得已用之，必须咸水焙过，秋石更良。盖咸能润下，且参畏卤咸故也。若夫肾水不足，虚火上炎乃刑金之火，正当以人参救肺，何忌之有？元素云：人参得升麻，补上焦之气，泻肺中之火；得茯苓，补下焦之气，泻肾中之火。凡用必去

芦净，芦能耗气，又能发吐也。李言闻曰：东垣交泰丸用人参、皂荚，是恶而不恶也。古方疗月闭四物汤加人参、五灵脂，是畏而不畏也。痰在胸鬲[1]，以人参、藜芦同用而取涌越，是激其怒性也。是皆精微妙奥，非达权者不能知。少用则壅滞，多用则宣通。

甘 草

甘平之品，合土之德，故独入脾胃。盖土位居中，而能兼乎五行，是以可上可下，可内可外，有和有缓，有补有泻，而李时珍以为通入十二经者，非也。稼穑作甘土之正味，故甘草为中宫补剂。《别录》[2]云：下气治满。甄权云：除腹胀满。盖脾得补则善于健运也。若脾土太过者，误服则转加胀满，故曰脾病。人毋多食甘，甘能满中，此为土实者言也。世俗不辨虚实，每见胀满，便禁甘草，何不思之甚耶！甘草为九土之精，故能化百毒和百药，热药用之缓其热，寒药用之缓其寒。理中汤用之，恐其僭上；承气汤用之，恐其速下。凡下焦药中勿用，呕吐家及酒家勿用。生用，有清火之功；炙熟，有健脾之力。节能理肿毒诸疮，梢可止茎

---

① 鬲：乾隆本、千顷堂本作"膈"。按：鬲、膈通。
② 别录：指陶弘景《名医别录》。下同。

中作痛。甘草与甘遂、芫花、大戟、海藻四味相反，而胡洽治痰癖，十枣汤加甘草乃痰在膈上，欲令攻击以拔病根。东垣治结核，甘草与海藻同用。丹溪治劳瘵，芫花与甘草同行。故陶弘景谓古方多有相恶相反，并① 不为害。非妙达精微者不能也。

沙　参

微苦微寒。以补阴清肺为用，故久咳肺痿，右寸数实者颇为相宜，但体质清虚，性用宽缓，非肩弘任重之品也。

黄　芪

甘而微温，气薄味厚。入肺而固表虚之汗，充肤入腠；入脾而托已溃之疮，收口生肌；逐五脏恶血，去皮肤虚热。原其功能，惟主益气。甄权谓其补肾，气为水母也。《日华②》谓其止崩带，气旺则无下陷之忧也。《灵枢》曰：卫气者，所以温分肉，充③ 皮肤，肥腠理，司④ 开阖者也⑤。黄芪补卫气，与人参、甘草三味，为除热之圣药。脾胃一虚，肺气先绝，必用黄芪益卫气而补三焦。丹溪云：肥白而多汗者宜与黄芪。若黑瘦而形实者服之，则多胸满，宜以三拗汤泻之。黄芪同陈皮、白蜜能通虚人肠闭，补脾肺之功也。防风能制黄芪，黄芪得防风，其功愈大，乃相畏而相使也。古人制黄芪多用蜜炙，予易以酒炙，即助其走表，又行滞性。若补肾及崩带淋浊药中，皆须咸水拌炒。

白　术

味甘性温。得中宫冲和之气，故补脾胃之药，更无出其右者。土旺则能健运，故不能食者、食停滞者、有痞积者，皆用之也。土旺则能胜湿，故患痰饮者、肿满

者、湿痹者，皆赖之也。土旺则清气善升而精微上奉，浊气善降而糟粕下输，故吐泻者不可缺也。《别录》以为利腰脐间血者，因脾胃统摄一身之血，而腰脐乃其分野，以藉其养正之功，而瘀血不敢稽留矣。张元素谓其生津止渴者，湿去而气得周流，而津液生矣；谓其消痰者，脾无湿则痰自不生也；安胎者，除胃热也。米泔浸之，借谷气以和脾也；壁土炒⑥ 之，窃土气以助脾也。嫌其燥，以蜜水炒之；嫌其滞，以姜汁炒之。

苍　术

甘而辛烈，性温而燥，入脾胃二经。发汗而去风寒湿，下气而消痰食水，开郁有神功，肿胀为要药。化一切积块，除诸病吐泻，善逐鬼邪，能弭灾诊。宽中发汗，其功胜于白术；补中除湿，其力不及于白术。大抵卑监之土，宜与白术以培之，敦阜之土，宜与苍术以平之。杨士瀛曰：脾精不禁，淋浊不止，宜与苍术以敛脾精，精生于谷故也。米泔水浸一日，去粗皮研，芝麻拌蒸三次，以制其燥。

桔　梗

苦辛，气轻，性平，入肺经。载引诸药入至高之分，为舟楫之剂。肺金称职，则清肃下行，故能利膈下气，散痞满，治胸胁痛；破血结，消痰涎，理喘咳，疗肺痈，排脓血；清上焦热，凡头目、咽喉、口鼻诸症，一切主之。丹溪云：痢疾腹痛，乃肺经之气郁在大肠，宜桔梗开之。

---

① 并：《本草纲目》十卷甘草条作"乃"。
② 日华：指《日华诸家本草》。下同。
③ 充：此前原有"而"字，依《灵枢·本藏》删。
④ 司：原作"而"，依《灵枢·本藏》改。
⑤ 者也：原脱，依《灵枢·本藏》补。
⑥ 炒：原作"蒸"依千顷堂本改。

按桔梗之用，惟其上入肺经，肺为主气之脏，故能使诸气下降。世俗泥为上升之剂，不能下行，失其用矣。凡用桔梗，去芦及浮皮并尖，以百合捣烂，同浸一日，挫碎微焙。

葳蕤

甘平，入脾，柔润入肾，故能补中益气、逐热除蒸，治一切不足之症。用代人参，不寒不燥，大有殊功。朱肱用治风温，亦谓其能去风热与湿也。但性味和平，力量宽缓，譬之盛德之人而短于才者也。水浸半日，饭上蒸用。

知母

苦寒，气味俱厚，沉而下降，为肾经本药，兼能清肺者。为其肃清龙雷勿使僭上，则手太阴无销烁之虞也。泻有余之相火，理消渴之烦蒸。凡止咳安胎，莫非清火之用。多服令人泄泻，令人减食。此惟实火燔灼者，方可暂用。若施之于虚损之人，如水益深矣。盖苦寒之味行天地肃杀之令，非长养万物者也。今世未明斯义，误以为滋阴上剂，劳瘵神丹，因而夭枉者不可胜数。予故特表而出之，永为鉴戒。凡用须去毛切，以咸酒炒如褐色。

肉苁蓉

味甘，咸微温，补肾而不峻，故有苁蓉之号。主男子绝阳不兴，女人绝阴不育，益精气，暖腰膝，止遗精遗沥，带下崩中，多服令人大便滑润。坚而不腐者佳。酒洗去用。

锁阳

甘温，入肾。补阴益精，润燥养筋。凡大便燥结，腰膝软弱，珍为要药。酒润，焙用。

天麻

甘平，为肝家气分之品。主风湿成痹，四肢拘挛，通血脉，强筋骨，利舌本，疏痰气，为中风家必需之要剂。元素云：止头痛，理风虚眩晕。浸一日夜，湿纸裹煨。

巴戟天

辛甘微温，肾经之血分药也。强筋骨，起阴痿，益精气，止遗泄。治小腹痛引阴中，疗水胀，理脚气。酒浸一宿，去心焙。

远志

微温味苦，肾经气分药也。强志益精，治善忘。盖精与志，皆肾所藏者，精不足，则志衰，不能上交于心，故善忘。精足志强，则善忘愈矣。壮阳固精，明目聪耳，长肌肉，助筋骨，理一切痈疽，破肾积奔豚，主治虽多，总不出补肾之功。或以为心经药，则未也。甘草汤浸宿，去心焙。

仙茅

辛温，有毒，肾经药也。益阳道，暖腰膝，强筋骨，美颜色，腹冷不能食，挛痹不能行，皆为要药。按仙茅宣而能补，颇称良品，但有小毒，服以纵欲者，自速其生，与仙茅何咎？忌铁以糯米泔浸一宿，去赤汁阴干，便不损人。

玄参

色黑苦寒，肾经药也。清肾家之火，解斑疹，利咽喉，通小便，明眼目，散瘰疬，理伤寒狂邪发渴，心内惊烦。按玄参主用繁多，咸因肾水受伤，真阴失守，孤阳无根，亢而僭逆，法当壮水以制阳光，常体此意，便得玄参之用矣。忌铜铁。

地 榆

苦寒微酸，肝家药也。善入下焦理血，凡肠风下血、尿血、痢血、月经不止，带下崩淋、久泻者，皆宜用之。寇宗奭云：其性寒，专主热痢。若虚寒水泻者勿用。地榆虽能止血，多用有伤中气。梢能行血，即当去之。多以生用，勿见火。

丹 参

苦平，色赤，心与包络，血分药也。补心血，养神志，止惊烦，消积聚，破宿血，生新血，安生胎，落死胎。丹参一味，有四物之功，故胎前产后，珍为要剂。酒润微焙。

紫 草

味甘气寒，入心包络及肝经，血分药也。治斑疹痘毒，凉血活血，通大小肠。按紫草之用，专以凉血为功。痘疹毒盛则血热，血热则干糊而不发越，得紫草凉之，则血行而毒出。世俗未明此旨，误认为宣发之品，非矣。其性凉润，便闭者乃为相宜。若大便利者，不可多用。嫩而紫色染手指者佳。

白 芨

苦寒，入肺。止嗽家之吐血，疗诸疮以生肌。苏恭云：手足折裂[1]者，嚼涂有效。味涩善收，颇合秋金之德，故入肺止血，治疮生肌。凡吐血者，以水盆盛之，浮者，肺血也，以羊肺蘸白芨末食之；沉者，肝血也，以羊肝蘸食；半沉半浮者，心脾之血也，羊心脾蘸食。微火略焙。

黄 连

苦寒，入心，为治火之主药。泻心火而除痞满，疗痢疾而止腹痛，清肝胆而明耳目，祛湿热而理疮疡，利水道而厚肠胃，去心窍之恶血，消心积之伏梁。大明曰：治小儿疳气，杀虫。成无己曰：蛔虫得苦则不动，黄连之苦，以安蛔也。韩悉云：黄连与官桂同行，能使心肾交于顷刻。李时珍曰：黄连大苦大寒，用以降火，中病即止。安可使肃杀之令常行，而伐其生生之气乎？《内经》曰：五味入胃，各归所喜，久[2]而增气，物化之常也。气增而久，夭之由也[3]。王冰注云：增味益气，如久服黄连，以为清火神剂，殊不知黄连泻实火，若虚火而误投之，何异操刃耶。愚谓大苦大寒，行隆冬肃杀之令，譬如圣世不废刑威，虽不得已而后敢用。若概施之，则暴虐甚而德意，穷民不堪命矣。喜用寒凉者，尚其戒诸。黄连止入心家，言清肝胆者，实则泻子之法也。李时珍云：古人香连丸，用黄连、木香；姜连散，用干姜、黄连；左金丸，用黄连、吴茱萸，口疮方，用黄连、细辛，皆是一冷一热，寒因热用，热因寒用，阴阳相济，最得制方之妙。所以功成而无偏胜也。清心火者，生用；清肝胆火者，吴萸拌炒。上焦之火宜酒炒，下焦之火宜咸水炒。中焦之火宜姜汁炒。盖辛热能制其苦寒，咸润能制其燥耳。

胡 黄 连

苦寒，入心，旁通肝胆。产于胡也，

---

[1] 折裂：《重修政和经史证类备用本草》卷十作"皴拆"。

[2] 久：此前原有"故"字，依《素问·至真要大论》删。

[3] 也：原作"矣"，依《素问·至真要大论》改。

而性味功用，与黄连相类，故有是名。主五心烦热，劳瘵骨蒸，小儿惊疳，女人胎蒸，伤寒温疟，消果子积。折之尘出，如烟者真。

黄　芩

苦寒，轻飘入肺，坚实者入大肠。主风热，湿热，痰热骨蒸，火咳，下痢，喉间腥气，上部积血，寒热往来，失血痛疽，安胎，疗淋，养阴退阳。李时珍云：洁古言黄芩泻肺火，治脾湿。东垣言片芩治肺火，条芩治大肠火。丹溪言黄芩治三焦火。仲景治少阳症，小柴胡汤；太阳少阳合病下利，黄芩汤；少阳症下后心下满，泻心汤，并用之。盖黄芩苦寒，去心脾热，一则金不受刑，一则胃火不流入肺，即所谓救肺也。肺虚不宜者，苦寒伤土，损其母也。少阳症，虽在半表半里，而胸胁痞满，实兼心肺上焦之邪。心烦喜呕，默默不欲饮食，又治脾胃中焦之症，故用黄芩以治手足少阳相火，黄芩亦少阳本经药也。成无己但云柴胡、黄芩之苦，以发传经之热，芍药、黄芩之苦，以敛肠胃之气，殊昧其治火之功。《直指》云：柴胡退热，不及黄芩。盖亦不知柴胡之退热，乃苦以发之，散火之标也；黄芩之退热，乃寒能胜热，折火之本也。仲景云：少阳症腹中痛者，去黄芩，加芍药；心下悸，小便不利者，去黄芩，加茯苓。似与《别录》治少腹绞痛、利小便之文不合。成氏言黄芩寒中，苦能兼肾，故去之，是亦不然。至此当以意逆之，辨以脉症可也。若因饮寒受寒，腹痛，及饮水心下悸，小便不利，而脉不数者，是里无热症，则黄芩不可用也。苦热厥腹痛，肺热而小便不利者，黄芩可不用乎？子因感冒犯戒，蒸热如火，吐痰废食，偏服诸药益剧。偶思东垣治肺热，烦渴昼盛，气分热

也，宜一味黄芩汤，遂用一两，煎服，次日皆愈。药中肯綮，效至若此。得酒，上行；得猪胆汁，除肝胆火；得柴胡，除寒热；得芍药，治下利；得桑皮，泻肺火；得白术，安胎。稍挟虚者，切勿轻用。

秦　艽

味苦性平，本入阳明，兼通于肝胆。主阳明风湿，搜肝胆伏风，所以养血荣筋，除蒸退热，理肢节痛及挛急不遂，黄疸酒毒。世俗不知其功能本于祛风，凡遇痛症，动辄用之，失其旨矣。能利大小便，滑泄者勿用。

柴　胡

苦而微寒，入胆经。主伤寒疟疾，寒热往来，呕吐胁痛，口苦耳聋，头角疼痛，心下烦热，宣畅气血，除饮食、痰水结聚，理肩背痛，目赤眩晕，妇人热入血室，小儿五疳羸热。东垣引清气升腾而行春令者，宜之。银柴胡主用相同，劳羸者尤为要药。欲上升者，用其根；欲下降者，用其梢。勿令见火。

前　胡

味苦，微寒，肺肝药也。散风祛热，消痰下气，开胃化食，止呕定喘，除嗽，安胎，止小儿夜啼。柴胡、前胡均为风药，但柴胡主升，前胡主降，为不同耳。种种功力皆是搜风下气之效，肝胆家风痰为患者，舍此莫能疗。忌火。

防　风

辛甘微温，入肺与膀胱。主上焦风邪，泻肺实，大风头眩，周身痹疼，四肢挛急，风眼冷泪，兼能去湿。东垣云：防风治一身痛，乃卑贱之职，随所引而至，风药中润剂也。防风能制黄芪，黄芪得防

风，其功愈大，乃相畏而相使也。治上焦风，用其身；治下焦风，用其梢。本主治风，又能治湿者，风能胜湿也。

羌活 独活

乃一类两种，中国生者名独活，胡来者名羌活。气味辛温，为手足太阳引经之药，又入足少阴厥阴。小无不入，大无不通，故能散肌表八风之邪，利周身骨节之痛，头旋掉眩，失音不语，手足不随，口眼歪斜，目赤，肤痒，理女子疝瘕，散痈疽恶血。王好古云：羌活色赤气雄，可理游风。独活色黄气细，可理伏风。气血虚而遍身痛者，禁之。

升 麻

辛平，入脾胃二经。主头额间痛，牙根疼烂，肌肉间风热，解百毒，杀鬼邪，辟瘟疫，消斑疹，行瘀血，治阳陷眩晕及胸胁虚痛，久泻脱肛，遗浊崩带。东垣云：发阳明风邪，升胃中清气，引甘温之药，以补卫入表，故元气不足者，用此于阴中升阳，又缓带脉之意。大抵人年五十以上，降气常多，升气常少。《内经》曰：阴精所奉其人寿，阳精所降其人夭[1]。千古之下，窥其微旨，东垣一人而已。凡上盛下虚者勿用。

苦 参

苦寒，入肾。主风热虫痛，肠风下血，积热下利，擦牙止痛。丹溪云：服苦参者多致腰重，因其性降而不升也，非伤肾也。治大风有功，况细疹乎。火旺者宜之，火衰虚弱者，大忌。

白 藓 皮

气寒，善行，味苦，性燥，入肺脾二经。主恶毒诸疮，风癫疹癣，湿痹死肌，

不可屈伸，通关节，利九窍及血脉，肺热咳嗽，天行狂走，头目痛。气味似羊膻，多服损中气。

玄 胡 索

辛温，入手足太阳、厥阴四经。行血利血，止痛，落胎，通络，利小便。玄胡索兼理气血，故能行血中气滞，气中血滞，理一身上下诸痛，确有神灵。时珍颂为活血化气，第一品药，非虚语也。往往独行多功，杂以他味便缓。上部酒炒用，中部醋炒用，下部咸水炒用。

川 贝 母

味苦，微寒。主烦热，心下满，润肺，消燥痰，散项下瘿瘤，傅恶疮，收口生肌。俗以半夏有毒，用贝母代之。不知贝母寒润，治肺家燥痰之药。半夏温燥，治脾胃湿痰之药。二者天渊，何可代乎？去心，同糯米炒，米熟为度，去米用。

茅 根

甘寒，入胃。主胃热烦渴、吐衄，黄疸，水肿，消瘀血，通月闭，止喘呕，利小便，亦良物也。世皆以其微而忽之，惟事苦寒，致伤中和之气，乌足知此哉！

龙 胆 草

苦涩，大寒。肝经邪热，下焦湿热，目病赤肿瘀肉，小儿客忤疳气，去肠中小虫。时珍曰：相火寄在肝胆，有泻无补，故泻肝胆之热正益肝胆之气，但大苦大寒，过服恐伤胃中生发之气，及助火邪，亦久服黄连反从火化之义也。甘草汤浸一宿，晒干用。

---

[1] 夭：原作："天"，依《素问·五常政大论》改。

细 辛

辛温，入足厥阴、足少阴血分，为手少阴引经之药。主风寒湿头疼，痰厥气壅；利九窍，明目聪耳通鼻，治齿痛肤痒，风眼泪出，口疮喉痹，惊痫咳嗽。时珍曰：气之厚者能发热，阳中之阳也。辛温能散，故风寒湿火痰气者，用之。用治口疮齿疾者，取其散浮热者，火郁则发之之义也。辛能泻肺，故咳嗽上气者，宜之。辛能补肝，故肝胆不足，惊痫目疾者，宜之。辛散太过，凡涉虚，忌之。

当 归

甘辛微温，入心、肝、脾三经。主一切风、一切气、一切血，温中，止头目心腹诸痛，破恶血，养新血，润肠胃，养筋骨，泽皮肤，理痈疽，排脓止痛生肌。好古云：心生血，脾裹血，肝藏血，故入三经。头止血而上行，梢破血而下行，身养血而中守，全活血而不走。气血昏乱，服之而定。能领诸血各归其所当之经，故名当归。脾胃泻者，忌之。去芦，酒洗微焙。

川 芎

味辛性温，肝家药也。主一切风、一切气、一切血，血虚及脑风头痛，面上游风，目泪多涕，昏昏如醉。除湿止泻，行气开郁，去瘀生新，调经种子，排脓长肉。苏颂云：蜜丸，夜服，治风痰殊效。弘景云：止齿中出血。东垣云：头痛必用川芎。再加引经药：太阳羌活，阳明白芷，少阳柴胡，太阴苍术，厥阴吴茱萸，少阴细辛。寇氏云：川芎不可久服，令人暴亡，单服既久，则辛喜归肺，肺气偏胜，金来克木，肝必受邪，久则偏绝，是以暴夭。若药具五味，备四气，君臣佐使

配合得宜，宁有此患哉？小者，名抚芎，专主开郁。

蛇 床 子

辛甘，入肾。温肾助阳，祛风湿，痒痹，消恶疮，暖妇人子宫，起男子阴痿，利关节，止腰痛。蛇床入肾而补元阳，大有奇功，谁知至贱之中，乃伏殊常之品。舍此而别求补益，岂非贵耳贱目耶？去壳，取仁，略炒。

藁 本

苦辛微温，足太阳本经药也。主太阳巅顶痛，大寒犯脑，痛连齿颊，头面身体皮肤风湿。元素云：藁本乃太阳风药，其气雄壮，寒热郁于本经，头痛必用之药。巅顶痛非此不除。与木香同用，治雾露之清邪中于上焦。与白芷同作面脂，既能治风，又能治湿，亦各其类也。

白 芷

辛温，手阳明引经本药也，兼入肺经。解利手阳明头痛，中风寒热及肺经风热，头面皮肤风痹燥痒，眉棱骨痛，鼻渊衄[1]齿痛，崩带，能蚀脓。东垣云：白芷疗风通用，其气芳香，能通九窍，表汗不可缺也。时珍曰：白芷能辟蛇，故蛇伤者用之，亦制以所畏也。微焙用。

白 芍

药味酸微寒，为脾肺行经药，入肝脾血分。泻肝安神，收胃止泻，实腠理，和血脉。痢疾腹痛，脾虚中满，胎产诸疾，

---

[1] 衄：原作"齆"按：齆同"衄"。《集韵·屋韵》："衄，或从鼻。"

退热除烦，明目，敛疮口。赤者^①破血下气，利小便。东垣曰：芍药酸涩，何以言利小便？盖能益阴滋湿而停津液，故小便自行，非通利也。按芍药微寒，未若芩、连、栀、柏之甚也？而寇氏云：减芍药以避中寒。丹溪云：新产后勿用芍药，恐酸寒以伐生生之气。嗟夫药之寒者，行杀伐之气，违生长之机，虽微寒如芍药，犹且谆谆告戒，况大苦大寒之剂，其可肆行而莫之忌耶。避其寒，用酒炒。入血药，用醋炒。

牡丹皮

苦辛微寒，肝经药也。清肾经之虚热，理无汗之骨蒸，凉血行血，通关腠，排脓消瘀，定吐衄血。时珍云：牡丹皮治肾肝血分伏火，伏火即相火也。古方惟以此治相火，故仲景肾气丸用之。后人惟知黄柏治相火，不知丹皮更胜也。此千古秘奥，人所不知，赤花^②者利血，白花者补人，宜分别用。肉厚者佳，酒洗微焙。

木香

性温味辛，气味俱厚，沉而下降，统理三焦气分。主心腹痛，健脾胃，消食积，止吐利，安胎气，理疝气，疗肿毒，辟鬼邪。时珍云：诸气膹^③郁，皆属于肺^④。故上焦气滞者宜之，乃金郁则泄之也。中气不运，皆属于脾，故中焦气滞者宜之，脾胃喜芳香也。大肠气滞则后重，膀胱气不化则癃淋，肝气逆上则为痛，故下焦气滞者宜之，乃塞者通之也。形如枯骨，味苦粘牙者良。凡入理气药，只生用之。若欲实大肠药，须以面裹煨，面熟为度。

高良姜

辛温，独入脾胃。主寒邪腹痛。止呕吐，宽噎膈，破冷癖，除瘴疟，消宿食。东壁土炒用。

草豆蔻

辛温，入脾胃二经。脾胃多寒湿、郁滞者，与之相宜。然多用能助脾热，伤肺损目。面裹煨，去皮。

白豆蔻

辛温，入肺脾二经。散肺中滞气，祛胃中停积，退目中云翳，通噎膈，除疟疾，解酒毒，止吐逆。杨士瀛云：治^⑤脾虚疟疾，能消能磨，流行三焦，营卫一转，诸症自平。《肘后方》云：患恶心者，惟嚼白豆蔻最佳。其功全在芳香之气，一经火炒，便减功力，即入汤液，但当研细，待诸药煎好，乘沸点服，尤妙。

缩砂仁

辛温，入肺、脾、胃、肾四经。和中行气，消食醒酒，止痛安胎，除上焦浮热，化铜铁骨哽。同熟地、茯苓能纳气归肾；同檀香、白蔻能下气安肺；得白术、陈皮能和气益脾。炒香，去衣。

益智仁

辛温，能达心与脾胃。进饮食，摄涎唾，止遗泄及小便多，止女人崩漏，亦能安养心神。《直指》云：心者脾之母，进食不止于和脾。盖火能生土，故古人进食，必先益智，土中益火也。去壳咸水

① 者：原作"老"，依乾隆本改。千顷堂本作"芍"。
② 花：原脱，依《本草纲目》十四卷牡丹皮条补。
③ 膹：原作"脾"，依《本草纲目》十卷木香条改。
④ 肺：原作"脾"，依《本草纲目》十卷木香条改。
⑤ 治：原作"生"，依《本草纲目》十四卷白豆蔻条改。

炒。

肉　果

辛温，善入手、足阳明。暖脾胃，固大肠，消宿食，宽膨胀，止吐逆。按土性喜暖爱香，故肉果与脾胃最为相宜，其能下气者，脾得补而健运，非若厚朴、枳实之偏于峻削也。糯米粉裹，煻火中煨熟，去粉用，忌铁器。

补 骨 脂

辛温，宜肾兴阳事，止肾泄，暖丹田，敛精神。腰膝痠疼，肾冷精流者，不可缺也。韩飞霞云：补骨脂属火，收敛神明，能使心包之火与命门之火相通。故元阳坚固，骨髓充实。《本事方》云：肾气衰弱，则阳事痿劣，不能熏蒸脾胃。令人痞满少食。譬如釜中无火，虽终日不熟，何能消化？补骨脂助火，固能生土。更加木香以顺气，使之斡旋仓廪，仓廪空虚，则受物矣。揉去皮，以胡桃肉拌炒，或咸水炒。

姜　黄

苦温，善达肝、脾。下气破血，化癥瘕血块，消痈肿。大者为片子黄，能入臂理痛。

郁　金

辛苦，入心。下气破血，止心腹痛，产后败血攻心，失心颠狂，衄血吐血，痘毒入心。《经验方》云：一妇人患颠十年，用郁金七两，明矾三两，为末，薄荷汤法丸。才服五十丸，心胸间觉有物脱去，再服而苏。此因惊忧而致。痰与血凝于心窍也。

蓬　莪　术

苦辛而温，专走肝家。破积聚恶血，疏痰食作痛。李时珍云：郁金入心，专司血病；姜黄入脾，治血中之气；蓬术入肝，治气中之血，稍有不同。醋炒者，引入血分。

荆　三　棱

苦温，肝家血分药也。破坚积结聚，行瘀血宿食，治疮肿坚硬，通经下乳，堕胎。昔有患癥癖者，死遗言必开腹取之。得块坚如石，文理有五色，削为刀柄，后刘三棱，柄消成水，故知得疗癥瘕。元素云：能泻真气，虚者勿用。醋煮，炒干。

香　附

辛甘微苦，足厥阴、手少阳药也。利三焦，开六郁，消痰食，散风寒，行血气，止诸痛，月候不调，崩漏胎产，多怒多忧者，需为要药。丹溪云：香附行中有补，如天之所以为天者，健运不息，故生生无穷，即此理也。李时珍云：生则上行胸膈，外达皮毛；熟则下走肝肾，外彻腰足。炒黑则止血，便制则入血补虚，咸炒入血润燥，酒炒则行经络，醋炒则消积聚，姜汁炒则化痰。得参、术则补气，得归、地则补血，得苍术、抚芎则解郁，得黄连、山栀则降火，得紫苏则发散，得艾叶则暖子宫。韩飞霞云：香附能推陈致新，故诸书皆云益气。而俗有耗气之说，宜于女人不宜于男子者，非矣。

藿　香

辛温，脾肺之药也。开胃进食，温中快气，止心腹痛，为吐逆要剂。东垣谓其芳香助胃，故能止呕进食。今市中售者，殊欠芳香，安望其有功耶？凡使，须水洗净。

泽　兰

苦而微温，肝、脾药也。破瘀血，消癖癥，宣九窍，利关节，通小肠，治水肿，涂痈疽。按泽兰芳香，悦脾可以快气疏利，悦肝可以行血，流行营卫，畅达肤窍，遂为女科上剂。

香　薷

辛温，入肺。发散暑邪，通利小便，定霍乱，散水肿。世医治暑，概用香薷，殊不知香薷为辛温发散之剂。如纳凉饮冷，阳气为阴邪所遏，以致恶寒发热、头痛、烦渴，或霍乱吐泻者，与之相宜。若劳役伤暑，汗多烦喘，必用清暑益气汤。如大热大渴，人参白虎汤，以泻火益元。若用香薷，是重虚其表，反助其热矣。今人不知暑伤元气，概用香薷代茶，不亦误乎？《外台秘要》香薷一斤，熬膏，加白术末七两，丸如桐子，米饮下。治通身水肿，颇著神功。忌火焙，并忌日晒。

荆　芥

辛温，入肺、肝二经。散风热，清头目，利咽喉，消疮毒，化瘰疬，破结聚，下瘀血。按荆芥本功治风，又兼治血者，为其入风木之脏，即是藏血之地，故并主之。与河豚，黄颡鱼、驴肉相反，若同日食之，多致丧命，不可不痛戒也。荆芥穗，炒黑，治下焦血有功。

薄　荷

辛凉，肺、肝药也。除风热，清头目，利咽喉，止痰嗽，去舌苔。洗瘾疹、疮疥、瘰疬，涂蜂螫蛇伤，塞鼻止衄血，擦舌疗寒涩。按薄荷气味俱薄，浮而上升，故能清理高巅，解散风热。然芳香尖利，多服久服，令人虚汗不止。软弱人久用，反动消渴病。

紫　苏

辛温，肺家药也。叶可发散风寒；梗能行气安胎；子可消痰定喘，解鱼蟹毒，治蛇犬伤。按紫苏以辛散为功，久服泄人真气，俗世喜其芳香，爱其达气，或为小蔬，或作蜜饯，朝暮服之，甚无益也。古人云：芳草致豪贵之疾，盖指此类耳。

甘　菊　花

味甘性平，入肺、肾两经。清头目风热，定风虚眩晕，利血脉，安肠胃，悦皮肤，止腰疼，翳膜遮睛，冷泪流溢，珍为要品。菊花，属金与水，惟其益金，故肝木得乎而风自息；惟其补水，故心火有制而热自除。甘美和平，得天地清纯冲和之气，是以服食家重之如宝玉也。钟会赞菊有五美云：圆花高悬，准天极也。纯黄不杂，合土色也。早植晚发，君子德也。冒霜吐英，象真质也。味和体轻，神仙食也。甘者功用弘多，苦者但可理痈。白者入气，赤者入血，神而明之，存乎其人耳。忌火，去蒂，浆过晒干，乘燥入磨。

艾　叶

辛苦而温，通行十二经。温中气，祛寒湿，定吐衄，止下利，安胎气，除腹痛，理崩带，辟鬼邪，杀诸虫。灼灸百病，大有奇功。艾性温暖，有彻上彻下之功，服之以祛寒湿，可转肃杀为阳和，灸之以通经络，可起沉疴为康泰，其用最普，其功最巨。苏颂讹云：不可妄服，此必燥热者，久服故耳。今人谬执斯言，没其神用，何异于因噎而废食耶！老弱虚人，下元畏冷，以熟艾兜其脐腹，妙不可言。生用则凉，熟用则热。

茵陈蒿

足太阳药也。治发黄，驱湿热，利小便，通关节。按发黄有阴阳二症，茵陈，同栀子、黄柏，以治阳黄；同附子、干姜以治阴黄。总之茵陈为君，随佐使之寒热，而理黄症之阴阳也。古法用茵陈、生姜捣烂，于胸前、四肢，日日擦之。

青蒿

苦寒，入肝经血分。主真阴不足，伏热骨蒸，生捣傅金疮，止血止痛。杀鬼气尸疰，理久疟久痢。按青蒿得春独早，其发生在群草之先，故治少阳、厥阴诸症，特著其功。然性颇阴寒，胃虚者不敢投也。童便浸一日夜，晒干。

茺蔚

即益母草。心、肝二经，血分药也。活血破血，调经止痛，下水消肿，胎前产后一切诸症，皆不可缺。可浴瘾疹，捣傅蛇毒。茺蔚子，功用略同，但叶则专主行血，子则行中有补，故广嗣及明目药中，多收之。然毕竟职专行血，故瞳神散大者，又在禁例。微炒，春去壳用。

夏枯草

苦辛微寒，独入厥阴，消瘰疬，散结气，止目珠痛。此草补养厥阴血脉，又能疏通结气，目痛瘰疬，皆系肝症，故独建神功。然久用亦防伤胃。与参、术同行，乃可久服无弊。

旋覆花

咸甘微温，入肺与大肠二经。通血脉，消结痰，驱痞坚，除水肿，散风湿，开胃气，止呕逆。旋覆花之功颇多，然不越乎通血，下气，行水而已。但是走散之品，非虚衰者所宜也。去蒂及皮，蒸用。

红花

辛温，入心与肝，血分药也。活血通经，去瘀散肿。产后血运，胎死腹中，并宜用之。多用破血，少用养血。酒喷，微焙。

大小蓟根

甘温，入脾、肝二经。破宿血，生新血，安胎气，止崩漏，定吐衄。大小蓟，皆能破血，但大蓟力胜能消痈，小蓟力微只可退热，不能消痈。酒洗，或童便拌，微炒。

续断

苦而微温，独入肝家。助血气，续筋骨，破瘀结，消肿毒，缩小便，止遗泄，理胎产崩带，及跌扑损伤。血痢，用平胃散五钱，入续断一钱二分，煎汤服必效。以其既能行血，又能止血，宣中有补也。酒浸炒。

胡芦巴

苦温，纯阳之品，补火之药也。主元藏虚寒，疝瘕，寒温，腹胁胀满，脚气。胡芦巴，乃海南山中所产萝卜子也。温补下元，导火归经，与肉桂同功，至宋时始出，故《图经本草》未之及耳。酒浸炒。

牛蒡子

即鼠粘子。辛温，入肺。达肺气，利咽喉，去皮肤风，消斑疹毒，出痈疽头。牛蒡子，本入肺理风之剂，兼理腰膝凝滞者，一则金为水母，一则清肃下输，或谓兼入肾者，非其升浮之用也。

豨莶

苦寒，入肝。主风气麻痹，胃痛膝弱，风湿诸疮。按豨莶苦寒之品，且有毒，令人吐，以为生寒熟温，理或有之。以为生泻熟补，未敢尽信，岂有苦寒搜风之剂，一经蒸煮，便有补益之功耶？世俗以慎微《本草》誉之太过，遂误认为风家至宝。余少时亦信之，及恪诚修事，久用无功，始知方书未可尽凭也。古人所谓补者，亦以邪气去则正气昌，非谓其本性能补耳。酒蜜润蒸。

芦根

甘寒，入胃。主胃热火逆，呕吐噎哕，消渴泻痢。取肥者，去须节并赤黄皮。

麻黄

辛甘而温，气味俱薄，轻清上浮，入手太阴、足太阳二经。去营中寒邪，泄卫中风热，通利九窍，宣达皮毛，消斑毒，破癥结，止咳逆，散肿胀。按麻黄轻可去实，为发表第一药。惟当冬令在表，真有寒邪者，始为相宜。虽发热恶寒，苟不头疼，身痛拘急，脉不浮紧者，不可用也。虽可汗之症，亦当察病之重轻，人之虚实，不得多服。盖汗乃心之液，若不可汗而误汗，虽可汗而过汗，则心血为之动摇。或亡阳，或血溢，而成坏症。可不兢兢至谨哉。服麻黄，须谨避风寒，不尔复发难疗。去根节，煮数沸，掠去上沫，不去沫，令人烦，根节能止汗故也。

木贼

甘苦，入肝，退目翳，止泪出。木贼与麻黄同形同性，亦能发汗散火。治木器者，用之搓擦则光净，故有木贼之名。取

以制肝，木有灵也。

灯心

平淡，入太阳经。利小便，除水肿，烧灰吹急喉痹。傅阴疳，神效。

生地

甘寒，入心、肾两经。滋肾水，养真阴，填骨髓，长肌肉，利耳目，破恶血，理折伤。解烦热，除脾伤痿倦，去胃中宿食。清掌中热痛，润皮肤索泽，疗吐血，衄血，尿血，便血，胎前产后崩中带下。

熟地

甘温。功用尤弘，劳伤胎产家，推为上剂。脉洪实者，宜于生地；脉虚软者，宜于熟地。六味丸以之为首，天一所生之源也；四物汤以之为君，乙癸同归之治也。生地性寒，胃虚者恐其妨食，宜醇酒炒之以制其寒。熟地性滞，痰多者，恐其泥膈，宜姜汁炒之，以制其滞。更须佐以砂仁、沉香二味，皆纳气归肾，又能疏地黄之滞，此用药之权衡也。拣肥大沉水者，好酒同砂仁末拌匀，入柳木甑于瓦锅内，蒸极透，晒干，九次为度。地黄，禀北方纯阴之性，非太阳与烈火，交相为制则不熟也。市中惟用酒者，不知其不熟也，向使一煮便熟，何固本膏用生、熟地各半耶？忌铜铁器，否则令人肾消，发白。

牛膝

苦酸，肾、肝药也。补肾强阴，理腰脊膝胫之病，补肝强筋，疗血结拘挛之苦。止淋家茎痛欲死，截久疟寒热不休，能落死胎，出竹木刺。按五淋诸症，极难见效，惟牛膝一两，入乳香少许，煎服，连进数剂，即安。性主下行，且能滑窍，

梦失遗精者，在所当禁，此千古秘奥也。欲下行，则生用。滋补则酒炒。

紫菀

辛甘微温，肺家药也。益肺调中，消痰定喘，止血疗咳。解渴，润肌，补虚辟鬼。紫菀，辛而不燥，润而不寒，补而不滞，诚哉金玉君子。然非独用，多用，不能速效。小便不通及溺血者，服一两，立效。去须洗净，微火焙。

麦门冬

甘而微寒，肺经药也。清肺中伏火，定心脏惊烦，理劳瘵骨蒸，止血热妄行。理经枯乳闭，疗肺痿吐脓，润燥干烦渴。麦门冬主用烦多，要不越清肺之功。夏令湿热，人病困倦无力，身重气短，孙真人立生脉散，补天元真气，人参甘温，泻虚火而益元气，麦冬甘寒，润燥金而清水源，五味子之酸温，泻丙丁而补庚金，殊有妙用，然胃寒者不敢饵也。去心用。若入丸剂，汤润捣膏。畏其寒者，好酒浸捣。

冬葵子

甘寒，太阳药也。达诸窍，疏大肠，利小便，催难产，通乳闭，出痈疽头，下丹石毒。葵根，功用与子相仿，小儿误吞铜钱，以根煮汁饮之，神效。葵性淡滑为阳，能利窍，通闭，关格者恒用之。别有一种蜀葵根，肠胃生痈者，同白芷服，善能排脓，散毒。

款冬花

辛而微温，肺经药也。润肺消痰，止咳定喘，清喉痹，理肺痿肺痈。古人治久咳，款冬花一两，蜂蜜拌润，入茶壶中，以面固其盖，勿令漏气。壶下着炭火，待烟从壶口出，口含吸咽，烟尽乃止，数日必效。按傅咸款冬花赋云：冰凌盈谷，雪积被崖，顾见款冬，炜然华艳，则其纯阳之性可知。虽具辛温，却不燥热，故能轻扬，上达至高Z之府，赞相傅而奏功勋也。蜜水拌焙。

决明子

苦寒，东方药也。清肝家风热，去目中翳膜，理赤眼泪出。炒熟，研碎。

瞿麦

苦寒，入太阳经。逐膀胱邪热，治小便不通。明目，堕胎。按瞿麦之用，惟破血利窍四字，可以尽其功能，非久任之品也。炒用。

葶苈子

辛寒，入肺。泻气。主肺壅上气，咳嗽喘促，痰气结聚，通身水气。按《本草》十剂云：泄可去闭，葶苈、大黄之属。此二味皆大苦大寒，大黄泄血闭，葶苈泄气闭。夫葶苈之峻利不减大黄。性急逐水，殊动真气，稍涉虚者，宜痛戒之。有甜苦二种，苦者专泄，甜者稍缓。然肺家水气，非此莫能疗，但不敢多用耳。酒炒，或同糯米炒，米熟，去米用。

车前子

甘寒，入肾、膀胱二经。利小便，除湿痹，益精气，疗目赤，催产难。车前子利小便而不走气，与茯苓同功。以纱囊揉去泥土，炒熟。

连翘

苦寒，入心。泻心火，破血结，散气聚，消肿毒，利小便。诸疮痛痒皆属心火，连翘泻心，遂为疮家要药。治瘰疬疮疬有神，然久服有寒中之患。酒炒，研用。

青　黛

甘寒，东方药也。泻肝气，散郁火，杀疳虫，傅热疮。古称青黛从波斯国来，今惟以靛花充用，然干靛多夹灰石，须淘澄去净，取浮标用。

萹　蓄

苦寒。利小便，驱湿热，杀诸虫。

沙菀蒺藜

甘温，善走肾、肝二经。主补肾益精，止腰痛遗泄，种玉方中尊为要品。白蒺藜，别为一种，破血消痰，治风明目，亦能补肾。

谷　精　草

甘平，阳明药也。主头风翳膜，痘后目翳，此草收谷后，荒田中生之，得谷之余气，独行阳明分野，明目退翳之功，而在菊花之上。

海　金　沙

甘寒，小肠、膀胱药也。主湿热肿满，通小便淋秘。此太阳经血分之药，惟在二经血分热者，始为相宜。勿令见火。

大　黄

苦寒，足太阴、手足阳明、手足厥阴，五经血分之药也。行瘀血，导血闭，通痢积，破结聚，消饮食，清实热，泻痞满，润燥结，敷肿毒，荡涤肠胃，推陈致新。大黄性极猛烈，故有将军之号。本血分之药，若在气分用之，未免诛伐太过矣。泻心汤治心气不足，而邪火有余也。虽曰泻心，实泻血中伏火也。又仲景治心下痞满用大黄黄连泻心汤，此亦泻脾胃之湿热，非泻心也。病发于阴而反下之，则为痞满，乃寒伤营血，邪气乘虚结于上焦。故曰泻心，实泻脾也。病发于阳而反之下，则为结胸，乃热邪陷入血分，亦在上焦。大陷胸汤丸皆用大黄，亦泻脾胃血分之邪也。若结胸在气分，只用小陷胸汤。痞满在气分者，只用半夏泻心汤。成无己不知其分别此义。凡病在气分，胃虚血虚，胎前产后，并勿轻用，其性苦寒，能伤气耗血也。欲下行者，必生用之。若邪在上者，必须酒服引上至高，祛热而下也。欲取通利者，须与谷气相远，下后亦不得骤进谷气，大黄得谷气，便不能通利耳。

商　陆　根

酸辛，有毒，通大小肠。疏泄水肿，攻消疰癖，捣敷肿毒喉痹，小儿痘毒，同葱白填脐。白者可入汤散，赤者但堪外贴。古赞云：其味酸辛，其形类人。其用疗水，其效如神。与大戟、甘遂，异性而同功，虚者不可用。止用贴脐，利小便，即肿消也。

大　戟

苦寒，有毒。入肝与膀胱。利大小便，泄十种水病，破恶血癖块。李时珍云：痰涎无处不到。入心，则迷窍而颠狂；入肺，则塞窍而咳喘；入肝，则胁痛干呕，入经络，则痹痛；入筋骨，则引痛。并用控涎丹，殊有奇功。此治痰之本。本者水湿也。得气与火，变为痰涎。大戟泄脏腑之水湿，甘遂行经隧之水湿，白芥子散皮肤膜外之痰，善用者收奇功也。钱仲阳曰：肾为真水，有补无泻，又云痘疮变黑归肾，用百祥丸以泻肾，非泻肾也，泻其腑则脏自不实。百祥丸惟大戟一味，大戟能行水，泻膀胱之府，则肾脏不实。窃谓百祥非独泻腑，乃实则泻其子也，肾邪实而泻肝也。大戟浸水色青，肝胆之色也。仲景治痞满胁痛，干呕短气，十枣汤主之。亦有大戟。夫干呕胁痛，非胆症乎？则百祥之泻肝胆，明矣。何独泻腑乎？用枣同①煮软，去②骨，晒干。

甘 遂

苦寒，有毒。滨决十二经，疏通水道，攻坚破结。张元素云：味苦气寒。直达水气所结之处，水结胸中，非此不除，故大陷胸汤用之。但有毒不可轻用。刘河间云：水肿未消，以甘遂末涂腹，绕脐，内服甘草水，其肿便去。又涂肿毒，浓煎甘草汤服，其毒即散。赤皮者佳，白皮者性劣也。面裹煨熟，用以去其毒。

续 随 子

辛温，有毒。破瘀血癥癖，蛊毒鬼疰，水肿，利大小肠，下水甚捷。有毒伤人，不得过用。服后泻多，以醋同粥食即止。去壳，取色白者，研烂，纸包，压去油，取霜用。

蓖 麻 子

辛热，有毒。服者，一生勿食炒豆，犯即胀死。且有毒损人，故不可轻服。但取外治，其用甚多。研傅疮痍瘰疬；涂足心，催生；口眼歪斜，左歪贴右，右歪贴左；塞鼻，治壅；塞耳，治聋；小便不通，三粒研细，入纸捻，插茎即通；子宫脱下，涂顶即收。丹溪云：追脓拔毒，乃外科要药。又曰鹅鹚油能引药气入内，蓖麻油能拔病气出外。偏风，手足不举同羊脂、麝香、山甲，煎作膏，日摩数次。手臂肿痛，草麻③捣膏贴之，一日即愈。偏头痛，同乳香捣涂即止。外用必奏奇，

内服多致损人。取草麻油法，研烂，入水，用火煮之，有沫撇起，沫尽乃止，取沫煎至滴水成珠为度。

常 山

苦寒，有小毒。消痰至捷，截疟如神，常山劫痰疗疟，无他药可比，须在发散表邪之后，用之得宜，立建神功。世俗闻雷敩有老人久病之戒，遂视常山为峻剂，殊不知常山发吐，惟生用与多用为然，为甘草同行，则亦必吐。若酒浸炒透，但用钱许，余每用必建奇功，未有见其或吐者也。不一表明，将使良药见疑，沉疴难起，抑何其愚耶？酒浸一宿，切薄片，慢炙，久炒。形如鸡骨者良。

附 子

辛热，有毒。通十二经，无所不至。暖脾胃而驱寒湿，补命门而救阳虚，除心腹腰膝冷疼，破癥坚积聚血痕，治伤寒阴症厥逆，理虚人隔噎胀满，主督脉脊强而厥，救疝家引痛欲绝，敛痈疽久溃不收，拯小儿脾弱慢惊。附子禀雄壮之性，有斩关之能。引补气药，以追散失之元阳；引补血药，以滋不足之真阴；引发散药，以逐在表风寒；引温暖药，以祛在里之寒湿，其用弘矣。张元素云：附子以白术为佐，乃除寒湿之圣药。又益火之原，以消阴翳，则便溺有节。丹溪云：气虚热甚者，少加附子，以行参芪之功。肥大多湿者，亦宜之。戴元礼云：附子无干姜不热，得甘草则性缓。李时珍云：阴寒在下，虚阳上浮。治之以寒，则阴气益甚；

---

① 同：原作"围"依乾隆本改。
② 去：此前原有"去"字，乾隆本无此字，千顷堂本作"取"，依上下文义删。
③ 草麻：即"蓖麻"，又作"草麻"。下同。

治之以热，则拒而不纳。热药冷饮，下咽之后，冷体既消，热性便发，病气随愈。此热因寒用之法也。予每遇大虚之候，参、术无用，必加附子，便得神充食进。若阴虚阳旺，形瘦，脉数者，不可轻投。附子，以蹲坐正节角少，重一两者佳。形不正而伤缺风皱者，不堪用也。沸汤泡，少顷，去皮脐，切作四分，用甘草浓汁二钟，慢火煮之，汁干为度，隔纸烘干。或用便制者，只宜速用，不堪藏也。毋为！

乌 头

附乌头而生者，为附子。身长者，为天雄。大抵风症用乌头，寒症用附子。而天雄之用，与附子相仿，但功力略逊耳。按乌、附、天雄，皆是补下之药。若系上焦阳虚，当用参、芪，不当用天雄也。且乌、附、天雄之尖，皆是向下生者，其气下行，其脐乃向上，生苗之处。寇氏谓天雄之性，不肯就下。元素谓天雄之性，补上焦阳虚，皆为误见。

天 南 星

苦辛，有毒，脾、肺、肝之药也。主风痰麻痹，眩运，口噤身强，筋脉拘缓，口眼肿邪①，坚积痈疽，利水去湿，散血堕胎。味辛而散，故能治风散血；气温而燥，故能胜湿除涎；性紧而毒，故能攻坚拔毒。凡诸风口噤，需为要药。重一两者佳。生用，以温汤洗过，矾汤浸三日夜，日日换水，晒干。熟用者，酒浸一宿，入甑蒸一日，以不麻舌为度。造胆星法：南星生研末，腊月取黄牛胆汁，和剂纳胆中，悬有风处，年久弥佳。

半 夏

辛温，有毒，脾、胃药也。燥湿和中，消痰止嗽，开胃健脾，止呕定吐，消痰堕胎。好古曰经云：肾主五液，化为五湿，自入为唾，入肝为泣，入心为汗，入脾为痰，入肺为涕。有痰曰嗽，无痰曰咳，痰因咳动，脾之湿也。半夏能泄痰之标，不能泄痰之本。泄本者泄肾也，咳无形而痰有形，润肾燥脾，无形则润，有形则燥，所以为流湿润燥耳。以半夏为肺药，非矣。止吐，为足阳明；除痰，为足太阴也。汪机曰：脾胃湿热，涎化为痰，自非半夏曷可治乎？若以贝母代之，则翘首待毙。时珍曰：脾无湿不生痰，故脾为生痰之源，肺为贮痰之器。半夏治痰，为其体辛温也。涎滑能润，故行湿而通大便，利窍而泄小便。所谓辛走气，能化液，辛以润之是矣。丹溪谓半夏能使大便润而小便长。成无己谓半夏行水气而润燥。《局方》半硫丸治老人虚秘，皆取其滑盛也。俗以半夏为燥，误矣。湿去则土燥，则痰涎不生，非其性燥也。惟阴虚劳损，非湿热之邪而用之，是重竭其津液，医之咎也，岂药之罪哉？愚谓同苍术、茯苓则治湿痰；同栝楼、黄芩则治热痰；同南星、前胡则治风痰；用芥子、姜汁则治寒痰；惟治燥痰但宜以贝母、栝楼，非半夏所司也。半夏主治颇多，总是去湿健脾之力，苟无湿症，与半夏不相蒙也。古人半夏有三禁：谓汗家、渴家、血家，以其行湿利窍耳。择大而白者，水浸七日，每日换水，去衣净，更以姜汁、明矾、皂角同煮透，晒干。造曲法：以半夏洗净，去衣研细，以姜汁、矾汤、搜和作饼，楮叶包裹，待生黄衣，去叶晒干。

芫 花

辛温，有毒。消痰饮水肿湿痹，咳逆上气，喉鸣咽肿，疝瘕痈毒。李时珍曰：

---

① 肿邪：乾隆本作"喝邪"。

仲景治太阳表不解，心下有水气，干呕发而咳，或喘或利者，小青龙汤。表已解，头痛出汗，恶寒，心下有水气，痛引两胁，或喘或咳者，十枣汤。小青龙发散表邪，使水气自毛窍出，开鬼门也。十枣汤祛逐里邪，使水气自二便出，洁净府也。饮症有五，皆因内啜水浆，外感湿气，郁而为饮。流于肺则为支饮，令人喘咳寒热，吐沫背寒；流于脾则为悬饮，令人咳唾，痛引缺盆及两胁；流于心下则为伏饮，令人胸满呕吐，寒热眩晕；流于肠胃，则为痰饮，令人腹鸣吐水，胸胁支满，或泄泻，忽肥忽瘦；流于经络，则为溢饮，令人沉重注痛，或作水肿。芫花、大戟、甘遂之性，逐水去湿，直达水饮窠囊之处。取效甚捷。多即损人。陈久者良，醋煮数沸，去醋，更以水浸一宿，晒干则毒去也。

菟[①]丝子

甘平，肾家药也。益精髓，坚筋骨，止遗泄，主溺有余沥，去腰膝痠软。菟丝子禀中和之气，凝正阳之性，不燥不寒，故多功于北方，为固精首剂。水淘净，去土水，酒浸一宿，焙干。

五味子

肉中酸、甘，核中苦、辛、咸，故名五味。入肺肾二经。滋肾家不足之水，收肺气耗散之金，强阴固精，止渴止泻，定喘除嗽，敛汗明目。东垣云：五味子收肺气，乃火热必用之药，故治嗽以之为君。但有外邪者不可骤用。丹溪云：五味收肺，非除热乎？补肾，非暖水脏乎？乃热嗽必用之品。食之多虚热者，收补之骤也。黄昏嗽乃火浮入肺，不宜凉药，宜五味子，敛[②]而降之。元素云：夏月困乏，无气以动，与黄芪、人参、麦门冬、五味子，少加黄连，煎服，使人精神顿加，两足筋力涌出。补用熟，嗽用生。

覆盆子

甘平，入肾。起阳治痿，固精摄溺。强肾而无燥湿之偏，固精而无凝涩之害，金玉之品也。酒浸一宿，焙[③]用。

马兜铃

苦寒，入肺。清肺气，止咳嗽，定喘促。体轻而虚，与肺同象，故专司喘嗽，以清热降气为功，不能补益也。

使君子

使君子甘温，入脾。杀虫，退热，健脾，止泻。杀虫之药，多是苦辛，此独味甘，亦可异矣。且能扶助脾胃，收敛虚热，为小儿要药。

牵牛子

辛温，入肺及大小肠。利小便，通大肠，消水肿，逐痰饮，除气分湿热，疏三焦壅结。牵牛，主脾家水气，喘满肿胀，下焦郁遏，腰背胀肿，及大肠风秘，卓有殊功。但病在血分及脾虚痞满者，不可服也。李时珍治一人肠结，服养血润燥药则泥膈不快，服硝黄利药则若罔知。其人形肥膏粱多郁，日吐酸痰乃宽，此三焦气滞，有升无降，津液皆化而为痰，不能下滋肠胃，非血燥也。润剂多滞，硝黄入血，不能入气，故无效也。牵牛为皂角膏丸，才服便通。一人素多酒色，二便不通，下极胀痛，用利药不效。是湿热之气

---

① 菟：原作“兔”，依目录标题和《中药大辞典》改。
② 敛：原作“废”，依乾隆本、千顷堂本改。
③ 焙：原作“焠”，依乾隆本改。经纶堂本作“炒”。

壅塞清道，病在二阴之间，故前阻小便，后阻大便，病不在大肠、膀胱也。用川楝、茴香、山甲，倍用牵牛，煎服而愈。碾取头末，去皮面用，亦用半生半熟用者。皮能滞气，勿误用。

天 花 粉

甘苦微寒。主内热干渴，痰凝咳嗽，烦满身黄，消毒通经。苦能降火，甘不伤胃，故《本经》有安中补虚之称。虚热燥渴者，与之相宜。且清和疏利。又能消毒通经，然毒竟行秋冬之令，非所以生万物者也。去皮，切片，水浸三日，逐日换水，捣如泥，绢滤澄粉，薄荷衬蒸，晒干。实名瓜蒌，主胸痹肿毒，润肺止咳，涤痰止渴。丹溪颂其洗涤胸垢，为治渴神药。其子功用约略相同，研烂去油。

葛 根

辛甘，阳明经药也。主头额痛，解肌止渴，宣斑发痘，消毒解酲。元素曰：升阳生津。脾虚作渴者，非此不除。不可多用，恐伤胃气。仲景治太阳阳明合病，桂枝汤内加麻黄、葛根。又有葛根黄连解肌汤，用以断太阳入阳明之路，非太阳药也。葛根葱白汤，为阳明头痛仙药。若太阳初病，未入阳明而头痛者，不可使用升麻、葛根，反引邪入阳明矣。丹溪曰：痧疹已见红点，不宜用葛根升麻汤，恐表虚反增斑烂也。东垣曰：干葛轻浮，鼓舞胃气上行，生津，解肌热，治脾胃虚泻圣药也。《本草》十剂云：轻可去实，麻黄、干葛之属。盖麻黄乃太阳经药，兼入肺经，肺主皮毛；葛根乃阳明经药，兼入脾经，脾主肌肉。二药均是轻扬发散，而所入迥然不同也。

天 门 冬

甘苦而寒，肺与肾之药也。主肺热咳逆喘促，肺痿，肺痈吐血，衄血，干渴，痰结，通肾益精。天门冬凉而能补，肺家虚热者宜之。然虚盛者，须与参、芪同进，不致伤胃。时珍云：天门冬清金降火，益水之上源，故能下通肾气。若服之日久，必病滑肠，反成痼疾矣。去心用。

百 部

苦甘微温。主咳嗽喘逆，杀传[①]尸、寸白蛔、蛲、疥癣、蝇蠓虱，一切诸虫。时珍云：亦麦门冬之类，皆主肺疾。但百部气温，寒者宜之；门冬性冷，热者宜之，此为异耳。

何 首 乌

苦涩微温，肾肝药也。补血气，强筋骨，益精髓，黑须发，敛虚汗，固遗浊，止带崩，理痈瘰，疗肠风，悦颜色，久服令人有子。肝主疏泄，肾主闭藏，苦以坚养肾阴，涩以收摄肝气，不燥不寒，功在地黄、麦冬之上，为滋补良药。白者入气，赤者入血。赤白合用，气血交培。一老人见有藤二株，至夜相交，掘其根归为末，酒服，发乌颜少，连生数男，此老姓何，故名何首乌，真神物也。忌铁，竹刀刮去皮，米泔浸半日，切片，每赤白各一斤，用黑豆三斗，每次用三升合以水浸过，以甑内先铺豆一层，首乌一层，重重铺完，砂锅上蒸之，豆熟为度，去豆，晒干，九次乃佳。

---

① 传：原作"傅"依《大观·政和本草》卷九百部根条改。

萆　薢

苦平，胃与肝药也。搜风去湿，补肾强筋，主白浊茎中痛，阴痿失溺，恶疮。入肝搜风，故能理风与筋之病；入胃去湿，故能理浊与疮之病。古人或称其摄溺之功，或称其逐水之效，何两说相悬耶？不知闭蛰封藏之本在肾，肾气强旺则收摄，而妄水亦无容藏之地。且善清胃家湿热，故能去浊分清也，杨氏萆薢分清饮，正和此意。杨子建云：小便频数无度，茎中痛者，必大腑不通，水液只就小肠，大腑愈加燥竭，甚则燥热。或因酒色，或因过食辛热羶腻，则腐物瘀血之类，随虚入于小肠故也。此乃小便频数而痛，与淋症涩痛者不同。用萆薢一两，咸水炒，为末，煎服。使水道转入大肠，仍以葱汤频洗谷道，令气得通，则小便数及痛自减也。萆薢与土茯苓形虽不同，主用相仿，岂一类数种乎？盐水拌，炒用。

土茯苓

甘平，入胃、肝二经。健脾胃，清湿热，利关节，治拘挛，止泄泻，除骨痛，主杨梅疮毒，解汞粉毒。时珍云：杨梅疮，古无病者。近起于岭表，风土卑炎，岚瘴熏蒸，挟淫秽湿热之邪，发为此疮，互相传染，遍及海宇，类有数种，治病则同也。症属厥阴、阳明二经，如兼少阴、太阴则发于咽喉；兼太阳、少阳则发于头耳。盖相火寄于厥阴，肌肉属于阳明故也。用轻粉、银朱劫剂，七日即愈。水银性走而不守，加以盐、矾升为轻粉、银朱，其性燥烈，善攻痰涎，涎乃脾液，此物入胃，归阳明，故涎被劫，随火上升，从喉颊齿缝而出，疮即干愈。但毒气窜入经络筋骨，莫之能出，变为筋骨挛痛，发为痈毒，遂成废痼。土茯苓能健脾，去风湿。脾健而风湿去，故毒得以愈。近有秘方土茯苓一两，苡仁、防风、金银花、木瓜、木通、白藓皮各五分，皂荚子四分，人参、当归各七分，日饮三服。惟忌啜茶及牛、羊、鸡、鹅、鱼肉、烧酒、发面、房劳。色白者佳。

威灵仙

辛盐[1]，入太阳经。搜逐诸风，宣通五脏，消痰水，破坚积。丹溪曰：威灵仙，痛风之仙药也。其性好走，通十二经，朝服暮效。辛能散邪，故主诸风；盐能泄水，故主诸湿。壮实，诚有殊功；气弱者，反成痼疾。

茜　草

苦温，厥阴药也。行血滞，通经脉，理痛风，除寒湿，活血。与红花同功，而性更通利，忌铁。

防　己

辛寒，太阳药也。主下焦风湿肿痛，膀胱畜热，通九窍，散痈毒，利二便。东垣云：防己苦寒，泻血中湿热，通其滞塞，此瞑眩之药，下咽令人身心烦乱，饮食减少。至于湿热壅塞，下注脚气，无他药可代。若劳倦虚热，以防己泄大便，则重亡其血，不可用一也；渴在上焦气分，而防己乃下焦血药，不可用二也；外感邪传肺经，气分湿热而小便黄赤，此上焦气分，禁与血药，不可用三也。大抵上焦湿热皆不可用。下焦湿热审而用之。防己，为疗风水要药。治风，用木防己，治水，用汉防己。去皮，酒洗，晒干。

---

[1] 盐：疑为"咸"之误字。《本草纲目》卷十八威灵仙条，时珍曰："味微辛、咸，不苦。"可为佐证。下同。

木 通

甘淡微寒，心胞络、小肠、膀胱药也。利小便，消水肿，宣血脉，通关节，明耳目，治鼻塞，破积聚，除烦渴，安心神，散痈肿，清伏热，醒多睡①，去三虫，堕胎下乳。东垣曰：木通甘淡，助西方秋气下降，以利小便，专泻气滞也。肺受热邪，气化之源绝，则寒水断流；膀胱癃闭，宜此治之。时珍曰：木通上能通心清肺，理头痛，达九窍；下能泄湿祛热，皆从小便而出。《本草》云：通可去滞，木通、防己之属。夫防己苦寒，泻血分湿热；木通甘淡，泻气分湿热，细而白者佳。

通 草

淡平，肺与膀胱药也。利水通淋，明目退热，下乳催生。色白气寒，味淡体轻，故入肺经，导热使降，由膀胱下泄也。

钩 藤

甘苦微寒，手足厥阴药也。主小儿寒热惊痫，夜啼，瘛疭，客忤胎风，内钓②腹痛，大人肝风，目眩。

金 银 花

甘而微寒。主胀满下利，消痈散毒，补虚疗风。世人但知其消毒之功，昧其胀利风虚之用。余于诸症中用之，屡屡见效，奈何忽之耶？

泽 泻

甘盐微寒。肾与膀胱药也。利水道，通小便，补虚损，理脚气。按《本经》云：久服明目，而扁鹊云多服病眼，何相反耶？盖水道利，则邪火不干空窍，故云明目。水道过于利，则肾气虚，故云病眼。又《别录》称其止遗泄，而寇氏谓泄精者不敢用，抑何相刺谬也？盖相火妄动而遗泄者，得泽泻清之，而精自藏。气虚下陷而精滑者，得泽泻降之，而精愈滑矣。况滑窍之剂。肾虚失闭藏之职，亦一禁。夫一药也，一症也，而或禁或取，变化殊途，自非博洽而神明者，未免对症而疑，临症而眩。若格于理者，变变化化而不离乎宗。故曰：医不执方，合宜而用，斯言至矣。

菖 蒲

辛温，心肝药也。开心窍，消伏梁，除痰嗽，通九窍，明耳目，出音声，散风湿，止心痛，杀诸虫，辟鬼邪，理恶疮。按《仙经》历称菖蒲为水草之精英，神仙之灵药。然惟石碛水生，茎细节密不沾土者，方为上品。铜刀刮去粗皮，米泔浸之，饭上蒸之，藉谷气而臻于中和，真有殊常之效。

海 藻

咸③寒。主瘿瘤痈肿，癥瘕水肿，疝气痰壅食凝。经云：咸能软坚。海藻咸能润下，寒能泄热，故无坚不溃，无肿不消。洗净咸味，焙干。

昆 布

咸寒。主水肿噎膈，瘰疬恶疮。昆布功同海藻。凡海中菜皆损人，勿多食。洗去咸，焙干。

---

① 睡：原作"睡"，依乾隆本和经纶堂本改。
② 钓：原作"钩"，依《本草纲目》卷十八钩藤条改。
③ 咸：原作"盐"依下文"咸能润下""洗净咸味"二句改。下同。

石斛

甘而微咸，脾、肾药也。益中气，厚肠胃，长肌肉，逐邪热，壮筋骨，强腰①膝。石斛甘可悦脾，咸能益肾，故多功于水土二脏。但气性宽缓，无捷奏之功。古人以此代茶，甚清上膈。凡使勿用木斛。石斛短而中实，木斛长而中虚，不难分辨。

骨碎补

苦温，肾经药也。主骨中毒气，风血痛。破血止血，补折伤。理耳鸣牙痛。筋骨伤碎者能疗之，故名骨碎补。走入少阴，理耳牙诸疾。凡损筋伤骨之处，用米粥裹伤处有效。焙用。

谷 部

胡 麻

甘平，补中益气，养肺润肠，坚骨，明耳目，逐风湿，填脑髓，久服延年。胡麻子填精益气，仙家所珍。取粟色者，名鳖虱胡麻，比黑者更胜。

浮 麦

即小麦中水淘浮起者。止自汗、盗汗虚热。

麦 芽

即大麦水浸生芽者。开胃下气，消食和中。

神 曲

乃伏天，用白面百斤，青蒿汁三碗，赤豆末、杏仁泥各三升，苍耳汁、野蓼汁各三碗，以配白虎、青龙、朱雀、玄武、

勾陈、螣蛇、六神，搜和作饼，楮叶包窨，如造酱黄法，待生黄衣，晒干，临用炒。消食下气，健脾暖胃，除吐止泻，破癥结，理痢疾。按神曲与谷麦二芽，脾胃虚人，常宜服之，以助戊己；熟腐水谷，与参、术、香、砂同用为佳。

薏苡仁

甘平，补肺益脾。舒筋去湿，消水肿，理脚气。色白入肺，味甘入脾，治筋者必取阳明，治湿者必扶土气，故有舒筋去湿之用。然性主秋降之令，每多下利。虚而下陷者，非其宜也。淘晒炒。

粟 壳

酸涩微寒。止泻利，固脱肛，治遗精，除久咳。粟壳酸涩收敛，其性紧急，非久嗽泻者不敢轻投也。世俗闻而畏之，概不肯用，不知久利滑②脱者，非此不除。因噎而废食，良医不为也。水洗，去蒂及根膜，取薄皮，醋炒。

赤小豆

甘酸性平。消热毒，下水肿，散恶血，利小便，止泄泻。世俗惟知治水，不知扶土，所以制水。赤小豆健脾胃而利水湿，直穷其本也。其性善下，久服则降令太过，津血渗泄，令人肌瘦。一旦毒肿，为末涂之，无不愈者。但性极粘，干即难揭，入苎根末，即不粘，此良法也。此即五谷中常食之品。以紧小而赤黯者入药，其稍大而鲜红，及淡红者，并不宜用。

绿 豆

甘寒。利水消肿，解毒。吐③泻，

① 腰：原作"脾"依上下文义改。
② 滑：原作"湿"，依乾隆本改。
③ 吐：此上疑脱"止"字。

解消渴。

白 扁 豆

甘平，脾之谷也。暖脾胃，止吐泄，解诸毒，消暑气，除湿热。扁豆气味中和，土家契合，仓廪受培，自能通利三焦，升降清浊，土强湿去，正气日隆。炒熟，去皮。

豆 豉

苦寒。主伤寒头痛，烦闷，温毒发斑，呕逆血痢，解肌发表，补中下气，卓有神功。炒熟，则能止汗。

蒸 饼

甘平。温中健脾，消食化滞，和血止汗，利三焦，通水道。惟面所造，酵水发成，在腊月及寒食日蒸之，至皮裂去皮，悬之风干，以水浸胀，擂烂用。

饴 糖

甘温。补中健脾，润肺止嗽，消痰止血，是解渴觧毒。熬焦酒服，能下恶血。邢曹进，飞矢中目，拔矢而镞留于中，痛困俟死，一僧，教以寒食饧点之，至夜疮痒，一钳而出，旬日而瘥。

本草通玄卷下

云间李中梓士材父著述
吴中尤　乘生洲父增订

木　部

黄　柏①

苦寒，沉而下降，为足少阴、足太阳引经之剂。肃清龙雷之火，滋濡肾水之枯，疏小便癃结，驱下焦湿肿。凡目赤耳鸣，口疮消渴，血痢吐衄，肠风，腰膝痿软者，咸资其用。东垣云：小便不通而渴者，热在上焦气分，肺热则不能生水，法当淡渗，猪苓、泽泻之类。小便不通而不渴者，热在下焦血分，无阴则阳无以化，法当滋阴，黄柏、知母是也。愚谓黄柏制下焦命门阴中之火，知母滋上焦肺金生水之源。盖邪火焰明则真阴消涸，真阴消涸则邪火益烈，取知柏之苦寒以抑南扶北，诚如久旱甘霖，然火旺胃强者当之，乃称合剂。倘中气已残，则邪火虽亢，命曰虚炎。从事弗衰，将有寒中之变，非与甘温则大热不除。近世殊昧斯旨，而夭枉者不可胜数矣。

厚　朴

苦温，体重而降，脾胃药也。温中下气，是其本功，凡健脾宽②胀，消痰止吐③，消食止痛，厚朴利水，皆温中之力也。能泻胃实，故平胃散收之，寒胀④

必需，乃结者散之之义。然行气峻猛，虚者勿多与也。东垣云：苦能下气，故泄实满；温能益气，故散湿满。质厚色紫者佳，去粗皮，姜汁浸炒。

杜　仲

辛温，入肾、肝气分之剂。补肾，则精充而骨髓坚强；益肝，则筋壮而屈伸利用，故腰膝痠疼，脊中挛痛者需之。又主阴下湿痒，小便余沥，皆补力之驯致者也。酥炙，或咸酒炒，去粗皮。

樗白皮

苦而微温。专以固摄为用，故泻痢肠风，遗浊崩带者，并主之。然必病久而滑，始为相宜，若新病早服，强勉固涩，必变他症而成痼疾矣。时珍曰：血分受病不足者，宜用椿皮；气分受病有郁者，宜用樗皮。凡用刮去粗皮，生用则能通利，醋炙即能固涩。

干　漆

辛温，降而行血，毒而杀虫，二者已

---

① 柏：原作"蘗"，依《中药大辞典》改。下同。
② 宽：千顷堂本作"实"。
③ 吐：原作"汁"，依乾隆本、千顷堂本改。
④ 胀：原作"张"，千顷堂本作"账"。按："张"，"账"是"胀"的通借字。

馨其功能。若祛风止痛，除嗽理传尸，正行血杀虫之效也。性急多毒，弗得过用。凡畏漆者，嚼椒涂口鼻，免生漆疮，如杉木、如紫苏、如蟹、患漆疮者，皆可煎汤浴之。炒令烟尽，存性。

金 铃 子

即楝实。味苦性寒。导小肠膀胱之气，因引心包络相火下行，故疗心及下部疝气腹痛，杀虫利水也。川产者良，酒润去核焙。楝根白皮，有杀虫治疮之功[①]。

槐 子

槐子苦寒，纯阴，肝经气分药也。主清热去湿，故可疗痔杀虫，明目固齿，肠风阴疮，吐衄崩带。

皂 荚

辛温，肺、胃与厥阴气分之剂。通关节，利九窍，破坚积，搜风逐痰，辟邪，杀虫堕胎。其味辛散，其性燥烈。吹喉鼻，则通上窍；导二阴，则通下窍；入肠胃，则理风湿痰喘、消肿杀虫；涂肌肤，则清风去痒，除毒消痈。治急喉痹、缠喉风，用大皂荚四十挺切，水三斗，浸一夜，煎至斗半，入人参末五钱，甘草末一两，煎至五升，去渣[②]入无灰酒一升，釜煤二七煎如饴，入瓶封埋地中一夜。每温酒下一匙，或扫入喉内，取恶涎尽为度，后含甘草片。中风涎潮昏闷，宜稀涎散。大皂荚末一两，明矾五钱，每服五分，水调灌，不大吐，只微微涎出。核，治大肠燥结，瘰疬肿毒。刺，能治痈，未成能消，已成即溃，直达疮所甚验。又治疠风杀虫，颇著神功。

诃 子

酸苦涩温，肺与大肠之药也。酸涩能固肠止泻，苦温可下气宽中。止嗽化痰，亦下气之力，肠风止血乃固肠之功。生用则能清金行气，煨用则能暖胃固肠。波斯国大鱼放涎，水中凝滑，船不能通，投诃子汤，寻化为水，则化痰可知。面裹煨透去核。

水 杨

苦平。主久痢赤白，痈肿痘毒。魏直云：痘疮顶陷，浆滞不行，或风寒所阻，以水杨枝叶五斤，流水一大釜，煎汤温浴之。如冷添汤，良久累起有晕丝者，浆行也。未满再浴，虚者只浴头面手足，初出及痒塌者勿浴。如黄钟一鼓而蛰虫启户，东风一吹而坚冰解冻，诚有燮理之妙也。

芜 黄

辛温。杀虫消积，主痔瘘，恶疮疥癣。

苏 木

甘辛微酸，三阴经血分药也。发散表里风邪，疏通稽留恶血，风与血皆肝所主，大都入肝居多。少用则和血，多用则破血。

棕 榈 皮

性涩。止吐血，衄血，肠风下痢，崩中带下。盖涩可去脱，宜于久病，不宜于新病。炒极黑，存性。

巴 豆

辛热。祛脏腑停寒，破坚积痰癖，开通闭塞，疏利水谷，破血排脓，杀虫辟鬼。巴豆禀阳刚雄猛之性，有斩关夺门之

---

① 功：此下千顷堂本有"又即川楝子"五字。
② 渣：原作"查"，按"查"是"渣"的通借字。

功，气血未衰，积邪坚固者，诚有神功。老赢衰弱之人，轻妄投之，祸不旋踵。巴豆、大黄同为攻下之剂，但大黄性冷，腑病多热者宜之。巴豆性热，脏病多寒者宜之。故仲景治伤寒传里，恶热者多用大黄。东垣治五积属脏者，多用巴豆。世俗未闻此义，往往以大黄为王道之药，以巴豆为劫霸之品，不亦谬乎！若急治为水谷道路之剂，去皮心膜油，生用。缓治为消坚磨积之药。炒令紫黑用。炒至烟将尽，可以止泻，可以通肠。用之合宜效如桴鼓，此千古之秘，人所不知。纸包压去油者，名之巴霜。巴豆壳，烧灰存性，能止泻痢。

桑 白 皮

甘辛，西方之品也。泻肺气而痰水喘嗽皆除，长于利水，乃肺金实则泻其子也。古称补气者，非若参芪之正补，乃泻邪所以补正也。味者信为补剂，而肺虚者亦用之，大失桑皮之面目矣。刮去皮，蜜水炒。子，名桑椹，安神止渴，利水消肿。

楮 实

甘平。益肾助阳，疗肿去水，能软骨治哽。

枳 壳

苦辛微寒，疏泄肺与大肠之气，故能逐水消痰，化食宽胀，定呕止泻，散痞止痛。小者名枳实，功力稍紧。夫枳壳、枳实气味不异，功用相同。古云枳壳主至高之气，枳实主下主血，然仲景治上焦胸痹痞满，多用枳实，古方治下焦痢痔肠结，多用枳壳，由是则枳实不独治下，而枳壳不独治高也。盖自飞门以至魄门，皆肺主之，三焦相通，一气而已，则二物皆主利

气，又何必分耶？去穰麸炒。

山 栀

苦寒，肺经药也，轻飘上浮，所以泻肺中之火。金宫不被火扰，则治节之令自能通调水道，下输膀胱。故丹溪云：能屈曲下行，降火从小便泄去也。寇氏曰：仲景治汗吐下后，虚烦不眠，用栀子豉汤。亡血亡津，脏腑失养，内生虚热，非此不除也。仲景多用栀子、茵陈，取其利小便而蠲湿热也。古方治心痛，每用栀子，此为火气上逆，不得不降者设也。今人泥丹溪之说，不分寒热，通用栀子，虚寒者何以堪之。炒透用。

酸 枣 仁

味酸，性收，故其主疗多在肝胆二经。肝虚则阴伤而烦心不卧，肝藏魂，卧则魂归于肝，肝不能藏魂，故目不得瞑。枣仁酸味归肝，肝得养，故熟寐也。其寒热结气，疼痛湿痹，脐下痛，烦渴虚汗，何一非东方之症，而有不疗者乎？世俗不知其用，误以为心家之药，非其性矣。

山 茱 萸

味酸微温，肝肾之药也。暖腰膝，兴阳道，固精髓，缩便溺，益耳目，壮筋骨，止月水。盖肾气受益，则封藏有度，肝阴得养，则疏泄无虞。味酸本属东方，而功力多在北方者，乙癸同源也。汤润去核，核能滑精，切勿误用。

金 樱 子

酸涩而平，是以固精止泻，职有专司。当其半黄之时，正属采收之候，若至红熟则味已纯甘，全无涩味，安在其收摄之功哉？丹溪云：经络隧道，以宣畅为和平。而味者资其涩性，以取快欲，必致他

疾。自不作靖，咎将谁执？去核并白毛净。

郁李仁

甘苦而润。其性主降，故能下气利水，破血润肠。拌面作饼，微炙使黄，勿令太熟，空腹食之，当得快利，未利再进，以利为度。如利不止，以醋饭止之。忌食酪及牛、马肉，神验。但须斟酌虚实，勿得浪施也。汤浸，去皮尖及双仁者，研如膏。

女贞

实苦平。补肾养神，黑发明目。冬青，乃少阴之精，遇冬月寒水之令，而青翠不改，则其补肾之功，从可推矣。酒浸，蒸晒。

五加皮

辛温，入肝肾两经。肾得其养则妄水去而骨壮，故能主阴痿脊疼、腰痛脚软诸症。肝得其养则邪风去而筋强，故能理血瘀拘挛，疝气痛痹等症。《仙经》赞其返老还童，虽誉词多溢，然五加造酒，久久服之，添精益血，搜风化痰，强筋壮骨，卓有奇功。且其气与酒相宜，酒得之，其味转佳也。

枸杞子

味甘气平，肾经药也。补肾益精，水旺则骨强，而消渴目昏、腰疼膝痛无不愈矣。弘景云：离家千里，勿食枸杞。甚言其补精强阴之功也。按枸杞平而不热，有补水制火之能，与地黄同功，而除蒸者未尝用之，惜哉！

地骨皮

即枸杞根也。苦而微寒，主治皆在肾肝。夫肾水不足则火旺，而为骨蒸烦渴、吐血虚汗。肝木不宁则风淫，而为肌痹头风及骨槽风。惟地骨皮滋水养木，故两经之症，悉赖以治。洗净沙土。

蔓荆子

辛而微温，足太阳经药也。主太阳头风、顶痛、目痛翳泪，亦能固齿。去白膜，酒炒，打碎。

山茶花

止血衄、肠风。取红者为末，童溺调服。

密蒙花

甘寒。主目痛、赤膜多泪、羞明障翳。酒蜜拌，微炒。

侧柏叶

苦辛微温。主吐血衄血、痢血肠风、崩带、湿痹、冷风、历节痛。炙，罯[1]冻疮。汁涂黑发。丹溪曰：柏属阴善守。故采其叶者，随月建方取之，得月令之旺气，为补阴之要药。其性温燥，大益脾土，以滋其肺。时珍曰：柏性后凋，禀坚凝贞静之质，乃多寿之木。故道家以之点汤代茶，元旦以之浸酒辟邪。麇食之而体香，毛女食之而身轻，亦其证验矣。

柏子仁

甘平，心肾药也。益气养血，清心安神，补肾助阳，去湿润燥，辟邪益智，久服颜色美泽，耳目聪明。时珍曰：柏子甘平，不寒不燥，甘而能补，辛而能润，其气清香，能透心肾，益脾胃，仙家上品药也。《列仙传》云：赤松子久食柏实，齿

---

① 罯：音暗，一作晻音。本作罯，覆盖之义。

落更生，行及奔马。非虚语也。炒去衣，研细。

松香

苦甘平，主一切疮痍，除热祛风，排脓化毒，生肌止痛，杀虫疗疮[①]。弘景云：松、柏皆有脂，凌冬不凋，理为佳物。时珍曰：脂乃英华，在土不朽，流膏日久，变为琥珀，宜其可以辟谷延龄。大釜加水，白茅衬甑，又加黄沙寸许，布松脂于上，炊以桑薪，汤减频添热水。候松脂尽入釜中，取出，投于冷水，既凝又蒸，如此三过，乃佳。服之，通神明，去百病。

松节

搜风舒筋，燥血中之湿。

松子仁

益肺止嗽，补气养血，润肠止渴，温中搜风，润皮肤，肥五脏。阴虚多燥者，珍为神药。

肉桂

甘辛性热，入脾肾二经。益火消阴，温中健胃，定吐止泻，破秘堕胎，坚骨强筋。桂心，主风寒痛痹，心腹冷疼，破血结，痃癖癥瘕，膈噎胀满，内托痈痘，引血化脓。桂枝，主伤风头痛，调营散邪，去皮肤风湿，手臂痛。在下近根者为厚桂，亦名肉桂。在中者为桂心。在上枝条为桂枝，亦名薄桂，亦名柳桂。好古云：或问仲景治伤寒当汗者，皆用桂枝汤。又云：无汗不得用桂枝。甘草汤一药二用，其义何也？曰：仲景云：太阳中风，阴弱者，汗自出，卫实营虚，故发热汗出。又云：太阳病发热汗出者，此为营弱卫强，阴虚阳凑之，故皆用桂枝发汗。此调其营

气，则卫气自和，风邪无所容，遂从汗解，非桂枝能开腠发汗也。汗多用桂枝者，以之调和营卫，则邪从汗去而汗自止，非桂枝能止汗也。昧者不知其意，遇伤寒无汗者亦用桂枝，误之甚矣。桂枝汤下发汗发字，当作出字，汗自然出。非若麻黄能开腠，出其汗也。《医余录》云：有人患赤眼肿痛，脾虚不能食，用凉药治肝则脾愈虚，用暖药治脾则目愈痛。但于温平药中倍加肉桂，制肝益脾，而一治两得之。故曰：木得桂而枯是也。用三种桂，忌见火，刮去粗皮。

辛夷

辛温。温中解肌，通关利窍。凡鼻渊鼻衄、鼻塞鼻疮，并研末，入麝，葱白蘸入，甚良。时珍曰：鼻通于天。天者，头也，肺也。肺开窍于鼻，而胃脉环鼻而上行。脑为元神之府，而鼻为命门之窍。中气不足，清阳不升，则头为之倾，九窍为之不利。辛夷辛温走气而入肺，其体浮，能助胃中清阳之气，上通于天，故能温中，治头、目、鼻之病。轩岐之后，达此理者，东垣一人而已。刷去毛，微焙。

沉香

辛而微温，脾肾之剂也。调中和气，温暖命门。凡胀闷霍乱，癥癖积聚，中恶鬼邪，大肠虚闭，小便气淋，男子精冷，女人阴寒，及痰涎血出于脾者，并为要药。按：沉香温而不燥，行而不泄，扶脾而运行不倦，达肾而导火归元，有降气之功，无破气之害，洵为良品。磨细澄粉，忌火。

---

① 疮：原作"懬"，依千顷堂本改。

丁　香

辛温，温胃进食，止呕定泻，理肾气奔豚，救痘疮灰白。按：丁香温中健胃，大有神功。须于丸剂中，同润药用乃佳。独用、多用易于僭上损肺伤目。去丁盖乳子，勿见火。

檀　香

辛温，脾肺药也。温中下气，理噎膈吐食，消风热肿毒，引胃气上升，以进饮食。东垣云：白檀调气，引芳香之物，上至极高之分。最宜橙、橘之属，佐以姜、枣、葛根、缩砂、豆蔻，通行阳明经，在胸膈之上，咽嗌之间，为理气要剂。入汤泡，勿煎，入丸刮磨用。

降 真 香

内服能行血破滞，外涂可止血定痛。焚之祛邪，佩之辟鬼。按：沉香色黑，故走北方而理肾；檀香色黄，故走中央而扶脾；降香色赤，故走南方而理血。此物理之，确然昭著者。

乌　药

辛温。理七情郁结，气血凝停，霍乱吐泻，痰食稽留，肿胀喘急，脚气疝气，止小便频，去腹中虫。大抵辛温香窜，为散气神药，故百病咸宜。虽猫犬之疴，无不治疗，但性司专泄，与藜藿者相宜，锦衣玉食之人，鲜不蒙其害者。惟与参、术同行，庶几无弊。酒浸一宿，炒。

乳　香

辛而微温。以活血和气为功，故能定诸经之痛。内消肿毒，托里护心，生肌去腐，散风舒筋，止痢催生。一名熏陆香。以酒研如泥，水飞晒干，又同灯心研，则易细。

没　药

苦平。破血攻瘀，止痛消肿，生肌明目。乳香活血，没药散血，故止痛生肌约略相同。外科每每相兼而用。修治与乳香同。

血　竭

甘盐，厥阴药也。行血止痛，能收合疮口。性急，不可多使，却引脓。味盐走血，色赤象血，厥阴为藏血之脏，故独入焉。乳香、没药虽主血分，而兼入气分，此则专入于血分者也。研细，待众药磨完，然后入之。若同众药捣，则化作飞尘也。

安 息 香

辛苦，性平。主心腹恶气结聚，虫毒，霍乱，鬼邪传尸。从安息国来，不宜于焚而能发众香，故人取以和香，乃辟邪去恶之圣药。酒煮研。

苏 合 香

甘温。芳香气窜，通达诸窍，流行百骸，故其主治，辟邪杀鬼，截疟通神。

冰　片

辛苦，微温。通诸窍，散郁火，利耳目。主喉痹脑痛，鼻瘜牙疼，伤寒舌出，小儿痘陷。东垣曰：龙脑入骨，凡风病在骨髓者宜之。若风在血脉肌肉，辄用脑、麝，反引风入骨，如油入面，莫之能出。时珍曰：古方皆言龙脑辛凉，入心，故目疾、惊风及痘疮心热血瘀倒靥者，用[①]

---

① 用：原作"引"，依《本草纲目》卷三十四龙脑香条改。

猪血入心，使毒散于外，则痘发。此似是而非也。目与惊及痘，皆火病也。火郁则发之，从治之法，辛主发散故也。使壅塞通利，经络调达，而惊热自平，疮毒能出。用猪心血引龙脑入心，非龙脑能入心也。廖莹中热酒服龙脑，九窍流血而死。非龙脑有毒，乃热酒引其辛香，气血沸乱而致也。

樟　脑

辛热。纯阳，故长于去湿，杀虫，宣通关窍。

阿　魏

辛温。破结块，杀细虫，消肉积，辟鬼截疟，止痢，解毒止臭。谭迳[1]久疟，用阿魏、朱砂各一两，研匀，米糊，丸皂子大。空心人参汤化服一丸，即愈。如痢疾以黄连、木香汤下。盖疟痢多起于积滞故耳。

芦　荟

苦寒厥阴药也。其用专主泻肝涤热，故能杀虫，明目，疗癣。虫[2]齿，小儿惊痫，痔症。

胡桐泪

咸苦而寒。车师国胡桐树脂也。除瘰疬，清咽喉，固牙齿。味咸入骨，性寒涤热，故主治如上。

菜　部

韭

味辛温。温中下气补虚，益阳固精，止痢，除噎，散结。主唾血、吐血、衄血、尿血，女人经脉逆行，打蹼损伤。生捣汁服，散胃脘瘀血，理胸痹刺痛。《素问》言心病宜食韭，《本草》言其归肾，文虽异而理则相贯。盖心乃肝之子，肾乃肝之母，母能令子实，虚则补其母也。韭子补肝肾，暖腰膝，主男子精滑溺频，女人白淫、白带。曝干，去黑皮，炒。

葱　白

辛温，入手太阴、足阳明经。专主发散，以通上下阳气，故伤寒头痛用之。少阴下利清谷，里寒外热，厥逆脉微，白通汤主之，亦有葱白。面[3]赤者，四逆汤加葱白。成注曰：肾恶燥，急食辛以润之。葱白辛温以通阳气也。阴症厥逆唇青，用葱白一束，去根及青叶，留白约二寸，烘热，安脐上以熨斗熨之，葱烂则易，热气透入，服四逆汤即瘥。葱同蜜食，能杀人。

大　蒜

辛温。健脾下气，消谷化肉，破结杀鬼。捣烂同道上热土，新汲水服，能救中暑。捣汁饮，主吐血心病。同黄丹丸止疟痢。捣涂脐，消下焦水，利二便。贴足心，引火下行，止吐衄。纳肛，通幽门，治关格。隔蒜片，灸一切毒。辛能散气，热能助火，久食多食，伤肺损[4]目，昏神伐性。患疟癖者，每日取三颗，截却两头吞之，名曰内灸，必效。

白芥子

辛热，入手太阴与足阳明。温中散

---

① 谭迳：原作"谭远"依《是斋百一选方》卷十一改。

② 虫：原作"傅"，依经纶堂本改。

③ 面：原作"而"，依乾隆本改。

④ 损：原作"眼"，依乾隆本，千顷堂本和经纶堂本改。

寒，豁痰利窍，止心腹痛，散痈肿瘀血。多食则昏目动火，泄气伤精。丹溪曰：痰在胁下及皮里膜外，非白芥子莫能达。虚人痰嗽，白芥子同苏子、卜子煎好入蜜，与姜汁各一匙，殊妙。

萝　卜

辛甘。下气消食，和中化痰，解醒散血，大治吞酸。捣汁服，治吐衄血，消渴；涂汤火跌打伤；解面毒。杨亿云：种芋三十亩，省米三十斤；种萝卜三十亩，益米三十斤。则萝卜果能消食也。服地黄、何首乌，忌食萝卜，食则令人髭发白。有人被贼火熏垂死，以萝卜菜生嚼汁，咽即苏。子能定喘消痰，消食除胀，利大小便，消痈肿毒。生用能升，熟用能降。

生　姜

性温味辛，肺脾药也。益脾肺，散风寒，通神明，去秽恶，止呕吐，化痰涎，除烦闷，去水气，消胀满，定腹痛，杀长虫，消宿食，理冷痢，通血闭。生用发散，熟用和中。要热则去皮，要冷则留皮，秋多食姜，至春患眼。痈疽食姜，则生恶肉。孕妇食姜，令子多指。孙真人云：姜为呕家圣药，呕乃气逆不散，姜则辛以散之也。夜勿食姜者，夜令主阖，姜性主辟也。秋勿食姜者，秋令主收，而姜性主散也。早行含一块，不犯雾露清湿之气，山岚不正之邪。凡中风、中暑、中气、中毒、中恶、霍乱一切卒暴之病，姜汁与童便同服，立效。姜能开痰下气，童便降火也。姜皮，性凉，和脾胃，消水肿，除胀满，去目翳。

干　姜

乃江西所造，水浸三日，去皮浸六日，更刮去皮，晒干，置瓷缸中酿三日，始成。辛热之辛，肺脾药也。温中下气，止呕消痰，破瘀生新，搜寒攻湿，尽有生姜之功而力量更雄也。生则逐寒邪而发表，炮则除胃冷而守中。多用则耗散元气，盖辛以散之，壮火食气也，须以生甘草缓之。服干姜者，多僭上；不可不知。引血药入血分，引气药入气分，去瘀养新，有阳生阴长之能，故吐衄血，及肠风下血，血虚失血者，并宜炮黑。乃热因热用，从治之法也。

胡　荽

辛平。消谷进食，通心发痘，利大小肠，通小腹气，拔四肢热，解鱼肉毒，辟邪鬼气。

茴　香

辛温。暖下焦，逐膀胱胃间冷气，调中进食，疗诸疝腹痛，吐泻胃寒。形如麦粒，为小茴香。性温，宜入食料中。形如柏实裂成八瓣者，为大茴香。性热损目，不宜多用。微妙。

山　药

甘平，脾肺药也。补脾肺，益肾阴，养心神，除烦热，止遗泄，固肠胃。生捣，贴肿毒，能消散。山药色白归肺，味甘归脾。其言益肾者，金为水母，金旺则生水也。土为水仇，土安则水不受侮也。炒黄用。

百　合

甘平。温肺止嗽，补中益气，利大小便，安和心胆，止涕泪，主百合病，辟邪鬼魅。

冬葵子

甘寒。入小肠膀胱二经。主滑胎产，逆生者，得之即顺，胎死者，得之即下。疗热淋，通乳汁，堪溃痈疽。

白冬瓜

甘寒，入脾胃大小肠四经。主胸前烦闷作渴，脐下水胀成淋，通二便，解热毒，可贴痈疽，又解丹石鱼毒。丹溪曰：久病与阴虚者忌之。未被①霜者，食之，成反胃病。

果 部

杏 仁

辛苦微温，手太阴药也。润肺燥，除风热，定咳嗽，散滞气，消食积，润大肠，杀狗毒，烂索粉积。辛能横行而散，苦能直行而降，遂为要剂。汤泡，去皮尖，炒黄研碎。风寒肺病药中连皮尖用，取其发散。双仁者有毒，不宜用。巴达杏仁，味甘美，止咳下气，润肠化痰，力稍薄。

乌 梅

酸涩。主敛肺涩肠，生津化痰。安蛔清热，截疟止痢，消酒定嗽。白梅即霜梅。主中风牙关紧闭，擦牙龈，涎出即开。止泻治渴，止下血崩带，功仿乌梅。

桃 仁

甘辛微温。主血结瘀闭癥瘕，润肠杀虫。苦重于甘，气薄味厚，厥阴血分药也。凡行血连皮尖，生用活血润燥。去皮尖炒用。

大 枣

甘平，脾之果也。补脾益气，润肺止嗽，杀附子毒。东垣云：和阴阳，调荣卫，生津液。仲景治奔豚，用大枣者，滋脾土以平肾气也。治水饮胁痛有十枣汤，益脾土而胜妄水也。枣能调脏腑，和百药，为切要佳品。若多食损齿生虫。好古云：中满者勿食甘，甘多令人满。故仲景建中汤心下痞者，去饴、枣，与甘草同例。蛀枣，止痢。红枣，主治相同，功力稍缓。止泻药用以作丸。

梨

味甘寒。润肺凉心，消痰降火，止嗽除渴。生者清六腑之热，熟者滋五脏之阴。梨者，利也，流利下行之谓也。多食令人寒中发泻，脾虚者尤禁。

木 瓜

酸温，肝脾药也。强筋舒筋，主脚气，霍乱，转筋。收摄脾土，去湿热，止吐泻，化痰食，理水胀。木瓜专主筋病，然皆脾病，非肝病也。肝虽主筋，而转筋则由湿热或寒湿之邪袭伤脾，故转筋必起于足腓，腓及宗筋皆属阳明。木瓜治转筋，非益筋也，理脾以伐肝也。孟诜云：多食木瓜，损齿及骨。皆伐肝之明验。陶弘景云：转筋时，但呼木瓜名及书上作木瓜字皆验，此理亦不可解。

山 楂

酸温。消油腻血肉之积，化血瘀癥癖之疴，驱小儿乳食停留，疗女人儿枕作痛，理偏坠疝气，发痘疹不快。按：山楂

① 被：原作"破"，依《本草纲目》卷二十八白冬瓜条改。

味中和，消油垢之积，故幼科用之最宜。若伤寒为重症，仲景于宿滞不化者，但用大、小承气，一百一十三方中并不用山楂，以其性缓，不可为肩弘任大之名。煮老鸡肉硬，入山楂数粒即烂，则其消肉积之功，可推矣。核有功力，不可去也。

石 榴 皮

止下痢泄精，肠风崩带。性极酸涩，善于收摄，初病者忌用。不拘干湿，勿犯铁器。浆水浸一夜，取出用，其水如墨汁。

陈 皮

苦辛而温，入太阴经。健脾开胃，下气消痰，消谷进食，定呕止泻。能补能消，能散能降，调中理气，功在诸药之上。辛宜于肺，香利于脾，肺为摄气之篇，脾为元气之母，陈皮理气，故为二经要药。同补药即补，同泻药则泻，同升药则升，同降药则降，故利用最弘。去白者理肺气，留白者和胃气。筋膜及蒂并去之，芳草之品，不见火，则力全也。

青 皮①

小者为青皮。功用悉同，但性较猛耳。青皮，如人当年少英烈之气方刚；陈皮，如年至老成则躁急之性已化。青皮入肝者以其色也，究竟主肺脾之症居多。疟脉自弦，肝风之祟。青皮入肝散邪，入脾涤痰，故疟家为必需之品。橘肉，甘者润肺，酸者聚痰。核疏疝气，叶散乳痛。

枇 杷 叶

苦辛平，肺胃药也。清肺则降火而除痰嗽，和胃则宽中而止呕哕。胃病以姜汁涂炙，肺病以蜜水涂炙。肥厚而大者良。刷去毛净，不尔令人咳。

白 果

即银杏。甘平。熟食温肺益气，定喘嗽，缩小便，止白浊，除白带。生食降痰消毒杀虫。嚼浆涂面，去疱皶及疥癣疳蟨阴虫。

胡 桃

甘温。温肺止嗽，养血润肠，利三焦气，益命门火。时珍曰：夫三焦者，元气之别使。命门者，三焦之本原。盖一原一委也。命门指所居之腑而名，为藏精系胞之处。三焦指分治之部而名，为出纳熟腐之司。命门在七节之旁，两肾之间，下通二肾，上通心肺，贯属于脑。为生命之原，相火之主，积气之府。《灵枢》已著其厚薄缓急之状，而《难经》不知原委之分，以右肾为命门，谓三焦有名无状。高阳谬诀，承其讹说，以误后人。至朱肱、陈言、戴起宗始辟之，而知者尚少。胡桃仁颇类其状，故入北方，通命门，利三焦，为肾命之药。夫命门与肾相通，藏精血而恶燥。若肾命不燥，精气内充，则饮食自健，肠腑润而血脉通。命门既通，三焦自利，故上通于肺而止虚寒喘嗽，下通于肾而止腰脚虚疼，内而腹痛可已，外而疮毒可散，其利溥哉。

龙 眼

甘温。养心益智，开胃益脾，润肺止咳。

橄 榄

涩而甘平。生津止渴，清咽止咳，开胃下气，止泻固精，解一切鱼毒及酒毒。

———————

① 青皮：原脱，据目录补。

榧 子

消谷进食，杀虫化积，止嗽助阳，疗痔止浊。

槟 榔

苦辛微温。下气消胀，逐水除痰，杀虫治痢，消食破积，止疟疗疝，脚气瘴疠。按：槟榔泄至高之气，能坠诸药达于下极，故治痢家后重如神。闽广多瘴疠，嗜之以为上珍。苟无瘴而食之，宁无损正之忧乎？去心者刮去脐皮，见火无功。

大 腹 皮

辛温。主水气浮肿，脚气壅逆，胎气恶阻。大腹子与槟榔同功。大腹树多集鸩鸟，用其皮者，豆汁洗净。

川 椒

辛热。通三焦，补命门，散寒除湿，解郁消食，理痹止泻，壮腰膝，缩溺频，除寒嗽，消水肿，祛痰饮，破癥结，伏蛔虫。按：椒性下达命门，益下不上冲，盖导火归元也。味辛应四方之气，故入肺而奏止嗽下气之功。性温禀南方之气，故入肾而奏扶阳益火之效。乃玉衡星之精，善辟疫伏邪，此岁旦有椒柏酒也。凡空心朝起，以沸汤送生椒二十颗有治热治寒之妙，有消食散冷之奇，久服则永不受风寒湿，大能温补下焦，亦神异之品也。邵武府张伯安，腰痛痰喘，足冷如[1]水，面赤如丹，六脉洪大，按之则软，服八味无功。用椒红、茯苓蜜丸，咸汤下，甫[2]二十日而安。去核及闭口者，微炒使出汗，捣去黄壳，取红用。椒核利小便，治水肿痰饮，耳聋盗汗。

吴 茱 萸

辛热，脾、肝、肾三阴经药也。温中下气，开郁止痛，逐风除湿，定吐止泻，理关格中满，脚气疝瘕，制肝燥脾。按：川椒善下，茱萸善上，故食茱萸者，有冲膈、冲眼、脱发、咽痛、动火发疮之害。咸汤浸去烈汁，焙干用。陈久者良，闭口者有毒。

茗

苦甘微寒。下气消食，清头目，醒睡眠，解炙煿毒酒，消暑，同姜治痢。按：茗得天地清阳之气，故善理头风，肃清上膈，使中气宽舒神情爽快，此惟洞山上品，方获斯功。至如俗用杂茶，性味恶劣，久饮不休，必使中土蒙寒，元精暗耗。轻则黄瘦减食，甚则呕泄痞肿，无病不集，害可胜哉？茶序云：消停释滞，一日之利暂佳；瘠气侵精，终身之累斯大。东坡云：除烦去腻，不可无茶，然空心饮茶，直入肾经，且寒脾胃，乃引贼入室也。

甜 瓜 蒂

苦寒。伤寒病在上焦，懊侬，逆气冲喉不得息，膈上有痰食水气，同香豉煮糜去滓，服之取吐。瓜蒂吐法，《素问》所谓在上者，因而越之也。若尺脉虚者，不敢用此法。凡虚弱人均宜戒之。

西 瓜

甘寒。解暑消烦，止渴利水。西瓜性冷，世俗取一时之快，忘肠胃之忧，古人有天生白虎之号，稔其寒也。不明者，妄

---

① 如：原作"加"，依乾隆本、经纶堂本改。
② 甫：千顷堂本、经纶堂本作"服"。

云不伤脾胃，误矣。

藕

味甘平。生者，散血清热，解渴除烦。熟者，补中开胃，消食和中。捣绞汁澄粉，乃其精华也，安神开胃，喜悦忘忧。

莲子

甘平。补中，养神清心，固精止泻，除崩带赤白浊，安靖上下君相火邪，使心肾交而成既济之功。

莲须

甘涩。清心止血，通肾固精，男子肾泄，女子崩带。

荷叶

开胃消食，止血固精。叶蒂安胎。东垣云：洁古先生口授枳术丸方，用荷叶烧饭为丸。夫震者，动也，人感之生足少阳甲胆之气，与三焦之气，同为发生。《素问》云：履端于始，序则不愆。荷叶生于水土之中，其色青，其形仰，其中空，象震卦之体。食与药感此气之化，胃气何由不升乎？是以烧饭和药与白术协力补脾，不致内伤，其利广矣。

芡实

甘而微涩。补中助气，益肾固精。古方芡实与莲子对配，金樱膏和丸，固精神剂。芡本无大益，而比之曰水硫黄，何也？食芡者必枚啮而咀嚼之，使华池津液流通，转相灌溉，其功胜于乳石也。

干柿

甘寒而涩。止胃热口干，润心肺，消痰。治血淋，便血。霜治咽喉口舌之疮。

蒂疗咳逆哕气。

香橼

苦酸辛温。理上焦之气，止呕逆，进食健脾。按：香橼性中和，单用多用亦损正气，与参、术同行，则无弊也。

荔枝核

甘温而涩。治疝气㿗肿，疗肾阴如斗。按：荔枝性热，主散无形质之滞气，其核温通行肝肾，其结实必双而核肖睾丸，故治㿗疝卵肿，类象形之意也。卒心痛，以一枚煅存性，研末酒服。痘疮出不快，荔壳煎汤饮。

甘蔗

甘平。和中而下逆气，干呕不息，蔗浆、姜汁同温服。小儿口疳，用皮烧末吹之。

石蜜

甘温。生津解渴，除咳消痰，润心肺燥热，助脾暖肝。按：石蜜即白沙糖，蔗汁煎曝而成是也。甘入脾，多食则病脾。西北人宜之，东南人少饵。比之紫沙糖、红沙糖，功用相同，若多食损齿一也。

寓木部

茯苓

甘淡而平，入手足太阴、足太阳。补中开胃，利水化痰，安神定悸，生津止泻，止呕逆，除虚热。赤者专主利小便，驱湿热而已。茯苓藉松之余气而成，得土气最全，故作中宫上药。《本草》言其利小便，伐肾邪。东垣乃言小便多者得止，涩者通利。丹溪又言阴虚者不宜用，义似相反，何哉？茯苓淡渗上行，生津液，开腠理，滋水之上源而下降，则利小便。洁古谓其属阳浮而升，言其性也。东垣谓其阳中之阴降而下，言其功也。经云：饮食入胃，游溢精气，上输于肺，通调水道，下输膀胱。则知淡渗之药，俱先上升而后下降也。小便多，其源亦异。经云：肺气盛则小便数，虚则小便遗。心虚则少气遗溺。下焦虚则遗溺。胞移热于膀胱则遗溺。膀胱不利为癃，不约为遗溺。厥阴病则遗溺。所谓肺盛者，实热也，必气壮脉强。宜茯苓以渗其热，故曰小便多者能止也。若肺虚、心虚、胞热、厥阴病者，皆虚热也。必上热下寒，脉虚而弱。法当用升阳之药，升水降火。膀胱不约，下焦虚者，乃火投于水，水泉不藏。脱阳之症，必肢冷脉迟。法当用温热之药，峻补其下。二症皆非茯苓辈淡渗之药所能治，故曰阴虚者不宜用也。

茯　神

主用与茯苓无别。但抱根而生，有依附之义，故魂魄不安不能附体者，乃其专司也。

赤　茯　苓

但能泻热行水，并不及白茯苓之多功也。

琥　珀

甘平。消瘀血，利小肠，通五淋，安魂魄，辟鬼邪，去目翳。丹溪曰：琥珀能燥脾土，脾能运化，则肺气下降，故小便可通。若因血少而小便不利者，反致燥急之苦。

猪　苓

甘淡而平，入足太阳。开腠理，利小便，疗痎疟。利小便之剂无如此駃[①]，故不入补方也。

雷　丸

苦寒。清胃热，杀三虫。《本经》称其利丈夫。《别录》云：久服阴痿，似乎相反。不知利者疏利也，疏利太过则闭藏失职，故阴痿也。

桑　寄　生

甘平。和血脉，助筋骨，充肌肤，坚齿发，安胎止崩。丹溪云：海外地暖不蚕，桑无采捋之苦，则生意浓，自然生出。何常节间可容他子耶？连桑枝采者乃可用之，伪者损人。忌铁忌火。

苞　木　部

竹　叶

甘寒。清心热，降肺气，止咳逆，解狂烦。

竹　茹

降火止呕，清肌肤热，理吐衄血。疗伤寒劳复，小儿热痫，妇人胎动。

竹　沥

主中风痰涌不语，颠狂胸痹。凡痰在经络四肢及皮里膜外，非此不能达。丹溪曰：世人食笋，自幼至老，未有因其寒而病者。沥即笋之液也，又假火而成，何寒之有。时珍曰：竹沥宜风火燥热之痰。胃虚肠滑者，不可饵也。

---

① 駃：同"快"

天 竺 黄

甘寒。清心化痰，主中风痰涌失音。小儿惊痫天吊。气性中和，故小儿宜之。

荆 沥

甘寒。去心腹之烦热，化经络之风痰，治胸潓潓中欲吐，理头风旋运目眩。按：荆即今作刑杖之荆也，取新采荆茎，截尺许，架两砖上，中间火炙，两头盛所滴汁，名曰沥。加姜汁二匙，沥一杯，同服。《延年秘录》云：热多用竹沥，寒多用荆沥，并以姜汁助送，则不凝滞。但气虚不能食者用竹沥，气实能食者用荆沥。若胃弱者忌之。

虫 部

蜂 蜜

甘平。和营卫，润脏腑，通三焦，理脾胃，解诸毒，和百药，导便结。生能清热，熟则补中。凡炼蜜一斤，入水四两，银石器内文火炼，掠去浮沫，至滴水不散为度。蜡主下痢，贴疮生肌止痛。

五 倍 子

酸平。敛肺，降火化痰，止痢，敛汗，解毒，生津液，敛溃疮，收脱肛，掺口疮，止诸血。凡口齿咽喉，眼鼻皮肤，风湿疮癣，皆不可缺。

桑 螵 蛸

兴阳益精，固遗泄，摄小便。浆浸一日焙。

白 僵 蚕

惊、痫[1]，病风者也。治风化痰，散结行经，所谓因其气相感，而以意使之者也。盖厥阴、阳明之药，故又治诸血病、疟与疳也。咽喉肿痛及喉痹，下咽立效，大能救人。去绵并黑口，炒之。

蚕 蛾

益精固精，强阳不倦。雄者入药。炒，足翅去用。

蚕 沙

熨风痹及一切关节皮肤。其性温燥，能胜风去湿。麻油浸研，主烂弦风眼，涂之二三次，顿瘥。

斑 蝥

攻血积，利水道，治疝瘕，解疔毒、瘈犬毒、蛊毒、轻粉毒。治沥堕胎。按：斑蝥专主走下窍，直至精溺之处，蚀下败物，但痛不可当。虚者大禁。麸炒醋煮。

蝎

主中风，半身不遂，口眼㖞邪，语涩，手足抽掣。小儿惊风尤为要药。专入厥阴，理肝胆家症。去足炒。

水 蛭

咸苦而寒。攻一切恶血坚积，腹中有子者去之。性最难死，虽火炙为末，得水即活。若水蛭[2]入腹，生子为害，肠痛黄瘦，惟用田泥和水数碗饮之，必尽下。盖蛭在入腹，忽得土气而下耳。或牛羊热血，同猪脂饮之，亦下，服蜂蜜亦下。

蟾 酥

甘辛，入足阳明少阴。治发背疔肿，

---

① 惊痫：原作"二之"依千顷堂本和经纶堂本改。

② 蛭：原作"流"，依乾隆本改。

脉络风邪恶血。

蝉蜕

咸甘而寒。开腠理，宣风热，发痘疹，除目翳，出音声，止疮痒，小儿噤风天吊，夜啼惊痫。蝉乃土木余气所化，餐风吸露，其气清虚，故主疗一切风热。止夜啼者，取其昼鸣而夜息也。去泥、足翅，洗晒。

蝼蛄

去水甚捷，但虚人难用。兼主瘰疬骨硬，出肉中刺、箭镞杵，汁滴三五次自出。去足翅炒。

䗪虫

破一切血积，跌打重伤。焙为末，服二钱，酒下。接骨神效。去足，炒。

虻虫

凡血在脏腑经络者，驱逐攻下。盖食血而能治血，因其性而为用也。去足、翅，焙。

蜈蚣

辛温。治蛇癥，疗小儿惊吊，脐风撮口，堕胎解毒。

鳞 部

龙骨

甘平性涩。涩可去脱，故能收敛浮越之气。固大肠，止遗泄，下血定惊，止汗，除崩带。煅赤研细，水飞，稍不极细，则粘着肠胃，晚年作热。

龙齿

镇心神，安魂魄，龙者东方之神，故其骨与齿皆主肝病。许叔微云：肝藏魂，能变化，故魂游不定，治之以龙齿。煅过研细，水飞。

穿山甲

咸微寒。主痰疟，通经脉，下乳汁，消痈肿，排脓血，通窍发痘杀虫。好食蚁，故治蚁瘘。其性走窜，未可过服。炒黄，打碎。

蕲蛇

咸温，有毒。主一切风症，中风、大风、白癜风。蛇性窜利，内走脏腑，外彻皮肤，无处不到。有毒，不敢轻用。其蛇龙头虎口，黑质白花，胁有二十四个方胜文，膜有念珠班[1]，口有四长牙，尾上有一拂，日长一二分，肠形如连珠。酒浸一宿，炭火焙干，埋地中，出火毒。去皮骨，取肉用。

海螵蛸

味咸微温，入足厥阴少阴血分。治女人赤白带下，经闭，疗丈夫阴肿囊湿，同蒲黄扑之。耳内疳疮吹之。小儿重舌鹅口，同蒲黄傅之。虫心痛，醋磨浓，顿服愈。

介 部

龟甲

咸平，肾经药也。禀北方纯阴之气而生，大有补水以制火之功，故能强筋骨，

---

① 班：乾隆本、经纶堂本作"斑"。按班、斑通。

益心智，止咳嗽，截久疟，去瘀血，生新血。大凡滋阴降火之药，多是寒凉损胃，惟龟甲益大肠，止泄泻，使人进食，真神良之品也。龟、鹿皆灵而寿。龟首藏向腹，能通任脉，故取其甲以养阴。鹿鼻反向尾，能通督脉，故取其角以养阳。去胁①用底，去黑皮，酥炙。

鳖　甲

咸平，肝经药也。截久疟，消疟毒，破癥瘕，行瘀血，退烦热，补新血。按：龟、鳖皆主养阴涤热，鳖色青，故入东方而理肝家诸症。龟色黑，故走北方而理肾经诸症。七肋者佳。不经汤煮者，醋炙黄，研细。

蟹②

味咸性寒。散结血，通经脉，退诸热，疗漆疮，续筋骨。爪能破血，堕胎。最能动风，亦能寒胃。

牡　蛎

咸寒。化痰软坚，清热除湿。止遗泄肠滑，小便多，盗汗，心脾病，赤白浊崩带，疝瘕积块，瘰疬。好古曰：牡蛎入足少阴，为软坚之剂。以柴胡引之，去胁下硬；以茶引之，消项上核；以大黄为使，能益精收涩，止小便。黄泥固济，火煅。

珍　珠

镇安心神，点降固翳。绢包，入腐中煮研。

海　蛤

咸平。主水肿，利大小肠，止喘呕咳逆，清热去湿，化痰消积及瘿瘤。

石　决　明

咸寒，入足厥阴、少阴经。内服而瞖障消除，外点而赤膜尽散。清肝、肺之风热，解白酒之味酸。火煅研末，以酒荡热，入末调匀，盖一时饮之不酸。又名千里光，以其功效名之，可以浸水洗眼，目病之外无他用也。久服令人寒中。咸水煮或涎裹煨，磨去粗皮，研万遍，水飞用。七孔、九孔者良。

禽　部

鸭

味甘性平。主虚劳骨蒸。惟白毛黑嘴者方有其功。取金肃水寒之象也。嫩者毒，老者良。

乌　骨　鸡

北方之色，故补阴退热。若他色者最能动风助火。盖巽为鸡，感风木之化也。

鸡　内　金

乃肫内黄皮。男用雌，女用雄，即鸡肫脏也。主反胃吐食，大肠泄痢，小便频数，精滑崩带。

鸡　屎③　白

白乃雄鸡屎也。主腹满水肿，能下气，利大小便。此岐伯神方也。大虚者，亦勿用。

---

① 胁：千顷堂、经纶堂本作"盖"。
② 蟹：原作"蛮"依乾隆本、千顷堂本和经纶堂本改。
③ 屎：原作"尿"诸本同。《素问·腹中论》用鸡矢醴治膨胀，《本草纲目》卷四十八作"屎"，按矢、屎通。今依文义改。

鸡卵

性平。精不足者，补之以气，故卵白能清气，治伏热目赤，喉痛诸疾。形不足，补之以味，故卵黄以补血，治下痢，胎产诸疾。

五灵脂

甘温，肝经血分药也。主行血散血和血，止一切胸膈腹胁、肢节肌肤痛症，亦能下气杀虫。凡血崩及女人血病，百药不效者，立可奏功，亦神药也。多夹砂石，极难修治，研细酒飞，去砂石，晒干。

兽部

阿胶

甘平，肺肝药也。主吐血、衄血、淋血尿血，肠风下血，女人血枯崩带，胎产诸病，男女一切风病，水气浮肿，劳症咳嗽喘急，肺痿肺痈。润燥化痰，利小便，调大肠之圣药也。蛤粉或糯米粉同炒，成珠。

牛黄

苦平。清心化热，利痰凉惊，安神辟邪。体轻气香，置舌上，先苦后甘，清凉透心者为真。

虎骨

辛温。追风定痛，健骨驱邪。风从虎者，风，木也；虎，金也。木承金制，安得不从？故虎啸而风生，所以治风疴挛急，骨节风毒等症。

犀角

苦酸而寒。清胃凉心，辟邪解毒。理吐衄，肠风及畜血，发狂，谵语，发斑；痘疹之热毒。

羚羊角

咸寒，专主肝症。平肝舒筋，明目定惊，清热解毒，散血下气。羚羊属木，故入厥阴，同气相求也。

鹿茸

咸温，肾经药也。补火助阳，生精益髓，强筋健骨，暖腰壮膝，固精摄便，安胎杀鬼。鹿禀天地纯阳之气，气化振[1]密，其角自生至刚无两月之久，大者至二十余斤。凡物之生无速于此，故能强阳[2]补骨，非他药可比也。长大为角，与茸同功，力少逊耳。

麝香

辛温。通经络，开诸窍，透肌骨，辟鬼邪，去三虫，攻风痰，祛恶梦，堕[3]胎孕，止惊痫。时珍曰：严氏言风病必先用麝香，丹溪谓风病、血病必不可用，皆非通论矣。愚按麝香走窜，通诸窍之闭塞，开经络之壅滞。若诸风、诸气、诸血、诸痛、痫瘕等病，经络壅滞，孔窍闭塞者，安得不用以开之、通之耶？非不可用也，但不可过耳。

獭肝

甘平[4]。主传尸劳极，鬼疰虫毒，上气咳嗽，杀虫止汗。

腽肭脐

咸热。益肾脏，壮肾事，补劳伤，破

---

① 振：乾隆本作"浓"。
② 阳：千顷堂本作"筋"。
③ 堕：原作"匦"，依乾隆本、千顷堂本改。
④ 平：乾隆本作"温"。

积聚。入药用外肾而曰脐者，连脐取之也。毛色似狐，头形似狗，尾形似鱼，肾上两重薄皮裹其丸核，皮上有黄毛，一穴三茎。近多伪者，不可不辨。酒浸，炙捣。

人　部

发

味苦，性平。补真阴，通小便，消瘀血，生新血，理咳嗽，止崩带。

牙　齿

咸热。除劳止疟，治乳痈未溃，痘疮倒靥。时珍曰：人牙治痘陷，近称神品，然一概用之，贻害不浅。齿者，肾之标，骨之余也。痘疮毒自肾出，外为风寒秽气所触，腠理闭塞，血涩不行，毒不能出，变黑倒靥，宜用人牙，以酒、麝达之，窜入肾经，发出毒气，痘自红活。若伏毒在心而昏冒者，及气虚色白，痒塌不能作脓，热沸紫泡之症，宜用解毒补虚。误用人牙，反成不救。

人　中　黄

即金汁也。主热病发狂，痘疮血热，劳极骨蒸，解一切毒。用棕皮绵纸铺黄土，浇粪淋土上滤取清汁，入新甏内，碗盖，埋土中，经年取出。清如泉水，全无臭气，年久者弥佳。

小　便

咸寒。滋阴降火，止血和经，去瘀养新，定嗽消痰。童男者尤良。时珍曰：小便入胃，随脾之气上归于肺，通调水道，下输膀胱，乃其旧路也。故能清肺，导火下行。褚澄云：喉不停物，毫发必咳。血

既渗入，愈咳愈渗，惟饮溲溺，则百不一死。若服寒凉，则百不一生。人中白，乃溺器淀白垩也。煅过，水飞用。主降火，消血，止咳化痰，理咽喉口齿。秋石，滋肾水，理虚劳，安五脏，润三焦，消痰嗽，退骨蒸。秋月取童便十斛[1]，每石入皂荚汁一碗，竹杖搅千余下，候澄去浊，留垩刮下，再以秋露水煮化，筲箕内铺纸淋过。再熬。如此七次，其色如雪，方入罐内，铁盏盖定，咸泥固济，升打三炷香。取出再研，再如前升打。铁盏上用水徐徐擦之，水不可多，多则不结；又不可少，少则不升。从辰至未，退火冷定盏土。升起者，为秋水，味淡而香，乃秋石之精英也，有滋肾固元，清痰退热之妙。其不升者，即秋石也，但能降火化痰而已。近者杂取人溺，不择时令，尽失其道，奚取其名乎！射利欺世，岂能应病耶！

人　乳

甘凉。补真阴，润枯燥，悦皮肤，充毛发，点目疾。按：妇人之血，下为月经，上为乳汁，以人补人，功非渺小。世俗服者多泻，遂归咎于人乳，不知人乳滋润婴儿，食之便溏者有之，如乳与食混进，宜乎发泻何怪也？当夜半服之，昨日之食已消，明日之食未进，且阴药服于阴分，正相宜也。服乳者，须隔汤热饮，若晒曝为粉，入药尤佳。

红　铅

味咸性温。救虚损，理沉疴，回生起死，返老还童，理女劳，复解箭疮毒。按《仙经》云：男子初生，纯乾体也，十六

---

[1] 斛：古代容量单位，亦量器名。古以十斗为一斛，南宋末年改为五斗。

岁精通，则乾变而为离中虚。女子初生，纯坤体也，十四岁经生，则坤变而为坎中满。所以男子一身属阳，惟精属阴。女子一身属阴，惟经属阳。故曰：取将坎位中心实，补却离宫腹里虚，正谓是也。诚延龄至宝，却病神丹。然惟首经乃获灵奇，若是常经，仅堪补益。盖尝论之，水谷入胃，泌别熏蒸，化炼精微，上奉于肺，流溢于中，布散于外。中焦受汁，变化成赤，行于隧道，以奉生身，是之谓血，命曰营气。妇人之经，上应太阴，下应潮汐，故有月事之称。又称经水，经者常也。又称天癸者，天一生水。地天称红铅者，铅于五金之中，独应北方之水也。凡患虚劳内蛊，神气败坏，命如悬丝，百药无功，独有斯方，真堪夺命。但修炼有法，服食有度，非宿有因缘①者，未易遇也。

津唾

主疮肿疥癣，皶疱，五更未语者，频涂擦之。又明目退翳，解毒辟邪。凡人舌下有四窍，两窍通心气，两窍通肾液。心气流入舌下为神水，肾液流入舌下为灵液，溢为醴泉，聚为华池，散为津液，降为甘露，所以灌溉脏腑，润泽肢骸，故养生家咽纳津气，谓之清水灌灵根。能终日不唾，则精气常流，容颜不老。若多唾，则损精气，成肺疾，皮肤枯涸，故曰远唾不如近唾，近唾不如不唾。人有病，则心肾不交，肾水不上，则津液干枯。《难经》云：肾主五液，入肝为泪②，入肺为涕，入脾为涎，入心为汗，自入为唾也。范东阳云：凡人魇死，不得叫呼，但痛咬脚跟及拇指甲际，多唾其面，徐徐唤之自省。黄震云：宗定伯夜遇鬼，问其所畏。曰：唯畏唾耳。急持之，化为羊。恐其变化，因大唾之，卖获千钱。故知鬼真畏唾也。

人气

主下元虚冷，胸腹不快，骨节痹痛，令人更互呵熨，甚良。按：火即是气，气即是火，两者同出而异名，故元气为真火。天非此火不能生物，人非此火不能有生。故老人、虚人与少阴同寝，藉其熏蒸之益。杜诗云：暖老须燕玉，正此意也。但勿纵欲以丧宝耳。术家用童鼎数人，从鼻窍、脐中、精门三处，按法进气，谓之龙来帐里夺明珠，吐气冲开九窍，虎到坐前施勇猛，巽风鼓动三关，起必死之沉疴，握长生之要道。《续汉书》云：史循宿禁中，寒病发，求火不得。众口更嘘其背，寻愈。《抱朴子》云：人在气中，气在人中。天地万物，无不需气以生。善行气者，内以养生，外以却恶。从子至巳为生气之时，从午至亥为退气之时。常于生气之时，鼻引清气，入多出少，气极乃微吐，勿令耳闻。习之无间，渐至口鼻无气，仅微微从脐中出入，此为胎息。善行气者，可避饥渴，可永年命，可行水面，可入水中，可却百病。以嘘水则水逆流，嘘火则火遥灭，嘘沸汤则手可探，嘘金疮则血自止，嘘刃则锋不能入，嘘矢则镞不能伤，嘘犬则不吠，嘘虎则退伏。气本无形，神奇若此。道家取先天祖气，孟夫子取善养浩然。气之于人，生死变化，莫不由之，大矣哉。

天灵盖

治传尸鬼疰，邪疟。古人以掩暴骨为仁厚，方士取人骨为药饵，有仁心者固如是乎？犬且不食犬骨，人食人骨可乎？而以他药代之，何所不可，乃必欲取之，伤

---

① 缘：疑为"缘"字之误。
② 泪：《难经·四十九难》作"泣"。

德甚矣。

紫 河 车

味咸性温。主男女虚损劳极，不能生育，下元衰惫。《丹书》云：天地之先，阴阳之祖，乾坤之橐籥，铅汞之胚胎，九九数足，我则载而乘之，故名河车。崔行功云：胞衣宜藏天德、月德吉方，深埋紧筑，令儿长寿。若为鸟兽所食，多病难育。此亦铜山西崩，洛钟东应，自然之理也。今蒸煮而食，独不思崔氏之禁乎？男病用女胎，女病用男胎。米泔洗净，银针遍刺透，童便好酒各半，浸半日，揉洗极洁，收干水气，入铅盒中，加炼蜜半斤，仍将焊药焊固，入釜中，煮三香，待别药俱完，取出搜和为丸，既不出气，又赖铅以制其毒，乃为神良。

脐 带

性温。固肾命门，充养血气，预解胎毒。按：婴儿在母腹中，为胎所裹，口鼻不能通气，但有脐带，通于母之肺系，母呼亦呼，母吸亦吸，直待出离母腹。因地一声，脐带既剪，一点真元，属之命门。脐干自落，如瓜脱蒂。故《丹经》以脐为命蒂，信然。

金 石 部

金 箔①

辛平。镇邪祟，安魂魄，制癫痫。生金有毒能杀人。用箔不得过二分。仲景紫雪方用赤金煎液，取其制肝风，降炎逆也。轻粉，水银所伤②，非金莫疗。

银 箔

性味主治皆同金箔，但金有毒，而银

无毒耳。

自 然 铜

辛平。消瘀血，续筋骨，止痛排脓。不可多服。

铜 青

酸③。走厥阴，故能退利风痰，眼障、虫疳皆治。

铅

甘寒。属水入肾。秉北方癸气，阴极之精，其体重实，其性濡滑。故黑锡丹得汞交感，治上盛下虚，气升不降，发为眩晕、噎膈反胃，镇坠之性，有反正之功。但偏于阴降，不可多服。烧酒、醋酿成铅水，为降火神丹。然亦禁多用。

黄 丹

体重，性沉，味兼咸。能坠痰去怯，治惊痫颠狂吐逆；能消积杀虫，治疳疾疟痢；能解热拔毒，长肉去腐，治恶疮肿毒。

铁 落

制肝下降。主善怒发狂、颠痫惊邪客忤。

紫 石 英

甘温，手少阴、足厥阴血分药也。上能镇心，重可去怯也；下能益肝，湿可去枯也。心主血，肝藏血，性暖而补，故神不安，血不足，虚寒不孕者宜之。

---

① 箔：原作"薄"依目录和《中药大辞典》改。下同。"金薄"是"金箔"异名。

② 伤：疑为"制"字之误。

③ 酸：《本草纲目》卷八作"酸平，无毒"。

朱 砂

甘微寒，心经药也。养精神，安魂魄，辟邪魅，治癫痫，解诸毒，祛鬼疟。朱砂禀离火之气，性反凉者，离中有阴也。纳浮游之火，安君主之官，秉阳明之德，辟幽昧之邪，药中神圣也。形如箭镞，透明者佳。研细，水飞三次用。

水 银

辛寒，有毒。镇坠痰气上逆，呕吐反胃；杀虫堕[①]胎，下死胎。水银乃至阴之精，禀沉着之性。得凡火煅炼，则飞腾灵变；得人气熏蒸，则入骨钻筋。近巅顶，则蚀脑而百节挛废；近阴茎，则阴消而痿败不兴。同黑铅结砂，则镇坠痰涎；同硫黄结砂，则极救危病，在用之者合宜尔。

轻 粉

辛温，有毒。治痰涎、积滞、鼓胀、毒疮，杀虫搜风。按：轻粉乃咸矾炼水银而成，其气燥烈，其性走窜，善劫痰涎，消积滞。故水肿、风痰、湿热、杨梅毒疮服之，则涎从齿龈而出，邪郁暂开而愈。若服之过剂及用之失宜，则毒气被逼，窜入经络筋骨，莫之能出。变为筋挛骨痛，发为痈肿疳漏，经年累月，遂成废痼，因而夭枉者不少也。

银 朱

辛温，有毒。劫痰破积杀虫，其功与轻粉同，其为害亦同也。厨人染食供馔，未知其害耳。

雄 黄

辛温，有毒，肝家药也。拽肝气，泻肝风，消涎积，解百毒，辟百邪，杀百虫，截鬼疟，理蛇伤，能化血为水。

石 膏

甘寒，足阳明药也。除胃热，止阳明头额痛，日晡寒热，大渴引饮，中暑，潮热胃火，牙疼，皮热如火。元素曰：能寒胃，令人不食，非腹有极热者，不宜轻用。东垣云：邪在阳明，肺受火邪，故用以清肺，所以有白虎之名。孙兆曰：四月以后天气热时，宜用白虎。壮盛人生用，虚人糖拌炒。恐妨脾胃。火煅亦可。

滑 石

甘寒。利窍除热，清三焦，凉六腑，化暑气，通水肿，退黄疸，止诸血，解烦渴，厚肠胃。时珍曰：滑石利窍，不独小便也。上利毛腠之窍，下利精溺之窍。通上下，彻表里，故主治甚多。小便利及精滑者禁用。

赤 石 脂

甘酸辛温。补心血，生肌肉，厚肠胃，除水湿，收脱肛。好古曰：涩可去脱，石脂为收敛之剂，赤者入丙丁，白者入庚辛。泻痢初起者，勿用。火煅。

炉 甘 石

阳明药也。受金银之气所生，故能平肝。治目清肿，退赤去烂除翳。火煅红，童便淬七次，研粉，水飞。入朱砂则不粘腻。

海 石

乃水沫结成，色白体轻，肺之象也。气味咸寒，润下之用也。故入肺除痰嗽而软坚，上源既清，故又治诸淋。肝属木，

---

① 堕：原作"随"依上下文义改。

当浮而反沉，肺属金，当沉而反浮，何也？肝实而肺虚也。故石入水则沉，而南海有浮水之石；木入水则浮，而南海有沉水之香木。

阳起石

咸温。主下部虚寒，助阳种子。火煅，水飞。

磁石

色黑，入肾，益精明目，聪耳镇惊。

代赭石

止反胃，吐血衄血，月水不止，肠风泻痢，脱精遗溺，小儿惊疳，女人崩漏。按：代赭入肝与心胞，专主二经血分之病。仲景治汗吐下后心下硬，噫气，用旋覆代赭汤，取其重以镇虚逆，赤以养阴血也。煅红、醋淬捣，水飞。

砒石

辛酸大热，大毒。主老疟，齁喘，癣积，蚀瘀腐，瘰疬。砒本大热大毒，炼之成霜。其毒尤烈，人服至七八分必死，得酒顷刻立毙，虽绿豆冷水立难解矣。入丸药中，劫哮喘痰疟，诚有立地奇功。须冷水吞之，不可饮食，安卧一日，即不作吐；少物引发，即作吐也。惟宜生用，不可经火。

青礞石

咸平。破老痰坚积，止咳嗽喘急。色青乃厥阴之药，肝木乘脾，土气不运，痰滞胸膈，宜其重坠，令木平气下，则痰症自愈。脾虚家不宜多服。入罐打碎，礞石四两拌匀消石四两，同煅至消尽，礞石色如金为度。研细，水飞用。

花蕊①石

石主金疮出血，一切失血，女人血晕，且化血为水，故虽有殊功，不敢多用。煅研，水飞。

石燕

利窍，行湿通淋，目障肠风，痔瘘带下，磨汁饮之。难产者，两手各握一枚，即生。

朴硝

苦辛寒。一经煮炼即为芒硝。鼎罐升煅，即为玄明粉。主五脏积聚，久热胃闭，痰实血结，明目下胎。《内经》云：热淫于内，治以咸寒。故承气汤，用以软坚去实。朴硝重浊，止堪涂傅。芒硝轻爽②，可供走血荡肠之需。玄明更佳，然止于治病。服食则不可耳。

硫黄

咸热，有毒。主命门火衰，阳气暴绝，阴症伤寒，阳道痿弱，老人虚秘，妇人血结，虚人寒利，心腹积聚。按：硫秉纯阳之精，益命门之火，热而不燥，能润肠结，亦救危神剂。故养正丹用之，常收③起死之功。能化铅为水，修炼家尊为金液丹。寇宗奭云：下元虚冷，真气将绝，久患泄泻，垂命欲尽，服无不效，但中病当便已，不可尽剂。番舶者良，取色鲜洁者，以莱菔剜空，入硫在内，合好，糠火煨熟，去其臭气；再以紫背浮萍同煮，消其火毒；又以皂荚汤，淘去黑浆。

① 蕊：原作"乳"，依目录标题和《中药大辞典》改。
② 爽：原作"来"，依乾隆本和经纶堂本改。
③ 收：乾隆本、经纶堂本作"有"。

一法：绢袋盛碱水煮三日夜，取出清水漂净用。畏细辛、醋、诸血。土硫，止可入疮科，不堪服饵。壬子秋，余应试北雍，值孝廉张抱赤，久荒于色，腹满如斗。参汤送金匮丸，小便稍利，满亦差减。越旬日而满如故，肢体厥逆，仍投前丸，竟无裨也。举家哀乱，惟治终事。抱赤泣而告曰：若可救我，当终其身父事之。余曰：即不敢保万全，然饵金液丹至数十粒，尚有生理。抱赤连服百粒，小便遄行，满消食进，更以补中、八味并进，遂获痊安。故夫药中肯綮，如鼓应桴。世之病是症，而不得援者众矣。有如抱赤之倾信者，几何人哉，况硫非治满之剂，只因元阳将绝，而参附无功，藉其纯阳之精，令阴寒之滞见暖冰消尔。

胆 矾

酸涩辛寒。性敛而能上升，涌吐风热痰涎。治喉痹崩淋，能杀虫，治阴蚀。产铜坑中，磨铁如铜者真。

白 矾

酸涩性凉。主消痰燥湿，解毒止血，定痛止痢，除咽喉口齿诸病，虎、犬、蛇、蝎百虫伤。主治与胆矾同，收而燥湿，痰饮泻痢，崩带，风眼，皆用也。性能却水，多服损肺。

无 名 异

甘平咸寒。治金疮，疗折伤，收湿气，生肌肉。按：无名异，阳石也，善理折伤内损，止毒止痛，故临杖人用以温服三钱，则不甚伤。亦善收水气，故煎炼桐油者，不可缺也。

硼① 砂

甘凉微咸。退障除昏，开努②肉；消瘕通膈，杀劳虫，生津止嗽，治喉痹，口齿诸病。按：硼砂之性能柔五金而去垢腻，故治膈③膈积块，痰核努肉，目翳骨哽等症，但可疗有余，难施于不足，虚劳症中非所宜也。有二种，出西番者白如明矾，南番者黄如桃胶。能制永哑铜。

用药机要

医之神良，识病而已；病之机要，虚实而已。虚甚者必寒，实甚者必热，然常病易晓，变病难知。形衰神惫色夭，脉空而知其虚；形盛神鼓色泽，脉强而知其实，不待智者决也。至实有羸状，误补益疾；大虚有盛候，反泻含冤。阳狂与阴躁不同，蚊迹与发斑有别，自非洞烛立微者，未易辨也。

居养有贵贱，年齿有老少，禀赋有厚薄；受病有久新，脏腑有阴阳，性情有通滞；运气有盛衰，时令有寒暄，风气有南北。六气之外客不齐，七情之内伤匪一，不能随百病而为变通，乃欲执一药而理众病，何可得也！故曰用古方治今病，譬犹拆旧料改新房，不再经匠氏之手，其可用乎？明于此者，始可与言医也矣。

药有君臣佐使，陶弘景以上品之药为君，及考《内经》曰：主病之谓君，佐君之谓臣，应臣之谓使，非上④下三品之谓也。张元素曰：为君者最多，为臣者次之，佐使又次之。由是而知陶为服食之说则是，治病之法为偏也。

---

① 硼：原作"蓬"依目录标题和《中药大辞典》改，下同。

② 努：《本草纲目》卷十一作"弩"，按努、弩并通"胬"。胬肉，即腐烂恶肉。

③ 膈：通"噎"。

④ 上：此下原有"中"字，依《素问·至真要大论》删。

药有七情：独行者，单方不用辅也。相须者，同类不可离也。相使者，我之佐使也。相恶者，夺我能也。相畏者，受彼之制也。相反者，两不相合也。相杀者，制彼之毒也。相畏相反同用者，霸道也。相须相使同用者，王道也。有经有权，因时势而斟酌也。

药有五味：苦者入心，直行而泄；辛者入肺，横行而散；酸者入肝，束而收敛；咸者入肾，甘而软坚。甘者入脾，有和、有缓、有补、有泻、可上、可下、可内、可外，土味居中而能兼五行也。淡之一味，五脏无归，专入太阳而入小便。

药有四气：温者应春生之气而主发育，热者应夏长之气而主畅遂，凉者应秋收之气而主清肃，寒者应冬藏之气而主杀伐。故虚弱之人，不足之症，当以生长为先。壮实之人，有余之邪，当以肃杀为要。两者易而为治，是为实实虚虚，损不足而益有余。如此死者，医杀之耳。叔季之世，人民虚薄，受补者常多，受克者常少。故补中、还少，日就增多；承气、抵当，日渐减少。奈何？夫人之病十有九虚，医师之药百无一补，犹且矜独得之妙，夭枉者比比，终不悔悟，良可悲夫！温暖之药，象类阳明，苟有过则人皆见之；寒凉之药，象类阴柔小人，国祚已移，人犹莫觉其非。凡用滋补药，病不增即是减，内已受补故也；用克伐药则不减即是增，内已受伐故也。

七方者：大、小、缓、急、奇、偶、复。大方之说有三：有药力雄猛之大；有品味数多之大；有分两数多之大。此治下焦，疗大病之法也。小方之说有三：有病势轻浅，不必雄猛之小；有病在上焦，宜分两轻微之小；有病无兼症，宜君一臣二之小。缓方之说有六：有甘以缓之之缓，有缓则治本之缓，有丸以缓之之缓，有品味众多之缓，有无毒治病之缓，有气味俱薄之缓。急方之说有五：有急症须急治之急，有汤液荡涤之急，有毒药之急，有气味俱厚之急，有急则治标之急。奇方之说有二：有独用一物之奇，有一、三、五、七、九之奇。奇方宜下不宜汗。偶方之说有三：有两味配合之偶，有二方合用之偶，有二、四、六、八、十之偶。偶方宜汗不宜下。桂枝汗药，反以五味成奇。承气下药，反以四味成偶。岂临时制宜，当别有法乎？复方之说有三：有二、三方及数方相合之复，本方之外复加他药之复，有分两均齐之复。王太仆以偶为复，今七方有偶又有复。岂非偶乃二方相合，复乃数方相合乎？

十剂者：宣、通、补、泄、轻、重、滑、涩、燥、湿。宣剂，宣可去壅，生姜、橘皮之属。壅者，塞也；宣者，布也，散也。郁塞之病，不升不降，必宣布敷散之。如气郁有余，则香附、芜荑以开之，不足则补中益气以运之。火郁微则山栀、青黛以散之，甚则升阳解肌以发之。湿郁微则苍术、白芷以燥之，甚则风药以胜之。痰郁微则南星、橘皮以化之，甚则瓜蒂、藜芦以涌之。血郁微则桃仁、红花以行之，甚则或吐或下以逐之。食郁微则山楂[1]神曲以消之，甚则上涌下泄以去之，皆宣剂也。通剂，通可去滞，通草、防己之属。滞者，留滞也。湿热留于气分而痛痹癃闭，宜淡味下降，通利小便而泄气中之滞，通草是也。湿热留于血分而痛痹癃闭，宜苦寒下引，通其前后而泄血中之滞，防己是也。补剂，补可去弱，人参、羊肉之属。形不足者，补之以气，人参是也。精不足者，补之以味，羊肉是也。泄剂，泄可去闭，葶苈、大黄之属。

---

[1] 楂：原作"查"，依《中药大辞典》改。下同。

闭字作实字看。实者泻之，葶苈泻气实而利小便，大黄泻血实而通大便。轻剂，轻可去实，麻黄、葛根之属。表闭者，风寒伤营，腠理闭密而为发热头痛，宜麻黄轻扬之剂发其汗，而表自解。里闭者，火热抑郁，皮肤干闭而为烦热昏瞀，宜葛根轻扬之剂，解其肌而火自散。上闭有二：一则外寒内热，上焦气闭，发为咽痛，宜辛凉以扬散之。一则饮食寒冷，抑遏阳气在下，发为痞满，宜扬其清而抑其浊。下实亦有二：阳气陷下，里急后重，至圊不能便，但升其阳而大便自顺，所谓下者举之也。燥热伤肺金，金气膹郁，窍闭于上，而膀胱闭于下，为小便不利，以升麻之类探而吐之，上窍通小便自利，所谓病在下取之上也。重剂，重可去怯，磁石、铁粉之属。重剂凡四：有惊则气乱魂飞者，有怒则气上发狂者，并铁粉、雄黄以平其肝。有神不守舍而健忘不宁者，宜朱砂、紫石英以镇其心。有怒则气下而如人将捕者，宜磁石、沉香以安其肾。滑剂，滑可去著，冬葵子、榆白皮之属。著者，有形之邪，留著于经络脏腑，如屎溺浊带、痰涎、胞胎，痈肿之类，宜滑剂以去其留滞之物。此与通以去滞相类，而实不同。通草、防己淡渗，去湿热无形之邪；葵子、榆皮甘滑，去湿热有形之物。故彼曰滞，此曰著也。涩剂，涩可去脱，牡蛎、龙骨之属。脱者，气脱、血脱、精脱、神脱也。脱则散而不收，用酸涩温平以敛其耗散。夫汗出、便泄、遗溺皆气脱也；肠风、崩下、血厥皆血脱也；精流、骨痿，精脱也。牡蛎、龙骨、五味、五棓、诃子、粟壳、棕灰、石脂皆涩药也。如气脱，加参、芪；血脱，兼归、地；精脱，兼龟、鹿。至夫脱阳者见鬼，脱阴者目盲，此神脱也。去死不远，无药可治。燥剂，燥可去湿，桑皮、赤小豆之属。外感

之湿，由于水岚雨露；内伤之湿，由于酒茶蔬果。夫风药可以胜湿，淡药可以渗湿，不独桑皮、赤豆也。湿剂，湿可去枯，白石英、紫石英之属。湿字当作润字看。枯者，燥也，血液枯而成燥。上燥则渴，下燥则结，筋燥则挛，皮燥则揭，肉燥则裂，骨燥则枯。养血则当归、地黄，生津则门冬、五味，益精则苁蓉、枸杞，不独石英为润剂也。治热以寒，温而行之；治寒以热，凉而行之；治温以清，冷而行之；治清以温，热而行之。木郁达之，火郁发之，土郁夺之，金郁泄之，水郁折之。气之胜也，微者随之，甚者制之；气之复也，和者平之，暴者夺之，高者抑之，下者举之，有余折之，不足补之，坚者削之，客者除之，劳者温之，结者散之，留者行之，燥者濡之，急者缓之，散者收之，损者益之，逸者行之，惊者平之。又曰：逆者正治，从者反治。反之，热因寒用，寒因热用，塞因塞用，通因通用，必伏其所主，而先其所因[1]。其始则同，其终则异。可使溃坚，可使破积，可使气和，可使必已。又曰：诸寒之而热者取之阴，热之而寒者取之阳，所谓求其属以衰之也。王太仆曰：粗工褊浅，学未精深，以热攻寒，以寒疗热，治热未已而冷疾已生，攻寒日深而热病更起，热起而中寒尚在，寒生而外热不除，欲攻寒则惧热不前，欲疗热则思寒又止。岂知脏腑之源，有寒热温凉之主哉。

《内经》曰：阴味出下窍，阳气出上窍。清阳发腠理，浊阴走五脏；清阳[2]实四肢，浊阴归六腑。味厚为阴，味薄为阴中之阳；气厚为阳，气薄为阳中之阴。味厚则泄，薄则通。气薄则发泄，厚则发

① 因：原作“用”，依《素问·至真要大论》改。
② 阳：原作“汤”，依《素问·阴阳应象大论篇》改。

热。辛甘发散为阳，酸苦涌泄为阴。咸味涌泄为阴，淡味渗泄为阳。元素曰：附子气厚，为阳中之阳；大黄味厚，为阴中之阴。茯苓气薄，为阳中之阴，所以利小便，入太阳，不离阳之体也；麻黄味薄，为阴中之阳，所以发汗，入手太阴，不离阴之体也。肝苦急，急食甘以缓之（甘草），以酸泻之，（芍药），实则泻子（甘草）。肝欲散，急食辛以散之（川芎），以辛补之（细辛），虚则补母（地黄）。心苦缓，急食酸以收之（五味），以甘泻之（参、芪），实则泻子（甘草）。心欲软，急食咸以软之（芒硝），以咸补之（泽泻），虚则补母（生姜）。脾苦湿，急食苦以燥之（白术），以苦泻之（黄连），实则泻子（桑皮）。脾欲缓，急食甘以缓之（甘草），以甘补之（人参），虚则补母（炒咸）。肺苦气上逆，急食苦以泄之（诃子），以辛泻之（桑皮），实则泻子（枳实）。肺欲收，急食酸以收之（芍药），以酸补之（五味），虚则补母（五味）。肾苦燥，急食辛以润之（知母），以咸泻之（泽泻），实则泻子（芍药）。肾欲坚，急食苦以坚之（知母[①]），以苦补之（黄柏），虚则补母（五味）。夫甘缓、酸收、苦燥、辛散、咸软、淡渗，五味之本性，一定而不变者也。或补或泻，则因五脏四时而迭相施用者也。温、凉、寒、热，四气之本性也。其于五脏补泻，亦迭相为用也。此特洁古因《素问》饮食补泻之义，举此以为例耳。学者宜因其意，而推广变通之。元素曰：五脏更相平也。一脏不平，所胜平之。

春宜辛温，薄荷、荆芥之类，以顺春升之气；夏宜辛热，生姜、香薷之类，以顺夏浮之气；长夏宜甘苦辛温，人参、白术、苍术、黄柏之类，以顺化成之气；秋宜酸凉，芍药、乌梅之类，以顺秋降之

气；冬宜苦寒，黄芩、知母之类，以顺冬沉之气。所谓顺时气而养天和也。春宜省酸增甘以养脾也，夏宜省苦增辛以养肺气，长夏宜省甘增咸以养肾气，此防其太过也。

王好古曰：四时总以芍药为脾剂，苍术为胃剂，柴胡为时剂，十一经皆取决于少阳，为发生之始故也。补气用参、芪，气主煦之；补血须归、地，血主濡之也。然久病积虚，虽阴血衰涸，但以参、芪、术、草为主者，经所谓无阳则无以生阴也。是以气药有生血之功，血药无益气之理。夫气药甘温，法天地春生之令，而发育万物，况阳气充则脾土受培转输健运，由是食入于胃，变化精微，不特洒陈于六腑而气至，抑且和调五脏而血生，故曰气药有生血之功。血药凉润，法天地秋肃之令，而凋落万物，又且粘滞滋润之性，所以在上则泥膈而减食，在下则肠滑而易泄，故曰血药无益气之理也。每见俗医，疗虚热之症，往往四物主之，或兼知、柏、芩、连而投之，遂使脾土受伤，上呕下泄，至死不悟，良可悲也？

药有宜陈久者，如枳实、橘皮、半夏、麻黄、吴茱萸、狼毒之类。药有宜新者，如人参、白术、当归、泽泻之类，陈则气味失矣，何效之有？诗云：老医迷旧病，朽药误新方，其斯之谓与。

丸、散、汤、液，当顾名思义。汤者荡也，荡涤其邪锋。丸者缓也，缓养其正气。散者散也，解散其结塞。丸有丸法。治下焦者，宜大而坚。中焦者，次之；上焦者，宜小而松。如蒸饼稀糊为丸，取其易化者，滴水犹为易化也。如蒸饭面糊为丸，取其迟化，炼蜜亦取其迟化，而循行

---

①　知母：原作"黄柏"，依《本草纲目》五脏五味补泻条改。

经络也。蜡丸者，取其难化，而治下焦之药也。

凡制药贵得中，不及则无功，太过则损性。煅则通红，炮则烟起，炒则黄而勿焦，烘与焙同，燥而不黄是也。酒制升提，咸制润下，姜取温散，醋取收敛。便制减其温，蜜制润其燥，壁土取其归中，麦麸资其谷气，酥炙取其易脆。去穰者宽中，抽心者除烦。

病在上焦者，先食而后药；病在下焦者，先药而后食。病在上者，不厌频而少；病在下者，不厌顿而多。少服则滋荣于上，多服则峻补于下。

煎药用水，各有其宜。中虚者，当用春雨水，取其生生之气；火旺者，宜用冰雪水，取其阴寒下降；气滞血凝痰阻便闭者，宜急流水，取其行而不停；失血遗精溺多便滑者，宜井华水，用清早初汲，取其凝结而不流；吐逆喘嗽胀满者，宜东流水，取其顺下；阴不升阳不降者，宜甘澜水以调之。

煎药忌铜铁器，宜银瓦器，令谨慎者看守，务须清洁，水用新汲。补药须封固，文火细煎。利药须露顶，武火速煎。温服之剂宜冷服，寒凉之剂宜热服。上焦药，徐徐服；下焦药，宜急服。凡服膏子药，噙在口，俟其自化而下，所谓在上不厌频而少之意。若汤调汤顿服，甚非古人设膏之本旨，何不随煎随服，乃用炼火之膏耶。

凡炼蜜，每斤加水四两，待滚掠去沫净，煎至滴水不化为度，庶经久不坏。药滓再煎，殊非古法，味有厚薄，气有轻重。若取二煎，其厚且重者，尚有功力，其轻且薄者，已无余味，安在其君臣佐使之为哉。愚谓将二煎合第一煎和服，庶气味不大轻重。

引经报使

手少阴心，黄连、细辛。足少阴肾，独活、知母、肉桂、细辛。手太阴肺，桔梗、葱白、升麻、白芷。足太阴脾，升麻、葛根、苍术、白芍。手厥阴心包络，柴胡、丹皮。足厥阴肝，青皮、川芎、柴胡、吴茱萸。手太阳小肠，藁本、黄柏。足太阳膀胱，麻黄[①]、羌活。手阳明大肠，白芷、石膏、升麻。足阳明胃，白芷、石膏、升麻、葛根。足少阳胆，柴胡、青皮。手少阳三焦：上，柴胡、连翘；中，青皮；下，地骨皮。

附录　食物性鉴赋

吴中　尤　乘生洲编

寒凉为一例

绿豆止消渴兼解诸毒，豆豉治呕逆再散风寒。食酱止渴除烦而杀毒尤良，豆腐散血清热而暑月应忌。脂麻发霍乱而滑肠胃，小麦养心气而止虚烦。大麦有生损熟益之殊，荞麦为炼滓消积之用。麸皮止汗而敷溃烂，小粉调经而散痈疽。面筋益气和中，薏米健脾胜湿。索粉解酒食菰菌之毒，石花非虚寒肠滑所宜。鲜菌有毒者时或杀人，柑子多食者亦令泄泻。苋菜利大肠，同鳖食而成瘕；菠薐发腰痛，患冷气者莫尝。莴苣通经宣乳，目疾非宜；竹笋清热消痰，肠滑少食。黄瓜发疮动疟，磨菇理气以化痰。冬瓜瘦人走气，皮干折损堪医；茄子动气滑肠，蒂灰冻疮能疗。

---

① 麻黄：原脱，依千顷堂本、经纶堂本补。

茗叶最清痰火，橙子颇治酒伤。甜瓜虽消暑而滑肠，西瓜亦伤脾而助湿。水梨利血寒中，疮毒酒毒并解；柿子生痰冷腹，肺火胃火都除。荸荠消食解热有功，慈菇孕妇肠风多忌。螃蟹解漆疮破血，蝤蛑治湿癣疸疮。蚬肉发嗽除黄，蚌肉助风动冷。野鸡发痔疮动痢，野鸭治水肿补中。螺蛳清热解酒，利大小便而治痔疮；田鸡骨热肉寒，治蛤蟆瘟而消水肿。家鸭白补虚而黑滑利，老者为良；鸭卵生闷气而腌宜人，血解诸毒。猪肉动风助湿，鹊肉治热疗风。猪脑傅冻疮而损阳道，猪脂解药毒而滑胃肠。蛤蜊醒酒开胃，血块能消；田螺疗热敷疮，禁口宜用。驴肉动风，妊妇食之难产；乳饼润脏，痢病食以尤良。猪脊①髓补虚损，兼治诸疮；猪腰子治劳烦，能通肾气。肺治肺虚咳嗽，肠医肠燥便难。胆为敷疮通便之需，胰有肺痿痃②癣之用。牛乳润皮肤，反胃热哕宜饮；马肉长筋骨，头疮曰秃宜求。梢瓜即生瓜，成癥结而动气，时症后多妨。黑鱼发痼疾而生疮，疗水肿却效。润脏腑泽肌肤，酥油最美；添精髓益津液，醍醐③尤良。水獭通经而理毒风，兔肉解毒热而压丹石。芦笋清热，解诸鱼蟹毒；茭白发冷，除面目诸黄。

温热为一例

羊肉虽补虚而发热，猪肝即明目而伤神。狗肉壮阳道，补胃填精；鹿肉治喝邪，养容强力。辟恶补虚，丹鸡最效；鼠瘘虫毒，猫肉堪医。乌鸡治虚损以安胎，白鸡止消渴而利水。瓦雀起阳道，冬月食之有子；猪肚补中气，四季啖以和脾。山药有健脾益肾之功，南瓜乃脚气黄疸之忌。李子调中养肝而多食发热，杏实助心止渴而恣啖生痰。栗子滞中气，晒干为厚肠益肾之需；桃子益颜色，多食有膨胀痈

疽之苦。乌骨鸡治劳怯崩中，肾肝效著；黄雌鸡主添精暖气，脾胃功多。荠菜发疮癣，差可滋肝；黄牛肉动疫气，却能补土。白枣最损脾而助湿，石榴亦病肺而生痰。杨梅虽养胃兮而损筋发疮，橘子虽止渴兮而恋膈聚饮。胡桃暖命门，痰多积热者勿食；樱桃动虚热，火病血嗽者休尝。川椒达下祛寒，花椒温中下气。鲫鱼益胃肠，补虚止痢；江鲚发疮疥，助火成痰。水肿便涩，鲇鱼虽有毒而多功；去湿去痔，河豚纵有效而勿食。橄榄消酒毒，更解河豚诸鱼毒；松子治诸风，尤理肌肤骨节风。血积丹毒，海蛇最良；动火生痰，鲜虾独甚。黄鳝入土厚肠，多食令人霍乱；鳊鱼生疳助痢，和芥益人肺经。惟壅热而动风气，小麦面有焉；生积聚而拥诸经，糯米粉甚矣。扁豆和中而止泄痢，黄豆壅气而动嗽痰。陈仓米冲淡，最益胃家；小麦曲宽中，能消积滞。红曲有健脾行血之能，饴糖乃动火生痰之物。米醋益血，酸收亦损筋而伤胃；米酒通经，辛散最夭命而昏神。酒糟消食除冷，兼成和伤止痛之勋；烧酒伤胆丧心，甚则黑胃腐肠而化④。大蒜耗血坏目兮，亦能快膈化肉；芥菜豁痰通肺兮，惜其发痔损元。寒祛呕止，和中首重生姜；熟降生升，消面独推莱菔。莳萝除呕逆而滋食味，芫荽辟恶气而发痘疮。金柑解酒病宽中，香圆治痰气咳嗽。韭菜生散血而熟补中，多则神昏目暗；葱叶治伤而根发汗，过则血动气壅。獐肉祛风壮力，而瘦者损人；狐肉补虚暖中，而头则勿食。骡肉损人，孕妇尤忌；白条暖胃，冷泻偏宜。鱼鲙发奇病而

---

① 脊：原作"酱"，依乾隆本改。
② 痃：原作"痖"依乾隆本、千顷堂本和经纶堂本改。
③ 醍醐：即精制的奶酪。
④ 化：乾隆本、千顷堂本作"死"。

难消，鲢鱼动风热而生疥。龟肉止血除风，更疗久嗽；鲩鱼和中温胃，亦发诸疮。蛏肠生冷痢而治损虚，淡菜疗崩中而消瘿气。林檎果发疮疖冷痰，胡萝卜利肠胃胸膈。

平性为一例

猪血治嘈杂有虫，尾血能医中恶；猪心主惊痫恍惚，心血更起痘疮。狗獾疗痔积，益气补中；猪獾[1]益瘦人，宽膨止痢。鲤鱼利水道有功，过食亦令发热；青鱼除湿痹最效，其胆更去目翳。动风疮而发霍乱，鹅肉非良；解丹毒而治风痹，雁肉甚美。菱角鲜冷干平，多则生蛟虫而损阳道。鸡豆涩精理带，过则动风冷而难克化。治金疮止血痢，牛血之用偏多；解诸毒下死胎，羊血之功最大。刀豆下气而止呃逆，水蕲[2]除热而治崩中。鲫鱼发疳动疾，取油涂汤火之伤；勒鱼开胃和中，作鲞尤调脾之味。丝瓜发痘疮，血壅热者宜也；壶卢[3]治黄肿，脚气虚胀者忌之。乌鸦煅过，可疗急风；鸽肉食多，能减药力。白果益气发胀，足供白浊虱虫之用；枇杷止吐润脏，亦有伤脾发热之嫌。解渴收痔，泥鳅反有奇功；发病动风，鲟蟥切宜少食。赤豆逐津液而治产难，久则肌枯肤燥；黑豆解百毒而除水胀，能令血活风消。白鱼开胃消水，惜生痰而发疮；石首止痢厚肠，鱿尤治淋而解毒。蚕豆利脏腑，误吞针而可下；豇豆补肾水，鼠奔毒以能消。木耳发风动疾，桑槐生者差良；香蕈破血治风，枫桐产者尤美。鱼鳔疗折伤而出肉刺；鱼鲊损脾胃而发疥疮。榧子止浊疗嗽，杀虫膨有良功；龙眼长智安神，补心脾为上品。龟肉虚损湿邪者堪食，鳖肉癥瘕冷疾者非宜。调中补胃，榛子之甘平；衄血口干，荔枝之酸热。鸡肉催食安神，肠治浊而肾治羸；鸡子动风短气，白

性寒而黄性温。梅子损齿蚀脾，大枣助痌滋湿。鲳鱼益气力，令人肥健；鲈鱼发痃癖，却可安胎。豌豆补脾泽面，惟气病其勿尝；索粉解毒通经，但胶粘而寒胃。银鱼宽中健胃，鳗鱼杀虫去风。芋艿困脾而滞气，粳医蛛蜘蜂虿之伤；百合止嗽而固金，即理伤寒百合之病。鲜藕散血而兼理折伤，除烦止热；莲子补脾而更入心肾，开胃厚肠。灰藋杀虫，擦癣而疗风；蔗浆解渴，和中而醒酒。

诸物有毒解诸物毒合为一例

果忽异常，根下必藏毒物；核如未脱，仁双并可伤人。或果落地而虫喙，或瓜沉水而双蒂。指六、翼四，距四、足三，皆禽中之最毒；角独、尾歧，肝青、足赤，悉兽肉之非良。飞者死而目闭足踌，走者死而口张首北。死疗死箭，异色异形，下咽便能陨命；鸟白首玄，鸟玄首白，举七即尔腐肠。心损心而肝损肝，脑滑精而血败血。或死缘疮疫；或身戴龙形；或心肝有孔，而着草欲飞；或落水不浮，而久烹不烂，是皆发毒生痫，保生当戒。至若脯沾屋漏，犬有悬蹄，牛羊身黑而白头，盐醋久腌而不变。黑班[4]昂首，四目无腮，鳗中之刀刃；独目腹文，头伸足赤，鳖类之砒鸩。肉中若有米星，日晒久难干燥。夜烟身浮水面者，其鳝决从蛇化；腹毛独目足班者，此蟹必令人亡。烹既烂而水如初，杀已久而血不断，经宵方煮，着尘不沾，獝犬马肝，馁鱼败肉，尤宜慎之，庶免伤残。若夫毒性设伤，良方宜急。豆豉头垢，能消六畜之几危；大豆

---

① 獾：此下原有"无"字，诸本同，今依《本草纲目》卷51兽部猯条删，以与上文对仗。
② 水蕲：即水芹。
③ 壶卢：即"葫芦"。
④ 班：通"斑"。

盐汤，可治箭伤之肉毒。杏仁糜狗，甘草化羊。牛马生疗，甘菊、泽兰根服解；过伤诸肉，芫荽、生韭汁尝消。人乳制独肝之牛，猪骨化马肝之毒。螃蟹遇蒜汁、紫苏而害弭；河豚得橄榄、荆芥而毒消。马肉病者，美酒芦根；猪肉病者，朴硝韭汁。索粉伤，还须杏校；鲜菌毒，必饮地浆。此特大端，尚俟缕举。

（镌补）雷公炮制药性解

明·李中梓编辑
明·钱允治订正

金芷君校注
包来发审阅

自　序

　　余读仲景之叙医，辄为之掩卷，盖其感生死之芒忽，笃君父之危殆，贱名利之浮荣，冀年寿以没世，伤哉其言，焉得不原本药性，加意候诊者乎。三皇御宇，太皞首画八卦，开万世道术之祖；而神农遍尝百味，黄帝著为《素问①》，迹其鼎足，扬化医之用居多。今考《本经》所载，草木鸟兽等类，则乾木果、震萑苇、坤子母牛、兑羊、艮狗之说。酸咸有五味之别，青黄有五色之分，则坎水、离火、震木、兑金、坤土之说。定浮沉、明燥湿，则本天本地亲上亲下之说。立君臣、分佐使，则君一臣二之说。有畏有喜，有恶有反，则吉凶利害之说。有补有泻，有正治有②从治，则变通趋时之说。无非大易之源流，八卦之分布，圣人所以顺风气而防夭札者，端不越此。自太史公著《扁仓》论，以为美好者不祥之器，而儒者又好自张大，置医于九流之中，欲如皇子之论当心，东里之辩③六气，文挚止疾于齐王，枚乘霍然于太子，岂可得哉。余以少孤，不及操④药以进慈父，间为母氏尝之，退而考诸方书，多所不合，斯用痛心，乃于读书之暇，发《本经》、《仙经》暨十四家本草、四子等书，靡不悉究，然后辩阴阳之所属，五行之所宜，著《药性解》二卷。敢谓拯危济殆，于是焉赖，特以志余之悲，为人子事亲之一助尔。且夫甘旨以养之，温清以奉之，而卒罹夫不可疗之灾，欲代则不能，欲遍访而证诸人则不及，此人子终天之恨，仲景氏伤之，余所不辞而为之缕析者也。若夫《素问》一书，轩歧之精蕴在焉，亦欲订其同异而折衷之，期于剖微而止，敬以异日，公之同好。

云间李中梓撰

---

① 问：原作"閕（开）"，据明刻本改。
② 有：原作"右"，据明刻本改。
③ 辩：通"辨"，辨别。下同。
④ 操：原作"掺（掺）"，据金陵濮氏本改。

钱 序

昔《神农本草》三卷，计药三百六十五种，谨魏唐宋以来，日增月益，或五百九十五或四百四十一或三百一十九。受病既多，用药亦广，地分南北，人异刚柔，固不可一律齐也。且穷乡下邑，书不能备，医亦庸庸。于是李东垣先生有《药性赋》焉，不必朱书墨书、图画形象，而括以韵语，分寒热温平四类，药止三百二十味，以为君臣佐使，迄今刊行于世，而注释则未遑^①也。

本朝万历末云间李中梓士材，玄禅之暇，研精此道，出其所蕴为注二卷，可谓有功于东垣，而炮炙则未遑也。余览雷公所论，僭为条附于各药之下，熬煮修事，种种俱悉，俾后学易于简阅讨论，岂不兼有功于二李者欤。嗟乎，医为人命大关，而读书不多，见理未彻，安能与三指之下，霍然起死回生哉。先儒谓事亲者，不可以不知医，吾儒可不留心乎。若夫三百二十味，较之《神农本草》三百四百五百，不见其多，只见其少，然调理得宜，依方用之，罔不霍然也者多乎哉。仁人君子，谅能辨之矣。若雷公者，乃刘宋时人，名敩，非《药对》之雷公也。《药对》雷公乃轩辕时人，与俞跗、扁鹊同时古之神医。刘宋雷公姓偶相同，亦见雷氏世有明医也。兹因太末翁氏请刻乞序，并论及之。

天启壬戌仲夏既望吴郡八十二翁钱允治撰

---

① 未遑：没有闲暇。

凡　例

　　一、药性之刻，无虑充栋，然有性味者无经络之归，有炮制者无选辨之法，有毒之有无、大小者，无使、反、畏、恶之品，有刻未备，彼刻悉之，及此刻所载，彼刻又缺，穷搜极构，迄无全书。今先味次性，次有毒无毒，次入某经络，次主用，次辨真伪美恶，次制法，次佐使，次畏恶，因而援诸家之说，参管窥之见，解其一二，凡药之性，靡不精详悉备，使学者一览无余矣。

　　一、旧本诸刻，往往言药之能，不言其所以能。如性热者有此效，性寒者亦有此效；味辛甘者有此效，而酸苦者亦有此效。遂使庸医不察，或兼而用之，或反而用之，漫无主张，误世不浅。今推五行所属之理，为之解注，且明言其有某症者，不宜用之，或不宜多用久用。令虽初学处剂，亦无妄投之失矣。

　　一、旧本向著其功，而方书不传其因者，不敢混录，以滋好奇之弊。或方书屡称其验，而旧本未赞其功者，再三考校，增而汇之，又不敢阙略，以招遗用之嗟。

　　一、药有切要之品、世所恒用者录之；有险僻之品、不恒用者，兹不赘入。

　　一、药品有不必修制者，自无可议。其或宜于㕮咀煅炼者，或利于蒸晒炮燀者，备采雷公炮制之法，以附于后，详载无遗，庶一展卷，而悉其概云。

凡例毕

《药性解》所引书目

《黄帝素问》　　　　　　　　《神农本经》

《蜀本草》　　　　　　　　　《吴氏本草》

《食疗本草》　　　　　　　　《四声本草》

《删繁本草》　　　　　　　　《食性本草》

《唐本草余》　　　　　　　　《药对》

《本草性事类》　　　　　　　《日华子本草》

《证类本草》　　　　　　　　《陈藏器本草》

《药性论》　　　　　　　　　《南海药谱》

《太上玄变经》　　　　　　　《三洞要录》

《八帝圣化经》　　　　　　　《修真秘旨》

《广五行记》　　　　　　　　《神仙芝草经》

《神仙服饵法》　　　　　　　《太清草木记》

《博物志》　　　　　　　　　《广异记》

《稽神录》　　　　　　　　　《陈承别说》

《本草衍义》　　　　　　　　《丹溪药性》

《东垣药性》　　　　　　　　《仲景全书》

《原病式》　　　　　　　　　《开宝新详定本草》

《雷公炮炙论》　　　　　　　《开宝重定本草》

目　录

---

① 密：原作"蜜"，为异名，据明刻本改。下同。

② 大枣：原在"桃仁"前，据正文乙转。

③ 石：原脱，据正文及金陵濮氏本补。

④ 梨：此前原有"水"字，据正文及大成本删。

⑤ 蒂：原脱，据正文及金陵濮氏本补。

① 种：原无，据金陵濮氏本及大成本补。

② 黄：原脱，据正文及大成本补。

③ 天：原脱，据正文及大成本补。

④ 实、叶附：原脱，据正文及金陵濮氏本补。

⑤ 蜀漆附：原脱，据正文及金陵濮氏本补。

⑥ 草部上……草龙胆：卷二目录原刻本缺失，系据正文补。

⑦ 术：原作"莪"，为异名，据大成本改。下同。

---

① 菀：原作"苑"，据正文及金陵濮氏本改。

② 喙：原作"啄"，据明刻本、金陵濮氏本正文、大成本改。

③ 覆：原作"復"，据正文改。

④ 子：原脱，据正文补。

⑤ 葙：原作"箱"，据大成本及《中药大辞典》改。下同。

⑥ 贼：此后原有"草"字，据正文及大成本删。

⑦ 天：原脱，据正文补。

① 子：原作"草"，据正文改。
② 蓖：原作"草"，正文中作"草"，据《中药大辞典》改。
③ 豨：原作"稀"，为异名，据金陵濮氏本及大成本改。
④ 子：原脱，据正文补。
⑤ 蒿：原脱，据正文补。
⑥ 草：原脱，据正文补。
⑦ 五十八：原作"五十七"，据目录及正文药物数目改。

---

① 煎：原作"箭"，据大成本及《中药大辞典》改。
下同。

② 菔：原作"服"，据正文改。

③ 十九：原作"十八"，据目录及正文药物数目改。

④ 毛：原脱，据正文补。

⑤ 雀卵：原脱，据正文补。

⑥ 黄：原脱，据正文补。

⑦ 䚡：原作"腮"，据文义改。按"䚡"即（牛、
羊）角中骨。下同。

---

① 蕲州乌蛇：原作"蕲蛇"，据正文改。

② 蝎：原后衍"子"，据正文删。

③ 斑蝥：原作"班猫"，据《中药大辞典》改。下同。

雷公炮制药性解卷之一

云间　李中梓编辑

姑苏　钱允治订正

金石部三十三种

金银箔

金银箔，味辛，性平，有毒，入心、肺二经。主安心神，定惊悸，镇颠狂，除邪热。

按：金银之入肺部，固其类也；其性沉重，能制火脏之轻物，故亦入心经。过服必中其毒，以鹧鸪肉解之。

黄丹

黄丹，味辛，性微寒，有毒，不载经络。主吐逆颠狂，止痛生肌。

按：黄丹乃熬铅所作，铅本水中之金，最能制火。吐狂等证，何者非火，而有不瘳者乎。

胡粉

胡粉，味辛，性寒，无毒，不载经络。主一切痈肿诸毒，及腐烂肉，杀三虫，破癥结。

按：胡粉一名粉锡，实亦化铅所作。能破结杀虫者，其亦镇坠之功欤。

铜青

铜青，味苦涩，性平，有微毒，不载经络。主敛金疮，淘①眼暗，止血杀虫，能去腐肉。

按：铜青即铜绿，本醋沃铜上而得其精华。醋能收敛，故敛疮止血；其去腐肉者，亦醋之功。眼乃肝窍，眼之不明，肝之病也，得金之精以制木，而目之暗者，从此明矣。

铁　浆铁锈附

铁浆，味甘涩，性平，无毒，入心、肺二经。主颠痫狂乱，解诸毒入腹、蛇犬咬伤。镇心神，明眼目。堪洗漆疮，随手而愈。铁锈，油调之可敷恶疮疥；蒜磨傅蜘蛛咬伤。

按：铁浆即浸铁色青可染皂者，质本金也，宜归肺部；性本沉也，宜镇心家。明目治漆，皆由伐木之功。铁锈可敷疮毒，亦以发在外者有散之义欤。

水银

水银，味辛，性寒，有毒，不载经络。主疥瘘痂疡白秃、皮肤虫虱，堕胎绝孕，杀五金毒。熔化还复为丹，服之神仙，不死。畏磁石。

按：水银疗虫疥等症，良由其毒也。又杀五金毒者，盖以其性阴柔，能消五金

---

① 淘：外用淘洗之谓。

为泥耳。入耳能食脑至尽，入肉令百节挛缩，倒阴绝阳，性滑重，极易入肉，最宜谨之。能下死胎，可灌尸骸。内传极言其炼服之功，然后世食之者，往往丧生，可为妄信者戒。

雷公云：凡草中取者，并朱漆中者，俱不可用；经别药制过者勿用；曾敛①过死尸及半生半死者勿用。若在朱砂中产出者，其水银色微②红，收得后用葫芦盛之，免致遗失。若先以紫背天葵并夜交藤自然汁二味同煮一伏时，其毒自退。若修十两，止用前二味汁各七镒，和合煮足为度。

轻　粉

轻粉，味辛，性寒，有毒，不载经络。主通大肠转胞，诸疮虫癣，小儿疳积。轻明可爱、烧火上走者，真。

按：轻粉即水银所升者，本草言其无毒，误也。外科需为要药，不宜轻用服食。今见瘰疬方中多用之，必能损人肠胃，不可不戒。其值颇贵，市中多烧凝水石及石膏为粉以乱真，须细辨之。

银　朱

银朱，味苦辛，性温，有毒。止入敷药杀虫，余无他用。

按：银朱亦水银烧就，中其毒者，令人发胀至死，可弗慎耶。

密陀僧

密陀僧，味咸辛，性平，有毒，不载经络。主皮肤斑点，五痔金疮，嗽呕吐痰，禁疟痢，镇心惊。体重如金色者佳，水飞用。

按：密陀僧，一名没多僧，质极重，过服伤人脏。

雷公云：凡使，捣令细，于瓷埚中安

置了，用重纸袋盛柳蚛末，焙密陀僧埚中。次下东流水，浸令满，着火煮一伏③时足，去柳末纸袋，取密陀僧用。

丹　砂

丹砂，味甘，生者微寒，无毒；炼者大热，有毒。入心经。主镇心安神，益气明目，通血脉，除烦满，止消渴，疗百病，杀精祟鬼邪，祛疥癣虫疮，久服成仙。畏碱水。大如鸡卵，形似芙蓉，破之若云母、光明照彻者佳。

按：丹砂之色，属丙丁火，心脏之所由归也。质性沉滞，勿宜多用。青霞子云：入石见火，悉成灰烬。丹砂伏火，化为黄银，能重能轻，能神能灵，能黑能白，能暗能明。《太清④》云：外包入石，内含金精，先裹气于甲，受气于丙，出胎见壬，结魄成庚，增光归戊，阴阳升降，各本其原。考兹二说，则服食成仙之说信矣。自唐世太平日久，膏粱之家，弗得其理，惑于方士，都致殒身，习俗成风，至今未已。斯民何辜，蒙此惨祸，其理渊奥，察之实难，吾愿好事者慎之。

雷公云：凡使，宜须细认，取诸般尚有百等，不可一一论之。有妙硫砂，如拳许大，或重一镒一块者，面面如镜，若遇阴沉天雨，即镜面上有红浆汁出；有梅柏砂，如梅子许大，夜有光生，照见一室；有白庭砂，如菩提子许大，上面有小星现；有神座砂，不经丹灶，服之而自延寿。其次有白金砂、澄水砂、阴成砂、辰锦砂、芙蓉砂、镜面砂、箭镞砂、曹末

---

① 敛：《雷公炮炙论》作"殓"。按"敛"通"殓"。
② 微：《雷公炮炙论》作"欲"。
③ 伏：原作"服"，据《证类本草》及大成本改。下同。
④ 太清：为《太清服炼灵砂法》之简称。太，原作"大"，据《证类本草》改。

砂、土砂、金星砂、平面砂、神末砂，不可一一细述也。凡修事朱砂，先于一净室内，焚香斋沐，然后取砂以香水[①]浴过[②]，拭干即碎捣之，后向钵中更研三伏时竟，取一瓷埚子着研[③]了砂于内，用甘草、紫背天葵、五方草各锉之，着砂上，下以东流水煮，亦三伏时，勿令水火阙失时，候约去三分，次入青芝草、山须草半两盖之，下十斤火煅，从巳至子时方歇，候冷，再研似粉。如要服则入熬蜜丸如细麻子许大，空腹服一丸。如要入药中用则依此法。凡煅，自然炭火，五两朱砂用甘草二两、紫背天葵一镒、五方草自然汁一镒，同东流水煮过。

钟　乳

钟乳，味甘，性温，有毒，入肺、肾二经。主泄精寒嗽，壮元气，益阳事，安五脏，通百节，利九窍，下乳汁，亦能通声。光润轻松、色如炼硝石者佳。久研忌歇，须用水飞，以掺臂上入肉不见为度。蛇床为使，恶牡丹、玄石、牡蒙，畏紫石英、蘘草，忌羊血。

按：钟乳性温，而状有下行之义，宜入肾经，肺即其母也，故并入之。诸家本草述其功者甚众，惟丹溪以为慓悍之剂，不宜轻用，不炼而服，使人病淋。

雷公云：凡使，勿用头粗厚并尾大者，为孔公石[④]，不用。色黑及经大火烧[⑤]过并久在地上收者、曾经药物制者，并不得用。须要鲜明薄而有光润者、以[⑥]鹅翎管[⑦]子为上，有长五、六寸者。凡修事法，以五香水煮过一伏时，然后漉出，又别用甘草、紫背天葵汁渍[⑧]，再煮一伏时。凡钟乳八两，用沉香、零香、甘松、白茅各一两，以水先煮过一度了，第二[⑨]度方用甘草等二味各二两，再煮了，漉出拭干，缓火焙之，然后入杵臼如粉，筛过却入钵中，令有力少壮者两三人，不住研三日夜勿歇，然后用水飞，汀[⑩]了，以绢笼之，于日中晒令干，又入钵中研二万遍后，以瓷合收贮用之。

矾　石

矾石，味酸，性寒，无毒，入肺、肝二经。主寒热泄痢，白沃阴蚀，诸恶疮癣。清喉痹，除目痛，祛固热，禁泄泻，收脱肛。同皂荚，可吐风痰；和蜜蜡，能消痈肿。光明如水晶者佳。甘草为使，恶牡蛎，畏麻黄。

按：矾石西方之色，宜入肺家；东方之味，宜归肝部。肺肝得令，而寒热诸证可无虞矣。然亦收敛之剂，弗宜骤用。

雷公云：凡使，须以瓷瓶盛，于火中煅，令内外通赤，用钳揭起盖，旋安石蜂窠于赤瓶子中，烧蜂窠尽为度，将钳夹出放冷，敲碎入钵中研如粉后，于屋下掘一坑，可深五寸，却以纸裹，留坑中一宿，取出再研，每修事十两，用石蜂窠六[⑪]两，尽[⑫]为度。又云：凡使，要光明如水晶、酸咸涩味全者，研如粉，于瓷瓶中盛，要盛得两三升者，然后以六一泥泥于

---

① 水：原作“木”，据《雷公炮炙论》改。
② 过：原脱，据《雷公炮炙论》补。
③ 研：原脱，据《证类本草》补。
④ 孔公石：石灰岩山洞中，碳酸钙液从洞顶下滴，逐渐凝结下垂成冰檐状物，其附于石上的粗大根盘，称为殷蘖，其下较细部分或有中空者为孔公石，又称孔公蘖；再下延成呈较细的圆柱状或管状者为钟乳。
⑤ 烧：原作“惊”，据大成本改。
⑥ 以：大成本、《雷公炮炙论》作“似”。按“以”、“似”为通借字，作“象”、“类”解。
⑦ 管：原作“简”，据大成本改。
⑧ 渍：原作“溃”，据大成本、《雷公炮炙论》改。
⑨ 二：原作“三”，据《雷公炮炙论》改。
⑩ 汀：《雷公炮炙论》作“净”。
⑪ 六：原作“十”，据大成本、《雷公炮炙论》改。
⑫ 尽，此前《本草纲目》、大成本有“烧”字。

火畔，炙之令干，置研了白矾于瓶内，用五方草、紫背天葵二味自然汁各一镒，旋旋添白矾于中，火逼令药汁干，用盖子①并瓶口复以泥泥上，下用炭一百斤煅，从巳至未，去火取白矾瓶出，放冷，敲碎取白矾。若经大火一煅，色如银，自然伏火，铢累②不失。捣细，研如轻粉，方用之。

禹余粮

禹余粮，味甘，性寒，无毒，不载经络。主咳逆寒热烦满，崩中血闭癥瘕，骨节疼痛，四肢不仁，大热痔瘘。牡丹、杜仲为使，畏贝母、菖蒲、铁器。

按：禹余粮因禹行山中乏食，采此充粮，故以名之，则其无毒可知矣。太乙余粮，本是一种，今诸家往往分别，惟陈藏器所言者近是。

硝石七种

硝石，味苦辛，性大寒，有毒，入心、脾二经。主六腑积聚燥结，留血闭藏，天行疫痢，伤寒发狂，停痰作痞，肠风痔漏，推陈致新，解诸石药毒，种种实热，悉可泻除，能堕胎孕。大黄为使，恶苦参、苦菜、女菀，畏麦句姜。

按：硝石为太阴之精，宜入心家泻火，而脾即其子也，故并入之。丹溪云：《本经》言其无毒，误也。能化七十二种石，无毒而然乎。分为七种，气味相同，俱善消化驱逐，但朴硝力紧，芒硝、英硝、马牙硝力缓，硝石、风化硝、玄明粉缓而又缓也，以之治病，病退即已。《本经》称其炼服补益，岂理也耶。经云：热淫③于内，治以咸寒，佐以苦寒④。古方因之，故都用大黄佐芒硝耳。

雷公云：凡使，先研如粉，以瓷瓶子于五斤火中煅令通赤，用鸡肠菜、柏子仁

和作一处，分丸如小帝珠子许，待饼子赤时，投硝石于瓷瓶子内，其硝石自然伏火。每四两硝石，用鸡肠菜、柏子仁共十五个，帝珠子尽为度。

滑石

滑石，味甘淡，性寒，无毒，入胃、膀胱二经。主利水道，实大肠，化食毒，行积滞，逐凝血，解燥渴，导乳汁，补脾胃，降妄火。白腻而无黄砂者佳。甘草、石韦为使，恶曾青。

按：滑石甘宜于中州，淡宜于利水，胃与膀胱之所由入也，利益虽多，终是走泄之剂，无甘草以和之弗宜独用也。

雷公云：凡使，有多般，勿误用之。有白滑石、绿滑石、乌滑石、冷滑石、黄滑石。其白滑石如方解石，色白，于石上画有白腻文，便得。绿滑石性寒，有毒，不入药中用。乌滑石似黑色，画石上有青白腻文，入用妙也。黄滑石似金，颗颗圆，画石上有青及黑色者勿用，杀人。冷滑石青苍色，画石上作白腻文，亦勿用。若滑石色似冰白青色，画石有腻文者真。凡使，先以刀刮，研如粉，以牡丹皮同煮一伏时出，去牡丹皮，取滑石，却用东流水淘过，于日中晒干方用。

石膏

石膏，味辛甘，性寒，无毒，入肺、胃二经。主出汗解肌，缓脾益气，生津止渴，清胃消痰，最理头疼。与方解石相似，须莹净如水晶者真。鸡子为使，恶莽

---

① 子：原作“了”，据《证类本草》改。
② 铢累：原作“硃紫”，大成本作“铢两”，据《证类本草》改。铢累为古代重量单位，十黍为累，十累为铢，二十四铢为一两。
③ 淫：原作“摇”，据《素问·至真要大论》改。
④ 苦寒：《素问·至真要大论》作“甘苦”。

草、马目毒公、巴豆，畏铁。

按：石膏辛走肺，甘走胃，所以主发散。仲景名为白虎，盖有两义，一则以入肺，一则以其性雄。苟胃弱不食及血虚发热者误用之，为害不浅。

雷公云：凡使，勿用方解石，此石虽白不透明，其性燥。若石膏出剡州茗山县义情山，其色莹洁如水精①，性良善也。凡使之，先于石臼中捣成粉，以密物罗过，生甘草水②飞过了，水尽③令干，重研细用之良。

青　盐

青盐，味咸，性寒，无毒，入肾经。主明目，止痛，益气，坚筋骨，助水脏，除心腹痛，破积聚，疗疥疮。一名戎盐，一名胡盐。

按：青盐味咸，肾所宜也，故独入之。水脏既补，则明目坚骨等功，何足异耶。

食　盐

食盐，味咸，性温，无毒，入肾、肺、肝三经。主鬼蛊邪疰毒气，洗下部䘌疮，吐中焦痰癖，熨疝气及内肾气，止霍乱及心腹卒痛，杀虫去风，明目固齿。白如霜雪者佳。炒研用。

按：食盐之咸，本归肾脏，肺即其母，肝即其子也，故并入之。本草云：多食伤筋损肺，水肿及咳嗽血虚者忌之。何也？盖以咸走肾，过多则肾不能胜而受伤。于是盗食母气，而肺气亦损，肺损则金还克木，夫肝主筋而藏血，肺主咳嗽而生水，数证之来，宁能免耶。

雄　黄

雄黄，味苦甘，性平，有毒，不载经络。主杀精魅鬼邪、蛇虺蛊毒、山岚瘴毒、恶疮死肌、疥癣虫，百节中风，鼻中息肉，中恶腹痛。佩带之，鬼神不敢近、诸毒不能伤、孕妇转女成男。解藜芦毒。大块透明、中无砂石者佳。研细水飞用。

按：雄黄或以为黄金之苗，今有金窟处无雄黄，则斯言未足深信。夫孕妇佩之能转女胎为男，言若不经，然里中试之者往往获验，则有夺造化之功，非裹太阳之精，恶能臻此。杀虫辟邪，宜其效矣。中其毒者，以防己④解之。

雷公云：凡使，勿用黑鸡黄、自死黄、夹腻黄，其臭似雄黄，只是臭不堪用，时人以醋洗之三两度，便无臭气，勿误用也。次有夹腻黄，亦似雄黄，其内一重黄一重石，不堪用。次有黑鸡黄，亦似雄黄，如乌鸡头上冠也。凡使要似鹧鸪鸟肝色为上。凡修事，先以甘草、紫背天葵、地胆、碧棱花四件，并细锉，每件⑤各五两，雄黄三两，下东流水入瓦埚中煮三伏时，漉出，捣如粉，水飞，澄去黑者，晒干，再研，方入药用。其内有劫铁石是雄黄中又有号赴矢黄，能劫于铁，并不入药用。

紫石英

紫石英，味甘辛，性温，无毒，入心经。主咳逆邪气，宁心定惊，补不足，涂肿毒，又主妇人子户风寒，十年无孕。长石为使，畏扁青、附子，恶黄连、鲼甲、麦句姜。

按：紫石英为镇重之剂，又有紫赤

---

① 精：原作"情"，据《证类本草》改。大成本作"晶"。按"精"、"晶"通。
② 水：原脱，据大成本、《雷公炮炙论》补。
③ 尽：原作"汀"，据《证类本草》改。
④ 己：原作"巳"，据大成本改。
⑤ 件：此前原有"五"字，据大成本、《证类本草》删。

色，心经所由入也。心主血，妇人得之，则血受温补而胎可结矣。

赤石脂

赤石脂，味甘，性平，无毒，入心经。主养心气，明目益精，疗腹痛下痢、痈疽疮毒、女子崩漏产难，下胞衣。恶大黄及松脂，畏芫花。

按：石脂色赤，宜入心经，腹痛诸症，皆火为之殃。崩漏诸症，皆血为之祸。心主血属火，得石脂以疗之，而更何庸虞哉。

寒 水 石

寒水石，味辛甘，性大寒，无毒，入五脏诸经。主内外大热、时行热渴、腹中积聚，解巴豆毒。凡使须姜汁煮之，汁尽为度，细研用。畏地榆。

按：寒水石即凝水石，性极寒冷，故于五脏靡所不入，过服令人肠胃受寒，不能饮食。陶隐居云：夏月能为冰者佳。如此则举世不能得矣，似乎失言。

雷公云：凡使，先须[①]用生姜自然汁煮，汁尽为度，细研成粉，然后用之。每修十两，用姜汁一镒。

花 蕊 石

花蕊石，性味经络，诸书不载。主金疮止血，产妇血晕。火煅用。

按：花蕊石之功，专主血症，能化瘀血为黄水。服之令人大虚，不宜轻用。若多用，服后当以补剂培之。

阳 起 石

阳起石，味咸，性温，无毒，入肾经。主肾绝阴痿，崩中漏下，癥瘕结气。有云头雨脚及鹭鸶毛者真。桑螵蛸为使，畏菟丝，恶泽泻、官桂、蛇蜕、雷丸，忌

羊血。

按：阳起石咸温之品，宜归水脏。崩漏癥结，皆肾虚所致，故咸疗之。难得其真，勿宜误用。

蓬 砂

蓬砂，味苦辛，性温，无毒，入肺经。主消痰止嗽，理喉痹，破癥结。光明莹彻者佳。

按：蓬砂色白味辛，宜专肺部，痰嗽等证，皆肺火也，宜咸治之。

胆 矾

胆矾，味酸苦辛，性寒，有毒，不载经络。主消热杀虫，止惊痫，吐风痰。鲜明者佳。

按：胆矾之功，大抵与白矾相类，惟能止惊，为少差耳。

青 礞 石

青礞石，味辛甘，性平，有毒，入肺、大肠、胃三经。主荡涤宿痰，消磨食积。研绝细用。

按：礞石辛宜于肺、甘宜于胃。大肠者，肺家传送之官也，故都入之。大损元气，不可漫用。

无 名 异

无名异，味甘，性平，无毒，不载经络。主金疮折伤内损，止痛生肌长肉，消痈疽肿毒。

按：海南人云，石无名异绝难得，土无名异不甚贵重。岂《本经》说者为石、今所有者为土乎？用时以醋磨涂患处。

---

① 须：原脱，据《证类本草》补，

玉　屑

玉屑，味甘，性平，无毒，入肺经。主除烦止渴，养神明目，宁心定惊，灭瘢痕，滋毛发，助声喉，美颜色。捣如米，苦酒浸之，消如泥。恶鹿角，畏款冬花。

按：玉屑色白性润，宜入肺部，肺得其养则烦渴诸证何自而生。又主灭瘢云云者，亦以肺主皮毛，功效之所由必及也。

自　然　铜

自然铜，味辛，性平，无毒，不载经络。主破积聚，疗折伤，续筋骨，散血排脓，止痛定惊，亦主产后血邪。凡使须捶碎，以甘草水煮过，又用醋浸一宿，以泥盒裹之，火煅研细用。

按：自然铜实铜坑中所产之石也，其色青黄如铜，不从矿炼，故名之。丹溪曰：自然铜世以为接骨要药，不知接骨在补气补血，补胃补肾，俗医惟冀速效，以罔利而用之，亦未稔其燥散之祸耳。

雷公云：石髓铅即自然铜也。凡①使，勿用方金牙②，其方金牙真似石髓铅，若误饵吐杀人。其石髓铅似干银泥，味微甘，如采得，先捶碎，同甘草汤煮一伏时，至明③漉出，摊④令干，入白中捣了，重筛过，以醋浸一宿，至明用六一泥泥瓷合子⑤，约盛得二升以来，放文武火中养三日夜，才干，便用盖盖了泥，用火煅两伏时，去土抉⑥盖，研如粉用。若修事五两，以醋两镒。

石　燕

石燕，性凉，无毒，味与经络诸书不载。主五淋、小便不利、肠风痔瘘；妇人产难，两手各握一枚，立验。研细水飞用。

按：《图经》云，石燕出零陵郡，今祁阳县沙滩亦有之，形似蚶而小，其实石也。观其主治，都是行下之功。《食疗》赞其补益，似未然耳。

磁　石

磁石，味辛咸，性寒，无毒，入肾经。主周身湿痹、肢节中痛、目昏耳聋，补劳伤，除烦躁，消肿毒，令人有子。能吸重铁者佳。入火煅红，醋淬七次，研绝细用。柴胡为使，恶牡丹、芥草、黄石脂。

按：磁石入肾，何也？以性能引铁，取其引肺金之气入肾，使子母相生耳。水得金而清，则相火不攻自去，故主治如上。然久服多服，必有大患，勿喜其功而忽其害也。

雷公云：凡使，勿误用⑦玄中石并中麻石，此石之二真相似磁石，只是吸铁不得。中麻石心有赤，皮粗，是铁山石也，误服之令人有恶疮，不可疗。夫欲验过，一斤磁石四面只吸铁一斤者，此名延年沙；四面吸得铁八两者，号曰续采石；四面只吸得五两上下者方为磁石。凡修事一斤，用五花皮一镒、地榆一镒、故绵十五两，三件并细锉，以槌于石上碎作二三十⑧块了，将磁石于瓷瓶⑨中，下草药，以东流水煮三日夜，漉出拭干，以布裹之，向大理石上再捶令细了，却入乳钵中

---

① 凡：原作"方"，据《证类本草》改。

② 方金牙：即金牙石。

③ 至明：原脱，据《证类本草》、《雷公炮炙论》补。

④ 摊：原脱，据《证类本草》、《雷公炮炙论》补。

⑤ 子：原脱，据《证类本草》补。

⑥ 抉：原作"快"，据《证类本草》改。

⑦ 用：此后原有"去"字，据《证类本草》删。

⑧ 二三十：原作"二十二"，据《证类本草》及《雷公炮炙论》改。

⑨ 瓶：原作"盏上"，据《证类本草》及《雷公炮炙论》改。

研细如尘，以水沉飞过，又研如粉用之。

硫黄

硫黄，味酸，性大热，有毒，入命门经。主下焦虚冷，阳绝不起，头秃、疳痔、癣疥，心腹痃癖，脚膝冷疼，虚损泄精。莹净无夹石者良，甘草汤煮过用。畏朴硝、细辛、飞廉，忌百般禽兽血。

按：硫黄为火之精，宜入命门补火。盖人有真火，寄于右肾，苟非此火，则不能有生；此火一熄，则万物无父。非硫黄孰与补者？《太清》云：硫裹纯阳，号为将军，破邪归正，返浊还清，挺立阳精，消阴化魄。戴元礼云：热药皆燥，惟硫黄不燥，则先贤尝颂之矣。今人绝不用之，诚虞其热毒耳。然有火衰之证，舍此莫疗，亦畏而遗之，可乎？中其毒者，以猪肉、鸭羹余、甘草汤解之。

雷公云：凡使，勿用青赤色及半白半青半赤半黑者，自有黄色如雏鸡初出壳者为真①。凡用四两，先以龙尾蒿自然汁一镒，东流水三镒，紫背天葵汁一镒，粟遂子茎汁一镒②，四件合③之，搅令匀一④，瓦⑤锅用六一泥固济底下，将硫黄碎之，入于锅中，以前件药汁旋旋添入，火煮之，汁尽为度，再以百部末十两，柳蚛末二斤，一簇草⑥二斤，细锉之，以东流水并药等同煮硫黄二伏时，日满去诸药，取出用熟甘草汤洗了，入钵中研二万匝方妙。

果　部十八种

陈　皮核、叶、肉附

陈皮，味辛苦，性温，无毒，入肺、肝、脾、胃四经。主下气消食，化痰破结，止呕咳，定霍乱，疗吐泻，利小便，通五淋，逐膀胱留热，杀寸白虫。核治腰痛疝痛。叶治乳痈胁痛。肉能止渴，多食令人气逆生痰。去白者兼能除寒发表；留白者兼能补胃和中。微炒用。产广中、陈久者良。

按：陈皮辛苦之性，能泄肺部；金能制水，故入肝家；土不受侮，故入脾胃。采时性已极热，如人至老成，则酷性渐减；收藏又复陈久，则多历梅夏而烈气全消。温中而无燥热之患，行气而无峻削之虞，中州之胜剂也。乃《大全》以为多用独用有损脾胃，师心之过耳。

青　皮

青皮，味苦酸，性温，无毒，入肝、脾二经。主破滞气，愈低而愈效。削坚积，愈下而愈良。引诸药至厥阴之分，下饮食入太阴之仓。消温疟热甚结母，止左胁郁怒作疼。去肉，微炒用。

按：青皮即橘之小者，酸能泻木，宜走肝经；温能消导，宜归脾部。其性峻削，多服伤脾，虚羸禁用。

枳　壳

枳壳，味辛苦酸，性微寒，无毒，入肺、肝、胃、大肠四经。主下胸中至高之气，消心中痞塞之痰，泄腹中滞塞之气，推胃中隔宿之食，削腹内连年之积，疏皮毛胸膈之病，散风气痒麻，通大肠闭结，止霍乱，疗肠风，攻痔疾，消水肿，除风痛。去瓤核，麸炒用。陈久者良。

---

① 为真：《雷公炮炙论》作"贵也"。
② 一镒：原脱，据《证类本草》及《雷公炮炙论》补。
③ 合：原作"令"，据《证类本草》、大成本改。
④ 一：《本草品汇精要》、大成本作"人"。
⑤ 瓦：《证类本草》作"坩"，《本草纲目》作"甘"。
⑥ 草：原作"直"，据《证类本草》、大成本改。

按：枳壳辛归于肺，酸归于肝，大肠者肺之腑也，胃者上焦之腑也，故均入之。刮下枳茹，其效更速。

雷公云：凡使，勿用枳实，缘性效不同。若使枳壳，取辛苦酸，并有油，能消一切癖块，陈久年深者为上。用时先去瓤，麸炒过，待麸焦黑遂出，用[①]布拭上焦黑后，单捣如粉用之。

枳　实

枳实，味苦酸，性微寒，无毒，入心、脾二经。主消胸中之痞满，逐心下之停水，化日久之稠痰，削年深之坚积，除腹胀，消宿食，定喘咳，下气逆。麸炒用。

按：枳实即枳壳之小者，苦宜于心；脾者心之子也，故并入之。其性猛烈，有冲墙倒壁之功，气弱者忌之。考青皮、陈皮同一种，枳壳、枳实同一种，但采有迟早，分老嫩而名也。四者主治咸以导滞为功，然嫩者性酷治下、老者性缓治高之别耳。

杏　仁肉附

杏仁，味甘苦，性温有小毒，入肺、大肠二经。主胸中气逆而喘嗽、大肠气秘而难便、及喉痹喑哑、痰结烦闷、金疮破伤、风热诸疮、中风诸证、蛇伤犬咬、阴户痛痒、并堪捣傅。沸汤泡去皮尖，炒用，得火良。恶黄芩、黄芪、葛根，畏蘘草，解锡毒及中狗肉毒。双仁者能杀人。杏子不可多食，能损筋骨眼目。

按：杏仁入肺者，经所谓肺苦气上逆，急食苦以泻之是也。大肠则供肺为传送者也，宜并入之。考《左慈秘诀》称杏仁为草金丹，久服成仙。方书又云服杏仁者，往往至二三年或泻或脐中出物，皆不可治。两说相背。然杏仁主散，痰从腠理

中发散而去，且有小毒。则方书之说，最为近理。《秘诀》所言，意者功在法制，亦未可知，然终属虚渺，勿宜尽信。

雷公云：凡使，须以沸汤浸少时，去皮膜及尖，擘作两片，用白火石并乌豆[②]、杏仁三件于锅子中，下东流水煮，从巳至未，其杏仁色褐黄则去尖，然用每修一斤，用白火石一斤、乌豆三合，水旋添，勿令阙，免反血为妙也。

桃　仁花、毛、虫、叶、实附

桃仁，味苦甘，性平，无毒，入肝、大肠二经。主瘀血血闭、癥瘕鬼邪、血燥便结，杀三虫，止心痛。沸汤泡[③]去皮尖，炒用。花，主杀鬼疰，悦颜色，利二便，下诸虫。勿用千叶者，令人鼻衄。毛，主血瘕积聚、崩带诸疾。桃虫，主杀精鬼邪恶不祥。叶，主恶气客忤、阴户生虫痛痒及疮中虫。桃实，多食令人发热。

按：桃仁行血，宜入肝经；性润，宜入大肠。《典术》云：桃为五木之精，故花、仁、子、叶，俱能压邪杀鬼。

雷公云：凡使，须炮[④]去皮尖[⑤]，用白术、乌豆二味和桃仁，同于瓦锅中煮一伏时，后漉出，用手擘作两片，其心黄如金色，任用之。花勿使千叶者，能使人鼻衄不止、目黄。凡用，拣令净，以绢袋盛，于檐下悬令干，去尘了用。鬼髑髅，勿使干桃子。其鬼髑髅，只是千叶桃花结子，在树上不落者干，然于十一月内采

---

① 用：此前原有"令"字，据《证类本草》及《雷公炮炙论》删。

② 豆：原作"頭（头）"，据下文及《证类本草》改。下同。

③ 泡：原作"炮"，据明刻本改。下同。

④ 炮：大成本作"泡"；《证类本草》作"择"。

⑤ 尖：原作"浑"，据大成本改。

得，可为神妙。凡修事①，以酒拌蒸，从巳至未，焙干，以铜刀切片，焙取肉用。

大　枣

大枣，味甘，性平，无毒，入心、脾二经。主和百药，益五脏，润心肺，养脾胃，补精气，生津液，通九窍，强筋骨，祛邪气，悦颜色。去核用。杀乌头毒，忌生葱。

按：枣之入脾者，经所谓五味入口，甘先归脾是也。心则生脾者也，宜并入之。多服能壅脾作胀，凡中满及齿痛风疾者，咸非所宜。

乌　梅

乌梅，味酸，性温，无毒，入肺、肾二经。主生津液，解烦热，止吐逆，除疟瘴，止久痢，消酒毒。又主皮肤黑点，麻痹不仁。去核用。

按：乌梅入肺者，经所谓"肺欲收，急食酸以收之"是也；肾则其所生者也，宜并入之。多食最宜损齿。风寒初起、疟痢未久者，不可骤以此收敛也。

藕皮、节、莲子、莲须、荷叶、花、蒂附

藕，味甘，性平，无毒，入脾经。主散瘀血，止吐衄，解热毒，消食止渴，除烦解酒。和蜜食之，能肥腹脏，不生诸虫；煮熟食之，能实下焦，大开胃脘。其节尤佳。其皮散血不凝。莲子，主清心醒脾，补中养神，进饮食，止泻痢，禁泄精，除腰痛，久服耳目聪明。宜去心蒸熟用。莲须，主益肾涩精。荷叶，主雷头风，破血止渴。叶蒂，主安胎，逐瘀血，留好血，止血痢。

按：藕味甘温，宜归脾脏，脾实裹血，故治血证。多服莲子，令人气滞；多服莲须，令人秘结。荷叶形如仰盂，其象

为震，震为雷，属木化风，故治雷头风。枳术丸用之，取其引生少阳经清气耳。叶、蒂在中，故能中守；又能行血者，性温之功也。

枇　杷　叶实附

枇杷叶，味苦，性平，无毒，入肺经。主除呕和胃，解渴止嗽，下气清痰。刷去黄毛，蜜炙用。枇杷，主润五脏，止吐解渴。

按：枇杷叶之入肺，苦能泄气故也。不去黄毛，射入肺中，发咳不已。枇杷不可多食，亦能发热生痰。

雷公云：凡使，采得后秤②湿者一叶重一两，干者三叶重一两者是，气足堪用。使粗布拭上毛令尽，用甘草汤洗一遍，却用绵再拭令干。每一两以酥一分炙之，以酥尽为度。

石　榴　皮花附

石榴皮，味酸涩，性温，无毒，入大肠、肾二经。主精漏下痢，筋骨风痛，脚膝难行，目流冷泪，肠风下血，杀牙虫，染须发。其子止渴。其花百叶者，主心热，疗吐血，为末吹鼻中，止衄血及金疮血。

按：肠滑则患血痢，肾滑则患遗泄。榴者留也，故入兹二经。然痢积未尽者，不可先以此涩之。多服能恋膈成痰。其子不宜过食，能损肺坏齿。其花色赤属火，宜入心家而主血。

雷公云：凡使，皮、叶、根，勿令犯铁。若使石榴壳，不计干湿，先用浆水浸一宿，至明漉出，其水如墨汁。若使枝、

---

① 事：原作"喷"，据大成本、《证类本草》改。
② 秤：通"称"。

根、叶并用，浆水浸一宿，方可用之①。

山楂

山楂，味甘酸，性平，无毒，入脾经。主健脾消食，散结气，行滞血，理疮疡。

按：山楂之甘宜归脾脏，消食积而不伤于刻，行气滞而不伤于荡。产科用之疗儿枕痛，小儿尤为要药。

梨

梨，味甘，性寒，无毒，入心、肺二经。主心经客热，肺脏烦热，止嗽消痰，清喉降火，解渴除烦，消风润燥。

按：梨之入心经，所谓以甘泻之是也。火清而金不受烁，故亦入肺经。性冷而利，多食损脾。丹溪曰：梨者，利也，流利下行之谓也。乳妇及金疮忌用。

柿柿干、蒂附

柿，味甘涩，性寒，无毒，入心、肺、大肠三经。主润心肺，通耳鼻，消痰嗽，清火热，除渴解酒，祛肠内宿血，止口中吐血。忌同蟹食。柿干，润喉降火，补虚杀虫，厚肠止痢。柿蒂，主呃逆。

按：柿之色赤，宜归心脏；性润宜归肺家；大肠则供肺为传送者也，故亦入之。性冷伤脾，不宜多用，若同蟹食，令人腹痛大泻。柿干及蒂，总属寒凉，都能清火。

芡实

芡实，味甘，性平，无毒，入心、肾、脾、胃四经。主安五脏，补脾胃，益精气，止遗泄，暖腰膝，去湿痹，明耳目，治②健忘。

按：芡实之甘，宜归脾胃，土得其宜，则水不受克，火亦无盗食之虞，故又

入心肾二经。多食壅气，最难消化，婴儿食之不长，老人服之延年。

胡桃

胡桃，味甘，性平，无毒，入肺、肝、肾三经。主通血脉，润肌肤，补下元。同松脂可敷瘰疬；同热酒能理扑伤。去衣用。过食动风生痰。

按：胡桃入肺，故主肌肤；入肝，故主血脉；其性属火，能补相火，故亦入肾经。火能克金，多食则伤肺，故能动风生痰。泻痢及感冒风寒者忌用。

龙眼

龙眼，味甘，性温，无毒，入心、脾二经。主补血气，养肌肉，益虚羸，美颜色，除健忘，治怔忡，增智慧，明耳目，久服延年。

按：龙眼甘温之品，脾家所悦。心者脾之母也，母无顾子之忧，则心血可葆，故入兹二经。然甘能作胀，凡中满气隔之证，均宜远之。

橄　榄核中仁附

橄榄，味甘涩，性温，无毒，入脾、胃二经。主开胃下气，消食化酒，除渴止泻，解诸鱼毒。核中仁，可涂口唇燥裂。

按：橄榄甘温之性，宜职脾胃。然性热能致上壅，亦不可多食。

谷　部十一种

麦芽

麦芽，味甘咸，性温，无毒，入脾、

---

① 若使枝、根、叶并用，……方可用之：《雷公炮炙论》无。

② 治：原作"冶"，据明刻本改。

胃二经。主温中下气，开胃健脾，催生下胎，化宿食，除胀满，止吐逆，破癥结，消痰痞。炒去芒，再炒焦黄，研用。蜜为之使。

按：麦芽甘而且温，宜职中州。夫麦性泥滞，不过水浸生芽，气虽少清，性犹未化，功效何若是殊哉？全在多炒，使其性枯耳。不然，是即食矣，岂复能消耶？丹溪云：大麦有火，能生热病。其芽能行上焦滞血，除腹内寒鸣。然多用久服，令人消肾。

神　曲

神曲，味甘，性温，无毒，入脾胃二经。主调中止泻，开胃消食，破癥结，逐积痰，除胀满，又主胎上抢心，血流不止，亦能下鬼胎。

按：神曲甘温，为脾胃所喜，故两入之。本小麦曲造成，须得六神气者良，不尔，与面饼何异。其法于六月六日用面五斤，象白虎；苍耳草自然汁一碗，象勾陈；野蓼自然汁一碗，象腾蛇；青蒿自然汁一碗，象青龙；杏仁去皮尖五两，及北方河水，象玄武；赤小豆煮熟去皮四两，象朱雀。一如造曲法，悬风处经年用。

雷公云：凡使，捣作末，后掘地坑深二尺，用物裹内坑中，至一宿，明出，焙干用。

酒

酒，味苦甘辛，性大热，有毒，入十二经。主驱邪气，辟秽恶，御雾露，解痹疠，温脾胃，破癥结，助药力，厚肠胃，驻颜色，通行血脉，荣养肌肤。忌诸甜物及乳同食。

按：酒之为用，无微不达，故诸经皆入之。主疗虽宏，能发湿中之热，过饮则相火昌炎，肺经受烁，辄致痰嗽，脾因火而困倦，胃因火而呕吐，心因火而昏狂，肝因火而善怒，胆因火而忘惧，膀胱因火而精枯。甚多劳嗽、吐衄、哮喘、蛊胀、癫痫、痈疽。流祸不小，倘非具眼，死亡立至，可不谨乎。

醋

醋，味酸，性温，无毒，入肝经。主胃脘气疼、癥瘕积聚、产后血晕，去瘀生新。同胡粉止鼻中血；同雄黄治蜂蝎蛇伤；渍黄柏可治口疮；磨南星可敷瘤疬；调飞面堪涂痈肿；和石灰除腋气。反蛤肉。

按：经日东方之木，其味酸。醋之所以专入肝也。能伤筋损齿，不宜多食。

饴　糖

饴糖，味甘，微温，无毒，入肺、脾二经。主和脾润肺，补虚止渴，消痰理嗽，建中敛汗。

按：肺喜润，脾喜甘，宜饴糖之入二经也。建中汤用之，取其甘缓。丹溪以为能生胃火，此损齿之因，非土制水，乃湿土生火也。中满呕吐及湿热之证，皆不宜服。

胡　麻　子

胡麻子，味甘，性平，无毒，入脾、肺二经。主伤中虚羸，补五内，益气力，润肌肤，填脑髓，坚筋骨，疗金疮止痛、阴痒生疮及伤寒温疟、大吐后虚热羸困，利大小肠，催生落胞，久服耳目聪明，辟谷延年。水淘去浮者，酒蒸晒干，去粗皮，留薄皮。

按：胡麻性润而味甘，脾肺之所由归也，仙经需为要药，取其补虚殊胜。脾家有火、大肠燥结者，始为相宜，不然，恐有泄痢之患。

雷公云：凡使，有四件。八棱者、两头尖紫黑色者，又呼胡麻，并是误也。其巨胜有七棱、色赤味涩酸是真。又呼乌油麻，作巨胜，亦误。若[1]修事，以水淘，浮者去之，沉[2]者漉出令干，以酒拌蒸，从巳至亥，取出摊晒干，于臼中舂[3]，令粗皮一重尽[4]，拌小豆相对同炒，小豆熟即出，去小豆用之。上有薄皮亦[5]留用，力在壳也。

白扁 豆豆花、豆叶附

白扁豆，味甘，性微温，无毒，入脾经。主补脾益气，和中止泻。醋制能疗霍乱转筋。解酒毒及河豚毒、一切草木毒。叶，主蛇虫咬伤。花，主赤白带下。

按：扁豆性味皆与脾家相得，宜独入之。然此剂最为泥膈，惟入健脾药中，则能补脾。若单食多食，极能壅气伤脾，《本草》称其下气，恐非。

赤小豆

赤小豆，味甘酸，性平，无毒，入心经。主消热毒，排痈肿，解烦热，补血脉，止泄泻，下水气，利小便，除大便血，解小麦毒。

按：赤小豆，南方心火之色也，故独入之。经曰诸疮痛痒，皆属心火，又曰心主血，故主疗如上。小肠者，即受盛而与心应者也，故亦能利之。《衍义》曰：久服令人黑瘦枯燥，亦以利小便之故耳。

芝 麻

芝麻，味甘，性生寒熟温，无毒，入胃、大小肠三经。主行风气，通血脉，滑肠胃；润肌肤，生嚼可傅小儿头疮。麻油主治相同，能杀虫治疥癣，解百毒。

按：芝麻味甘，宜归胃腑，性滑利，宜入大小肠，总是润泽之剂，故能通血脉，血脉通则风气自行，肌肤自润矣。乳母食之，令儿无热病。不宜久食，令人滑精消瘦，发渴困脾，有牙疼及脾胃疾者，尤所当戒。

豆 豉

豆豉，味苦，性寒，无毒，入肺经。主伤寒头痛寒热，恶毒瘴气，烦躁满闷，虚劳喘吸。

按：豉之入肺，所谓"肺苦气上逆，急食苦以泄之"之意也。伤寒瘴气，肺先受之，喘吸烦闷，亦肺气有余耳，何弗治耶？

绿 豆

绿豆，味甘，性寒，无毒，入心、胃二经。主除热毒，厚肠胃，散风疹，消肿下气，补脏养神。留皮用。

按：绿豆寒则入心而泻火，甘则入胃而和中。禹锡具称其补益，宜长食之。又堪作枕，能明目，治头风痛[6]。

---

① 若：原作"者"，据《证类本草》改。
② 沉：原作"泥"，据明刻本及《证类本草》改。
③ 舂：原作"春"，据《证类本草》改。
④ 尽：原脱，据《证类本草》补。
⑤ 亦：原作"去"，据《本草品汇精要》改。
⑥ 具称其补益，……治头风痛：原脱，据明刻本补。

雷公炮制药性解卷之二

云间　李中梓编辑

姑苏　钱允治订正

草　部　上 四十二种

人　参

人参，味甘，性微温，无毒，入肺经。补气活血，止渴生津。肺寒可服，肺热伤肺。去芦用。茯苓为使，恶卤咸，反藜芦。

按：参之用，脏腑均补，何功之宏也。盖人生以气为枢，而肺主气，经所谓相傅①之官，治节出焉。参能补气，故宜入肺，肺得其补，则治节咸宜，气行而血因以活矣。古方用以解散，亦血行风自灭之意也。至于津液藏于膀胱，实上连于肺，故有生津液之功，肺寒者气虚血滞，故曰可服；肺热者火炎气逆，血脉激行，参主上升，且能浚血，故肺受伤也。性本疏通，人多泥其作饱，不知少服则壅，多则反宣通矣。

雷公云：凡使，要肥大，块如鸡腿，并似人形者，采得阴干，去四边芦头并黑者，锉入药中。夏中少使，发心疮之患也。

黄　芪

黄芪，味甘，性微温，无毒，入肺、脾二经。内托已溃疮疡，生肌收口；外固表虚盗汗，腠理充盈。恶龟甲、白鲜皮。

按：黄芪之用，专能补表，肺主皮毛，脾主肌肉，故均入之。已溃疮疡及盗汗，皆表虚也，故咸用之。里虚者忌服，恐升气于表，愈致其虚，表邪者忌服，恐益其邪也。惟表虚邪凑不发汗者，可酌用之。生者亦能泻火。

雷公云：凡使，勿用木②蓍草，真相似，只是生时叶短并根横。先须去头上③皱④皮了，蒸半日出，后用手擘令细，于槐砧上锉用。

熊氏曰：黄芪动三焦之火。

甘　草

甘草，味甘，性平，无毒，入心、脾二经。生则分身、稍⑤而泻火，炙则健脾胃而和中。解百毒，和诸药，甘能缓急，尊称国老。白芷、干漆、苦参为使，

① 傅：原作"傅（传）"，据《素问·灵兰秘典论》改。
② 木：原作"水"，据《证类本草》改。
③ 上：原作"土"，据《证类本草》及《雷公炮炙论》改。
④ 皱：原作"破"，据《雷公炮炙论》及金陵濮氏本改。
⑤ 稍：大成本作"梢"，下同。稍的本义为禾末，梢为树木的末端，二者义通。

恶远志，反甘遂、海藻、大戟、芫花，忌猪肉、菘菜。

按：味甘入脾，为九土之精，安和七十二种金石，一[1]千二百种草木，有调摄之功，故名国老。然性缓不可多用，一恐甘能作胀，一恐药饵无功。惟虚人多热及诸疮毒者，宜倍用。中满及初痢者忌之，所谓脾病人毋多食甘也。

雷公云：凡使，须去头、尾尖处，其头、尾吐人。每斤皆长三寸锉，劈破作六七片，使瓷器中盛，用酒浸蒸，从巳至午出曝干，细锉。使一斤，用酥七两涂上，炙酥尽为度。又法[2]，先炮令内外赤黄用良。

当　归

当归，味甘辛，性温无毒，入心、肝、肺三经。头，止血而上行；身，养血而中守；稍，破血而下流；全，活血而不走。气血昏乱，服之而定，各归所当归，故名。酒浸用。恶茴茹，畏菖蒲、海藻、牡蒙。

按：当[3]归，血药也，心主血，肝藏血，脾裹血，故均入焉。用分为四，亦亲上亲下之道也。雷公云一齐用不如不使，服亦无效。未可尽信。性泥滞，风邪初旺及气郁者，宜少用之。

雷公云：凡使，先去尘并头尖硬处一分已来，酒浸一宿。若要破血，即使尾[4]；若要止痛止血，即用头硬实处[5]；若养血，即用中身。若全用，不如不使，服食无效。单使妙也。

川　芎

川芎，味辛甘，性温，无毒，入肝经。上行头角，引清阳之气而止痛；下行血海，养新生之血以调经。久服令人暴亡。白芷为使，畏黄连。小者名抚芎，主开郁。

按：川[6]芎入肝经，能补血矣，何云"暴亡"，以其气升阳，其味辛散，善提清气，于上部有功。然宜中病即已，若久用则虚逆且耗，故有此患。凡气升痰喘、火剧中满等症，不宜用之。

山　药

山药，味甘，性温，无毒，入脾、肺、肾三经。补阴虚，消肿硬，健脾气，长肌肉，强筋骨，疗干咳，止遗泄，定惊悸，除泻痢。乳制用。紫芝为使，喜门冬，恶甘遂。

按：丹溪曰：山药属土，而有金与水，宜入脾、肺、肾而补虚。经曰：虚之所在，邪必凑之。肿硬之谓也。得补则邪自去、脾自健，于是土盛生金，金盛生水，功效相仍矣。然单食多食，亦能滞气。

白　术

白术，味苦甘，性温，无毒，入脾经。除湿利水道，进食强脾胃。佐黄芩以安胎，君枳实而消痞，止泄泻，定呕吐，有汗则止，无汗则发。土炒用。防风、地榆为使，忌桃、李、雀肉、青鱼、菘菜。

按：白术甘而除湿，所以为脾家要药。胎动痞满吐泻，皆脾弱也，用以助脾，诸疾自去。有汗因脾虚，故能止之；无汗因土不能生金，金受火克，皮毛焦

① 一：原脱，据明刻本补。
② 又法：原脱，《证类本草》作"又"，据《雷公炮炙论》补。
③ 当：原脱，据明刻本补。
④ 尾：《证类本草》、《雷公炮炙论》作"头一节硬实处"。
⑤ 头硬实处：《证类本草》作"尾"；《雷公炮炙论》作"尾入药"。
⑥ 川：原脱，据大成本补。

热，既得其补脾，又藉其甘温，而汗可发矣。伤寒门有动气者，不宜用之。

苍 术

苍术，味甘辛，性温，无毒，入脾、胃二经，主平胃健脾，宽中散结，发汗祛湿，压山岚气，散温疟。泔浸一宿，换泔浸，炒用。使、忌同白术。

按：苍术辛甘祛湿，脾胃最喜，故宜入之，大约与白术同功，乃《药性》谓宽中发汗，功过于白，固矣。又谓其补中除湿，力不及白，于理未然。夫除湿之道，莫过于发汗，安有汗大发而湿未除者耶。湿去而脾受其益矣。若以为发汗故不能补中，则古何以称之为山精。炼服可长生也，亦以其结阴阳之精气耳。俗医泥其燥而不常用，不知脾为脏主，所喜惟燥，未有脾气健而诸脏犹受其损者。独火炎土燥、脾虚作冈者忌之，恐益其火也。

芍 药 赤、白二种

白芍药，味酸苦，性微寒，有小毒，入肝经。主怒气伤肝、胸腹中积聚、腰脐间瘀血、腹痛下痢、目疾崩漏、调经安胎。赤者专主破血利小便，除热明眼目。雷丸、乌药、没药为使，恶石斛、芒硝，畏硝石、鳖甲、小蓟，反藜芦。

按：白芍酸走肝，故能泻木中之火。因怒受伤之症，得之皆愈。积聚腹痛，虽脾之病，然往往亢而承制，土极似木之象也。经曰：治病必求于本。今治之以肝，正其本也。目疾与妇人诸证，皆血之病，得之以伐肝邪，则血自生而病自已，故四物汤用之，亦以妇人多气也。今竟称其补血之效而忘其用，可耶？新产后宜酌用之，恐酸寒伐生生之气也。血虚者煨用，痛痢者炒用。

雷公云：凡采得后，于日中晒干，以竹刀刮上① 粗皮并头土了，锉之②，将蜜水拌蒸，从巳至未，晒干用之。

生 地 黄

生地黄，味甘苦，性寒，无毒，入心、肝、脾、肺四经。凉心火之烦热，泻脾土之湿热，止肺经之衄热，除肝木之血热。忌见铁器，当归为使，得麦门冬、酒良，恶贝母，畏芜荑、莱菔及子。

按：生地黄总是凉血之剂，故入四经以清诸热。老人津枯便结，妇人崩漏及产后血攻心者，尤为要药。实脾药中用二三分，使脾家永不受邪。血虚寒者忌之。

熟 地 黄

熟地黄，味甘苦，性温，无毒，入心、肝、肾三经。活血气，封填骨髓，滋肾水，补益真阴，伤寒后胫股最痛，新产后脐腹难禁，利耳目，乌须发，治五劳七伤，能安魂定魄。使、忌、畏、恶俱同生地，性尤泥滞。姜、酒浸用。

按：熟地黄为补血上剂，而心与肝脏藏血生血者也，故能入焉。其色黑，其性沉阴重浊。经曰：浊中浊者，坚强骨髓。肾主骨，故入之。精血既足，则胫股脐腹之症自愈，耳目须发，必受其益。而劳伤惊悸，并可痊矣。

雷公云：采得生地黄，去白皮，瓷锅上柳木甑蒸之，摊令气歇，拌酒，再蒸，又出令干。勿令犯铜铁，令人肾消并发白，男损荣、女损卫也。

知 母

知母，味苦，性寒，无毒，入肾经。泻无根之肾火，疗有汗之骨蒸，止虚劳之

---

① 上：大成本、《本草纲目》作"去"。
② 之：《本草纲目》作"细"。

阳胜，滋化源之阴生。勿犯铁器，犯之损肾。烙去毛，盐、酒炒用。

按：知母入肾，为生水之剂，水盛则火熄，所谓壮水之主，以制阳光也。口渴干嗽，眼花目眩，便赤腰痛，褥劳，烦躁不眠，此皆阳盛阴衰之症，服之皆愈。若肺家寒嗽及肾气虚脱无火者，禁用。

雷公云：凡使，先于槐砧上细锉，烧① 干，木臼中杵捣。勿令犯铁器。行经上颈，酒炒用②。

贝　母

贝母，味辛苦，性微寒，无毒，入心、肺二经。清心润肺，止嗽消痰，主胸腹气逆、伤寒烦热、淋沥、瘕疝、喉痹、金疮、人面疮、瘿瘤诸恶疮。去心研用。厚朴、白薇为使，恶桃花，畏秦艽、矾石、莽草，反乌头。

按：贝母辛走肺，苦走心，善能散郁泻火，故治胸腹云云等疾。

雷公云：凡使，先于柳木灰③ 中炮令黄，擘破去内口鼻上有米许大者心一小颗，后拌糯米，于鏊上同炒，待米黄熟，然后去米取出。其中有独颗团，不作两片，无皱者，号曰丹龙精，不入药用。若误服，令人筋血脉永不收，用黄精、小蓝④ 汁合服立愈。

黄　芩

黄芩，味苦平，性寒，无毒，入肺、大肠、膀胱、胆四经。主崩淋热疸、痈痢恶疮，解毒收口，去翳明目，调经安胎。中枯而飘者，泻肺火，消痰利气，除风湿留热于肌表；细实而坚者，泻大肠火，养阴退阳，滋化源除热于膀胱。山茱萸、龙骨为使，恶葱实，畏丹砂、牡丹、藜芦、沙⑤ 参、丹参。

按：芩，枯飘者有上升之象，故入

肺；坚实者有下行之理，故入大肠诸经。性甚寒，苟无实火，不宜用之。

黄　连

黄连，味苦，性寒，无毒，入心经。主心火炎目疾暴发、疮疡红肿、肠红下痢、痞满泄泻、小儿疳热、消中口疮、惊悸烦躁、天行热疾。黄芩、龙骨、连翘、滑石为使，恶菊花、芫花、玄参、白鲜、白僵蚕，畏款冬花，解巴豆、乌头毒，忌猪肉、冷水。

按：黄连味苦泻心，治心火诸病不可缺，泻痢虽属脾经，正由火不能生土⑥，况心与小肠相为表里，心火泻则小便亦利，而肠胃自厚矣。因寒得泻者忌之，又久病气虚，心火不盛者，用之则心气愈虚，虚火反炽。

雷公云：凡使，以布拭去髭⑦ 毛，然后用浆水浸二伏时，漉出，于柳木火中焙干用。若服此药得⑧ 十两，不得食猪肉；若服至三年，不得食猪肉一生也。

大　黄

大黄，味苦，性大寒，无毒，入脾、胃、大肠、心、肝经。性沉而不浮，用走而不守，夺土郁而无壅滞，定祸乱而致太平，名曰将军。又主痈肿及目疾痢疾暴

---

① 烧：《本草原始》同；《证类本草》作"焙"。
② 行经上颈，酒炒用：《雷公炮炙论》及《证类本草》均无，疑引《本草纲目》"引经上行则酒浸焙干"之意。
③ 灰：原作"火"，据《证类本草》及《雷公炮炙论》改。
④ 蓝：原作"盐"，据《证类本草》改。按"小蓝"疑即具有凉血解毒作用之"小蓝青（假蓝靛）"。
⑤ 沙：原作"砂"，据大成本改。
⑥ 土：原作"上"，据明刻本改。
⑦ 髭：《证类本草》及《雷公炮炙论》作"肉"。
⑧ 得：《本草纲目》作"至"。

发、血瘀火闭，推陈致新。黄芩为使，无所畏。锦纹者佳。

按：大黄之入脾胃、大肠，人所解也；其入心与肝也，人多不究。昔仲景百劳丸、蘆黄丸①，都用大黄以理劳伤吐衄，意最深微。盖以浊阴不降则清阳不升者，天地之道也；瘀血不去则新血不生者，人身之道也。蒸热日久，瘀血停于经络，必得大黄以豁之，则肝脾通畅，陈推而新致矣。今之治劳，多用滋阴，数服不效，坐而待毙，嗟乎，术岂止此耶。至痈肿目疾及痢疾，咸热、瘀所致，故并治之。伤寒脉弱及风寒未解者禁用。

雷公云：凡使细切，内文如水旋斑紧重，锉蒸从巳至未，晒干。又洒②腊水蒸，从未至亥，如此蒸七度。晒干，却洒薄蜜水，再蒸一伏时。其大黄擘③如乌膏样，于日中④晒干，用之为妙。

桔　梗

桔梗，味辛，性微温，有小毒，入肺经。主肺热气奔，痰嗽鼻塞，清喉利膈，能载诸药入肺。节皮为使，畏白及、龙眼、龙胆草。

按：桔梗味辛，故专疗肺疾⑤，下部药中勿用，恐其上载而不能下达也。

雷公云：凡使，勿用木梗，真似桔梗，咬之只是腥涩，不堪用。凡使，去头尖硬二三分以来，并⑥两畔附枝子，于槐砧上细锉，用百合水浸一伏时，漉出，缓火熬令干用。每修事四两，用生百合五分，捣作膏，投水中浸。

天　花　粉仁与子附

天花粉，味苦，性寒，无毒，入肺、心、脾、胃、小肠五经。主肺火盛而喉痹，脾胃火盛而口齿肿痛，清心利小便，消痰除咳嗽，排脓消肿，生肌长肉，止渴退烦热，补虚通月经。枸杞为使，恶干姜，畏牛膝、干漆，反乌头。

按：天花粉色白入肺，味苦入心。脾胃者，心之子，肺之母也，小肠与心相为表里，故均入焉。本功清热，故主疗颇多，其理易达。惟曰补虚通经，此甚不可泥也。夫苦寒之剂，岂能大补？以其能清火，则阴得其养，非真补也；月水不通，亦以热闭，热退则血盛经通，非真能通也。此治本穷源之说耳。倘因寒致疾者，可误使哉！

子名瓜蒌，主胸痹。仁主润肺下气止痰嗽，疗乳痈乳闭。并宜炒用。

半　夏

半夏，味辛平，性生寒熟温，有毒，入肺、脾、胃三经。下气止呕吐，开郁散表邪，除湿化痰涎，大和脾胃。须汤淋十遍，姜、矾、甘草制用。射干、柴胡为使，恶皂荚，畏雄黄、生姜、干姜、秦皮、龟甲，反乌头，忌羊血、羊肉、饴糖、海藻。

按：半夏味辛入肺，性燥入脾胃，中其毒者，口噤发吐。烦渴及血症勿用，惟气症发渴者不禁。

雷公云：凡使，勿误⑦用白傍蔆子，真似半夏，只是咬着微酸，不入药用。若修事半夏四两，用捣了白芥子末二两，头醋六两，二味搅令浊，将半夏投于⑧中，洗三遍用之。半夏上有陈涎，若洗不净，

---

① 蘆黄丸：指大黄蘆虫丸。
② 洒：原作"漉"，据《证类本草》改。下同。
③ 擘：原作"臂"，据《证类本草》改。
④ 中：原脱，据《证类本草》补。
⑤ 肺疾：原作"为功"，据明刻本及金陵濮氏本改。
⑥ 并：原作"拜"，据明刻本及金陵濮氏本改。
⑦ 误：原错简于下文"咬着"之后，据明刻本及《证类本草》移此。
⑧ 于：原脱，据《证类本草》补。

令人气逆，肝气怒满。

紫　苏子附

紫苏，味甘辛，性温，无毒，入肺、脾二经。叶能发汗散表，温胃和中，除头痛肢节痛。双面紫者佳。不敢用麻黄者，以此代之。梗能顺气安胎。子能开郁下气，定喘消痰。

按：辛走肺，甘走脾，辛散之剂，下气最捷，气虚者少用之。

白　芷

白芷，味辛，性温，无毒，入肺、脾、胃三经。去头面及皮肤之风，除肌肉燥痒之痹，止阳明头痛之邪，为肺部引经之剂。主排脓托疮，生肌长肉，通经利窍，止漏除崩，明目散风，驱寒燥湿。当归为使，恶旋覆花。

按：白芷味辛，为肺所喜，而温燥为脾胃所喜，宜其入矣。然香燥而发散，主治虽多，能伤气血，不宜多用久用。

雷公云：凡采得后，勿用四条作一①处生者，此名张②公藤；兼勿用马蔺，并不入药中。采得后，刮削上皮，细锉，用黄精亦细锉，以竹刀切，二味等分，两度蒸一伏时后③出，于日中④晒干，去黄精用之。

防　风

防风，味辛甘，性温，无毒，入肺经。泻肺金，疗诸风，开结气，理目痛。恶干姜、藜芦、白蔹、芫花，解附子毒。

按：防风辛走肺，为升阳之剂，故通疗诸风。气之结者肺之疾也，目之痛者风之患也，宜并主之。

东垣云：卑贱之辛，听令而行，随所引而至，乃风药中润剂也。能泻上焦元气，虚者不得概用。今人类犯此弊。

独　活

独活，味苦甘辛，性微温，无毒，入肺、肾二经。主新旧诸风湿痹，颈项难伸，腰背酸疼，四肢挛痿。黄色而作块者为独活。

按：独活气浊属阴，善行血分，敛而能舒，沉而能升，缓而善搜，可助表虚，故入太阴肺、少阴肾，以理伏风。

羌　活

羌活，味苦甘平，性微温，无毒，入小肠、膀胱二经。散入表风邪，利周身节痛，排巨阳腐肉之疽，除新旧风湿之症。紫色而节密者为羌活。

按：羌活气清属阳，善行气分，舒而不敛，升而能沉，雄而善散，可发表邪，故入手太阳小肠、足太阳膀胱，以理游风。其功用与独活虽若不同，实互相表里，用者审之。

雷公云：采得后细锉，拌淫羊藿，蒸二日后，曝干，去淫羊藿用，免烦人心。

柴　胡

柴胡，味苦，性微寒，无毒，入肝、胆、心包络、三焦、胃、大肠六经。主伤寒心中烦热痰实、肠胃中结气积聚、寒热邪气、两胁下痛。疏通肝木，推陈致新。半夏为使，恶皂荚，畏女菀、藜芦，犯火无功。

按：柴胡气味升阳，能提下元清气上行，以泻三焦火，补中益气汤用之，亦以其能提肝⑤气之陷者，由左而升也。凡

---

① 一：原脱，据《证类本草》补。大成本作"低"。
② 张：《证类本草》作"丧"。
③ 后：原作"候"，据明刻本及《证类本草》改。
④ 中：原脱，据《证类本草》补。
⑤ 肝：大成本作"清"。

胸腹肠胃之病，因热所致者，得柴胡引清去浊而病谢矣，故入肝胆等经。《衍义》曰：《本经》并无一字言及治劳，今治劳多用之，误人不小。劳有一种真脏虚损，复受邪热，邪因虚而致劳者，宜用。后世得此数言，凡遇劳证，概不敢用，此所谓侏儒观场，随众喧喝矣。惟劳症不犯实热者，用之亦能杀人，诚所当慎。咳嗽气急痰喘呕逆者禁用，以其上升也。伤寒初起忌之，恐引邪入少阳经也。

雷公云：凡使，茎长软、皮赤、黄髭须，出在平州平县，即今银州银县也。西畔生处多有白鹤、绿鹤于此翔处，是柴胡香直上云间，若有过往，闻者皆气爽。凡采得后去髭并头，用银① 刀削上赤薄皮少许，却以粗布拭净，细锉用之。勿令犯火，立便无效也。

注云：柴胡乃少阳经药也，久服令人肝胆平。

前　胡

前胡，味苦甘辛，微温，无毒，入肺、肝、脾、膀胱四经。主伤寒痰嗽痞满，心腹结气，解热开胃，推陈致新，亦止夜啼儿。佐、使、畏、恶同柴胡。

按：前胡辛可畅肺，以解风寒；甘可悦脾，以理胸腹；苦能泄厥阴之火；温能散太阳之邪。

雷公云：凡使，勿用野蒿根，缘真似前胡，只是味粗酸。若误用，令人胃反不受食。若是前胡，味甘气香②。凡修事，先用刀刮去③ 苍黑皮并髭土，细锉，用甜竹沥浸令润，于日中晒干用之。

香　附

香附，味辛甘，性温，无毒，入肺、肝、脾、胃四经。疏气开郁，消风除痒。便、醋制用。

按：香附味甘辛，故主发散疏通，以入肺、肝、脾、胃。类称女科圣药者，盖以妇人心性偏执，多气多郁，血因气郁则不能生耳。不知惟气实而血不大虚者宜之，不然，损其气，燥其血，愈致其疾。惜乎未有发明，而世俗多受女科圣药一句之累矣。性燥，故便制以润之；性散，故醋制以敛之。

麻　黄

麻黄，味甘苦，性温，无毒，入肺、心、大肠、膀胱四经。主散在表寒邪，通九窍，开毛孔，破癥结，除积聚。去根节者，大能发汗；根节能敛汗。厚朴为使，恶辛夷、石韦。陈久者良。

按：麻黄专主发散，宜入肺部；出汗开气，宜入心与大肠、膀胱。此骁悍之剂也，可治冬月春间伤寒瘟疫，夏秋不可轻用，惟在表真有寒邪者可用。或无寒邪、或寒邪在里、或里虚之人、或阴虚发热、或伤风有汗、或伤食等症，虽发热恶寒，其不头疼身疼而拘急，六脉不浮紧者，皆不可用。虽可汗之症，不宜多服，盖汗乃心之液，若不可汗而汗，与可汗而过汗，则心血为之动矣，或至亡阳，或至衄血不止，而成大患。丹溪以麻黄、人参同用，亦攻补之法也。医者宜知之。

雷公云：凡使，去节并沫，若不尽，服之令人闷。用夹④ 刀剪去节并头，槐砧上用铜刀细锉，煎三四十沸，竹片掠去上沫尽，漉出，晒⑤ 干用。

---

① 银：《经史证类大观本草》作"铜"。
② 气香：《证类本草》、《雷公炮炙论》作"微苦"。
③ 去：《本草品汇精要》、《本草纲目》同；《证类本草》、《雷公炮炙论》作"上"。
④ 夹：大成本作"铜"。
⑤ 晒：原作"熬"，据《证类本草》及《雷公炮炙论》改。

葛　根

葛根，味甘，性平，无毒，入胃、大肠二经。发伤寒之表邪，止胃虚之消渴，解中酒之奇毒，治往来之温疟，解野葛、巴豆、丹石、百药毒。

按：葛根疗热解表，故入手足阳明。若太阳初病未入阳明而头痛者，不可便服以发之，恐引贼入家也。又表虚多汗者禁用。

麦门冬

麦门冬，味甘，性平，微寒，无毒，入肺、心二经。退肺中隐伏之火，生肺中不足之金。止消渴，阴得其养；补虚劳，热不能侵。去心用。地黄、车前为使，恶款冬、苦瓠、苦参、青蘘，忌卿鱼。肥大者佳。

按：麦门冬阳中微阴，夫阳乃肺药，微阴则去肺中伏火，伏火去，则肺金安而能生水，水盛则能清心而安神矣。故能治血妄行，调经和脉。

天门冬

天门冬，味苦甘，性寒，无毒，入肺、肾二经。保肺气，不被热扰；定喘促，陟得康宁。止消渴，利小便，强骨髓，悦颜色，杀三虫，去伏尸。去心用。地黄、贝母、垣衣为使，畏曾青，忌鲤鱼。

按：天门冬气薄主升，故入肺；味厚为阴，故入肾。虚热者宜之，虚寒者禁用。

雷公云：采得了，去上皮一重，使劈破去心，用柳木甑烧柳木柴，蒸一伏时，洒酒令遍，更添火蒸，出曝，去地二尺已来作小架，上铺天门叶，将蒸了天门冬摊令干用。

五味子

五味子，味皮肉甘酸、核中辛苦，且都有咸味，五味俱备，故名。性温，无毒，入肺、肾二经。滋肾中不足之水，收肺气耗散之金。除烦热，生津止渴；补虚劳，益气强阴。苁蓉为使，恶萎蕤，胜乌头。北产者良。

按：五味属水，而有木火土金，故虽入肺肾，而五脏咸补，乃生津之要药，收敛之妙剂。然多食反致虚热，盖以收补之骤也。如火嗽辄用寒凉，恐致相激，须用此酸敛以降之，亦宜少用。肺火郁及寒邪初起者禁用，小儿尤甚，以酸能吊痰引嗽也。

雷公云：凡小颗、皮皱泡者，有白扑盐霜① 一重，其味酸咸苦辛甘味全者，真也。凡用，以铜刀劈作两片，用蜜浸蒸，从巳至申，却以浆水浸一宿，焙干用之。

升　麻

升麻，味甘苦，性微寒，无毒，入大肠、脾、胃、肺四经。引葱白，散手阳明之风邪；引石膏，止足阳明之齿痛。引诸药游行四经，升阳气于至阴之下，故名升麻。又主解百毒，杀精物，辟瘟疫，除蛊毒，止泻痢。白芷为使。形轻而坚实，青绿色者佳。

按：升麻提气解肌，故入此四经。然奉令之使，不能益人，若下元不足者，用此升之，则下虚而元气益亏矣。《药性》乃曰：元气不足者，用此于阴中升阳。恐非，惟阳气有余而下陷者宜之。若初病太阳证便服升麻，以发阳明汗，是引贼入

① 白扑盐霜：原作"白朴盐颗"，据金陵濮氏本及《证类本草》改。

门，亦非所宜也。

雷公云：采得后用刀刮上① 粗皮一重了，用黄精自然汁浸一宿，漉出曝干细锉，蒸了再② 曝干用之佳。

藁　本

藁本，味苦辛，性微温，无毒，入小肠、膀胱二经。主寒气客于巨阳之经、苦头痛流于颠顶之上，又主妇人疝瘕、阴中寒肿痛、腹中急疼。恶䕡茹，畏青葙子。

按：藁本上行治风，故理太阳头痛，下行治湿，故治妇人诸症。风湿俱治，功用虽匹，尤长于风耳。

细　辛

细辛，味辛，性温，无毒，入心、肝、胆、脾四经。止少阴合病之首痛，散三阳数病之风邪，主肢节拘挛、风寒湿痹，温中气，散死肌，破结气，消痰嗽，止目泪，疗牙疼，治口臭，利水道，除喉痹，通血闭。独活、曾青、枣根为使，恶狼毒、山茱萸、黄芪，畏硝石、滑石，反藜芦，忌生菜、狸肉。华阴者良。

按：细辛辛温，宜入心肝等经，以疗在里之风邪；其气升阳，故上部多功。然诸症犯寒者可用，若因火热属阳证者忌之。单服末不可过半钱，多则气塞，不通者死。

雷公云：凡使，一一拣去③ 双叶，服之害人。须去头土了④，田⑤ 瓜水浸一宿，至明漉出，曝干用。

连　翘

连翘，味苦，性微寒，无毒，入心、肝、胆、胃、三焦、大肠六经。泻六经之血热，散诸肿之疮疡，利小肠，杀白虫，通月经，疗五淋，破瘿瘤，解痘毒。鼠粘子为使。

按：连翘苦寒，虽泻六经，而心经为最，诸疮淋闭等症，俱属心火，故能疗之。《药性》曰：除六经热与柴胡同功。然此治血热、柴胡治气热之别耳。

泽　泻实、叶附

泽泻，味甘咸，性寒，无毒，入膀胱、肾、三焦、小肠四经。主去⑥ 胞垢，退阴汗，治小便淋涩仙药，疗水病湿肿灵丹。畏海蛤、文蛤。色白者佳。

按：泽泻下降为阴，专主渗泄，宜入膀胱诸经。其行水之功过于猪苓。《衍义》曰：小便既多，肾气焉得复实。扁鹊曰：多服病人眼。《药性》曰：令人面光无子。乃本草称其补虚明目，治泄精消渴。《珍珠囊》谓其生新水止虚烦，恐无是理，即六味丸中用之，以其渗去脾湿，退命门火为向导耳。又《药性赋》云补阴不足，盖以补阴之功不足也，后世不察，谓其可以补阴分之不足，大失本旨。

扁鹊云：多服病人眼，一名水泻，一名及泻，一名芒芋，一名鹄泻，生汝南池泽，五月、八月采根阴干。

雷公云：不拘多少，细锉，酒浸一宿，漉出，曝干任用⑦。

实　味甘，无毒，主风痹消渴，益肾气，强阴补不足，除邪湿，久服面生光，令人无子。九月采。

叶　味咸，无毒，主大风，乳汁不出，产难，强阴气。五月采。

---

① 上：大成本、《本草品汇精要》作"去"。
② 再：原脱，据金陵濮氏本及《雷公炮炙论》补。
③ 去：原脱，据《证类本草》、《雷公炮炙论》补。
④ 土了：土，原作"上"，据《证类本草》改。了，原脱，据金陵濮氏本补。
⑤ 田：《证类本草》作"用"。
⑥ 去：原作"云"，据明刻本、金陵濮氏本改。
⑦ 雷公云……曝干任用：此段文字原在下文"实"条"九月采"之后，今据体例移至此。

玄 胡 索

玄胡索，味苦辛，性温，无毒，入心、肺、脾、胃四经。活精血，疗产后之疾，调月水，主胎前之症。一切因血作痛之症并治。醋炒止血，生用破血，炒用调血。

按：玄胡索可升可降，为阴中之阳，故能行上下四经。此理血之剂也，苟非血证，用之无益。

地 榆

地榆，味苦甘酸，性微寒，无毒，入大肠、肝二经。主下部积热之血痢，止下焦不禁之月经。又主金疮，除恶肉。崩中带下得发良。恶麦门冬。

按：地榆沉寒属阴，专入肝肠以理下焦，血症有热者宜之，若虚寒下陷、血衰泄泻者勿用。

防 己

防己，味辛苦，性平温，无毒，入十二经。尤善腰以下至足湿热肿盛。疗中风手脚挛急，口眼㖞斜，疥癣虫疮，止嗽消痰，利大小便，去留热。垣衣为使，恶细辛、草薢，杀雄黄毒。

按：防己为阳中之阴，于经络无所不入。又主降，故下部多功。象之于人，则险而健者也。用之，则可展其能；一不当，而反阶之祸。惟十二经真有湿热壅塞及膀胱积热、下注脚气，此诚要药，无可代者。然臭味拂人，妄服之令人减食。其不可用有四：若饮食劳倦、元气既亏，而以防己泄大便，则重亡其血一也；发渴引饮，热在肺经气分，而防己乃下焦血药二也；外伤风寒，邪传肺部，以至小便黄赤不通，此上焦气分禁忌血药三也；久病之后，津液不行，此上焦虚渴，宜补以甘

温，若用苦寒之剂，则速其危四也。分木、汉二种，即根、苗为名，汉主水气，木主风气，为少异耳。

雷公云：凡使，勿使木①条，以其木条②已黄腥皮皱，上有丁足子，不堪用，夫使防己要心花文、黄色者然。细锉，又锉③车前草根，相对同蒸半日后出晒，去车前草根④，细锉用。

常　山蜀漆附

常山，味苦辛，性微寒，有毒，入肝经。最开结痰，专理疟疾，毒令人吐。恶生葱、菘菜及醋。苗名蜀漆。鸡骨者良。

按：丹溪云常山属金，宜伐肝邪，然其性酷，下咽令人大吐，伤脾损胃，惟精壮与痰实者宜之。老人、小儿及虚弱久病勿用。

雷公云：凡使，春使茎⑤叶，夏秋冬用时⑥，用酒浸一宿，至明漉出，日干，熬捣炒⑦用。勿令老人、久病服之，切忌也⑧。

草 龙 胆

草龙胆，味苦涩，性寒，无毒，入肝、胆、肾、膀胱四经。退肝经之邪热，除下焦之湿肿，明目定惊，治疸止痢，能杀疳虫。小豆、贯众为使，恶防葵、地黄。

按：《图经》龙胆秋令开花，冬间结

---

① 木：原作"水"，据《证类本草》改。
② 条：原作"防"，据《证类本草》改。
③ 又锉：原脱，据《证类本草》补。
④ 去车前草根：原作"车前草去之"，据《证类本草》改。
⑤ 茎：《证类本草》作"根"。
⑥ 时：大成本、《本草纲目》作"根"。
⑦ 炒：《证类本草》作"少"。
⑧ 切忌也：原作"可忌"，据《证类本草》改。大成本作"大忌"。

实，属金与水，金能制木，水入肾家，胆与膀胱乃肝肾同步之腑也，故均入焉。夫目得肝血而能视，肝得肾水而后生，今益肾清肝，目之受明所自来矣。惊、疳、疸、痢，皆肝胆症也，何弗治耶。

雷公云：采得后，阴干。欲用时，用铜刀切去髭、土①、头了，锉，于甘草汤中浸一宿，至明漉出，曝干用。勿空腹饵之，令人溺② 不禁。

---

① 土：原作"上"，据《证类本草》改。下同。
② 溺：原作"弱"，据《证类本草》及《雷公炮炙论》改。

雷公炮制药性解卷之三

云间　李中梓编辑
姑苏　钱允治订正

草部中五十四种

玄　参

玄参，味苦咸，性微寒，无毒，入心、肺、肾三经。主腹中寒热积聚，女子产乳余疾，补肾气，除心烦，明眼目，理头风，疗咽喉，消瘿瘤，散痈肿，解热毒。恶黄芪、干姜、大枣、山茱萸，反藜芦。勿犯铜器，饵之噎喉损目。

按：玄参气轻清而苦，故能入心肺，以清上焦之火；体重浊而咸，故能入肾部，以滋少阴之水。所以积聚等症，靡不疗之。

雷公云：凡采得须用蒲草重重相隔，入甑蒸两伏时后出，晒干。使用时勿令犯铜，饵之后噎人喉，损人目。拣去蒲草尽了用之。

丹　参

丹参，味苦，性微寒，无毒，入心经。养神定志，破结除瘕，消痈散肿，排脓止痛，生肌长肉，治风邪留热、眼赤狂闷、骨节疼痛、四肢不遂，破宿血，补新血，安生胎，落死胎，理妇人经脉不调、血崩带下。

按：丹参色赤属火，味苦而寒，故入手少阴经，以疗诸般血症。

苦　参

苦参，味苦，性寒，无毒，入胃、大肠、肝、肾四经。主结气积聚、伏热黄疸、肠风燥渴、溺有余沥，逐水消痈，明目止泪，去湿杀虫，疗大风及一切风热细疹。以糯米泔浸一宿，去浮面腥气，晒用。玄参为使，恶贝母、漏芦、菟丝子，反藜芦。

按：苦参属水有火，性下降，本入少阴心[1]，又入手足阳明及足厥阴经者，以其善主湿也。盖湿胜则生热，热胜则生风，而结气等症，从兹有矣。今以苦参燥湿，治其本也，东南卑湿，尤为要药。丹溪曰：能峻补阴气，或得之而腰重者，以其气降而不升，非伤肾也。

雷公云：凡使，不计多少，先须用糯米浓泔浸一宿，上有腥秽气，并在水面上浮，并须重重淘过，即蒸，从巳至申，出曝干，细锉用之。

红　花

红花，味辛，性温，无毒，入心、肝二经。逐腹中恶血而补血虚，除产后败血

---

[1] 心：原作"巳"，据金陵濮氏本及扫叶山房藏板改。

而止血晕，疗跌扑①损伤、疮毒肿胀、老人血少便结、女子经闭不行，催生下胎衣及死胎。酒喷用。其苗生捣敷肿毒。其子吞服数粒，主天行痘疮不出。

按：红花下行血海，宜入足厥阴而逐血。洁古云苦温为阴中之阳，故又入手少阴而补血。然长于行血，欲其补血须少用，或佐补剂。

三　棱

三棱，味苦，性平，无毒，入肺、脾二经。主行气行血，多年癥癖如石能消为水。面裹煨，醋炒用。

按：三棱为血中气药，脾裹血，肺主气，宜并入焉。盖血随气行，气聚则血不流，故生癥癖之患，非三棱不治。然有斩关之势，虚人忌之。

蓬莪术

蓬莪术，味苦辛，性温，无毒，入肺、脾二经。开胃消食，破积聚，行瘀血，疗心疼，除腹痛，利月经，主奔豚，定霍乱，下小儿食积。

按：蓬莪术与三棱相似，故经络亦同，但气中血药为小异耳。性亦猛厉，但能开气，不能益气，虚人禁之，乃《大全》谓气短不能续者亦宜用之，过矣。即大小七香丸、集香丸，都用以理气，岂用以补气乎。欲其先入血则醋炒，欲其先入气则火炮，三棱亦然。

雷公云：凡使，于沙盆中用醋磨，令尽，然后于火畔吸令干，重筛过用之。

天　麻 赤箭附

天麻，味辛，性平，无毒，入肝、膀胱二经。疗大人风热眩晕，治小儿惊悸风痫，祛诸风麻痹不仁，主瘫痪语言不遂，利腰膝，强筋力，活血脉，通九窍，利周身，疗痈肿。湿纸裹煨用。无畏忌。苗名赤箭，主用略同。

按：天麻去风，故入厥阴；去湿，故入膀胱。真有风湿，功效若神。痈肿之症，湿生热也，宜亦治之。赤箭用苗，有自表入里之功；天麻用根，有自内达外之理。不宜同剂，反致无功。

雷公云：凡使，勿用衔②风草，缘与天麻相似，只是叶、茎不同，其衔风草根茎③斑叶皆白有青点。使衔风草根，切勿使天麻。二件同用，即令人有肠结之患。修事天麻十两，用蒺藜子一镒，缓火熬焦熟后，便先安置天麻十两于瓶中，上④用火熬过蒺藜子盖，内外便⑤用三重纸盖并系，从巳至未时，又出蒺藜子，再入熬炒，存在天麻瓶内，用炒了⑥蒺藜子于中，依前盖又⑦隔一伏时取出，如此七遍。瓶盛出后，用布拭上气汗，用刀劈，焙之，细锉，单捣然用。衔风草修事法，亦同天麻一般。

南　星

南星，味苦辛，性平，有毒，入脾、肺二经。主中风牙关紧闭、痰盛麻痹，下气破坚积，消痈肿，利胸膈，散血堕胎，捣敷疥疮毒并蛇虫咬伤。沸水泡七次，以牛胆汁收其末入胆，久悬风处更佳。畏附子、干姜、生姜。

按：肺受风邪，脾多痰饮。南星专主风痰，故并入二经。味辛主散，所以消痈

---

① 扑：原作"蹼"，据明刻本及金陵濮氏本改。下同。
② 衔：《证类本草》作"御"。下同。
③ 斑：大成本作"瓣"。
④ 上：原作"只"，据《证类本草》改。
⑤ 便：大成本作"再"。
⑥ 了：原脱，据《证类本草》补。
⑦ 又：原作"二"，据《证类本草》及《雷公炮炙论》改。

堕胎及疗疥癣等疾。大抵与半夏同功，但半夏辛而能守，南星辛而不守，其燥急之性，甚于半夏，故古方以牛胆苦寒之性制其燥烈。且胆又有益肝镇惊之功，小儿尤为要药。丹溪曰：南星欲其下行，以黄柏引之。

秦 艽

秦艽，味苦辛，性微温，无毒，入胃、大小肠三经。主骨蒸肠风泻血，活筋血，利大小便，除风湿，疗黄疸，解酒毒，去头风。菖蒲为使。罗纹者佳。

按：秦艽苦则涌泄为阴，故入大小肠以疗诸湿；辛①则发散为阳，故入阳明经以疗诸风。骨蒸之症，亦湿胜风淫所致，宜并理之。

雷公云：凡使，秦并②艽，须于脚文处认取。左文列为秦③，即治疾；艽即发脚气。凡用秦，先以布拭上黄肉毛尽，然后用还元汤浸一宿，至明出，日干用。

远　志 小草附

远志，味苦，性温，无毒，入心、肾二经。补不足，除邪气，益智慧，明耳目，宁恇忡，定惊悸，利九窍，治健忘，壮阳道，益精气，长肌肉，助筋骨，及妇人血禁失音，小儿惊风客忤、皮肤热、面目黄，久服悦颜色延年。甘草汤泡，去心用。得茯苓、冬葵子、龙骨良，畏珍珠、藜芦、蜚蠊、齐蛤，忌猪肉、生葱、冷水，杀天雄、附子毒。叶名小草，主梦泄。

按：远志苦入心经，温能滋肾，而不足等症，咸本二经，故都治之。

雷公云：远志凡使，先须捶④去心，若不去心，服之令人闷。去心了，用熟甘草汤浸一宿，漉出，曝干用之。

破 故 纸

破故纸，味苦辛，性大温，无毒，入肾经。主五劳七伤，阳虚精滑，腰痛膝冷，囊湿肾寒。酒浸一宿，水浸三日，蒸用。恶甘草，忌羊肉、羊血、芸苔。

按：破故纸苦能坚肾，且性大温，故专走少阴，然气燥不宜多用，命门有火及津枯者忌之。

葫 芦 巴

葫芦巴，味苦，性温，无毒，入肾、膀胱二经。得桃仁、大茴，疗膀胱疝气；得硫黄、黑附，理肾脏虚寒。

按：葫芦巴虽入肾与膀胱，考诸《本经》，无佐使不能独成功也。

何 首 乌 二种

何首乌，味苦甘涩，微温，无毒，十二经络无所不收。观其藤夜交，乃补阴之剂也。消瘰疬，散痈肿，疗五痔，止肠风，乌须发，美⑤容颜，补劳瘦，助精神，长肌肉，坚筋骨，添精髓，固腰膝，除风湿，明眼目，及治妇人产后带下诸血，老年尤为要药，久服令人多子延年。去粗皮，酒浸拌黑豆末蒸之，水中复加黑豆及酒，晒干，九次为度。春夏采鲜者，赤白合用，兼补气血。茯苓为使，畏猪羊血、无鳞鱼、罗卜，忌铁器。

按：何首乌大能补益，全在蒸晒如法，大者剖开，其中有鸟兽山岳之形，亦

---

① 辛：原作"苦"，据明刻本及金陵濮氏本改。
② 秦并：秦，原作"泰"，据明刻本及金陵濮氏本改。并，原脱，据《证类本草》补。
③ 秦：原作"察"，据明刻本及金陵濮氏本改。
④ 捶：《本草原始》同；《证类本草》、《雷公炮炙论》无。
⑤ 美：原作"芙"，据明刻本改。

神物也。传云：五十年如拳大，号山奴，服之一年，髭鬓青黑；百年如碗大，号山哥，服之一年，颜色红悦；一百五十年如盆大，号山伯，服之一年，齿落重生；二百年如斗大，号山翁，服之一年，颜如童子，行及奔马；三百年如栲栳大，号山精，服之一年，延龄益算。纯阳之体，久服成仙。迩来渐能用之，惜未能如法制之耳。

骨 碎 补

骨碎补，味苦，性温，无毒，入肾经。主折伤，补骨碎，去毒风疼痛，固齿牙，疗蚀疮，杀诸虫。去毛细锉，蜜拌蒸，晒干用。

按：骨碎补温而下行，专入肾家，以理骨病，齿者骨之余也，故能固之。又能杀虫者，盖以虫生于湿，今能去毒风而虫之巢穴捣矣，岂能生耶。

雷公云：凡使，采得后，先用铜刀刮去上黄赤毛尽，便细切，用蜜拌令润，架柳甑蒸一日后出，曝干用。又《乾宁记》云：去毛细切后，用生蜜拌蒸，从巳至亥，照前曝干，捣末用。炮猪肾空心吃，止耳鸣，亦能止诸杂痛。

威 灵 仙

威灵仙，味苦，性温，无毒，入十二经。主诸风，宣通五脏，去腹内冷滞、心胸痰水、久[1]积癥癖、膀胱恶水、腰膝冷疼、两足肿满，又疗折伤。忌面及茶茗、牛肉、牛乳。采时不闻流水声，铁脚者佳。

按：威灵仙可升可降，为阴中之阳，故于经络无所不入。丹溪云属木，故于肝脏多功，治痛风之要药也。其性好走，多服疏人五脏真气，然风注疼痛非此不除。中病即已，不宜多用。

牛 膝

牛膝，味苦酸，性平，无毒，入肾经。补精[2]气，利腰膝，填骨髓，除脑痛，祛寒湿，破血结，通月经，堕胎孕，理膀胱气化迟难、阴中作痛欲死。去芦，酒浸一宿用。恶龟甲、萤火、陆英，畏白前、白鲜皮，忌牛肉。

按：丹溪云牛膝引诸药下行，宜入足少阴经以理诸疾。妇人得之，应归血海，故行血有功。脾虚气陷及腿膝湿肿者，不宜用之。有二种，土牛膝所禀薄，故短而细，主破血气；川牛膝所禀厚，故肥而长，主补精髓。竹、木刺入肉，涂之可出。

雷公云：凡使，去头芦并尘土了，用黄精自然汁浸一宿，漉出，细锉，焙干用。

黄 精

黄精，味甘，性平，无毒，入脾、肺二经。补中益气，除风湿，安五脏，驻颜色，久服延年。

按：黄精甘宜入脾，润宜入肺，久服方得其益。实胜于根，花胜于实，但难辨耳。与钩吻相似，然钩吻有毛钩二个，误服杀人。

雷公云：凡使，勿用钩吻，真似黄精，只是叶有毛钩子二个，是别认处，误服害人。黄精叶似竹叶。凡采得，以溪水洗净后蒸，从巳至子，刀薄切，晒干用。

蒲 黄

蒲黄，味苦，性平，无毒，入肝经。生用则性滑，主行血，通经堕胎，消瘀排

---

① 久：原作"人"，据明刻本及金陵濮氏本改。
② 精：原作"血"，据明刻本及金陵濮氏本改。

脓。利小便，祛心腹膀胱热。炒用则性涩，主止血，除崩漏带下、一切吐血、痢血、尿血、肠风下血，止精泄，定儿枕痛。忌见铁器。宜隔纸焙黄，蒸之，再焙用。

按：蒲黄主血，而肝藏血，故独入焉。《仙经》用之，亦以多功于血耳。

雷公云：凡使，勿用松黄并黄蒿，其二件全似，只是①味异及吐人。凡欲使蒲黄，须隔三重纸焙，令色黄，蒸半日，却焙令干用之妙。

续　断

续断，味苦辛，性温，无毒，入肝、肾二经。主伤寒不足、折伤金疮、诸痈肿、胎漏尿血，益气力，续筋骨，散诸血，暖子宫，疗腰痛，缩小便，止梦泄，利关节，调血和血，生肌止痛。酒浸一宿，焙干用。地黄为使，恶雷丸。

按：肾主骨而藏精，肝主筋而藏血，续断补精血而理筋骨，宜入此二经矣。胎产之证，尤为要药。

雷公云：凡使，勿用草茅根，真似续断，若误服之，令人筋软。采得后，横切锉之，又去向里硬筋了，用酒浸一伏时，焙干用。

益　母　草

益母草，味辛甘，性微寒②，无毒，入诸阴经。主行血养血，安胎利产，消浮肿恶毒疔疮，治头风血虚目疾、瘾疹发痒，堪作浴汤。子茺③蔚，益精明目，除水气，疗血逆大热、头痛心烦，下腹中死胎，理产后血胀。

按：益母本功治血，故入诸阴之经。行血而不伤新血，养血而不滞瘀血，所以为胎产圣药。又能消疮肿者，取其行血而且辛甘发散也。

肉　苁　蓉

肉苁蓉，味甘酸咸，性微温，无毒，入命门经。兴阳道，益精髓，补劳伤，强筋骨，主男子精泄尿血，溺有遗沥，女子癥瘕崩带、宫寒不孕。酒浸一宿，去浮甲，劈破中心，去白膜，蒸半日，酥炙④用。润而肥大者佳。

按：苁蓉性温，为浊中之浊，故入命门而补火，惟尺脉弱者宜之，相火旺者忌用。多服令人大便滑。

雷公云：凡使，先须清酒浸一宿，至明，以棕刷刷去⑤沙土、浮甲尽，劈破中心，去白膜一重，如竹丝草样是，此偏隔⑥人心前气不散，令人上气不出。凡使先用酒浸，并刷净，却蒸，从午至酉出，又用酥炙佳。

锁　阳

锁阳，味甘咸，性温，无毒，入肾经。补阴虚，固髓，润大便燥结。宜酥炙用。

按：锁阳咸温，宜入少阴，《本经》不载，丹溪续补，以其固精，故有锁阳之名。主用与苁蓉相似，老人枯闭，最为要药。大便不实者忌之。

车　前　子

车前子，味甘，性寒，无毒，入肝、膀胱、小肠三经。主淋沥癃闭、阴茎肿

---

① 是：原作"晏"，据《证类本草》及《雷公炮炙论》改。
② 寒：原作"温"，据明刻本改。
③ 茺：原作"充"，据明刻本改。
④ 炙：原作"灸"，据明刻本改。下同。
⑤ 棕刷刷去：原作"板刷上去"，据《证类本草》及《雷公炮炙论》改。
⑥ 隔：原作"膈"，据明刻本改。

痛、湿疮① 泄泻、赤白带浊、血闭产难。炒细研用。常山为使。根、叶主金疮，功用同子。

按：车前子利水，宜入足太阳；行血，宜入足厥阴。然逐水之剂，多损于目，《本草》云明目者以其清肝热，如釜底抽薪，非因泄水之功也。

紫 菀

紫菀，味苦辛，性温，无毒，入心、肺二经。主咳逆上气，痰喘吐衄，补虚劳，安五脏。水洗净，蜜炙用。款冬为使，恶天雄、瞿麦、雷丸、远志，畏茵陈蒿。紫色润软者佳。

按：紫菀苦能入心，而泄上炎之火；辛能入肺，而散结滞之气。行气养血，专治血痰，为血痨要药。

雷公云：凡使，先去髭，有白练色者，号曰羊须草，自然不同。采得后，去头土了，用东流水淘洗令净，用蜜浸一宿，至明，于火上焙干用。凡修一两，用蜜二分。

百 部

百部，味甘苦，性微寒，有小毒，入肺经。主肺热咳逆，传尸骨蒸，杀疳疣②寸白诸虫及虱。竹刀劈开，去心，酒浸用。

按：百部专疗咳嗽，宜入肺经，而小毒故能杀虫也。

雷公云：凡采得后，用竹刀劈破，去心皮，花作数十条③，于檐下悬，令风吹，待土干后，却用酒浸一宿，漉出焙干，细锉用。或④ 一颗⑤自有八十三条者⑥，号曰地仙苗，若修事饵之寿长。

百 合

百合，味甘，性平，无毒，入心、肺、大小肠四经。主鬼魅邪气、热咳吐血，润肺宁心，定惊益志，攻发背，消痈肿，除胀满，利二便。

按：百合性润，故入心肺诸经。虽能补益，亦伤肝⑦气，不宜多服。

款 冬 花

款冬花，味苦⑧辛，性温，无毒，入心、肺二经。主中风喉痹、肺痿肺痈，润心肺，止咳嗽，除痰喘，定惊悸，洗肝明目。杏仁为使，得紫菀良，恶皂荚、硝石、玄参，畏贝母、辛夷、麻黄、黄芪、黄芩、黄连、青葙。

按：款冬辛甘⑨发散为阳，故入心肺，以理痰嗽等症。畏、恶甚多，用者慎之。

雷公云：凡采得，须去向外裹花蕊壳并向里实如粟零壳者、并枝叶，甘草水浸一宿，却取款冬花时相伴裹⑩一夜。临用时干晒，去⑪两件伴者叶了用。

马 兜 铃

马兜铃，味苦，性寒，无毒，入肺经。主清肺除咳嗽痰喘，治血痔瘘疮。根名青木香，下气甚速。

---

① 疮：原作"痛"，据金陵濮氏本及大成本改。
② 疣：疑为"蚘（蛔）"字之误。
③ 条：原脱，据《证类本草》补。
④ 或：原作"蕊"，据《本草纲目》改。《证类本草》作"忽"。
⑤ 颗：《证类本草》及《雷公炮炙论》作"窠"。
⑥ 者：原后衍"焙干"，据《证类本草》及《雷公炮炙论》删。
⑦ 肝：明刻本及大成本作"肺"；金陵濮氏本及扫叶山房藏板作"脾"。
⑧ 苦：原作"甘"，据明刻本及金陵濮氏本改。
⑨ 甘：按药性疑作"苦"为妥。
⑩ 裹：大成本作"过"。
⑪ 却取款冬花叶……去：原作"待干燥碎才煎"，据《证类本草》改。

按：马兜铃专主手太阴经矣，何以治痔瘘之症也？良以肺与大肠相为表里，肺遗热于大肠，故有此症。今清其表而里病自愈矣。

雷公云：凡使，采得后去叶并蔓了，用生绢袋盛，于东屋角畔悬令干了，劈作片，取里子去革①膜，并令净。用子，勿令去革膜不尽用之并皮。

青　黛

青黛，味苦甘，性寒，无毒，入肝、脾二经。除郁火，解热毒，止下痢，杀诸虫，治小儿疳虫消瘦、惊痫邪气、唇焦口渴、上膈稠痰，疗伤寒赤斑、面黄鼻赤。

按：青黛色青属木，味甘属土，宜入厥阴、太阴，以理诸热之证。

甘　菊

甘菊，味甘微苦，性平，无毒，入肺、脾、肝、肾四经。能补阴气，明目聪耳，清头风及胸中烦热、肌肤湿痹。枸杞根、桑白皮、苍白术为使。

按：丹溪曰菊花属金，而有土与水，大能补阴，宜入肺、肝等经。盖烦热诸症，皆由水不足而火炎，得此补阴，则水盛而火自息矣。须用味甘者佳，若苦者为苦薏②，大伤胃气，慎之。

薏苡仁

薏苡仁，味甘，微寒，无毒，入肺、肝、脾、胃、大肠五经。利肠胃，消水肿，祛风湿，疗脚气，治肺痿，健脾胃。

按：薏苡仁总理湿热，故入上下五经。盖受热使人筋挛、受湿使人筋缓者，可用；若受寒使人筋急者，忌之。势力和缓，须多用见效。

雷公云：凡使，勿用糯米③，颗大无味。其糯米，时人呼为粳糯是也。若薏苡

仁颗小色青味甘，咬着粘人齿。夫用一两，以糯米一④两同熬，令糯米熟，去糯⑤米取使。若更以盐汤煮过⑥，别是一般修制，亦得⑦。

牡丹皮

牡丹皮，味辛苦，性微温，无毒，入肝经。治一切冷热气血凝滞、吐衄血瘀积血、跌扑伤血、产后恶血，通月经，除风痹，催产难。畏菟丝子，忌蒜。

按：丹皮主用，无非辛温之功。禹锡等言其治冷，当矣。《本草》曰性寒，不亦误耶。夫肝为血舍，丹皮乃血剂，固宜入之。本功专主行血，不能补血，而东垣以此治无汗骨蒸，六味丸及补心丹皆用之，盖以血患火烁则枯、患气郁则新者不生。此剂苦能泻阴火，辛能疏结气，故为血分要药。

雷公云：凡采后日干，用铜刀劈破，去骨了，细锉如大豆许，用清酒拌蒸，从巳至未出，日晒干用。

菟丝子

菟丝子，味甘辛，性平，无毒，入肾经。主男子肾虚精寒、腰膝冷痛、茎中寒、精自出、溺有余沥、鬼交泄精，久服强阴坚骨，驻颜明目轻身，令人多子。酒浸五宿，蒸熟，杵作饼，晒干研用。山

---

① 革：原作"隔"，据下文及《本草纲目》、《本草品汇精要》改。

② 薏：大成本作"菊"。

③ 糯米：《本草纲目》云："薏苡有二种：……一种圆而壳厚坚硬者，即菩提子也，其米少，即粳糯也。"按"糯"同"薏"。

④ 一：《本草原始》同；《证类本草》作"二"。

⑤ 糯：原脱，据《证类本草》补。

⑥ 煮过：原作"煮之之过"，据《证类本草》改。大成本作"煎之"。

⑦ 修制，亦得：原作"修得"，据《证类本草》改。

药、松脂为使，恶藿菌。

按：雷公云菟丝子禀受中和凝正阳气，故宜入补少阳，温而不燥，不助相火。至和至美之剂，宜常用之。

雷公云：凡使，勿用天碧草子，其样真相似，只是天碧草子味酸涩并粘，不入药用。其菟丝子禀中和凝正阳气[1]受结，偏补人卫气，助人筋脉。一茎从树感枝成，又从仲春上阳结实，其气大小，六七镒二两。全采得去粗薄壳了，用苦酒浸二日，漉出，用黄精自然汁浸一宿，至明，微用火煎至干，入白中，热烧铁杵三千余，成粉用。苦酒并黄精自然汁与菟丝子相对用之。

茴　香　小茴附

茴香，味辛甘，性温，无毒，入心、脾、膀胱三经。主一切臭气、肾脏虚寒、癫疝肿痛及蛇咬伤，调中止呕，下气宽胸。又有一种小茴，气味稍薄，然治膀胱冷痛疝气尤奇。

按：茴香气厚，为阳中之阳，故入少阴、太阴、太阳，以理虚寒诸症。虽辛温快脾，亦能耗气。今内相都入煎煿油腻之物，与火无异，久则致疾，深宜戒之。

砂　仁

砂仁，味辛，性温，无毒，入脾、胃、肺、大小肠、膀胱、肾七经。主虚寒泻痢、宿食不消、腹痛心疼、咳嗽胀满、奔豚、霍乱转筋，祛冷逐痰，安胎止吐，下气化酒食。炒去衣研用。

按：砂仁为行散之剂，故入脾胃诸经。性温而不伤于热，行气而不伤于克，太阴经要剂也，宜常用之。

白豆蔻

白豆蔻，味辛，性温，无毒，入肺、脾、胃三经。主消寒痰，下滞气，退目中翳，止呕吐，开胃进食，除冷泻痢及腹痛心疼。炒去衣研用。白而圆满者佳。

按：白豆蔻辛宜入肺，温为脾胃所喜，故并入之。大抵辛散之剂，不能补益，《药性》称其补上焦元气，恐无是理，但不甚刻削耳。世俗不察而信之，误人不少[2]。治寒气神效。肺胃中有火及虚者忌之。

肉豆蔻

肉豆蔻，味苦辛涩，性温，无毒，入肺、胃二经。疗心腹胀痛、卒成霍乱、脾胃寒弱、宿食不消、虚冷泻痢，小儿伤乳吐泻，尤为要药。糯米粉裹煨。忌见铁器。

按：肉豆蔻即肉果，辛温之性，宜入脾胃。有未去之积者，不可先以此涩之。

雷公云：凡使，须以糯米作粉，使热汤搜裹豆蔻，于糖灰中炮，待米团子焦黄熟，然后出，去米，其中有子取用。勿令犯铜。

草豆蔻

草豆蔻，味辛，性热，无毒，入脾、胃二经。主风寒客邪在胃。其余与白者同功，而性燥急，不及白蔻有清高之气。

按：草蔻辛温发散，故入脾胃而主风寒。多食大损脾胃，《衍义》谓其虚弱不食者宜此，恐非。胃火者大忌。

雷公云：凡使，须去蒂并向里子后，取皮，用茱萸同于鏊上缓炒，待茱萸微黄黑，即去茱萸，取草豆蔻皮及子，杵用

---

[1]　凝正阳气：原作"正阳之气"，据《证类本草》及上文改。

[2]　少：明刻本及金陵濮氏本、扫叶山房藏板均作"小"。

之。

草果

草果，味辛，性温，无毒，入脾、胃二经。主疟疾、胸腹结滞呕吐、胃经风邪。

按：草果性温发散，与草蔻同功，故经络亦同。多食亦损脾胃，虚弱及胃火者亦忌之。

菖蒲

菖蒲，味辛，性温，无毒，入心、肺[①]、膀胱三经。主风寒湿痹、咳逆上气、鬼疰邪气，通九窍，明耳目，坚齿牙，清声音，益心智，除健忘，止霍乱，开烦闷，温心腹，杀诸虫，疗恶疮疥癣。勿犯铁器，去根毛用。秦皮、秦艽为使，恶地胆、麻黄，忌羊肉、羊血、饴糖。生石上一寸九节者佳。

按：菖蒲通神明，宜入心经；祛风湿，宜入肺与膀胱。功验虽宏，然主散而不主收，勿宜久用。

雷公云：凡使，勿用泥菖、夏菖，其二件相似，如竹根鞭，形黑、气秽、味腥，不堪用。凡使，采石上生者，根条嫩黄，紧硬节稠，长一寸有九节者是真也。采得后用铜[②]刀刮上黄黑硬节皮一重了，用嫩桑枝条相拌蒸，出曝干，去桑条，锉用。

黑附子

黑附子，味辛甘，性大热，有大毒，通行诸经。主六腑沉寒、三阳厥逆、癥坚积聚、寒湿拘挛、霍乱转筋、足膝无力，堕胎甚速。择每只重一两者，去皮脐，以姜汁盐水煮数沸，又用黄连、甘草、童便合煮一时，于午地上掘坑埋一宿，取出，囵囵晒干用。地胆为使，恶蜈蚣，畏人

参、甘草、黄芪、防风、黑豆。

按：附子为阳中之阳，其性浮而不沉，其用走而不息，故于经络靡所不入，宜致堕胎祛癥积等症者。辛甘大热，能补命门衰败之火，以生脾土，故仲景四逆汤用以回肾气，理中汤用以补脾，八味丸用以补肾脾。譬如躁悍之将，善用之奏功甚捷，不善用之为害非轻。丹溪以为仲景取其行地黄之滞而不能有补，则古方用黑附一味，可以回阳，不补而能之乎。丹溪之言，于理未当。虽然，彼或鉴误用之弊，有激而发耳。如法制之，毒性尽去，且令下行。若痼冷阳脱，但微炮之。

天雄

天雄，性味、经络、功用与附子同。主疗头面风去来疼痛。远志为使，恶腐婢。

按：天雄即附子之长而尖、巅顶不正者。其气亲上，故洁古云主上焦阳虚。

乌头

乌头，性味、经络、功用亦同附子。主中风恶风、洗洗[③]出汗。莽草为使，恶藜芦，反半夏、瓜蒌、贝母、白蔹、白及。

按：乌头即春间采附子之嫩小者。一云原生苗脑。

乌喙

乌喙，主男子肾湿、阴痒痈肿。使、反、性味、功用同前。

按：乌喙即乌头之有两歧者，如乌之

---

① 肺：明刻本及金陵濮氏本、扫叶山房藏板均作"脾"。

② 铜：原作"钢"，据《证类本草》及《雷公炮炙论》改。

③ 洗（xiǎn显）洗：寒栗貌。

口，故名。

侧　子

侧子，主发散四肢，为风疹药。

按：侧子即附子傍出小颗。其气轻扬，故主发散。

雷公云：侧子，只是附子傍有小颗侧子如枣核者是，宜生[1]用，治风疹神妙也。木鳖子只是诸喙、附、雄、侧、乌中毗㮈[2]者，号曰木鳖子，不入药用，若服之令人丧目。

射　干

射干，味苦，性微温，有毒，入肺、肝、脾三经。主咳逆上气、咽喉诸证，开胃进食，镇肝明目，消痈毒，逐瘀血，通月经，行积痰，使结核自消。又肝经湿气，因疲劳而发便毒者，取三寸与生姜同煎服，利两三行效。

按：射干温能下气行血，宜入肺肝；苦能消痰，宜入脾经。久服令人虚。

雷公云：凡使，先以米泔浸一宿，漉出，然后用篁竹叶煮，从午至亥，漉出，日干用之。

旋覆花

旋覆花，味咸甘，性温，有小毒，入肺、肝、大肠、膀胱四经。主结气风气、胁下满、膈上痰如胶漆，利大肠，逐水湿。

按：旋覆花专理风气水湿，而肝主风，肺主气，膀胱、大肠主水湿，故均入之。丹溪曰走散之药，病人涉虚者不宜多服。

雷公云：凡采得后，去裹花[3]蕊壳皮并蒂子，取[4]花蕊蒸，从巳至午，晒干用。

大　戟

大戟，味苦甘，性大寒，有大毒，入十二经。主水胀蛊毒，癥结腹满急痛，发汗，利大小肠，通月经，堕胎孕。赤小豆为使，恶山药，畏菖蒲，反甘草、芫花、海藻。

按：大戟阴中微阳，逐十二经水，能损真气，量虚实用之。

雷公云：凡使，勿用附生者，若服令泄气不禁，即煎荠苨子汤解去。采得于槐砧上细锉，与细锉海芋[5]叶拌蒸，从巳至申，去芋叶，晒干用之。

商　陆

商陆，味酸辛，性寒，有毒，入脾、膀胱、小肠三经。主水胀蛊毒、疝瘕痈肿恶疮，堕胎孕。

按：商陆专主逐水，与大戟相似，夫水之为病，由于膀胱、小肠不利，而脾家之所深恶者也，故咸入之。有赤、白二种，白者可服；赤者有毒[6]，堪用贴肿，误服杀人。

雷公云：凡使，勿用赤葛，缘相似。其赤葛花茎有消筋骨[7]之毒，故勿饵。商陆花白，年多者仙人采之用作脯[8]，可以下酒也。每修事，先以铜刀刮去粗皮了，薄切，以东流水浸两宿，然后漉出，

---

[1] 生：原作"主"，据《证类本草》改。
[2] 毗（pí 皮）㮈（huàn 患）：毗：连接；㮈：圆珠、念珠。"毗㮈"谓如念珠毗连相接。
[3] 裹花：裹，原作"裏（里）"，据《证类本草》改。花，原脱，据《证类本草》补。
[4] 取：原脱，据《证类本草》补。
[5] 芋：原作"羊"，据《证类本草》改。
[6] 毒：原作"神"，据明刻本改。
[7] 消筋骨：大成本作"消肾伤筋骨"；《本草纲目》、《本草原始》作"伤筋骨消肾"。
[8] 脯：原作"補（补）"，据明刻本改。

架甑蒸，以豆叶一重了，与商陆一重，如斯蒸，从午至亥，出去豆叶，曝干了，细锉用。若无豆叶，用豆代之。

葶　苈甜、苦二种

葶苈，味辛苦，性寒，有小毒，入肺、心、脾、膀胱四经。主水肿结气、膀胱留热，定肺气之喘促，疗积饮之痰厥。同糯米焙黄，去米用。榆皮为使，恶僵蚕、灯草、石龙芮。

按：葶苈辛走肺，苦走心，膀胱者肺所缩也、脾土者心所生也，故皆入之。大伤肺气，渗泄下元，用之不当，杀人甚捷。稍涉虚者忌之。有甜、苦二种，苦者太猛劣，甜者性少缓。

雷公云：凡使，勿用赤须子，真相似葶苈，只是味微甘苦；葶苈子味辛苦。凡使，以糯米相合，于煿①上微微焙，待米熟去米，单捣用。

牵　牛　子黑、白二种

牵牛子，味苦辛，性寒，有毒，入大小肠二经。主下气，通二便，祛壅滞气急，退水肿，消风毒，治腰脚痛，堕胎孕。酒蒸，去皮用。

按：牵牛子专主水气，故入大小肠经。丹溪曰：属火善走，有两种，黑者兼水，白者兼金，病形与症俱实者用之。然驱逐致虚，不胀满、不大便秘者勿用。仲景治七种湿症及小便不利俱用之，何也？盖受湿之根在下焦，是血分中气病，皆因上焦虚弱，不能气化所致，若复用辛辣之剂，以泻太阴之金，危亡立至矣，可不谨乎。

雷公云：草金铃，牵牛子是也。凡使其药，秋末即有实，冬收之。凡用，晒干，却入水中淘，浮者去之，取沉者晒干，用酒蒸，从巳至未，晒干。临用，春

去黑皮用。

萆　薢

萆薢，味苦甘，性平，无毒，入脾、肾、膀胱三经。主风寒湿痹、腰背痛、中风不遂、遍身顽麻、膀胱宿水、阴痿失溺，利水道，益精明目。薏苡为使，畏葵根、大黄、柴胡、牡蛎，忌牛肉。

按：萆薢之入三经，何也？盖肾受土克，则水脏既衰，肝挟相火而凌土湿。脾主肌肉，湿郁肌腠则生热生风，以致荣卫不和、关节不利。而萆薢长于去水，用之以渗脾湿，则土安其位，水不受侮矣。然久用令人小便多，小便既多，则肾气安得复实。今多泥其入肾，用为补剂，亦未深原其理耳。

木　通

木通，味辛甘，性平，无毒，入小肠经。主五淋小便闭、经凝、乳闭、难产、积聚、惊悸心烦、健忘、耳聋声哑、鼻塞、痈疮、脾疸喜睡、天行瘟疫。

按：木通利便，专泻小肠，宜疗五淋等症。其惊悸等症虽属心经，而心与小肠相为表里，故并治之。脾疸喜睡，此脾之病，皆湿所酿也，利小肠而湿不去乎。瘟疫之来，感天地不正之气，今受盛之官行而邪不能容，亦宜疗矣。

通　草

通草，味淡，性寒，无毒，入肺、大小肠三经。与木通同功，特泻肺明目，退热行经，下乳通结，力尤胜之。

按：通草色白，宜其泻肺；味淡，故入小肠；性主通行，故又入大肠。即《本草续注》所谓通脱木，今女工用以作花。

---

① 煿（yù 郁，又读 ào 奥）：暖、热。

雷公炮制药性解卷之四

云间　李中梓编辑
姑苏　钱允治订正

草 部 下五十四种

灯 心

灯心，味淡，性寒，无毒，入心、小肠二经。主胸腹邪气，清心定惊，除热利水。烧灰敷金疮，止血，疗小儿夜啼，吹喉中治急喉痹甚捷。

按：灯心味淡，五脏无归，专入小肠利水，《诀》曰小肠受盛与心应，故又入心经。烧灰性凉，宜治疗如上。

石 斛

石斛，味甘，性平，无毒，入胃、肾二经。补虚羸，暖水脏，填精髓，强筋骨，平胃气，逐皮肤邪热，疗脚膝冷痹，久服厚肠胃，定志除惊。去根，酒浸一宿，曝干，酥炙用。陆英为使，恶寒水石、巴豆，畏僵蚕、雷丸。

按：石斛入肾，则专主下部矣；而又入胃者，盖以其味甘耳。助肾而不伤于热，平胃而不伤于燥故也。

雷公云：凡使，先去头、土了，用酒浸一宿，漉出晒干，却用酥蒸，从巳①至酉，却徐徐焙干，然后用。

石 韦

石韦，味苦甘，性平，无毒，入肺、膀胱二经。主劳热邪气、五淋癃闭、膀胱热满，痈疽发背，除烦下气，补虚益精。拭去毛，羊脂炒焦黄用。络石、杏仁为使，得菖蒲良。

按：石韦清热利水，本入膀胱，而肺则下连者也，宜兼入之，既能清热利水，则无阳亢阴伤之患。

白蒺藜子

白蒺藜子，味苦辛，性温，无毒，入肺、肝、肾三经。主恶血块、癥结喉痹、产难乳闭、小儿头疮、皮肤风痒、头痛、咳逆肺痿，除烦下气，明眼目②，去燥热，疗肿毒，止遗泄。其叶可作浴汤治风。杵去刺，酒蒸炒用。乌头为使。有一种沙苑蒺藜，主补肾添精，强阴种子。

按：蒺藜行血，宜入肝经；下气，宜入肺经。恶血等症皆二经病也，故俱主之。其所以入肾者，因肺为之母，肝为之子，未有子母俱利而肾不受其益者，故能止遗泄。（产沙苑者，诚续嗣神丹，而

---

① 巳：原作"已"，据明刻本改。
② 目：原作"且"，据明刻本改。

《本草》不言，惜哉。）

雷公云：凡使，采得后，拣择了，蒸从午至酉，出，日晒干，于木臼中①春令皮上刺尽，用酒拌再蒸，从午至酉出，日干用②。

青葙子

青葙子，味苦，性微寒，无毒，入心、肝二经。主邪气、皮肤风热湿痒，杀三虫、疥虱、恶疮、痔蚀、下部䘌疮，镇肝脏，坚筋骨，益脑髓，明耳目。一名草蒿。

按：青葙子苦者丙丁之味也，青者甲乙之色也，故入心、肝二经。《本经》并不言治眼，而《药性论》及《日华子》皆言之，亦以苦寒之性，能清肝脏热毒上冲耳。

雷公云：凡使，勿误用思葽子并鼠绌③子，两件颇相似，只是味不同。其思葽子味粗④，煎之有涩。

木贼

木贼，味甘微苦，性平，无毒，入肝经。主目疾，退翳膜，消积块，益肝脏。得麝香、牛角䚡治休息痢久不瘥。得禹余粮、当归、芎藭疗崩中赤白。得槐鹅、桑耳治肠风下血。得槐子、枳实、地榆治肠澼及痔血。去节，水润焙用。

按：木贼之名，以其能伐木也。肝为木，故宜入焉。夫目得血而能视，藉之以伐肝邪，则血生而愈目矣。

茅根

茅根，味甘，性寒，无毒，入胃、小肠二经。逐瘀血，通血闭，止吐衄，下五淋，利小便，理劳伤，补虚羸，除肠胃客热，治妇人崩漏。

按：茅根利水，本入小肠，而胃则其

传受，故亦入之。

仙茅

仙茅，味辛，性温，有毒，入肝、肾二经。主心腹冷气不能食，腰足挛痹不能行，丈夫血损劳伤，老人失溺无子，强阳道，补精血，明眼目，坚骨髓。洗净去皮，用铜刀⑤切如豆大，生稀布袋盛，于乌豆水中浸一宿，酒拌，蒸半日，晒干用。勿犯铁器，忌牛肉、牛乳。

按：仙茅性温，本入肾经，而肝者肾所生也，故兼入之。传云十斤乳石，不及一斤仙茅，盖表其功耳。中其毒者，令人舌胀，急煎大黄朴硝汤饮之，复以末掺舌间即解。素有火症者勿用。

雷公云：凡采得后，用清水洗令⑥净，刮去皮，于槐砧上用铜刀⑦切豆许大，却用生稀布袋盛，蒸一宿用⑧。

郁金

郁金，味辛苦，性温，无毒，入心、肺二经。主下气破血开郁，疗尿血淋血金疮。楚产蝉肚者佳。

按：郁金《本草》言其性寒，自《药性论》始言其治冷气。今观其主疗，都是辛散之用，性寒而能之乎？夫肺主气，心主血，郁金能行气血，故两入之。丹溪云：属火而有土与水，古人用以治郁遏不

---

① 于木臼中：原脱，据《证类本草》补。

② 从午至酉出，日干用：原作"一二时用"，据《证类本草》及《雷公炮炙论》改。

③ 绌：原作"细"，据《证类本草》改。

④ 粗：原作"䶂"，明刻本作"䶂"，据大成本改。

⑤ 用铜刀：原脱，据《雷公炮炙论》补。

⑥ 令：原作"今"，据明刻本改。

⑦ 用铜刀：原脱，据《雷公炮炙论》补。

⑧ 蒸一宿用：《证类本草》、《雷公炮炙论》作"于乌豆水中浸一宿，取出，用酒湿拌了蒸，从巳至亥。取出，暴干"。

散者，故名。

姜黄

姜黄，味辛苦，性温，无毒，经络主治与郁金同，功更烈。

按：姜黄《本草》亦曰性寒，而陈藏器及《日华子》咸称其热，辨之悉矣。能伤元气，用者审之。

牛蒡子

牛蒡子，味辛，性温，无毒，入十二经。主风湿瘾疹盈肌、咽喉风热不利、诸肿疮疡之毒、腰膝凝滞之气，润肺止嗽，散气消痰。酒拌蒸，待有白霜出，拭去，焙干捣用。一名恶实，一名鼠粘子。

按：《主治秘诀》及东垣皆云牛蒡子辛温，故能入十二经而通散也。洁古云吞一枚可出痈疽头，亦表其辛散之功耳。《本草》言其性平，误矣。

紫草

紫草，味苦，辛寒，无毒，入心、小肠二经。主心腹邪气、胀满作痛、痈肿诸毒，除五疸，利九窍，通水道，小儿血热痘疮尤为要剂。取嫩茸，去髭用。

按：紫草主血热，本入心经，而小肠者受盛而与心应者也，故并入之。邪气诸证，咸本于热，今清其心而自愈矣。

雷公云：凡使，须用蜡水蒸之，待水干，取，去头并两畔髭①，锉用。每事紫草一斤，用蜡二两熔化用。

白头翁

白头翁，味苦，性温，有小毒。入心、肾二经。主温疟发狂、癥瘕积聚、瘿瘤瘰疬、金疮鼻衄、齿痛腹痛骨痛、赤毒下痢、男子阴疝偏肿、小儿头秃膻腥。豚实为使，得酒良。

按：白头翁味苦，本入心经，经曰肾欲坚，急食②苦以坚之，故又入肾。温疟等证，无非水衰火旺，故治之。

白前

白前，味甘辛，性微温，无毒，入肺经。主下气除嗽、气塞呃上冲不得睡卧、气逆冲喉、呼吸欲绝、喉③中时时作水鸡声。甘草水浸一宿，去头、须、子，焙干用。忌羊肉。

按：白前色白味辛，故入肺经，专主一切气症。

白薇

白薇，味苦咸，性大寒，无毒，入心、肾二经。主暴中风、身热腹满、忽忽不知人、狂惑鬼邪、寒热酸疼、温疟洗洗发作，下水气，利阴气，定惊益精。以糯米泔浸一宿，去髭细锉，蒸用。恶黄芪、大黄、大戟、干姜、大枣、干漆、山萸。

按：白薇味苦入心、咸入肾，故主治如上。

白附子

白附子，味甘辛，性温，无毒，入肺、脾二经。主中风失音、一切冷风气、头面百病、斑点风疮疥癣、心痛血痹、阴囊湿痒。入药炮用。新罗出者佳。

按：白附色白味辛，故宜入肺，以治风痰。甘而且温，故宜入脾，以治皮肤。阳中之阳，能上升，故治面病。

蚤休

蚤休，味苦，微寒，有毒，入心经。

---

① 畔髭：原脱，据《证类本草》补，
② 食：原作"入"，据《素问·经脉别论》改。
③ 喉：原作"腹"，据文义改。

主惊痫癫疾、瘰疬阴蚀、痈肿毒疮、小儿胎风、手足抽掣，下三虫，去蛇毒。一名紫河车，一名重楼金线。

按：蚤休味苦，故入心经，以治惊痫等疾，而能解毒。

白 鲜 皮

白鲜皮，味苦咸，性寒，无毒，入肺、小肠二经。主头风黄疸咳逆、淋沥湿痹死肌、一切疥癞恶风疥癣杨梅诸疮热毒、天行时疾、头痛眼疼、女子阴痛、小儿惊痫，和血脉，通九窍，利小肠。恶螵蛸、桔梗、茯苓、萆薢。

按：白鲜皮入肺经，故能去风。入小肠，故能去湿。夫风湿既除，则血气自活，而热亦从此逝矣。

芦 荟

芦荟，味苦，性寒，无毒，入心、肝二经。消风热，除烦闷，明眼目，治惊痫，杀三虫，疗五疳及疥癣痔漏诸疮。解巴豆毒。

按：芦荟之苦，本入心经，而肝则其母也，故亦入之。在小儿惊疳诸热，尤为重①药。

雷公云：凡使，勿用杂象胆，其象胆干了，上有竹斑光腻征，微甘。勿②便和众药捣，此药先捣成粉。

胡 黄 连

胡黄连，味苦，性寒，无毒，入肝、胆、胃三经。主伤寒咳嗽、温疟发热、骨蒸劳热、三消五痔，补肝胆，明眼目，止泻痢，益颜色，治小儿惊疳霍乱、大人五心烦热、妇人胎蒸虚惊。恶菊花、玄参、白鲜皮，忌猪肉，解巴豆毒。折之出尘如烟者真。

按：胡黄连苦寒，能泻三经之火，小

儿多热症最宜。

泽 兰

泽兰，味苦，性微温，无毒，入小肠经。通肝脾之血，产前后百病皆治，通九窍，利关脉，又主头风目痛、鼻红吐血，治痈排脓。防己为使。

按：泽兰能通利小肠，则肝脾无壅瘀之患，故能通关窍以利血脉也。行血而无推荡之患，养血而无腻滞之虞，所以为产科圣药。凡痈疮皆因血热，故亦治之。

雷公云：要别识雌雄，其形不同。大泽兰形叶皆圆，能生血益③气，与荣合；小泽兰迥别。同用。

狗 脊

狗脊，味苦甘，性微温，无毒，入肾、膀胱二④经。主肾气虚弱、风寒湿痹、腰膝软弱、骨节作疼、老人失溺不节，女子伤中淋露。酒蒸用。萆薢为使，恶败酱。

按：狗脊入肾，故主骨病；入膀胱，故主湿病。

青 蒿

青蒿，味苦，性寒，无毒，入心经。主骨蒸劳热、虚烦盗汗、明目杀虫。童便浸七宿，晒干用。

按：青蒿苦入心，故泻丙丁，以理诸疾。

毕 拨

毕拨，味辛，性大温，无毒，入肺、

---

① 重：大成本作"要"。
② 勿：原脱，据《证类本草》补。
③ 益：《证类本草》作"调"。
④ 二：原作"三"，据明刻本改。

脾、胃、膀胱四经。主温中下气，消食开痰，治阴疝，止霍乱，除泻痢日久，疗心腹冷痛。醋浸一宿，刮去皮粟子令净方用。

按：毕拨辛走肺家，温宜脾胃膀胱肺经[①]，故咸入之。

王不留行

王不留行，味苦甘，性平，无毒，入心、肝二经。主金疮止血、痈疽毒疮、心烦鼻衄、难产，出竹木刺入肉，治风毒，通血脉。酒蒸焙用。

按：王不留行专疗血症，而心主血、肝藏血者也。故均入之。痈疽等症，血不和也。经曰：营气不从，逆于肉理，乃生痈肿。此主和血，固宜治之。又治风毒者，所谓治风先治血，血行风自灭也。

淫 羊 藿

淫羊藿，味辛，性温，无毒，入肾经。主绝阳不起、绝阴不育、茎中作痛、小便不利，益气力，坚筋骨。丈夫久服，令人无子。每斤去花细锉，拌羊脂四两，炒脂尽为度。山药、紫芝为使，得酒良。一名仙灵脾。

按：仙灵脾入肾而主绝阳等症，其为补也明甚，乃继之曰久服无子，毋乃惑乎？不知此剂专助相火，令人淫欲不休，欲太甚则精气耗，经曰：因而强力，肾气乃伤，高骨乃坏。且命门之火，乘水之衰挟土来克，生之不保，其能嗣耶。

雷公云：凡使先须时呼仙灵脾，须用夹刀夹去叶枝尽后细锉，用羊脂相对拌炒过，然后用。

巴 戟 天

巴戟天，味辛甘，性微温，无毒，入肺、肾二经。主助肾添精，除一切风及邪气。酒浸用。覆盆为使，恶雷丸、丹参。

按：巴戟之温，本专补肾，而肺乃肾之母也，且其味辛，故兼入之以疗风。凡命门火旺以致泄精者忌之。

雷公云：凡使，须用枸杞子汤浸一宿，待稍软漉出，酒浸一时，又漉出，用菊花同熬，令焦黄[②]用。

兰 叶

兰叶，味甘，性寒，无毒，入肺经。止渴生津，益气散郁。

按：丹溪云：兰叶禀金水之精，故入肺脏。昔东垣方中尝用之。经曰消诸痹治之以兰是也。余屡验之。

水 萍

水萍，味辛酸，性寒，无毒，入肺、小肠二经。消水肿，利小便，逐风寒，堪浴遍身疮痒，发汗甚于麻黄。

按：水萍入肺，故主祛风；入小肠，故主祛湿。此是水中大萍，非沟渠所生者。高供奉采萍歌云：不在山，不在岸，采我之时七月半，选甚瘫风与缓风，些小微风都不算，豆淋酒下两三丸，铁幞头儿都出汗。以此观之，其功甚于麻黄可知矣。

决 明 子

决明子，味咸苦甘，性平，无毒，入肝经。主青盲赤白翳膜、时有泪出，除肝热，疗头风。研末涂肿毒，贴脑止鼻红。蓍实为使，恶大麻子。

按：决明专入厥阴，以除风热，故为眼科要药。鼻红肿毒，咸血热也，宜共疗

---

① 经：原作"绾"，据大成本改。
② 黄：《证类本草》此后有"去菊花，以布拭干"六字。

矣。

蓖麻子

蓖麻子，味甘辛，有小毒，入脾、大肠二经。主水胀腹满、脏腑燥热，无名肿毒敷之可消，口眼㖞斜敷之可正，涂足心下胞胎如神，涂颠顶收生肠甚捷[1]。忌见铁器，服过者一生忌食豆，误犯之腹胀猛甚。

按：丹溪云：蓖麻子属阴，故入太阴阳明以驱水满、以催产难，固矣。而无名肿毒热也，口眼㖞斜风也，何并治之，岂其辛甘发散之功耶。

叶主脚气风肿不仁，捣蒸傅之。

雷公云：凡使，勿用黑夭赤利子，缘在地娄[2]上生，是以有毒，药中[3]不用。其蓖麻子形似巴豆而光滑，有黄黑斑点。凡使，先须和皮用盐汤煮半日，去皮取肉[4]，研过用。

马鞭草

马鞭草，味苦甘，性寒，有小毒，入肝、脾二经。主活血通经，治金疮诸疮疖。取汁和酒服。

按：肝藏血者也，脾裹血者也。马鞭草专主血分，故入是二经。

芦根

芦根，味甘，性寒，无毒，入肺、胃二经。主消渴客热，止小便利，治五噎膈、烦气烦闷吐逆。以芦根五两，水三盏，煮一盏服，甚效。

按：芦根主气逆呕哕，故入太阴阳明。消渴之证，亦以气化不及州都故也。今得芦根以理太阴，而津液之生必矣。

蛇床子

蛇床子，味苦辛甘，性平，有小毒，入肺、肾二经。主风寒湿痹、诸恶疮癣、妇人阴中肿痛、男子阴痿湿痒，久服驻颜轻身，令人有子。酒浸一宿，地黄汁拌蒸，焙干用。恶牡丹皮、巴豆、贝母。

按：蛇床理风湿，宜入太阴；补虚痿，宜入少阴。

金银花

金银花，味苦甘，性平，微寒，无毒，入肺经。主热毒血痢，消痈散毒，补虚疗风，久服延年。

按：金银花解肌肤之毒，故入肺经，为疮科要药。陶隐居云常服益寿，人多忽之，更求难得者，是贵远贱近、庸人之情乎。

山豆根

山豆根，味甘，性寒，无毒，入心、肺二经。主解诸药毒，止咽喉痛，退热消痈。

按：山豆根性寒，专泻心火，心火去则金无所损，金得其保而热伤之虞吾知免矣。

艾叶

艾叶，味苦，性微温，无毒，入肝、脾二经。主灸百病，温中理气，开郁调经，安胎种子，止崩漏，除久痢，辟鬼邪，定霍乱。生捣汁理吐衄血。

按：艾之温能令肝脾疏畅，而无壅瘀之患。夫人之一身，惟兹气血两端，今土木既调，则荣卫和而病自此却矣。至于温中等效，又举其偏长耳。煎服者宜新鲜，

---

[1] 捷：原作"捷"，据明刻本及金陵濮氏本改。
[2] 地娄：原作"他屡"，据大成本、《证类本草》及《雷公炮炙论》改。
[3] 中：原作"守"，据《证类本草》改。
[4] 肉：《证类本草》及《雷公炮炙论》作"子"。

灸火者宜陈久。生用则寒，熟用则热。

薄　荷

薄荷，味辛，性微寒，无毒，入肺经。主中风失音，下胀气，去头风，通利关节，破血止痢，清风消肿，引诸药入荣卫，能发毒汗，清利六阳之会首，祛除诸热之风邪。

按：薄荷有走表之功，宜职太阴之部。中风诸患，固其专也，而血痢之证，病在凝滞，今得辛以畅气，而结适为之自释矣。

豨　莶

豨莶，味苦，性温，有小毒，入肝、肾二经。补元气，祛风湿，强筋骨，长眉发，乌须鬓，明耳目。得酒良。九月九日采者佳。

按：豨莶功验如上，宜职厥阴少阴二经。高邮军谓其性温，当矣。《本草》言其性寒，与主用相违，不亦误乎。久服大能补益，故张咏进御表云：金棱银线，素根紫荄，谁知至贱之中，乃伏殊常之品，臣服百剂，耳目聪明，渐服满千，须鬓再黑。罗守一坠马中风不语，十服即痊。僧知严七十，口眼㖞斜，数服顿愈。若张益州者，可谓识其用矣。宜去根，连茎、叶细锉，捣烂取汁，熬炼成膏，以甘草、熟地煎膏，炼蜜三味收之。出火毒，酒调服，功妙不可具述。所谓有小毒者，以生用令人吐也，今既经制度，则毒去而功全矣。

蒲公英

蒲公英，味苦甘，性寒，无毒，入脾、胃二经。化热毒，消恶疮结核，解食毒，散滞气。细锉，同忍冬藤取汁入酒，以治乳痈。服罢欲睡，是其功也，睡觉，病已安矣。

按：丹溪云：蒲公英花黄属土，宜入太阴阳明经。有一种花叶茎相类而高大者，非也。其真者短小塌地，质甚脆，断之有白汁，其花干如葱管空者是也。四时常花，花罢飞絮，絮中有子，落处则生，则其裹天地中和之性可见矣，故治诸毒。又名黄花地丁者，以治疗毒得名也。

夏枯草

夏枯草，味苦辛，性寒，无毒，入肝经。主瘰疬瘿瘤、湿脾脚肿、肝虚目痛、冷泪羞明，散血破癥，生肌解毒。土瓜为使。

按：夏枯草三四月开花，是时正厥阴风木主令，其为风木肝经之剂明矣。丹溪曰：夏至即枯者，盖裹纯阳之气，得阴气则枯也。

藿　香

藿香，味甘辛，性微温，无毒，入肺、脾、胃三经。开胃口，进饮食，止霍乱，除吐逆。

按：藿香辛温，入肺经以调气；甘温，入脾胃以和中。治节适宜，中州得令，则脏腑咸安，病将奚来。

荆　芥

荆芥，味辛苦，性微温，无毒，入肺、肝二经。主结气瘀血、酒伤食滞，能发汗去皮毛诸风，凉血热疗痛痒诸疮。其穗治产晕如神。陈久者良。

按：荆芥行血疗风，则太阴厥阴之入，固其宜也。今人但遇风证辄用荆、防，此流气散之相沿耳。不知风在皮里膜外者，荆芥主之，非若防风之入骨肉也。有汗者勿用。

香　薷

香薷，味辛，性微温，无毒，入肺、胃二经。主下气，除烦热，定霍乱，止呕吐，疗腹痛，散水肿，调中温胃，最解暑气。

按：香薷性温，其除热解暑之功何若是其著也？不知炎威酷暑，则脏腑伏阴，胸腹有凝结之忧，而皮肤多蒸热之气，得香薷之辛以散之、温以行之，而伤暑之证，从兹远矣。热服令人泄泻，久服耗人真气。江右梗石生者良。土香薷苗软，但能解暑，其他无效。

佛 耳 草

佛耳草，味酸，性热，有小毒，入肺经。主肺中有寒及痰嗽鬼嗽。款冬花为使。

按：佛耳草专入太阴，大升肺气，宜少用之。过食损目，以性热有小毒也。

苍 耳 子

苍耳子，味甘，性温，有小毒，入肺经。主风寒湿痹、头风脑漏、疔肿困重、疥癣瘙痒、血崩、大风癫痫，善能发汗。炒令香，杵去刺用。反猪肉，解狗毒。

按：苍耳甘温，故能走表；肺主皮毛，所以入之；肺主风邪，故治疗如上。

茵 陈 蒿

茵陈蒿，味苦，性微寒，无毒，入膀胱经。主伤寒大热、黄疸便赤，治眼目，行滞气，能发汗，去风湿。去根用，犯火无功。

按：茵陈专理溲便，本为膀胱之剂，又何以治疸？盖疸为病，脾受伤也，而脾之所恶，湿乘土也，得茵陈以利水，则湿去土安，而疸自愈矣。疸分阴寒阳热二种，阳疸热多，有湿有燥，同栀子、大黄治湿疸；同栀子、橘皮治燥疸。阴疸寒多，只有一症，同附子治之。

使 君 子

使君子，味甘，性温，无毒，入脾、胃二经。治小儿五疳，利小便，止白浊，除泻痢，杀诸虫。连壳用。

按：使君子甘温，宜主脾胃，然多食令人发呃[1]，伤胃故也。

高 良 姜

高良姜，味辛，性大温，无毒，入脾、胃二经。主胃中冷逆、霍乱腹痛，除寒气，去冷痹，止吐泻，疗翻胃，消宿食，解酒毒。

按：良姜辛温，脾胃所快。真有寒证者，服之甚验；若有热[2]病者，误投愈剧。

石 莲 子

石莲子，味苦，性寒，无毒，入心、胃、膀胱三经。主噤口痢及湿热渗入膀胱为白浊淋沥等症，清心解烦，开胃进食。去壳用。

按：石莲苦寒，宜泻少阴之火，心火既清，则胃与膀胱不能独热矣，故皆入之。此别是一种，非莲子比也。

合 欢 皮

合欢皮，味甘[3]，性平，无毒，入心经。主安五脏，利心志，杀诸虫，消痈肿，续筋骨，令人欢乐无怒，轻身明目。花主小儿撮口，煎汤洗拭；跌打伤疼，热

---

① 呃：原作"一"，据大成本改。
② 热：原作"人"，据扫叶山房藏板改。
③ 甘：原作"一"，据金陵濮氏本及大成本改。

酒调下。

按：合欢味甘，何以独入心家？经所谓"以甘泻之"之说也。心得所胜，而痈疮诸患为之自释矣。其叶细细相并，至夜则合，又名夜合花，似绒拂可爱，俗又谓之乌绒。

萱 草 根

萱草根，味甘，性寒，无毒，入脾、肺二经。主沙淋水气、酒疸身黄、小便赤涩、身体烦热、大热衄血，安五脏，利心志，令人喜悦忘忧，轻身明目。采其嫩苗，功亦相仿。花名宜男，最利胸膈；妊妇佩之，转女为男。

按：萱草之甘，宜归脾部，而肺则其所生者，故亦入之。《嵇①康养生论》云：合欢蠲忿，萱草忘忧。《图经》亦具②言之，当非虚语。

刘 寄 奴 草

刘寄奴草，味苦，性温，无毒，入心、脾二经。主下气除癥，破血通经，疗霍乱水泻，止金疮出血。汤火所伤亦堪捣

傅。酒蒸曝用。

按：寄奴之苦，宜归心脏，而温暖之性，又与脾部相宜，故两入之。盖心实主血，脾实裹血，所以专疗血证。《唐本》云多服令人利，亦以其宣泄耳。

雷公云：采得后，去茎叶，只用实。凡使，先以布拭上薄壳皮，令净，拌酒蒸，从巳至申出，晒干用。

覆 盆 子

覆盆子，味甘酸，性温，无毒，入肝、肾二经。主肾伤精滑、阴痿不起，小便频数，补虚续绝，益气温中，安和五脏，补肝明目，黑发润肌，亦疗中风发热成惊，女子食之多孕，久服延年。去黄叶及蒂，水淘净，酒蒸，曝干用。

按：覆盆之酸，宜归肝部，而肾则其母也，且温补之性，适与相宜，故咸入之。《衍义》云：小便多者服之，当覆其溺器，故名。

雷公云：凡使，用东流水淘去黄叶并皮、蒂尽，子用酒蒸一宿，以东流水淘两遍，又晒干方用。

---

① 嵇：原作"稽"，据大成本改。按嵇康为三国时魏人。
② 具：明刻本同；大成本作"共"。

雷公炮制药性解卷之五

云间　李中梓编辑
姑苏　钱允治订正

木 部 五十八种

茯苓 赤、白二种，茯神附

白茯苓，味淡微甘，性平，无毒，入肺、脾、小肠三经。主补脾气，利小便，止烦渴，定惊悸，久服延年。去皮心研细，入水中搅之，浮者是其筋也，宜去之，误服损目。赤者专主利水。抱根而生者名茯神，主补心安神，除惊悸，治健忘。马蔺为使，恶白敛，畏牡蒙、地榆、雄黄、秦艽、龟甲，忌醋及酸物。

按：茯苓色白，是西方肺金之象也；味淡，是太阳渗利之品也；微甘，是中央脾土之味也，故均入之。夫脾最恶湿，而小便利则湿自除，所以补脾。既能渗泄燥脾，似不能生津已，洁古何为称其止渴？良由色白属金，能培肺部，肺金得补，则自能生水，且经曰膀胱者，州都之官，津液藏焉，气化则能出焉。诚以其上连于肺，得肺气以化之，津液从之出耳。《药性》所谓白者入壬癸，亦此意也。而渴有不止者乎？至于惊悸者，心经之症也，而心与小肠相为表里，既泻小肠，而心火亦为之清矣，故能定之。丹溪曰阴虚未为相宜，盖虞其渗泄尔，然味尚甘，甘主缓，

亦无大害，非若猪苓一于淡泄而大伤阴分也。《药性》云小便多而能止，大便结而能通，与本功相反，未可轻信。赤者属丙丁，专入膀胱泻火，故利水之外无他长。茯神抱根，有依而附之之义，惊悸者魂不能附，健忘者神不能守，宜其治矣。《广志》云茯神松脂所作，胜茯苓；《衍义》曰气盛者泄于外，不抱本根，结为茯苓，有津气而不甚盛，不离其本，结为茯神。考兹两书，各相违悖，然《仙经》服食，多需茯苓，而茯神不与焉，两说之是非，于是乎辨。

琥 珀

琥珀，味甘，性平，无毒，入心、脾、小肠三经。主辟百邪，安五脏，定魂魄，止心痛，消瘀血，利水道，通五淋，破癥结，去目翳，傅金疮。

按：琥珀乃松脂入地千载化成，得土既久，宜入脾①家，松之有脂，犹人之有血与水也。且成珀者，有下注之义，又宜入心与小肠，《内经》曰主不明则十二官危，使道闭塞而不通。服琥珀则神室得令，五脏安，魂魄定，邪何所附，病何自生邪。于是使道通而瘀血诸证靡弗去矣。

---

① 脾：原作"肥"，据明刻本及金陵濮氏本改。

夫目得血而能视，心宁则营和而翳何足虞。金疮者，惟患其血逆于腠耳，能止之和之，未有不瘳者也。丹溪曰古方用以燥脾土有功，脾能运化，则肺气下降，故小便可通，若血少不利者，反致其燥急之苦。《别说》云：茯苓生成于阴者也，琥珀生于阳而成于阴者也，故皆主安心利水而治荣。

雷公云：凡用须分① 红松脂、石珀、水珀、花珀、物象珀、瑿② 珀、琥珀。红松脂如琥珀，只是浊太脆，文横。水珀多无红，色如浅黄，多粗皮皱。石珀如石重，色黄，不堪用；花珀文似新马尾松心文，一路赤，一路黄。物象珀，其内自有物命动，此使有神妙。瑿珀，其珀是③众珀之长，故号曰瑿珀。琥珀如血色，熟④ 于布上⑤ 拭，吸得芥子者，真也。凡入药中，用水调侧柏子末，安于瓷锅中，安琥珀于末中了，下火煮，从巳至申，别有异光，别⑥ 捣如粉，重筛用。

松　香子、花、叶、节附

松香，味苦甘，性温，无毒，入脾、肺二经。主安五脏，除伏热，解消渴，逐诸风，疗痈疽恶疮及白秃疥癣、风气金伤，止血，杀虫，定痛。松子，益气补虚。松花，清心解烦。松叶，生毛发，去风湿，炙罯⑦ 冻疮。松节，主骨节久风，脚痹疼痛。久服俱能辟谷延年。

按：松香甘温之品，与脾部相宜，而肺者脾之子也，故两入之。伏热等证，悉属二经，乌得不治。子、花、节、叶，主疗小异，亦亲上亲下之道也。

柏子仁

柏子仁，味甘辛。性平，无毒，入肺、脾、肾三经。主安五脏，定惊悸，补中气，除风湿，兴阳道，暖腰膝，去头

风，辟百邪，润皮肤，明耳目。侧柏叶，味苦涩，性微寒，止吐衄崩痢，除风冷湿痹，乌须黑发，炙罯冻疮，久服延年。牡蛎、瓜子为使，畏菊花、羊蹄草、诸石及面曲。

按：柏子仁辛归肺，甘归脾，浊阴归肾，故均入之。柏叶之苦涩，属金而善守，最清血分，为补阴要药。须用嫩叶，春采东，夏采南，秋采西，冬采北，才得节候生气。

雷公云：凡使，先以酒浸一宿，至明漉出⑧，晒干，用黄精自然汁于⑨ 日中煎，手不住搅。若天久阴，于铛中着水，用瓶器盛柏子仁，着火缓缓煮成煎为度。每煎三两柏子仁，用酒五两，浸干为度。

桂分为四种

桂，味辛甘，性大热，有毒。其在下最厚者，曰肉桂，去其粗皮为桂心，入心、脾、肺、肾四经，主九种心疼，补劳伤，通九窍，暖水脏，续筋骨，杀三虫，散结气，破瘀血，下胎衣，除咳逆，疗腹痛，止泻痢，善发汗。其在中次厚者，曰官桂，入肝、脾二经，主中焦虚寒，结聚作痛。其在上薄者，曰薄桂，入肺、胃二经，主上焦有寒，走肩臂而行肢⑩ 节。其在嫩枝四发者，曰桂枝，专入肺经，主

---

① 须分：原脱，据《证类本草》补。
② 瑿：原作「黳」，据《证类本草》及《雷公炮炙论》改。
③ 是：原脱，据《证类本草》补。
④ 熟：仔细。大成本作「安」。
⑤ 上：原作「任」，据《证类本草》及《雷公炮炙论》改。
⑥ 别：原作「便」，据《证类本草》改。
⑦ 罯（ǎn俺）：覆盖貌。
⑧ 出：原脱，据《证类本草》补。
⑨ 于：原脱，据《证类本草》补。
⑩ 肢：原作「枝」，据金陵濮氏本及扫叶山房藏板改。

解肌发表，理有汗之伤寒。四者皆杀草木毒。百药无畏。性忌生葱①。

按：肉桂在下，有入肾之理；属火，有入心之义；而辛散之性，与肺部相投；甘温之性，与脾家相悦，故均入焉。官桂在中，而肝脾皆在中之脏也，且经曰：肝欲散，急食辛以散之，以辛补之；又曰：脾欲缓，急食甘以缓之，以甘补之。桂味辛甘，二经之所由入也。薄桂在上，而肺胃亦居上，故宜入之。桂枝四发，有发散之义，且气、味俱轻，宜入太阴而主表。丹溪曰：仲景救表用桂枝，非表有虚而用以补也。卫有风寒，故病自汗，以此发其邪，则卫和而表密，汗自止耳。《衍义》乃谓仲景治表虚，误也。《本草》言桂发汗，正合《素问》辛甘发散之义，后人用桂止汗，失《经》旨矣。大抵桂为阳中之阳，壮年火旺者忌服，惟命门火衰不能生土，完谷不化及产后虚弱者宜之。细考桂有数种，论之者无虑数十家，或言种异，或言地殊，各不相侔，咸无所据。询之交广商人所贩，惟陈藏器所谓虽分数等，同是一物，此说最当。《别说》亦称之矣，今采其意以详别如上。

雷公云：凡使，勿②薄者，要紫色厚者，去上粗皮，取心中味辛者使。每斤大厚紫桂，只取得五两，取有味厚处生用。如末③用即用重密熟绢并纸裹，勿令犯风。其州土④只有桂草，原无桂心。用桂草煮丹⑤阳木皮，遂成桂心。凡使，即单捣用之。

槐　实枝、皮、胶、花附

槐实，味苦酸咸，性寒，无毒，入心、肝、大肠三经。主五内邪热，肠风五痔，汤火伤疮，男子囊坠肿痛、阴疮湿痒，妇人阴中痛痒、崩中漏下，明目补脑，杀虫去风，黑发延年。酒服能催生堕胎。枝，专主洗湿热诸疮，治九种心疼。皮，主中风拘挛、齿痛疳䘌，消痈解毒，止痛长肉。胶，主肝脏风，筋脉抽掣及急风口噤，四肢不收，或毒风周身如虫行、破伤危急。花与实同功，又主心痛及疔肿热毒、赤白下痢、小儿惊痫。景天为使。

按：槐实之苦，能泄心火；酸寒之性，能伐肝邪。经曰酸苦涌泄为阴，其功主降，故又入大肠以理下焦诸证，且催产难。夫虫之生也因于湿，风之生也因于热，湿热既去，又奚庸虑。花、枝、皮、胶⑥，主治大同小异，尤为痔疮要药。

木　香

木香，味苦辛，性微温，无毒，入心、肺、肝、脾、胃、膀胱六经。主心腹一切气、疹癖癥块、九种心疼，止泻痢，除霍乱，健脾胃，消食积，定呕逆，下痰壅，辟邪气瘟疫，杀疰虫精物。宜生磨用，火炒令人胀。形如枯骨、苦口沾牙者良。

按：木香辛入肺，苦入心，温宜脾胃，肝者心之母也，膀胱者肺所连也，故均入焉。盖心乃一身之主，气血之所听命者也，有主则能塞气，肺气调则金能制木，而肝火自伏矣。凡人有怒，则肝气拂逆，而反忤其元气，心有纵肝之情而不能制，则肝气于是乎盛，或为拂逆，或为攻冲，得木香则心气畅而正气亦畅，肝气何拂逆之有哉！实心之行夫肝也，非肝之自行也。东垣以黄连制之，恐其气行过于通

---

① 葱：原作"茉"，据明刻本改。
② 勿：原作"其"，据《证类本草》改。《雷公炮炙论》作"去"。
③ 末：明刻本同；大成本作"末"。
④ 土：原作"上"，据《证类本草》改。
⑤ 丹：明刻本同；大成本作"向"。
⑥ 胶：原作"叶"，据上文改。

畅，不无走泄之患耳。

雷公云：凡使，木香是芦蔓根条，左①盘旋。采得二十九日方硬如朽骨，硬碎。其有芦头丁盖子色青者，是木香神也。

山　栀

山栀，味苦，性寒，无毒，入心、肺、大小肠、胃、膀胱六经。主五内邪热、亡血津枯、面红目赤、痈肿疮疡、五种黄病，开郁泻火，疗心中懊憹颠倒而不眠，治脐下血滞小便而不利。皮，主肌肤之热。仁，去心胸之热。解羊踯躅及蛊虫毒。

按：山栀味苦归心，轻飘象肺，大肠则供肺为传送者也，小肠则受盛与心应者也，胃亦上焦之腑也，膀胱亦肺部之络也，故咸入之，以理邪热诸证。洁古曰轻清上行，丹溪又曰屈曲下行，两家之说，似相左矣。不知惟其上行，最能清肺，肺气清而化，则小便从此气化而出，经曰膀胱津液藏，气化则能出者是也。虚火炎者，炒黑用；烦郁呕逆者，姜汁炒用；此外并宜生服。

雷公云：凡使，勿用颗大者，号曰伏尸栀子，无力。须要如雀脑并须长，有九路赤色者上。凡使，先去皮须，取仁，以甘草水浸一宿，漉出焙干，捣筛如②金末用。

吴茱萸

吴茱萸，味苦辛，性热，有小毒，入肝、脾、胃、大肠、肾五经。主下气消痰、寒气噎塞、心腹刺痛、霍乱转筋、脚气攻心，止咳逆，逐风邪，消宿食，除血痹。盐汤炮去毒用。蓼③实为使，恶丹参、硝石、白垩，畏紫石英。

按：吴茱萸辛热之剂，宜入五经，以

理寒证。多食大损元气，肠虚者忌之。

雷公云：凡使先去叶核并杂物了④，用大盆一口，使盐水洗一百转，自然无涎，日⑤干，任入丸散中用。修事十两，用盐二两，研作⑥末，投东流水四斗中，分作一百度洗，别⑦有大效。若用醋炙，即先沸醋三十余沸后入茱萸，沸醋尽，晒干，每用十两，使醋一镒为度。

山茱萸

山茱萸，味甘酸，微温，无毒，入肝、肾二经。主通邪气，逐风痹，破癥结，通九窍，除鼻塞，疗耳聋，杀三虫，安五脏，壮元阳，固精髓，利小便。去核用。蓼实为使，恶桔梗、防风、防己。

按：山茱萸大补精血，故入少阴厥阴。六味丸用之，取其补肾而不伤于热耳，若舍是而别求热剂，以为淫欲助，犹弃贤良而搜佞幸也，愚乎哉。

雷公云：凡使，勿用雀儿苏，真似山茱萸，只是核八棱，不入药用。使山茱萸，须去内核。每修事，去核了，一斤，取肉皮用，只存成四两已来，缓火熬之方用。能壮元气，秘精。其核能滑精。

蔓荆子

蔓荆子，味苦甘辛，性微寒，无毒，入肝经。主散风寒，疗头风，除目痛，除翳膜，坚齿牙，利九窍，杀白虫。酒浸一宿，蒸用。恶石膏、乌头。

按：经曰东方青色，入通于肝，开窍

① 左：大成本作"互"。
② 如：此后《证类本草》有"赤"字。
③ 蓼：原作"参"，据《中药大辞典》改。
④ 了：原作"子"，据《证类本草》改。
⑤ 日：原作"口"，据明刻本改。
⑥ 作：原作"竹"，据明刻本改。
⑦ 别：原作"则"，据《证类本草》改。

于目。又曰：风生木，木生酸，酸生肝。荆实入肝，故专主散风，以疗目疾。《主治秘诀》云：其味苦甘，为阳中之阴，能凉诸经之血热。

杜　仲

杜仲，味辛甘，性温，无毒，入肾经。主阴下湿痒、小便余沥，强志壮筋骨，滋肾止腰疼。去粗皮，酥蜜炙去丝用。恶蛇蜕、玄参。

按：杜仲降而属阳，宜职肾家之症，然精血燥者，不宜多用。

雷公云：凡使，先须削去粗皮，用酥、蜜和作一处①，炙之尽为度，炙干了，细锉用。凡修事一斤，酥一两，蜜三两，二味相和，令一处用。

乌　药

乌药，味苦辛，性温，无毒，入肺、脾二经。主一切气症及中恶心腹痛、蛊毒鬼疰、天行疫瘴、呕逆胀满、霍乱吐泻、痈疖疥癞。

按：乌药辛宜于肺，温宜于脾，故主中恶等证。痈疖疥癞，成于血逆，始于气逆，乌药长于理气，故并② 疗之。然辛温发散，不宜久用，恐损真元。

厚　朴

厚朴，味苦辛，性温，无毒，入脾、胃二经。去实满而治腹胀，除湿结而和胃气，止呕清痰，温中消食。干姜为使，恶泽泻、寒水石、硝石，忌食豆。

按：厚朴辛则能发，温则能行，脾胃之所喜也，故入之以理诸症。丹溪曰：厚朴属土而有火，平胃散用之以佐苍术，正谓泻上焦之湿，平胃土不使太过，以致于和而已。若以为温补而泛用之，非也。体重浊而微降，最能耗气，春夏秋宜用，冬

间忌之；气虚之人及孕妇亦不可服。

雷公云：凡使，要用紫色味辛为好，或丸散便去粗皮，用醋③ 炙过。每修④ 一斤，用酥四两炙了，细锉用。若汤饮中⑤ 使，用自然姜汁八两，炙一升为度。

黄　柏

黄柏，味苦，性寒，无毒，入肾、膀胱二经。主泻下焦隐伏之火，安上焦虚哕之虫，除脐下痛，补肾水衰，止血痢，治痈疮，明眼目，利小便，除湿热，疗女子热崩。盐、酒多炒，免致寒入于肾。恶干漆。肉厚鲜黄者佳。

按：黄柏沉而属阴，故主肾与膀胱诸症，其性苦寒，能泄亢甚之阳，以坚肾部，则水主既盛，阳光自遏⑥，而阴血无火烁之患矣，岂真有滋补之功哉。若肾家无火，两尺微弱，或左尺独旺者，均不宜用。

桑　白　皮 枝、椹、寄生附

桑白皮，味辛甘，性寒，无毒，入脾、肺二经。主伤中羸瘦、崩中脉绝、肺气有余、虚劳客热、痰血停留、吐血热渴，止嗽消痰，开胃进食，利二便，消水肿，能杀寸白，可缝金疮。皮中白汁，涂唇燥及小儿口疮。铜刀切片，文火蜜炙，勿令涎落。桂心、麻子为使，忌见铅、铁。桑枝，疗手足拘挛、阴管作痛、眼眶作晕、气逆咳嗽、肿毒风痒。桑椹，开关窍，利血脉，安神魂，黑须发，明耳目。桑寄生，主除腰痛，去风湿，健筋骨，充

① 处：原作"两"，据《经史证类大观本草》改。
② 并：原作"许"，据明刻本及金陵濮氏本改。
③ 醋：《证类本草》作"酥"。
④ 修：原作"条"，据《证类本草》改。
⑤ 中：原作"下"，据《证类本草》改。
⑥ 遏：原作"渴"，据明刻本及金陵濮氏本改，

肌肤，愈金疮，益血脉，长须发，坚齿牙，安胎气，下乳汁，止崩漏。折其茎，深黄色者真。

按：桑皮辛则走西方而泻肺金，甘则归中央而利脾土，然肺气虚、脾气弱者，不宜用之，恐润利之品，能走真元耳。枝本四发，有发散之义。椹为桑英，有裨益之功。而寄生独产于海外，盖以地暖不蚕，桑木无采捋之苦，得气最厚，生意浓密，叶上自然生出，何曾有所为节间可容树子也。此说本自丹溪，最为近理。《图经》诸书，得失之也。难得其真，误服杀人，用者谨之。

雷公云：凡使，十年已上向东畔嫩根。采得后，铜刀剥上青黄薄皮一重，只取第二重白嫩青涎者，于槐砧上用铜刀锉了，焙令干。勿使皮上涎落，涎是药力。此药恶铁并铅也①。

枸 杞 子 二种

枸杞子，味苦甘，性微寒，无毒，入肝、肾二经。主五内邪热、烦躁消渴、周痹风湿，下胸胁气，除头痛，明眼目，补劳伤，坚筋骨，益精髓，壮心气，强阴益智，去皮肤骨节间风，散疮肿热毒，久服延年。恶乳酪，解曲毒。

按：枸杞子味苦可以坚肾，性寒可以清肝，五内等症，孰不本于二经，宜其治矣。陶隐居云：去家千里，勿食枸杞。此言其补精强肾也，然惟甘州者有其功。至于土产者，味苦，但能利大小肠，清心除热而已。

雷公云：凡使根，掘得后，使东流水浸，以物刷上土了，然后待干，破去心，用熟甘草汤浸一宿，然后焙干用。其根若似物命形状者上。春食叶，夏②食子，秋冬食根并子也。

地 骨 皮

地骨皮，味苦，性寒，无毒，入肺、肾二经。疗在表无定之风邪，退传尸有汗之骨蒸，除热清肺，止嗽解渴，凉血凉骨，利二便。去骨用。

按：地骨皮即枸杞根也，故均③入肾。又入肺者，盖以其质为皮，则其用在表，肺主皮毛，所以入之。本功外与枸杞相同。

酸 枣 仁

酸枣仁，味酸，性平，无毒，入心、脾、肝、胆四经。主筋骨酸疼、夜卧不宁、虚汗烦渴，安和五脏，大补心脾。炒熟去皮尖，研用。生者治嗜卧不休。恶防己。

按：枣仁味酸，本入肝经，而心则其所生者也，脾则其所制者也，胆又其相依之腑也，宜并入之。《圣惠方》云胆虚不眠，寒也，炒熟为末④，竹叶汤调服，盖以肝胆相为表里，血虚则肝虚，肝虚则胆亦虚，得熟枣仁之酸温，以旺肝气，则木来克土。脾主四肢，又主困倦，所以令人多睡，又《济众方》云胆实多睡，热也，生研为末，姜茶汤调服，亦以枣仁秋成者也，生则得全金气，而能制肝木，肝木有制，则脾不受侮，而运行不睡矣。

雷公云：酸枣仁凡使，采得后，晒

---

① 凡使……此药恶铁并铅也：原作"凡使，在树上自然生独枝树是也。采得后，用铜刀和根、枝、茎细锉，阴干任用。勿令见火，切忌切忌。"系误引《证类本草》桑上寄生条，今据《证类本草》桑白皮条补。

② 夏：原作"下"，据《证类本草》改。

③ 均：原后有"之"，据明刻本删。

④ 末：原作"未"，据大成本改。

干，取叶①重拌酸枣仁，蒸半日了，去尖皮了②，任研用。

益智

益智，味辛，性温，无毒，入脾、胃、肾三经。主遗精虚漏、小便余③沥，益气安神，和中止呕。去皮，盐炒用。

按：益智辛温，善逐脾胃之寒邪，而土得所胜，则肾水无凌克之虞矣，遗精诸证，吾知免矣④。

槟榔

槟榔，味辛甘涩，性温，无毒，入胃、大肠二经。主消谷逐水，宣利脏腑，攻坚行滞，除痰癖，杀三虫，却伏尸，疗寸白，攻脚气，解诸虫，坠药性如铁石，治厚⑤重如奔马。见火无功。

按：槟榔甘温之品，宜于胃家，沉阴之性，宜于大肠，考诸功验，取其下坠，非取其破气，广闽多服之者，盖以地暖湿蒸，居民感之，气亦上盛，故服此以降之耳。尖长者，快锐速效。

雷公云：凡使，存坐稳正、坚实不虚者、碎破肉有锦纹者妙。半白半黑并心虚者，不入药用。凡修事，即⑥头丸⑦身形矮眦者是榔，身形尖、紫文粗者为槟。槟力小⑧，榔力大。欲使，先以刀刮去底，细切。勿经火。

大腹皮

大腹皮，味苦辛，性微温，无毒，入肺、脾二经。主冷热气攻心腹，疏通关格，除胀满，祛壅滞，消浮肿。酒洗去沙，复以大豆汁洗用。

按：大腹辛宜泻肺，温宜健脾，然宣泄太过，气虚者勿用。树上多栖鸩鸟，污⑨染粪毒，最能为害，故必多洗方堪用耳。

丁香

丁香，味甘辛，性温，无毒，入肺、脾、胃、肾四经。主口气腹痛、霍乱反胃、鬼疰蛊毒及⑩肾气奔豚气，壮阳暖腰膝，疗冷气，杀酒毒，消疚癖，除冷劳。有大如山茱萸者，名母丁香，气味尤⑪佳。

按：丁香辛温走肺部，甘温走脾胃，肾者土所制而金所生也，宜咸入之。果犯寒疴，投之辄应，倘因火症，召祸匪轻。陈藏器云：拔去白须，姜汁调涂孔中，重生即黑。

雷公云：凡使，有雌雄，雄⑫颗小，雌颗大，似樄⑬枣核。方中多使雌，力大；膏煎中用雄⑭。若用，须去丁盖，乳子发人背痈也。

冰片

冰片，味辛苦，性温，无毒，入肺、肝二经。主心腹邪气积聚、喉闭乳蛾、舌肿痔疮，通九窍，消风气，明耳目，杀诸虫，解蛊毒，又主小儿惊痫、大人痰迷。

按：冰片之辛，本入肺家，而肝则受

---

① 叶：原作"茱"，据《证类本草》及《雷公炮炙论》改。
② 皮了：原作"支子"，据大成本、《证类本草》改。
③ 余：原作"除"，据扫叶山房藏板改。
④ 矣：原作"夫"，据大成本改。
⑤ 厚：疑为"后"字之误。
⑥ 即：原作"榔"，据大成本改。
⑦ 丸：《证类本草》作"圆"。按"丸"、"圆"通。
⑧ 为槟。槟力小：原脱，据《证类本草》及《雷公炮炙论》补。
⑨ 污：原作"开"，据明刻本改。
⑩ 及：原作"反"，据明刻本改。
⑪ 尤：原作"犹"，据金陵濮氏本及扫叶山房藏板改。
⑫ 雄：原脱，据《证类本草》补。
⑬ 樄（xuán旋）：圆形。
⑭ 雄：原作"堆"，据大成本、《证类本草》改。

其克者也，故兼入焉。主治诸症，俱是气闭生热，而冰片则辛散之极，开气如反掌，故多用之，然亦从治之法也，世俗因其主用，遂疑其性寒，辄与麝香同用，以为桂、附之助，独不计人身阳易于动，阴易于亏。丹溪之训，讵可忽诸。

猪　苓

猪苓，味淡，性平，无毒，入膀胱经。主利便除湿，消肿通淋。去黑皮用。

按：猪苓味淡，五脏无归，专入膀胱利水。今之疗泻者概用之，谓其去脾家之湿也，不知一于渗泄，逐水太过，水尽则伤肾昏目①，不可不知。

雷公云：凡采得，用铜刀刮②上粗皮一重，薄切，下东流水浸一宿，至明漉出，细切，以升麻叶对蒸一日出，去升麻时令净，晒干用。

苏　木

苏木，味甘咸，性平，无毒，入肝经。主破产后恶血、疮疡死血、一切跌扑损伤，调月水，去瘀血，和新血，排脓止痛，消痈散肿及主霍乱呕逆、赤白痢下。酒蒸阴干用。

按：苏木专主血分，宜入肝经，然破血之功多而和血之功少，勿得多用，以伤阴分。

雷公云：凡使，去上粗皮并节了。若有中心文横如紫角者，号曰木③中尊色，其力④倍常百等。须锉细了，重捣，拌细条梅树枝蒸，从巳至申，阴干用。

沉　香

沉香，味辛苦，性温，无毒，入肾、命门二经。主祛恶气，定霍乱，补五脏，益精气，壮元阳，除冷气，破癥癖，皮肤瘙痒，骨节不仁。忌见火，生磨用。

按：沉香属阳而性沉，多功于下部，命、肾之所由入也。然香剂多燥，未免伤血，必下焦虚寒者宜之，若水脏衰微，相火盛炎者，误用则水益枯而火益烈，祸无极矣。今多以为平和之剂，无损于人，辄用以化气，其不祸人者几希。

雷公云：沉香凡使，须要不枯者，如嘴角硬重沉于水下为上也，半沉者次之。夫入丸散中用，俟众药出，即入，拌和用之。

乳　香

乳香，味辛苦，性温，无毒，入十二经。主祛邪下气，补肾益精，治霍乱，催产难，定心腹急疼，疗癫疹风痒、诸般恶疮、风水肿毒、中风聋噤。亦入敷膏，止痛生肌。箬⑤上微炒出油，灯草同研用。

按：乳香辛香发散，于十二经络无所不入，生南海波斯国赤松脂也。垂滴成珠，缀木未落者，名珠香，圆小光明，效速；滴下如乳熔塌⑥地面者，名塌香，大块枯黯，效迟。用者不可不审。

没　药

没药，味苦辛，性平，无毒，入十二经。主破癥结宿血，止痛，疗金疮、杖疮、痔疮、诸恶肿毒、跌打损伤、目中翳晕、历节诸风、骨节疼痛。制同乳香。

按：没药与乳香同功，大抵血滞则气壅淤，气壅淤则经络满急，故痛且肿，得

---

① 目：原作“日”，据明刻本及金陵濮氏本改。
② 刮：《证类本草》作“削”。
③ 木：原作“水”，据《证类本草》改。
④ 力：原作“艻”，据金陵濮氏本改。《证类本草》作“效”。
⑤ 箬：明刻本同；金陵濮氏本及扫叶山房藏板作“瓦”。
⑥ 塌：原作“榻”，据金陵濮氏本改。按“塌”为堕下之义。

没药以宣通气血，宜其治也。

木　瓜

木瓜，味酸，性寒，无毒，入肺、脾、肝三经。主脚气水肿、心腹冷热痛及奔豚，去湿气，调荣卫，助谷气，和脾胃，止吐泻。忌犯铁器。石捣用。

按：木瓜之入三经，何也？经所谓以酸补肺，以酸泻肝，脾则受制木而孕育夫金者也，何弗入焉。东垣云：气脱则能收，气滞则能和，腰肾脚膝之要药也。香薷饮用之，取其专和脾胃，培植肺气，除夏间之湿，以生至微之金耳。

雷公云：凡使，勿误用和圆子、蔓子、土伏子，其色样外形真似木瓜，只气、味、效并向里子各不同。若木瓜皮薄微赤黄香，甘酸不涩，调荣卫，助谷气，向里子头尖①，一面方，是真木瓜。若和圆子，色微黄，蒂核粗，子小圆，味涩微咸，伤人气。蔓子颗小似木瓜，味绝涩，不堪用。土伏子似木瓜，味绝涩，子如大②样油麻，又苦涩不堪用。若饵之，令人目涩、目赤、多赤筋③痛。凡使木④瓜，勿犯铁，用铜刀刮去硬皮并子，薄切，于日中晒，却用黄牛乳汁拌蒸，从巳至未，其木瓜如膏煎，却于日中薄摊，晒干用也。

竹　　叶苦竹、竹沥、竹茹附

竹叶，味甘淡，性平，无毒，入心、肺、胃三经。主新旧风邪之烦热、喘促气胜之上冲，疗伤寒，解虚烦，治消渴，疗喉痹，止呕吐，除咳逆。有一种苦竹叶，主舌疮目痛。去青刮取为竹茹，主胃热呕呃，除烦解渴，疗吐衄崩中、噎膈气溢、筋极⑤五痔。火烧竹沥，主阴虚发热、中风口⑥噤，除自汗，解消渴，止惊悸，清烦躁，痰在手足四肢非此不达，痰在

皮⑦里膜外有此可驱，又主小儿天吊惊痫、妇人怀妊晕闷，胎前不损子，产后不得虚。笋，补气止渴，久食益人。

按：竹叶生于中半以上，故主治多在上焦，心肺胃皆脏腑之居上者也，宜并入之。味苦者，专泻南方。竹茹者，兼除土郁，故主用小殊。竹沥者竹之液也，犹人身之血也，极能补阴，况阴之不足，由于火烁，竹沥长于清火，则血得其养。《本经》已载其功，丹溪又详其效，而世俗不能常用者，盖泥《证类》之大寒耳。不知竹即笋之老者也。今人自幼食笋，至老不撤，曾无中其寒凉之害者，沥则假火而成，何寒之有。《证类》所谓大寒者，盖表其功，非论其气也。幸高明者准之以理，斯药无遗用矣。

天　竺　黄

天竺黄，味甘，性寒，无毒，入心经。主清心明目，除惊解烦，驱邪逐痰及小儿惊痫天吊、风热诸证。

按：竺黄之寒，专泻少阴之火，火去而惊邪诸证靡不疗矣。产天竺国。即竹节内黄粉，然多有伪者，须辨其片片如竹节者真。

金　樱　子

金樱子，味酸涩，性温，无毒，入脾、肺、肾三经。主脾泄下痢、血崩带下，涩精气，止遗泄，除咳嗽，止小便

---

① 尖：原作“失”，据《证类本草》及《雷公炮炙论》改。

② 大：大成本及《雷公炮炙论》作“人”。

③ 赤筋：大成本作“筋骨”。

④ 木：原作“大”，据《证类本草》改。

⑤ 极：原作“及”，据大成本改。

⑥ 口：原作“牙”，据扫叶山房藏板改。

⑦ 皮：原作“脾”，据文义改。

勒，益肾气，润颜色，久服延年。先去刺，剖开去子，复刷去毛用。

按：丹溪曰金樱子属土而有金与水，肺脾肾之入固其宜也。又曰经络隧①道以通畅为和平，昧者取其涩性，煎膏食之，自不作靖，咎将谁执，此恐过服者伤脾而发也。须九、十月间半熟时采之，太生令人利，太熟功力薄。

诃黎勒　随风子附

诃黎勒，味苦酸涩，性温，无毒，入肺、肝、脾、肾、大肠五经。主冷气心腹胀满、久泻痢、霍乱喘急、肠风泻血、崩中带下、奔豚肾气，开胃清食，生津止渴，治嗽开音。酒浸蒸熟用。未熟时风飘坠者，谓之随风子，肺因火伤、郁遏胀满、痰嗽咽喉不利者，含三四枚，殊胜。

按：诃黎勒，酸以泻肝收肺，苦以坚肾泻脾，涩以厚大肠，五经之入所由来也。终是酸涩之剂，久泻痢者宜之，若积初发而用之，与丹溪"痢无止法"之意相左矣。《衍义》曰：气虚人亦宜，缓缓煨熟，少服，虽能涩肠，又能泄气故也。丹溪云：诃黎勒，文只有六路。或多或少，此是毗黎勒、𣚤黎勒、榔精勒、杂路勒，并不宜用。

雷公云：凡使，勿用毗黎勒、𣚤黎勒、榔精勒、杂路勒。若诃黎勒，文只是六路。或多或少，并是杂路勒。毗路勒个个毗；杂路勒②皆圆；露文③或八路至十三路，号曰榔精勒，多涩，不入用。凡修事，先于酒内浸，后蒸一伏时，其诃黎勒以刀削路，细锉，焙干用之。

郁李仁

郁李仁，味酸，性平，无毒，入大肠经。主四肢浮肿，肠中结气、关格不通、膀胱急痛，润肠破血，利水下气，消食宽中。忌面及牛马肉。

按：郁李仁属阴，性主降，故独入大肠。然宣泄太过，能疏五脏真气，虚人不宜多用。

芜荑

芜荑，味辛，性温，无毒，入肺、脾二经。主五内邪气、肠风痔瘘、疥癣风热、皮肤骨节间风湿，除冷气，化宿食，消疳积，杀诸虫。去衣，面炒黄用。

按：芜荑辛宜于肺，温宜于脾，故两入之。风寒湿痹，大肠冷滑者，此为要剂。夫气、食皆因寒而滞，诸虫皆因寒而生，得芜荑以温之、燥之，而症犹不痊者，未之有也。

五加皮

五加皮，味辛苦，性温，无毒，入肺、肾二经。主心腹腰膝痛、疝气、骨节拘挛多年、瘀血在皮肤、阴痿囊湿，小儿脚软、女子阴痒阴蚀，补劳伤，坚筋骨，益志气，添精髓，久服延年。远志为使，畏蛇皮、玄参。

按：五加皮辛能泻肺，苦能坚肾，宜并入之。心腹等件何非两经之证，而有不治者耶。昔张子声、杨建④如、王叔牙、于世彦等，皆服五加皮酒，不绝房室，得寿三百岁，有子二十人。延年之说，此其征矣。

雷公云：今五加皮其树本是白楸树。其上有叶如蒲叶者，其三叶花是雄，五叶花是雌。剥皮阴干。阳人使阴，阴人使阳。

---

① 隧：原作"墜（坠）"，据明刻本及金陵濮氏本改。
② 勒：原脱，据《证类本草》补。
③ 文：原作"又"，据《证类本草》改。
④ 建：金陵濮氏本同；明刻本、扫叶山房藏板、大成本均作"廷"。

楮　实树汁附

楮实，味甘，性平，无毒，入肾经，主补虚劳，壮阴痿，助腰膝，退水肿，坚筋骨，益气力，充肌肤，悦颜色，明耳目，久服长生。酒浸一宿，蒸用。树汁，涂癣及蝎螫。树皮，主逐水利小便。茎，主瘾疹，单煮洗浴神效。

按：楮实一名谷实，生少室良树，有二种，取有子似葡萄者佳，八月采实服之，老者成少，行及走马。独《修真秘旨》云：服楮实者，辄为骨软疾。必非无根之说，然甚难解释，姑录之，以待明敏。

雷公云：凡使，采得后，用水浸三日，将物搅旋，浮于水面去之。然后晒干，却用酒浸一伏时了，便蒸，从巳至亥，焙令干用。

秦　皮

秦皮，味苦，性寒，无毒，入肝、肾二经。主散风寒湿痹，去肝中久热、两目赤肿、青白翳晕、流泪不止，及丈夫精衰、女人崩带、小儿风热惊痫。大戟为使，恶吴茱萸、苦瓠、防葵。

按：秦皮青碧之色，宜入厥阴；沉阴之品，宜入少阴。脾胃虚寒者，不宜多用。

樗　白　皮椿白皮附

樗白皮，味苦涩，性寒，有小毒，入心、肝、脾三经。主月经过度、带漏崩中、梦泄遗精、肠风痔漏、久痢脱肛、缩小便，除疮疥，祛鬼疰，杀传尸，解蛊毒，逐蛔虫。蜜炙用。有一种椿皮，功用相同，性较微温。

按：樗白皮血中之药也，心主血，肝藏血，脾裹血，宜均入之。孟诜云：多食令人神昏血气微。

密　蒙　花

密蒙花，味甘，性微寒，无毒，入肝经。主青盲肤翳、赤涩眵泪、赤脉贯睛，又主小儿麸痘及疳眼。酒浸一宿，蜜拌蒸，晒干用。

按：密蒙专入肝经，故治目之外无他长。眼科之要剂也。

雷公云：凡使，先拣令净，用酒浸一宿，漉出候干，再将蜜拌润蒸，从卯至酉出，日干。如此拌蒸三[1]遍，又却日干用。每修事一两，用酒八两浸，待色变，用蜜半两蒸为度。此原名小[2]锦花。

辛　夷

辛夷，味辛，性温，无毒，入肺、胃二经。主身体寒热、头风脑痛、面肿齿痛、眩冒如在车船，温中气，利九窍，解肌表，通鼻塞，除浊涕，生须发，杀白虫，去面䵟。去毛及心用。芎䓖为使，恶五灵脂，畏菖蒲、蒲黄、黄连、石膏、黄环。

按：辛夷辛温发散，太阴阳明之入，固其宜也。若肺胃虚热不受风邪者，勿得漫用。

雷公云：凡使之，去粗皮，拭上赤肉毛了，即以芭蕉浸一宿，漉出，用浆水煮，从巳至未出，晒[3]干用。若治眼目中患，即一时去皮，用向里实者。

蕤　仁

蕤仁，味甘，性温，无毒，入心、肝、脾三经。主心腹结气结痰、鼻中衄

---

[1] 三：原作"二"，据明刻本及《证类本草》改，
[2] 小：原作"水"，据《证类本草》改。
[3] 晒：大成本、《证类本草》作"焙"。

血、眼胞① 上下风肿烂弦、左右眦热障努肉，清火止泪，益水生光。破核取仁，去皮尖，研用。

按：心肝与脾，皆血之脏，而蕤仁入之，夫目之有疾，血之故也，今得其甘以养血，温以和血，而肿胀诸患，从兹息矣。

雷公云：凡使，先用热水浸去皮尖，擘② 作两片。用芒硝、木通草二味③，和蕤仁同④ 水煮一伏时后漉出，去诸药，取蕤仁研成膏，加减入药中使。凡修事四两，用芒硝一两，木通草七两。

女 贞 实

女贞实，味甘苦，性平，无毒，入心、脾二经。主安五脏，养精神，补阴分，益中气，黑须发，强筋力，去风湿，除百病，久服可延年。立冬采取，布袋浸蒸去皮⑤，酒浸一宿，晒干用。

按：女贞实苦走心，甘走脾，性用平和，经冬不凋，诚补阴之上剂也，仙家亦需服食。今罕有能用之者，亦未既其功耳。

五 倍 子 百药煎附

五倍子，味苦酸，性平，无毒，入大肠经。主齿宣疳䘌、风癣疥痒、肠风五痔及小儿面鼻口耳疳疮，明目生津，止泻涩精。嚼口中治口疮，善收顽痰，解诸热毒。百药煎即五倍造成，主肺胀喘咳，噙化能敛而降之。

按：五倍酸苦之性，专涩大肠，其收敛甚捷，泻痢初起者，未宜入剂。

牙 皂 皂角刺附

牙皂，味辛咸，性温，有小毒，入肝、胃二经。主风痹死肌、头风目泪、中风邪气、劳虫精物，通关窍，理痈疽，消

胀满，化谷食，除咳嗽，疗骨蒸，去疥癣。搐鼻喷嚏立至，敷肿疼痛即除，和生矾可吐风痰，拌蜂蜜名为导箭。水浸一宿，去皮弦酥炙，复去核及黄用。柏实为使，恶麦门冬，畏空青、人参、苦参。皂角刺，主厉风鼻梁崩倒、眉发自落，又主痈疽，其未溃者能发散，其已溃者能排脓，药直达脓处成功。诸恶疮癣，咸不可缺。

按：肝为风木之腑，胃为水谷之脏，牙皂辛温，有行散之功，宜并入之。多用能耗气损血，其刺乃质干之锐者，故于疮痈无所不达。若疗厉风，九蒸曝为妙。

巴 豆

巴豆，味辛，性生温熟寒，有大毒，入脾、胃、大肠三经。主削坚积，荡脏腑之沉寒；通闭塞，利水谷之道路。排脓消肿，破血通经，杀鬼毒蛊疰及腹脏诸虫。去皮心膜油，水煮五度用。芫花为使，恶蘘草，畏大黄、黄连、藜芦、牵牛、芦笋、酱豉、冷水。杀斑蝥⑥ 蛇虺毒。

按：巴豆专主宣通，则脾胃大肠宜其入已。炒令紫黑，可以通肠，亦可止泻，盖通因通用之意也。仲景、东垣及诸名家每每用之。今世俗畏其辛热之毒、荡涤之患，则云劫剂，废阁不用。不知巴豆为斩关夺门之将，其性猛烈，投之不当为害非轻，用之得宜奏功甚捷。譬如张飞一虎将也，顾人用之何如耳？可概弃哉！倘气虚

---

① 胞：原作"疱"，诸本同。据文义改。
② 擘：原脱，据《证类本草》补。
③ 木通草二味：原作"木通、甘草三味"，据《证类本草》改。
④ 同：原作"固"，据《证类本草》改。
⑤ 浸蒸去皮：明刻本、金陵濮氏本、大成本均作"洗净衣皮"。
⑥ 蝥：原作"毛"，据大成本改。

赢弱，脾气久伤者，诚所大忌。

雷公云：凡使，巴之与豆及刚子，须在仔细认，勿误用杀人。巴颗小、紧实、色黄；豆即颗有三棱、色黑；若刚子，小似枣核，两头尖。巴与豆即用，刚子勿使。修事巴豆，敲碎，以[①]麻油并酒等可煮巴豆了，研膏后用。每修事一两，以酒与麻油各七合，尽为度。

金铃子

金铃子，味苦，性寒，有小毒，入心、小肠二经。主温疾伤寒，理大热颠狂，利小便，通水道，杀三虫，愈疮疡，善除心痛。宜作浴汤。晒干酒蒸，去皮核用。川蜀者佳。

按：金铃子苦寒，宜入心家，而小肠即其腑也，故并入之。疮疡诸证，何非心火所致，得金铃以泻之，洵可愈矣。

紫葳

紫葳，味甘酸，性微寒，无毒，入脾、肝二经。主妇人产后血奔不定、血膈游风、崩中带下、癥瘕血闭，安胎通淋，又主热风及身痒风疹、二便不通、酒齇热毒。畏卤咸。一名凌霄花。

按：紫葳甘归脾脏，酸走肝家，二经乃藏血裹血者也，故专调血症。风痒之生，亦荣气不和耳，宜并理之。丹溪曰：治中血痛之要药也。且补阴甚捷，盖有守而独行者。

雷丸

雷丸，味苦咸，性寒，有小毒，入肺、脾、胃三经。主胃中热、癫痫狂走、恶风汗出，解蛊毒，杀诸虫，逐皮里膜外之水。又作摩膏，除小儿百病，利丈夫不利女子，久服阴痿。火炮用。荔实、厚朴、芫花为使，恶葛根、扁蓄。赤者杀人。

按：雷丸苦能燥脾，而胃则其腑也，肺则其子也，故均入之。虫以湿热为巢穴，湿热去而虫可杀矣。《本经》既云利丈夫，《别录》又云久服阴痿，于事相反，陶隐居以此致疑，不知利者疏利之谓耳，非利益也。

雷公云：凡使，用甘草水浸一宿了，将铜刀刮上黑皮，破作四五片，又用甘草汤浸一宿后，蒸，从巳至未，日干，却以酒拌，如前从巳至未蒸，日干用之。

钩藤

钩藤，味甘苦，性微寒，无毒，入十二经。主小儿寒热、诸种惊痫、胎风客忤、热壅夜啼，舒筋活血。色黄而嫩、钩多者佳。

按：钩藤兼主气血，故于经络靡所不入。惟疗小儿，不入余方。

血竭

血竭，味甘微咸，性平，有小毒，入诸阴经。主五脏邪气、心腹卒痛，除带下，破积血，疗疥癣恶疮及金疮，生肌止痛，得密陀僧良。有假者是海母血，颇相似，然味大咸，有腥气为辨耳。敲断有光彩、磨指甲红透者佳。另研用，若与别药同捣，化作飞尘。

按：血竭专主血分，故入诸阴之经。《日华子》云：诸疮久不合者，宜敷此药。然不可多使，却能引脓。

茶茗

茶茗，味苦甘，性微寒，无毒，入心、肝、脾、肺、肾五经。主下气醒睡，除痰消食，利便生津，破热气，清头目，善祛油腻，解煎炙毒。

---

① 以：原作"似"，据《证类本草》改。

按：茶茗清利之品，故五脏咸入，然过食伤脾，令人面黄消瘦，其醒睡者，亦以伐脾故耳。

阿　魏

阿魏，味辛，性微热，无毒，入胃经，主破癥积，下恶气，治霍乱，止腹疼，辟瘟禁疟，辟鬼祛邪，能消蛊毒，可灭传尸。

按：阿魏辛热之性，与胃脏相宜，故独入之。产波斯国，阿虞木内之脂也。《唐本注》云：体性极臭，而能止臭，亦奇物也。今市家多煎蒜白假充，不可不辨。真者，置热铜器中一日夜，其沾阿魏处白如银。

雷公云：凡使，多有讹伪，共有三验：第一验，将半铢①安于熟铜器中，一宿至明，沾阿魏处白如银，永无赤色。第二验，将一铢②置于五方草自然汁中浸一③夜，至明，如鲜血色。第三验，将一铢安在树④上，树立干，便是真。凡使，先于净钵中研如粉了，于热酒器上蒸⑤过，任入药中用之。

干　漆

干漆，味辛，性温，有毒，入胃、大小肠三经。主年深坚结之沉积、日久秘结之瘀血，杀三虫，绝传尸，损咳嗽，止崩漏，除九种心疼，疗风寒湿痹。炒令烟尽用。半夏为使，畏鸡子、油脂、铁浆、黄

栌汁、蟹。

按：干漆专主行化，胃与二肠，宜其入已。然攻坚消积之剂，终损元神，不宜过用。中其毒者，以所畏之物解之。

枫　香

枫香，味辛苦，性平，无毒，入脾、肺二经。主辟恶气，治疮毒，止齿痛，消风气，除下痢，止霍乱，退瘾疹最捷。一名白胶，一名芸香。

按：枫香辛宜走肺，苦宜燥脾，治节得宜，仓廪得令，则恶气等证，何患其不瘳。

蜀　椒

蜀椒，味辛，性热，有毒，入肺、脾二经。主冷气咳逆、心腹邪气、风寒湿痹、癥瘕积聚、霍乱转筋、留饮宿食，开腠理，通血脉，坚齿发，调关节，堪辟瘟疫，可洗漆疮。微炒出汗，去⑥目及黄壳用。

按：蜀椒辛宜肺部，热宜脾家，故并入之。证属寒凝，诚为要剂，然过于行散，多服令人乏⑦气，且发热疾。闭口者能杀人，不可不慎。

雷公云：一名南椒。凡使，须去目及闭口⑧者，不用其椒子。先须酒拌令湿，蒸从巳至午，放冷。又制法：微炒出汗，投器中舂之，取红皮，去黄壳，密收器中任用也。

---

① 铢：原作“鍊（炼）”，据金陵濮氏本及《雷公炮炙论》改。
② 铢：原作“铁”，据大成本及《雷公炮炙论》改。
③ 一：原脱，据明刻本补。
④ 树：《证类本草》前有“油”。
⑤ 蒸：《证类本草》作“痹裹”。
⑥ 去：原作“一”，据明刻本及金陵濮氏本改。
⑦ 乏：原作“之”，据明刻本及金陵濮氏本改。
⑧ 口：原作“目”，据明刻本及《证类本草》改。

雷公炮制药性解卷之六

云间　李中梓编辑
姑苏　钱允治订正

菜　部十种

生　姜

生姜，味辛，性温，无毒，入肺、心、脾、胃四经。主通神明，去秽恶，散风寒，止呕吐，除泄泻，散郁结，畅脾胃，疗痰嗽，制半夏，和百药。要热去皮，要冷留皮。恶黄芩。

按：生姜辛入肺，肺得所胜，则气通宣畅。主宰精灵，故能通神明，神明通则一身之气皆为我使，而亦胜矣。一身之气胜，则中焦之元气定，而脾胃出纳之令行，邪气不能容矣，故能去秽恶。经云秋不食姜者，盖以燥金主令，天道敛收，姜则味辛，善散肺气，人肖天地以生，未有干天地之和而犹受其益者。谚所谓夜不食姜，亦以夜气敛而姜性散耳，如疗病则不可泥也。宜常用而不宜多用。

干　姜

干姜，味辛，性大热，有毒，入肺、大肠、脾、胃、肾五经。生者味辛，能行血，逐寒邪而发表。熟者味苦，能止血，除胃冷而守中。沉寒痼冷、肾中无阳、脉气欲绝者，用黑附为引。

按：干姜之辛，本职肺家；以其性热，故又入脾胃大肠；至于少阴之入，黑附为之引耳。夫血遇热则走，生者行之，固其宜也；而吐衄下血崩漏淋产证，熟者反能止之，何也？盖物极则反，血去多而阴不复，则阳无所附，得此以助阳之生而阴复矣，且见火则味苦色黑，守而不走，血安得不止耶。然必病久气虚，亡阳而多盗汗及手足冷者宜用，若初病火炽，遽尔投之，是抱薪救火，危亡立至矣，可不谨乎。丹溪曰：干姜散肺气，同五味能止嗽，治血虚发热，该与补阴药同用，入肺中利肺气，入肾中燥下湿，入气分引血药入血也。东垣云：多用能耗元气，壮火食气故也。干姜辛热，皆言补脾，海藏独言泄脾，何也？泄之一字，非泄脾之正气，是泄脾中寒湿之邪，盖以辛热之剂燥之，故曰泄脾也。生者能堕胎。

莱　菔子附

莱菔，味辛甘，性温，无毒，入肺、脾二经。主下气消食，除痰止嗽，解渴化癖。捣汁磨墨堪止吐血。熟者补脾。其子下气犹捷，有推墙倒壁之功。水研可吐风痰，醋研可敷恶毒。俗名萝卜。解面毒。

按：莱菔辛宜肺部，甘走脾家，故两入之。生者下气，多食耗血，以辛多于甘也。熟者补脾，多食滞气，以甘多于辛也。其子力倍，虚者戒之。

白芥子

白芥子，味辛，性温，无毒，入肺、胃二经。主下气，止翻胃，消疟癖，辟鬼邪，驱痎气，除皮里膜外痰涎。醋研可敷射工。其茎叶堪却冷气，能安五脏。

按：白芥子辛宜于肺，温宜于胃，故复①入之。气虚及肺胃中有火者，咸禁食之。

韭根、子附

韭，味辛，性温，无毒，入肺、脾、肾三经。主下气和中，补肾益阳，利腰膝，和脏腑，除胸腹痃癖痼冷。止白浊遗精。其根捣汁，下膈中瘀血殊效。其子较根叶犹胜。忌糖、蜜、牛肉。

按：丹溪云：韭属金而有土与水，宜入肺、脾、肾，以主三经之证。然不宜多食，令人神昏目暗。

蒜

蒜，味辛，性大温，有小毒，入脾、胃二经。主温中消食，止霍乱转筋，除吐泻及中脘冷痛，温疫瘴病、蛊毒疔肿、邪痹毒气。

按：蒜味辛温，故入脾胃以理诸证。丹溪云：性热快膈，人皆喜食。多用则伤脾损肺，坏肝昏目，生痰发嗽，面无颜色，化肉之功，不足多也。有志颐生者，宜知自警。

胡荽　子附

胡荽，味辛，性温，微毒，入肺、脾二经。主通小腹气，除四肢热，止头痛，消谷食，散痧疹，齐痘疮。其子煎油，可敷秃疮。忌斜蒿同食，令人汗死。

按：胡荽味辛，肺所乐也；性温，脾所快也，故皆入之。肺主皮毛，脾主肌肉，所以理痧痘等证。多食损精神，发痼疾，令人健忘。脚气狐臭者，食之愈甚。

葱白

葱白，味辛，性温，无毒，入肺、胃、肝三经。善发汗，通骨节，逐肝邪，明眼目，去喉痹，愈金疮，安胎气，止鼻衄，治霍乱转筋，理伤寒头痛，杀鱼肉毒，通大小肠，散面目浮肿，止心腹急疼、脚气、奔豚气。连须煎可除蛇伤、蚯蚓伤，和盐罨即解。畏蜜、菘菜，常山同食杀人。

按：皮毛腠理，肺所司也；风淫木旺，肝所患也；邪传入里，胃所疾也。葱白功专发散，又主通中，三经之入，有由来矣。多食则伐气昏神，虚者戒之。

冬葵子

冬葵子，味甘，性寒，无毒，入小肠、膀胱二经。主滑胎产，利小便，疗热淋，逆生者得之即顺，胎死者得之即下，能通乳汁，堪溃痈疽。

按：冬葵子性最滑利，能宣积壅，宜入手足太阳，以为催生神剂，然不可预服，恐胞未转而先催，空涸其水，反艰其产耳。痈疽者，营气不从，逆于肉理；乳闭者，亦凝滞之所致也，得冬葵以导之，而不瘳者鲜矣。

白冬瓜

白冬瓜，味甘，性寒，无毒，入脾、胃、大小肠四经。主胸前烦闷作渴，脐下水胀成淋，通大小便，大解热毒，可贴痈疽，又解丹石毒及鱼毒。

---

① 复：明刻本、金陵濮氏本、大成本均作"俱"。

按：冬瓜味甘，宜入脾胃；性走而急，宜入大小肠。烦渴诸症皆热也，其性寒，故能解之。丹溪曰：久病与阴虚者忌服，未被霜而食之，令人成反胃病。

人 部十种

乳 汁

乳汁，味甘，性平，无毒，入心、肝、脾三经。主健四肢，营五脏，实腠理，悦皮肤，安神魂，利关格，明眼目，久服延年。

按：乳汁本血也，心主血，肝藏血，脾裹血，宜并入之。夫妇人之血，降为月水，升为乳汁。《房术》云：女子一身属阴，惟月水属阳，故名水中金。惜《神农本经》不载，而诸家本草遂以为血属于阴，其性大冷，不知月水乳汁本同一物，月水之热，人咸知也，今升而为乳，质较轻清，中和补益，实为过之，何反以为大冷耶？若果大冷，则必能伤脾，小儿食之，当泄利不止矣，有是理哉！特不宜与食混进，诚能令人泻耳。

金 汁二种

金汁，味甘苦，性大寒，无毒，入心经。主天行狂热、阴虚燥热，解一切毒，疗一切疮。埋土年久者佳。

按：《素问》曰浊阴出下窍，宜其足以制阳光，而心则火之主也，故独入之。造法：于冬月取竹罗置缸上，棕皮铺满，加草纸数层，屎浇于上，汁淋在缸，新瓮盛贮，瓷钵盖之，盐泥封固，埋地年深，自如清泉，闻无秽气。又法：腊月取淡竹刮去青皮，浸厕中取汁亦佳。

屎 蛆

屎蛆，味甘咸，性平，无毒，入脾经。主小儿疳积胀满。须水中漂净，贮于桶中，剖虾蟆饲肥，烈日曝蒸，盖密即死。文火烘燥用。

按：蛆本浊阴下降、流动不拘之物，有行下之理，故专入脾经，以疗儿疳最效。

人 溺

人溺，味咸，性寒，无毒，入心、肺二经。主劳热吐衄、痰喘咳嗽、扑伤瘀血、产后败血，生津止渴，能通二便。童男者犹胜。积垢在器，即名人中白，瓦上文火煅之存性，酒醋兼制，与溺同功，疗口疮痰结。须露天经年者佳。

按：人溺降火最速，丹溪曰气有余便是火，肺主气，心属火，宜均入之。降火而不伤于寒凉，且补益之功甚大，而《本草》不言，惜哉！褚澄云以童便治血证，百不一死，庶得其用矣。

秋 石

秋石，味咸，性微寒，无毒，入肺、肾二经。主滋肾水，返本还元；养丹田，归根复命。安和五脏，润泽三焦，消咳逆稠痰，退骨蒸劳热，能除鼓胀，亦软坚积，明目清心，延年益寿。

按：秋石之咸，本专入肾，而肺即其母也，故并入之。须用阴阳炼者兼而服之，得坎离既济之义。东坡有炼法可用。

月 水

月水，性味经络，诸书不载。主男子虚羸、中伤几死，解药箭毒。首经者犹属纯阳，能回生再造。

按：月水之补，实令人有起死之功，

今罕有能用之者，惜哉。

发三种

发，味苦，性微温，无毒，入心经。主咳嗽五淋、二便不通。烧灰吹鼻，立止衄血。亦主小儿惊痫。胎发及童男女剃下者尤佳。多产妇人发，烧灰酒服，极善催生。

按：发为血之余，而心则主血者也，故独入之。丹溪称其补阴甚捷，良有故耳。

雷公云：凡使之，是男子二十已来[①]无疾患，颜貌红白，于顶心剪下者是。凡于丸散膏中，先用苦参水浸一宿，漉出，入瓶子，以火烧之令通赤，放冷，研用之。

紫河车

紫河车，味甘，性大温，无毒，入心、脾、肾三经。主诸虚百损、五劳七伤、骨蒸潮热、体弱气短、吐衄来红、男子精衰、妇人无孕，的是仙丹。取肥壮者洗净，抽去紫筋切碎，入童便二碗，入铅瓶，重汤煮烂，一昼夜方开，杵成膏用。世俗有埋地日久化作清泉者，此名河车水，主天行时疫热狂，小儿丹疹热毒。

按：紫河车味甘，宜其归脾；父之精也，宜归肾脏；母之血也，宜入心家。夫其精血所结，未有男女，先立胚胎，浑然太虚，实乾坤之橐籥[②]，铅汞之根基，九九数足，儿则载而乘之，故名河车。又曰紫者，以红黑色相杂也，合坎离之色，得妙合之精，虽成后天之形，实禀先天之气，补益之功，更无足与俦者。第其性温，若有火证者，必得便制，斯无他患耳。

天灵盖

天灵盖，味咸，性平，无毒，所入经络，诸书不载。主传尸鬼疰，并疗犬伤。取得后，用糖[③]灰火罨一夜，待腥秽气出尽，却用童便于瓷锅内煮一伏时，埋于地下可深一尺，亦一伏时，听用。阳人使阴，阴人使阳。

按：天灵盖即顶盖骨也。《神农本经》不载，后世医家始用之。此本同类之物，见则当怜而悲之，乃取而食之，殊非仁人之用心。世称孙思邈有大功于世，以杀命治命，尚有阴责，况于是乎。若必不得已而用之，当取年深渍污者良，以其绝尸气也。

死人枕

死人枕，味咸，性平，无毒，所入经络，诸书不载。主传尸鬼疰邪气石蛔。取之煎汤用，用毕送还原处。

按：死人枕即脑后骨也。夫鬼邪乘人，非药石可攻，用死人枕者，所谓引之以类也。石蛔者，久蛔[④]也，医疗既癖，蛔虫转坚，药剂不能疗，所以需鬼物驱之。用毕即送还原处者，一则使邪疰之气有所依归；一则勿以疗人而伤鬼也。古有神医徐嗣伯、刘大用者，用之辄验。

禽兽部十九种

黑嘴白鸭绿头鸭附

黑嘴白鸭，味甘，性微寒，无毒，入

---

① 来：原作"未"，据大成本及《证类本草》改。
② 橐（tuó驼）籥（yuè月）：古代冶炼鼓风用的器具。
③ 糖：疑为"煻"字之误。大成本作"糠"。
④ 蛔：原作"犹"，据金陵濮氏本及大成本改。

肺、肾二经。主大补虚劳，最消毒热，利小便，除水肿，消胀满，和脏腑，退疮肿，定惊痫。绿头者亦堪用，白目者能杀人。忌龟鳖肉。

按：肺之色属白，肾之色属黑，黑嘴白鸭宜其入此二经。肺肾受补，诚为劳证仙方。得童便煮服，功妙不可言尽。

乌骨毛鸡

乌骨毛鸡，味甘，性微温，有小毒，入五脏诸经。主虚羸折伤痈疽及心腹恶气，亦能安胎。过食生火动风。

按：丹溪曰鸡属土而有金与木火，则所禀者惟少水耳。今得其毛骨之黑，是五行具备，故于五脏靡弗入也。于卦为巽，巽为木，故能生火；又为风，故能动风。《日华子》以为除风湿麻痹，于理未合。

雄 雀

雄雀，味甘咸，性热，无毒，入命门经。主益气壮阳。其脑主耳聋及冻疮。头血主点雀盲。粪名白丁香，主溃痈疖，点目内努肉血膜，除癥瘕伏梁，烂疬癣积块。

按：雀之咸热，宜入命门而补火，然相火久炽，真火必衰，勿宜过服，以伤肾脏，妊娠尤[1]忌食之。脑血反白丁香之功，咸性热所致耳。

雀 卵

雀卵，味酸，性温，无毒。主下气、男子阴痿不起，强之令热，多精有子。脑主耳聋。头血主雀盲。雄雀屎齿痛通用药，疗目通决痈疖，女子带下、溺不利，除疝瘕。五月取之良。

注云：两头尖者是雄雀屎。

雷公云：雀苏，凡使，勿用雀儿粪。其雀儿口黄，未经淫者，粪是苏。若底坐

尖在上，即曰雌；两头圆者是雄[2]。阴人使雄，阳人使雌。凡采之，先去两畔有附子生者，末[3]用，然后于钵中研如粉，煎甘草汤浸一宿，去上清甘草水尽，焙干任用。

伏 翼

伏翼，味咸，性微热，有毒，不载经络。主逐五淋，利水道，去翳明目，令人喜乐，媚好忘忧，久服延年。屎名夜明砂，破腹中血气及寒热积聚，除惊悸。血堪点眼。形重一斤、色白如雪者佳。

按：伏翼原名蝙蝠，以其昼伏夜飞，因称伏翼。能伏气，冬月不食，故多寿。人服之，宜其有延年之功矣。

雷公云：凡使，要重一斤者方采之。每修事，先拭去肉上毛，去爪、肠，即留翅并肉、脚及嘴。然后酒浸一宿，漉出，取黄精自然汁涂之，炙令干，方用。每修事，重一斤一个，用黄精自然汁五两为度。

龙 骨 齿附

龙骨，味甘，性平，无毒，入肾经。主丈夫精滑遗泄、妇人崩中带下，止肠风下血，疗泻痢不止。得五色具者佳。其齿主惊痫狂疾。俱畏干漆、蜀椒、理石、石膏。

按：经曰肾主骨，宜龙骨独入之。观其沾舌，大抵涩之用居多，故主精滑等症。经曰涩可去脱，是之谓耶。

虎 骨

虎骨，味辛，性微热，无毒，入肾

---

① 尤：原作"犹"，据明刻本及大成本改。
② 雄：原脱，据《证类本草》及《雷公炮炙论》补。
③ 末：明刻本同；大成草作"未"。

经。主邪气鬼疰、筋骨毒风挛急。酥炙用。畏干漆、蜀椒、磁石。

按：虎骨入肾，亦以肾主骨故也。其治骨间毒风者，何也？《易》曰风从虎。夫风，木也；虎，金也。木受金制，焉得不从。

雷公云：虎睛，凡使，须知采人，问其源①，有雌有雄，有老有嫩，有杀得者。惟有中毒自死者勿使，却有②伤人之患。夫③用虎睛，先于生④羊血中浸一宿，漉出，微微火上焙干，捣成粉，候众药出，取合用之也。

犀　角

犀角，味苦酸咸，性寒，无毒，入心、肝二经。主百毒蛊疰、鬼魅邪气、伤寒温疫、烦躁颠狂、痘疹血热、痈疽肿毒，清心镇肝，明目定惊。孕妇忌服。须纹细色乌、光明滑润者佳。取其茸尖，功力具备。松脂为使，恶雷丸，忌盐。

按：犀角苦寒，本入心家泻火，又⑤入肝脏者，盖以火不妄炎，则金能制木也。丹溪曰：属阳性走，比诸角尤甚。痘疮后用以散余毒，俗以为常，若非有余毒而血虚者与血燥发热者用之，祸无极矣。

雷公云：凡使，勿用奴犀、牸⑥犀、病水犀、挛子犀、下角犀、浅⑦水犀、无润犀，要使乌黑肌粗皱、圻裂光润者上。凡修治之时，错其屑入臼中，杵令细，再入钵⑧中研万匝，方入药中用之。妇人有妊勿服，能消胎气⑨。凡修事一切角⑩大忌盐也。

羚　羊　角

羚羊角，味苦咸，性寒，无毒，入肝经。主伤寒热在肌肤、温风注毒伏在骨间、邪气不祥、惊梦狂越、心神不宁、小儿卒热惊搐、产妇败血冲心，清心解毒，明目益气。烧灰又主食噎不通。其角多节、挂痕深入者为真。

按：丹溪曰羚羊属木，宜入厥阴。木得其平，而风火诸症无能乘矣。

雷公云：凡所用亦有神羊角。其神羊角长，有二十四节，内有天生木胎。此角有神力，可抵千牛之力也。凡修事之时，勿令单用⑪，不复有验。须要不拆⑫元对，以绳缚之，将铁错子⑬错之，旋旋取用，勿令犯风。错末尽处，须三重纸裹，恐力撒也。错得了，即单捣，捣尽，背风头重筛过，然后入药中用之。若更研万匝了，用之更妙，免刮人肠也。

牛　黄

牛黄，味苦，性平，有小毒，入心经。主大人癫狂发痉、中风痰壅不语、小儿惊痫天吊、客忤口噤，除邪逐鬼，定魄安魂，能堕胎孕。须体轻微香、磨甲色透、置舌上先苦后甘、清凉透心者为真。人参为使，恶龙骨、地黄、龙胆、蜚蠊、常山，畏牛膝、干漆。

按：牛黄味苦，宜归心部，癫狂等症，何不属心，而有不疗者耶！

雷公云：凡使，有四件：第一是生神黄，赚得者；次有角黄，是取之者；又有

---

① 源：原作"眼"，据《证类本草》改。
② 有：原脱，据《证类本草》补。
③ 夫：原作"失"，据《证类本草》改。
④ 生：原作"草"，据《证类本草》改。
⑤ 又：原作"久"，据明刻本及大成本改。
⑥ 牸（zì字）：雌性。
⑦ 浅：原作"成"，据《证类本草》改。
⑧ 钵：原作"白"，据《证类本草》改。
⑨ 能消胎气：原作"令消服气"，据《证类本草》及大成本改。
⑩ 一切角：原作"切"，据《证类本草》改。
⑪ 用：原作"令"，据《证类本草》改。
⑫ 拆：原作"折"，据《证类本草》改。
⑬ 错子：锉刀。

心黄，是病死①后，识者剥之，擘破取心，其黄在心中，如浓黄酱汁，采得便收于水中，黄沾水复硬②，如碎蒺藜子，许如豆大，硬如帝珠子；次有肝黄，其牛身上光，眼如血色，多玩弄③，好照水，自有夜光，恐惧人，或有人别采之，可有神妙之事。凡修事，先捣细研如尘，却绢裹，又用黄嫩牛皮裹，安于井面上④，去水三四尺已来，一宿至明，方取用之。

麝　香

麝香，味辛，性温，无毒，入十二经。主恶气鬼邪、蛇虺蛊毒、惊悸痈疽、中恶心腹暴痛胀满、目中翳膜泪眵、风毒温疟痫痉，通关窍，杀虫虱，催生堕胎。忌大蒜。

按：麝香为诸香之最，其气透人骨髓，故于经络不所不入。然辛香之剂，必能耗损真元，用之不当，反引邪入髓，莫可救药，诚宜谨之。

雷公云：凡使，多有伪者，不如不用。其香有三⑤等：一者名遗香，是麝⑥子脐闭⑦满，其麝自于石上用蹄尖剔脐，落处一里，草木不生并焦黄。人若取得此香，价与珍珠同也。二名脐香，采得甚堪用。三名心⑧结香，被大兽惊心破了，因此狂⑨走，杂诸群中，遂乱投水，被人收得。擘破见心流在脾上，结作一个干血块，可隔山间⑩早闻之香，是香中之次也。凡使麝香，勿近火日，瓷钵中细研任用。

鹿　茸　鹿角、麋角、麋茸附

鹿茸，味甘咸，性温，无毒，入肾经。主益气滋阴，强志补肾，理虚羸，固齿牙，止腰膝酸疼，破流血作痛，疗虚劳如疟、女子崩漏胎动、丈夫溺血泄精、小儿惊痫、散石淋痈肿、骨中热疽痒。状如玛瑙红玉，长三四寸，破之中有朽木者佳。连顶骨用。长成鹿角，主逐鬼邪，益神气，续绝伤，强筋骨，消痈肿，愈恶疮及妇人梦与鬼交。麋茸及角，功相仿而性更热，专主补阳。麋、鹿茸角四种，俱杜仲为使，畏大黄。

按：鹿茸，咸温之品，舍肾奚归。功效虽宏，须脉沉细、相火衰弱者，始为相宜。若有火热者用之，何异抱薪救火。其角亦然，麋者更甚。夫麋冬至解角则属阳，鹿夏至解角则属阴，其性热，所以其功捷。大凡含血之物肉易长，角难长，惟二茸不两月长大一二十斤，其坚如石，生长神奇，莫过于此。且诸兽之角，终身不易，惟此种一年一易，盖其性热，生生不已，旧者未去，新者随之，气化秘密。孰能与京诸贤盛述其功，良有以也。

雷公云，凡使，先以天灵盖作末⑪，然后锯解鹿茸作片子，以好羊脂拌天灵盖末，涂之于鹿茸上，慢⑫火炙之，令内外黄脆了，用鹿皮裹之，安室上一宿，其药魂归也。至明则以慢火焙之，令脆，方捣作末用之。每五两鹿茸，用羊脂三两，炙尽为度。又制法：用黄精自然汁浸两日夜了，漉出焙干，令细捣用，免渴人也。鹿角使之，胜如麋角。其角要黄色紧重

---

① 死：原后衍“者”，据《证类本草》删。
② 硬：原作“便”，据《证类本草》改。
③ 弄：原作“卉”，据《证类本草》改。
④ 面上：原作“而止”，据大成本及《证类本草》改。
⑤ 三：原作“二”，据明刻本改，
⑥ 麝：原作“射”，据大成本改，
⑦ 闭：原作“开”，据大成本及《证类本草》改。
⑧ 心：原脱，据《证类本草》补。
⑨ 狂：原脱，据《证类本草》补。
⑩ 间：《证类本草》作“涧”。
⑪ 末：原作“文”，据大成本及《证类本草》改。
⑫ 慢：原作“漫”，据大成本及《证类本草》改。

大①好者，缘此鹿食灵草，所以异其众鹿。其麋角顶根上有黄色毛若金线，兼傍生小尖也，色苍白者上。《注乾宁记》云其鹿与游龙相戏，乃生此异耳。采得角了，须全戴者，并长三寸，锯解之，以物盛于急水中浸之一百日，取出用刀刮去粗皮一重了，以物拭②水垢③令净，然后用酽④醋煮七日。旋旋添醋，勿令少歇，戌时不用煮，火只从子时至戌，七日足，其角白色软如粉，即细捣作粉，却以无灰酒煮其胶，阴干了，重重研筛过用。凡修事十两，以无灰酒一镒，煎干为度也。

孙真人云：鹿肉解药毒，不可久服，盖服解毒草也。

孟诜云：主益气，不可以鼻嗅，其茸中有小白虫，视之不见，入人鼻必为虫颡，药不及也。

阿　胶

阿胶，味甘咸，性微温，无毒，入肺、肝、肾三经。主风淫木旺、肢节痿疼、火盛金衰、喘嗽痰血，补劳伤，疗崩带，滋肾安胎，益气止痢。明澈如水、质脆易断者真。山药为使，畏大黄。蛤粉炒成珠用。

按：阿胶用黑驴皮造成，黑属水，专入肾，能克火，盖以制热则生风之义，故宜入肝，且火得制则金亦无侵，故又宜入肺。夫东阿井系济水所生，性急下趋，清而且重，用之煎煮，搅浊澄清。所以能清上炎之火及上逆之痰也。

熊　胆

熊胆，味苦，性寒，无毒，入胆经。主时气热盛变为黄疸、小儿风痰壅塞、惊痫疳螶，杀虫散毒，可敷恶疮及痔。入水分尘、如练不散者真。恶防己、地黄。

按：熊胆入胆，从其类也。清火定惊

之功，较胜诸胆。

雷公云：凡收得后炼过⑤，就器中安，每一斤熊脂入生椒十四个，炼去滓并椒，入瓶中收，任用之⑥。

腽　肭　脐

腽肭脐，味咸，性大热，无毒，入脾、命门二经。主助肾添精，补中益气，鬼气尸疰、梦与鬼交、宿血癥结、心腹疼痛。置睡犬旁，惊狂跳走。入水不冰者真。酒浸一宿，纸裹于文火上炙脆，细锉捣用。

按：腽肭脐咸热之品，本入命门补火，脾家所快者，热也，故亦入之。助阳之功，独甲群剂。今出登莱州，即海狗肾也，其状头似豕，尾似鱼，止生两足，价值殊贵，类多为⑦者，须细辨之。

雷公云：凡使，先须细认，其伪者多。其⑧海中有兽，号曰水鸟龙，海人采得，煞⑨之取肾，将入诸处在⑩药中修合，恐有误。其物自殊，有一对，其有两重薄皮裹，凡气肉核皮上自有肉黄毛，三茎共一穴，年年痏⑪湿常如新，并将于睡著犬，蹑足置于犬头，其犬蓦惊如狂，即是真也。若用须⑫酒浸一日，后以纸裹，微微火上炙令香，细锉，单捣用也。

---

① 大：《证类本草》作"尖"。
② 拭：原作"盛"，据《证类本草》改。
③ 垢：原作"洗"，据《证类本草》改。
④ 酽：原作"验"，据大成本及《证类本草》改。
⑤ 过：原脱，据《证类本草》改。
⑥ 凡收得后炼过，……任用之：此段文字系熊脂之炮制法。
⑦ 为：金陵濮氏本作"伪"。按"为"通"伪"。
⑧ 其：原作"主"，据《证类本草》改。
⑨ 煞：同"杀"。
⑩ 处在：大成本无。
⑪ 痏（yìn 印）：痕迹。
⑫ 用须：原作"须用"，据《证类本草》乙转。

狗　肉阴茎、血附

狗肉，味咸酸，性热，无毒，入命门经。主壮元阳，补绝伤，安五脏，益气力。其阴茎最助房事及治妇人带漏十二疾。血主补阴辟邪，疗癫狗。忌蒜。

按：狗亦咸热之品，命门之所由归也，助火最速，有热症者所宜深戒。炙而食之，令人发渴不止；九月食之伤神；孕妇食之，生子缺唇，且无声。丹溪曰：人之虚，皆阴虚也，阴虚则阳必亢，用狗为补，宁不炽其火，以甚其病耶？世人信其补虚，以为指阳虚也，不知凡虚属阴，若果阳虚，死亡立至，仓、扁复生，无能措手，岂此之补乎？虽然，丹溪生平主意，只是滋阴，故有此论。而温补之功，诸家具道，当非虚语。惟命门脉弱，素无火症者，始为相宜，不然，则未获其功，先尝其祸矣。

羊　肉

羊肉，味甘，性大热，无毒，入脾、肺二经。主虚劳寒冷、脑风大风，补脾益气，安心定惊。

按：羊肉之甘，宜其归脾，于卦为兑，实属西方之金，故亦入肺脏。《十剂》云：补可以去弱，人参、羊肉之类是也。夫人参补气在中，羊肉补形在表，凡补虚者，当分用之，不得概视也。六月食之伤神，孕妇及水肿、骨蒸、疟疾、一切火症，咸宜忌之。

黄牛肉牛乳、脑、角䚡、胆附

黄牛肉，味甘，性平，无毒，入脾经。主安中益气，健脾养胃，强骨壮筋。其乳补虚弱，养心肺，润皮肤，解热毒，止消渴，滑大肠。脑治头风。胆主风痰。角䚡主赤白带及行血。

按：色黄味甘属土，于卦为坤，故专入脾家。用之倒仓，诚有再造之功。然此为稼穑之资，不轻屠杀。其自死及有病老迈者，不惟无补，反能损人，市中多犯此弊，食者慎之。

猪　肉

四蹄、脏肠、肾、肚、肺、心、舌、油、脑、膏附

猪肉，味甘，性温，无毒，入脾经。主补脾益气，然多食能动风痰。四蹄主挞伤，下乳及诸疮。脏肠主内痔。肾主腰疼。肚能扶胃。肺能止嗽。心能定惊。舌能健脾。油可敷疮。脑治头痧[①]脑鸣。膏能润肺利血脉，解风热。

按：猪肉之甘，自宜入脾；遍身之用，各以类从。丹溪谓其热能生痰、痰多则气不升降，故外感者食之而愈剧，患疟者食之而复成。善颐生者，节食为贵。

虫鱼部二十六种

蜂　蜜蜡附

蜂蜜，味甘，性平，无毒，入脾、肺二经。主益气补中，润燥解毒，祛邪定惊，养脾气，除心烦，通便闭，解虚热，疗心疼，悦颜色，和百药，除众病。畏生葱，恶芫花。每斤炼至十二两半用。蜡主痢，下诸疮。

按：蜂蜜甘宜归脾，润宜归肺，其用最多，良有百花之精，且取人溺以酿之故也。七月易食生蜜，令人暴下霍乱。

雷公云：凡炼蜜一斤，只得十二两半或一分是数，若火少火过，并不可用之也。

---

① 痧：疑作"眩"。

牡　蛎

牡蛎，味咸，性微寒，无毒，入肾经。主遗泄带下，喉痹咳嗽、荣卫虚热去来不定、心胁下老痰痞积、宿血温疟、疮肿结核。贝母为使，喜甘草、牛膝、远志、蛇床，恶麻黄、吴茱萸、辛夷。火煅微红，杵绝细用。

按：牡蛎本是咸水结成，故专归肾部，软坚收敛之剂也。

雷公云：有石牡蛎①、石鱼蛎、真海牡蛎。石牡蛎者，头边皆大，小甲沙石，真似牡蛎，只是圆如龟壳。海牡蛎收②得，只是丈夫不得服，令人无髭。真牡蛎火煅白③，炮，并用壒④试之，随手走起，可⑤认真是。万年珀号曰壒，用之妙。凡修事，先用二十个，东流水⑥、盐一两，煮一伏时，后入火中烧令通赤，然后入钵中研如粉用也。

真　珠

真珠，味无考，性寒，无毒，入心经。主手足皮肤逆胪，镇心润颜，止渴坠痰。点目去膜，塞耳除聋。催生，下死胎。又主小儿惊热风痫。须未经钻眼者，研细筛过，再研二万下，方用。

按：真珠为水精所孕，专能制火，且其性镇重，心经之所由入也。研之不细，伤人脏腑，功未获奏，害已随之。

雷公云：须取净新者，以绢袋盛之，然后用地榆、五花皮、五方草三味各四两，细锉了，又以牡蛎约重四五斤已来，先置于平底铛中，以物四向楮⑦令稳，然后著真珠于上了，方下锉了⑧三件药，笼之，以浆水煮三日夜，勿令火歇。日满出之，用甘草汤淘之令净后，于白中捣令细，以绢罗重重筛过，却更研二万下了用。凡使，要不伤破钻透者，方可用。

石决明

石决明，味咸，性平，无毒，入肝经。主风热青盲内障、骨蒸劳热，久服益精。九孔、七孔者良。以面裹煨磨⑨，去其外黑处并粗皮，捣碎，于乳钵中再研绝细。永忌山桃。

按：石决明本水族也，宜足以生木而制阳光，故独入肝家，为眼科要药。命曰决明者，丹溪所谓以能而名也。

雷公云：凡使，即⑩是真珠母也，去上粗皮，用盐并东流水于大瓷器中，煮一伏时⑪，漉出拭干，捣为末。研如粉，却入锅子中，再用五花皮、地榆、阿胶三件，更用东流水于瓷器中，如此淘之三度，待干，再研一万匝，方入药中用。凡修事五两，以盐半分取则，第二度煮用地榆、五花皮、阿胶各十两。服之十两，永不得食山桃，令人害⑫目。

龟　甲　龟尿、败龟版、夹蛇龟附

龟甲，味咸甘，性平，有毒，入心、肝、脾三经。主阴虚不足、骨蒸劳热、癥瘕疟疾、五痔阴蚀、四肢重弱、血麻痹风疾、产前后痢疾、惊恚气心腹痛、伤寒劳复、肌体寒热欲死、小儿囟门不合及头疮、女子赤白漏下及阴痒，逐瘀血，续筋

---

① 蛎：原脱，据明刻本补。
② 收：《证类本草》作"使"。
③ 白：原作"曰"，据《证类本草》改。
④ 壒：原作"坚"，据《证类本草》改。下同。
⑤ 可：原作"要"，据明刻本改。
⑥ 东流水：原脱，据《证类本草》补。
⑦ 楮（zhǔ 支）：支撑。大成本作"安"。
⑧ 了：原作"子"，据《证类本草》改。
⑨ 磨：明刻本同。金陵澓氏本作"熟"。
⑩ 即：原作"只"，据《证类本草》改。
⑪ 时：原作"待"，据明刻本及大成本改。
⑫ 害：大成本及《证类本草》作"丧"。

骨，催生益智。自败者更佳。酥炙用。龟尿，主耳聋久嗽，断疟。俱畏狗胆，恶沙参、蜚蠊。

按：龟甲禀壬癸之气而生，其补阴也甚捷。心主血，肝藏血，脾裹血，故并入之。骨蒸云云等症，靡非阴虚所致，用此主之，不亦宜哉。欲取其尿者，取龟置瓷器中，以镜照之，既见镜中影，则淫发而失尿。另有一种夹蛇龟，中心折者，不堪服食，生捣其肉，冈傅[①]蛇毒最良。败龟版乃自死之龟，形肉渗烂甲内，性气俱全，故其功力较倍。今《本经》以卜师钻灼者为是，恐非，灼过者不过烧炙焦黑而已，与生者何殊，又何取义。特加"败"字，谆谆以示人耶。

鳖　甲肉附

鳖甲，味咸，性平，无毒，入肺、脾二经。主骨蒸劳嗽、积聚癥瘕、瘜肉阴蚀痔疽、疮肿瘀血、催生堕胎，妇人五色漏下。九肋者佳。童便浸一宿，滤起，酥炙用。其肉益肺补金，大凉血热。奇形异状者有大毒，误食者，以黄芪、吴蓝煎汤解之。俱恶理石、矾石。

按：丹溪云：鳖甲属金与土，肺脾之所以入也。须生取之，煮脱者不堪用。肉性大冷，过食伤脾。癥痕勿食，恐益其疾。孕妇勿食，恐短子项。同鸡食成痕，同鸡子食能杀人，同苋菜食生血鳖[②]，同芥子食发恶疾。不可不慎。

雷公云：凡使[③]，要绿色九肋多裙、重七两者为佳。治痞、破块[④]、消癥、定心药中用。每个鳖甲以六一泥固济瓶子底了，干，于大火，以物楮于中，与头醋下火煎之，尽三升醋为度，乃去裙[⑤]并肋骨了，方炙干，然入药中用。又治劳去热药中用，依前泥，用童子小便煮，昼夜尽小便一斗二升为度，后去裙留骨，于石

上捶、石臼中扬成粉了，以鸡脿[⑥]皮裹之，取东流水三[⑦]两斗盆盛，阁[⑧]于盆上一宿，至明任用，力有万倍也。

蕲州乌蛇

蕲州乌蛇，味甘，性平，有小毒，入脾、肺二经。主诸风皮肤不仁，散瘾疹身体瘙痒，热毒风淫、眉髭脱落。塞耳治聋。须辨真者佳。去头及皮鳞，带子锉碎，酒浸一宿，酥炙，埋地一宿，炙干用。

按：乌蛇之用，专主去风，以理皮肉之症。肺主皮毛，脾主肌肉，故两入之。色黑如漆，背有三棱，浑如剑脊，尾细尖长，性善，不伤生命。都在芦丛中嗅其花气，亦乘南风而吸，虽至枯死，两目不陷，俨如生者。头有逆毛二寸一路，可长半分已来，头尾相对，称之重三分至一两者为上。粗大者转重，力弥减也。

雷公云：凡一切蛇，须认取雌雄及州土[⑨]，有蕲州乌蛇，只重三分至一两者妙也，头尾全、眼不合、如活者，头上有逆毛二寸一路，可长半分已来，头尾相对[⑩]，使之入药。彼处[⑪]若得此[⑫]样蛇，

---

① 傅：原作"付"，据明刻本改。
② 血鳖：积聚一类病证。系由虚劳瘤冷、败血杂痰所致。
③ 使：此后原有"用"字，据《证类本草》和《雷公炮炙论》体例删。
④ 块：原作"鬼"，据明刻本及《证类本草》改。
⑤ 裙：原作"褚"，据《证类本草》及《雷公炮炙论》改。
⑥ 脿：原作"肶"，据明刻本改。
⑦ 三：原作"二"，据明刻本及《证类本草》改。
⑧ 阁：大成本作"搁"。按"阁"通"搁"。
⑨ 州土：原作"川上"，据大成本及《证类本草》改。
⑩ 相对：原脱，据大成本及《证类本草》补。
⑪ 处：原作"出"，据《证类本草》改。
⑫ 若得此：原作"得雌"，据《证类本草》改。

多留供①进，重二两三分者，下②居别处也。《乾宁记》云：此蛇不食生命，只吸芦花气并南风，并居芦枝上，最难采，不能伤害人也。又有重十两③至一镒者，其蛇身乌光，头圆者，炙过眼目益光，用之中也。蛇腹下有白肠带子一条，可长一寸已来，即是雄也。采得去其头兼皮鳞带子了，二寸许锉之，以苦酒浸之一宿，至明漉出，向柳木灰中④焙之，令干了，却以酥炙之，酥尽为度。炙干后于屋下已⑤地上掘一坑，可深一尺已来，安蛇于中一宿，至明再炙令干，任用。凡修事一切蛇，并去胆并上皮了，干湿须酒煮过用之良⑥。

白 花 蛇

白花蛇，味甘咸，性温，有大毒，入肺、肝二经。主肺风鼻塞，去瘾疹浮风、四肢不仁、骨节疼痛、口眼㖞斜、半身不遂、癜麻风、白癜风、髭眉脱落、鼻柱塌坏、鹤膝风、鸡距风、筋骨拘挛。凡使，须火烧一大砖令通红，醋沃之，使热气熏蒸，将蛇头尾各一尺，去净，置砖上，以盆覆一宿，如此三过，去骨取肉用。亦以眼不陷者为真。

按：白花蛇专主皮肤之风，肺主皮毛，肝为风木，故都入之。然服之者，瞑眩一昼夜方醒。善螫⑦人，中足者，辄自断之，补养已痊，木接代步，不然令人死，其毒可知。然诸药不效者，独能引达成功，以其性窜，直领药力至于风处，所谓大毒之病，必用大毒之药以攻之是也。诸蛇鼻向下，惟此蛇鼻向上，背有方胜花纹，以此得名。愚谓凡用之，更须日日换酒，浸过五宿，去酒不用，尽去皮骨，埋于土坑一宿，取出再炙用，其毒咸去矣。

雷公云：凡使，即云治风，元何治风，缘蛇性⑧窜，即令⑨引药至于有风

疾处，因是号之为使。

虾 蟆

虾蟆，味甘，性寒，有毒，入脾经。主除邪气，破坚血，解结热，疗儿痨，贴痈肿，疗大⑩伤。凡使，去皮及肠并爪，阴干，涂牛酥炙用。眉酥，主蚛牙恶疮疔肿、瘰疬痔漏，助阳。其肪涂玉，则刻之如蜡。

按：虾蟆归脾，甘之故也。形状与蟾蜍相似，《本经》未尝分析，自陈藏器极口分殊，以为虾蟆背有黑点，身小能跳，接百虫，在陂泽间，举动极急。蟾蜍身大嘴黑，点多𡾋磊，不能跳，不解作声，行动迟缓，腹下有丹书八字者。然竟其功用，无甚差别，想有牝牡之分，而种类之异也。

雷公云：有多般勿误用，有黑虎、有蚼黄、有黄𧌻、有蝼蝈、有蟾，其形各别。其虾蟆皮上腹下有班⑪点，脚短，即不鸣叫⑫。黑虎，身小黑嘴、脚小班。蚼黄，班色⑬，前脚大，后腿有小⑭尾子一条。黄𧌻，遍身黄色，腹下有脐带，长五七分已来，所住立处，带下有自然汁出。蝼蝈，即夜鸣，腰细口大、皮苍黑

---

① 供：原作"其"，据《证类本草》改。
② 下：明刻本同。《证类本草》作"不"。
③ 两：原作"斤"，据《证类本草》改。
④ 灰中：《证类本草》作"炭火"。
⑤ 已：疑作"己"。
⑥ 凡一切蛇，……用之良：此段原在白花蛇"雷公云"后，据大成本及体例移此。
⑦ 螫：原作"蛩（qióng穷）"，据大成本改。
⑧ 性：原作"生"，据大成本及《证类本草》改。
⑨ 令：原作"今"，据大成本及《证类本草》改。
⑩ 大：据《日华子本草》，疑为"犬"字之误。
⑪ 班：通"斑"。
⑫ 叫：原作"则"，据《证类本草》改。
⑬ 色：大成本后有"黄"。
⑭ 有小：《证类本草》作"小有"，"小"字属上句。

色。蟾，即黄班，头有肉角。凡使，先去皮并肠及爪了，阴干，然后涂酥炙令干。每修事一个，用牛酥一分，炙尽为度。若[1]使黑虎，即和头尾皮爪并阴干，酒浸三日，漉出，焙干用之。

蝎

蝎，味甘辛，性平，有毒，入肝经。主小儿风痫手足抽掣、大人中风口眼㖞斜、风痰耳聋、风毒瘾疹。出青州紧小者良。去盐土炙黄用。

按：蝎之主疗，莫非风症，肝为巽风，宜独入之。喜螫人，甚者令人死。雄者螫人，痛在一处，取井泥傅之，稍温则易；雌者螫人，痛牵诸处，用瓦屋沟下泥傅之，或不值天雨，可汲新水调用。如螫手足，竟以冷水浸之，微暖即易；若余处不可用水浸者，则以冷水浸布贴之，小暖则易。观其喜寒若此，则为大热之剂无疑，今诸书不载其性，惟《日华子》称其平，故姑录之。此即方书所称"虿螫"者是也。

五灵脂

五灵脂，味甘，性温，无毒，入心、肝二经。主心腹冷气疼痛、肠风、产后血晕、小儿疳疠[2]，去目翳，辟疫气，解蛇毒。酒研飞炼，令去砂石为佳。生者行血，炒者止血。

按：五灵脂专主血症，心主血，肝藏血，故两入之。行气血最捷，勿宜过用，以伤脏腑。

蜈蚣

蜈蚣，味辛，性温，有毒，不载经络。主小儿口噤鬼疰、蛊毒、诸蛇毒，杀精物温疟，去三虫、心腹寒热结聚，去瘀血，堕胎。去头足慢火炙黄用。畏蛞蝓、蜓蚰、大蒜、鸡屎。

按：蜈蚣最似百足虫，第百足虫较细密，死而不僵，头上有白肉面[3]及尖嘴，其毒更甚，勿宜轻用。

雷公云：凡使，勿用千[4]足虫，真似，只是头上有白肉面并嘴尖。若误用把著腥臭气，入顶致死。凡使蜈蚣，木末（不然用柳蚛末）于土[5]器中炒，木末焦黑后，去木末，用竹刀刮去足甲了用。

蜗牛

蜗牛，味咸，性寒，有小毒，不载经络。主贼风口眼㖞斜、惊风筋脉拘挛，收大肠脱肛痔痛，消渴儿疳。火炒过用。

按：蜗牛之名，以头有角似牛也。夏月往往升高，涎尽即枯死。必用火炒者，诚欲去其寒毒耳。是即蛞蝓也，《图经》考之甚核，《本草》分为两种，恐非。又有一种田螺，主眼赤热疮，醒酒渴，点痔疮。类分数种，功约相同，兹不多赘。

白僵蚕雄蚕蛾附

白僵蚕，味咸辛，性微温，有小毒，入心、肝、脾、肺四经。主风湿口噤失音、疔毒风痰结滞、皮肤风动如虫行、小儿惊痫夜啼、女子崩中赤白，止阴痒，去三虫，灭黑䵟。米泔水浸去涎，炒去丝用。恶茯苓、茯神、草薢、桑螵蛸、桔梗。雄蚕蛾性热，主固精强阳，交接不倦。

按：丹溪云白僵蚕属火而有土与金水[6]，心肝脾肺之所由入也。凡使，须头

---

① 若：原作"共"，据大成本及《证类本草》改。
② 疠（lòng 弄）：疾病，羸病，
③ 面：此为"麵"之简体字，意为粉末状。下同。
④ 千：原作"于"，据《证类本草》改。
⑤ 土：原作"上"，据《证类本草》改。
⑥ 水：按所归之经脏腑五行属性，疑作"木"为妥。

番者力倍。蚕蛾亦然。

雷公云：凡使，先须以糯米泔浸一日，待蚕桑涎出如蜗牛涎浮水面上，然后漉出，微火焙干，以布净抵蚕上黄白[①]毛并黑口甲了，单捣筛如粉用也。

蝉 蜕

蝉蜕，味咸甘，性寒，无毒，不载经络。主催生下胎衣，通乳汁，止夜啼，定惊痫，逐邪热，杀疳虫，亦能止渴。

按：蝉有五种，陈藏器辨之甚悉。今以形极大而声极高，一鸣而无所停断者，入药最良。西川有一种蝉花，乃蝉在壳中不出，而化为花，自顶中生出，功用略同，故不另载。

刺 猬 皮

刺猬皮，味苦甘，性平，有小毒，不载经络。主五痔肠风泻血、翻胃鼻衄、腹痛疝积阴肿痛。酒煮杀用。畏桔梗、门冬。

按：猬亦有数种，惟苍白色脚似猪蹄者佳。此外并不宜用。其骨切忌入口，令人消瘦。

土 鳖 虫

土鳖虫，味咸，性寒，有毒，入心、肝、脾三经。主留血壅瘀、心腹寒热洗洗，祛坚积癥瘕，下乳通经。一名䗪虫。畏屋游、皂角、菖蒲。

按：土鳖专主血症，心主血，肝藏血，脾裹血，故三入之。今跌打损伤者，往往主此，或不效则加而用之。殊不知有瘀血作疼者，诚为要药；倘无瘀血，而其伤在筋骨脏腑之间，法当和补。愚者不察，久服弗已，其流祸可胜数耶！

蜣 螂

蜣螂，味咸酸，性寒，有毒，不载经络。主小儿惊风瘛疭、大人癫狂狂怵，破血堕胎，通肠治胀，又主疔恶诸疮，出箭头入肉。去足翅，火炙，勿置水中，令人吐。畏羊肉、羊角。

按：庄子云，蜣螂之智，在于转丸，宜其有破血通肠之功矣。惊狂皆属火，亦赖之以泄其亢耳。其性猛骤，最能伤脾，勿得概用。

斑 蝥

斑蝥，味辛咸，性寒，有大毒，不载经络。主寒热鬼疰、蛊毒鼠瘘、疥癣恶疮、疽蚀死肌，破石癃血积，利水道，堕胎。凡使，去足翅，拌糯米炒，米黄为度。马刀为使，畏巴豆、丹参、空青，恶曾青、豆花。

按：斑蝥入腹，有开山凿岭之势，最称猛烈，故辄致腹痛不可忍。余见里中一壮年患痞疾，服斑蝥数剂，初则大泻不止、烦闷欲绝，继则二便来红，三日而死。自非百药不效之病，可漫使哉！

穿 山 甲

穿山甲，味甘咸，性微寒，有毒，不载经络。主五邪惊悸、妇人鬼魅悲伤、山岚瘴疟、恶疮疥癣、蚁瘘痔漏，亦能去风。炙黄用。

按：穿山甲形似鲤鱼，有四足，能陆能水，出岸间开鳞甲如死，令蚁入中，闭而入水，开甲蚁浮水面，于是入之，故主蚁瘘。其性喜穿山，是以名之，故其用亦主溃痈疽，通血脉及治吹乳疼痛。

---

① 白：《证类本草》作"肉"。

鲫　鱼子附

鲫鱼，味甘，性温，无毒，入脾、胃二经。主温胃健脾，进饮食，补虚羸，疗肠澼水谷不调、肠风血痢。烧灰可傅诸疮。其子调中益肝气。恶猪肉、雉肉、沙糖。

按：鲫鱼甘温之品，且是土所化成，其入脾胃宜矣。《集要杂录》云：诸鱼属火，惟鲫鱼属土而有调胃入肠之功。然多食亦能动火。

鲤　鱼胆、血、脂、肠、鳞、骨附

鲤鱼，味甘，性平，无毒，入脾、肺、肝三经。主咳逆气喘上气、水肿脚满、黄疸烦渴，安胎，妊娠身肿，冷气痃癖，气块横关伏梁。胆，滴眼去翳，滴耳除聋，涂小儿热肿。血，涂小儿丹毒及疮。脂，主小儿痫疾惊忤。鳞，烧灰酒服，破产妇滞血。肠，主小儿肌疮瘰疬，取虫。骨，主阴蚀、赤白带下。齿，主癃闭石淋。皮，主瘾疹恶疮。忌猪肝、天麦门冬。

按：鲤鱼之甘，本入脾家；土能生金，金能制木。故亦入肺肝二经。《衍义》曰：鲤鱼至阴之物也，故其鳞三十六。阴极则阳复，所以有鱼热中之说。叔和曰热即生风，故食之多发风热，诸家并不论及。惟《日华子》云鲤鱼凉，恐无是理。万一风症，更使食鱼，则是贻祸无穷矣。烟熏者损目，天行病后食之，再发必死。

乌　贼　骨

乌贼骨，味咸，性微温，有小毒，入肾经。主崩漏赤白带下，经闭阴蚀肿痛，除目翳止泪，理金疮止血，治惊气入腹，腹痛环脐、阴茎寒肿、疮多脓汁、寒热癥痕，久服令人有子。恶白蔹、白及、附子。

按：乌贼之咸，宜归水脏，治病有殊效，今用之者鲜，夫亦未达其功欤。

雷公云：凡使，勿用沙鱼骨，缘真相似，只是上文横，不入药中。凡使，要上文顺，浑用血卤作水浸，并煮一伏时了，漉出，于屋下掘一地穴，可盛得前件乌贼鱼骨多少，先烧[①]坑子，去炭灰了[②]，盛药一宿，至明取出用之，其效倍多。

鳗　鲡　鱼骨附

鳗鲡鱼，味甘，性平，有微毒，不载经络。主虚劳不足、阳事衰微、传尸鬼疰、蛊毒诸虫、妇人阴疮虫痒带下、皮肤恶疮、疳𧎼痔漏、腰背间风寒湿痹、诸般草石药毒、脚气、瘑疡风、白剥风。肉烧室内，可辟蚊虫。骨置箱[③]中，能除衣蠹。

按：鳗鲡虽有小毒，而功甚薄，或言是蛟蜃之类，未可尽信。今据《稽神录》所载，主疗传尸甚奇，信亦非常物也。五色全者，其功最胜，然罕能得耳。

鳝　鱼血附

鳝鱼，味甘，性大温，无毒，入脾经。主产后淋沥、血气不调、腹中冷气肠鸣、沉唇湿痹，又主补脾益气。血堪涂癣。

按：鳝鱼甘温之品，脾所快也，宜专入之。生于泥窟，其性善蛰，过夏方出，则为阴类可知，大有补血之功，惜《本经》及诸家未能悉载耳。多食令人霍乱，时行病食之多复。

---

① 烧：原作"绕"，据大成本及《证类本草》改。
② 了：原作"子"，据大成本及《证类本草》改。
③ 箱：原作"厢"，据大成本改。

注云：凡鱼头有白色如连珠① 至脊上者、腹中无胆者、头中无鳃② 者，并杀人。鱼汁不可合鸬鹚肉食之，鲫鱼不可合蟹雉肉食之，鳅鳝不可合白犬血食之，鲤鱼子不可合猪肝食之（鲫鱼亦尔），青鱼鲊不可合生胡荽及生葵并麦酱食之，虾无须及腹中通黑及煮之反白皆不可食，生虾脍不可合鸡肉食之，亦损人。

蟹爪附

蟹，味咸，性寒，有微毒，不载经络。主散血破结，益气养筋，除胸热烦闷。捣涂漆疮。爪，专主破血堕胎。恶柿子。

按：蟹者解也，故其用主散不主敛，过食令入伤脾吐泻，风疾食之再发，孕妇食之横生。状异者能杀人。误中其毒，用豉、蒜、冬瓜、黑豆煎汁，并可解之。

---

① 珠：原作"硃"，据金陵濮氏本及大成本改。
② 鳃：原作"腮"，据文义改。

删补颐生微论

明·李中梓 撰

包来发 郑贤国 校注

程　序

　　尝观三代之治，井田为首，军旅次焉。治安并千余载，何三代有道之长，以其先教养而后攻取也。其民安其业，乐其居。虽有颇、牧，靡所用之。春秋之末至于战国，废井田，缮攻取，非战不善，而国胍随之者，先先王之所后而后先王之所先也。汉兴曹参为之宗臣，目见嬴秦之祸用，盖公之言齐治天下，至今宗之，故汉祚之长与三代等。唯医亦然，人生以气为主，以食为辅，形不足者气补之，精不足者味助之。食饮寒暑，罔有失节，而重以熊鸟经伸，龙虎唼食，小以延年，大以轻举，虽有和扁，亦无所用之也。逮夫劳心脊患，阴阳秃而施髦，病而求医，孝子操药以羞慈父，其色焦然，何治之晚也。壬午之秋，余偶以公余失调，问医于朗仲氏，朗仲名家子，其尊人秉铎一方，门生多显试，为令名介陶狄。朗仲国士翩翩，尝有异术，疑其为神人所授，非当世之所传也。既而手持其师士材氏新所删补，其所自著《颐生微论》视余。余读其书，先经伸而后诊视，与所为先教养而后攻取者一也。于是正衣冠而坐，不终日而病去矣。士材尊人取甲第为世名臣，功在青史，而其子少有俊才，出其绪余，著论觉世，功比良相，复不自满，假重为丹铅，广其流以活后世，其功岂可计哉！天之福人如以灯取影，罔有攸漏。其将大两家之后复垂青史为名臣，皆不可知也。其以余言为左券云。

赐进士出身嘉议大夫奉敕整饬苏松兵备湖广按察司副使程峋撰

项　序

　　余阅《颐生微论》，知人有终身之生系于命，有一日之生系乎时。制命与时而操其柄，生不致死，死复回生者，系乎医。然则医岂仅一术哉。心生造化，手生万物，黄帝所以治天下，而使后世生生不息者由此道得也，乃生曷言乎颐。余尝读《易》，至颐卦而得之矣。盖天地间阳尝饶，阴尝乏，而人身中气易耗，血易枯，阴阳不节，血气不平，而生意绝矣。故饶者减之，上下二阳以固其气。乏者盈之，中间四阴以充其血。血不宜阙，震动在内，气不宜瘚，艮止在外，故曰颐。颐者，养也。世医狠云望闻问切可以治病，孰知调五色于荣卫之间，颐以养肌也。此论不明，犹盲而望也。和五音于出纳之会，颐以养声也。此论不明，犹聋而闻也。通五德于情好之中，会五脏于人迎气口之际，颐以养性而养脉也。此论不明，犹喑哑而问、木石而切也。颐之为义，广矣大矣，安得微者而论之，又删补之？夫微非幽隐之谓也。既观其所养，复观其自养，二义尽其蕴矣。李君念莪之言曰：得道之至者靡弗通，靡弗通而兼通于医者，乃入神圣。卓哉念莪[①]，且入羲文之室，探周孔之蕴，岂特于轩辕《内经·灵枢·素问》，以及扁鹊、仓公、华佗、仲景、皇甫士安之论，淹贯焉已哉。承其流者，沈氏朗仲，精核融洽，而用以投药如屠垣解牛，靡弗奏效，诚称善矣。若夫吴氏石虹，出其先世家珍，并胸中独得之解，而参订于其间，更有未易测者也。余闲居时与石虹对语，如挹春风，使我和气，周身如望旭旦，使我倦魔匿影。石虹医术岂待人之既病而恃药饵为力哉？其于颐生之旨，技也而进乎道矣！颐之象传曰：圣人养贤以及万民之旨哉言乎。傥法六四之颠，颐与上九之繇，颐以攻剂治兵荒，以补剂治疾疫，俾生意充塞天壤之间，所愿于删补之外更进而大焉者也。

崇祯岁次壬午菊月项煜题于硕园白雪楼中

---

① 莪：原作"哉"，依文义改。

自 序

　　夫用兵救乱，用药救生，道在应危微之介，非神圣不能善中也。故两者均自黄帝发之，非黄帝之独能注精也。得道之至者靡弗通，靡弗通而兼通于医者，乃入神圣。三略云：莫不贪强，鲜能守微。人能守微，乃保其生。圣人存之，以应事机，何长生之学，借于杀机之发乎？盖靡弗通而通焉者耳。余少治经生言，及两亲子俱以药误，予又早岁多疴，始惕然迫于思，而以邹鲁之业，兼岐黄家言，药世道之受病，而因以通有生之疾，似同源而流矣。自神庙戊午，采辑成是编。镌而悬之肆，乃翕然遍走天下。嗣后非不究天人，参禅玄，询国政，未甘擅专门学，而携挟持扶，以请一刀圭者。日且相迫，三吴中遂以长沙氏目相之。予岂敢云靡弗通，而通于是，抑亦相迫，而渐至使然者耶。今二十五年以来，不无少进阶级，思一再订，期丝毫不有误后世，而未可轻与语也。庚辰秋，吴门沈子朗仲翩然来归，一握手而莫逆于心，端凝厚藏，慷慨浩直而不漫齿颊，峨然载道之伟器，与语移旦暮，鲜弗神领。《灵枢》诸经典，了然会大意，投药中窾，君然如庖丁游刃。岂特曰吾道西矣，而邈然弗可量已。于是相与辨几微，参益损，跻颠极，破偏拘，皇皇登于大道，以俟百世，可以画一，则庶几其快我隐，谢我过焉。嗟乎，吾道之不孤，其有赖于朗仲也乎。因再付之剞劂，与同事诸君，更一改观。倘云知青于蓝，虽释其旧本可也已。

崇祯壬午四月华亭李中梓书于飞映阁

删补颐生微论总目并凡例

第一卷

三奇论第一

《素问》谓圣人治未病，则修炼尚矣。故以是篇为冠，亦《内经》首叙天真之意也。玄玄秘密，固不形于纸，而大意则不妨敷布，恐为旁门所乱耳。外附修养诸法，虽非至道而习之无间，自有奇征，勿以易而忽之。

医宗论第二

自轩辕以暨熙朝，医之有著述者，备志之以便征稽，且见医典渊多，见闻宜广，不得以空疏之识，操司命之权也。

先天论第三

物非芝醴，必有本源，学极治平，由知先后。欲卫生而不知所由生，犹振裘不举领也。生始维何，肾水是已。五官百骸，持行视听，俱待以为命。不知节啬，而以劳扰耗之，男女竭之，固非妄谈采补，而曰把牢春汛，不放龙飞，亦非惟有茹淡节情，庶几还元返本，作先天根本论。

后天论第四

母腹乍离，便知食饮，不学而能，洵天德也。其脏脾，其腑胃，水谷从而腐熟，他腑赖以灌输，配位则坤。譬兵则饷，安谷绝谷，死生悬殊，饥饱失调，劳逸不节，皆非知本者也。安忺①木顾子金补母火夭枉者，尚其鲜矣。剂后天以续先天，深有望于聚灰炼石之圣手焉。

辨妄论第五

高阳生本庸下之流，撰谬诀以欺世，承讹千载。虽已渐知其非，未能力返甚是。今以《内经》证之，庶几有征可信，而晦蚀者重光也。

审象论第六

脉有神机，不离乎象，象之不审，妄附于神，是无米而炊也。故拈其相似者别之，相反者列之。其四时六气、南北司天、平脉死脉，则备述之，盖欲约而该耳。

宣药论第七

古人比用药于兵，示其难。其慎之意，且喻随时通变也。然理义奥深，笔舌莫罄。若能由此篇而推广之，其于处方，思过半矣。

运气论第八

穷天之纪，自古难之。苟或罔知，天和岁气之说废矣。今寓渊深于简易，俾途辙可

---

① 忺（fán 凡）：轻薄。

循，不至惊观于海若也。

第二卷

脏腑论第九

十二经中，百病具足，五行攸属，职司攸分，先圣谆谆指示，直可见垣于纸上矣。萃而录之，心目了然，识病之法，无要于此。

别症论第十

常病易晓，变病难知，水火亢承，阴阳倒置，千里毫厘，夭伤者有矣。特为分辨数端，庶可引伸不匮。

四要论第十一

神圣工巧，医之四要，可以互参，勿得相失。恃此而废彼，良医弗为也。选其要纲，以存梗概，尤愿学者因此而广稽焉，斯善矣。

化源论第十二

治病必求于本，故古称神良者，莫不以取化源为第一义。此义不彰，弃根荄而问枝叶，何效之臻，故特揭而表明之。

知机论第十三

病固有机，微而实显。知其机者，间不容发；不知其机，是以人命为侥幸也。渊乎哉机，神而明之，毋自阻焉。

明治论第十四

病之不齐，治因以变，不尽其道，而归数于天，实实虚虚，伊谁之衍，用征前法，以寿吾世。此治之不用不明也。

风土论第十五

五方异宜，法与之变，胶而不化，是以生道杀之矣。谨按五宫以分九州，京省区别，遐迩同拯，进乎技矣。

虚劳论第十六

莫重于瘵，为其根本伤也。伤在根本，治在枝节，何怪乎无功。况古人分别此症，至有百种，惟执一途以治之，几何而不夭人之年也。此特阐其根本，悉其种类，愿天下为通变耳。

邪祟论第十七

邪祟一症，古未有深发其原者，故敢表而出之。先明受病之由，自可得治法矣。

伤寒论第十八

长沙垂教，立三百九十七法，一百一十三方，靡有漏矣。不谙其书，鲜不夭枉。嗟乎！生死在瞬息，不得不详为之论也，仁者其重图之。

广嗣论第十九

一身当绝续之关，顾不亟且钜。世之论种育者，皆执一端耳。兹且集众论而汇其全，原至理而订其舛，盖欲胥天下而庆螽斯也。

妇科论第二十

性主阴柔，心多愁恚，常失之滞而不能洒落，况望闻问切，多所难详，重祷轻医，有奇莫展，故妇科之要，情志为先，而医者宜辨也。

第三卷

药性论第二十一

博稽广收，剪繁去复，诸贤之说，有互相辨难者，并陈以备考求正。录一百二十品，附录二十品，盖选其最要者，以便精熟耳。

第四卷

医方论第二十二

轻重奇偶之制，君臣佐使之法，备为发明，见古人立方深意，以免妄投。如补中益气，东垣自叙，伤寒诸方，成氏注释，皆存原文，但删其浮、补其略耳。《医方考》中有数语可采者，仍以吴氏系之，计方八十首。

医案论第二十三

愚之不敏，业攻铅椠，又与知医，能免挂漏之讥乎？然一点详慎之念，可对天也。质鬼神，矢志拯持，罔敢或怠，以故往往奏功。述案三十条，皆症之变者，而常者不赘也。

感应论第二十四

古人良相良医并列而论，表其济世之心也。世俗为贪心所使，每流于薄，律以仁寿，漠不关心，良可慨矣。故录善恶之报十条，殿于篇末，使学者见而惕然，共全圣贤之念耳。

《内经》为医学之祖，每篇必引援相证，愿天下为有本之学，毋以浅近画也。

篇中但取词意显达，未免无文，盖欲通乎时俗，令学者不烦转解耳。

陶节庵录成家秘的本，戒其子曰：珍藏勿泄，恐浅陋者妄肆诋訾。余何人斯，而以诸论彰丑于世，讥议其可免耶。第博济为怀，婆心热血，自不能已于论耳，人言所不恤也。

医之为道，通天地人，义微而费，无有纪极。兹撰《内经知要》，照有熊之秘密，集百家之神髓，为上达者资也，同志者尚其鉴诸。

凡例终

目 录

卷 之 一

云间念莪李中梓士材父著

吴趋门人沈　颐朗仲父校

茂苑后学吴　进石虹参阅

三奇论第一

三奇者，《仙经》所谓人有三奇，精气神也。圣人治未病，则修炼尚矣。用冠篇首，仿启玄首叙天真之意也。玄玄秘密，固不形于纸上，而大意则不妨敷布，恐为旁门所乱耳。附修摄法二十五条，久习自有奇验，勿以易而忽之。

王太仆重次《内经》，移九卷《天真论》以冠篇首，其旨何居？有熊氏以绛宫玄府之秘，开灵兰金匮之先，分久视而拯夭札，安在不桴鼓应耶。今谈道者牛毛，成道者麟角，总未梦见《内经》者也。《天真论》[①]云：上古之人，其知道者，法于阴阳，和于术数，饮食有节，起居有常，不妄作劳，故能形与神俱，而尽终其天年。又曰：恬惔虚无，真气从之，精神内守，病安从来。复有真人、至人、圣人、贤人之别，均之修炼，而深浅不齐，然精气与神，未有殊者也。余因之嗜道，详征仙典，博访异人，幸闻性命之奥，获起沉痼之疴，至神奇亦至简易，但明先天祖气，便为入道之门。夫是祖气，始于混沌未开，伏于无形无象，视之不可见，听之不可闻，生天生地，生人物者也。老子曰：有物混成，先天地生，寂兮寥兮，独立而不改。周行而不殆，可以为天下母，吾不知其名，字之曰道者也。《胎息经》云：气入身来谓之生，神去离形谓之死。知神气者，可以长生，固守虚无，以养神气。神行即气行，神往即气往。若欲长生，神气须注。《仙经》曰：人在气中，如鱼在水中，鱼一刻无水即尽，人一刻无气即亡。又曰：神是性兮气是命，神不外驰气自定。又曰：阳气一分不尽则不死。东垣曰：气乃神之祖，精乃气之子。气者，精神之根蒂也。《悟真篇》云：道自虚无生一气，便从一气产阴阳。玄同子曰：人未生时，受兹祖气，便能生育此身，然则招摄此气，岂不能长生耶？白玉蟾曰：炼形见性凭君作，招气无门老不禁。招之者，非口鼻呼吸，非津液灌咽，非脐内存神，非丹田凝抱，非心下肾上，非两肾中间，非升坎填离，非通任会督，非阴跷一关，非眉间一穴，非泥丸峰顶，非涌泉海底，非窥中极，非守阳根，非丹炉烹炼，非房中采取，故钟离曰：涕唾津精气血液，七般灵物总皆阴，若将此物为丹质，怎得飞神贯玉京。又曰：四大一身皆属阴，不知何物是阳精。康节先生一口道破云：乾遇巽时观月窟，地逢雷处见天

---

① 天真论：《素问》作《上古天真论》。

根，天根月窟间来往，三十六宫都是春。此明明指出人身天地之正中，得诀下手，只须一香之顷。先天祖气忽然扯入，鼻孔如迎风之状。扯入一次即盗夺一次，三日之后当源源而来，七日来复，百日工毕。是斗柄招太阳，径寸混三才之大道也。无奈傍门邪术，讹传错教，非徒无益而又害之。故袁了凡云：随守一处，皆可收心。苟失其宜，祸害立起。若夫虚劳内损，痼疾经年，虽扁仓神圣，望而却走。倘能积气开关，犹可回生起死。积气非呼吸为工，开关非搬运为力，简易而无繁赜之苦，自然而无勉强之劳，气足则庶气上腾，甘露下灌，三关开通，百骸畅遂，从前受病之根，斩刈无遗，嗣后真之气蒸嘘不已。余虽不敏，尝事于斯，以起奇疴。虽非久视之大道，实为却病之神工，否则与道相失，去死不远，而犹冀以草木生之，何怪其不相及也。王氏首揭天真之旨，其在斯乎。

附修摄法二十五条

桑榆子曰：精化为气，气化而神集焉，元气充满，神必备矣。忧患动中，则知见因而暂亏，盖气权有不致者耳。故曰神能御气，则鼻不失息。谭紫霄曰：神犹母也，气犹子也。以神召气，如以母召子。刘赤脚云：神气如子母相亲，只为尘情间隔，若去了一分尘情，即有一分升降。

后天气与先天气，同出而异名。先天绸缊于无形，后天有形而可见，其实一而已矣。故曰：采先天，炼后天，相制化，作神仙。善养气者，行欲徐而稳，立欲定而恭，坐欲端而直，声欲低而和，使此身常在太和元气中，久久自有圣贤气象。

呼吸有声者风也，非息也，守风则散。虽无声而鼻中涩滞者喘也，非息也，守喘则结。不声不滞而往来有迹者气也，非息也，守气则劳。所谓患者，不出不入之义，绵绵密密，若存若亡，心不着境，无我无人，更有何息可调。至此则神自返，息自定，心息相依，水火相媾，息息归根，金丹之母。丘长春云：息有一毫之未定，命非己有。

人身之血，百骸贯通，及欲事既作，撮一身之血至于命门，化精以泄。夫精者，神倚之如鱼得水，气依之如雾覆渊。不知节啬，则百脉枯槁。交接必损肾，外虽不泄精，精已离宫，定有真精数点，随阳之痿而溢出，如火之有烟焰，岂能复返于薪哉。

肾中阳气，至子而生，夜半子时，披衣起坐，两手搓热，一手兜外肾，一手掩脐，而凝神于内肾，久久习之而精旺矣。

《金丹秘诀》曰：一擦一兜，左右换手，九九之数，真阳不走。戌亥二时，阴旺阳衰之候，一手兜外肾，一手擦脐下，左右换手，各擦八十一，半月精固，久而弥佳。

张成子曰：卧时坐于床，垂足，解衣，闭息，舌拄上腭，目视顶门，提缩谷道，两手摩两肾腧，各一百二十，多多益善，极能生精固阳，治腰痛。

每上床时，两足赤肉，更番用一手握足，一手摩涌泉，多至千数，少亦百余，能固真去湿。

十六字诀曰：一吸便提，气气归脐，一提便咽，水火相见。不拘行住坐卧，舌搅华池，抵住上腭，满口津生，咽下谷谷有声。随于鼻中吸清气一口，以意目力送至脐下一寸三分，略存一存，谓之一吸。随将下部轻轻如忍便状，以意目力提起，上夹春双关，真至玉枕，透入泥丸，谓之一呼。周而复始，咽时有津固妙，无津亦谷谷然咽之，不拘多寡，只要每日毋间，久行精神强旺，百病不生，入房即有采补之功。

六字诀曰：自子至巳六阳时，面向东方，勿闭窗户，又忌风入，解带正坐，叩齿四九，搅口中浊津，漱炼一二百。候成清水，即低头谷谷咽下，送至丹田，开口念呵字以吐心中毒气。念时耳不得闻呵字声，闻即气粗，反损心气。念毕仰头闭口，将鼻徐吸清气以补心气，吸时亦不得闻吸声，但呵字令短，吸时令长，如是六次，则心毒散而心元复矣。依此式念呼字治脾，呬字治肺，嘘字治肝，嘻字治胆，吹字治肾，并各六次，是谓小周。

《黄素四十四方经》云：夜寝欲合眼时，以手抚心三过，闭目微祝曰：太灵九宫，太乙守房，百神参位，魂魄和同，长生不死，塞灭邪凶，此隐寝魂之法，常能行之，魂魄安宁。

身中三尸，常以庚申日录人罪过，奏闻上帝，减人禄命。每遇庚申彻夜不卧，三尸不得上奏。上尸名彭居，中尸名彭质，下尸名彭矫。卧时叩齿三七，左手抚心，呼三尸名，令不敢为害。

患停滞者，闭息纳气猛送下，鼓动胸腹，两手作挽弓状，气极满，缓缓呵出五七通，快即止。

患感冒者，盘足端坐，两手紧兜外肾，闭息存气，自尾闾上夹脊透泥丸，逐其邪气，低头屈抑如礼拜状，得汗为度。

患齿疾者，晨醒扣齿四九，纳气三口。每口呼去脾毒，食后必漱洁，小解必紧咬，永无齿疾。

患目昏者，静坐闭息，垂帘塞兑，两目轮左转七遍，右转七遍，紧闭少时，忽大睁开（久行为妙）。

患头眩者，静坐闭息，两手掩耳，折头五七次，存想元神逆上泥丸，风邪自散。

心静则神悦，神悦则福生，人能化毒性以救死，养喜神以延生，必去身灾，兼除人患。

精欲漏时，提气守泥丸，或微呵一二次，勿使心气下从。虽有走漏，可无大伤，切勿子后行房，阳方生而顿灭之，一度伤于百度。

食饱徐行，摸腹解带，伸腰，使食下舒，方可就坐。饱坐发痔，食后曲胸而坐，必病中满。怒后勿食，食后勿怒，醉后勿饮冷，饱余勿便卧。

发宜多梳，面宜多擦，胸宜常护，目宜常运，耳宜常凝，口宜常闭，齿宜常扣，气宜常提，津宜常咽，浊宜常呼，背宜常暖，腹宜常摩，囊宜常裹，肢节宜常摇动，皮肤宜常干沐。

孙真人曰：大怒交合成痈疽。疲劳入房，虚损少子。身体常欲小劳，流水不腐，户枢不朽，运动故也。常当内视五脏，了了分明。勿食一切脑子，损人。忍小便，膝冷成麻。忍大便，乃成气痔。着湿衣汗衣，令人生疮。头勿向北卧，头边勿安火炉。夜卧魂魇，勿燃灯唤之，亦勿近身急唤。恶梦不可说，早起含水向东喷之，咒曰：恶梦着草木，好梦成宝玉。凡在家及出行，逢疾风暴雨，震雷昏雾，皆有恶神经过，宜入室闭户，静坐焚香，过后乃出，方不损人。

却病十法：心如木石，观四大假合，一也。烦恼现前，以死譬之，二也。常将不如我者，巧自宽慰，三也。造物劳我以生，遇病却间，反生庆幸，四也。痛苦不适，宿业难逃，惟欢领受，五也。室家和睦，无交谪之言，六也。众生各有病根，常自观察克治，七也。风露严防，嗜欲淡薄，八也。饮食宁节毋多，起居务适毋强，九也。高人良友，讲开怀出世之谈，十也。

病有十不治，恣纵惕淫，不自珍重，一也。窘若拘囚，无潇洒趣，二也。怨天尤人，广生懊恼，三也。今日预愁明天，一年常计百年，四也。室家聒噪，动成荆棘，五也。听信祷赛，广行杀戮，六也。寝兴不适，饮食无度，七也。讳疾忌医，攻补妄投，八也。过服汤药，荡涤肠胃，九也。以死为苦，难割难舍，十也。

四时调摄法

春三月，此谓发陈，夜卧早起，肝旺脾衰，减酸增甘，节情欲以葆生生之气，少饮酒以防逆上之火。正月衣宜下厚而上薄，勿骤脱衣，勿念犯风，夏必飧泄。二月宜暖衣，令得微汗，以散去冬伏邪。三月勿处湿地，勿露体星宿下。

夏三月，此谓蕃秀。夜卧早起，心旺肺衰，减苦增辛，伏阴在内，宜戒生冷，神气散越，宜远房室。勿暴怒，勿当风，至秋为疟。勿昼卧，勿引饮，主招百病。四月纯阳之月，忌入房。五月毒月，君子斋戒薄滋味，节嗜欲。霉雨湿蒸，宜烘燥衣，时焚苍术，常擦涌泉，袜以护足。六月勿濯冷，勿贪风，夜勿纳凉，卧勿摇扇，腹护单衾，食必温暖。

秋三月，此谓容平。早卧早起，肺旺肝衰，减辛增酸，收敛神气，禁吐禁汗。七月须取爽气，足与脑宜微凉。八月勿食姜，勿沾秋露。九月宜养筋。

冬三月，此谓闭藏，早卧晚起，肾旺心衰，减咸增苦。暖足凉脑，曝背避寒，勿令出汗，目勿近火，足宜常濯。十月属亥，纯阴之月，一岁发育之功，实胚胎于此，大忌入房。十一月一阳方生，远帏幕，省言语。十二月禁疲劳，防汗出。

余早岁攻儒，读无言无隐之章，便觉疑团膺碍。壮年学道，颇得真诠，洞知不根虚静者，即是邪术。晚岁参禅，幸遇明眼尊宿，壁立万仞，把个没滋味铁酸馅，劈头拈示，未尝落草盘桓，但与本分草料，忽尔转身，豁开向上，大机大用，开口不在舌头，擎茶受食，何处不垂指示。乃知夫子无言无隐，和盘托出。老氏虚极静笃，只证教家。盖尝统而论之，三教同一心地法门。孔子多从伦常日用处提撕，不坏世间相而谈实相者也。老子长生黄白男女之说，悲世贪执，顺其所欲，渐次导之，世尊四十九年说法，犹是随人颠倒。至拈花一着，方称本怀，直下一刀两段，坐断千圣顶领。是知三教圣人心法虽同，而直捷痛快，未有妙于禅宗者也。

医宗论第二

夫医也者，近之治身，消患于未兆；远之治人，广惠于无穷。然非研求《灵》《素》，玩味诸家，虽至敏者，不能辟无师之智也。夫病者听医，犹听神明，医诚良而听之宜也。今医师遍天下而术未工，病者疑信半而姑听命焉，又以好全恶危之心待之，病非在皮肤，效期于旦夕，旦不效旦更，夕不效夕更，而医始不能尽其技矣。故天下不尊医，医亦不自尊，急而求医，医亦急而求术，古之艺精而试，今之艺试而精，古之人法治病，今之人病合法，医固如此，人于何尤。君之慨然以仁寿为己任，非博综无由也。昔在神农，辟《本草》四卷，察寒热温平，分君臣佐使，开万世之聋聩，救斯民之夭枉。《黄帝内经》十八卷，上穷天纪，下极地理，远取诸物，近取诸身，阐发玄机，弘开寿域，医师未能谙熟，便为无本庸流。第征辞奥义，非浅衷者敢窥也。商有伊尹作《汤液本草》，明轻清重法，晰阴阳升降及十二经表里之宜，制方之祖也。秦越人成《难经》八十一卷，为有熊之勋臣，开后学之师表。惜其误以命门一穴指为右肾。考之明堂铜人诸经，灼然见智者之一失也。汉之仓公识见超异，史称其神，而迥风杳风，未详其旨。长沙张仲景著《伤寒论》二十二篇，三百九十七法，一百一十三方，暨《金匮玉函》等经，属伤寒之鼻祖，真济世之慈航。若法奥未详而妄轻投治，比之操刃何以异焉。至愤激之说，以不服药为中医，今读者酸鼻矣。魏有华佗针灸汤丸，应手取效，剖腹煎肠，神在百端，内照图说，其遗意也。晋有王叔和《脉经》十卷，分三部九候，辨人迎气口，阐《灵》《素》之微，集诸家之要，奈何高阳生以伪诀窃名，祸苍生也久矣。皇甫谧独得抒微渺，直闯轩岐，著《甲乙针经》，精确可征，旷越千古。齐有褚澄，谓广嗣祈男，可以必得，师尼寡妇，疗各不同，颇著卓识。至谓女人脉反于男，以心肺列于两尺，此其谬也。隋有巢元方撰《病源论》五十卷，条分缕析，得未曾有，然但详风寒，不及湿热，毋乃偏乎。杨上善以《太素》名家，征休征咎，几于神灵，而还按《内经》，终无此旨。意其神于风鉴，假以托名耳。全元起《内经》训解，即非字字印泥，而深心体会，已得大旨，宜当时以为得则生、失则死也。唐有孙思邈《千金方》三十卷、《脉经》一卷，论粗工祸人，至为愤切，用心仁厚，何以加焉。王启玄《天元玉册》三十卷、《玄珠》十卷、《照明隐旨》三卷、《内经注解》二十四卷，推运气之微，穷经络之理，靡有阙遗，亦一时之杰也。宋有钱乙著《伤寒指微》、《婴孩杂论》，扶《内经》之秘，分五脏之方。谓肝挟相火，有泻而无补，肾为真水，有补而无泻，大哉斯言，独发奥旨，惜其遗书散坠，未可多见也。庞安常立言精邃，述人迎气口，在手在喉，上下齐等，引绳曰平。过胜即病，而有三阴三阳之分，二十年晦蚀之旨，一

旦照明，岂曰小补。金之成无己，祖述长沙，详加注脚，著《伤寒论》、《明理论》，庶几博洽精详，识超辞达。然未免随文顺释，其于分别较正，实多阙略。刘完素撰述《六书》，发明亢制之理，洞如观火，然偏主于热，岂能尽六气之变乎，遂令后世喜用寒凉，伐天和而罔悟，伊谁之咎也。洁古张元素洞彻病机，活泼施疗，尝言运气不齐，古今易辙，旧方新病，难相附合，仁人之言，其利甚溥。拘方之士，庶有悟焉。憾其书多不传，无从私淑耳。元季李东垣发明内伤极类外感，实有分别，而以土为万物之母，多注意于扶脾，确然元本，旷古未发之旨也。张子和《儒门事亲》惟主汗吐下三法，当固有起死之功，误即有伤生之惨。是惟气强者宜之，稍挟虚者，在所痛禁。大抵贫贱之人合用此法，富贵之人腑脏柔薄，可不重为之虑耶。王好古著《元戎》十卷、《大法》三卷，《仲景详辨》、《伤寒辨惑》、《活人节要》、《汤液本草》、《此事难知》、《癍疹论》、《光明论》、《标本论》等书，非一代大儒，俦能辨此。罗天益潜心笃学，撰《卫生宝鉴》二十四卷，亦医林之白眉也。吴恕以伤寒头绪繁多，括为歌诀，名曰《指掌》，令学者无高深之叹，良有裨也。隐君王珪，幼壮至老，分款调摄，五痰诸饮，悉究精详，号为《泰定养生论》。方法神奇，至今赖之。丹溪朱震亨著《格致余论》、《局方发挥》、《附余》、《心法》等书，谓阳易于动，阴易于亏，独重滋阴降火，盖补东垣之未备也。后世不知其故，妄意其殿四家之末后，集诸氏之大成，群然宗法，辄以寒凉损真，此非丹溪之误，不善学者误丹溪也。又言六气之中，暑也、燥也、火也，热居其半，独不思寒也、湿也、风也，冷亦居其半耶。倪惟德论方论证，灵能变化，读《启微》绪论，

而知敕山老人非常人也。滑伯仁《诊家枢要》、《十四经发挥》、《本草会韵》，深心特见，殊可嘉尚。王履学究天人，文章冠世，有《溯洄集》、《伤寒考》诸刻，脍炙人口。更有《钩玄》、《韵绕》二书，则未之见也。顾其真书沦没，而《脉诀》、《铃法》伪书满世，岂天不欲使斯民跻于寿域耶？戴起宗究《内经》之奥，抒运气之旨，慨《脉诀》误人，起而正之，有德医门，非浅鲜矣。近世名家如节庵陶华著书六种，邃究伤寒，良有苦心，独其畏仲景峻方，辄以数方代之，则亦登堂而未能入室者矣。节斋王纶《名医杂著》，以二陈疗痰，止宜于湿，而老痰者不合也。其老痰丸方，真出独创。惜夫过谓参能杀人，虚劳禁用。斯言一出，印定后人眼目，至今胶执其说，互相传戒，而虚虚之祸，曷可胜言！向非李濒湖[①]力挽其讹，几何不使虚劳之症，坐而待毙乎。薛立斋敏而多闻，谓十三科一理，慨外科固执成方，不穷病本，特发内外合一之旨。又以风会不齐，今人虚薄，痛戒寒凉，多行温补，拯救绝灵，验若桴鼓。著述计十六种，诚迩来名医之冠，而多功于先哲后昆者也。历考前代医籍之传者，五百九十六部，一万有九十二卷，而吾熙朝之彦，续有万余卷，不能枚举，兹特述其尤者，亦说约之意也。倘眼孔未富，执一得以自封，章名未融，泥筌蹄而多滞，则于卫生博济之道，隔去万重，司命之谓何，而甘为庸下也。方且惭汗无地，而尚欲取于天下，其可得耶！

先天根本论第三

夫玄黄未兆，天一之水先生；胚体未成，两肾之元先立。《仙经》曰：借问如何是玄牝，婴儿初生两肾，未有此身，先有两肾，故肾为脏腑之本，十二脉之根，呼吸之主，三焦之源，而人资之以始者也。故曰肾水者先天之根本也，而一点元阳则寓于两肾之间，是为命门。盖一阳居二阴之间，所以位乎北而成乎坎也。人非此火，无以运行三焦，腐熟水谷。《内经》曰：少火生气。《仙经》曰：两肾中间一点明，逆为丹母顺为人。夫龙潜海底，龙起而火随之，元阳藏于坎府，运用应于离宫，此生人之命根也，乃知阳火之根本于地下，阴火之源本于天上。故曰水出高原。又曰火在水中。夫水火者，阴阳之征兆，天地之别名也。独阳不生，孤阴不长。天之用在于地下，地之用在于天上，则天地交通，水火混合而万物生焉。古之神圣察肾为先天根本，故其论脉者曰：人之有尺，犹树之有根，枝叶虽枯，根本将自生。伤寒危笃，寸口难稽，犹诊太溪以卜肾气。夫精也者，水之华池。神情之如鱼得水，气依之如雾覆渊。方其为婴孩也，未知牝牡之合，而勃然峻作，精之至也。纯纯全全，合于天方，溟溟清清，合于无沦。年十六而真精满，始能生子，精破之后，乾破而为离。真体已亏，不知节啬，则百脉空虚，不危何待。世有以固精采补者，是大不然，男女交接必扰其肾，外虽不漏，精已离宫，有真精数点，随阳之痿而溢出，如火之有烟焰，岂能复返于薪哉。是故贵寡欲，然损精伤神，是非一端。若目劳于视，精以视耗。耳劳于听，精以听耗；心劳于思，精以思耗；体劳于力，精以力耗，随事而节之，则精与日积矣。是故贵节劳。肾司闭藏，肝主疏泄，二脏皆有相火，而其系上属于心，心君火也。怒伤肝而相火动，则疏泄者用事，而

---

① 湖：原作"河"，依《本草纲目》卷十二人参条改。下同。

闭藏者不得其职，虽不交合，精已暗耗矣。是故贵息怒。酒能动血，饮酒则身面俱赤，是扰其血也。数月不近色，精已凝厚，一夜大醉，精随薄矣，是故宜戒酒。《内经》曰：精不足者，补之以味。然膏粱之味未必生精，恬淡之味最能益肾。《洪范》论味而稼穑作甘，世间之物，惟五谷得之味正。淡食五谷，大能养精。吴子野云：芡实本温平，不能大益人，而谓之水中丹者何也？人之食芡也，必枚啮而细嚼之，未有多嗫而亟咽者也。舌颊齿唇，终日嗫嚅，而芡无五味腴而不腻，是以致玉池之水转相灌注，积其功力，虽过乳石可也。以此知人能淡食而徐饱者，大有益于脾肾。经曰：胃为水谷气血之海，化荣卫而润宗筋。又曰：阴阳总宗筋之会，而阳明为之长。故胃强则肾克而精气旺，胃病则精伤而阳事衰也。《灵枢》曰：生之来谓之精。此先天元生之精也。《素问》曰：食气入胃，散精于五脏。此水谷日生之精也。然日生之精皆从元精所化，而后分布其脏，盈溢则输之于肾，故曰五脏盛乃能泻。若饮食之精，遇一脏有邪，则一脏之食味，化之不全，不得与元精俱藏，而时自下矣。故肾之阴虚则不藏，肝之阳强则气不固，若遇阴邪客于窍，与所强之阳相感，则精脱而外淫矣。阳强者，非真阳之强，乃肝之相火强耳。夫五脏俱有火，惟相火之寄于肝者，善则发生，恶则为害，独甚于他火。其阴器既宗筋之所聚，乃强于作用，皆相火充其力也。若遇接内，得阴气与合，则三焦上下内外之火翕然而下，从百体玄府悉开其滋生之精，尽会于阴器以跃出，岂止肾所藏者而已哉。任恭惠公年老弥健，或问其故。曰：曾读《文选》石韫玉而山辉，水含珠而川媚，于斯二语悟得葆精之道。故足于精者，百疾不生；穷于精者，万邪蜂起。先

哲洞窥根本，力勉图全。遇症之虚者，亟保北方，以厚生命之根。其于水火之间，又有分别。水不足者，壮水之主，以制阳光，六味丸是也；火不足者，益火之源，以消阴翳，八味丸是也。只于年力方刚，尺脉独实者，微加炒枯知母、黄柏，以抑其亢炎。昧者以为滋阴上剂，救水神方，不问虚实而概投之。不知知母多则肠胃滑，黄柏久则肠胃寒，阳气受贼，何以化营卫而润宗筋，将髓竭精枯，上呕下泄，而幽潜沉冤，尚忍言哉！此皆守河间有热无寒之论，丹溪阳常有余之说，贻祸如此其烈耳。致《求正录》云：刘朱之言不息，则轩岐之泽不彰，诚斯道之大魔，亦生民之厄运也。虽其言未免过激，然补偏救弊，为后学顶门下针，良有苦心也。古之至人，知金为水母，气为水源，坎可填离，舌水为活，绵绵纳咽，汩汩有声，会昆仑峰顶，山泽气通，则水源所发，混混乎不舍昼夜，水精所奉，洋洋乎为露为淋，故知气即水，水即气，因以明火即水，水即火也。水中有火，水出高原之义，不亦彰且著乎？

后天根本论第四

夫人团地一声[1]之后，命曰后天，而后天之根本，脾胃是也。脾胃属土，土为万物之母，故《易》曰：至哉坤元，万物资生。经曰：脾胃者，仓廪[2]之官，五味出焉。又曰：食入于胃，散精于肝，淫气于筋。浊气归心，淫精于脉，脉气流经，气归于肺。饮入于胃，游溢精气，上

---

[1] 团地一声：团（huo 获），忽然之义。团地一声，佛家谓参禅而顿悟见性之状。

[2] 廪：《素问·灵兰秘典论》作"廪"，按廪、廪通，给予粮食之义。

输于脾，脾气散精，上归于肺，通调水道，下输膀胱，水精四布，五经并行，合于四时五脏阴阳，揆度以为常也。是知水谷入胃，洒陈于六腑而气至焉，和调于五脏而血生焉。行于百脉，畅于四肢，充于肌肉，而资之以为生者也。故曰安谷则昌，绝谷则亡。一日不食则饥，七日不食则肠胃竭绝而死矣。人之有脾胃，犹兵家之有饷道也，饷道一绝，万众立散，脾胃一败，百病难施。上古圣人见土为后天之根本，故其著之脉者，曰四时皆以胃气为本，有胃气则生，无胃气则死。是以伤寒当危困之候，诊冲阳以察胃气之有无，冲阳应手则回生有日，冲阳不应则坐而待毙矣。东垣先生深窥经旨，独著《脾胃论》以醒提聋聩。其言胃中元气盛，则能食而不伤，过时而不饥，脾胃俱旺，能食而肥，脾胃俱虚，不能食而瘦者。胃伏火邪于气分，则能食，脾虚则肌肉削也。七情戕其内，六气攻其外，皆足以致虚，惟饮食与劳倦两端，其关尤巨。经曰：饮食自倍，肠胃乃伤。又曰：水谷之寒热，感则害人六腑。夫饮者水也，无形之气也。经曰：因而大饮，则气逆，或为喘咳，或为饮癖，或为水肿，或为呕吐之类。食者物也，有形之血也。经曰：因而饱食，经脉横解，肠癖为痔，或为胀满，或为积聚，或为诸痛，或为吐利之类。此所谓饮食伤也。经曰：有所劳倦，形气衰少，谷气不盛，上焦不行，下脘不通，胃气热，热气熏胸中，故内热。又曰：劳则气耗。劳则喘息汗出，内外皆越，故气耗矣。有所劳倦，皆损其气，气衰则虚火旺，旺则乘脾，脾主四肢，故困热无气以动，懒于语言，动作喘乏，表热自汗，心烦不安，此所谓劳倦伤也。盖人受水谷之气以生，所谓清气、营气、卫气。皆胃气之别名也。胃为水谷之海，五脏六腑，皆受灌输。若

起居失度，饮食失节，未有不伤脾胃者也。脾胃一伤，元气必耗，心火独炎，心火即下焦阴火，心不主令，相火代之。火与元气，势不两立，一胜则一负，阴火上冲，气高而喘，身热而烦，脾胃之气下陷，谷气不得升浮，是春生之令不行，无阳以护其营卫，乃生寒热。经曰：劳者温之，损者温之。又曰：温能除大热。大忌苦寒，反伤脾胃，东垣于劳倦伤者，立补中益气汤，纯主甘温，兼行升发，使阳春一布，万物敷荣。易老于饮食伤者，立枳术丸，一补一攻，不取速化，但使胃强不复伤耳。此皆炎黄之忠荩后进之标的也。罗谦甫善发其旨，故云脾虚食少，弗可攻伐，补之自能食进，是则更有法焉。东方之仇木宜安，恐木实则侮土而厥张也。西方之子金宜顾，恐子虚则窃母以自救也。若夫少火，实为生气之元，中央之土虚则补其母，故许学士云：肾虚不能食化，譬如釜中水谷，下无火力，其何能熟耶？严用和云：房劳过度，真阳衰弱，不能上蒸脾土，以致饮食不消，须知补肾，肾气若壮，丹田火充，上蒸脾土，土温自治矣。愚尝统而论之，脾胃者，其坤顺之德，而有乾健之运。故坤德或惭，补土以培其卑监；乾健稍弛，益火以助其转运。此东垣、谦甫以补土立言，学士、用和以壮火垂训。盖有见乎土强，则出纳自如，火强则转输不息，火为土母，虚则补其母，治病之常经也。每见世俗，一遇脾胃虚滞，便投曲、卜、楂、芽、香、砂、枳、朴，甚而用黄连、山栀，以为脾胃良方，而夭枉者更仆难数矣。不知此皆实则泻子之法。因脾胃有积聚、有实火，元气未衰，邪气方张，用破气之剂，以泻肺金主气之脏，诚有功效。若虚而伐之则愈虚，虚而寒之，遏真火生化之元，有不败其气而夺其谷乎？最可异者，以参术为滞闷之品，

畏之如砒鸩，独不闻经云虚者补之，劳者温之，又云塞因塞用乎？又不闻东垣云：脾胃之气，实则枳实、黄连泻之，虚则白术、陈皮补之乎？又不闻丹溪云：实火可泻，芩连之属，虚火可补，参芪之属乎？且饮食初伤，元气未败，或有湿热，黄连其选也。若病稍久，元气必虚，阳气不充，阴寒为祟，反服黄连，无异于入井而反下石耳。经曰：饮食劳倦，损伤脾胃，始受热中，末传寒中，则始宜清热，终宜温养，灼然有辨，故能辨虚实，善识寒温，医之能事竟矣。更有说者，圣人治未病，不治已病，则居恒无病之时，便当早为之。所观既济之象曰：君子以思患而预防。随之象曰：君子以向晦人晏息。颐之象曰：君子以节饮食，岂非明饮食劳倦之足以伤生耶？养生家知劳倦之祸人也，亟于养气，行欲徐而稳，言欲定而恭，坐欲端而直，声欲低而和，常于动中习静，使此身常在太和元气中，久久自有圣贤气象。《长生秘典》曰：内劳神明，外劳形质，俱足夭折。惟房劳较甚，为其形与神交用，精与气均伤也。又曰：久立久坐，久行久卧，皆能伤人（以上皆防劳倦）。元气胜谷气，其人瘦而寿；谷气胜元气，其人肥而夭。泰西水曰：饮食有三化，烹煮糜烂，名曰火化；细嚼缓咽，名曰口化；蒸变传送，名曰胃化。二化得力，不劳于胃。《医说》云：饮食到胃，俱以温和为妙。不问冷物热物，但细嚼缓咽，自然温矣。《秘典》曰：食饱之后，解带摸腹，伸腰徐行，作喷以通其秘，用呵以去其滞，令饮食下行，方可就坐。饱坐发痔，曲胸而坐成中满。醉后勿饮冷，饱余勿便卧。食后勿怒，怒后勿食。冷热之物，不宜互食。《尊生编》云：饮以养阳，食以养阴，食宜常少，亦勿令虚，不饥强食，不渴强饮，则脾劳发胀，朝勿令饥，

夜勿令饱。淡食则多补，五辛善助火。《调食法》云：宁少毋食多，宁饥毋食饱，宁迟毋食速，宁热毋食冷，宁零毋食顿，宁软毋食硬。此六者，调理脾虚之要法也（以上皆言饮食）。语云：修养不如节劳，服药不如忌口。斯言虽鄙，颇切理要。诚能于此精勤，则土强而脏腑俱安，后天之根本不损，营卫冲和，有天命矣。

辨妄论第五

盖闻诊候者，通神达微之事也，而登高自卑，必取诸脉象。惜高阳生伪诀讹传，久汩于阴霾之域。虽辟之者，代不乏人，奈习之者恬不知改。余欲起而正之，固知微尘无足岳之能，然天下万世岂无明眼？余言或不足信，将《内经》亦不足信耶？今以《内经》脉法为图，据经言以正其讹，炳若日星，则征无不信，吾知免夫。

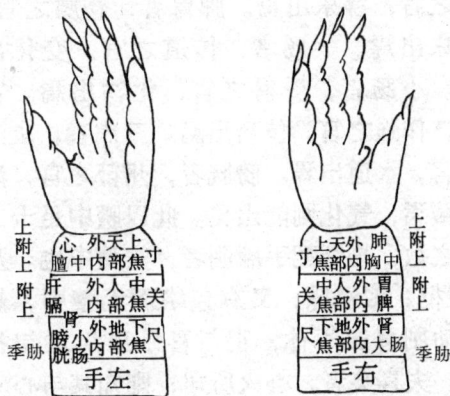

《内经》分配脏腑诊候图

尺内两旁，则胁季也。尺外以候肾，尺里以候腹。中附上，左外以候肝，内以候膈。右外以候胃，内以候脾。上附上，右外以候肺，内以候胸中。左外以候心，内以候膻中。

此《内经》之候法也，府不及胆者，

寄于肝部也；不及大小肠膀胱者，统于腹中也。高阳生以大小肠列于寸上，三焦配于左尺，命门列于右尺，膻中置而不言，男女易位，死数差讹，形脉不分，图象妄设，不可不为之辨也。夫寸主上焦，以候胸中；关主中焦，以候膈中；尺主下焦，以候腹中。此生身之定位，古今之通论也。大小肠皆在下焦腹中，伪诀越中焦而候之寸上，有是理哉。滑伯仁以左尺主小肠、膀胱、前阴之病，右尺主大肠、后阴之病，可称千古只眼。伪诀之误，特因心与小肠为表里，肺与大肠为表里，不知经络相为表里，诊候自有定位，何可混耶？叛经者一也。《金匮真言篇》曰：肝心脾肺肾五脏为阴，胆胃大肠小肠三焦膀胱六腑为阳。此止十一经耳，则手厥阴一经竟何在乎？《灵兰秘典篇》曰：心者，君主之官，神明出焉。肺者，相傅之官，治节出焉。肝者，将军之官，谋虑出焉。胆者，中正之官，决断出焉。膻中者，臣使之官，喜乐出焉。脾胃者，仓廪之官，五味出焉。大肠者，传道之官，变化出焉。小肠者，受盛之官，化物出焉。肾者，作强之官，伎巧出焉。三焦者，决渎之官，水道出焉。膀胱者，州都之官，津液藏焉，气化则能出矣。此以膻中足十二脏之数，是则配手厥阴者，实膻中也。及《灵枢》叙经脉，又有包络而无膻中，然曰动则喜笑不休，正与喜乐出焉之句相合。夫喜笑者，心火所司，则知其与心应也，独膻中称臣使者，君主之亲臣也。由是包络即为膻中，断无可疑。膻中以配心脏，自有确据，乃伪诀竟不之及，则手厥阴为虚悬之位矣。叛经者二也。《灵枢》曰：上焦出于胃上口，并咽以上，贯膈而布胸中。中焦亦并胃中，出上焦之后，泌糟粕，蒸津液，化精微而为血。下焦者，别回肠，注于膀胱而渗入焉。水谷者，居

于胃中，成糟粕下大肠，而成下焦。又曰：上焦如雾，中焦如沤①，下焦如渎。由是则明以上中下分三焦矣。伪诀列于右尺，不亦妄乎？又曰：密理厚皮者，三焦厚；粗理薄皮者，三焦薄。又曰：勇士者，三焦理横；怯士者，三焦理纵。由是则明有形象矣。伪诀以为无形，不亦妄乎？叛经者三也。心肝脾肺，俱各一候，惟肾一脏而分两尺候者，为肾有两枚，形如豇豆，分列于腰脊之左右。伪诀以左为肾，右为命门，考诸《明堂》、《铜人》等经，命门一穴在督脉第十四椎下陷中，两肾之间。盖一阳居二阴之中，所以成乎坎也。且脉之应于指下者，为有经络循经，朝于寸口，《内经》并无命门之经络，何以应诊而列之右尺乎？叛经者四也。夫男女之异，惟茎户精血胞门子户耳。若夫脉象自有定位，如左尺水生左关木，左关木生左寸火，君火付权于相火，故右尺火生右关土，有关土生右寸金，五行循序相生，万古不易之理。伪诀乃曰：女人反此背看之，甚且以左尺候心，右尺候肺，而五行之理紊乱极矣。叛经者五也。经曰：肾绝四日死，肝绝八日死，心绝一日死，肺绝三日死，脾绝十二日死。乃伪诀云四十日止一脏绝，却后四年多命没。夫人岂有一脏既绝，尚死四年者乎？叛经者六也。《内经》曰：形气有余，脉气不足，死；脉气有余，形气不足，生。仲景曰：脉病人不病，号曰行尸，以无王气。卒运仆不知人，则死。人病脉不病，名曰内虚，虽困无苦。而伪诀云：健人脉病号行尸，病人脉健亦如之，是脉病与人病无别矣。叛经者七也。脉理渊微，可以神领，难以言求，而况可以图示乎。如大小长短，固可图也，而迟数结促，皆以至数为

---

① 沤：原作"沥"，依《灵枢·营卫生会》改。下同。

名，岂可得而图乎？勉强牵合，几堪捧腹。叛经者八也。夫是八者，特举谬之尤耳。若按字而求其疵，更仆难数。然蔡西山辨之于前，戴同父正之于后，无待赘举。愿后之学者，详味经言，翻其错误，使千年晦蚀之旨一旦昭明，指下井然，而证治无惑，斯民无夭折之磋矣。

审象论第六

夫证之不齐，难以枚举，而尽欲以指下得其情，则戛戛乎难之矣。先哲有言曰：脉有神机，微而莫显，胸中了了，指下难明，况胸中昧昧，而思指下全生，庸可几乎。脉固有象，不能比类以晰其似，对比以别其殊，辨兼至以定名，察平脉以昭治，分六气以测证，按运政以观应，审真脏以知亡，则呫哗虽勤，而临视莫适，轻言谈笑，乱说是非，御人口给，言不由衷。试一思之，真堪愧绝。余是以不揣鄙陋，略陈概云。

此类者，所以明相类之脉。洪与虚，皆浮也，浮而有力为洪，浮而无力为虚。沉与伏皆沉也，沉脉行于筋间，重按即见，伏脉行于骨间，重按不见，必推筋至骨乃可见也。数与紧皆急也，数脉以六至得名，紧则不必六至，惟弦急而左右弹，状如切紧绳也。迟与缓皆慢也，迟则三至，极其迟慢，缓则四至，徐而不迫。实与牢皆兼弦大实长之四脉也，实则浮中沉三取皆然，牢则但于沉候取也。洪与实皆有力也，洪则重按少衰，实则按之亦盛也。革与牢皆大而弦也，革则浮取而得，牢则沉取而见也。濡与弱皆细小也，濡在浮分，重按即不见也，弱主沉分，轻取不可见也。细与微皆无力也，细则指下分明，微则似有若无，模糊难见矣。短与动皆无头尾，短为阴脉，其来迟滞，动则阳

脉，其来滑数。促结涩代皆有止者也，数时一止为促，缓时一止为结，往来迟滞，似止非止为涩，动而中止，不能自还，止有定数为代。

对举者，所以明相反之脉。浮沉者，脉之升降也。迟数者，脉之急慢也。滑涩者，脉之通滞也。虚实者，脉之刚柔也。长短者，脉之盈缩也。洪微者，脉之盛衰也。紧缓者，脉之张弛也。促结者，脉之阴阳也。濡弱者，脉之穷于进退者也。芤弦者，脉之见于盛衰者也。经曰：前大后小，前小后大，来疾去徐，来徐去疾，去不盛，来反盛，去盛来不盛，乍大乍小，乍长乍短，乍数乍疏，是又二脉之偶见者也。

兼至者，合众脉以成一脉也。浮而细且软为濡；沉而细且软为弱；浮而极细极软，似有若无为微；浮而且大且弦且长之合为革；沉而且大且弦且长之合为牢；且大且长，浮中沉皆有力为实。

平脉者，各部之本脉也。足厥阴肝，沉而弦长；足少阴肾，沉实而滑；足太阴脾，中和而缓；足少阳胆，弦大而浮；足阳明胃，浮长而涩。足太阳膀胱，洪滑而长；手少阴心，洪大而散；手太阴肺，浮涩而短；手厥阴心胞络，浮大而散；手少阳三焦，洪大而急。手阳明大肠，浮短而滑；手太阳小肠，洪大而紧。

时令者，四时之变，脉与之应也。十二月大寒至二月春分，为初之气，厥阴风木主令。经云：厥阴之至其脉弦。春分至小满为二之气，少阴君火主令。经云：少阴之至其脉钩。小满至六月大暑为三之气，少阳相火主令。经云：少阳之至大而浮。大暑至八月秋分为四之气，太阴湿土主令。经云：太阴之至其脉沉。秋分至十月小雪为五之气，阳明燥金主令。经曰：阳明之至短而涩。小雪至十二月大寒为六

之气，太阳寒水主令。经曰：太阳之至大而长。

以平治之纪为例：若太过之纪，其气未至而至，从节前十三日为度。不及之纪，其气至而未至，从节后十三日为度。太过之岁，从左尺浮分起立春；不及之岁，从左关中分起立春，依次而推之，此六气至理，而方书所未发者。必于平旦，阴气未散，阳气未动，饮食未进，言语未吐之时，清心调息，逐部细究，则时令之病可以前知。诊得六部俱平则已，若有独大、独小、独浮、独沉、独长、独短，与各部不同，依图断之，无不验者。假如左关中候独弦大，已知雨水后惊蛰边有风热之病，盖弦主风而大主热也。且左关又为风木之令故也。如右尺沉分脉独缓滞而实大，已知芒种后夏至边有湿热之病，盖缓滞主湿，实大主热也。若缓滞虚大，乃湿热相火为患，盖缓滞为湿，而虚大为相火也，且在沉分，沉亦主湿，又在相火之位故也。久病之人，六脉俱浊滞，惟右寸中候，脉得从容和缓，清净无滞，已知霜降后立冬边必愈。其余仿此而推之，百不一失也。

六气分合六部

右　尺			右　关			右　寸		
沉	中	浮	沉	中	浮	沉	中	浮
芒种十五日	夏至十五日	小暑十五日	大暑十五日	立秋十五日	处暑十五日	白露十五日	寒露十五日	立冬十五日
夏至十五日	小暑十五日	大暑十五日	立秋十五日	处暑十五日	白露十五日	寒露十五日	霜降十五日	小雪十五日
三之气 少阳相火			四之气 太阳湿土			五之气 阳明燥金		

时日诊候之图

左　寸			左　关			左　寸		
浮	中	沉	浮	中	沉	浮	中	沉
小满十五日	立夏十五日	谷雨十五日	谷雨十五日	清明十五日	春分十五日	惊蛰十五日	惊蛰十五日	雨水十五日
立春十五日	大寒十五日	小寒十五日	冬至十五日	冬至十五日	大雪十五日			
二之气 少阴君火			初之气 厥阴风木			终之气 太阳寒水		

夫按政运者，所以明不应之脉。盖不应者沉细也，反其胗则见矣。凡值此不应，乃岁运合宜，不必求治。若误治之，反伐天和。

土运为南政，土位居中，面南行令故也。其余四运，以臣事之，北面受令，故为北政。

甲己二年为土运南政，如运少阴司天，则两寸不应；厥阴司天，则右寸不应；太阴司天，则左寸不应。少阴在泉，则两尺不应；厥阴在泉，则右尺不应；太阴在泉，则左尺不应。

乙丙丁戊庚辛壬癸八年，皆为北政。如遇少阴司天，则两尺不应；厥阴司天，则右尺不应；太阴司天，则左尺不应。少阴在泉，则两寸不应；厥阴在泉，则右寸不应；太阴在泉，则左寸不应。

如尺当不应而反浮大，寸当浮大而反沉细，寸当不应而反浮大，尺当浮大而反沉细，是谓尺寸反。经曰：尺寸反者死。如右当应而反浮大，左当浮大而反沉细，左当不应而反浮大，右当浮大而反沉，是谓左右交。经曰：左右交者死。

真脏者，所以明不治之脉。盖人以胃气为本，胃气脉者，应手中和，意思忻忻，难以名状是也。太过不及者病；但得真脏脉，不得胃气者死。

经曰：真肝脉至，中外急如循刀刃责

责然，如按琴瑟弦，色青白不泽，毛折乃死。真心脉至，坚而博，如循薏苡子累累然，色赤黑不泽，毛折乃死。真脾脉至，弱而乍疏乍数，色黄青不泽，毛折乃死。真肺脉至，大而虚，如以毛羽中人肤，色白赤不泽，毛折乃死。真肾脉至，搏而绝，如指弹石辟辟然，色黄黑不泽，毛折乃死。

七绝脉

一曰弹石。如指弹石，在筋肉间，辟辟然硬，寻即散者，肾绝也。二曰雀啄。如雀啄食，连连搏指，忽然止绝，良久复来，肝绝也。三曰屋漏。如屋残漏下，良久一滴，胃绝也。四曰解索。如索之解，指下散乱，无复次序，乍疏乍数，脾绝也。五曰虾游。如虾之游，在于皮肤，始则冉冉不动，少焉而去，久之忽然一跃，大肠绝也。六曰鱼翔，如鱼之翔。本不动而末强摇，似有似无，心绝也。七曰釜沸。如釜汤沸，在于皮肤，有出无入，涌涌如羹上波，肺绝也。

宣药论第七 附七方十剂

慨自用药之弊也，始于执流而忘源，信方而遗理。将有剂已大谬，犹悬悬而计效；方或偶当，反忽忽而自疑；病已药伤，尚嫌处剂之轻；功本将臻，乃欲更端以治；泥成方之验，不解随人活泼；胶章句之迹，未能广会灵通。如斯愚昧，皆由格理之功疏而寻源之学浅也。王太仆曰：粗工褊浅，学未精深，以热攻寒，以寒疗热，治热未已，而冷疾已生，攻寒日深而热病更起，热起而中寒尚在，寒生而外热不除，欲攻寒则惧热不前，欲疗热则思寒又止……岂知脏腑之源有寒热温凉之主哉？夫药有君臣佐使，逆从反正，厚薄轻重，畏恶相反，未得灵通而慢然施疗，许

学士所谓猎不知兔，广络原野，术亦疏矣。君为主，臣为辅，佐为助，使为用，制方之原也。逆则攻，从则顺，反则异，正则宜，治病之法也。必热必寒，必散必收者，君之主也。不宣不明，不受不行者，臣之辅也。能受能令，能合能分者，佐之助也。或击或发，或劫或开者，使之用也。破寒必热，逐热必寒，去燥必濡，除湿必泄者，逆则攻也。治惊须平，治损须温，治留须收，治坚须溃者，从则顺也。热病用寒药，而导寒攻热者必热，如阳明病发热大便硬者，大承气汤，酒制大黄热服之类也。寒病用热药，而导热去寒者必寒，如少阴病下利，服附子、干姜不止者，白通汤加人尿、猪胆之类也。塞病用通药，而导通除塞者必塞。如胸满烦惊，小便不利者，柴胡加龙骨、牡蛎之类也。通病用塞药，而导塞止通者必通，如太阳中风下利，心下痞硬者，十枣汤之类也。反则异也。治远以大，治近以小，治主以缓，治客以急，正则宜也。轻清成象，重浊成形；清阳发腠理，浊阴走五脏。清中清者，荣养于神；浊中浊者，坚强骨髓。辛甘发散为阳，酸苦涌泄为阴。气为阳，气厚为阳中之阳，气薄为阳中之阴，薄则发泄，厚则发热。味为阴，味厚为阴中之阴，味薄为阴中之阳，薄则疏通，厚则滋泄，亲上亲下，各从其类也。畏者，畏其制我，不得自纵。恶者，恶其异我，不得自如。畏恶之中亦可相成，在因病制方、轻重多寡之间也。至于相反，两仇不共。然大毒之病，又须大毒之药以劫之。虽相反之中亦有相成之妙，而谓神化在是，顾良工用之耳。然非以博洽之才，运其神灵之识，将见惊眩妄错，靡知统宗，匪肆即拘，曷中款会夫，然后智尽能索，只计蓄方。若曰方非吾方，上古圣人之方，异人秘密之方，人即不信医，能

不信圣人与异人哉！至有秘而不宣，虽父子不相受，吁！何其愚也。不知天有不同者，运气异也；地有不同者，方宜异也；人有不同者，禀畀① 异也；时有不同者，风会异也；境有不同者，贵贱异也；病有不同者，标本异也。方果可执乎哉，奈何舍至灵至变之理，而就不灵不变之方也。此无他，初得之闻而神奇过告，继试之用而功效偶臻，遂以为无逾其右，独不计方果若斯之奇，则上古圣贤千言万卷，只为赘余。而今之学者，神圣工巧，一切可废矣。不知方之为言仿也，仿病而有方也。其将立也，因是病而后成，融通不滞。其既立也，匪是病则勿用，确然难移。是以《素问》无方，《难经》亦无方，非无方也，谓仿为活法也。汉世才有方，为备于仿也，令奇方疗疾，可以发无不中，则昔者轩岐、扁、仓，神灵之智，慈济之仁，岂不及此。何不每一病，只立一方，使后之人彰明显者用无不当，而乃广为昭析，多立交词，使后人纷赜难穷，效无十全哉。虽然方不可泥，亦不可遗，倘藉口变通而古法未谙，有心立异而审症未详，去拘方之失，未有以大相悬也，而其过有五：夫子母虚实，鬼邪微正，治病之本也。明此之故，病在上而治反在下，病在下而治反在上，病同而药异，病异而药同。症端蜂起而线索并然，变现多危而执持不乱。此旨未达，逐症寻求，既治其上，又攻其下，既疗其彼，复顾其此，本之不揣，药无精一，如著百家衣，为识者笑救头救脚之讥，所不免已，过一也。气血虚实，寒热邪正，灼然明辨，则益心之阳，寒亦通行；强肾之阴，热之犹可；发舒阳气，以生阴精，滋养阴精，以化阳气；或养正而邪自除，或驱邪而正始复，或因攻为补，或借补为攻。苟临症狐疑，则进退交战，姑以轻和之剂，冀有万一之

功，非有直入之兵，收其捷得之效，则两骑之消，所不免已，过二也。或读本草类方，刻意求简，以为精专。不知制之小者，君一臣二，制之大者，君一臣三佐九。圣人初无从简之心，惟是合宜以治耳。仲景、东垣共称医圣，而用多用寡，两不相俟。王节斋谓东垣如韩信将兵，多多益善。丹溪不过能将十万，不敢效其多，是以多寡分优劣也，将置仲景于何地耶。故得其要者，多亦不杂，不得其要，少亦不专。不究确然之理，而以品味多寡为衡，是崇末而遗本已，过三也。未能宏博，炫然自矜，好为奇僻，不可一世。原其立异之初心，不过思假此以要尊信耳，究也治而弗勤，反深深困，其尊信果安在哉！过四也。仲景云观今之医，各承家技，终始顺旧，省疾问病，务在口给，相对斯须，使处汤剂，动数发息，不满五十，明堂阙庭，尽不见察。夫欲视死别生，实为难矣。如斯卤莽，且图速效，则寒热温凉，行散补泻，能无当乎？不知药无次序犹兵无纪律，虽有勇健，适足偾事已，过五也。省此五过，务图去之。惟当尚友千古，毋多自逊以阻进，则天地之理得，而见垣非难尔。顾天下惕然于生死之故，慨然为穷原之学，则四家可五，而轩岐且至今存矣。

七方　大、小、缓、急、奇、偶、复。

大方之说有二：病有兼症，不可以一二味治者，宜君一臣三佐九，品味数多，故曰大。病有在身半以下而远者，处剂宜多，而品味宜少，以分两数多，故亦曰大。

小方之说有二：病有在心肺以上而近者，宜分两微而徐徐呷之。病有无兼症，

① 畀（bì 币）：给予；付与。

可以一二味治者，宜君一臣二之小方。

缓方之说有六：病有在胸膈，宜甘以缓之。有缓则治其本，治本者优游渐渍，不可责效旦夕。有丸以缓之之缓，盖比汤散气力难化而宜行迟也。有品味众多之缓，盖药味众，则各不得自骋，如万病丸七八十味，互相拘制。有无毒治病之缓，盖性无毒，则功自缓。有气味薄之缓，盖气味薄，则主用在上，治上者制以缓，缓则气味薄也。

急方之说有六：心腹暴痛，溲便不通，用备急丹之类是也。中风牙关紧闭，浆粥不下，用急风散之属。有汤散荡涤之急，盖汤主荡而散主散，如风雨之疾迅也。有药性有毒之急，盖有毒则能上涌下泄，可以夺病之大势也。有气味厚之急，盖气味厚则直走于下也。有治标之急，择其甚者，急救之也。

奇方之说有二：有独用一物之奇。有一三五七九之奇，如君一臣三亦奇制也，故宜下不宜汗。

偶方之说有三：有两味相配之偶。有两方相合之偶。有二四六八十之偶，如君二臣四，亦偶制也，故宜汗不宜下。

复方之说有三：有二方三方相合之复，如桂枝二越婢一汤。有分两匀平之复，如胃风汤各等分也。

十剂　宣、通、补、泻、轻、重、滑、涩、燥、湿。

宣者，升而上也。《内经》曰高者因而越之，即涌剂也。

通者，流通之义也。凡壅滞闭结，非通剂弗愈。

补者，五脏各有补法。夫虚有六者，表里上下阴阳也。经曰：形不足者，补之以气；精不足者，补之以味。须达症之所起，分经疗为善。

泻之义与通仿，但不专主于下，如黄芩泻肺，黄连泻心，黄柏泻肾，龙胆泻肝，石膏泻脾之类。经曰：实者泻之。凡清利之剂，总名曰泻。

轻者，言药之性也。如风寒之邪始自表入，头痛身热，腰脊强。《内经》曰宜轻剂以扬之。本草曰：轻可去实，宜麻黄、葛根、升麻之属。

重者，亦药之性也。如久病咳嗽，痰涎不利，形羸不可峻攻，用朱砂、金箔、水银、沉香之属。《内经》曰重者减之，贵其渐也。

滑者，取其润也。《周礼》曰滑以养窍，如麻仁、郁李仁、冬葵子、滑石之类。

涩者，收之义也。如牡蛎、白矾、龙骨、粟壳之属。

燥者，取其去湿也。如久泻澄清，宜姜附以燥之。虚湿，宜用黄连、大黄燥之。

湿者，与滑义相类，而少有不同，滑兼通意，而湿则但于濡。经曰：血主濡之，当归、地黄之属。

运气论第八

尝读《内经》至天元纪论七篇推申运气，玄蕴难窥，未尝不废书三叹也。夫是天地之纲纪，变化之渊源，非通于《大易》《洪范》历元律法之说者，其敢横心以解，矢口而谈哉！无惑乎当今之人，置而弗讲久矣。先哲有言曰：不明五运六气，检遍方书何济。故弗医则可，业已志医，反掌生杀，能不猛畏，博学多闻，沉思力索，神将通我，幸勿惮焉。然知天知地，先于知人。丹溪曰：先识病机，变化处治。纯攻运气，恐流于马宗素之徒，妄谓某生人于某日病，于其经用其药，某日当瘥，某日当危，悖乱经旨，涉于怪僻。

兹特撮其大纲，提其切要，令学者忻其简便，为行远登高之自。至于穷神达变，则《内经》而下，代有发明，其可以是为画耶。

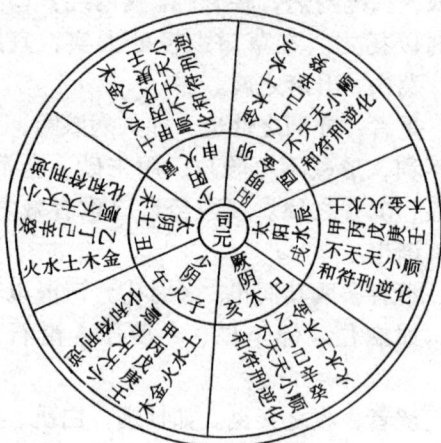

图4　六十年气运相临之图

六十年中纪运歌，运克气者为不和，气如生运名顺化，运被气克天刑多，小逆见之运生气，气运合则天符过。

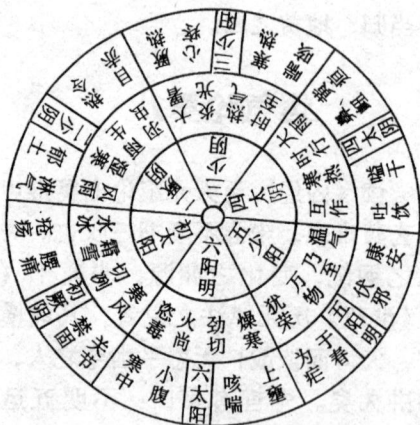

图5　子午二年客气定局热化之图

五运者，金木水火土也。六气者，风寒暑湿燥火也。合十干为五运，如甲己合为土运，乙庚合为金运，丙辛合为水运，丁壬合为木运，戊癸合为火运是也。对十二支为六气，如子与午对，俱为君火；丑

与未对，俱为湿土；寅与申对，俱为相火；卯与酉对，俱为燥金；辰与戌对，俱

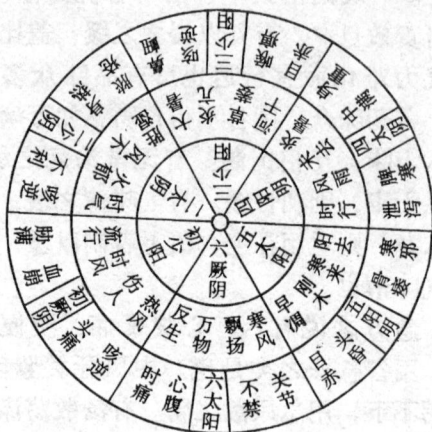

图6　丑未二年客气定局湿化之图

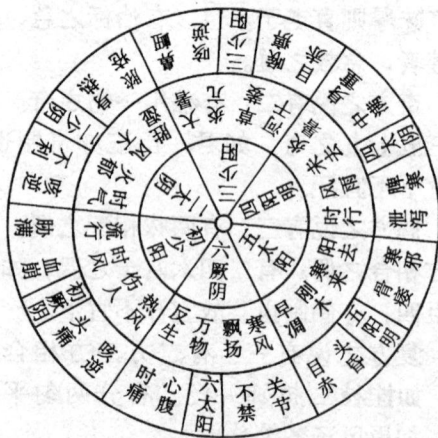

图7　寅申二年客气定局火化之图

为寒水；巳与亥对，俱为风木是也。运乃五年一周，气则六期环会，五运有太过、有不及、有平运、有大运、有主运、有客运。太过者，甲、丙、戊、庚、壬，五阳干也。不及者，乙、丁、己、辛、癸，五阴干也。太过之年，大寒前十三日交，名曰先天。不及之年，大寒后十三日交，名曰后天。平运者，司天与运同气也。或太过而司天克气，或不及而年支相

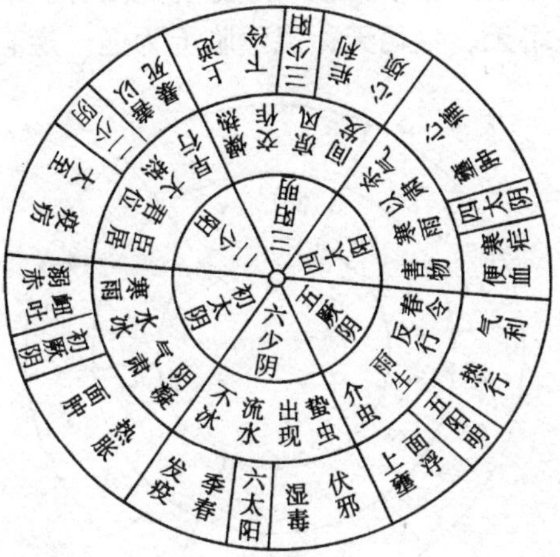

图 8　卯酉二年客气定局燥化之图

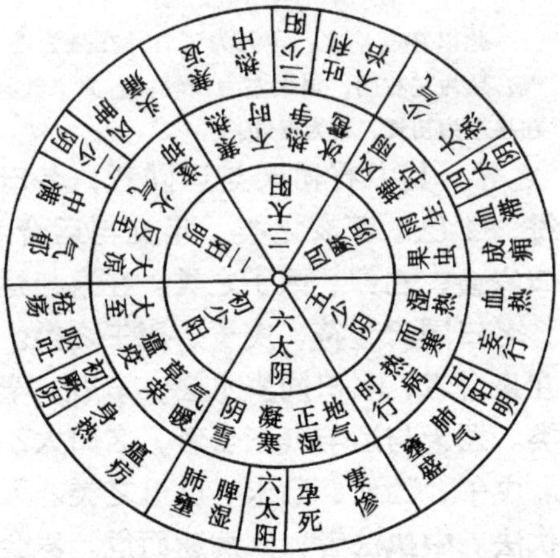

图 9　辰戌二年客气定局寒化之图

又以子午卯酉为一律，子午君火司天，则必卯酉燥金在泉，卯酉燥金司天，则必子午君火在泉。寅申巳亥为一律，辰戌丑未为一律，例皆同也。主气者，每年皆以

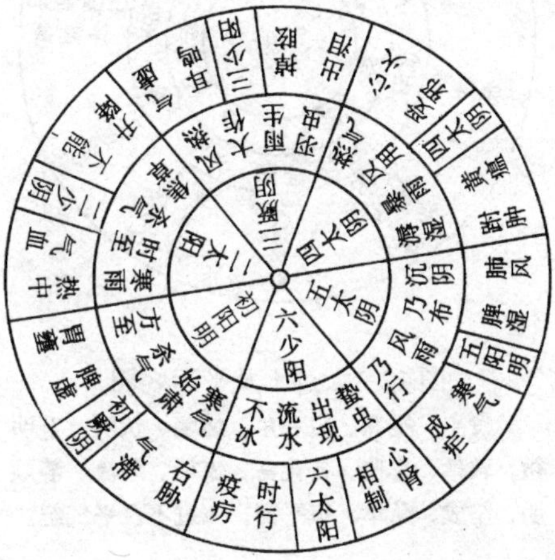

图 10　巳亥二年客气定局风化之图

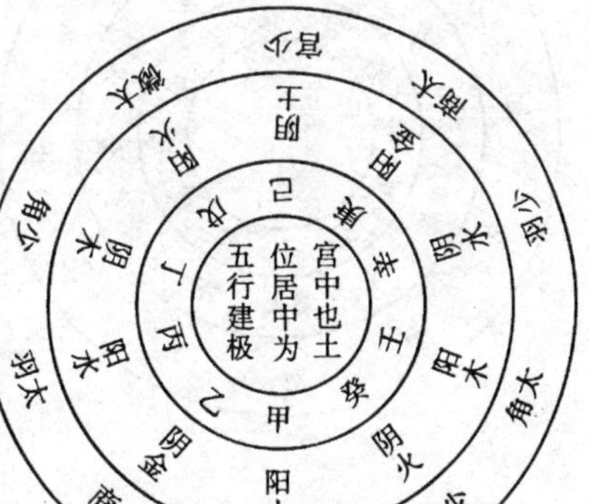

图 11　五音建运图

商，强也，象金性之坚强也。羽，舒也，阳气将复万物舒生也。角，触也，象阳气触动而生也。徵，止也，物盛则止也。

合，谓之岁会。或月干与之相符，或交初气，日干时干与之相合，谓之干德符。值之者，物生脉应无相后先，皆平运也。正大寒日交，名曰齐天。大运者，本年年干也。主运者，每年皆以木运从大寒日始，以次相生，至水而终，每运各主七十二日零五刻，逐岁变迁者也。六气有司天、有在泉、有正化、有对化、有主气、有客气。正化者，午、未、寅、酉、辰、亥之年也。对化者，子、丑、申、卯、戌、巳之年也。正司化令之实，对司化令之虚。

木气从大寒日始，以次相生，至水气而终，每气各主六十日奇八十七刻半，岁岁皆然者也。客气者，从本年年支后第三支起运，如子年子后第三支是戌，戌属水，就以水气从大寒日始为初之气，即在泉左间也。木为二之气，即司天右间也。火为

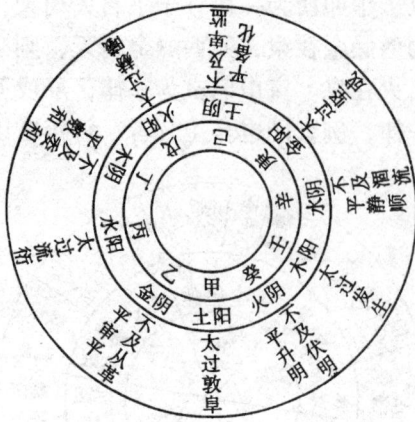

图 12 太过不及平运之图

发生、委和、敷和角，赫曦、伏明、升明
徵，敦阜、卑监、备化宫，流衍、涸流、静顺
明，坚成、从革、审平商，太过不及平气纪。

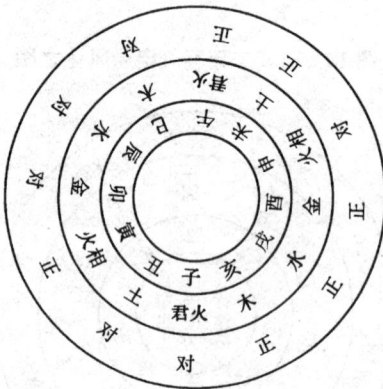

图 13 六气正气化对化之图

少阴正化午对化子，太阴正化未对化丑，
少阳正化寅对化申，阳明正化酉对化卯，太阳
正化戌对化辰，厥阴正化亥对化巳。

三之气，即司天火气也。土为四之气，即
司天左间也。金为五之气，即在泉右间
也。水为终之气，即在泉燥金也。每气各
主六十日奇八十七刻半，每年一易者也。
以客加主，客胜主则从，主胜客则逆。凡
司天主岁半以前，在泉主岁半以后，此客
气之大者，加于主气之上也。司天居上，
在泉居下，运气居中。或司天克运、生

运，以上临下为顺，顺分生克之殊。或运
克司天、生司天，以下临上为逆，逆有大

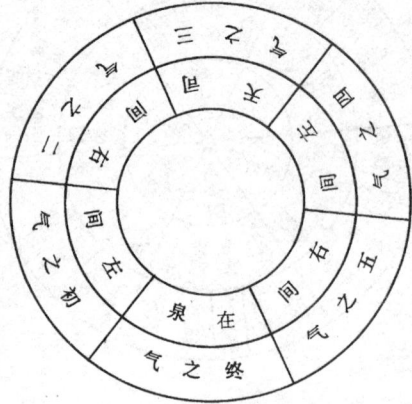

图 14 四间气之图

此以客气论之，司天为三气，在泉为终
气，余为左右间，司天左为四气，右为二气。
在泉左为初气，右为五气。

小 之异。其中有司天与运同者，名曰天
符，丁巳、丁亥之类。年支与运合者，
名曰岁会，乙卯、丙子之类。在泉与运同
者，名曰同天金符，庚子、庚午之类。运
与在泉合者，名曰同岁水会，辛丑、辛未
之类。司天与运与气三合者，名曰太乙天
符。戊午、乙酉、己未、己丑之类。天符
为执法。中执法者，其病速而危。岁会为
行令。中行令者，其病徐而持。太乙天符
为贵人。中贵人者，其病暴而死。嗟乎！
风寒暑湿燥火者，天之阴阳，三阴三阳上
奉之。木火土金水者，地之阴阳，生长化
收藏下应之。戊己土也，然化气必以五，
故甲己化土而居其首。土生金，故乙庚次
之；金生水，故丙辛次之；水生木，故丁
壬次之；木生火，故戊癸次之，此化气之
序也。五行各一，而火独有君相二者，上
应天之六气也。盖木旺于东，火旺于南，
金旺于西，水旺于北，而土旺于四维，戊
附于戌而在乾，己附于辰而在巽，未之
封冲在丑，而丑未属坤艮之乡，故辰戌丑

未寄旺之位也。假如太角壬木之化为启拆而变为摧拉，太徵戊火之化为喧燠而变为炎烈，正化之变也。少角丁木，木气不足，清胜而热复。少徵癸火，火气不足，寒胜而雨复，邪化之复也。寒甚而阳焰为火郁，热甚而凄清为金郁，抑而不伸也。水郁而发，则为冰雹，土郁而发，则为飘骤，郁而怒起也。风淫所胜则克太阴，热淫所胜则克阳明，侮其所胜也。相火之下，水气承之，湿土之下，风气承之，亢则制也。摧拉之变不应，普天悉皆大风；炎烈之变不应，薄海悉皆燔灼；清气之胜不应，宇宙无不明洁；雨气之复不应，山泽无不蒸溽。圣人反复谆谆，盖欲人法于阴阳，和于术数，勿为运气所中也。即使偶中，亦知其受病之因，不令妄投药饵，而有夭伤之叹耳。凡主客之气，皆能致疾。下为主气，上为客气。经曰：木位之主，其泻以酸，其补以辛。厥阴之客，以辛补之，以酸泻之，以甘缓之。火位之主，其泻以甘，其补以咸。少阴之客，以甘泻之，以酸软之。少阳之客，以咸补之，以甘泻之，以咸软之。土位之主，其泻以苦，其补以甘。太阴之客，以甘补之，以苦泻之，以甘缓之。金位之主，其泻以辛，其补以酸。阳明之客，以酸补之，以辛泻之，以苦缓之。水位之主，其泻以咸，其补以苦。太阳之客，以苦补之，以咸泻之，以苦坚之，以辛润之。凡客胜泻客补主，主胜泻主补客。而本位更有六气司天在泉淫胜之治法，有司天在泉反胜之治法，有岁运上下所宜药食之治法，而五运之中，又必折其郁气，先取化源。启玄子以为太阳司天，取九月为水之源；阳明司天，取六月为金之源；少阴少阳司天，取三月为火之源；太阴司天，取五月为土之源；厥阴司天，取年前十二月为木之源。经曰无先天信，无逆气宜，无

翼其胜，无赞其复，是谓圣治者此也。夫人禀五行之气而生，亦从五行之数而尽，故王冰曰：苍天布气，尚不越乎五行，人在气中，岂不应乎天道，随气运阴阳之盛衰，理之有然也。经曰：不知年之所加，气之盛衰，虚实之所起，不可以为工矣。虽然运气之理，亦有不可泥者，如肝木素虚，脾土太盛，运值太角，肝气稍实，脾气方平，五脏类然。又内外两因，随时感触。虽当太过之运，亦有不足之时；不及之运，亦有多余之患。倘专泥运气，能无实实虚虚，损不足而益有余乎？况岁气之在天地亦有反常之时，故冬有非时之温，夏有非时之寒，春有非时之燥，秋有非时之暖，犯之者病。又如春气西行，秋气东行，夏气北行，冬气南行。卑下之地，春气常存，高阜之境，冬气常在。天不足西北而多风，地不满东南而多湿。又况百里之内，晴雨不同，千里之外，寒暄各别，方土不齐而病亦因之，此皆法外之遗也。善言运气者，随机观变，方得古人未发之旨，幸毋胶执而为程马之续也。按运气之理在弗遗，虽有微疴，罔不由斯，至本年时疫尤为吃紧。即七情不齐，亦皆默范。自奥理微词，卒难解悟，非累功探索，至灵慧者莫之能强。况鲁钝瀌繁，宁敢窥其藩篱哉！是篇删其繁芜，为下学楷梯，以免其浩汗之苦，高博者有完义具于胸中，视兹筌蹄，几同咀雪，知我罪我，其在斯乎！

运气相同，名曰天符。戊子、戊午、戊寅、戊申，运气皆火；丙辰、丙戌，运气皆水；己丑、己未，运气皆土；乙卯、乙酉，运气皆金；丁巳、丁亥，运气皆木。

天气生运，名曰顺化。甲子、甲午、甲寅、甲申、火下生土；壬辰、壬戌，水下生木；乙丑、乙未，土下生金；辛卯、

辛酉，金下生水；癸巳、癸亥，木下生火。

天气克运，名曰天刑。庚子、庚午、庚寅、庚申，火下克金；戊辰、戊戌，水下克火；辛丑、辛未，土下克水；丁卯、丁酉，金下克木；己巳、己亥，木下克土。

运生天气，名曰小逆。子临父位，故云小逆。壬子、壬午、壬寅、壬申，木上生火；庚辰、庚戌，金上生水；癸丑、癸未，火上生土；己卯、己酉，土上生金；辛巳、辛亥，水上生木。

运克天气，名曰不和。丙子、丙午、丙寅、丙申，水上克火；甲辰、甲戌，土上克水；丁丑、丁未，木上克土；癸卯、癸酉，火上克金；乙巳、乙亥，金上克木。

卷 之 二

云间念莪李中梓士材父著

吴趋门人沈 颐朗仲父校

脏腑论第九

古之圣医若见垣，若内烛，神灵莫测，不爽丝毫，岂真有异人之目，可以洞彻皮毛，映见焦腑哉！亦惟是望外以知内耳。《内经》脏象诸篇，揭脏腑以开来，无殊对鉴，而学者未别未彰，往往托玄微于脉理，而昧显察于当机，尚得谓之医乎？经曰：皮有分部，脉有经纪，筋有结络，骨有度量。别有①分部，左右上下，阴阳所在，病之始终。可得而见。又曰：治之要极，无失色脉，用之不惑，治之大则。彼望齐侯之色者，望此而已矣。后世遂艳传其奇以为绝世，抑孰知显而可征有如是乎？苟未辨脏腑之故，而第曰指下能得之，则以色合脉之说，其谓之何？故云不诵十二经络，开口动手便错，良有以也。图说数则，搜掇成篇，启玄所谓将升岱岳，非径奚为，欲诣扶桑，无舟莫适。此盖师其意云。

手太阴肺经 辛金

肺者，相傅之官，治节出焉。肺者，气之本，魄之处也，为阳中之太阴，通于秋气。肺配胸中，与大肠为表里。其母脾土，其子肾水，其克肝木，其贼心火。其

象金，其藏魄，其旺秋，其绝夏，其色

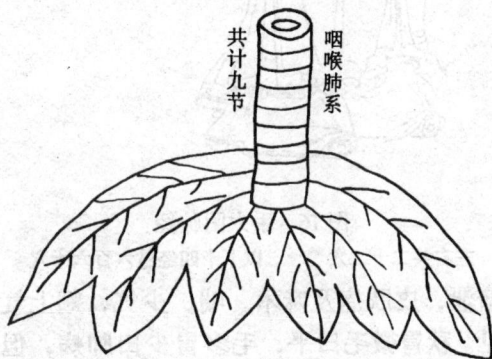

图 15　肺脏之图

肺重三斤三两，六叶两耳，凡八叶。附脊第三椎。

《厄言》曰：肺者，茷也，茷茷然居乎上，为五脏之华盖。《医旨绪余》曰：肺者，勃也，言其气勃郁也。

白，其位西，其卦乾，其恶寒，其性义，其音商，其数九，其味辛，其臭腥，其华毛，其候鼻，其充皮，其液涕，其声哭，其气呬。其不足则太息，其有余则喘嗽。其平脉浮短，其贼脉洪，其死丙丁日。其畜马，其谷稻，上为太白星。其见症也：善嚏，悲愁欲哭，洒淅寒热，缺盆中痛，腹痛，肩背痛，脐右少腹胀痛，小便数，

---

① 有：《素问·皮部论》作"其"。

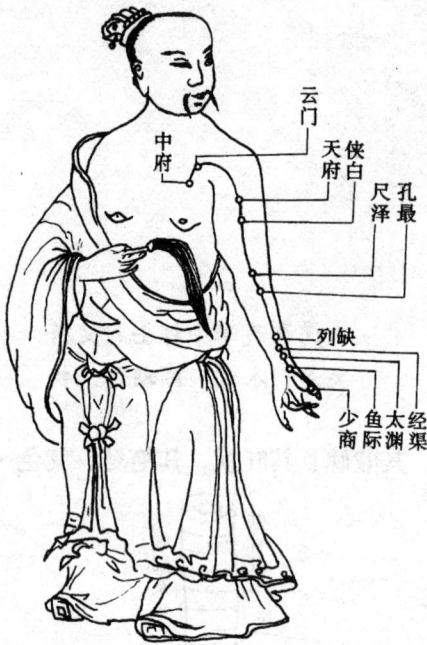

图16　手太阴肺经

左右共二十二穴　　　以下十四经脉六百六十穴

溏泄，皮肤痛及麻木，喘，少气，颊上气见。秋胃微毛曰平，毛多胃少曰肺病，但毛无胃曰死。毛而有弦曰春病，弦甚曰今病。脉来厌厌聂聂，如落榆荚曰肺平；脉来不上不下，如循鸡羽，曰肺病；脉来如物之浮，如风吹毛，曰肺死。真肺脉至，大而虚，如以毛羽中人肤，色赤白不泽，毛折乃死。手太阴气绝则皮毛焦，皮毛焦则津液去，津液去则皮节伤，皮节伤则皮枯毛折，毛折者则毛先死，丙日笃，丁日死。肺绝三日死。肺至悬绝，十二日死。白欲如白璧之泽，不欲如垩。白如豕膏者生，白如枯骨者死。形寒饮冷则伤肺。实则兵戈竞扰，虚则梦田野平原。忧伤肺，喜胜忧。热伤皮毛，寒胜热。辛伤皮毛，苦胜辛。辛走气，气病毋多食辛。多食苦，则皮肤槁而毛拔。肺欲收，急食酸以收之，以酸补之，以辛泻之。肺苦气上逆，急食苦以泄之。小麦、羊肉、杏、薤

皆苦。

肺手太阴之脉，起于中焦，下络大肠，还循胃口，上膈属肺，从肺系横出腋下，下循臑内，行少阴心主之前，下肘中，循臂内上骨下廉，入寸口，上鱼，循鱼际，出大指之端；其支者，从腕后直出次指内廉，出其端。多气少血，寅时气血注此。

补：人参　黄芪　五味子　麦门冬　山药　紫菀　百部　茯苓　阿胶

泻：防风　葶苈　桑皮　枳壳　泽泻　苏子

温：干姜　生姜　款花　白豆蔻　木香

凉：沙参　天门冬　玄参　贝母　桔梗　兜铃　瓜蒌　枯芩　山栀　人溺

东垣报使引经：白芷　升麻　葱白

手少阴心经丁火

心者，君主之官，神明出焉。心者，生之本，神之变也，为阳中之太阳，通于夏气。主明则下安，以此养生则寿。主不明则十二官危，使道闭塞而下通，形乃大伤，以此养生则殃。心以膻中为腑，与小肠为表里。其母肝木，其子脾土，其克肺金，其贼肾水。其象火，其藏神，其旺夏，其绝冬，其色赤，其位南，其卦离，其恶热，其性礼，其音徵，其数七，其味苦，其臭焦，其华面，其候舌，其充血，其液汗，其声笑，其气呼。其不足则忧，有余则笑不休。其平脉洪，其贼脉沉，其死壬癸日。其畜羊，其谷黍，上为荧惑星。其见症也：消渴，两肾内痛，后廉腰背痛，浸淫善笑，善惊善忘，上咳吐，下气泄，眩仆身热，腹痛而悲。夏胃微钩曰平，钩多胃少曰心病，但钩无胃曰死。胃而有石曰冬病，石甚曰今病。脉来累累如循琅玕，曰心平；脉来喘喘连属，其中微

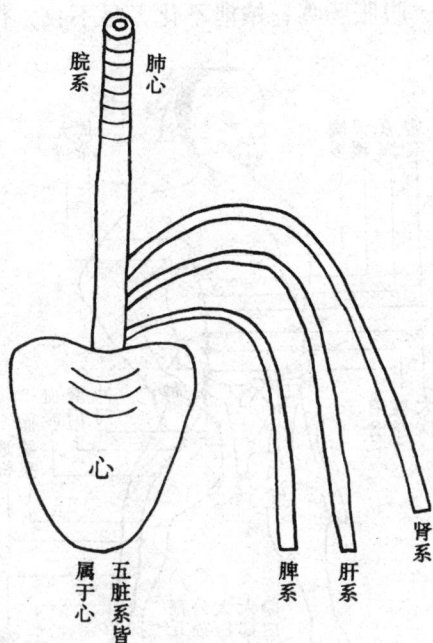

图 17　心脏之图

心形如未敷莲花，重十二两，中有七孔三毛，盛精汁三合，附脊第五椎。

《尔雅》曰：心，纤也，灵纤细微，无物不贯。《卮言》曰：深也，深居高拱，相火代之行事也。

曲，曰心病；脉来前曲后居，如操带钩，曰心死。真心脉至，坚而搏，如循薏苡子累累然，色赤黑不泽，毛折乃死。手少阴气绝则脉不通，脉不通则血不流，血不流则色泽去，故面黑如黧。此血先死，壬日笃，癸日死。心绝一日死。心至悬绝九日死。赤欲如帛裹朱，不欲如赭。赤如鸡冠者生。赤如衃血者死。忧愁思虑则伤心。实则梦忧惊恐怖，虚则梦烟火焰明。喜伤心，恐胜喜。热伤气，寒胜热。苦伤气，酸胜苦。苦走血，血病毋多食苦。多食咸则脉凝泣而变色。心欲软，急食咸以软之，以咸补之，以甘泻之。心苦缓，急食酸以收之。犬肉、麻仁、李、韭皆酸。

心手少阴之脉，起于心中，出属心系，下膈络小肠；其支者，从心系上挟

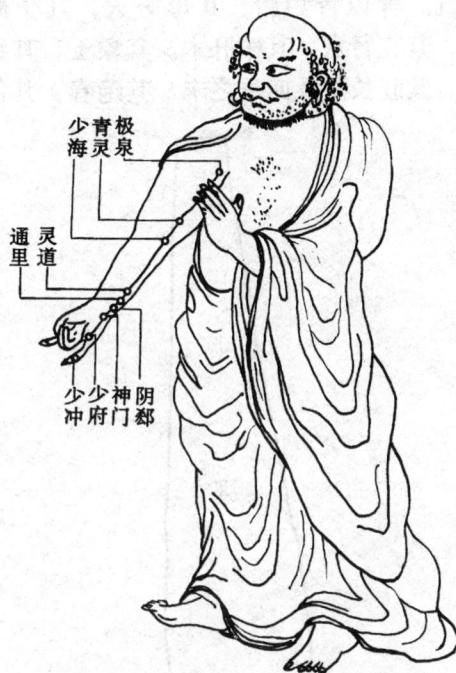

图 18　手少阴心经

左右共十八穴

咽，系目系；其直者，复从心系却上肺，下①出腋下，下循臑内后廉，行太阴心主之后，下肘内，循臂内后廉，抵掌后锐骨之端，入掌内后廉，循小指之内出其端。多血少气，午时气血注此。

补：枣仁　麦门冬　远志　山药　当归　天竺黄

泻：贝母　黄连　木香　玄胡索

温：石菖蒲　藿香

凉：竹叶　牛黄　朱砂　连翘　犀角

东垣报使引经：独活　细辛

足太阴脾经己② 土

脾者，仓廪之官，五味出焉。脾者，仓廪之本，营之居也，此至阴之类，通于

---

① 下：原脱，依《灵枢·经脉》补。

② 己：原作"巳"，依五脏按十天干配五行例改。下同。

土气。脾以胃为腑，其母心火，其子肺金，其克肾水，其贼肝木。其象土，其藏意，其旺长夏及四季之末，其绝春，其色

痞，腹胀肠鸣，飧泄不化，足不收，行善

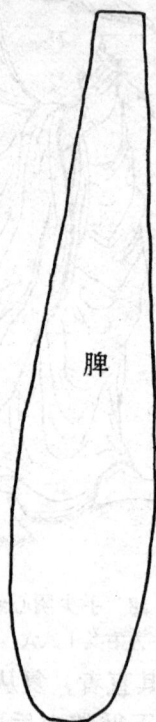

图19　脾脏之图

脾重二斤二两，扁广三寸，长五寸，有散膏半斤。

中梓曰：脾胃属土，故俱从田字。田者，土也。胃居正中，故田字居正中。脾属于右。故田字亦偏右。

黄，其位中央，其卦坤，其恶湿，其性信，其音宫，其数五，其味甘，其臭香，其华在唇四白，其候口，其充肉，其液涎，其声歌，其气呵。其不足则少气，其有余胀满。其平脉缓，其贼脉弦，其死甲乙日，其畜牛，其谷稷，上为镇星。其见症也：五泄注下五色，大小便不通，面黄，舌本强痛，口甘，食即吐，食不下咽，急惰嗜卧，抢心善饥善味，不嗜食，不化食，尻阴膝臑胻足背痛，烦闷，心下急痛有动气，按之若牢，当脐痛，心下

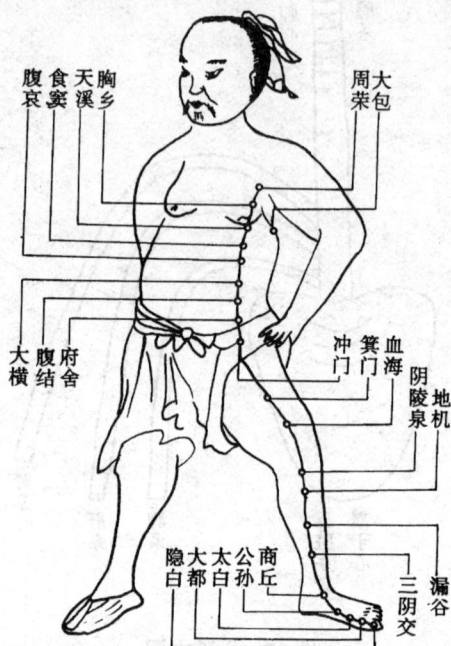

图20　足太阴脾经

左右共四十二穴

癥，脚下痛，九窍不通，溏泄水下，后出余气则快，饮食中满，食减善噫，形醉①，皮肤润而短气肉痛，身体不能动摇，足胻肿若水。长夏胃微软弱曰平，弱多胃少曰脾病，但代无胃曰死，软弱有石曰冬病，弱甚曰今病。脉来和柔，相离如鸡践地，曰脾平；脉来实而盈数，如鸡举足，曰脾病；脉来坚锐，如鸟之啄②，如乌之距，如屋之漏，如水之流，曰脾死。真脾脉至，弱而乍疏③乍数，色黄青不泽，毛折乃死。足太阴气绝，则脉不荣其口唇，口唇者肌肉之本也，脉不荣则肌肉不滑泽，肌肉不滑泽则肉满，肉满则唇反，唇反则肉先死，甲日笃，乙日死。脾绝十二日死。脾至悬绝四日死。黄欲如罗

---

① 醉：疑为"憔"之声误。

② 鸟之啄：《素问·平人气象论》作"乌之喙"。

③ 疏：原作"陈"，依《素问·玉机真脏论》改。

裹雄黄，不欲如黄土。黄如蟹腹者生。黄如枳实者死。饮食劳倦则伤脾。实则梦欢歌快乐，虚则梦饮食相争。思伤脾，怒胜思。湿伤肉，风胜湿；甘伤肉，酸胜甘。甘走肉，肉病毋多食甘。多食酸，则肉胝䐢而唇揭。脾欲缓，急食甘以缓之，以甘补之，以苦泻之。脾苦湿，急食咸以燥之。大豆、豕肉、栗、藿皆咸。

脾足太阴之脉，起于大指之端，循指内侧白肉际，过核骨后，上内踝前廉，上踹内，循胫骨后，交出厥阴之前，上①膝股内前廉，入腹属脾络胃，上膈，挟咽，连舌本，散舌下：其支②者，复从胃，别上膈，注心中③。少血多气，巳时气血注此。

补：人参　白术　黄芪　莲子　芡实
陈皮　扁豆　甘草　山药　苍术　茯苓

泻：枳实　青皮　石膏

温：丁香　藿香　胡椒　良姜　附子
官桂　吴茱萸

凉：玄明粉　滑石

东垣报使引经：白芍药　升麻

足少阴肾经癸水

肾者，作强之官，伎巧出焉。肾者，主蛰，封藏之本，精之处也，为阴中之少阴，通于冬气。肾以膀胱为腑，其母肺金，其克心火，其贼脾土。其象水，其

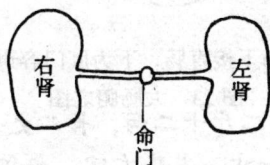

图21　肾脏之图

父母构精，未有形象，先结河车，中间透起一茎如莲蕊初生，乃脐带也。蕊中一点，实生身立命之原，即命门也。自此天一生水，先结两肾。夫命处于中，两肾

左右开合，正如门中枨阘，故曰命门。盖一阳处于二阴之间，所以成乎坎也。详见辨妄篇及八味丸方论中。

《甲乙经》曰：肾者，引也，能引气通于骨髓。《厄言》曰：肾者，神也，妙万物而为言也。肾有两枚，形如豇豆，重一斤一两。附脊十四椎，当胃下两傍，前后与脐平直。

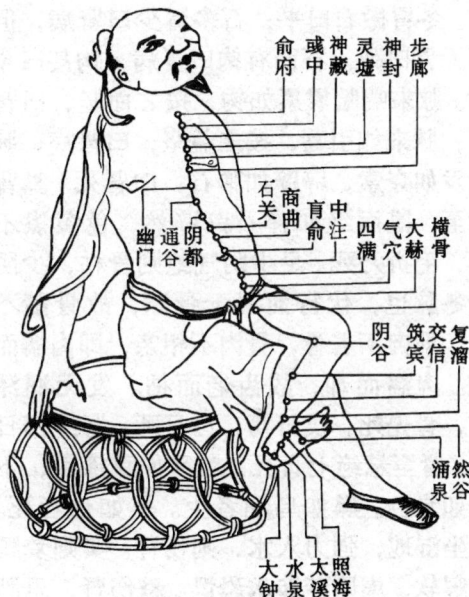

图22　足少阴肾经
左右共五十四穴

藏志，其旺冬，其绝长夏及四季之末，其色黑，其位北，其卦坎，其恶燥，其性智，其音羽，其数六，其味咸，其臭腐，其华在发，其候耳，其充骨，其液津，其声呻，其气吹。其不足则厥，其有余则肠泄。其平脉沉，其贼脉缓，其死戊己日。

---

① 上：此后原有"循"字，依《灵枢·经脉》删。
② 支：此后原有"别"字，依《灵枢·经脉》删。下同。
③ 中：原作"下"，依《灵枢·经脉》改。

其畜彘①，其谷豆，上为辰星。其见症也：面如漆，胕中清，面黑如炭，口渴，咳唾多血，胸中满，大小腹痛，大便难，脐左、胁下、背肩、髀间病，饥不欲食，心悬如饥，腹大胫肿，咳嗽，脊臀股后痛，脐下气逆，小腹急痛，泄，足痿厥下肿，足胻寒而逆，肠澼阴下湿，四指黑，手指青厥，足下热，嗜卧，坐而欲起，冻疮下痢，善思善恐，四肢不收，四肢不举。冬胃微石曰平；石多胃少曰肾病，但石无胃曰死。石而有钩曰夏病，钩甚曰今病。脉来喘喘累累如钩，按之而坚，曰肾平；脉来如引葛，按之益坚，曰肾病；脉来发如夺索，辟辟如弹石，曰肾死。真肾脉至，搏而绝如弹石辟辟然，色黄黑不泽，毛折乃死。足少阴气绝则骨枯，少阴者冬脉也，伏行而温于骨髓，故骨髓不温，即肉不着骨，骨肉不相亲，即肉濡而却。肉濡而却，故齿老而枯。发无润泽者，骨先死，戊日笃，己日死。肾绝四日死。肾至悬绝七日死。黑欲如重漆色，不欲如炭色。黑如乌羽者生。黑如炲者死。入坐湿地，强力入水，则伤肾。实则梦腰脊解软，虚则梦涉水恐惧。恐伤肾，思胜恐。寒伤血，燥胜寒。咸伤血，甘胜咸。咸走骨，骨病毋多食咸。多食甘，则骨疼痛而齿落。肾欲坚，急食苦以坚之，以苦补之，以咸泻之。肾苦燥，急食辛以润之。黄黍、鸡肉、桃、葱皆辛。

肾足少阴之脉，起于足小指之下，邪走足心，出于然谷之下，循内踝之后，别入跟中，以②上踹内，出腘内廉，上股内后廉，贯脊属肾络膀胱；其直者，从肾上贯肝膈，入肺中，循喉咙，挟舌本；其支者，从肺出络心，注胸中。多血少气，酉时气血注此。

补：芡实 地黄 龙骨 虎骨 牡蛎 桑螵蛸 龟板 山药 五味子 锁阳 牛膝 枸杞 山茱萸 杜仲

泻：泽泻 知母

温：附子 肉桂 破故纸 鹿茸 沉香 腽肭脐

凉：黄柏 知母 牡丹皮 地骨皮

东垣报使引经：独活 肉桂

手阳明大肠经庚金

大肠者，传导之官，变化出焉。其见症也：大指次指难用，耳聋浑浑焞焞，耳鸣嘈嘈，耳后肩臑肘臂外皆痛，气满，皮肤坚而不痛。

大肠手阳明之脉，起于大指次指之端，循指上廉，出合谷两骨之间，上入两筋之中，循臂上廉，入肘外廉，循臑外前廉，上肩，出髃骨之前廉，上出于柱骨之会上，下入缺盆络肺，下膈属大肠；其支者，从缺盆上颈贯颊，入下齿③中，还出侠④口，交人中，左之右，右之左，上侠鼻孔。气血俱多，卯时气血注此。

大肠上口，小肠下口。

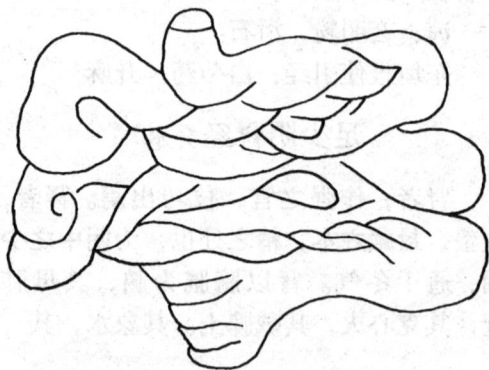

大肠下接直肠，下为肛门容道。

图23 大肠腑之图

大肠重二斤十二两，长二丈一尺，广四寸，径一寸。当脐右回，叠积十六曲，

① 彘（zhì至）：即猪。《方言》第八："猪，关东西或谓之彘。"
② 以：原脱，依《灵枢，经脉》补。
③ 齿：此后原有"锋"字，依《灵枢·经脉》删。
④ 侠：《灵枢·经脉》作"挟"。按侠、挟通。下同。

盛谷一斗，水七升半。

《厄言》曰：肠者，畅也，贵通畅也。

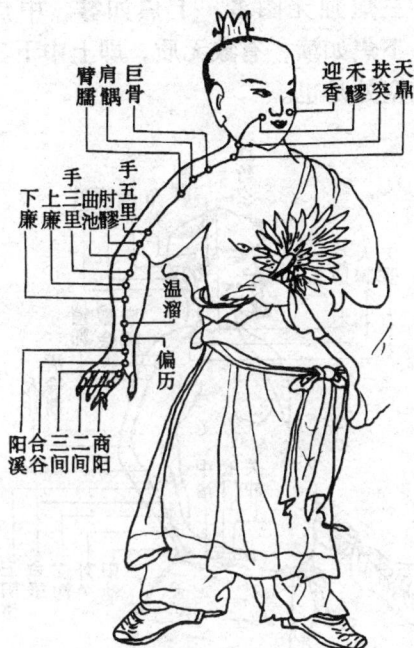

图24 手阳明大肠经
左右共四十穴

补：牡蛎 肉豆蔻 诃梨勒 五倍子 龙骨 莲子 粟壳

泻：枳壳 桃仁 麻仁 芒硝 大黄 槟榔 石斛 葱白

温：干姜 肉桂 吴茱萸

凉：槐花 条芩

东垣报使引经：葛根 白芷 升麻行上 石膏行下

手太阳小肠经

泌清别浊，水液分于膀胱，滓秽分于大肠。

小肠者，受盛之官，化物出焉。其见症也：面白，耳前热，苦寒，额颔肿不可转，腰似折，肩臑肘臂外后廉肿痛，臑臂内前廉痛。

小肠手太阳之脉，起于小指之端，循手外侧上腕，出踝中，直上循臂骨下廉[1]，出肘内侧两筋之间，上循臑外后廉，出肩解，绕肩胛，交肩上，入缺盆络心，循咽下膈，抵胃属小肠；其支者，从缺盆循颈上颊，至目锐眦，却入耳中；其支者，别[2]颊上顄抵鼻，至目内眦，斜络于颧。多血少气，未时气血注此。

补：牡蛎 石斛

泻：荔枝子 葱白 紫苏 木通

温：小茴香 大茴香 乌药

凉：天花粉 黄芩

东垣报使引经：藁本 羌活行上 黄柏行下

小肠上口，胃下口。

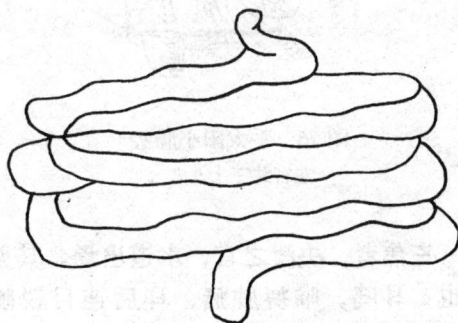

小肠下口，大肠上口。
图25 小肠腑之图

小肠重二斤十四两，长三丈二尺，广二寸半，径八分分之少半。左回叠积十六曲，容谷二斗四升，水六升三合合之大半。

手少阳三焦经

水谷之道路，气之所终始也。上焦在胃上口，其治在膻中；中焦在胃中脘，其治在脐旁；下焦当膀胱上口，治在脐下一

---

① 廉：原作"连"，依《灵枢·经脉》改。
② 别：此后原有"循"字，依《灵枢·经脉》删。

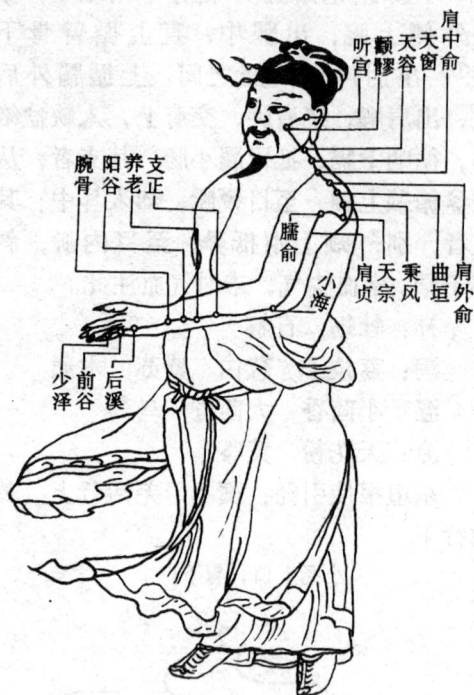

图26　手太阳小肠经
左右共三十八穴

寸。

三焦者，决渎之官，水道出焉。其见症也：耳鸣，喉痹肿痛，耳后连目锐眦痛，汗自出，肩臑痛，内外皆疼，小指次指如废。

三焦手少阳之脉，起于小指次指之端，上出两指之间，循手表腕，出臂外两骨之间，上贯肘，循臑外，上肩，交出足少阳之后，入缺盆，布膻中，散络心包，下膈，循属三焦；其支者，从膻中上出缺盆，上项，系耳后直上，出耳上角，以屈下颊至䪼；其支者，从耳后入耳中，出走耳前，过客主人前，交颊，至目锐眦。多血少气，亥时气血注此。

补：黄芪　甘草　益智仁

泻：泽泻

温：附子

凉：石膏　地骨皮

东垣报使引经：柴胡行上　川芎行上青皮行下

三焦独无图者，上焦如雾，中焦如沤，下焦如渎，有象无质，即上中下三部脏腑空处是也。

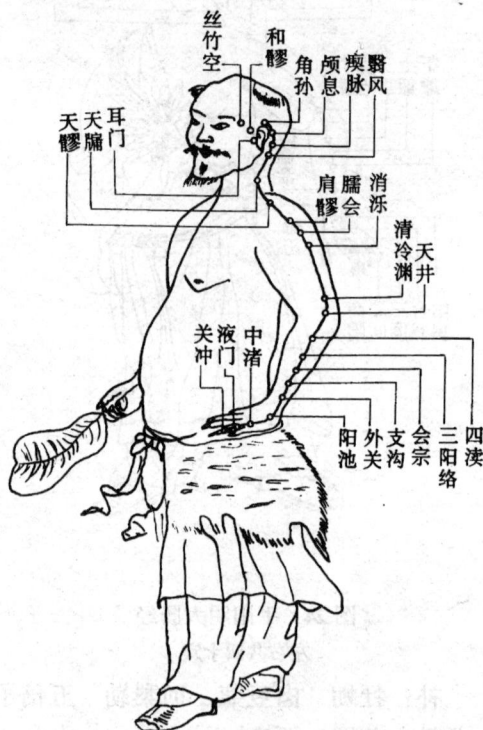

图27　手少阳三焦经
左右共四十六穴

手厥阴心包经络丙火

包络者，包络其心也，即膻中也，为心之腑。从来诸说不一，承讹已久，今考正之说见辨妄篇。

膻中者，臣使之官，喜乐出焉。其见症也：笑不休，手心热，心中大热，面黄目赤，心中动。

手厥阴心包络之脉，起于胸中，出属心包[①]，下膈，历络三焦；其支者，循胸

――――――――――――
① 包：《灵枢·经脉》此后有"络"字。

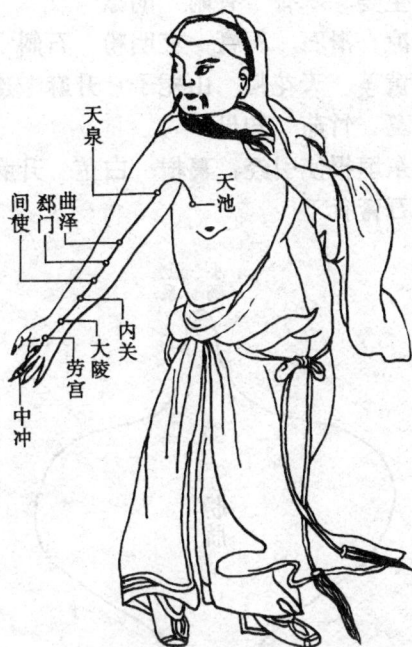

图 28 手厥阴心包络经

左右共一十八穴

出胁，下腋三寸，上抵腋下[①]，下循臑
内，太阴少阴之间，入肘中，下臂行两筋
之间，入掌中，循中指出其端；其支者，
别掌中，循小指次指出其端。多血少气，
戊者气血注此。

补：地黄

泻：枳壳　乌药

温：桂

凉：栀子

东垣报使引经：柴胡行上　川芎行上
青皮行下

心包络独无图者，以其在心下横膜之
上，竖膜之下，与横膜相粘而黄脂裹者，
心也。其脂膜之外，有细筋膜如丝，与心
肺相连者，心胞络也。观其命名，即可思
义，乃叔和配诸尺中。因其为臣使之官，
应心主而为相火，故误耳。参玩《内经》，
昭然可辨。

足阳明胃经戊土

官与脾同。其见症也：恶烟火，闻木
音则惊，狂，上登而歌，弃衣而走，颜
黑，不能言，唇胗，呕，呵欠，消谷善
饥，颈肿，膺、乳、气冲[②]、股、伏兔、
骭外廉、足跗皆痛，胸旁过乳痛，口渴腹
大，水肿奔响腹胀，骭内廉跗痛，髀不可
转，腘如结，踹如裂，膝髌肿痛，遗溺失
气，善伸数欠，颠疾，湿浸，心欲动，则
闭户独处惊悸，身前热，身后不热。

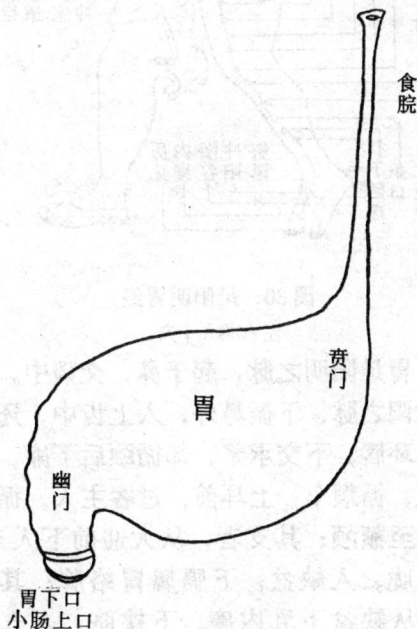

图 29 胃腑之图

胃重二斤十四两，纡曲屈伸，长二尺
六寸，大一尺五寸，径五寸。容谷二斗，
水一斗五升。

《卮言》曰：胃者汇也，号为都市。
五味汇聚，何所不容，万物归土之义。

---

① 下：《灵枢·经脉》无。
② 气冲：原作"冲"，《灵枢·经脉》作"气街"。按：
气街即指气冲部，当股动脉经行腹股沟处。今据
此补"气"字。

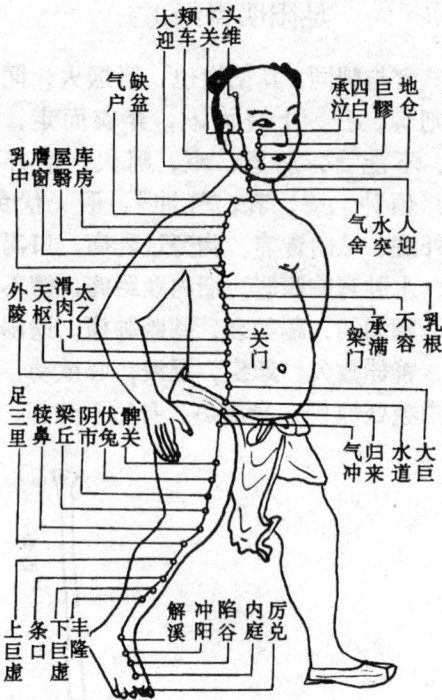

图30 足阳明胃经

左右共九十穴

胃足阳明之脉，起于鼻，交頞中，旁纳太阳之脉，下循鼻外，入上齿中，还出挟口环唇，下交承浆，却循颐后下廉，出大迎，循颊车，上耳前，过客主人，循发际，至额颅；其支者，从大迎前下人迎，循喉咙，入缺盆，下膈属胃络脾；其直者，从缺盆下乳内廉，下挟脐，入气街中①；其支者，起于②胃口，下循腹里，下至气街中而合，以下髀关，抵伏兔，下入膝膑中，下循胻外廉，下足跗，入中指内间；其支者，下廉三寸而别，下入中指外间；其支者，别跗上，入大指间，出其端。多血多气，辰时气血注此。

补：白术　莲子　芡实　陈皮　扁豆　黄芪　山药　半夏　百合　苍术

泻：枳实　硝石　大黄

温：藿香　厚朴　益智　丁香　吴茱萸　草豆蔻　白豆蔻　肉豆蔻　良姜　干

姜　生姜　木香　香附　胡椒

凉：滑石　石膏　玄明粉　石斛　黄连　黄芩　天花粉　山栀子　升麻　连翘　干葛　竹茹　知母

东垣报使引经：葛根　白芷　升麻行上　石膏行下

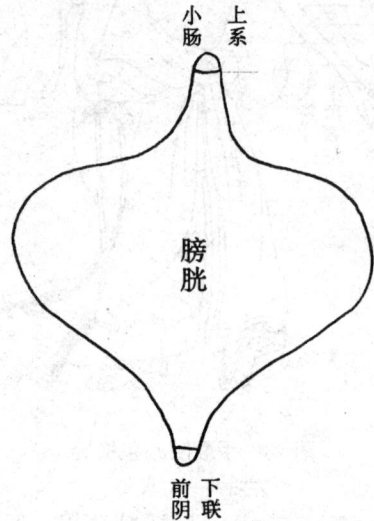

图31 膀胱腑之图

膀胱重九两二铢，纵广九寸。盛溺九升九合。广二寸半。

《甲乙经》曰：膀者，横也。胱者，广也。言其体横广而短也。膀胱上下俱有口，上口络于阑门，下口裹胞，乃胞外脂膏也，形与绵球相似。通身虚松，可以畜水，渐渍而渗入胞中，胞满而溺出也。

足太阳膀胱经壬水

膀胱者，州都之官，津液藏焉，气化则能出矣。其见症也：头苦痛，目似脱，头两边痛，泪出，脐反出，下肿，便脓血，肌肉痿，项似拔，小腹胀痛，按之欲小便不得。

---

① 中：原脱，依《灵枢·经脉》补。下同。
② 于：原脱，依《灵枢·经脉》补。

膀胱足太阳之脉，起于目内眦，上额交巅；其支者，从巅至耳上角；其直①者，从巅入络脑，还出别下项，循肩膊内，挟脊抵腰中，入循膂，络肾属膀胱；其支者，从腰中下挟脊贯臀，入腘中；其支者，从髆内左右，别下贯胂，挟脊内，过髀枢，循髀外从后廉下合腘中，以下贯踹内，出外踝之后，循京骨至小指外侧②。多血少气，申时气血注此。

补：橘核　菖蒲　龙骨　续断　益智仁

泻：芒硝　滑石　车前子　泽泻

温：茴香　乌药

凉：生地黄　甘草梢　黄柏

东垣报使引经：藁本行上　羌活行上　黄柏行下

足少阳胆经甲木

胆者，中正之官，决断出焉。其见症也：口苦，马刀挟瘿，足外热，寝寒憎风，体无膏泽，胸中胁肋、髀膝外至胻、绝骨、外踝前诸节痛，善太息。

胆足少阳之脉，起于目锐眦，上抵头③角，下耳后，循颈，行手少阳之前，至肩上，却交出手少阳之后，入缺盆；其支者，从耳后入耳中，出走耳前，至目锐眦后；其支者，别目锐眦，下大迎，合于手少阳，抵于颛，下加颊车，下颈合缺盆以下胸中，贯膈络肝属胆，循胁里，出气街，绕毛际，横入髀厌中；其直者，从缺盆下腋，循胸过季胁，下合髀厌中，以下循髀阳④，出膝外廉，下外辅骨之前⑤，直下抵绝骨之端，下出外踝之前，循足跗上，入小指次指之间⑥；其支者，别跗上，入大指之间⑦，循大指⑧歧骨内出其端，还贯⑨爪甲，出三毛。多气少血，子时气血注此。

补：草龙胆　木通

泻：青皮　柴胡

温：半夏　生姜　陈皮　川芎

凉：黄连　竹茹

东垣报使引经：川芎行上　柴胡本经　青皮行下

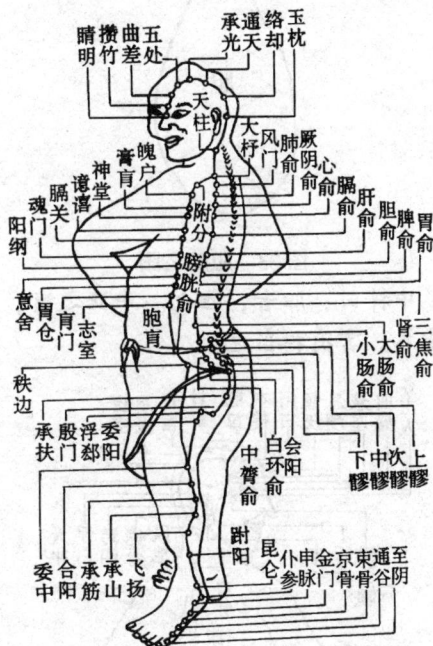

图32　足太阳膀胱经
左右共一百二十六穴

胆在肝之短叶间，重三两三铢。藏精汁三合，状如瓶。

《厄言》曰：胆者，澹也。清净之府，无所受输，淡淡然者也。

---

① 直：此后原有"行"字，依《灵枢·经脉》删。

② 侧：此后原有"端"字，依《灵枢·经脉》删。

③ 头：此后原有"循"字，依《灵枢·经脉》删。

④ 阳：原作"外"，依《灵枢·经脉》改。

⑤ 前：原作"外"，依《灵枢·经脉》改。

⑥ 间：此后原有"直下抵绝骨之端……入小指次指之间"二十四字，与上文重复，依《灵枢·经脉》删。

⑦ 之间：原脱，依《灵枢·经脉》补。

⑧ 大指：原脱，依《灵枢·经脉》补。

⑨ 贯，此后原有"入"字，依《灵枢·经脉》删。

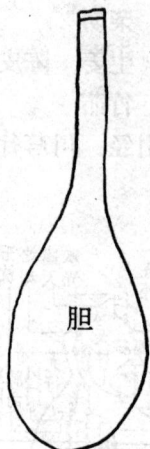

图 33　胆腑之图

中梓曰：胆者，担也。中正之官，决断出焉。言有担当也。

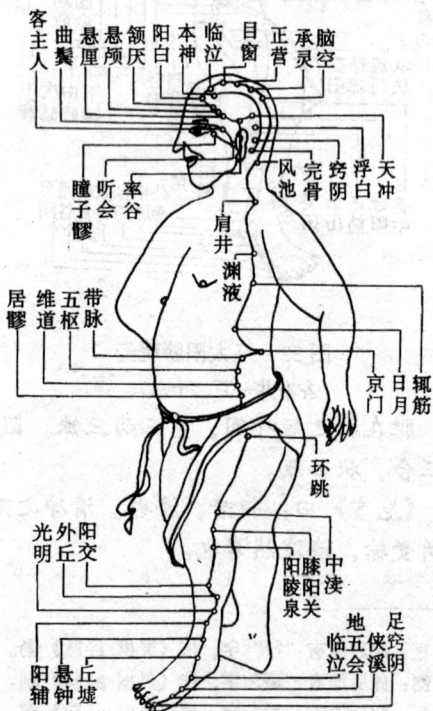

图 34　足少阳胆经
左右共八十六穴

足厥阴肝经乙木

肝者，将军之官，谋虑出焉。肝者，罢极之本，魂之居也，为阳中之少阳，通于春气。肝以胆为腑，其母肾水，其子心火，其克脾土，其贼肺金。其象木，其藏魂，其旺春，其绝秋，其色青，其位东，其卦巽，其恶风，其性仁，其音角，其数八，其味酸，其臭膻，其华爪，其候目，其充筋，其液泣，其声呼，其气嘘。其不足则悲，其有余则怒。其平脉弦，其贼脉涩，其死庚辛日。其畜鸡，其谷麦，上为岁星。其见症也：头痛脱色，善洁，耳无闻，颊肿，肝逆面青，目赤肿痛，两胁下痛引小腹，胸痛胁肿，妇人小腹肿，腰痛不可俯仰，四肢满闷，挺[①]长热，呕逆，睾疝暴痒，足逆寒胕，善癋，遗溺淋溲，便难癃狐，疝癫冒眩，转筋阴缩，筋挛善恐，胸中喘，骂詈，血在胁下喘。春胃微弦曰平，弦多胃少曰肝病，但弦无胃曰死。胃而有毛曰秋病，毛甚曰今病。脉来耎弱，招招如揭长竿末梢，曰肝平；脉来盈实而滑，如循长竿，曰肝病；脉来急溢，劲如新张弓弦，曰肝死。真肝脉至，中外急如循刀刃责责然，如按琴瑟弦，色青白不泽，毛折乃死。足厥阴气绝，则筋缩引卵与舌卷。筋者，聚于阴器而络于舌本，故脉不荣即筋缩急，筋缩急即引卵与舌，故舌卷卵缩。此筋先死，庚日笃，辛日死。肝绝八日死。肝至悬绝，十八日死。青欲如苍璧之泽，不欲如蓝。青如翠羽者生，青如草兹者死。恚怒气逆上而不下，则伤肝。实则梦山林大树，虚则梦细草苔藓。怒伤肝，悲胜怒。风伤筋，燥胜风；酸伤筋，辛胜酸。酸走筋，筋病毋多食酸。多食辛，则筋挛急而爪枯。肝欲散，急食辛以散之，以辛补之，以酸泻之。肝苦急，急食甘以缓之。粳米、牛肉、枣、葵皆甘。

① 挺：张志聪："挺，即阴茎也。"

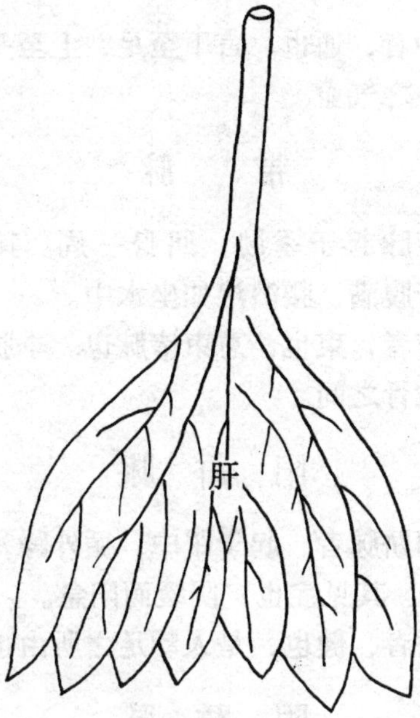

图35 肝脏之图

肝重四斤四两，左三叶，右四叶，附脊第九椎。

《厄言》曰：肝者，干也。属木，象木枝干也。

肝足厥阴之脉，起于大指丛毛之际，上循足跗上廉，去内踝一寸，上踝八寸，交出太阴之后，上腘内廉，循股阴入毛中，过阴器，抵小腹，挟胃属肝络胆，上贯膈，布胁肋，循喉咙之后，上入颃颡，连目系，上出额，与督脉会于巅；其支者，从目系下颊里，环唇内；其支者，复从肝别贯膈，上注肺。多血少气，丑时气血注此。

补：木瓜　阿胶　薏仁　酸枣仁
泻：青皮　芍药　柴胡　青黛
温：木香　肉桂　吴茱萸
凉：甘菊　龙胆草　胡黄连　车前子
东垣报使引经：柴胡本经　青皮行下　川芎行上

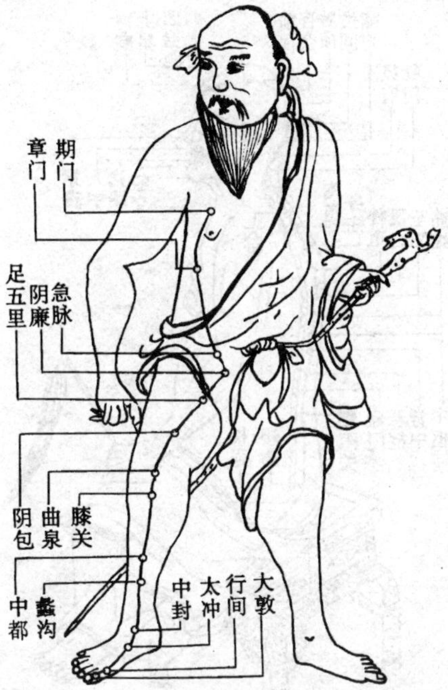

图36 足厥阴肝经
左右共二十八穴

督 脉

督脉起于下极之俞，并于脊里，上至风府，入脑上巅，循额至鼻柱，属阳脉之海。其见症也：脊强而腰厥。

督者，都也，行背部中，为阳脉之都纲，奇经脉也。

任 脉

任脉起于中极之下，以上毛际，循腹里，上关元，至喉咙，属阴脉之海。其见症也，苦内结，男子为七疝，女子为瘕聚。

任者，妊也，行腹部中，为生养之本，亦奇经脉也。

冲 脉

冲脉起于气冲，并阳明之经，夹脐上行，至胸中而散。其见症也：气逆而里

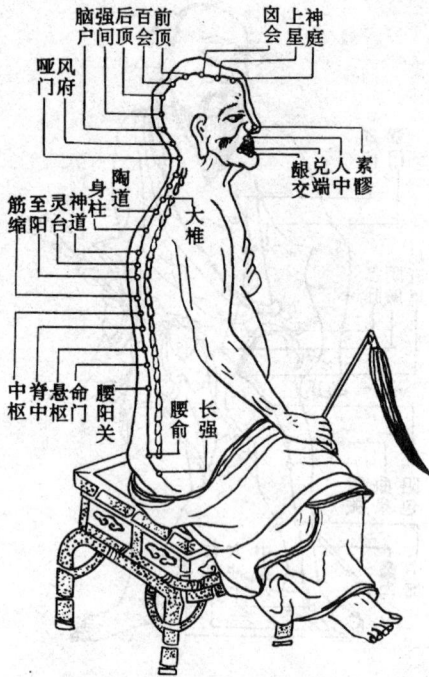

图37 督脉二十八穴

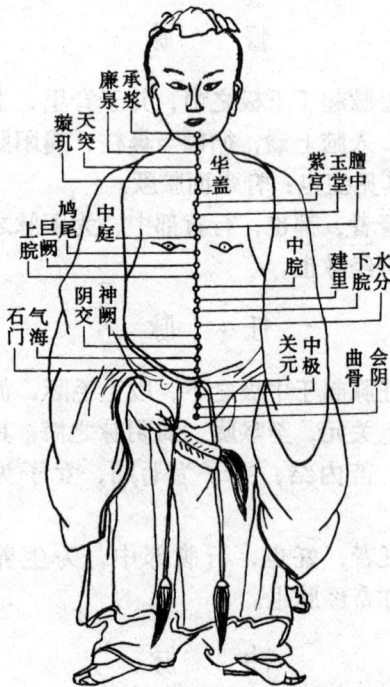

图38 任脉二十四穴

急。

冲者，通也。言下至足，上至头，通十二经之气血。

带 脉

带脉起于季胁，回身一周。其见症也：苦腹满，腰溶溶如坐水中。

带者，束也，总束诸脉也。季胁在胁下接髋骨之间。

阳 跷 脉

阳跷脉者，起于跟中，循外踝，上行入风池。其见症也：阴缓而阳急。

跷者，健也，是人动足之所由也。

阴 跷 脉

阴跷脉者，起于跟中，循内踝上行至咽喉，交贯冲脉。其见症也：阳缓而阴[1]急。义与阳跷同。

阳 维 脉

阳维起于诸阳之会。维者，维持之义也，为诸脉之纲维。

阴 维 脉

阴维起于诸阴之交。义与阳维同。二经之见症也：怅然失志，溶溶[2] 不能自持。惊即失志，喜忘恍惚。

任督二脉导引秘旨

夫人身之有任督，犹天地之子午也。人身之任督，以腹背言；天地之子午，以南北言，可以分，可以合，分之以见阴阳不离，合之以见浑沦无间。此修真者之周

---

① 阴：原作"隐"，依《难经·二十八难》改。
② 溶溶：原作"容容"，依《难经·二十九难》改。滑寿曰：溶溶，无力貌。

行也。惜夫！举世昏昏，尽趋歧径①，或默朝土帝，或内视腑脏，或存神闭息，或服气吞霞，或运气机，行火候，或炼日月，采精华，或日运脐轮，夜运泥丸，或朝呼三魂，暮摄七魄，或按周天而工搬运，或指斗柄而转化机，或守中黄绛宫而待神凝气聚，或运三华五芝而用洗骨伐毛，种种旁门，岂离任督，独惜其舍正路而不由耳。知之者，四门外闭，两目内观，心如止水，身似空壶，缔观黍米之珠，权作黄庭之主，不施搬运，自妙转旋，含光嘿嘿，调息绵绵，握固内守，注意玄关，顷刻而真元内还，未几而一阳来复，两肾如汤煎，膀胱似火热，任督犹车轮，四肢若山石，鼓巽运坤，天机自动，微以意定，则水火自然升降，如桔槔②之呼水，稻花之凝露，谓之乾坤交姤罢，一点落黄庭。到此地位，意不可散，散则不成丹矣。故紫阳翁曰：真汞生于离，其用却在坎，姹女过南园，手持玉橄榄。身心浑沌，与虚空等，不知身之为我，我之为身，神之为气，气之为神，不规中而自规中，不胎息而自胎息，虚室生白，黑地引针，亦不知任之为督，督之为任也。此是最上一乘，慎勿身中摸索，真志于修者，其知所务哉。

别症论第十

盖闻治适病者易，治失病者难。今工者尽难，而易者偶中，非若淳于、长沙之见，隔世不爽锱铢，而投治如合符节③也。虽先圣立教详明，而阴阳虚实、元会运气、七情六淫、四时寒暑，错互不齐，况脏腑有合起之病，而感受无偏至之形，千端万绪，宁能悉诸简编，即载籍极博，尤必先夫灵敏善乎。丹溪有言曰：医者临机应变，如对敌之将，操舟之工，自非随

时取中，宁无愧乎。按前人已成之迹，应今人无限之病，何异按图索骥，幸其偶中也难矣。太无先生曰：用古法治今病，如拆旧屋改新屋，不再经匠氏之手，其可用乎？洁古云：运气不齐，古今易辙，旧方新病，难相附合。许学士曰：予读仲景书，守仲景法，未尝守仲景方，乃为得仲景心也。王履曰：医术之要，先寻大意，大意既晓，则条分缕析，脉络分明。《内经》曰：知其要者，一言而终，不知其要，流散无穷。历观名论，皆以别症为先。吁嗟！症固难别，别症亦未易也。脉有雷同，症有疑似，水火亢制，阴阳相类④。脏之发也，混于腑，血之变也，近于气。大实有羸状，误补益疾；至虚有盛势，反泻含冤。或辨色已真，而诊候难合，或指下既察，而症状未彰。欲按古今法而功效弗臻，欲师心处疗而狐疑莫决，展转进退，毫厘千里，独不计人以死生寄我，我以尝试图功，彼祸人者无论矣，即偶中者，讵可对衾影哉。

丹溪有叔祖，年七十，患泄漏。丹溪曰：病久而不悴，便涩而不赤，脉涩而带弦，询其喜食鲤鱼，遂以茱萸、陈皮、生姜、砂糖等药，探吐胶痰而泻止。又有邻人，素患痔疮，夏初泄泻，脉涩而泻。丹溪曰：此下痔之重者，与当⑤归芦荟丸去麝，四剂而泻止。夫此两人，症似脉同，而治之迥别者，求其本也。

一人劳倦发热，口干烦躁，面目皆

① 径：原作"胫"，依文义改。
② 桔槔：亦称"吊杆"。一种原始的提水工具，春秋时代已经应用。用一横木支着在木柱上，一端用绳挂一水桶，另一端系重物，使两端上下运动以汲取井水。
③ 符节：古代门关出入所持的凭证，用竹或木制成。
④ 类（lou 娄）：疑为"类"之误字。
⑤ 与当：原作"当与"，依文义改。

赤。东垣曰：脉来鼓指而按之豁然，内真寒而外假热也，取参、术、姜、附煎就。使之冷服者，以真热假寒之剂治之，一贴而热势尽退。一人恶寒发战，两脉细微，按之甚数，以石膏、黄连清火之剂乘热顿服，而寒势遂止。此皆水火亢制而有兼化之象，设不从脉，按症治之，祸不旋踵。

江右袁启莘平素劳心，处事沉滞，时当二气，小便不通，医者与六一散不效。再用木通、泽泻、茯苓、车前等药，又不效。诊得两寸洪数，知为心火刑金，故气化不及州都也。亟用黄连、茯神、人参、牛膝、麦门、五味，一剂而愈。

闽中周东志，形羸善饭，忽患腹痛胀闷，众皆泥其脾虚多食，不能运化，治以枳实、陈皮、青皮、神曲、白术、茯苓，胀势转增。右寸关洪滑，知为胃火上冲，惟用石膏、陈皮、山栀、甘草、升麻、黄芩，二剂而胀止。再用四君子加姜汁炒山栀，十剂而康。夫脏腑本不相悬，而用药若斯之异，倘泥而不通，其不致夭札者几希！

一妇人多郁多产，肢体渐瘦，四肢微肿，咳嗽吐痰，稍有动作，头眩耳鸣，有与八珍汤者，久而无功。此肝脾郁伤血分，先用逍遥散加木香、龟胶、熟地，二十剂而症减其七。仍用八珍汤加丹皮、香附，两月而瘥。

汪望洋之孙，年方舞象①，发热吐痰，头眩羸弱，医皆以二冬、二母、四物、芩、柏治之。似疟非疟，倦怠异常，诊其右三部不及左者两倍，及知脾肺气虚，火不生土之候也，遂用补中益气加姜、桂至三钱，十剂而安，四十剂而平复。夫治气者，主阳而升，治血者，主阴而降，现症颇类，而治之法适不相侔，焉可以疑似之见贾祸耶？

乐元忠妻，因免乳后病惊，身翩翩如在浮云中，举目则旋转，持身不定，四肢酸软，皆以安神补虚治之，前症转甚。戴元礼独曰：左脉芤且涩，神色不变，是惊气伤心包络积血耳。乃下血如漆者一斗，遂愈。大实似羸者此也。

留守卫陆仲容之内，病大热妄见鬼神，手扬足掷，或用黄连清心汤，困苦垂毙。元礼视之曰：形瘦而色不泽，乃虚极耳，专与参芪而安。至虚似盛者此也。

此两症者，元礼不起，而反剂杂投，幽潜沉冤矣。虽然难明者意，难尽者言，姑举一二，俾触类相通。惟愿志仁寿者，即病机浅易，必审察昭昭，标本彰明，必小心翼翼，明矣慎矣。又毋以疑惧起因循之弊，必以精详操独断之权。设有未确，阙疑以待高明，慎匆轻狂尝试，以图侥幸，庶无负于仁者之初心耳。不然，利心溺而名心深，机心起而仁心隐，毋乃自居于卑庸，而品节一坏，终世莫偿，贻害日多，噬脐何及，其可不痛切深戒哉？

四要论第十一

按医学之要，有要于望闻问切者乎，无之也。哀夫！叔季之世，惟赖问之一端，况其素② 问未必能悉遵前训，止求病端，不察病本。又况士大夫多秘所患，以验医之能否，问恶可以穷病之情哉！或有攻苦之士，留心候诊，而伪诀讹传，皆泥于左心小肠、右肺大肠之讹，浸淫而莫悟，经位不别，尚何以察死生虚实之机耶？夫医之四要，犹人之四肢也，一肢废，不成其为人，一要缺，不成其为医。经曰：望而知之谓之神，闻而知之谓之

---

① 舞象：古代成童时所学的一种乐舞，此用作成童的代称。成童，十五岁以上。

② 素：平时，此处疑为"所"字之误。

圣，问而知之谓之工，切脉① 而知之谓之巧。六十一难曰：望而知之者，望见五色，以知其病之所处也。闻而知之者，闻其五音，以别其病之所出也。问而知之者，问其所欲五味，以知其病之所起所在也。切而知之者，诊其寸口，视其虚实，以知其病在何腑脏也。故夫初近患人，先望而闻，次问而切，诚不易之次第，而医者顾可忽乎？汇其亟要，列录于下，知言君子、将有择焉。

望

《灵枢经》曰：色青者，其脉弦也②；赤者，其脉钩也；黄者，其脉代也；白者，其脉毛；黑者，其脉石。见其色而不得其脉，反得其③ 相胜之脉，则死矣。得其相生之脉，则病已矣。《五色》篇曰：赤色出两颧④，大如拇指者，病虽小愈，必卒死。

黑色出于天庭，大如拇指，必不病而卒死。黄帝曰：青黑为痛，黄赤为热，白为寒，是为五官⑤。

《脉要精微论⑥ 篇》曰：夫精明五色者，气之华也，赤欲如白裹朱，不欲如赭；白欲如鹅羽，不欲如盐；青欲如苍璧之泽，不欲如蓝；黄欲如罗裹雄黄，不欲如黄土；黑欲如重漆色，不欲如地苍。五色精微象见矣，其寿不久也⑦。青如草兹，黄如枳实，黑如烟煤，赤如衃血，白如枯骨，皆死。青如翠羽，赤如鸡冠，黄如蟹腹，白如豕膏，黑如乌羽，皆生。夫五脏者，身之强也。头者精明⑧ 之府，头倾视深，精神将夺矣。背者胸中之府，背曲肩随，府将坏矣。腰者肾之府，转摇不能，肾将惫矣。膝者筋之府，屈伸不能，行则偻附，筋将惫矣。骨者髓之府，不能久立，行则振掉，骨将惫矣。得强者生，失强者死。左颊属肝，额属心，鼻属脾，右额属肺，颐属肾。青色见于太阴太阳，及鱼尾正面口角，如大青蓝叶怪恶之状者，肝气绝，主死。若如翠羽柏皮，只是肝邪，有怒病、惊病、风病、目病之属。赤色见于口唇及三阴三阳上下，如马肝之色，死血之状者，心气绝，主死。若如橘红马尾色者，只是心病，有火热、怔怖惊悸、夜卧不宁、健忘之属。白色见于鼻准及正面，如枯骨如擦残汗粉者，为肺气绝，主死。若如腻粉、梅花、白绵者，只是肺邪气虚，中寒、咳嗽、哮喘之属。黄色见于鼻，干燥若土偶之形，为脾气绝，主死。若如桂花，杂以黑晕，只是脾病，饮食不快，四肢倦怠，胀闷泄泻呕吐之属。黑色见于耳或轮廓内外，命门悬璧，若污水烟煤之状者，为肾气绝，主死。若如蜘蛛网眼、乌羽之泽者，只是肾虚，火邪乘水之病。病者目睛不了了，鼻中呼不出吸不入，气短促而冷者，阴病也；目中了了，鼻中呼吸出入，能往能来，口鼻息长而皆热者，阳病也。病人及健人，黑色或白色，起入目及口鼻，三日中死。久病人，耳目及颧骨赤者，五日死。病人目无精光，面若土色，不受饮食，四日死。病人两目眦，有黄色起者将愈。病人面目俱黄者，不死。病人面唇青黑者死。健人及病人，面如马肝色，望之如青，近之如黑者死。鼻管仰起者死。神气枯槁，不润泽者死。

---

① 脉：原脱，依《难经·六十难》补。
② 也：原脱，依《灵枢·邪气脏腑病形》补。
③ 其：原脱，依《灵枢·邪气脏腑病形》补。下同。
④ 颧：原作"颣"，依《灵枢·五色》改。
⑤ 官：此下原有"也"字，依《灵枢·五色》删。
⑥ 论：原脱，依《素问》篇名补。
⑦ 也：原作"矣"，依《素问·脉要精微论》改。
⑧ 明：原作"神"，依《素问·脉要精微论》改。

闻

经曰：言而微，终日乃复言者，此夺气也。声如从室中言，此中气之湿也。因于暑，汗，烦渴而喘，静则多言。衣被不敛，言语善恶，不避亲疏者，此神明之乱也。仲景曰：病人语声寂然，喜惊呼者，骨节间病；语声喑喑然不彻者，心膈间病；语声啾啾然细而长者，头中病。息摇肩者，心中坚；息引胸中上气者，咳；息张口短气者，肺痿吐沫。病人五脏已夺，神明不守，声嘶者死。喉中有声，谓之肺鸣，火来乘金，不得其平则自鸣，此坏症也。虚劳痰嗽，渐至声哑者必死。大笑不止，心病也；喘气太息，肺病也；怒而骂詈，肝病也；气不足以息者，脾病也；欲言不言，语轻多畏者，肾病也。病人阴阳俱绝，失错不能言者，三日死。病人妄言错乱及不能言者，不治，惟热病者可以治。倦不欲言，纵使强言之，声怯弱而低微者，内伤不足也。语言前轻而后重，其言高，其声壮厉而有力者，外感有余也。言响如从瓮中出，伤风也。言语无力，不欲言，难布息者，内伤也。言而不厌者，外伤也。

问

《素问·疏五过论[①]篇》曰：凡未诊病者，必问尝贵后贱，虽不中邪，病从内生，名曰脱营。尝富后贫，名曰失精。凡欲诊病者，必问饮食居处，暴乐暴苦，始乐后苦，皆伤精气。暴怒伤阴，暴喜伤阳。诊有三常[②]，必问贵贱，封君败伤，及欲侯王，故贵脱势，虽不中邪，精神内伤，身必败亡。始富后贫，虽不伤邪，皮焦筋屈，痿躄为挛。《征四失论篇》曰：诊病不问其始，忧患饮食之失节，起居之过度，或伤于毒，不先言此，卒持寸口，

何病能中。《甲乙经》曰：问病者，所思何也，所惧何也，所欲何也，所疑何也。问之要察阴阳之虚实，辨脏腑之寒热。疾病所生，不离阴阳、寒热、虚实，辨之分明，治无误矣。《五十一难》问病欲得寒，而[③]欲见人者，病在腑也；病欲得温，而不欲见人者，病在脏也。问其痛处，按之而痛止者为虚，按之而痛甚者为实，痛不移者为血，痛无定者为气。凡百病，问其昼则增剧，夜则安静，气病而血不病也；夜则增剧，昼则安静，血病而气不病也。昼热夜静，阳气旺于阳分也。昼静夜热，阳气下陷，入阴中也；昼夜俱热，重阳无阴也，亟泻其阳，峻补其阴。昼静夜寒，阴血旺于阴分也。夜静昼寒，阴气上溢于阳中也；昼夜俱寒，重阴无阳也，亟泻其阴，峻补其阳。昼寒夜热，病名阴阳交，变而死矣。《移精变气论篇》曰：闭户塞牖，系之病者，数问其情，以从其意，得神者昌，失神者亡。产后须问坐草难易，恶露多少，饮食迟早，生子存亡。盖形伤血伤之不同，补气补血之有异，饮食失节宜调中，生子不存兼开郁。问其所欲以知其病，欲热者知为寒，欲冷者知为热，好静恶动者知为虚，烦躁不宁者知为实，恶食知伤食，恶风知伤风。好食甘为脾虚，好食辛为肺病，好食酸为肝虚，好食咸为肾弱，好食苦为心病，此皆顺应而易治。若乃心病爱咸，肺伤欲苦，脾弱喜酸，肝病好辣，肾衰嗜甘，此为逆候，病轻必危，危者必死。王海藏曰：常人求诊拱默，惟令切脉，试其知否，殊不知气血附于经络，热则脉疾，寒则脉迟，实则有力，虚则无力，若得病之由及所伤之物，

---

① 论：原脱，依《素问》目录补。下同。
② 常：原作"尝"，依《素问·疏五过论》改。
③ 而：原脱，依《难经·五十一难》补。

岂能以脉知之乎？故医者不可不问其由，病者不可不说其故。苏东坡曰：吾疾必尽告医者，使胸中了然，然后诊脉，疑似不能惑也。吾求愈疾而已，岂以困医为事哉。

切

经曰：必审其所始病，与今之所方病，然后各切循其脉，视其经络浮沉，上下逆从。

六部之中，独小者病，独大者病，独迟者病，独疾者病，独热者病，独寒者病，独陷者病。脉从四时，谓之可治；脉逆四时，为不可治。所谓逆四时者，春得肺脉，夏得肾脉，秋得心脉，冬得脾脉也。热则脉数，寒则脉迟，沉主在里，浮主在表，虚者脉虚，实者脉实，涩者阳气有余，滑为阴气不足，此八者脉之纲领也。长则气治，短则气病，数则烦心，大则病进，上盛则气高，下盛则气胀，代则气衰，细则气少，涩则心痛。心脉循血脉而行，持脉指法如六菽之重，按至血脉而得者为浮；稍稍加力，脉道粗者为大；又稍加力，脉道阔软者为散。肺脉循皮毛而行，持脉指法，如三菽之重，按至皮毛而得者为浮；稍不①加力，脉道不利为涩；又稍加力，不及本位曰短。肝脉循筋而行，持脉指法，如十二菽之重，按至筋而脉道如筝弦相似为弦；次稍加力，脉道迢递者为长。脾脉循肌肉而行，持脉指法，如九菽之重，按至肌肉如微风轻贴柳梢②之状为缓；次稍加力，脉道敦实者为大。肾脉循骨而行，持脉指法，按至骨上而得者为沉；次重而按之，脉道无力为濡；举止来疾流利者为滑。经曰先知③经脉，而后知病脉，此之谓也。

脉盛滑而坚者，病在外；脉实小而坚者，病在内。脉小弱而涩者，谓之久病；浮滑而疾者，谓之新病。脉急为疝瘕、小腹痛。缓而滑曰热中，盛而坚曰胀。来疾去徐，上实下虚为厥颠，来徐去疾，上虚下实为恶风。寸口之脉，中手短者，曰头痛；中手长者，曰足胫痛；中手促上击者，曰肩背痛。浮而盛者病在外，沉而坚者病在中，沉而弱者寒热。推而内之，外而不内，身有热也。推而外之，内而不外，有心腹积也。推而上之，上而不下，腰足清也。推而下之，下而不上，颈④项痛也。按之至骨，脉气少者，腰脊痛而身有痹也。黄帝曰：脉从而病反者，其诊何如？曰：脉至而从，按之不鼓，诸阳皆然。诸阴之反，何⑤如？曰：脉至而从，按之鼓甚而盛也。

化源论第十二

自人心不古，胶泥药性，拘惑成方，而化源之义，废而不讲久矣。夫不取化源而逐病求疗，譬犹草木将萎，枝叶蜷挛，不知固其根蒂，灌其本源，而仅仅润其枝叶。虽欲不槁，焉可得也。人第知枝叶蜷，而救枝叶者之近而切，救根荄者之远而迂，亦曾知根荄泽而枝叶靡不向荣，根荄戕而枝叶靡不受悴乎。《阴阳应象大⑥论》曰：治病必⑦求于本。《至真要大论》曰：诸寒之而热者取之阴；热之而寒者取之阳，所谓求其属也。《六元正纪大论》曰：资其化源。训诂谆谆，光如日月，罔非重源本耳。苟舍本从标，不惟不

---

① 不：疑为"稍"之误字。
② 梢：原作"稍"，依文义改。
③ 知：原作"识"，依《素问·三部九候论》改。
④ 颈：《素问·脉要精微论》作"头"。
⑤ 何：《素问·至真要大论》此前有"其脉"两字。
⑥ 大：原脱，依《素问》篇名补。下同。
⑦ 必：原作"不"，依《素问·阴阳应象大论》改。

胜治，终亦不可治，故曰识得标，只取本，治千人，无一损。如脾土虚者，必温燥以益火之源；肝木虚者，必濡湿以壮水之主；肺金虚者，必甘缓以培土之基；心火虚者，必酸收以滋木之宰；肾水虚者，必辛润以保金之宗。此治虚之本也。木欲实，金当平之；火欲实，水当平之；土欲实，木当平之；金欲实，火当平之；水欲实，土当平之。此治实之本也。金为火制，泻心在保肺之先；木受金残，平肺在补肝之先；土当木贼，损肝在生脾之先；水被土乘，清脾在滋肾之先；火承水克，抑肾在养心之先。此治邪之本也。金太过，则木不胜而金亦虚，火来为母复仇；木太过，则土不胜而木亦虚，金来为母复仇；水太过，则火不胜而水亦虚，土来为母复仇；火太过，则金不胜而火亦虚，水来为母复仇，皆亢而承制，法当平其所复，扶其不胜。经曰：无翼其胜，无赞其复①。此治复之本也。得其本则生生之本不阙而化，化之源无穷，谨道如法，万举万全，气血正平，长有天命。不然者，胶药执方，用之不疑，一旦败伤，动辄委命，叩以循环相制之微，惘然自失，犹为遁词以欺世，良可慨矣！

知机论第十三

　　古之论病，不曰病形，不曰病体，命曰病机，夫机之义微矣哉。昔者养由氏，悬杨叶于旋风之间，矢无虚发，人皆异之。养由氏曰：矢之发也，不离乎机，机之发也，不离乎心。我方不知心之为叶，叶之为心，虽欲不中，胡可得也。机者，毫厘之间，间不容发，秒末之差，相悬无筹②。夫以至微至活之理，非有至著至确之识，其可谓之知机耶！《内经》曰：审察病机，无失气宜③。《本草》曰：欲疗

治者，先察病机，病机未谙，岂能变化处治。徒循死句，守株待兔，不可以为工矣。若诸风掉眩，皆属肝木；诸痛疮疡，皆属心火；诸湿肿满，皆属脾土；诸气膹④郁，皆属肺金；诸寒收引，皆属肾水。此病机之属于五运者也。诸暴强直，皆属于风；诸呕吐酸，皆属于热；诸躁狂越，皆属于火；诸痉强直⑤，皆属于湿；诸涩枯槁，皆属于燥，诸病水液，皆属于寒。此病机之属于六气者也。然运气之道，亢极则复，反兼胜己之化，故河间尝曰：夏热太甚，林木流津，火极似水也。冬寒太甚，流水冰坚，阴极似阳也。仲景曰：阳病十八，阴病十八，五脏之病各有十八，合为九十病。又有六微，有十八病，合为一百八病。五劳七伤六极，妇人三十六病，不在其中，则病机之繁未易枚举，病机之变，未易测识。奈何卑溺者流，捕风捉影，以依稀为实据，胶柱鼓瑟，以硬套为神良。如虚劳发热，吐血痰嗽，辄用一冬、二母、四物、芩、连、款花、紫菀之属；中风痿痹，辄用三生、二陈、秦艽、天麻之属；伤寒发热，辄用柴胡、黄芩、陈皮、甘草之属；水肿腹胀，辄用五皮、枳壳、泽泻之属；疟疾寒热，辄用青皮、草果、柴胡、干葛、厚朴、常山之属；痢疾腹痛，辄用芍药、当归、黄连、木香、枳壳、槟榔之属；呕吐，辄用竹茹、山栀、橘皮、生姜之属；泄泻，辄用甘草、白术、茯苓、陈皮之属；小便不利，辄用猪苓、泽泻、木通、车前之属；精气不固，辄用莲须、芡实、金樱、牡蛎

---

① 无翼其胜，无赞其复：文见《素问·六元正纪大论》。
② 筹（suàn 蒜）：通"算"。谋画。
③ 审察病机，无失气宜：文见《素问·至真要大论》。
④ 膹：原作"愤"，依《素问·至真要大论》改。
⑤ 痉强直：《素问·至真要大论》作"痉项强"。

之属；不卧，辄用枣仁、远志之属；口渴，辄用花粉、门冬之属；头痛，辄用川芎、白芷、藁本之属；足痛，辄用木瓜、牛膝、苡仁之属；目疾，辄用四物、三黄、蔓荆、甘菊之属；妇科辄用香附、乌药、四物、陈皮之属。诸若此类，不可胜举。果尔则医亦何难之有耶？

夫运气参差，标本缓急，脏腑阴阳，贵贱贫富，虚实邪正，南北东西，活若荷中之露，实难捉摸，不知因病以用法，乃欲因法以合病，效之不获，则曰有命，讵然乎哉！岂谓法尽废，必趋奇异，正恐法之可合者十三，不可合者十七。粗工未审，诩诩专恣，一旦告穷，伊谁之咎。嗟乎！皆由不知病机，专执病形之失也。昔者齐中尉潘满如小腹痛。仓公诊曰：病得之酒且内，其脉深小弱，气口紧小，见瘕气也。中尉不复自止于内，二十八日当溲血死。居二十五日果溲血，三日死。王仲宣，年二十。仲景谓之曰：君有病，四十岁当眉落，眉落半年而死，服五石汤可免。仲宣嫌其言，受汤弗服。居数日，见仲宣曰：服汤否？曰：已服。仲景曰：色候固非服汤之诊，君何轻命也。后二十年果眉落，至一百八十日而死。古称知机，其神者庶几其人欤。学者每以此案自反，当得愧汗通身，抑此神奇，岂别有术数之操，只熟于理而已。理熟则机得，机得则言中，奈何不察其机，自居于阉，而动以先哲为不可冀也，亦知先哲之勤求古训，与今日之医甚悬绝哉！

明治论第十四

医门之理，赜①而难穷。莫先乎见其大意，大意见则条理在我，由此寻绎，究何难穷。粗工错缪，如盲人适野，不辨东西，又如罗雀于江，罾②鱼于林，冀

其幸而得之，岂理也哉？夫三法四因、五治六淫、八要十失，最宜早辨。三法者，初中末也。一曰初法，当用峻猛，缘病新暴，感之轻，发之重，以峻猛之药亟去之。二曰中法，当用宽猛相济，缘病非新非久，须缓急得中，养正去邪，相兼治之。三曰末法，当用宽缓，药性平善，广服无毒，取其安中补益，缘病久邪去，正气日微也。四因者，有始因气动而内有所成病者，积聚癥瘕之类；有始因气动而外有所成病者，痈疽疮疡掉瘈之类；有不因气动而内有所成病者，留饮宿食、喜怒想慕之类；有不因气动而外有所成病者，瘴气邪魅蛊毒、虫咬兽伤、堕坠刀斫、刺射捶扑之类。五治者，和、取、从、折、属也。一曰和。假令小热之病，当以凉药和之，和之不已，次用取。二曰取。为热势稍大，当以寒药取之，取之不已，次用从。三曰从。为热势既甚，当以温药从之，从之不已，次用折。四曰折。为病势极甚，当以逆制之，制之不已，当以下夺之，下夺不已，次用属。五曰属。为求其属以衰之，如热陷骨髓，针药之所不及，故必求其属。属者，生克之本，王太仆所谓壮水之主，以制阳光是也。六淫者，阴、阳、风、雨、晦、明也。阴淫寒疾则怯寒，此寒水太过，别浅深以温之。阳淫热疾则恶热，此相火太过，须审虚实以凉之。风淫末疾，末谓四肢也，必身强直，此风木太过，须和冷热以平治之。在阳则热，在阴则寒，寒则筋挛骨痛，热则委缓不收。雨淫腹疾，则湿气濡泄，此湿土太过，以平渗燥之，兼看冷热之候。晦淫惑疾，晦邪所干，精神惑乱，此燥金太过，当滋养之。明淫心疾，心气鼓动，狂邪谵

---

① 赜（zé 责）：幽深难见。

② 罾（zēng 增）：用竿支架的鱼网。

妄，此君火太过，当镇以敛之。八要者，虚实、冷热、邪正、内外也。一曰虚。脉细、皮寒、气少、泄泻、饮食不进，此为五虚。二曰实。脉盛、皮热、腹胀、前后不通、闷瞀，此为五实。三曰冷。阳气衰微，腑脏积冷。四曰热。阴气衰弱，腑脏积热。五曰邪。非脏腑正病也。六曰正。非外邪所干也。七曰内。情欲所伤，不在外也。八曰外。外物所伤，不在内也。十失者，病在骄恣背理，不遵医戒，不自珍爱，一失也。轻身重财，治疗不早，诊视不勤，二失也。听从师巫，广行杀戮，不信医药，三失也。忧思想慕，怨天尤人，广生懊恼，四失也。讳疾忌医，言不由中，药不合症，五失也。不能择医，或信佞言，或凭龟卜，六失也。室家不和，处事乖戾，尽成荆棘；七失也。不明药理，且暮更医，杂剂妄投，八失也。但索速写方，药材滥恶，妄为加减，九失也。奉持匪人，煎丸失法，急不精详，十失也。工医者，不可不知此数则。物理论曰：古之圣医，知天地神祇之妙，性命吉凶之数，处虚实之分，定顺逆之节，贯微通幽，不失细少，然而虽高必以下为基，岂猎等可造，学者果有是志，请从此卑逊始。

风土论第十五

盖闻一病而治各不同者，地势使然也。五方之气不齐，而粗工杂合以治，岂知大体者哉。寿苍生者，不分畛域，有事四方，男子之常，奈之何不亟为究也。东方之域，今之南直浙江、山东、福建是也。于象为木，于时为春，天地之所始生也，禀东方之风气者多风。鱼盐之地，滨海傍水，其民食鱼而嗜咸，其利丰，故安其处。其味美，故恣其食。鱼者，假湿热而生，令人热中。盐入肾，肾属水，水制

火，火属心，心主血，盐胜血，令人发热而阴伤。其民黑色而疏理，其病皆为痈疡，宜培土之基以御邪风，其治宜砭石，故砭石者，亦从东方来。西方之域，今之陕西、四川是也。于象为金，于时为秋，天地之所收引也，禀西方之风气者多燥。地方高阜，陵居而多风，金气肃杀，水土刚强，其民不衣布帛，衣褐荐，食酥酪，形体脂肥，肤腠封闭，血气充实，故外邪不能伤。其病也，皆因七情、饮食、男女之过，其治宜毒药峻攻，可使遄已，故毒药者，亦从西方来。北方之域，今之北直山西是也。于象为水，于时为冬，天地之所闭藏也，禀北方之风气者多寒。地高陵居，风寒冰冽，其民乐野处而乳食，其病多寒中，宜益火之源，以消阴翳。其治宜灸焫，故灸焫者，亦从北方来。南方之域，今之江西、两广、云、贵是也。于象为火，于时为夏，天地之所长养也，禀南方之风气者多热。其地卑下，水土孱弱，雾露所聚，岚瘴乘人，其民嗜酸，食不芬香，阳盛之处，故多赤色。味酸主敛，故皆致理。热气内伤，湿气外薄，加之嗜酸，肝经受损，故病挛痹，宜壮水之主，以制阳光。其治宜微针，故九针者，亦从南方来。中央之域，今之河南、湖、广是也。于象为土，于时为长夏，天地之所以生万物也，禀中央之风气者多湿。其地平以湿，四方辐辏，万物交归，故民食杂而不劳。《阴阳应象大论①篇》曰：地之湿气，感则害皮肉筋脉②。故其病多痿弱气逆及寒热也，当扶木之主，以制土邪，其治宜导引按跷。故导引按跷者，亦从中央出也。丹溪曰：西北之地多风寒，故患外感者居多。东南之地本卑湿，故患湿热者

---

① 大论：原脱，依《素问》篇名补。

② 脉：原脱，依《素问·阴阳应象大论》补。

恒众。盖北方高阜，天不足西北而多风，南方卑下，地不满东南而多湿。方土之候，各有不齐，所生之病，多随土著。西方气厚，饮食倍常，居室俭素，元气不戕。一有疾病，辄用疏利，其病如脱。若夫东南体质柔脆，腠理不密，饮食色欲，与西北迥别，概用疏利，不几于操刀杀人耶？虽然西北固厚，安能人人皆实，东南固薄，安得人人皆虚，必观其人，因症而药，斯无一偏之弊耳。倘盈虚消息之故茫然，而欲强勉图功，不亦远乎？

虚劳论第十六

盖闻人之生也，负阴而抱阳，两者和则四体强，两者亏，则万病作。三因之症多端，而根本之伤独重。经曰：有所劳倦，形① 气衰少，谷气不盛，上焦不行，下脘不通，胃气热，热气熏胸中，故内热。此言气虚之痨也。又曰：阴虚生内热。此言血虚之痨也。《内经》之言虚痨，惟是气血两端。至巢氏始分五脏之痨、七情之伤，又分气、血、筋、骨、肌、精之六极，甚而分脏腑、肌骨为二十三蒸。《本事方》语传尸鬼疰至于九十九种，凿空生蔓，使学者惑于多歧，靡所适从，伊谁之咎乎？盍以《内经》为式，第于脾肾分主气血，约而实该，确而可守也。夫人之虚，不属于气，即属于血，五脏六腑，莫能外焉，而独举脾肾者，水为天一之元，土为万物之母，二脏安和，诸经各治，百疾不生。盖脾具土德，脾安则土为金母，金实水源，且土不侮水，水安其位，故脾安则肾愈安也。肾兼水火，肾安则水不挟肝上泛而凌土湿，火能益土，蒸腐而化精微，故肾安则脾愈安也。救肾者必本于阴血，血主濡之，阴本下降，虚则上逆，当敛而抑，六味丸是也。救脾者必

本于阳，气主煦之，阳本上升，虚则下陷，当升而举，补中益气汤是也。近世治痨专以四物、二冬、黄柏、知母，不知皆行秋冬之令，非所以生万物者也。且血药常滞，必妨痰而减食，血药常润，必滑肠而泄泻，况黄柏苦寒尤能减食，知母甘寒尤能滑肠，二味俱泻肾经实火。丹溪有言曰：实火可泻，虚火可补，痨症之火，虚乎实乎，泻之可乎？即知其宜补，而用药颇多疑难。如补脾保肺，法当兼行，然脾喜温燥，肺喜清润，保肺则妨脾，保脾则妨肺，须知燥热而甚，能食而不泻者，润肺当急而补脾亦不可缺也。若虚羸而甚，食少肠滑，虽多嗽喘，但当补脾而清润宜戒矣。脾有生肺之能，肺无扶脾之力，故补脾尤要于保肺也。尝见痨症多死于泄泻，泄泻多由于寒凉，此至著至确者也。又如补肾扶脾，法当兼行，然甘寒补肾又恐不利于脾，辛温快脾又恐愈伤其水。两者并衡，较重脾土，以土能生金，金为水母故也。若肾大虚者，又不可拘，但补肾之中不脱扶脾，壮脾之中不忘养肾可耳。又如补气补血均不可少，然气药有生血之功，血药无益气之理也。故古之名论，或曰独阴不长，或曰血脱补气，或曰甘温能除大热，或曰阳生阴长，圣贤之意，皆以春夏之令可以发育，秋冬之气不能生长，且虚痨证受补者可治，不受补者不治。故朱丹溪专主滋阴，其治病方案，用人参者十有六七。葛可久神于治痨，其垂著十方，多用人参。自好古肺热伤肺，节斋服参必死之说，印定后人眼目，遂至畏人参如畏砒鸩，甘用苦寒，直至上呕下泄，犹不悔悟，良可憾矣。幸汪石山、李濒湖深指其误，详为之辨，而宿习沿流，极重难返，贻祸至今未有抵止。余所以不禁婆

---

① 形：原作“则”，依《素问·调经论》改。

心，为之呕肝胆而揭日月也。须知肺经自有热者，肺脉必洪数，按之而实，未合用参。若火来乘金者，肺脉虽洪数，按之必软，金气大伤，非参不能保之。前哲洞窥元本，预知流弊而为之说曰：土旺而金生，勿拘拘于保肺，水壮而火熄，毋汲汲于清凉。奉此两言，开万世之聋聩，济无穷之夭枉矣。倘受病日深，中气已坏，药饵不可施功，针灸无所用巧，亟求胎息之工，鼓巽运坤，通任会督，发身中之造化，嘘既败之阳和，定操夺命之奇，永致康和之福。尊生者其可以草木无功，遂委之命也哉。

邪祟论第十七

按《内经》十八卷，未尝有片语及邪祟，其言邪气盛则实者，指六淫之邪耳，非世俗所谓神鬼妖怪也。丹溪云：虚病痰病，有似邪祟。盖血气者，身之祟① 也。神既衰乏，邪因而入，理或有之。若夫血气两亏，痰客中焦，妨碍升降，不得运用，以致十二官各失其职，视听言动皆为虚妄，以邪治之，其人必死。或心灵虚损，惊惕如疾，如中鬼邪，或阳明内实，登高而歌，弃衣而走，杀人不避水火，骂詈不避亲疏，此皆神明摇乱之症。古虽有祝由一科，龙树咒法之治，皆移精变气之术，但可解疑释惑，使心神归正耳，何邪祟之可祛哉！虽然山谷幽阴，时有猿精狐怪，庄房日久，或多怨鬼愁魂，魇胜已行，妖祸及于生命，形家未善，魑魅因而肆淫，顽如花木，取精多而为孽，微如鸡犬，历岁久而兴妖，然有犯有不犯者，抑又何也？一则曰：因虚而入，正气虚则阳明之气不足以胜其幽潜。一则曰：因心而客，邪心起则淫乱之神适足以招其类聚。畏惧深则疑似之念大足以惑其心神。或面

黄肌瘦，或奇梦惊心，或昏倦嗜卧，或异症蜂起，或语言错乱，或嗜好失常，或饮食久绝而神色未变，或危笃垂毙而忽尔康强，或妄言祸福而明征不谬，或叫号震击而猛悍非常，或两脉而如出两人，或一脉而浮沉不等，乍疏乍数，乍大乍小，或促或结，或滑或实。凡遇此症，但以补虚安神为主，祛邪逐祟为佐，有痰者吐之消之，有积者下之攻之，用禁咒灸法以治其外，用正言激论以醒其心，未有不瘳者也。一旦张皇，纯用攻击，不求其原，妖乃愈甚矣。如八毒赤丸、苏合香丸之属，仅可施于一时，久而弗已，药且为祟，宁能去祟耶。昔有灸鬼穴法，以绢帛缚病人两手大拇指，取艾炷置于其中两介甲及两指角肉，四处着火。一处不着则不验，七壮神效。此屡试不诬者也。果患邪祟者，盖先从此治。

伤寒论第十八

夫六气皆能害人，而伤寒为甚。杀厉之气，其来甚毒，况六经之变不齐，阴阳之间疑似，表里与半表半里，审视须详两感与合病、并病，辨别毋混。投剂稍有差讹，杀人速于用刃，故自古有难明之叹也。冬月严寒，万类潜藏，君子固密则不伤于寒。若肾虚之人太阳不固，偏易感寒，或卒受非常之冷，寒毒乘于肌肤，在冬三月发者，名正伤寒。伏而不发，至春始发，名曰温病。春犹不发，至夏始发，名曰热病。总是冬令之寒，随时令而更名也。独不言至秋为凉病者何也？寒水之气与火为仇，遇仇不发，已为火气所胜，而长夏湿土又制水邪，况至金令，金得寒而愈坚，故至秋则无伤寒也。仲景于伤寒独

---

① 祟：疑为"神"之误。

精，而遗言久远，废坠颇多。王叔和收集散亡，为之诠次，借以己①意涠经，未免穿凿。成无己顺文注释，并无校正，致将冬令伤寒之方通疗春夏温热之病，遗祸至今，未有能改。温热之变，必别有方，今皆失而无征。宋学士所以叹伤寒无全书也。陶节庵以麻黄、桂枝等剂难于轻投，辄以平和之剂代之，大违仲景之旨。夫伤寒病绪多端，万难轻忽，得其要领，易于拾芥，脉证与理而已。求之多歧，则支离繁碎如涉海问津矣。脉证者，表里、阴阳、虚实、寒热也。理者，知其常，通其变也。多歧者，蔓演之方书也。余故约六法以尽之，曰汗、吐、下、温、清、补。汗者，治在表也，而汗法有三：一曰温散。天遇寒胜之时，人逢阴胜之脏，夫阳气不充，则表不能解，虽身有大热，必用辛温。一曰凉解。炎热炽盛，表里枯涸，阴气不营，亦不能汗，宜用辛凉。一曰平解。病在阴阳之间，既不可温，又不可凉，但宜平用，期于解表而已。吐者，治在上也，吐中有发散之意，可去胸中之实。经曰在上者，因而越之是也。下者，攻其里也，而下法有五。痞满在气，燥实在血，四证俱具者，攻之宜峻也；但满燥实者，攻之稍缓；但见痞实者，攻之更缓；或行蓄血，或逐水停，轻重缓急，随证变通也。温者，温其中也，脏受寒邪，不温则死。夫气为阳，气虚则寒，故温亦是补。又名救里者，以阳虚大危，亟当救援也。有直中阴经之寒，正虚邪凑多在冬月大寒之胜，不分经络而一干虚寒，且无表证之兼，有传经至三阴而寒者，其寒也久而后变，且有表证之兼，虽与直中相类，而所伤所治则有别矣。清者，清其热也，有热无结，不合下症。若不清之，邪气盘踞，热何由散乎？或下后有未尽之邪，亦宜清也。补者，救其虚也。古人言之颇详，今人畏而不敢使。伤寒犯虚者，坐而待毙，大可憾也。至若屡行发散，而汗不能透，阴气不能达也。人知汗属于阳，升阳可以解表，不知汗生于阴，养阴可以发汗也。又如内热不解，屡清而火不退，阴不足也。人知寒凉可以去热，不知壮水可以制火也。又如正虚邪旺，久而不痊，但与补正，其邪自除，此必见虚衰之阴脉者也。《伤寒论》曰：阴症得阳脉者生，阳症得阴脉者死。人皆奉其言，未知绎其义。夫正气实者多见阳脉，正气虚者多见阴脉。证之阳者假实也，脉之阴者真虚也。陈氏曰：凡察阴症，不论热与不热，惟凭脉用药，百无一失。不论脉之浮沉大小，但重按无力便是伏阴，然则沉小者，人知为阴脉，不知浮大者亦有阴脉也。是知伤寒虽有万变，虚实二字可以提纲。正胜则愈，邪胜则死。正气实者，虽感大邪，其病亦轻；正气虚者，虽感微邪，其病亦重。气实而病者，攻之即愈，虽不服药，经尽即安，何足虑也。所可虑者，惟挟虚耳。奈何庸浅之辈不分虚实，但遇伤寒，动手便攻，实症逢之，自可应手取效。若虚症而攻之，无不死者。概曰伤寒无补法，误矣。独不观仲景立三百九十七法，而治虚寒者一百有奇，垂一百一十三方，而用人参、桂、附者八十有奇。东垣、丹溪、节庵有补中益气、回阳返本、温经益元等，阳未尝不补也，独不可谬投于不虚之症耳。而概谓伤寒无补法，岂仲景之遗言不足信乎？伤寒传变先自三阳，后入三阴，此常序也，而变例不可不知。东垣曰：太阳经病若渴者，自入于本也，名曰传本。太阳传阳明者，名循经传；太阳传少阳者，名越经传；太阳传少阴者，名表里传；太阳传太阴者，名误下

---

① 己：原作"已"，依文义改。下同。

传；太阳传厥阴，名巡经得度传。陶节庵曰：或自太阳始，日传一经，六日至厥阴而愈者，或不罢再传者，或间经传者，或传二三经而止者，或始终只在一经者，或越经而传者，或初入太阳不发热，便入少阴而成阴症者，或直中阴经者，或两经三经齐病，不传而为合病者。有一经先病未尽，又过一经之传而为并病者；有太阳阳明合病者；有太阳少阳合病者；有少阳阳明合病者；有三阳合病者。若三阳与三阴合病，即是两感。刘草窗谓伤寒传足不传手，非也。人之气血，运行周身，岂邪遇手经而有不入者哉？寒之伤人，必先皮毛，皮毛者肺之合，外则寒栗鼻塞，内则喘嗽短气，非传肺乎？舌苔昏乱，非传心与包络乎？泄泻秘结，非传大肠乎？癃闭，非小肠乎？痞满上下不通，非传三焦乎？且《内经》云五脏六腑皆病，岂手经不在内乎。然经言传变不及手经者，何也？足之六经可尽周身之脉络，手经已在其内，不必复言矣。未满三日，其邪在表，汗之而愈；满三日者，其邪在里，下之而愈。此特道其常耳。须知脉大浮数，在表可汗；脉实沉数，在里可下。日数虽多，有表症者必汗；日数虽少，有里症者必下，第当以表里为辨，不可以日数拘也。以上数则，词虽简约，伤寒之要诀，已无遗漏。倘能本此而精求之，可以升仲景之堂矣。

广嗣论第十九

夫嗣续者，上接亘古之传，下行无疆之脉，顾不甚重哉！夫祖宗及今，不知几千百世，一旦至我而斩，孝子慈孙所以吁天祷地而莫可谁何也。不知天地之大德曰生，生之气固流行遍满，何独至我而独靳乎？此其故可得而想矣。了凡先生曰：爱者生之本，忍则自绝其本。只此二句，充义之尽，便是圣贤。从来无绝嗣之圣贤，人亦奈何不强为善也。强为善，则生机充益，麟趾钟祥，天岂能限，数岂能拘，星相岂能阻，风水岂能囿。夫然后调神以养气，养气以生精，勤事玄功，绵绵罔间，静心绝欲，严戒七情，功到药生，勃然峻作，譬如天地之闭藏，一遇阳春，靡不发育。故《素问》曰：道者能却老而全形，年皆百数，能有子也。虽然药饵之功亦不可少，如女子禀畀羸屡，性情暴戾，尺脉微细，血海败伤者，固无论已。即性和而脉旺者，犹必平其阴阳，使月事无愆期之患，而子宫无阻塞之虞，一意固其天真，壮其胃气，勿泥妇人多气而以香附之类损其血，缩砂之类残其气。倘能知书明理，亦教之以养气存神，则其奏功捷于桴鼓。如此者谓之有其地矣。男子精衰多由于七情不能致慎，五脏不能相生，故《素问》曰：肾者主水，受五脏六腑之精而藏之，故五脏盛，乃能泻。《灵枢经》曰：五脏主藏精，藏精者不可伤。由是则五脏各有精，随用而灌注于肾，肾不过为都会关司之所，非肾之一脏独有精也。奈何举世不察，不能别脏腑之有余不足而平之，但以补肾为功。不知热则害水，寒则伐火，即使肾气得补而四脏未平，终无相生之理，曷成孕育之功。若曰：某有秘授奇方，发无不中，遂欲执一以治万，岂理也耶！必察其症状通变用之，则病可必除，精可自足。如此者谓之有其种矣。天地生物，必有氤氲之候，万物化生，岂无乐育之时。世之言三十时辰两日半，二十八九君须筹，特言其概耳，非的论也。居恒必两家寡欲，至经行一度，必有一日细缊之候，于一时辰时间，气蒸而热，神昏而闷，有动而莫遏之状，此的候也。逆而取之则成丹，顺而施之则成胎。其曰三日月出庚，又曰温温铅鼎，光透帘帏，皆言其象也。如此者谓之知其时候矣。褚氏谓阴血先至，阳精后冲而成男，阳精先入，阴血后参而成女，然世有精先至而生男，精后至而生女者，独何欤？东垣曰：经断一二日，血海始净，感者成男。四五日血脉已生，感者生女。六日以后，虽感无胎，然世有经始断，交合生女，经久断交合生男，亦有四五日以前交合无孕，八九日以后交合有孕者，独何欤？俞氏谓微阳不能射，弱阴不能抲①，然世有赢夫弱妇，屡屡受胎，血气强盛者，反艰于育，独何与②？丹溪专以妇人经水为主，然富贵之家，侍妾众多，宁无月事当期者乎？有已经首夫频频生育，而娶之以图嗣者，竟亦无胎，更与它人，转盼生子，独何与？故欲生子者，只以百脉齐到为善。百脉齐到者畅遂之极，而无一毫勉强是也。至男女之分，只以精血，各由百脉之齐到者以别胜负。然而有意种子，兢兢业业，必难结胎，偶意为之，不识不知，成胎甚易。如此者谓之结其子矣。自此而半产可虞，甚至一月而堕胎，人皆莫觉。一次堕，他次亦堕，只以为经行耳，宁知其胎已堕哉。故播种之后，勿复交接，以扰其子宫，勿令劳役，勿令食冷，勿令疾行，勿令跌仆，勿令洗浴，勿令过醉，勿令之怒，勿令之惊，多服健胃和中、平肝养气之药，随时调养，可无遗堕之虞。既固其胎，宜遵胎教。巢氏曰：初受胎时，未有定仪，因感而变，欲子端正庄严，宜口谈正言，身行正事。欲生男者，宜佩弦执弓矢；欲生女者，宜佩韦施环珮；欲子美好，宜佩白玉；欲子贤能，宜看诗书。古人转女为男之法，或以绛纱囊佩雄黄于左者，或潜以夫发及手足甲置席下者，或潜以斧置床下系刃向下者，或潜以雄鸡尾尖长毛三茎置席下者，此皆外象内感有妊者，宜亟闻

也。由是观之，则世之无嗣者，靡非自戕自贼，以绝其生之本，岂其自然之性哉！愚尝谓造物有不毛之地，人应之，故妇人有无子宫者。造物无不雨露之天，人应之，故男子皆能施化，往往自失其道，致斩万世之传耳。嗟乎！人孰无心读此章者，可以猛然醒，翻然悔矣。

妇科论第二十

病之情一也，而疗妇人为难。所谓宁医十男子，莫医一妇人，此何说也。凡病皆始于七情，而后六气之邪乘虚来犯。妇人女子之性，阴浊胜而阳明微，慈恋爱憎，嫉妒忧患，性情郁滞，染着坚牢，加之不出阃户③，无可遣解，不习诗书，无可宽慰，义命之理茫然，怨尤之心横起。或有怀未能畅遂，或有病不可告人，含羞讳疾，偏信师巫，鄙吝恣睢，反疏药饵，所以受病之处蒂固根深，卒难全愈，况乎产蓐带下，三十六病损气伤血，挟症多端，故曰女人嗜欲过于丈夫，感病倍于男子，诚非虚语。寇宗奭曰：豪贵之家，居燠室之中，处帷幔之内，既不能行望色之神，听声之圣，又不能尽切脉之巧。黄帝曰：凡治病④察其形气色译。形气相得，谓之可治；色泽已浮，谓之易已。形气相失，谓之难治；色夭不泽，谓之难已。又曰：诊病之道，观人勇怯骨肉皮肤，能知其虚实⑤，以为诊法。若妇人脉病不相应，既不得见其形，惟据脉供药，其可得乎？医者慎重，不免尽理，质问愚者，见

---

① 抲。(die 喋)：打。

② 与：同"欤"。

③ 阃 (kun 捆) 户：阃，门槛。户，单扇的门。阃户指家门。

④ 病：此下原有"者"字，依《素问·玉机真脏论》删。

⑤ 虚实：《素问·经脉别论》作"情"。

所问繁多，以为医学不精，往往得药不信。昔者扁鹊见齐侯之色，尚不能取信，况其未之见者耶！是四诊之术不得其一矣。自古高人哲士为之别立一科，而重叹其难也。至于师尼寡妇及违时未笄之女郁情尤甚，奏效尤难，褚澄所以有疗各不同之说。然不达其情，而专责诸草木，是以江河填漏卮，虽多亦以奚为也。夫久郁生

火，火贼元气，元气受贼，外邪并侮，现症即有百端，惟郁伤元气可一言以蔽之也。曰郁则芳香达气，似不可少。曰伤元气则养卫和营，又安可缓哉！前贤以归脾汤为补虚散郁之圣药，为其养心则神和，疏气则郁解，非越鞠丸可方拟者，故表而出之。

卷 之 三

云间念莪李中梓士材父著
吴趋门人沈　颋朗仲父校
茂苑后学吴　进石虹参阅

药性论第二十一

神农三品，数应重卦，增衍至今，马渤牛溲，亦无遗用。欲穷其类，虽一千八百九十二种，挂漏犹多。要皆圣贤好生之念，博阐以寿斯民，然质非甚敏，药繁则惑，能不怅多歧之莫适乎。因考洁古老人《珍珠囊》止论百品，丹溪仅以随身七十二味，所在活人。与其多而馈，孰若少而察也，乃选四大家恒用，最切要者一百二十种，附录二十①种，新补二十种。悉以时珍《纲目》为主，剪繁去复独存精要，采集名论，窃附管窥。比之旧本，十更四五，盖偕天下于燎原，而免妄投之失耳。

草 部

人参　味甘性微温。无毒。入肺、脾二经。茯苓为使，恶卤咸，反藜芦，畏五灵脂。白中微黄，大而肥实者佳。去芦用。补气安神，除邪益智，消食开胃，止渴除烦。疗肠胃冷，止心腹痛。善理劳伤，最清虚火。

按　人参味甘，合五行之正，性温得四气之和。虚人服之，譬如阳春一至，万物发生。昔贤嘉其功魁群草，良非虚语。虚劳赖之，如饥渴之饮食。惜乎王节斋泥好古肺热伤肺之说，妄谓参能助火，阴虚忌服。自斯言一出，印定后人眼目。凡遇劳症，概不敢用。病家亦以此说横于胸中，甘受苦寒，至死不悟。岂非一言而伤天地之和哉！洁古谓其泻心、肺、脾、胃中火邪。东垣谓其血脱补气，阳生阴长之理。丹溪谓其虚火可补，参、芪之属。且言阴虚潮热，喘嗽吐血，四物加人参，或用琼玉膏，甚则独参汤主之。古今治劳，莫妙于葛可久，用参之剂，十有六七。由是则古之神良，未尝不以人参治阴伤，而世医为节斋所误，牢不可破。殊不知虚劳吐血，古人屡言其受补者可治，不受补者不治。故不服参者，不能愈。服参而不受补者，必不能愈。敢陈臆见，俟正于后之君子。若血症骤起，肺脉独实，胀症暴成，九候坚强，痧疹初发，斑点未彰，伤寒始作，热邪昌炽，惟兹数者，不可轻投也。

沙参　味甘苦性微寒。无毒。入肺经。恶防己，反藜芦。白而实者佳。去

---

① 二十：原作"二十二"，依正文及卷首总目并凡例改。

芦，微焙用。理胸中结热结血，治虚劳肺痿肺痈，定心内惊烦，退皮间邪热。

按 沙参气轻力薄，非肩弘任大之品也。人参补阳而生阴，沙参补阴而制阳，一行春气，一行秋气，不相俦也。

玄参 味苦咸性微寒。无毒。入肾经。恶黄芪、干姜、大枣、山茱萸，反藜芦。忌铜器。蒸过晒干。黑润者佳。补肾明目，涤热除惊。理伤寒狂邪斑毒，疗虚劳燥渴骨蒸，外科治瘰疬痈疽，女方主产乳馀疾。

按 玄参色黑味咸，本为肾经之剂。古人多用以治上焦火症者，正为水不胜火，亢而僣上，宜壮水之主以制阳光。滋阴剂中须用蒸晒，差减寒性，然亦不可久用也。

丹参 味苦微寒。无毒。入心经。畏咸水，反藜芦。润而咸者佳。微焙用。安神散结，益[1]气养阴，去瘀血而生新血，安生胎而落死胎。理带下崩中，疗胎前产后。新补。

按 丹参色合南离，独入心家，专主血症。古人称丹参一味，兼四物之功，嘉其补阴也。胃气虚寒者，斟酌投之。

黄芪 味甘性微温。无毒。入肺、脾二经。茯苓为使，恶龟甲、白鲜皮。性软嫩，色绿而润者佳。蜜炙用。补肺气而实皮毛，敛汗托疮，解渴定喘，益胃气而去肤热，止泻生肌，补虚治劳。理大疯癫疾，治带下崩淋。

按 黄芪为补表要药。肺主皮毛，脾主肌肉。故入此二经。黄芪得防风，其功愈大，为其助达表分。表有邪气方实者，勿用。

甘草 味甘性平。无毒。入脾经。白术为使，恶远志，反大戟、芫花、甘遂、海藻，忌猪肉。赤皮坚实者佳。酒炙用。补脾和中，润肺治痿，止泻退热，坚筋长肌，除咽痛，定咳逆，解一切毒，和一切药。生用泻火热，熟用去里寒。梢止茎中痛，节主肿毒疮。

按 甘草外赤内黄，备坤离之色，味甘气平，资戊己之功。甘味居中，而能兼乎五行，可上可下，可内可外，有和有缓，有补有泄。理中汤用之，恐热剂僣上也；承气汤用之，恐峻剂速下也。故曰：热药用之缓其热，寒药用之缓其寒。甘能满中，故中满者勿用。甘能缓急，故筋急者宜之。头入吐药有功，梢达肾家清火。呕病、酒病、胀病，俱禁用也。

白术 味甘苦性温。无毒。入脾、胃二经。防风为使，忌桃、李、雀肉、青鱼、菘菜。产于潜者佳。米泔浸半日，去皮切片，曝干，蜜水拌炒至褐色用。健脾补胃，消谷进食，化胃家痰水。理心下急满，利腰脐间血结，祛周身湿痹。君枳实而消痞，佐黄芩以安胎。

愚按 白术甘温，得土之冲气，补脾胃之第一品也。术赞云：味重金浆，芳逾玉液，百邪外御，六府内充，察草木之胜，速益于己者，并不及术之多功也。俗医往往嫌其滞，一坐未读本草，一坐炮制未精耳。但脐间有动气，筑筑者禁之。

苍术 味苦甘辛性温。无毒。入脾、胃二经。畏恶悉同白术。产茅山，梗细皮黑，其须翕茂，内有红点者佳。米泔浸一日，土蒸半日，刮去皮，晒干切片，米糠拌炒，糠枯为度。发汗散邪，燥脾逐水，消痰下气，益胃和中，除山岚瘴气，辟鬼邪瘟疫。

按 苍术为湿家、痰家要剂，辛温辟邪，得天地之正气者欤。但阴虚便燥，渴而火亢者忌之。

当归 味甘辛性温。无毒。入心、

---

[1] 益：原作"盖"，依文义改。

脾、胃、三焦经。恶䕡茹、湿面，畏菖蒲、海藻、生姜。白而肥大坚实者佳。酒洗，去芦用。去瘀生新，舒筋润肠，温中止心腹之痛，养营疗肢节之疼。治痈排脓，生肌止痛，调经祛风，理崩带淋沥。

按 当归为血分要药，辛温而散，血中气药也。头止血而上行，梢破血而下流，身养血而中守，全活血而不走。气血昏乱，服之而定，能领诸血，各归其所当归之经，故名当归。若入吐、衄、崩下药中，须醋炒过。少少用之，多能动血耳。泄泻家禁与。

川芎 味辛性温。无毒。入肝经。白芷为使，畏黄连。形实色白润者佳。醇酒微煨用。主头痛面风，泪出多涕，寒痹筋挛，去瘀生新，调经种子，长肉排脓。小者名抚芎，能止痢开郁。

按 川芎亦血中气药，痘疹家不起发者，往往用之。然亦不敢多用，为其上升也。寇宗奭谓：久服川芎，令人暴亡。以其辛喜归肺，肺气偏胜，金来克木，肝必受侮，久则偏绝。若君臣佐使，配合得宜，宁致此害哉！虚火上炎，呕吐咳逆者禁与。

白芍药 味酸苦微寒。有小毒。入肝经。雷丸为使，恶石斛、芒硝，畏鳖甲、小蓟，反藜芦。大而色白者佳。醇酒浸半日，煨透，切片，微炒。制肝而主血热目疾，胁下作疼；安脾而主中满腹痛，泻痢不和；敛肺主胀逆喘咳，腠理不固。赤者行恶血，利小肠。

按 芍药收敛下降，行秋金之令，犹未若芩连之寒，而寇氏云：减芍药以避中寒。丹溪云：新产后勿用芍药，恐酸寒伐生生之气。盖以药之寒者，行杀伐之气，违生长之机，虽微寒如芍药，古人犹谆谆告戒，况大苦大寒之药，其可肆用而莫之忌耶？

地黄 味甘性寒。无毒。入心、肝、脾、肾四经。当归为使，恶贝母，畏芜荑、葱、蒜、萝卜。忌铜铁器。产怀庆，每只重五六钱者佳。砂锅柳甑，衬以荷叶，将地黄酒润，用缩砂末拌蒸，盖覆极密蒸半日，取起曝干。如前又蒸又晒，九次为度。令中心透黑，即成熟地矣。

生者，凉血补阴，去瘀生新，养筋骨，益气力，理胎产，主劳伤，通二便，消宿食，心病而掌中热痛，脾病而痿蹶贪眠。

熟者，滋肾水，封填骨髓，利血脉，补益真阴。久病①胫股酸痛，新产后脐腹作疼。

愚按 地黄为补肾要药，养阴上品。六味丸以之为首，天一所生之本也。四物以之为君，乙癸同源之义也。九蒸九晒方熟，每见世人一煮透，便以为熟地，误矣。裹北纯阴之性而生，非太阳与烈火交炼，则不熟也。所以固本膏，虽经日煎熬，必生熟各半用之。即此可以知地黄非一煮便熟者矣。以姜酒拌炒，生者不妨胃，熟者不滞膈。若痰凝气郁，食少泻多者，不可用也。

何首乌 味苦涩微温。无毒。入肝、肾二经。茯苓为使。忌诸血、无鳞鱼、萝卜、葱、蒜、铁器。选大者，赤白合用。泔浸，竹刀切如槟榔大，黑豆拌蒸二时，晒一日，如前又蒸，九次为度。补真阴，益精髓，理虚劳，能多嗣，强筋壮骨，黑发悦颜，消诸种痈疮，疗阴伤久疟。治崩中带下，调产后胎前。

按 何首乌补阴而不滞不寒，强阳而不燥不热，裹中和之性，而得天地之纯气者也。昔有老人何姓者，见藤夜交，掘而

---

① 病：此后原有"余"字，依《本草纲目》卷十六地黄条删。

服之，须发尽黑，故名首乌。后阳事大举，屡生男子，改名能嗣，则其养阴益肾，可想见矣。

山药 味甘性平。无毒。入肺、脾、肾三经。喜麦门冬，恶甘遂。色白而腻者佳。饭上蒸透，切片炒黄用。补中益气，长肌强阴，安神退热，止泻固精。

按 山药得土之冲气，裹春之和气，比之金玉君子，无往不宜，但性缓，非多用不效。与面同食，不能益人。

萎蕤 味甘性平。无毒。入肺、脾、肾、肝四经。畏卤咸。色白而肥大者佳。润肺主嗽，补脾去热，养肝而理眦伤泪出，益肾而除腰痛胫寒。新补。

按 萎蕤滋益阴精，与地黄同功，增长阳气，与人参同力，润而不滑，和而不偏，譬诸盛德之人无处不宜，故神农收而为上品。自予拈出，近来用者稍多矣。

贝母 味苦辛性微寒。无毒。入心、肺二经。厚朴、白薇为使。畏秦艽、莽草、矾石，反乌头。选白而大者去心，糯米拌炒，米熟为度。消痰润肺，涤热清心。疗喘嗽红痰，除胸中郁结，下胞衣，傅人面疮，散项下瘿疬。

按 贝母本功惟入肺治燥痰，久服非脾家所喜。汪机云：俗以半夏燥而有毒，代以贝母。不知贝母治肺金燥痰，半夏治脾土湿痰，何可代也。脾为湿土，故喜燥；肺为燥金，故喜润。若痰属脾经，误投贝母，可翘首待毙。又诗云言采其𧄸，即贝母也。作诗者，本以不得志而言，今用以治愁郁者，其说盖本于此。脾虚食少者禁用。

知母 味甘苦性寒。无毒。入肺、肾二经。忌铁器。肥白而润者佳。去毛，铜刀切片，盐酒炒透。清肺经热，消痰捐咳，泻肾家火，利水润肠，除伤寒烦热，理肢体浮肿。

按 知母泻肾经有余之火，惟狂阳亢甚者宜之。若肾虚而泻之则愈虚，而虚火愈甚。况寒能伤胃，润能滑肠，其害人也，隐而深。譬诸小人阴柔巽顺，似乎有德，至国祚已移，人犹莫觉其非者。近世治劳，尊为上品，往往致上呕下泄，遂至不救，良可憾也！泻相火是其本功，至夫清金止嗽，盖相火不炎，自当驯致也。肠滑食少者，避之当如鸩毒。

桔梗 味苦辛性平。有小毒。入肺经。畏白及、龙胆草。忌猪肉。白而坚实者佳。去芦，米泔浸，切片，微焙。清肺热，除痹痿，通鼻塞，理咽喉，清头目，消痰下气，散风排脓，定痢疾腹痛，止胸胁烦疼。

按 桔梗为舟楫之剂，引诸药上至高之分以成功。既以上行，又能下气者，为其入肺，肺实主气，肺金得令，则浊气自下行耳。古称开提气血，郁症中宜用，亦同此义。丹溪云：干咳乃痰火郁在肺中，痢疾腹痛，乃肺金之气郁在大肠之间，均宜桔梗开之。观其开字及止痛，则其下气，洵有神功也。若病不属肺者，用之无益。

半夏 味苦辛性温。有毒。入肺、脾、胃三经。柴胡为使，恶皂荚，畏雄黄、生姜、干姜、秦皮、龟甲，反乌头。忌羊血、海藻、饧糖。白而大者佳。水浸七日，每日换水去帽，每斤用生姜五两，明矾二两，同煮二时，水干为度。消痰燥湿，开胃健脾。除咳逆呕吐，定头眩、昏迷、伤寒、心下满坚、痰厥头疼，消痈堕胎。

按 汪机曰：脾胃湿热，涎化为痰，此非半夏，曷可治乎？若以贝母代之，翘首待毙。李时珍曰：脾无湿不生痰，故脾为生痰之源，肺为贮痰之器。半夏治痰为其体滑辛温也。涎滑能润，辛温能散亦能润，故行湿而通二便，利窍而泄小便。所谓辛走气，能化液，辛以润之是已。丹溪谓半夏能使大便润而小便长，成无己谓半夏行水气而润肾燥，《局方》半硫丸治老人虚闭，皆取其滑润也。俗以半夏为燥，不知利水去湿，故土燥非性燥也。但恐非湿热之邪而用之，是重竭其津液，诚非所宜。古人半夏有三禁，谓血家、渴家、汗家也。

南星　味苦辛性温。有大毒。入肝、脾二经。蜀漆为使，恶莽草，畏附子、干姜、生姜。滚汤泡过，研细，入牛胆中，悬风处，经年用，换胆而再经年者尤佳。主中风麻痹，痰气坚积，口噤身强，破血利水堕胎。

按　南星气温而泄，性紧而毒，故能攻坚去湿。然半夏辛而能守，南星辛而不能守，其性烈于半夏也。然南星专主风疾，半夏专主湿痰，功虽同而用有别也。阴虚燥痰，在所禁忌。

天门冬　味苦甘性寒。无毒。入肺、肾二经。地黄、贝母为使，畏曾青，忌鲤鱼。肥大如地黄者佳。去心用。润燥保肺，定喘定嗽，消血化痰。治肺痿、肺痈，杀三虫，通二便。

按　天门冬清金降火，益水之源，故能下通肾气而滋补。肾主五液，燥则凝而为痰，得润剂，则肺不苦燥而痰自化，故湿火之痰，半夏主之，燥火之痰，天门冬主之。二者易治，鲜不危困。若脾胃虚寒，单服久服，必病肠滑而成痼疾。

麦门冬　味甘微寒。无毒。入心、肺二经。地黄、车前为使，恶款冬、苦瓠，畏苦参、青䔍、木耳、钟乳，忌鲫鱼。肥大者佳。去心用。退肺中伏火，故止嗽止渴。益精美颜，清心气惊烦，故宁心养营，安魂定魄。

按　麦门冬禀秋令之微寒，是以清肺多功。夫心火焦烦正如盛暑，秋风一至，炎蒸若失矣。大约与天门冬功用相仿，但甘味稍多，寒性差减，较胜一筹。然专泄而不专收，火盛气壮者相宜，气弱胃寒者，何可饵也？

五味子　肉味甘酸，核中苦辛而咸性温。无毒。入肺、肾二经。苁蓉为使，恶葳蕤，胜乌头。北产肥而肉厚者佳。嗽药生用，补药炒用，必打碎核，方五味备也。滋肾经不足之水，强阴涩精，除热解渴，收肺气耗散之金，疗咳定喘，敛汗固肠。

按　洁古云：夏服五味，使人精神顿加，两足筋力涌出。东垣云：收瞳神散大，乃火热必用之药。有外邪者不可骤用。丹溪云：收肺补肾，乃火嗽必用之药。寇氏谓其食之多虚热者，盖收补之骤也。黄昏嗽乃火浮于肺，宜五味子敛而降之。若风邪在表，痧疹初形，一切停饮，皆当禁绝。

大黄　味苦性大寒。有毒。入脾、胃、肝、大肠四经。黄芩为使，忌冷水，恶干漆。锦纹滋润者佳。主瘀血癥瘕，留饮宿食，结热停痰，水肿痢疾，荡涤肠胃，推陈致新。

按　大黄乃血分之药，若在气分，是谓诛伐无过矣。仲景泻心汤，治心气不足。吐衄血者，乃心气不足，而包络、肝、脾与胃，邪火有余也。虽曰泻心，实泻四经血中伏火也。又心下痞满，按之软者，用大黄黄连泻心汤，亦泻脾胃湿热，非泻心也。病发于阴而下之则痞满，乃寒伤营血，邪气乘虚，结于上焦，胃之上脘在于心，故曰泻心，实泻脾也。病发于阳而下之，则结胸，乃热邪陷入血分，亦在上脘，大陷胸汤丸皆用大黄，亦泻脾胃血分之邪也。若结胸在气分，只用小陷胸汤。痞满在气分，只用半夏泻心汤。成氏注释，未能分别此义。大黄诚有拨乱反正之功，然峻利猛烈，苟非血分结热，六脉沉实者，其可轻试哉！

黄连 味苦性寒。无毒。入心经。黄芩、龙骨、连翘为使，恶菊花、玄参、芫花、白鲜皮、白僵蚕，畏款冬花、牛膝，解巴豆、附子毒，忌猪肉。大如指，色鲜黄而坚重者佳。上焦酒炒，中焦姜汁炒，下焦吴茱萸拌炒。泻心除痞满，明目理疮疡，痢疾腹痛，心痛惊烦，杀虫安蛔，利水厚肠，天行热病，婴儿疳积。

按 韩悉曰：黄连与肉桂同行，能使心肾交于顷刻。时珍曰：古人治痢，用黄连、木香；水火散，用黄连、干姜；左金丸，用黄连、吴茱萸；姜黄散，用黄连、生姜。口疮方，用黄连、细辛。皆是一冷一热。寒因热用，热因寒用，最得制方之妙，所以有成功而无偏胜也。《内经》曰：五味入胃，各归所喜攻，久而增气，物化之常，气增而久，夭之由也。王冰注云：增味益气，如久服黄连，反从火化也。盖大苦大寒，行隆冬肃杀之令，譬如皋陶明刑执法，是其职也，稷契夔龙之事，非其任矣。近世不明此义，见古人用以治痞满、治疳积，每遇腹中不宽快者，辄用枳实、黄连，以为宽中消食之剂。独不闻脾胃之气，虚则白术、陈皮补之；实则枳实、黄连泻之。若不分虚实，一概用之，杀人必矣。故脾虚血少，以致惊厥，痘疮气虚作泻，行浆后泄泻，肾虚五更泻，阴虚烦热，气虚蒸热，脾虚发泻，法咸禁之。

龙胆草 味苦涩性大寒。无毒。入肝、胆二经。贯众、小豆为使，恶地黄、防葵，酒浸炒。主肝胆热邪，下焦湿火，杀虫明目，小儿客忤疳气，痈肿疮疡。

按 龙胆草大苦大寒，譬之严冬，黯淡惨肃，冰凌盈谷，万卉凋残，人身之

中，讵可令此常行乎？先哲谓苦寒伐标，宜暂不宜久，如圣世不废刑罚，所以佐德意之穷。苟非气壮实热者，率尔轻投，其败也必矣。

黄芩 味苦性寒。无毒。入肺、大肠二经。山茱萸、龙骨为使，恶葱实，畏丹砂、丹皮、藜芦、沙参、丹参。蒸透曝干。中枯而大者，清肺止嗽化痰，目赤疔痈；坚实而细者，泻大肠火，除湿治痢，安胎利水。

按 陶隐居云：疗腹痛，利小肠。仲景云：少阳症腹中痛者，去黄芩，加芍药。心下悸，小便不利者，去黄芩，加茯苓。似与隐居之说不合，不知受寒腹痛，心下悸，小便不利，脉不数者，禁用黄芩。若热厥腹痛，肺热而小便不利者，可不用乎？善读书者。先求其理，毋泥其文。

附子 味辛甘性热。有毒。入脾、肾二经。畏防风、黑豆、甘草、黄芪、人参、童便、犀角。身矮乳稀，重一两五钱者佳。滚汤泡，去皮脐，切作四片，童便一碗，甘草汤一碗，同煮汁尽为度，新瓦上烘干。主脏腑沉寒，三阴厥逆，心腹冷痛，积聚癥瘕，寒湿痿躄，暴泻脱阳，噎膈呕哕，痈疽不敛，小儿慢惊，痘疮灰白，胃寒蛔动，强阴堕胎，坚筋骨，益气力，为寒湿圣药。

按 附子禀雄壮之质，有斩关之能，引补气药，追散失之元阳；引补血药，养不足之真阴；引发散药，以驱在表风邪；引温暖药，以除在里寒湿。丹溪曰：气虚热甚，稍加附子，以行参芪之功，肥人多湿亦用。《集验》曰：肿因积生，积去而肿再作。若再用利药，小便愈闭，医多束手。盖中焦气不升降，为寒所隔，惟服附子，小便自通。吴绶曰：伤寒传变三阴，及中寒夹阴，身虽大热而脉沉者，必用附

子。厥冷腹痛，脉沉细，唇青囊缩者，急用之，有起死之功。近世往往不敢用，直至阴极阳竭而后议用，迟矣。若阴虚内热，及内真热而外假寒者，不可误服。

麻黄 味辛甘苦性温。无毒。入肺、膀胱二经。厚朴为使，恶辛夷、石韦。去根节，水煮一二沸，去沫用。主冬三月寒邪，头痛身热脊强，去营中寒邪，泄卫中风热。

按 麻黄轻可去实，为发散第一药。惟当冬月，在表真有寒邪者宜之。或无寒邪；或寒邪在里；或伤风有汗等症，虽发热恶寒，其不头痛身疼拘急，六脉不浮紧者，皆不可用。虽可汗之症，亦不宜多服。汗为心液，不可汗而汗，与可汗而过汗，则心血为之动矣。或亡阳，或衄血而成大患，可不慎哉！

葛根 味甘辛平。无毒。入胃、大肠二经。主消渴大热。解肌发表，呕吐头痛，开胃下食。解诸毒，化酒毒，止血痢，散郁火。生者能堕胎。

按 葛根种种治效，只在阳明一经。仲景治太阳阳明合病，桂枝加麻黄、葛根。又葛根芩连解肌汤，用以断太阳入阳明之路，非即太阳药也。头痛乃阳明中风，可用葛根葱白汤。若太阳初病，未入阳明而头痛者，不可便服以发之，是引贼入阳明也。东垣曰：葛根鼓舞胃气上行，治虚泻之圣药。夫风药多燥，葛根独止渴者。以其升胃家下陷，上输肺金以生水耳。麻黄乃太阳经药，兼入肺经，肺主皮毛。葛根乃阳明经药，兼入脾经，脾主肌肉。发散虽同，所入迥异。

紫苏 味辛性温。无毒。入肺经。忌鲤鱼，双面紫者佳。开胃下气，温中达表，通大小肠，杀鱼肉毒。梗主下气安胎，子可润肠定喘。

按 紫苏本散风之剂，俗喜其芳香，旦暮资食，不知泄真元之气，所谓芳草致豪贵之疾者是也。气虚、表虚者，禁用叶。肠润、肺虚者，禁用子。

防风 味辛甘性温。无毒。入肺经。畏萆薢，恶藜芦，白敛、干姜、芫花，杀附子毒。坚实而润者佳。泻肺散风，赤眼冷泪，通利关脉，头眩头面游风。

按 防风能御风邪，故名，乃风药中润剂也。卑贱之卒，随所引而至，为去风去湿之仙药。肺虚者勿服之。

羌活 味甘苦性平。无毒。入小肠、膀胱、肝、肾四经。主风寒湿痹，筋骨挛疼，头旋掉眩，头项难伸。别有独活，功用相同。中国为独活，可理伏风；西羌者为羌活，可理游风。

按 羌活治肢节痛，因于风者宜之。若血气虚而痛者，误用之，反致增剧。

柴胡 味苦甘性微寒。无毒。入肝、胆二经，半夏为使，恶皂荚，畏女菀、藜芦，忌见火。主伤寒疟疾，寒热往来，呕吐胁痛，口苦耳聋，痰实结胸，饮食积聚，心中烦热，热入血室，目赤头疼，湿痹水胀。别有银州柴胡理肝劳，五疳羸热。

按 柴胡少阳经半表半里之药。病在太阳者，服之太早，则引贼入门。病在阴经者，复用柴胡，则重伤其表。世俗不明柴胡之用。每遇伤寒传经，未能辨别，以柴胡汤可藏拙，辄混用之，杀人不可胜数矣。劳症惟在肝经者，用银柴胡。若气虚者，不过用些小助参芪，非用柴胡退热也。若遇劳症，便用柴胡，不死安待！惟此一味，贻祸极多，故特表而详言之。

前胡 味苦甘辛。性微寒。无毒。入肺、脾、胃、大肠四经。使与畏恶俱同柴胡。主下气散结，消痰定喘，消食安胎。

按 前胡主降，与柴胡上升者不同。长于下气，气下则火降，痰亦降矣。若不因外感之痰及阴虚火动者，俱当远之。

升麻　味甘苦性平。无毒。入肺、脾、胃、大肠四经。坚实而绿色者佳。解百毒，杀精鬼，辟瘟瘴蛊毒。中恶腹痛，头痛齿痛，口疮斑疹，散阳明风邪，升胃中清气。

按　升麻禀极之清气，升于九天，故元气不足者，用此于阴中升阳。如泻痢崩淋、脱肛遗浊，须其升提。夫虚人之气，升少降多。经曰：阴精所奉其人寿，阳精所降其人夭。东垣摘入补中汤，独窥其微矣。凡气逆呕吐者，切勿轻投。

白芷　味辛性温。无毒。入肺、胃、大肠三经。当归为使，恶旋覆花。微焙。主头风目泪，齿痛眉疼，风痹瘙痒，止痛排脓，蛇伤金疮。

按　色白味辛，行手阳明庚金；性温气厚，行足阳明戊土；芳香上达，入手太阴辛金。故主治不离三经，燥能耗血，散能损气，有虚火者勿用。

藁本　味苦辛微温。无毒。入膀胱经。恶茼茹，畏青葙子。太阳巅顶作痛，女人阴肿疝疼，胃风泄泻。

按　内热头痛，及春夏温暑之病，不宜进也。

甘菊花　味甘微寒。无毒。入肺、肾二经。枸杞、桑白皮为使。味甘而不苦者佳。去蒂。清头面风热，明目止泪，胸中热气，死肌湿痹。新补

按　甘菊花独裹金精，善制风木，且气性轻扬。故主用多在上部，同枸杞便能助肾矣。

细辛　味辛性温。无毒。入心、小肠二经。恶黄芪、山茱萸，畏滑石，反藜芦。主风寒湿痹，头痛鼻塞，下气破痰，头面游风，百节拘挛，齿疼目泪。新补

按　细辛裹升阳之气，辛香开窍。单服末至一钱，令人闷绝，则其燥烈可知。

血虚头痛者，痛戒之。

秦艽　味苦辛性微温。无毒。入大肠、胃二经。菖蒲为使。畏牛乳。左纹者佳。祛风活络，养血舒筋，骨蒸黄疸，利小便。

按　秦艽风药中润剂，散药中补剂，故养血有功。中风恒用之者，治风先治血，血行风自减之意乎。

天麻　味辛性温。无毒。入肝经。大而透明者佳。酒浸煨透。主风虚眩晕，麻痹不仁，语言蹇涩，腰膝软疼，杀精魅蛊毒，理惊气风痫。

按　天麻虽不甚燥，毕竟风剂助火。若血虚无风者，不可妄投。

荆芥　味辛性温。无毒。入肝经。反驴肉、河豚、蟹、黄鲿鱼。主风热疮疹，瘰疬，结聚瘀血，湿瘟，清头目，利咽喉。

按　荆芥治风，贾相国称为再生丹，许学士谓有神圣功，戴院使命为产后要药，萧存敬呼为一捻金，陈无择隐其名为举轻古拜散。夫岂无故而获此隆誉哉？虽然用者须审察之当，今人但遇风症，辄用荆防，此流气散之相沿耳。不知风在皮里膜外者，荆芥主之，非若防风之入人骨肉也。

薄荷　味辛性温。无毒。入肺、肝二经。产苏州者良。忌见火。去风热，通关窍，清头目，定霍乱，消食下气。猫咬蛇伤、蜂螫，伤寒舌苔，和蜜擦①之。

按　薄荷辛香，善疏结滞之气，多服损心肺。

玄胡索　味苦辛性温。无毒。入心、肺、脾、胃四经。破血下气，调经利产，止腹痛心疼，血晕崩淋。

按　玄胡索行气中血滞，血中气滞，

① 擦：原作"察"，依文义改。

庶几仙剂。虚人须与参、术同行，不尔损真。

郁金 味辛苦甘性温。无毒。入肺、肝、胃三经。主血积气滞，生肌定痛。

按 郁金能开肺金之郁，物罕值高。肆中多以姜黄伪之，必光明脆彻，苦中带甘味者真。虚人斟酌投之。

天花粉 味苦性寒。无毒。入心、肺二经。枸杞为使，恶干姜、牛膝、干漆，反乌头。白如雪者佳。主退热口渴，消痰，利膈，消肿毒，散扑损瘀血，通月经。实名栝楼，主疗结胸。子能润肺化痰。

按 天花粉裹清寒之气，旧称补虚，以热退为补，非真能补也。脾胃虚寒者禁之。

泽泻 味甘咸性微寒。无毒。入肾、膀胱二经。畏文蛤。去皮，酒润焙。主水道不通，淋沥肿胀，催生除湿，止泄精，去胞中留垢。

按 种种功能，皆由利水，何以又止泄精乎？此指湿火为殃，不为虚滑者言也。其性善泻，古称补虚者误矣。扁鹊谓其害眼者确也。六味丸用之者，古人用补必兼泻邪，邪去则补自得力，专一于补，必致偏胜之害。如病人无湿，肾虚精滑，目虚不明，法咸禁之。

车前子 味甘淡性寒。无毒。入肺、肝、小肠三经。酒拌蒸曝。主利水止泻，解热催生，益精明目，开窍通淋。其根叶长于行血逐水。新补

按 利水之品乃云益精，何也？男女阴中，各有二窍，一窍通精，乃命门真阳之火，一窍通水，乃膀胱湿热之水，二窍不并开，水窍开，则湿热外泄，相火常宁，精窍常闭，久久精足目明。《杂录》云：服固精药久，服此行房即有子。若阳气下陷，肾气虚弱者勿用。

木通 味辛甘淡性平。无毒。入肝、心、小肠三经。色白而细者佳。去皮用。主五淋癃闭，关格肿胀，杀虫宣窍，醒睡止痛，破血通经，催生堕胎，散肿下乳。

按 木通以疏通肝木得名。又甘淡能助西方秋气下降，专通气滞，肺受热邪，气化之源绝，则寒水断流，宜此治之。脚气症，足膝肿痛，用木通一味二两，水煎顿服。一日后，当发红疹便愈，夹以他药，即不效也。其性宣通，精滑气虚，内无湿热者，及孕妇均忌。

常山 味苦辛性寒。有毒。入肝经。忌葱、醋、菘菜。细实而黄，鸡骨者良。酒浸一宿，切极薄片，炒透。主痰结，疟疾，项下瘿瘤。

按 常山有劫疟之功，须发表提出阳分之后，用之神效。用失其宜，真气必伤。酒浸炒透，则力缓不发吐。若是虚疟，须与参、术同行，然亦不可多也。

草果 味辛性温。入胃经。主瘴疠疟疾，消痰化食，亦能散邪。新补

按 草果气猛而浊，如仲由未见孔子时气象。若气不实，邪不甚者，不必用之。

香附 味苦微温。无毒。入肺、肝二经。发散者生用，调经者童便浸炒。开郁化气，发表消痰，胸腹胁痛。

按 香附于气分为君药，乃气病之总司，女科之主帅也。虽然味辛性燥，多用损气血。

菖蒲 味辛性温。无毒。入心、肺二经。秦皮、秦艽为使，恶地胆、麻黄。忌饴糖、羊肉。勿犯铁，令人吐。石上产梗细而节密者良。去毛切片，微炒。宣五脏，通九窍，明目聪耳，开心益智，除咳逆上气，风寒湿痹，止小便利，治疥癣疮。

按 芳香利窍，心脾之良药也。能佐

地黄、天冬之属，资其宣导，臻于太和。多用独用，亦为气血之殃。

远志 味苦辛性温。无毒。入肾经。畏珍珠、藜芦、蜚蠊、齐蛤，杀附子毒。甘草汤浸半日，去木曝过焙干。补肾强志，益精定心，止惊。治皮肤中热，令耳聪明，疗痈疽，敷服皆奇。

按 远志入肾，非心药也。强志益精，治善忘。精与志，皆肾所藏也。精虚则志衰，不能上通于心，故善忘。《灵枢经》曰：肾藏精，精舍①志。肾盛怒而不止，则伤志，志伤则喜忘。人之善忘者，……上气不足，下气有余，肠胃实而心肺②虚，虚则营卫留于下，久之不以时上，故善忘也。味中兼辛，故下气而走厥阴。经曰以辛补之。此水木同源之义，前古未发也。

牛膝 味苦酸性平。无毒。入肾、肝二经。恶龟甲，畏白前、白鲜皮，忌牛肉。产川中肥而长三尺余者良。酒浸蒸用。壮筋骨，利腰膝，除腰脊痛，寒湿痿痹，强阴益精，通经堕胎。理膀胱气化迟难，引诸药下行甚捷。竻竹木刺入肉。

按 牛膝为阴，能降而不能升。脾虚下陷，因而腿痛膝肿，大非所宜。

补骨脂 一名破故纸。味辛性温。无毒。入肾经。恶甘草，忌羊肉、诸血。胡桃肉拌炒。达命门，兴阳事，固精气，理腰疼，止肾泄。新补

按 补骨脂暖补水脏，壮火益土之要剂，宜丸不宜煎。但性过于燥，阴虚火动，大便秘结者戒之。

菟丝子 味辛甘性平。无毒。入肾、肝二经。山药为使。酒煮竟日，打糜烂作饼，烘干再锉入磨，方成细末。续绝伤，益气力，强阴茎，添精髓，坚筋骨，悦颜色，理劳伤，除梦泄。主寒精自出，溺有余沥，去风明目。新补

按 菟丝子禀中和之性，凝正阳之气，为补肾要药。温而不燥，补而不滞，服食家多珍之。单服一味末，饮啖如汤沃雪，补土之母，故进食如神。

续断 味苦辛性温。无毒。入肝、肾二经。地黄为使，恶雷丸。产川中色赤而瘦，折之有烟尘者良。酒浸焙。补劳伤，续筋骨，通血脉，利关节，缩小便，止遗泄，理崩带。主一切肿毒，一切胎产病，暖子宫，去一切面黄虚肿。

按 续断气性中和，补而不滞，行而不泄，外科女科，需为上剂。但草茅根似续断，误服令人筋软。

石斛 味甘苦性平。无毒。入胃、肾二经。恶巴豆，畏僵蚕。酒浸酥拌，蒸一时用。清胃热，生长肌肉，逐皮肤虚热，强肾添精壮骨。主脚膝冷痛，骨髓中痛，厚肠止泻，安神定惊。

按 石斛性和，主用宏多，但气力浅薄。得参、芪便能奏功，专倚之，无捷得之效也。选择味甘者佳。误用木斛，其味大苦，饵之损人。

百合 味甘微苦性平。无毒。入心、肺二经。白花者良。补中保肺，止嗽安神，除百邪鬼魅，颠狂邪叫，一切痈疮，通大小便。

按 《金匮要略》云：行住坐卧不定，如有神灵，谓之百合病。以百合治之，则其清心安神，从可想见。久服使人心志欢和，但肠滑者勿用。

紫菀 味苦辛性微温。无毒。入肺经。洗去沙土，蜜润微焙。主咳逆喘嗽，虚劳多痰，烦渴，吐脓血。

按 苦能下达，辛可益金，故吐血虚劳，收为上品。入至高之脏，使气化及于

---

① 舍：原作"合"字，据《灵枢·本神》改。
② 肺：原脱，依《灵枢·大惑论》补。

州都，小便自利，人所不知。性滑不宜多用久用。

款冬花　味辛性温。无毒。入肺经。杏仁为使，恶皂荚、硝石、玄参，畏贝母、辛夷、麻黄、黄芪、黄芩、黄连、青葙。含英不吐者良。去蒂，蜜水微焙。主咳逆上气，喘急喉痹，消渴，肺痈，肺痿，除烦化痰。

按　《款冬赋》云：冰凌盈谷，雪积披崖，顾见款冬，炜然华艳。想见其纯阳之裹，故其主用皆辛温开豁之力也。世多以枇杷花伪之，故功无效耳。温而不助火，可以久任。

薏苡仁　味甘性平。无毒。入脾、肺二经。色白而糯者良。水淘曝干，炒透用。健脾进食，保肺止嗽，解渴消水肿，疗湿热筋挛，去干湿脚气。

按　苡仁属土，本是脾药，虚则补母，故肺病用之。筋骨之病，以治阳明为本，故筋病用之。土能胜水，故泄利水肿用之。受热使人筋挛，受湿使人筋缓者，可用。受寒使人筋急者，不可用也。妊娠久服，能堕胎儿。

白豆蔻　味辛性温。无毒。入肺经。老而光绽者佳。去衣微炒。主冷气吐逆，消食下气，宽胸进食，去白睛翳膜，脾虚疟疾。

按　白豆蔻，感秋燥之令，得乎地之火金，味辛气温，为脾家所喜。然元气虚，须与参、术同行，不尔损气。

肉豆蔻　一名肉果。味辛性温。无毒。入胃、大肠二经。米粉裹煨去油，忌铁器。止泻痢，温中消食，开胃止呕。辟鬼杀虫。

按　肉果，属金与土。下气者，心脾得补而善运气自下也，非若陈皮、香附之泄耳。泻利初起者，不可早服。

缩砂仁　味辛性温。无毒。入肺、脾、大小肠、胃、肾、膀胱七经。微炒去衣。下气化食醒酒，止心腹胁痛，理奔豚、霍乱吐泻、鬼疰，安胎。

按　芳香归脾，辛能润肾，为脾胃要药。若肾虚不归元，非此向导不济，然性燥火炎者忌之。胎妇气虚不可多服，反致难产，不可不知。

蓬莪术　味苦辛温。无毒[①]。酒浸，煨透，切片炒。主积聚气凝，心腹疼痛，消食通经。

按　蓬莪术峻猛之性，诚为磨积之药。但虚人服之，积不去而真已竭，重可虞也。每见世俗治积块旦暮用之，反成痼疾。元气虚者，须与参、术同行，乃无损耳。

京三棱　味苦性平。无毒。入肺、肝二经。醋炒用。主积聚血结，心腹痛，堕胎。

按　昔有患癥癖死者，遗言令开腹取之，得块干硬如石，文理有五色，削成刀柄，后刈三棱，忽化为水，故疗积块如神。蓬莪术破气中之血，京三棱破血中之气，主用颇同，微有气血之别。东垣五积方中，用此二味皆用人参赞助，故有成功而无偏胜也。若专用克伐，胃气愈虚，不能运行，积反增大矣，谨之。

艾叶　味辛苦性微温。无毒。入脾、肺、肝、肾四经。苦酒、香附为使。陈久者良。安胎暖子宫，止血痢，理肠风、吐衄、崩中，灸百病。新补。

按　艾辛可利窍，苦可疏通，故气血交理，胎产多需之。

藿香　味辛性微温。无毒。入肺脾二经。主温中开胃，行气止呕吐，定心腹痛。

————————

① 毒：此后归经原缺，《中药大辞典》云："入肝、脾经"。

按 《交州记》比藿香于苏合，《楞严经》谓之兜娄婆香，皆取其芳香，。今售者不甚芳香或非真种耳。

泽兰 味苦性微温。无毒。入肝、脾二经。养新血，破宿血，消痈肿疮脓，产前后百病。

按 泽兰补而不滞，行而不竣，为产科要药。

红花 味辛性温。无毒。入心、肝二经。酒喷微焙。主活血止痛，产后血晕。

按 红花色赤，宜为血症所需。多则行血，少则养血，然力薄不能独自成功，须归、地同行为妙。

香薷 味辛性温。无毒。入肺、胃二经。石生硬梗者良。发散夏月凄怆寒邪，下气定霍乱腹痛，利小便，治水肿甚捷。

按 香薷味辛性温，为夏月发散阴寒之剂。如纳凉过度，饮冷太多，阳气为阴邪所遏，以致头痛发热，烦躁口干，吐泻霍乱，宜用之。以发越阳气，散水和脾则愈。若劳役受热，反用香薷，是重虚其表，反助其热，害人不浅。近世市人，多煎混售，嘿受其祸者，曷可胜数。

草薢 味苦甘性平。无毒。入胃、肝、肾三经。薏苡仁为使，畏葵根、大黄、柴胡、前胡、牡蛎。忌牛肉。主风寒湿痹，腰膝作疼，去膀胱宿水，止失溺便频。

按 草薢主用皆祛风湿、补下元。杨子建曰：小便频，茎内痛。必大脐热闭，水液只就小肠，大脐愈加燥竭。因强忍房事，有瘀腐壅于下焦，故痛。此与淋症不同，宜盐炒草薢一两，煎服，以葱汤洗谷道即愈。肾受土邪则水衰，肝挟相火而凌土湿，得草薢以渗湿，则土安其位，水不受侮矣。

威灵仙 味微辛咸性温。无毒。入十二经。忌茶茗、面。主宣通五脏，理痛风，散皮肤、大肠风邪，化痰行水。

按 威喻其猛，灵仙喻其效速。气壮者服之神效，虚弱人不宜用也。

钩藤 味甘性微寒。无毒。入肝经。舒筋除眩，下气宽中。主小儿惊痫，客忤胎风。新补。

按 钩藤祛风而不燥，为中和之品，但久煎便无力。俟他药煎就后投钩藤一二沸即起，颇得力也。去梗纯用嫩钩，其功十倍。

茵陈 味苦性寒。无毒。入膀胱经。主湿热黄疸，利小肠。新补。

按 茵陈虽去湿热，须五苓之类佐助成功，中病即已。若过用之，元气受贼。

马兜铃 味苦性寒。无毒。入肺经。去梗，微焙。主咳逆上气，消痰定喘。新补。

按 兜铃体性轻扬，故功在至高之脏。根名青木香，疝家要药，可涂诸毒热肿。若肺虚挟寒者，不宜多用。

连翘 味苦性寒。无毒。入心、胃、胆、大肠、肾五经。主心经客热，诸经血结，消痈疽肿毒，清六经邪火。新补。

按 连翘手少阴主药也。心为火主，心清则诸脏皆清。诸疮痛痒，皆属心火，故疮家以为要药。性极苦寒，多用即减食。

茴香 味辛性温。无毒。入胃、肾二经。主腹痛、疝气、霍乱吐逆，通命门，助阳事。新补

按 茴香辛香宜胃，温暖宜肾，故主治不越二经。若阳道数举，上有火症者禁用。八角者名大茴香，粟大者名小茴香，主用相仿，小者力差薄耳。

木 部

白茯苓 味甘淡性平。无毒。入心、脾、肺、肾、小肠五经。马蔺为使，畏牡

蒙、地榆、秦艽、龟甲。忌醋。产云南，皮薄色白而坚重者佳。去皮膜，乳制用。补胃利小便，消痰去湿，止呕吐泄泻，安神定惊，保肺定咳，止渴安胎。抱根者为茯神，主用相仿，职专安神。赤色者，利水之外无他长。

按 茯苓假土之精气，松之余气而成。无中生有，得坤厚之精，为脾家要药。《素问》曰：饮入于胃，游溢精气，上输于肺[①]，通调水道，下输膀胱，则利水之药，皆上行而后下降也。洁古谓其上升，东垣谓其下降，各不相背也。小便频多，其源亦异。经云：肺气盛则便数，虚则小便遗。心虚则少气遗溺。下焦虚则遗溺。包络遗热于膀胱，则遗溺。膀胱不约为遗。厥阴病则遗溺。所谓肺气盛者，实热也，宜茯苓以渗其热，故曰小便多者能止也。若肺虚、心虚、包络热、厥阴病，皆虚火也，必上热下寒，法当升阳。膀胱不约、下焦虚者，乃火投于水，水泉不藏，必肢冷脉迟，当用温热，皆非茯苓可治，故曰阴虚者不宜用也。茯神抱根而生有依守之义，故魂不守舍者，用以安之。赤者入丙丁，但主导赤而已。

琥珀 味甘性平。无毒。入心、肺、脾、小肠四经。主安神杀鬼，消瘀血，通五淋，明目去翳，止血生肌，合金疮。

按 琥珀感木土之气而兼火化，故有功于脾土。脾能运化，肺金下降，小便自通。因血少而小便不利者，误用之，反致燥急之苦。

肉桂 味辛甘性热。有小毒。入肾、肝二经。忌火、生葱、石脂，去皮用。主元阳痼冷，脾胃虚寒，温中降气，坚筋骨，强阳道，定惊，通血脉，制肝邪，下焦腹痛，奔豚疝瘕，宣通百药，善堕胞胎。

桂心入心、脾二经，理心腹痛，五劳七伤，杀三虫，宣气血，利关节，托痈疽痘毒，能引血成脓。

桂枝入肺、膀胱二经。无汗能发，有汗能止。主心腹痛，皮肤风。横行为手臂之引经，直行为奔豚之向导。

按 肉桂乃近根之最厚者，故治下焦。桂心即在中之次厚者，故治中焦。桂枝即顶上细枝，又名薄桂，故治上焦。此本乎天者亲上，本乎地者亲下之道也。王好古云：本草言桂发汗，而仲景治伤寒，有当汗凡数条，皆用桂枝。又云无汗不得服桂枝。汗多者用桂枝甘草汤，此又用桂闭汗。一药二用，何也？本草言桂辛甘能通脉出汗者，是调其血而汗自出也。仲景云：太阳中风，阴弱者汗自出。卫实营虚，故发热汗出。又云：太阳病发热汗出者，此为营弱卫强，阴虚阳必凑之，故皆用桂枝发汗。乃调其营，则卫自和，风邪无所容，遂自汗而解，非桂枝能开腠发汗也。汗多用桂枝者，以之调和营卫，则邪从汗出而汗自止，非桂枝能闭汗也。昧者不知其意，遇伤寒无汗者亦用桂枝，误甚矣。曾世荣曰：小儿惊风及泻，宜五苓散泻丙火，渗土湿。内有桂，能抑肝风而扶脾土也。《医余录》云：有人患眼痛，脾虚不能食，肝脉盛，脾脉弱。用凉药治肝则脾愈虚，用暖药治脾则肝愈盛，但于平药中倍加肉桂，杀肝益脾，一治两得之。传云木得桂而枯是也。若血症非挟寒，目疾非脾虚者禁用。

丁香 味辛性温。无毒。入肺、胃、肾三经。畏郁金，忌见火。去丁盖用。主脾胃虚寒，反胃呃逆，胸腹痛，痃癖，奔豚鬼疰，蛊毒，壮阳，暖腰膝，小儿吐泻慢惊，痘疮灰白。大者名母丁香，拔白

---

① 上输于肺：《素问·经脉别论》作"上输于脾，脾气散精，上归于肺"。

须，涂孔中，即生黑。

按 丁香祛寒开胃之剂，同柿蒂止呃，同黄连乳汁点目，此得辛散苦降之妙。有火者忌服。

木香 味辛性温。无毒。入心、肺、脾、胃、肝、膀胱①六经。入理气药，忌火。入止泻药，面裹煨。行肝气，泄肺气，健脾气，散滞气，止泻痢，定呕吐，健脾消食，除心腹胁痛，胀满积聚，开郁杀鬼安胎。

按 木香乃气分第一药也。肺实主气，肺气调，则金能制木而肝平。怒则肝气逆上，忤其元气，心有纵肝之情，而不能制则肝盛，得木香，则心畅而正气亦畅，肝气何逆之有哉！实心之行肝，非肝之自行也。气虚及阴虚火亢者禁与。

沉香 味辛性微温。无毒。入肾、肝二经。外黄内黑纹直而无夹木者佳。主鬼疰恶气，胀满心腹诸痛，郁结癥癖，补脾益气，壮阳，大肠虚闭，小便气淋。

按 沉香色黑下坠，故达肾，诸木皆浮，此独沉水，故入肝木而治逆上之气。行气而不伤气，温中而不助火，诚良剂也。气虚下陷者忌入。

柏子仁 味甘辛性平。无毒。入心、脾、肾三经。畏菊花、羊蹄草。蒸晒微炒。养心益智，安神定悸，益血兴阳，去邪魅，除风湿，美颜色，耳目聪明。

按 柏子仁，不寒不燥，甘而补，辛而润，其气芬芳，能透心肾而益脾胃，仙家收为上品。或泻或多痰者，勿用。柏叶养阴止血，属金善守。春采东，夏采南，秋采西，冬采北，方得节候生气。

枸杞子 味甘性平。无毒。入肺、肾二经。产甘州，色红润圆细，核少而甘美者良。补精强阴，明目安神，主热消渴，利大小肠。

根名地骨皮，补肾养阴。治在表无定之风邪，传尸有汗之骨蒸。

按 枸杞、地骨均为肾家之剂。热淫于内，泻以甘寒，地骨皮是也；精不足者，补之以味，枸杞子是也。肠滑者禁枸杞子，中寒者忌地骨皮。

益智仁 味辛性温。无毒。入心、脾、肾三经。绽满者佳。去壳，盐水炒，研细。温中进食，补肾扶脾，安神开郁，摄涎唾，止小便余沥及夜多小便，梦泄精滑。

按 益智行阳退阴之药，三焦命门气弱者宜之。杨士瀛云：心者脾之母，进食不止于和脾，火能生土，当使心药入脾药中，庶几相得。古人进食，多用益智，土中益火也。血燥多火及因热而遗浊者，法咸禁之。

诃子 一名诃黎勒。味苦涩性温。无毒。入肺、大肠二经。清喉生用，止泻煨用，俱去核。固肠止泻，敛肺止嗽，降火消痰，利咽喉，通津液，下食积，除胀满，破结气，开胃止呕吐，久服令须发变黑。主肠风泻血，崩中带下，胎漏。新补。

按 诃子能涩肠，然下气太急，虚人不可独用。同人参能补肺；同白术能益脾；同五味能敛肺；同橘皮能下气。波斯国人遇大鱼放涎滑数里，舟不能行，乃投诃子，其滑化为水，则其化痰消涎，从可想见矣。咳嗽未久，泻痢新起者，皆在禁例。

吴茱萸 味辛苦性热。有小毒。入肝、脾、肾三经。蓼实为使，恶丹参、硝石、白垩，畏紫石英。产松江，开口者佳，陈久者良。去梗盐汤泡半日，漉起曝干用。温中下气，开郁止泻，去痰消食，

---

① 膀胱：此后原有"大肠"二字，依《雷公炮制药性解》删。

除湿起阳，止吞酸、疝气、水肿，治心腹冷痛如神，杀鬼去虫。

按 吴茱萸辛散燥热，入厥阴居多，脾肾其旁及也。寇氏曰：下气最速，肠虚人服之愈甚。咽候口舌生疮，以茱萸末醋调贴两足心，一夜便愈，引热下行也。性极燥极急，非大寒者不可轻投。虚泄者必与参、术同投，亦须少少用之，不尔损人。

山茱萸 味酸微温。无毒。入肝、肾二经。蓼实为使，恶桔梗、防风、防己。色鲜肉厚者佳。酒润去核，隔纸焙干用。补肾助阳事，止腰膝酸疼，闭精缩小便。主月事多、耳鸣响。

按 山茱萸性温而润，故于水木多功。夫四时之令，春生而秋杀，万物之性，喜暖而恶寒。肾肝居至阴之地，非阳和之气，则阴何以生乎。小便不利者勿用。

杜仲 味辛甘性温。无毒。入肝、肾二经。恶玄参、蛇蜕。去皮，盐酒炒去丝。益精坚筋骨，止腰膝痛。主肝燥风虚，阴湿痒，小便余沥。

按 肾苦燥，急食辛以润之；肝苦急，急食甘以缓之，杜仲所以多功于肾肝也。温而不助火，可以久服。

金樱子 味酸涩甘性平。无毒。入肝、肾二经。去刺及核，刷毛令净。涩精止遗泄，脾泄久痢，便频。

按 金樱子味涩，久服多服，能减人食。丹溪曰：经络隧道，以通畅为和平，昧者取其涩精，煎膏常服。自不作清，咎将谁执。须经霜后将熟时采，太生令人利，太熟功力薄也，半黄者佳。

酸枣仁 味甘性平。无毒。入心、肝、胆三经。恶防己。炒熟用。主烦心不眠，虚汗烦渴，四肢酸痛，补中益肝，坚筋骨，助阴气。

按 《圣惠方》云：胆虚不眠，寒也，炒枣仁为末，竹叶汤调。盖以肝胆相依，血虚则肝虚胆亦虚，得熟者以旺肝，则木来制土。脾主四肢，又主困倦，故令人睡。《济众方》云：胆实多睡，热也。生研为末，姜茶汤调服。盖枣仁秋成者也，生则全金气而制肝，脾不受侮，而运行不睡矣。滑泻者，不宜多用。

竹叶 味苦甘寒。无毒。入心、胃二经。清心涤热，止嗽化痰。竹茹，即竹之刮去青皮，用第二层者。主逆气呕呃，噎膈，吐衄，血热，崩中痰气。

竹沥味甘，姜汁为使。主中风痰涎壅盛，神气昏冒。凡痰在皮里膜外、经络四肢者，非此不能达。

按 竹有多种，惟取大而味甘者为胜，生长年许，嫩而有力。竹能损气，故古人以笋为刮肠篦。竹沥久服滑肠，脾虚泄泻者勿用。寒痰、湿痰、食积痰，并非竹沥所能治。

桑白皮 味甘性寒。无毒。入肺经。续断、桂心、麻子为使。蜜炙，勿令涎落。忌铅铁器。下气消痰，泻肺除喘满，去肺中水气，水肿胀。

叶可止汗，去风。

子可补肾养阴，生津安神。

枝可祛风养筋。

桑寄生和血舒筋，坚齿长发，疗痹安，止崩漏。

按 桑之为用甚弘，凡根枝干叶，若子若灰，若寄生，均有奇功。根较寒，子较暖，用者须斟酌之。

猪苓 味淡性平。无毒。入膀胱经。去皮用。利水去胀满，主带下淋浊，亦能发汗。

按 猪苓感枫根之余气而生，利水诸药，无如此快，《衍义》谓多服损肾昏目。洁古谓淡渗亡津液，无湿症者勿用。

厚朴　味苦辛性温。无毒。入胃经。干姜为使，恶泽泻、寒水石、硝石，忌豆。厚而色紫，有油者佳。去粗皮，姜汁浸透，焙用。温中平胃，消痰下气，除胀消食，去水破血，腹痛呕逆。

按　厚朴苦能下气，走而不守，大损真气，虚人及孕妇不可轻用也。

黄柏　味苦性寒。无毒。入肾经。恶干漆。肉厚深黄者佳。去粗皮，盐酒炒，至焦褐色用。泻肾火有余，利小便，去下焦湿热肿痛，口疮，女人漏下赤白。

按　黄柏性寒，行隆冬肃杀之令，故独入少阴，泻有余之相火。昔人称其补阴者，非其性补，盖热去则阴不受伤，虽谓之补亦宜也。若肾虚脾薄之人，畏之甚于刀锥，今天下极其崇尚，以为去热治劳之妙药，而不知阴寒之性，能夺人食，损人气。命门真元之火，一见而消亡，脾胃运行之职，一见而阻丧，独不闻实火可泻，虚火可补之说乎？元气既虚，又用苦寒，直行而泄，奚啻雪上加霜！遏绝生机，莫此为甚。受其害而毙者，十人而九，冤哉生命，何辜而遭此惨伐哉！必尺中洪大，按之有力，可炒黑暂用，不然便当痛绝。

山栀子　味苦性寒。无毒。入肺经。炒黑用。清肺热，吐上焦邪气，除心中懊恼，去脐下血滞，利小便，引火屈曲下行。

按　栀子轻飘象肺，故独入肺家。泄有余之火，种种功用，皆从肺旁及者也。大苦大寒，损胃伐气，虚者畏之。世人每用治血，不知血寒则凝，反成败症。治实火之吐血，顺气为先，气行则血自归经。治虚火之吐血，养正为先，气壮则自能摄血。此治疗之大法，不可少违者也。误用栀子，其害也必矣。

牡丹皮　味辛苦性微寒。无毒。入肝经。畏贝母、大黄、菟丝子，忌蒜、胡荽。和血生血，凉血行血，除风痹，主无汗骨蒸，清相火。

按　丹皮清东方雷火，是其本功。北方龙火，因而下伏，此乙癸同源之治也。古人惟以此治相火，故六味丸用之。后人专用黄柏，不知丹皮之功更胜也。千载秘奥，人所未知。

木瓜　味酸性温。无毒。入肝经。忌铁。去穰。主一切筋病，湿痹脚气。

按　木瓜禀东方之酸，故职专治筋。转筋时但念木瓜二字，及书土作木瓜字，立效。东垣曰：气脱能收，气滞能和，故筋急筋缓，无所不宜。孟诜谓：多食木瓜，损齿及骨。经曰：阴之所生，本在五味，阴之五官[①]，伤在五味。五味太过，即有增胜之忧也。

槟榔　味苦性寒。无毒。入胃、大肠二经。下气性如铁石，治后重如神，消谷逐水，除痰杀虫，解毒醒酒，诸疟瘴疠。

按　岭表多食槟榔，瘴疠之作，率因食积，此能消食下气故也。南方地温，腠府不密，久食槟榔，脏腑疏泄，一旦病瘴，至不可救，岂非伐气之祸欤。气虚下陷者，所当远避。

大腹皮　味辛性温。无毒。入肺、脾二经。豆汁洗，去沙净，微炒。主攻心腹水肿闷胀，通大小肠，去蛊毒。

按　大腹皮去水下气之剂，病虚者勿用，即用须以补剂监制。大腹树上，多栖鸩鸟，宜以大豆汁多洗，令黑汁去尽，方可用也。

果　部

橘皮　味辛性微温。无毒。入肺、脾二经。产广中者良，陈久者良。去蒂及膜

---

① 五官：原作"所营"，聚文堂本同，依《素问·生气通天论》改。

用。开胃健脾，消痰理气，止嗽定呕，消食开郁。小者名青皮，破气达下焦，消痰治疟，平肝去积，理小腹痛。

按 橘皮能温能补，能散能和，其功当在诸药之上。采时色已红熟，如人至老成则烈性渐减，收藏又复陈久则多历霉夏，而躁气全消，故称中和之品，为脾胃重药。青皮猛锐，不宜多用。市中以小橘中空，易腐难锉，多以小柑、小橙、小香橼之类伪之，此近来通弊，不可不察也。

枳壳 味辛苦性微寒。无毒。入肺、脾、胃、大肠四经。去穣麸炒。破至高之气，除咳定喘，止呕消食，化痰逐水治胀。小者名枳实，破气泻痰，冲墙倒壁之势。

按 枳壳、枳实上世未尝分别，自东垣分枳壳治高、枳实治下，海藏分枳壳主气、枳实主血，然究其功用，皆利气也，气利则痰消积化矣。人之一身，自飞门以至魄门，三焦相通，一气而已，又何必分上与下，气与血乎。但枳实性急，枳壳性缓，为确当耳。昔湖阳公主苦难产，方士进瘦胎饮，用枳壳四两，甘草二两为末，每服一钱。自五月后，一日一服。合以施人，无不受害者。夫气壮则子有力而易生。枳壳破气，胎子无力，反致难产。惟在奉养太过，北方气实者，或有相宜，否则决当谢绝。时医不察虚实，不辨补泻，往往概施，损害真元，为厉不浅，虽以补剂救之，亦难挽其克削之害也。近来多蹈此弊，故特表以为戒。

杏仁 味苦甘性温。有毒。入肺、大肠二经。恶黄芩、黄芪、葛根、襄草。滚水泡，去皮尖，炒透。双仁者有毒，能杀人须拣去。主上焦风，心下热，气逆喘嗽，润大肠，解锡毒，消狗肉索粉。

按 东垣云：杏仁治气，桃仁治血，俱通大便。若虚人便闭，不可过泄。脉浮者属气，用杏仁、陈皮；脉沉者属血，用桃仁、陈皮。手阳明与手太阴为表里，贲门主往来，魄门主收闭，为气之通道，故并用陈皮佐之。市中所售，多有李仁、梅仁夹杂，用须细辨。

桃仁 味苦甘性平。无毒。入肝、大肠二经。香附为使。汤泡去皮尖，炒透，双仁者勿用。主瘀血血闭，心下坚，心腹痛，润大肠，辟邪杀鬼。

按 桃仁苦重于甘，气薄味厚，沉而下降，苦以行滞，甘以生新。成氏曰：肝者血之源，血聚则肝燥。肝苦急，急食甘以缓之。桃仁之甘，缓肝散血，故抵当汤用之，伤寒八九日内有蓄血，发热如狂，少腹满痛，小便自利。又有当汗失汗，热毒深入，吐血血结，烦躁谵语，俱用此汤。

山楂 味酸性平。无毒。入脾、胃二经。去核。消肉积、乳积，疝气，儿枕痛，发小儿痘疹，理下血肠风。

按 山楂善去腥膻油腻之积，与麦芽消谷积者不同。核主催生、疝气。仲景治伤寒一百一十三方，未尝用麦芽、山楂何也？为其性缓，如治世之良吏，非乱世之能臣，故但用大小承气，不用山楂、麦芽。近世不问有食无食，一概用之，以为稳当，真堪捧腹。

大枣 味甘性平。无毒。入脾经。忌生葱，解乌、附毒。主养脾生津，润肺止嗽，定惊，和百药。

按 《素问》言枣为脾之果。又言脾病毋多食甘。仲景建中汤心下痞者，减饴、枣，然则脾不足者可用，而有余者不可复增其气以致偏胜耳。《素问》所谓脾病，非不足，盖有余也。田氏曰：齿病、虫病、疳病，不宜啖枣。补遗曰：妇人脏躁，悲伤欲哭，状若神灵。东垣曰：温以补不足，甘以缓阴血。仲景治奔豚，用大枣扶土以平肾也。水饮胁痛，有十枣汤益土而胜水也。《岣嵝神书》曰：执枣一枚。咒云：我有枣一枚，一心归大道，优他或优降，或劈火烧之。念七遍，与疟者食，即截，每试必效，亦神异也。红枣功相仿，力少薄耳。

龙眼　味甘性平。无毒。入心、脾二经。肥大而绿色者佳。补心益脾，安志强魂，聪明长智。

按　方外服龙眼法，五更将不见水干龙眼，以舌在齿上，取肉去核，即是舌搅华池之法，细细嚼至渣细，膏连口中津，泪泪然咽下，如咽甚硬物毕。又如前法，食第二枚，共服九枚，约有一时许，服毕方起。辰巳二时，又服九枚，未申二时又服九枚，临卧服九枚，一日四次，却有半日之工。服龙眼则气和心静，且漱津纳咽，是取坎填离之法。劳症者勤行一月，无不愈者。方士大秘，余表之以公同人。

莲子　味甘性平。无毒。入心、肾二经。补中养神，止泻痢遗精，安靖上下君相火邪，耳目聪明，止赤白浊，崩带。

藕主止渴，解酒，止怒，令人心欢。

藕节能止吐衄血。

莲花须清心固精，悦颜止血。

荷叶助脾进食，止血固精，安胎止泻。

叶蒂治雷头风。

按　莲花产于泥水，而不染泥水，节节含藏，生生不息。根、须、花、果、叶、节、皮、心，品品皆为良药，盖神物也。裹芬芳之气，合稼穑之味，为脾之果，脾为中黄，所以交媾水火，会合木金者也。土旺则四脏皆安，而莲之功力巨矣。

胡桃　味甘性平。无毒。入肺、肾二经。润肠悦颜，敛肺补肾。同补骨，治痿强阴；同胡粉，拔白变黑。新补。

按　胡桃达命门之品也。夫三焦者元气之别使，命门者三焦之本源，盖一源一委也。命门指所居之府而名，乃藏精系胞之物。三焦指分治之部而名，乃出纳熟腐之司。一以体名，一以用名。在两肾之间，上通心肺，为生命之原、相火之主。《灵枢》已详言，而扁鹊不知原委体用之分，以右肾为命门，以三焦为有名无状，承讹至今，莫之能正。胡桃仁颇类其状，而外之皮汁皆黑，故入北方通命门。命门既通，则三焦利，故上通于肺耳。昔幼儿痰喘，五日不乳，梦大士授方，令服人参胡桃汤数口，喘即定。明日去胡桃衣，喘复作，仍连皮服，遂愈。盖皮有敛肺之功也。空腹时连皮食七枚，能固精。命门火炽者勿服。

芡实　味甘性平。无毒。入脾、肾二经。补肾固精，止遗浊，益脾实肠。新补。

按　芡实止泻固精，独于脾肾得力，则先后天之根本咸赖焉。吴子野云：人之食芡，必枚啮而细嚼之，未有多嚼而亟咽者也。舌颊齿唇，终日嗳嚼而芡无五味，腴而不腻，是以致玉池之水，转相灌注。积其功力，虽过乳石可也。老人服之，延年当矣。婴儿食之难长，岂其难化欤？

乌梅　味酸性平。无毒。入肺、脾二经。定嗽止渴，清音去痰，止血止利，安蛔退热，消酒毒，蚀恶肉。

按　梅生于春，曲直作酸，其用以收敛为功。病有当发散者，误食必为害。若过食而齿齼者，嚼胡桃肉解之。疮疽愈后，有肉突起，乌梅烧傅，一日减半，两日而平。

谷　部

麦芽　味甘咸性温。无毒。入脾、胃二经。豆蔻、砂仁、乌梅、木瓜、芍药、五味子为使。炒焦，去芒留芽用。消食和中，化痰，催生落胎。

按　麦性粘滞，水渍生芽。气虽少清，性犹未化，全在多炒。至于焦色，反有功力。专主五谷之积，与山楂异。古人有麦芽消肾之说，为其伐胃故也。经云胃为水谷气血之海，化营卫而润宗筋。又曰阴阳总宗筋之会，而阳明为之长，故胃伤者阳事衰也。岂非消肾之确证欤。李时珍曰：有积消积，无积消元气。前贤于攻伐之剂，虽平善如麦芽，恐人过用损真，犹谆谆告戒，况硝黄巴硇之属，其可尝试而漫为哉！世之喜于消导者，至此亦当瞿然矣。

神曲　味甘苦性温。无毒。入脾、胃二经。陈久者良。研细炒至褐色用。消谷健脾胃。治赤白痢，闪挫腰痛，产后回乳。

按　神曲消谷胜于麦芽，第须修造如法，收藏陈久，炒令焦色为善。造法择五月五日或六月六日，白面五斤，象白虎；苍耳草汁一碗，象勾陈；野蓼汁一碗，象腾蛇；青蒿汁一碗，象青龙；杏仁五两及北方河水，象玄武；赤小豆煮熟，去皮四两，象朱雀。一如造曲法罨黄，悬风处，经年用。

淡豆豉　味苦甘性寒。无毒。入肺经。主伤寒瘴气，烦闷温毒，发斑呕逆。

按　豆豉能升能降，能散能和。得葱则发汗；得盐则吐越；得酒则治风；得薤则治痢；得蒜则治血。炒熟又能止汗，须如法自造为胜。

白扁豆　味甘性微温。无毒。入脾经。炒黄去壳研用。补脾止泻，消暑降湿，止渴解毒。

按　扁豆甘温与太阴相宜，故能通理三焦。升清降浊须入他药为佐使。单食多食，反能滞气。

饴糖　味甘性温。无毒。入脾经。主脾虚腹痛，痰多喘嗽，瘀血肠鸣。新补

按　饴本米谷腐化，味极甘温，为中州所喜。痰嗽方中用少许加入，润肺化痰，颇著奇功。然用之太过，反能动火生痰。凡中州吐逆，酒病，牙疳，肾病，俱不可服。

麻仁　味甘性平。无毒。入脾、胃二经。畏牡蛎、白薇、茯苓。绢包置沸汤，至冷取出，悬井中一夜，勿着水，曝干，新瓦上挪去壳。润五脏，通大肠，宣风，利关节，催生。新补。

按　麻仁，木谷也而治风，同气相求也。陈士良云多食损血脉，滑精气，痿阳事。妇人多食，即发带疾，以其滑利下行，走而不守也。

菜　部

生姜　味辛性温。无毒。入肺、胃二经。隔年老者良。通神明，去秽恶。主咳逆呕吐，痰气解郁，开胃消食，散风寒胀满，冷痢，腹痛转筋，杀虫解毒。生用发散，熟用和中，要热去皮，要冷留皮。

按　生姜辛温之品，而张鼎谓其除壮热，何也？夫壮热之原，非外感风邪，即内伤饮食，姜能发散又能消导故也。东垣曰：生姜为呕家圣药，盖辛以散之，呕乃气逆不散也。或问：辛温入肺，何云入胃？曰：咽门之下，受有形之物，及胃之系，便是胃口，与肺系同行，故能开胃。夜勿食姜者，夜则主敛，反开发之，违天道矣。秋勿食姜，亦同此义。有病则不论也。夫辛能入肺，肺旺则一身之气，皆为吾用。中焦之元气定，而脾胃出纳之令行，邪气不能容矣。凡中风、中暑，中气、中毒，中恶、中酒，食厥、痰厥，尸厥、冷厥，霍乱昏晕，一切卒暴之病，得之立救，且开郁回阳，鬼魅不敢近，药中

之神圣也。

干姜 味辛性温。无毒。入肺、脾二经。切薄片炮紫色，经年后用之良。温中补脾，消食去滞。主腹痛胀满，风寒湿痹，肠癖下利，反胃吐泻痰多，腰肾冷疼，止血，散风寒。

按 干姜生则逐寒邪而发表，炮则除胃冷而守中。多用散气，须生甘草缓之。多服僭上，令人目暗喉痹。孕妇食干姜，令胎内消。丹溪曰：血虚发热、产后大热用之。止吐血、痢血，须炒黑用。时珍曰：能引血药入血，气药入气，去恶养新，有阳生阴长之意，故血虚吐衄下血者用之，乃热因热用，从治之法也。夫干姜本辛，炮之则苦，守而不移，非若附子行而不止也。其止血者，盖血虚则热，热则妄行，炒黑则能引补血药入阴分。血得补则阴生热退，且黑为水色，故血不妄行也。然血寒者可多，血热者不过用三四分，为向导而已。

白芥子 味辛性温。无毒。入肺经。解肌发汗，利气疏痰，温中去滞辟邪，疗反胃。

按 丹溪曰：痰在皮里膜外，非白芥子不能达。煎汤不可太熟，熟则力减。大辛大散，用须中病即已，久用损真气，令人眩运损目。肺经有热，阴虚火亢，当远谢之。

莱菔子 即萝卜子。味辛性温。无毒。入肺、胃二经。微炒，研细。下气定喘，消食除膨，祛痰，消肿毒。新补。

按 丹溪曰：莱菔子治痰，有推墙倒壁之功。虚弱人服之，气浅难以布息。昔胡僧入中国，见人食面。惊曰：食之安得不病。及见食莱菔，乃曰：赖有此耳。又《洞微志》云：有人病狂，梦中见红衣女子引入官殿中。小姑歌云：五云楼阁晓玲珑，天府由来是此中，惆怅闷怀言不尽，

一丸莱菔火吾官。一道士云：此犯大麦毒也。红衣女，心神也。小姑，脾神也。莱菔制面毒，故曰火吾官也。遂以药及莱菔子治之，果愈。嗣是用莱菔子治面积，颇著神异。

瓜蒂 味苦性寒。有小毒。入肺经。去胸中邪气，水停食积，痞硬懊憹。新补。

按 瓜蒂极苦而性上涌，能去上焦之疾，所谓高者因而越之是也。最能损胃伤血，耗气夺神。上部无实邪者，不敢轻投。

人 部

乳汁 味甘性平。无毒。入心、肝、脾三经。色浓白而不作气者佳。补五脏，润肠胃，悦颜色，止消渴，退虚热，润噎膈，祛目赤，止泪流。

按 乳从血化，生于脾胃，摄于冲任。未受孕则下为月水，既受孕则留而养胎。产后则变赤为白，转降为升，上成乳汁，此造化玄微之妙，却病延年之药也。世俗多以乳汁能滑肠，果尔，天下无不泻之婴儿矣。有是理哉！特与食混进，诚能发泻。故于夜半时进，前后皆与食远，此为良法。服乳歌曰：仙家酒，仙家酒，两个葫芦盛一斗。五行酿出真醍醐，不离人间处处有。丹田若是干涸时，咽下重楼润枯朽。清晨能饮一升余，返老还童天地久。曝制作粉，名乳金丹，尤佳。惟脾胃泄泻者，不宜用也。

童便 味咸性寒。无毒。入膀胱经。色白者佳。主劳弱烦蒸，天行狂乱，扑损瘀血吐衄，产妇血运。

按 经云：饮入于胃，游溢精气，上输于脾，脾气散精，上归于肺，通调水道，下输膀胱。小便入胃仍循旧路而出，故丹溪以为降火甚速，阴虚火动，非此不

除。褚澄曰：喉有窍则咳血。喉不停物，毫发必咳。血既渗入，愈渗愈咳。服寒凉，则百不一生。饮溲便，则百不一死。时珍曰：人之精气，清者为血[1]，浊者为气[2]，浊之清者为津液，清之浊者为小便。便与血同类同咸，故治血多功也。熬炼成秋石，去浊留精，补正祛邪，还元复命，为虚劳者第一灵丹。人中白，降火散血，化痰治疳，同鳗鱼食之，谓之乌龙丹。

金汁 味苦性寒。无毒。入肺、胃、大肠三经。入土经年者佳。主伤寒阳毒发狂，痘疮血热，傅痈疽，解百毒。新补。

按 金汁浊阴归下窍，有降无升，入土既久，去浊留清，身中诸火逆上，仍用身中降火之品治之。此竹破须将竹补，抱鸡还用卵为之法也。阳明实热发狂，痘疮紫黑干枯，非此莫能治疗。

人胞 一名紫河车。味甘咸性温。无毒。入心、肾经。米泔洗净，银针刺出毒血，童便浸半日，用醋酒洗至色白为度。入铅瓶中，加蜜半斤，仍以铅焊口，隔汤煮十沸，待冷方开。选首胎无病者良。阳人使阴，阴人使阳。主一切虚损痼疾，骨蒸，脊腰酸疼，足膝痿软，惊悸羸乏。

按 崔氏云：胎衣宜藏吉方，若为虫兽所食，令儿不育。此亦铜山西崩，洛钟东应之理。蒸煮而食，不顾损人，长厚者弗忍为也。

兽 部

龙骨 味甘性平。无毒。入肝、肾二经。忌鱼及铁器，畏干漆、蜀椒、理石、石膏。火煅水飞，酒煮曝干。主鬼魅泄精，泄泻溺血，小便频，胎漏，肠风，小儿惊痫，女子漏下赤白，生肌敛疮，脱肛，止汗安魂。龙齿专主安魂狂热。

按 龙为东方之神，故其骨主[3]肝疾。肾主骨，故又益肾也。须火煅红水飞。每斤用黑豆一斗蒸过，否则着人肠胃，晚年作热。许叔微曰：肝藏魂，能变化，故魂游不定者，治之以龙齿。性太涩敛，非虚滑脱陷者勿用。

虎骨 味辛性温。无毒。入肝、肾二经。畏干漆、蜀椒、磁石。去髓酥炙黄，胫骨最良。壮筋骨，去风毒挛急，走注疼痛。

按 虎者，西方之兽，通于金气，风从虎，虎啸而风生。风，木也。虎，金也。木受金制，焉得不从，故可入骨搜风。然虎之强勇，皆在于胫，故胫骨胜他骨百倍也。中药箭者，有毒损人，必有微黑，不可不辨。虎肚，医翻胃有功。虎爪，主辟邪杀鬼。

犀角 味苦酸咸性大寒。无毒。入心、胃、肝三经。松脂、升麻为使，恶雷丸、乌头、乌喙。忌盐。劈开纸裹纳怀中，乘热捣之，应手如粉。清心去烦热，镇惊明目，消痰散风，清肝，辟邪解毒。主伤寒发狂谵语，发黄发斑，痘疮太热。

按 犀食百草之毒，故能解百毒。然大寒之性，胃必受伤。妊妇多服，能消胎气。

羚羊角 味咸性寒。无毒。入肺、肝二经。清肺平肝，明目去热，定风安魂。主惊梦狂越，伤寒时气，热在肌肤，产后恶血攻心。

按 羚羊角外有二十四节挂痕，内有天生木胎，有神力，抵千牛。入药不可单用，须锉细，避风捣筛，更研万匝如飞

---

[1] 血：原作"气"字，聚文堂本同，据《本草纲目》五十二卷人尿条改。

[2] 气：原作"血"字，聚文堂本同，据《本草纲目》五十二卷人尿条改。

[3] 主：原作"多"，依《本草纲目》四十三卷龙齿条改。

尘，免刮人肠。入厥阴伐生生之气，不宜久用多用。

牛黄　味苦微甘性平。有小毒。入心、脾、肝三经。人参为使，恶龙骨、地黄、龙胆草、蜚蠊、常山，畏牛膝、干漆。体轻微香。磨甲色透，置舌上先苦后甘，清凉透心者真。清心利痰，安魂定惊，除邪逐鬼，痘疮紫色谵语。

按　东垣曰：牛黄入肝，凡中风入脏者，必用牛黄。入骨透髓，引风自内而出。若中腑及中血脉者用之，引邪入髓，如油入面，莫之能出。至于脱绝症，只宜渗灌，牛黄不足倚也。

牛肉　和中养脾。丹溪倒仓法用肥嫩牡黄牛肉二十斤，去筋膜，长流水煮烂，去渣。取净液再熬如琥珀色。病者先断淫欲，食淡，前一日不食晚饭，入密室中。明快而不通风者，取汁饮之。寒月隔汤温之。病在上者，欲吐多，则急饮之；病在下者，欲利多，则缓饮之；病在上中下者，欲吐利俱多，则时缓时急，渴则自饮小便，饥则先与粥汤，次与淡稀粥，三日后方与菜羹糜粥，调养一月，沉疴悉去。此后忌牛肉十年。丹溪自序曰：牛，坤土也。黄，土色也。以顺德配乾健者，牡之用也。肉者，胃之药也。液者，无形之物也。故由肠胃而透肌肤、毛窍，无所不入。夫积聚久而成形，粘着于回薄曲折之处，可以丸散犯乎？此则踵其曲折，如洪水泛涨，陈朽顺流而下，其法得之西域异人，借补为泻，因泻为补，大有再造之功，真奇法也。

鹿茸　味甘咸性温。无毒。入肾经。杜仲为使，畏大黄。大如茄子，不破者佳。刮去毛，酥炙透。生精益阳，强筋健骨，补髓养血，安胎杀鬼。主便数泄精，溺血虚痨，腰脊膝痛。鹿角主用相仿，功力差缓。

按　鹿乃仙兽，能通督脉，禀纯阳之质，含生发之气。其性极淫。一牡常御百牝，肾气有余，足于精者也。其角不两月，长大至一二十斤，生长神奇，无过于此。茄茸所以贵重者，功力既宏，取之极难。当其初生，不过一茶之顷，已成茄形，稍迟半日，便如马鞍歧起，愈小则愈嫩。虽绢帛，触之亦损破也。一破其力大减，然鹿性好触，才捕便抵，一抵便破，故不破损者，其值隆也。鹿与麋又当有别。鹿，山兽也，属阳，夏至解角，阴生阳退之象也。麋，泽兽也，属阴，冬至解角，阳生阴退之象也。主用有阴阳之别，可不察乎？

阿胶　味咸性平。无毒。入肺、肝、肾三经。薯蓣为使，畏大黄。明彻质脆色绿者真。蛤粉炒成珠用。主劳损肢体酸疼，吐衄崩淋，尿血血痢，肠风，带下，经水不调，咳嗽喘急，肺痿肺痈，润燥化痰，安胎疗肿毒，利小便，调大肠。

按　阿胶乃济水之眼。《内经》以济水为天地之肝，故入肝多功。乌骡皮合北方水色，顺而健行之物，故入肾多功。水充则火有制，火熄则风不生，故木旺风淫，火盛金衰之症，莫不应手取效。然迩来真者绝罕，误用伪者，反为滞痰伤胃，不可轻忽也。

麝香　味辛性滑。无毒。忌大蒜及火。微研用。主开窍通经，穿筋透骨，辟鬼杀邪，催生堕胎，杀虫蛊，去风痰。治惊痫，理客忤，蚀溃疮之脓，消瓜果之积。新补

按　麝香走窜飞扬，内透骨髓，外彻皮毛，草木见之黄落，瓜果见之腐烂，孕妇佩之堕胎。东垣云：麝香搜骨髓之风，风在肌肉者误用之，反能引风入骨。丹溪云：五脏之风，忌用麝香，以泻卫气。故症属虚者，概勿轻用，瘄怯人切忌佩带。

獭肝　味甘性温。有毒。入肝经。主传尸鬼疰，疫毒蛊灾。獭爪搜逐痨虫。新补。

按　葛洪云：尸疰鬼疰，使人寒热，沉沉嘿嘿而不知所苦，而无处不恶。积月累年，殂殒至死。死后传染乃至灭门。惟用獭肝阴干为末，水服二钱，每日三服。药下腹中，有虫渐渐泻出，以瘥为度。

虫鱼部

龟甲　味咸性寒。有毒。入心、肾二经。恶沙参、蜚蠊。自败者良。去肋及背，刮去黑皮，酥炙。补肾除蒸，养心益智，续筋骨，去瘀血，止泻痢，及漏下赤白，痎疟癥瘕，小儿囟门不合，诸疮久不收口。

按　龟甲北方之至阴，故能补阴。若入丸散，顺研极细，恐着人肠胃，变为瘕也。夫龟鹿皆永年，龟首藏向腹，能通任脉。取下甲以补肾补血，皆阴也。鹿鼻反向尾，能通督脉，取上角以补火补气，皆阳也。格物考云：天有先春之震，山多自死之龟，龟听雷音，则口中所含以螯者，便吐而昂首，时令尚早，无虫可食，多致饿死，血肉腐烂，渗入下甲，此真败龟板也。又阳龟壳圆板白，阴龟壳长板黄。阴人用阳，阳人用阴。

鳖甲　味咸性寒。无毒。入肝经。恶矾石、理石。九肋者良，未经汤煮佳。酥炙。主痨热骨蒸，心腹癥瘕，疟母瘀血，漏下阴蚀，痔核。

按　鳖色青，主治皆肝症。龟色黑，主治多肾症。同归补阴，实有分别。性皆至阴太寒，多用必伤土也。

牡蛎　味咸性寒。无毒。入肾经。贝母为使，畏麻黄、辛夷、吴茱萸。醋调黄泥固济煅透，童便淬之。涩精止带，化痰软坚，去热止渴，敛汗消疝，固二便，化瘰疬。

按　牡蛎咸寒，宜其归肾，壮水之主，可制阳光。久服必有寒中之患。

五灵脂　味甘性温。无毒。入肝经。畏人参。酒飞去沙，曝干。生者行血，炒者止血。主破血下气，一切心腹胁痛，祛冷滞。

按　五灵脂乃寒号虫之粪也。气味俱厚，独入厥阴。主血滞，大有神功。其止崩带者，非但治血，乃去风之剂。风，动物也。冲任经虚，被风伤袭，不能藏血，与荆防治崩相似。浊阴有归下之功，兼能降火，人所未知。气极膻恶，虚薄人弗能胜也。

穿山甲　味咸性寒。有毒。刮去膜打碎，炒黄再研用。搜风逐痰，破血开气，疗蚁瘘截疟，治肿毒，理痛痹。

按　穿山甲古名鲮鲤甲，穴山而居，寓水而食，善走窜经络，无处不到，直达病所成功。如患在某处即用某处之甲，此要诀也。性颇峻猛，不可过用。

石部

朱砂　味甘性寒。有毒。入心经。恶磁石，畏咸水，忌一切血。研细水飞状如箭头者最上，状如石榴子，鲜红透明者亦佳。安心神，疗癫狂，去结痰，解烦热，辟邪气，杀鬼祟，清胎毒、痘毒，止目痛牙疼。

按　朱砂色赤应南离，为心经主药，多服令人呆闷。水银即朱砂之液，杀虫虱，下死胎，渗入肉内使人筋挛。若近男阳，阳痿无气，惟以赤金系茎边，患处水银自出，阳便起也。

轻粉　即水银升炼者，去风杀虫，追毒生肌。若杨梅疮初起，便服轻粉，或以轻粉根朱点之。毒气退伏骨髓，如油入面，莫之能出。追十年廿载之后，毒发关窍，重者丧生。轻者废败，世之蹈此而死者，不可胜数。医者取其一时捷效，计利忘命，亦与于不仁之甚者也，痛切戒之。

赤石脂　味酸涩辛性大寒。无毒。入心、胃、大肠三经。畏官桂、芫花，恶大黄、松脂。煅透，水飞。固肠止泄，长肉生肌。主崩漏痢疾，脱肛肠澼。新补。

按　仲景三物桃花汤，用赤石脂为君，治少阴下利脓血，取其酸涩之性也。痢症新起者忌用。

食盐　味咸性寒。无毒。入肾经。擦牙止痛，洗目去风，纳导可通二便，探吐心腹烦疼，停痰霍乱，中暑疝症。新补。

青盐功用相同，其力更倍。

按　润下作咸，咸走肾。凡喘嗽、水胀、消渴，大忌食盐，或引痰生，或凝血脉，或助水邪，多食伤颜色伤筋力。故西北人不那①咸，少病多寿，东南人嗜盐，少寿多病。所以修养家云淡食能多补，匪浪说也。

朴硝　味辛咸性大寒。有小毒。入胃、大肠二经。大黄为使，恶苦参、苦菜、女菀，畏三棱。下气破血，攻积聚癥瘕，老痰宿食，烦热邪气，明目清躁，推陈致新。

按　经曰：咸味下泄为阴。又曰：咸以软之。又曰：热淫于内，治以咸寒。又曰：气坚者以咸软之，皆合用硝。仲景只用芒硝，不用朴硝，恶其太峻也。朴硝在下。最粗而浊。芒硝在上，其质稍清。再经煎炼为玄明粉，尤为清粹，然终是攻击之剂，方士滥夸玄明粉，可以却病延年，不根之说也。若施之于有虚无火人，杀人惨于刀剑矣。

石膏　味辛甘性大寒。无毒。入肺、胃二经。鸡子为使。恶莽草、巴豆、马目毒公，畏铁。光明嫩者佳。清胃火，除头疼齿痛，逆气惊喘，三焦热，皮肤热，肠胃结气消渴，发汗解肌。

按　石膏沉阴下降，有肃杀而无生长，须适事为故，毋恣意用之，致伐资生之本也。洁古云：能寒胃，令人不食，非有极热不宜用。血虚发热，有类白虎汤症，误用之不可救也。寇氏云：孙兆言四月后天热时，宜用白虎汤。但四方气候不齐，岁中运气不一，亦宜两审。东垣谓立夏前多服白虎，必小便不禁，此阳明津液不能上输，肺之清气亦复下降故尔。

滑石　味甘淡性寒。无毒。入胃、膀胱二经。甘草、石韦为使，恶曾青。白腻而嫩者佳。研细水飞。利小便，行积滞，逐凝血，解燥渴。宣九窍，通六腑。

按　洁古云：滑则利窍，不与淡渗药同。时珍曰：滑石利窍，不独小便也。上能利毛腠之窍，下能利精溺之窍。多服使人小便多，精窍滑。脾虚下陷者，勿用。

---

① 那（nuó诺）：多。

卷 之 四

云间念莪李中梓士材父著

吴赵门人沈 颖朗仲父校

茂苑后学吴 进石虹参阅

医方论第二十二

上古因证处方，初无胶执，故《内经》翻造化之玄机而不设方剂，不欲以一定之迹应无穷之变也。庸下者流，苦其奥奥，于是汉世以降，方法繁兴，如弈①之有势，不过略陈间架，对局之变无穷，吾亦与之俱无穷。若执一定之势，以应千变之局，其有不败者几希。今名方俱在，弈之势也，反正逆从，势之用也。运气不齐，古今易辙，风土异宜，强弱异禀，贵贱异境，老少异躯，新久异法，内外异因，局之变也。先哲熟晓阴阳，故其处方良有精理。不解其理，妄试之用，是弈者执势之故智也。所以智者用方，如支道人相马，略其玄黄，取其神骏。愚者用方，如猎不知兔，广络原野，术亦疏矣。用考名方最切要者，计一百首，令千载而下，犹能见先哲之心，不蹈执方之弊，庶几展博济之仁耳。

丸方十八首

丸者，缓也，缓则治其本也。上焦宜细而松，中焦宜细而坚，下焦宜大而坚。

六味地黄丸 治肾经不足，发热作渴，小便淋秘，气壅痰嗽，头目晕眩，眼花耳聋，咽燥舌痛，齿牙不固，腰膝痿软，自汗盗汗，诸血失音，水泛为痰，血虚烦躁，下部疮疡，足跟作痛等症。

熟地黄八两，酒煮杵膏 山茱萸酒润，去核 干山药炒。各四两 牡丹皮酒洗微炒 白茯苓去皮，乳制 泽泻去毛焙。各三两

上为末，炼蜜丸如桐子大。空心淡盐汤下。

肾者水脏也，水衰则龙雷之火无畏而亢上，故启玄曰：壮水之主，以制阳光。地黄味厚，为阴中之阴，主补肾填精，故以为君。山茱萸味酸归肝，乙癸同治之义，且肾主闭藏，而酸敛之性与之宜也。山药味甘归脾，安水之仇，故用为臣。丹皮亦入肝，其用主宣通，所以佐茱萸之涩也。茯苓亦入脾，其用主通利，所以佐山药之滞也。且色白属金能培肺部，又有虚则补母之义。至于泽泻有三功焉。一曰利小便以清相火；二曰行地黄之滞，引诸药速达肾经；三曰有补有泻，无喜攻增气之虞，故用为使。此方为益肾之圣药，而昧者薄其功缓。盖用药者有四失也：一则地黄非怀庆则力浅；一则地黄非九蒸则不熟；一则疑地黄之滞而减之，则君主弱；

---

① 弈：原作“栾”，依文义改，下同。弈，下棋。

一则恶泽泻之渗而减之，则使者微。蹈是四失而顾咎药之无功，毋乃愚乎！

七味地黄丸（旧名加减八味丸） 治肾水不足，虚火上炎，发热作渴，口舌生疮，或牙龈溃烂，咽喉作痛，或形体憔悴，寝汗发热。

即六味丸加肉桂—两去皮，忌火。

肾水不足，虚阳僭上，必用此方引火归原。夫五志之火，可以湿伏，可以直折；龙雷之火，惟当从其性而伏之。肉桂性热，与火同性，杂在下焦壮水药中，能引无根虚火降而归经。此方以类聚之义也。且肉桂之质在中半以下，故其性专走肾经，本乎地者亲下之义也。况相火寄于甲乙之间，肝胆木旺则巽风动而烈火焰明。古人谓北方不可泻，泻肝即所以泻肾。本草曰木得桂而枯，乃伐肝之要药也。经曰热因热用，从治之妙法，正与从其性而伏之之义相合。或者畏其热而遗之，岂达造化升降之微乎？黄柏、知母治相火，仅可施于壮实。若虚火而误用之，则肾因泻而愈虚，愈虚而虚火愈炽矣。《素问》气增而胜，久用寒凉反从火化之说，独不闻乎？

八味地黄丸 治命门火衰，不能生土，以致脾胃虚寒，饮食少思，大便不实，脐腹疼痛，夜多溲溺，或阴盛格阳，内真寒而外假热等症。

即七味丸加熟附子—两。如法详制。

肾有两枚，皆属于水。虽有左右之分，初无水火之别。考之《内经》昭然可晓，愚说已详见辨妄篇。《仙经》曰：两个一般无二样，中间一点是真精。又曰：两肾中间一点明。夫真精也，明也，即命门相火也。命门乃穴名，而其穴在两肾中间。盖一阳生于二阴之间，所以成乎坎，而象天之北也。经曰：少火生气[1]。人无此火，生化之源或几乎息矣。非附子健

悍，不足以嘘既槁[2]之阳春。王太仆曰：益火之源，以消阴翳。此方是也。

金匮肾气丸 治脾胃大虚，腰重脚重，小便不利，肚腹肿胀，四肢浮肿，喘急痰盛，已成蛊证，其效如神。

熟地黄四两　白茯苓三两　山茱萸去核　干山药炒　川牛膝酒炒　牡丹皮酒洗炒　车前子炒　泽泻炒　肉桂去皮。各一两　附子制熟，五钱

上为末，炼蜜丸如桐子大。空心白汤下。

先哲谓土为万物之母，水为万物之源，身中所最重者。脾虚则土不能制水，肾虚则水不能安位，故逆行而泛滥于皮肤之间。因而攻逐，虚虚之祸，殆不可言。八味丸脾肾要药，佐以车前，泄太阴之水，佐以牛膝，开少阴之窍，故服之则小便如泉，而胀可遄已，又无损于真元之气也。

枳术丸 治痞消食，强胃健脾。

白术二两，土蒸　枳实一两，去穰麸炒

上为细末，荷叶煨陈米饭为丸，如椒目大。白汤下。

东垣曰：白术，苦甘温。其苦味除胃中之湿热，其甘温补脾家之元气，多于枳实一倍。枳实，味苦温，泄心下痞闷，消胃中所伤。此药下胃，所伤不能即去，须一两时许食乃消化。先补虚而后化所伤，则不峻利矣。荷叶状若仰盂，于卦为震，人感之生足少阳甲胆也。饮食入胃，营气上行，即甲胆之气也。荷叶空清而象风木，此气所感而胃气有不上升者乎？更以煨饭和药，与白术协力滋养谷气而补脾胃，其利大矣。若用食药下之，传变诸症，不可胜数。

———————

[1] 少火生气：文见《素问·阴阳应象大论》。

[2] 槁：原作"稿"，依文义改。下同。

木香枳术丸　破滞气，消饮食，开胃强脾。

即枳术丸加木香一两，忌火。

枳术丸止主饮食自伤，如郁则气阻，不能下行，怒则气鼓，因而逆上，必赖木香之苦以下气，温以和气，所以佐枳术二味之不及，平肺肝两脏之有余也。况芳香之气又脾所喜，经曰塞者通之，此方是已。

越鞠丸　总治六郁，胸膈痞闷，吞酸呕吐，饮食不化。

香附炒　栀子姜汁炒黑　苍术泔浸炒　神曲炒　抚芎各等分

上为末，神曲糊为丸如川椒大。空心白汤下。如血郁加桃仁、红花；湿郁加白芷；热郁加青黛；食郁加山楂；痰郁加南星、海石、半夏；气郁加木香。

夫人之有郁气，犹天地之闭塞成冬也，不有以开之，则发育之令息矣。人身中讵可一日见此象乎？丹溪以香附主气，山栀主热，苍术主湿与痰，神曲主食，抚芎主血，诚诸郁之总司也。经曰：木郁达之，火郁发之，土郁夺之，金郁泄之，水郁折之①。治各异法，讵可执一途而取哉！

还少丹　治脾肾虚寒，饮食少思，发热盗汗，遗精白浊，真气亏损，肌体瘦弱等症。

肉苁蓉　远志　茴香　巴戟　山茱萸　干山药　枸杞　熟地黄　石菖蒲　牛膝　杜仲　楮实　五味子　白茯苓

上等分。各另为末，和匀，用枣肉百枚，并炼蜜丸桐子大。每服五七十丸，空心温酒或盐汤下，日三服。

脾为后天根本，肾为先天根本，二本固则老可还少，二本伤则少有老态。苁蓉、地黄、枸杞，味之厚者也。精不足者，补之以味也。茴香、巴戟、杜仲，性之温者也。阳不足者，益之以温也。远志、菖蒲，辛以润之也。山茱萸、五味子，酸入东方，是肾肝同治也。牛膝、杜仲，直达少阴。山药、茯苓，兼通脾土。此本肾药，肾足则少火熏蒸脾胃，赖母以健运矣。久服则筋骨强，机关利，精力充，颜色变，命曰还少，不亦可乎？

天王补心丹　主心血不足，神志不宁，津液枯竭，健忘怔忡，大便不利，口舌生疮等症。

人参去芦　白茯苓去皮　玄参炒　丹参炒　远志去木炒　桔梗各五钱　五味子烘　当归身酒洗　麦门冬去心　天门冬去心　柏子仁炒　酸枣仁炒。各二两　生地黄四两，酒洗

上为末，炼蜜丸如椒目大。白滚汤下。

心者，神明之官也。忧愁思虑则伤心，神明受伤，则主不明而十二官危，故健忘怔忡。心主血，血燥则津枯，故大便不利。舌为心之外候，君火炎上，故生疮。是方以生地为君者，取其下入足少阴以滋水主，水盛可以伏火。况地黄为血分之要药，又能入手少阴也。枣仁、远志、柏仁，养心神者也。当归、丹参、玄参，生心血者也。二冬助其津液，五味收其耗散，参苓补其虚气。以桔梗为使者，欲载诸药入心，不使之速下耳。

班龙丸　治诸虚百损，髓竭精枯，殊有奇效。歌曰：尾闾不禁沧海竭，九转灵丹都漫说，惟有班龙顶上珠，能补玉堂关下穴。

鹿茸酒炙　鹿角胶炒成珠　鹿角霜　阳起石煅红酒淬　肉苁蓉酒浸，去甲　酸枣仁炒　柏子仁炒　黄芪酒炙。各一两　当归酒炒

_____

① 本郁达之……水郁折之：文见《素问·六元正纪大论》。

黑附子炮　熟地黄杵膏。各八钱　辰砂五钱

上为细末，酒糊丸如桐子大。空心酒送下。

肾气虚，则督脉伤而精竭。鹿性热而淫，得天地之阳气最全。故以鼻向尾能通督脉，足于精者也。茸、胶、霜三物同用，盖以阳气在头，取其全耳。阳起、苁蓉、附子，取其直入少阴。酸枣、柏子、辰砂，皆安神之品。《仙经》曰：神足则气旺，气旺则精生也。黄芪、当归和上下之气血。酒糊为丸，通表里之隧①道，且助添药势，令诸品无微不达。命曰班龙者，龙配东方，属木为阳，且取其雄矫。此方为健阳而设，故以名之。如真阴下损，元阳上乘者，不宜轻投，反济其火。

虎潜丸　治肾阴不足，筋骨痿软，不能步履。

黄柏盐酒炒　知母盐酒炒　熟地黄杵膏。各三两　虎胫骨一两，酥炙　锁阳　当归各一两五钱　陈皮去白　白芍药酒炒　牛膝各二两　龟板四两，酥炙

上为末，煮羯羊肉捣为丸，如桐子大。淡盐汤下。

人之一身，阴气在下，阴不足则肾虚，肾主骨，故艰于步履。龟属北方，得天地之阴气最厚，故用以为君。虎属西方，得天地之阴气最强，故用以为臣。独取胫骨，从类之义也。用此二物者，古人所谓草木之药性偏难效，气血之属，异类有情也。黄柏、知母所以去骨中之热也；地黄、归、芍所以滋下部之阴。阴虚则阳气泄越而上，故加锁阳以禁其上行。加陈皮以导其下降。精不足者，补之以味，故用羊肉为丸。命曰虎潜者，虎，阴也，潜，藏也，欲其封闭气血而退藏于密也。

四神丸　治脾肾俱虚，子夜作泻，不思食，不化食。

肉豆蔻二两，生用　破故纸四两，炒　五味子三两　吴茱萸五钱，盐汤泡过

上为末，红枣四十九枚，生姜四两切，用水煮枣熟，去姜，取枣肉，和药为丸，如桐子大。空心盐汤下。

脾主水谷，又主上升，虚则不能消磨水谷而反行下降。肾主二便，又主闭藏，虚则不能禁固二便而反为渗泄。夫肾水受时于子，弱土不能禁制，故子后每泻也。肉豆蔻之辛温可固滑而益脾，吴茱萸之辛温可散邪而补土，五味子酸咸可入肾而收敛，破故纸辛温可固本而益元。土受温补则燥能制水，水受温补则力能闭藏，子后之泻，从可瘳矣。

香连丸　治下痢赤白，腹痛不快，里急后重。

黄连二十两，吴茱萸十两同炒，去吴茱萸，用黄连　木香四两八钱，不见火

上为细末，醋糊为丸如椒目大。米汤下。

时至于夏，天道南行，属火而热，在人身则心应之。斯时也，不能致谨，多食生冷，则肠胃之间寒热相搏，怫郁成积，不能宣通，发而为痢。火性急速，故腹痛而后重里急。钱氏以黄连为君者，取其苦寒直折心家之火。恐其大寒之性凝而不行，故以茱萸之辛温制水。以木香为佐者，盖以痢之为病只是火，火之有余只是气，得以通利三焦，气行而火降矣。且能监制黄连，无喜攻增气之变。夫是二物，皆主直行而折，经曰有余者折之是也。

左金丸　治肝经火实，左胁满痛。

黄连六两，炒　吴茱萸一两，盐汤泡

上为细末，水运为丸，如椒目大。白滚汤下。

吴氏曰：肝木居于左，肺金处于右。左金者，谓金令行于左而平肝木也。黄连

---

① 隧：原作"隊"，依文义改。

善泻心火，不使乘金，则肺家清肃之令左行而肝木有制矣。愚谓心者，肝之子也。实则泻其子，故以黄连为君，然肝喜疏泄，必佐以茱萸之辛，使其条达宣通，无怫郁之患。辛者，金之味也，辛以畅气，则治节收气化之权，而将军无谋虑之失矣。经曰佐以所利，和以所宜，左金丸之谓乎。

脾约丸　治肠胃燥热，大便秘结。

麻仁二两，另研　杏仁五两五钱，去皮尖炒　枳实麸炒　厚朴姜汁炒　芍药各八两　大黄一斤

上为末，蜜为丸如桐子大。白滚汤下。

成氏曰：约者，约结之约，又约束也。经曰：饮入于胃，游溢精气，上输于脾，脾气散精，上归于肺，通调水道，下输膀胱。水精四布，五经并行[1]。今胃强脾弱，约束津液，不得四布，但输膀胱，小便数而大便硬，故曰脾约。麻仁甘平而润，杏仁甘温而润。经曰：脾欲缓，急食甘以缓之[2]。本草曰润可去枯。是以麻仁为君，杏仁为臣，枳实苦寒，厚朴苦温，破结者必以苦，故以为佐。芍药酸寒，大黄苦寒，酸苦涌泄为阴，故以为使。丹溪曰：既云脾约，血枯火燔，金受邪而津竭，必窃脾之母气以自救。金衰则土受木邪，脾失转输，肺失传化，理宜滋阴降火。金行清化，脾土健旺，津液既润，何秘之有！此方惟热甚而禀实者可用，热虽甚而虚者，愈致其燥涸之苦矣。

化虫丸　治一切虫病，大者即下，小者尽化为水。

鹤虱去土　胡粉炒　苦楝根东引不出土者　槟榔各一两　芫荑　使君子各五钱　枯白矾二钱五分

上为末，水为丸，麻子大。上旬空心米饮下。

饮食入胃，非湿与热则不能腐化。若酷嗜肥甘，则湿热愈甚，积久生虫。历家五月之令，湿热大行，腐草为萤，肠胃生虫，亦此义也。虫以湿热为巢穴，鹤虱等七味皆有杀虫之能，且去湿热，能直捣其巢穴矣。虫类多种，治各不同。此方无所不宜，虫剂之总司也，但服之有法，无不神验，须初一至初十，虫头向上，宜先饿半日而使虫饥，次早五更，用油煎肉一片嚼之，虫闻肉香，头皆向上，随以药服之，须臾或葱汤或白水，助药力下行，则虫尽下矣。

礞石滚痰丸　治实热老痰，非此不化，功效若神。

大黄酒略蒸　黄芩各八两　青礞石消煅，一两　沉香五钱

上为极细末，水丸川椒大。量人强弱用之。

痰不自动也，因气而动。气不自升也，因火而升，积之既久，依附肠胃，回薄曲折处，以为栖泊之窠臼，谓之老痰。其变现之症，种种怪异，难以测识，莫可名状，非寻常药物可能疗也。隐君见及此，故用大黄为君，以开下行之路；黄芩为臣，以抑上僭之火。礞石慓悍之性，游行肠胃，踵其回薄曲折之处，荡而涤之，几于刮肠剖骨之神，故以为佐。奔驰于上中下三焦，开飞门、魄门之窍者，沉香之力也，故以为使。然必服之得法，则效如响应。用水一口送过咽，即便仰卧，令药在咽膈间，徐徐而下，半日不可饮水，不可起身、坐行、言语，直待药气除逐上焦痰滞，然后动作。大抵服罢，喉间稠粘壅塞不利者，乃痰气泛上，药力相攻故也。

---

[1]　饮入于胃……五经并行：文见《素问·经脉别论》。
[2]　脾欲缓，急食甘以缓之：文见《素问·脏气法时论》。

少顷药力既胜，自然宁贴。

大黄䗪虫丸　治五劳七伤，内有干血，肌肤甲错，两目黯黑。

大黄十两，酒蒸　黄芩二两，炒　甘草三两　桃仁去皮尖炒　杏仁去皮尖炒　芍药各四两。炒　干地黄十两　干漆一两，炒　虻虫一两五钱，去翅足炒　水蛭百枚，炙黄　蛴螬一两五钱，炒　䗪虫一两，去头足炒

上为末，蜜丸如小豆大。酒服五丸，日三服。

劳伤之症，未有无瘀血者也。瘀之日久，则发而为热，热涸其液，则干粘于经络之间，愈干愈热，愈热愈干，而新血皆损。人之充养百骸，光华润泽者，止籍此血，血伤则无以沃其肤，故甲错也。目得血而能视，营气不贯于空窍，故黯黑也。仲景圣于医者，洞见此症，补之不可，凉之无益，而立此方。经曰：血主濡之①。故以地黄为君。经曰：坚者削之②。故以大黄为臣。统血者，脾也。经曰：脾欲缓，急食甘以缓之。又曰：酸苦涌泄为阴③。故以甘草、桃、杏、芍药为佐。经曰：咸走血④。苦胜血，故以干漆之苦、四虫之咸为使。吴氏曰：浊阴不降，则清阳不升；瘀血不去，则新血不生。今人一遇劳症，便用滋阴，服而不效，坐以待毙。呜呼，术岂止此邪？

煎方六十三首

汤者，荡也，荡涤病之锋锐，急则治标之法也。有本而标之，有标而本之，有正治其本而亟欲取效，亦用汤液，大抵散利之剂宜生，补养之剂宜熟，是在学者临症变通可耳。

四物汤　治一切血虚，日晡发热。

当归酒炒　熟地黄各三钱　白芍药二钱　川芎一钱五分

上水煎服。

丹溪曰：难成而易亏者，阴血也，不足则生热。经曰：血主濡之。四物皆濡润之品，故为血分主药。地黄甘温，走北方以沃血之源。当归辛温，入心脾而壮主血摄血之本。芍药酸寒，入肝家而敛疏泄之血海。川芎阴中之阳，可上可下，通入足三阴而行血中之气。吴氏曰：失血太多者，禁勿与之。四物皆阴，阴者天地闭塞之令，非所以生万物者也。

四君子汤　治一切气虚，脾胃孱弱，面色枯白，言语轻微，四肢无力，脉来细软。

人参去芦　白术土炒　茯苓各二钱。去皮　甘草一钱，炙

上姜三片，枣肉二枚，水煎服。

吴氏曰：面色枯⑤白，望之而知其气虚；言语轻微，闻之而知其气虚；四肢无力，问之而知其气虚；脉来细软⑥，切之而知其气虚。是方以人参补五脏之元气，白术补五脏之母气，茯苓致五脏之清气，甘草调五脏之乖气。四药皆甘温，甘得中之味，温得中之气，犹之不偏不倚之君子也。愚按：君子以阳明胜，展布德泽，以行春和之令，南风解愠，为国家培元气者也。经曰气主煦之，此方有焉。

六君子汤　治气虚脾弱，食少痰多。

即四君子加半夏制熟、陈皮各二钱。

上姜三片，枣肉二枚，水煎服。

半夏燥湿，治痰之本。陈皮利气，泄痰之标。标本既得，攻补互行，补而不滞，攻而不峻，故曰六君子。经曰：壮⑦者气行则愈，怯者着而为病。六君子者，

---

① 血主濡之：文见《难经·二十二难》。
② 坚者削之：文见《素问·至真要大论》。
③ 酸苦涌泄为阴：文见《素问·阴阳应象大论》。
④ 咸走血：文见《灵枢·五味论》。
⑤ 枯：《医方考》作"瘁"。
⑥ 细软：《医方考》作"虚弱"。
⑦ 壮：《素问·经脉别论》作"勇"。

庶几壮其气矣。气壮则升降自如，精以奉上，浊以归下，谁复有物停留，以着其焦腑者乎。加香附、藿香、砂仁，名香砂六君子汤，其用稍峻矣。

八珍汤 治气血俱虚，恶寒发热，烦躁作渴，大便不实，饮食不进，小腹胀痛，眩晕昏愦等症。

四物汤 四君子汤

取二汤合用，姜三片，枣肉二枚，水煎服。

气为卫属阳，血为营属阴，此人身中之两仪也。纯用四物，则独阴不长；纯用四君子，则孤阳不生。二方合用，则气血有调和之益，而阴阳无偏胜之虞矣。经曰：气血正平，长有天命[1]。斯方也，其庶几焉！

十全大补汤 治劳伤困倦，虚症蜂起，发热作渴，喉痛舌裂，心神昏乱，眩晕眼花，寤而不寐，食而不化。

人参二钱，去芦 茯苓一钱，去皮 白术二钱，土炒 甘草八分，炙 当归一钱五分 熟地黄二钱，酒炒 白芍药八分，炙 川芎八分 肉桂五分，去皮 黄芪三钱，蜜炙

水煎服。

丹溪曰：实火可泻，芩连之属。虚火可补，参芪之属。凡人根本受伤，虚火游行，泄越于外，若误攻其热，变成危症，多致难救。此方以四物补血，四君子补气，佐以黄芪充实腠理，加以肉桂导火归源。薛立斋曰：饮食劳倦，五脏亏损，一切热症，皆是无根虚火，但服此汤固其根本，诸症悉退。《金匮玉函》曰：虚者十补，勿一泻之。此方是也。

二陈汤 治肥壮之人湿痰为患，喘嗽胀满。

茯苓去皮，三钱 半夏熟，三钱 陈皮去皮，三钱 甘草一钱

上姜三片，水煎服。

六君子可治虚痰，若肥壮气实之人未可骤补，则姑去参术，以攻其标。肥人多湿，湿挟热而生痰，火载气而逆上，半夏之辛可以利二便而去湿，陈皮之辛可以通三焦而理气。茯苓佐半夏，共成燥湿之功；甘草佐陈皮，同致调和之力。成无己曰：半夏行水气而润肾燥，经曰辛以润之是也。行水则土自燥，非半夏之性燥也，详见药性论中。或曰有痰而渴，宜去半夏，代以贝母。吴鹤皋曰：渴而喜饮水者[2] 易之，不能饮水，虽渴宜半夏也。此湿为本，热为标，所谓湿极而兼胜己之化，非真象也。加枳壳、砂仁，即名枳砂二陈汤，其性较急矣。

附子理中汤 治脾胃虚寒，饮食不化，或手足厥冷，肠鸣切痛，或痰气不利，口舌生疮；或呕逆吐泻等症。去附子，即名人参理中汤。

人参去芦 白术土炒 干姜炮 甘草炙 附子制熟。各等分

上每服八钱，水煎服。

人有元阳，命曰真火，受气于甲乙，听命于天君者也。此火一衰，则不能生土，而资生之本大虚。今以附子回少火，干姜暖中州，而参、术、甘草为之补气属阳，气旺则火足，而脾土自能健运。经曰：气主煦之。又曰：寒淫所胜，平以辛热[3]。即补火之说也。夫心上肾下，肝左肺右，而脾独居中，中气空虚，四脏不能相生，因而不平，得此方以理之，则万物之母安而四脏皆平矣，故曰理中汤。去参、术，即名四逆汤，为四肢厥逆者设也。

补中益气汤 治劳倦伤脾，中气不

---

[1] 气血正平，长有天命：文见《素问·至真要大论》。
[2] 者：《医方考》此后有"宜"字。
[3] 寒淫所胜，平以辛热：文见《素问·至真要大论》。

足，懒于言事，恶食溏泄，或身热而烦，或气高而喘，或头痛恶寒自汗，或气虚不能摄血，脉洪大无力，或微细软弱，或疟痢等症。因脾虚久不能愈，或虚人感冒风寒，不胜发表者，宜以此代之。

黄芪一钱五分，炙 人参去芦 甘草炙 归身酒拌 白术土炒。各一钱 陈皮去白，五分 升麻 柴胡各三分

上姜三片，枣二枚，水煎服。

东垣自评曰：劳倦伤脾，心火乘土而肺金受邪，脾胃一虚，肺气先绝，故多用黄芪以益皮毛而闭腠理。上喘气短，人参以补之。心火乘脾，炙草之甘以泻火而补胃中元气。白术甘温，除胃中热，利腰脐间血。胃中清气在下，必升、柴以引之。气乱于胸中，为清浊相干，用陈皮以理之。脾胃气虚，为阴火伤其生发之气，血中伏火，日渐煎熬，则心乱而烦，加辛甘微温之剂以生阳气，阳生则阴长。经曰：劳者温之①。盖温能除大热，大忌苦寒之药泻胃土耳。愚按：脾为坤土以应地气，地气升而发陈之令布，地气降而肃杀之令行，劳倦伤脾，土虚下陷。经②曰：交通不表，名木多死，白露不下，菀槁不荣。此言肃杀成否之象，人应之则变症百出，未央绝灭。东垣先生深达造化，故立温和之剂。温和者，春气之应，养生之道也。且以升麻提脾之右陷者，从右而升，柴胡提肝之左陷者，从左而升，地既上升，天必下降，二气交通，乃成雨露。此气行而生气不竭矣。治劳伤者，不当如是耶。

升阳散火汤 治四肢困倦，肌肤大热。

升麻 葛根 独活 羌活 白芍药炒 人参各一钱。去芦 柴胡六分 防风五分 甘草四分

上水煎服。忌食寒凉之物。

东垣自评曰：四肢属脾，脾者土也，热伏地中，多因血虚而得。又有胃虚过食冷物，郁遏阳气于脾土之中者，并宜服此。愚按：经曰火郁则发之，升、柴、羌、独、防、葛皆味之薄者，阴中之阳，故足以发无光之火而显扬于上。人参助其上升而固卫气，芍药防其发散而敛荣气，甘草以缓之，勿使风药太过而元气反伤也。东垣此方非洞晓阴阳，孰能与于斯？

归脾汤 治思虑伤脾，不能摄血，或健忘怔忡，惊悸盗汗，寤而不寐，或心脾作痛，嗜卧少食，大便不调。或肢体重痛，月经不调，赤白带下等症。

人参去芦 白术土炒 茯苓去皮③ 龙眼肉去核 酸枣仁炒。各二钱 远志去木④ 当归身各一钱 木香生用 甘草炙。各五分 黄芪炙，一钱五分

上姜三片，水煎服。

心藏神而主血，脾藏意而统血，思虑则两脏受伤而血不归经，心血不足，故健忘怔忡，惊悸不寐。脾血不足，故嗜卧少食，体重便病。过甚则气郁而心脾作痛，在女则带下而月经不调，治以金石，肠胃伤而真元不复；治以寒凉，气血损而病本日深。兹取参、苓、芪、术、炙草，甘温可以补脾；龙眼、枣仁、归身、远志，濡润可以养心。佐以木香者，盖思虑所伤，三焦气阻，藉其宣畅，则气和而血和，且平肝可以实脾，血之散于外者，悉归中州而听太阴所摄矣，故命之曰归脾汤。

人参养荣汤 治脾肺气虚，发热恶寒，面黄肌瘦，倦怠短气，食少作泻。

白芍药一钱五分，酒炒 人参去芦 陈皮

---

① 劳者温之：文见《素问·至真要大论》。
② 经：指《素问·四气调神大论》。
③ 皮：原脱，依前四君子汤补。
④ 木：原作"骨"，依后人参养荣汤改。

黄芪蜜炙　　桂心　　当归酒炒　　白术土炒
甘草炙。各一钱　　熟地黄姜汁炒　　茯苓去皮。
各七分半　　五味子炒杵　　远志去木。各五分

上姜三片，枣肉二枚，水煎服。

阳春至而物荣，肃杀行而物槁，脾为
坤土，肺属乾金。经曰脾气散精，上输于
肺，地气上升也。肺主治节，通调水道，
下输膀胱，天气下降也，于象为泰。脾肺
气虚，则上下不交，阴阳否隔，故面黄肌
瘦，亦犹天物之槁也。人参、五味温其
肺；芪、术、甘、苓温其脾，陈皮、芍药
温其肝；地黄、桂心温其肾；当归，远志
温其心。温者，阳春之气也。春气行，而
一身之中有不欣欣向荣者乎？故曰养荣
汤。薛立斋曰：气血虚而变现诸症，莫能
名状，勿论其病，勿论其脉，但用此汤，
诸症悉退，可谓有回春之识矣。

加味逍遥散　治血虚倦怠，发热口
干，自汗盗汗，或月经不调，腹痛重坠，
水道涩痛等症。

当归酒拌　　白芍药酒炒　　白茯苓去皮
白术土炒　　柴胡各一钱　　甘草炙　　牡丹皮便
炒　　栀子姜汁炒黑。各五分

上水煎服。去丹皮、栀子，即逍遥散
原方。

藏血者肝也，一有拂逆，则将军之官
谋虑不决，而血海为之动摇。经曰暴怒伤
阴，散为血虚诸症，妇人尤甚。此以白
术、茯苓固其脾，恐木旺则土衰，经所谓
不治已病，治未病之法也。经曰肝苦急，
急食甘以缓之，故用甘草。经曰以辛散
之，故用当归。经曰以酸泻之，故用芍
药。柴胡气凉，散其怒火。山栀味苦，抑
其下行。丹皮和血通经，所以导血中之气
而无壅塞之虞。繇是而察其平肝补血之
法，可谓婉而至矣。

当归补血汤　治气血虚热，面赤烦
渴，脉大而虚。

黄芪炙，一两　　当归酒洗，二钱

上水煎，空心服之。

东垣曰：经云脉虚血虚，又云血虚发
热，此多得于饥饱[1] 劳役，症类白虎，
惟脉不长实为辨耳。误服白虎汤必死。愚
按：阴阳对待，一胜则一负，阴既不足，
阳必有余，故热而渴也。黄芪乃甘温补气
之剂，此本血虚，何反用之为君耶？经[2]
曰：治病必求于本。又曰：阳生阴长。故
血虚补气，治其本也。佐以当归之润，正
与阴血相投，二物并行，则上下表里无处
不到，故名补血汤。

清心莲子饮　治热在气分，夜安昼
甚，口渴便浊，或口舌生疮，咽干烦躁，
小便赤淋，遇劳即发。

黄芩炒　　麦门冬去心　　地骨皮　　车前
子炒　　甘草各一钱五分　　石莲肉　　白茯苓
黄芪　　人参各一钱。去芦

上水煎服。

心脏主火，火者元气之贼，势不两立
者也。小肠与心实为表里，心火妄动，小
便必涩，故以门冬、石莲宁其天君，毋使
有自焚之忧。以黄芩、茯苓清其至高，毋
使有销铄之患。参、芪之用，助气化以达
州都。车前之功，开决渎以供盛受。甘草
一味，可上可下，调和诸药，共底成功。
若小便既通，则心清而诸火自息，竟宜治
本，不必兼标矣。

萆薢分清饮　治膏浊频数，漩白如
油，名曰膏淋。

川萆薢　　石菖蒲　　乌药　　益智仁各三
钱

上水煎服。

经曰：雨气之复不应，山泽无不蒸
溽。小便膏浊者，湿气盛行，蒸溽之象

---

① 饱：《东垣试效方》作"困"。
② 经：此指《素问·阴阳应象大论》。

也。水性就下，故淋沥不已。燥可去湿，故用菖蒲、乌药，以平湿土之敦阜。益智入肾，可纳气归源，肾水得令，则自能闭藏而小便有节。至于使水道转入大肠，分清泌浊者，独萆薢之力也，故曰萆薢分清饮。

茵陈五苓散 治酒积黄疸，小便不利。清热去湿。

茵陈 猪苓 茯苓 泽泻 白术土炒。各一钱 桂三分

上水煎服。去茵陈，即五苓散原方。

土虚则受湿，湿生热，湿热乘脾，中央之黄色乃见，酒亦湿热，故并治之。茵陈专理湿热，发黄者所必用也。佐以猪苓、泽泻，则水液分于膀胱。佐以白术、茯苓、则土旺可以胜湿。桂之为用，能令诸药直达热所，盖向导之兵也。

龙胆泻肝汤 治肝热胆溢，火实口苦。

柴胡一钱 黄芩炒，七分 五味子九粒 生甘草 山栀炒黑 知母去毛，盐酒炒 天门冬去心 麦门冬去心 黄连炒 人参去芦 龙胆草各五分

上水煎服。

肝为将军之官，性急而暴，不有以直折之，则火之发也必烈。柴胡轻清上升，能顺木性而使之条达，故为君。山栀、龙胆味苦性寒，直入肝胆以平其亢甚。黄连降心火，实则泻其子也。金盛可以平木，故加五味、门冬。木旺将以贼土，故加人参、甘草。肾肝同治，故用知母。古人立方之意，其深奥如此。

当归六黄汤 治盗汗发热，火实阴虚。

黄芪二钱 当归 生地黄 熟地黄各一钱 黄芩 黄连 黄柏各五分

上水煎服。

盗汗者，乘人之睡而出，有如盗也。

阴虚而睡，则卫外之阳乘虚陷入阴中，表液失其固卫，故戢戢然汗出。觉则阳气用事，卫气复出于表，汗即止矣。当归、地黄，滋阴之药也。芩、连、黄柏，降火之药也。盗汗之余，腠理不固，故以黄芪补表。愚谓既曰阴虚，则元气有降而无升，肃杀之气方深而复用肃杀之剂，毋乃犯虚虚之戒乎。惟火实气强者，不得已而暂用之。不然寒凉损胃，祸弥深耳。

三子养亲汤 治气喘痰盛。

紫苏子沉水者淘净 白芥子 萝卜子各三钱

上水煎服。

丹溪曰：气有余便是火。火载痰升，气高而喘。兹以苏子降气，芥子开气，卜子利气，气下则火清而痰自已。吴鹤皋曰：治痰先理气，此治标之法[1]耳。不若二陈有去湿治本之妙也。愚谓治病先攻其甚，气实而喘，则气反为本，痰反为标。是在智者神而明之，不可以一端泥也。然气稍近于虚，便非所宜矣。

橘皮竹茹汤 治久病虚羸，呕逆不已。

橘皮 竹茹各一钱五分 人参去芦 生姜煨 甘草各一钱 大枣二枚，去核

上水煎服。

久病而虚，肺金失下降之令，心火肆炎上之权，呕逆所时有也。兹以生姜、橘皮之辛温导其下降；竹茹、生草之甘寒禁其上炎；人参、大枣所以强胃扶脾，而安其转输之职，呕必自止矣。如因于寒者，以丁香代竹茹，毋守株而不变也。

丁香柿蒂汤 治久病呃逆，因于寒者。

柿蒂 丁香各二钱 人参去芦，一钱 生姜五片

———————
[1] 法：《医方考》作"论"。

上水煎服。

呃为火气上冲，呃为寒气阻塞，亦有中气不续而呃者。洁古老人以丁、姜之辛温正治，以柿蒂之涩寒从治，人参为佐，使真气得以展布耳。呃在中焦，谷气不运，其声短小，得食乃发。呃在下焦，真气不足，其声长大，不食亦然，临症者不可以不辨也。

温胆汤　治胆虚不眠，梦中惊悸，呕吐痰涎。

竹茹　枳实麸炒　半夏制　甘草　陈皮　生姜

上水煎服。

《圣惠方》云：胆虚不眠，寒也。经曰寒者温之，故以生姜、陈皮之辛温为君；枳实、半夏之苦温为臣；甘草所以和中，竹茹所以向导。胆温则土得其平，呕吐自止。脾主四肢，又主困倦，故能睡也。如元气不足，心血有亏者，以归脾汤主之。如实痰滞膈而不得睡者，以《素问》半夏汤主之，是在圆机者变通耳。

《内经》半夏汤　治痰盛夜不得寐。

秫米一升，即小米之糯者　半夏五合

上用千里水八升，扬之万遍，取清五升煮沸，入前药煮一升半。每服一杯，日进三服，以知为度。病新发者，覆杯即卧，汗出则已，久者三服而已。

岐伯曰：卫气行于阳，阳气满，不得入于阴，阴气虚，故目不得瞑。愚按：阳者，动也，辟也。阴者，静也，合也。故行于阳则动而醒，行于阴则静而卧，阳光亢上，则气有余而膈有痰。经[1]曰：合夜至鸡鸣，天之阴，阴中之阴也。气行于阴而阴不足，则阳愈狂而阴乃格，静反为动，合反为辟，神气散而不守，故目不得瞑。秫米甘平，益阴气而利大肠。半夏辛温，通痰窍而泄小便。二便俱通，气可立降，阳不乘阴，卧可立至。经曰：阳强不

能密，阴气乃绝，阴平阳秘[2]，精神乃治。此之谓也。

生脉散　治热伤元气，气短倦怠，口干出汗。

人参去芦，五钱　五味子杵　麦门冬去心。各三钱

上水煎服。

火气赫曦，则金为所制而绝寒水生化之源，故气短倦怠出汗者，皆手太阴本经症也。人参补气为君，所谓损其肺者益其气也；五味子酸敛，收肺家耗散之金；麦门冬甘寒，濡肺经燥枯之液。三者皆扶其不胜，使火邪不能为害也。司天属火之年，时令湿热之际，尤为要紧。

清暑益气汤　治湿热困倦，胸满气促，肢节疼痛，或小便黄数，大便溏滑，或疟痢等症。

人参去芦　白术土炒　陈皮去白　神曲炒　泽泻各五分　黄芪炙　苍术制　升麻各一钱　甘草　干葛各三分　五味子九粒，杵

上水煎服。

热伤元气，清浊不分，经曰：清气在下，则生飧泄；浊气在上，则生䐜胀[3]。故见症如前。黄芪、二术为元气之保障，人参、五味为治节之藩篱，升麻、干葛引清气上升，神曲、泽泻分浊气下降。根本充实，清浊不淆，虽有湿热之邪，无所容矣，故曰清暑益气汤。

十味香薷饮　治伏暑昏倦，头重吐痢。

香薷用穗，二钱　人参去芦　陈皮　黄芪蜜炙　白术土炒　扁豆　甘草炒　厚朴炒　茯苓　木瓜各一钱

----

[1] 经：此指《素问·金匮真言论》。

[2] 秘：原作"闭"，依《素问·生气通天论》改。

[3] 浊气在上，则生䐜胀：此句原在"清气在下，则生飧泄"之前，今依《素问·阴阳应象大论》乙转。

上水煎服。

溽暑之时，湿热交作，湿因火蒸，逆乘于头，故头重而昏。经曰：壮火食气[1]。脾气受伤，重之以湿，又其所恶，中黄失令，则阴阳不能分利[2]，清浊不能泌别，吐痢之所由来也。以参、芪保肺，扶不胜之金；以苓、术扶脾，壮资生之本；陈皮、厚朴祛逆上之炎蒸；扁豆、甘草和乖乱之神气；香薷之用，清散暑邪，善除湿热；木瓜之加，为中宫制贼邪，不使肝木乘虚来犯。夫如是则脾胃治，而水精四布，五经并行，湿热皆消而吐痢尽止矣。

百合固金汤　治肺伤咽痛，喘咳痰血。

百合去心，一钱　麦门冬去心，一钱五分　细甘草生用，一钱　芍药一钱，炒　怀生地二钱　怀熟地三钱　黑玄参去芦，八分　桔梗去芦，八分　贝母去心，一钱二分　当归一钱五分

上水煎服。

元阴不足则肾先绝，水不制火，愈烁其阴，熟地黄大补五脏之阴，故用为君；生地黄滋阴退热，百合保肺安神，归、芍补血，门冬润燥，玄参壮水之主，贝母去肺之痰；细甘草生用，能清神中之火，可代黄柏、知母；桔梗载诸药于至高，以成固金之功。赵蕺峰：此方不欲以苦寒伤生发之气，故以甘寒主之，殊有卓见。愚谓阴虚则足太阴必虚，而金位无母，姑用此方。清金之后，亟宜顾其母气，方为至治。若专事于肺而不取化源，则不惟土气难强，即金气亦终不可足也。滋阴者，其详审之。

清脾饮　治壮盛人疟疾，热多寒少，小便涩，脉弦数。

青皮去瓤炒　厚朴姜汁炒　白术土炒　黄芩炒　半夏制　柴胡去芦　茯苓去皮　草果　甘草

上姜三片，水煎服。

疟症之因多是太阴受伤，湿生痰，痰生热，热生风，故脉见弦数也。吴氏曰：清脾，非清凉之谓，乃攻其邪而脾部为之一清也。愚谓半夏除湿化痰，开气散表，佐以草果、厚朴，则中州之垢肃清。然疟脉自弦，肝风必鼓，柴胡、青皮可以散厥阴之邪。木旺必乘脾，白术、茯苓可以固太阴之主。黄芩清其火，甘草缓其急，而疟邪可解矣。虽然此为壮实者设也，用之太过，反深沉痼，必致绵延难愈，甚而变成他症，卒难救药。有司命之责者，其可不惕然慎耶！

紫菀汤　治痨热久嗽，吐血吐痰。

紫菀洗净炒　阿胶蛤粉炒成珠　知母炮去毛，忌铁　贝母去心。各一钱　桔梗去芦　人参去芦　茯苓去皮　甘草各五分　五味子十二粒，杵

上水煎，食后服。

痨而久嗽，肺虚可知。即有热症，皆虚火也。海藏以保肺为君，故用紫菀、阿胶；以清火为臣，故用知母、贝母；以参、苓为佐者，扶土以生金；以甘、桔为使者，载药以入肺；五味子滋肾经不足之水，收肺家耗散之金，久嗽者所必收也。

导气汤　治寒疝疼痛。

木香三钱，忌火　茴香二钱　吴茱萸一钱半，汤泡　川楝子四钱

上用长流水煎服。

巢氏曰：阴气积于内，复为寒气所加，荣卫不调，故成疝。疝者，控引睾丸而痛也。川楝入肝，畅气舒筋则无挛急之苦，故以为君。木香破气，善调荣卫，故以为臣。茴香接诸药入小肠，且开任脉，

---

① 壮火食气：文见《素问·阴阳应象大论》。

② 利：疑为"理"之误。

故以为佐。茱萸之性彻上彻下，心腹俱通，故以为使。三焦一气，得炅①则宣，遇寒斯阻，故以温剂宣之，所以胜寒气而开魄门之路。水用长流，取其源远而通，引气下行耳，故名导气汤。此乃疝之通剂也，然其病多端，古有厥、癥、寒、盘、气、胕、狼之七名，子和分寒、水、筋、血、气、狐、癫之七种，须熟察其源，通变处剂，斯万举万全矣。

香苏饮 主四时感冒风邪，头疼发热。

紫苏 香附炒。各三钱 陈皮去白，一钱二分 甘草七分

上姜三片，葱一茎，煎服。

吴氏曰：南方风气柔弱，伤②于风寒，俗称感冒，乃受邪肤浅之名也。经曰：卑下之地，春气常存，故东南之民感风之症居多，而六经之症不显。其感也，由鼻而入，惟头痛发热而已。香、苏以芬芳之气，疏肌表之邪，是以苏为君，附为臣。陈皮、甘草和膈里之气而辅正，是以为佐。表里互治，微邪立解。

黄连解毒汤 治阳毒上窍出血。

黄连炒 黄芩炒 黄柏炒 山栀炒。各三钱

上水煎服。为末为丸，即名三黄金花丸。

吴氏曰：治病必求其本。阳毒上窍出血，则热为本，血为标，能去其热，则血不治而自归经矣。故以黄连为君，佐以芩、柏、栀子。四物皆苦，苦则直行而泄，共走南方，平其亢甚。若阴虚之火，则降多亡阴，反从火化，出血愈甚，不可不知。

秦艽升麻汤 治风寒客胃，口眼㖞斜，恶见风寒，四肢拘急，脉浮而紧。

升麻 干葛 甘草 芍药 人参各一钱 秦艽 白芷 防风 桂枝各三钱 葱白连须，二根

上水煎服。

至哉坤元，为五脏之主，木胜风淫，则仓廪之官承制，脾主四肢，故痿痹也。口为土之外候，眼为木之外候，故俱病也。升麻、白芷皆阳明本药，故用为直入之兵。人参、桂枝固其卫气，芍药、秦艽和其荣血。防风卑贱之卒，随令而行。葱根发汗之需，无微不达，又藉甘草以和之，而邪有不散者乎？

桂枝汤 仲景曰：太阳中风头痛，阳浮而阴弱。阳浮者热自发，阴弱者汗自出。啬啬恶寒，淅淅恶风，翕翕发热，鼻鸣干呕，本方主之。

桂枝三两，去皮 芍药三两 甘草二两，炙 生姜三两 大枣十二枚，去核

水七升，微火煮取三升。服一升，覆令微汗，不可令如水流漓，病必不除。若一服汗出病瘥，不必尽剂。若不汗，更服至二三剂。

成氏曰：阳脉浮者，卫中风也；阴脉弱者，荣气弱也。风并于卫，卫实而荣虚，故发热汗出。卫虚则恶风，荣虚则恶寒。荣弱卫强，恶寒复恶风者，以汗出则腠理疏，亦恶风也。翕翕者，若合羽所覆，热在表也。鼻鸣干呕者，风壅气逆也。与桂枝汤，和荣卫而散风邪。桂味辛热，用以为君者，桂犹圭也，宣通诸药为之先聘，辛甘发散为阳之意也。芍药味苦酸寒，甘草甘平，用以为臣佐者，经曰风淫所胜，平以辛③，佐以苦④，以甘缓之，以酸收之也。生姜辛温，大枣甘温，二物为使者，经曰风淫于内，以甘缓之，以辛

① 炅（jiǒng 炯）：热。
② 伤：原作"因"，棗文堂本同，依《医方考》改。
③ 辛：《素问·至真要大论》此后有"凉"字。
④ 苦：《素问·至真要大论》此后有"甘"字。

散之也。姜枣固能发散，此又不特发散之用，专行脾之津液而和荣卫者也。麻黄汤不用姜枣，专于发汗，则不待行化而津液得通矣。愚按：卫属阳，阳气者不能卫外而为固，则有汗。成云：卫实何耶？盖邪气盛则实，非正气也。既曰邪实，则热在表矣。其恶风又何耶？盖汗能开腠故也。既曰热在表，则汗出而腠开，亦宜解矣。乃不解者又何耶？赵嗣真所谓惟脏腑可分表里，皮肤骨髓但分浮浅深沉，俱属于表。若以皮肤为表，骨髓为里，则麻黄汤症骨节疼痛，其可谓有表复有里耶？然则不解者，骨髓之邪自在，正与啬啬恶寒之义相合，所谓热在皮肤，寒在骨髓也。如骨髓无寒，则桂枝不宜与矣。论曰：桂枝下咽，阳盛则毙，其此之谓乎？

麻黄汤 仲景曰：太阳病头痛发热，身疼腰痛，骨节疼痛，恶风无汗而喘者，麻黄汤主之。

麻黄三两，去节 桂枝二两，去皮 甘草二两，炙 杏仁七十枚，去皮尖

水九升，先煮麻黄，减二升，去沫，纳诸药煮取二升半。温服八合，覆取微汗。

足太阳膀胱之脉，起于目内眦，上额交颠，入络脑，下项，循肩膊，挟脊抵腰中，贯臀入腘，循髀下合腘中，贯腨内，故所过无不疼痛也。成氏曰：寒则伤荣，太阳经荣血不利也。经曰：风寒客于人，使人毫毛毕直，皮肤闭而为热者，寒在表也。寒并于荣，荣实而卫虚，无汗而恶风也。荣强卫弱，故气逆而喘。麻黄甘苦为君者，以轻剂专主发散也。桂枝为臣者，表实腠密，非桂枝所能散，必专麻黄以发汗。经曰寒淫于内，治以甘热，佐以苦辛[1]是也。甘草甘平，杏仁甘温，用为佐使者，经曰肝苦急，急食甘以缓之。肝者荣之主也，荣胜卫固，血脉不利，宜甘

草、杏仁甘以缓之，且桂枝汤主风伤卫，风邪并于卫，则卫实而荣弱，故佐以芍药，用和荣也。麻黄汤主寒伤荣，寒邪并于荣，则荣实而卫虚，经曰气之所并为血虚，血之所并为气虚者是已。治之以杏仁，用利气也。愚按：审系真寒，太阳无汗，非麻黄汤莫可代者。前哲谓冬不用麻黄，夏不用桂枝，盖以冬令主闭藏，不应疏泄；夏令本炎热，不可辛温。经所谓必先岁气，毋伐天和之说也。又曰：麻黄惟冬月寒邪在表，腠密无汗者必用，是何与前说相反耶？戒不用者，明时令之常，虑轻用也。劝必用者，发病机之理，虑遗用也。或舍时从症，或舍症从时，临症变通，存乎其人。倘一概疑惧，惟以轻和之剂代之，必有阴受其夭折而莫之觉者，该通君子，其熟察之。

大青龙汤 仲景曰：太阳中风，脉浮紧，发热恶寒身疼痛，不汗出而烦躁者，大青龙主之。

麻黄六两，去节 桂枝二两，去皮 甘草一两，炙 杏仁四十枚，去皮尖 生姜三两，切 大枣十枚，去核 石膏如鸡子大，碎

水九升，先煮麻黄，减二升，去上沫，纳诸药煮取三升。温服一升，取微汗。一服汗者停后服。汗多亡阳，遂虚恶风，烦躁不得眠也。

成氏曰：此中风见寒脉也。浮则为风，风则伤卫，紧则为寒，寒则伤荣，荣卫俱病，故发热恶寒、身疼痛也。风并于卫者，为荣弱卫强；寒并于荣者，为荣强卫弱。今风寒两伤，则荣卫俱实，故不汗出而烦躁也。青龙者，东方甲乙木神也，专主生发之令。万物出甲，开甲则有两歧，肝有两叶以应之，所以谓之青龙。中

---

[1] 苦辛：原作"辛苦"，依《素问·至真要大论》乙转。

风脉浮紧，为中风见寒脉，伤寒脉浮缓，为伤寒见风脉，是风寒两伤也。桂枝汤解肌以祛风，而不能已其寒。麻黄汤发汗以散寒，而不能去其风，故特取大青龙以两解之。麻黄甘温，桂枝辛热，寒则伤荣，以甘缓之，风则伤卫，以辛散之，故麻黄为君、桂枝为臣也。甘草甘平，杏仁甘苦，苦甘为助，佐麻黄以发表。大枣甘温，生姜辛温，辛甘相合，佐桂枝以解肌。石膏辛甘微寒。夫风，阳邪也；寒，阴邪也。风伤阳，寒伤阴，阴阳两伤，非轻剂所能独散也，必须轻重之药同散之，是以石膏为使而专达肌表也。陶氏曰：此汤险峻，须风寒俱甚，又加烦躁，方可与之，不如桂枝麻黄各半汤为稳。愚按：龙者，至神至雄，主行雨者也。今用以发风木之邪而行其汗，有速效之神，有莫御之雄。且经曰阳之汗，以天地之雨名之，故命曰青龙汤。

白虎汤　主伤寒传入于胃，脉大而长，仲景曰浮滑。表里俱热烦渴。

　　知母六两　石膏一斤，打碎　甘草二两，炙　粳米六合

水一斗，煮米熟汤成。温服一升，日三服。

传胃则邪入里矣，仲景言浮滑，以邪亦未解也。成氏曰：白虎汤解内外之邪。白虎，西方金神，应秋而归肺。热甚于内者，以寒下之；热甚于外者，以凉解之；中外俱热，内不得泄，外不得发，非此汤不能解也。夏热秋凉，汤名白虎，言秋气至而热去也。知母苦寒，经曰热淫所胜，佐以苦甘。又曰热淫于内，以苦发之。故以知母为君。石膏甘寒，热则伤气，寒以胜之，甘以缓之，故以石膏为臣。甘草、粳米，味皆甘平，脾欲缓，急食甘以缓之，故以甘草、粳米为使。太阳中暍，得此顿除，热见白虎而尽矣。立秋后不可

服，服则不能食，多成虚羸。愚按：知母之寒不及石膏，况知母但主内热，不能解肌，况止用六两，恐非君也，宜作臣。石膏入肺属金，其色又白，其性又雄，正与白虎之义相合，且用一斤，恐非臣也，宜作君。《珍珠囊》论石膏之性，而谓仲景有白虎之名，因名责实，则岂非此方之君主耶？

大承气汤　伤寒寒邪入里，痞、满、燥、实四症俱全。

　　枳实炙，五枚　厚朴半斤，炙去皮　芒硝三合　大黄四两，酒洗

水一斗，先煮枳、朴，取五升。去渣，纳大黄，煮取二升。去滓，纳芒硝，微火一二沸，分温再服。

成氏曰：承，顺也。邪入胃者，郁滞糟粕，秘结壅实，气不得顺也。本草云通可去滞，泄可去闭，气得以顺，故曰承气。王冰曰宜下必以苦，故以枳实为君。经曰燥淫于内，治以苦温。泄满除燥，苦温为辅，是以厚朴为臣。经曰热淫于内，治以咸寒。伤寒则热，故以芒硝为佐。经曰燥淫所胜，以苦下之。故以大黄为使。大满大实有燥屎，乃可投也。如非大满，则生寒症而为结胸痞气之属矣。愚按：调胃承气不用枳、朴，以其不作燥满，恐伤上焦虚无氤氲之气也。小承气不用芒硝，以其虽实未坚，恐伤下焦真阴之分也。此则上中下三焦皆病，痞满燥实四症俱全，故以本方主之。仲景曰：欲行大承气，先与小承气，腹中转失气者，有燥屎也，可以大承气汤攻之。不转失气，慎不可攻。

大柴胡汤　治阳邪入里，表症未除，里症又急。

　　柴胡八两　黄芩三两　枳实四枚，炙　芍药三两　生姜五两，切　半夏半升，洗　大枣十二枚，去核　大黄二两，生用酒洗

水一斗二升，煮六升，去滓，再煎。

服一升，日三服。

成氏曰：大满大实则有承气汤，如不大坚满，惟热甚而须攻下者，必须轻缓之剂，乃大柴胡也。伤寒可下则为热，折热必以苦，故以柴胡为君，黄芩为臣。经曰酸苦涌泄为阴。泄实折热，必以酸苦，故以芍药、枳实为佐。辛者散也，散逆气者必以辛。甘者缓也，缓正气者必以甘，故用半夏、姜、枣为使也。加大黄，功专荡涤，不加恐难攻下，应以为使也。愚按：表症未除者，寒热往来，胁痛口苦尚在也。里症又急者，大便难而燥实也。此为两解之剂。

小柴胡汤 主伤寒五六日，往来寒热，胸胁苦满，胁痛耳聋，默默不欲饮食，心烦喜呕；或胸中烦而不呕，或渴，或腹痛，或胁下痞，或心下悸，小便不利，或不渴，身有微热，或咳者，此邪在少阳经，半表半里之症也。

柴胡八两 黄芩三两 人参三两 甘草炙，三两 半夏半升，洗 生姜三两，切 大枣十二枚，去核

水一斗二升，煮取六升，去滓，再煎，取三升。温服一升，日进三服。

成氏曰：邪在表则寒，在里则热，半表半里，故寒热往来。在表则不满，在里则胀满，止言胸胁苦满，知在表里之间。少阳行身之侧，胸胁为少阳之部，其脉循胁络于耳，故胸胁痛而耳聋。在表则呻吟，在里则烦乱。经曰阴入之阴则静。默默者，在表里之间也。在表则能食，在里则不能食。不欲饮食者，邪在表里之间，未至于不能食也。在表则不烦呕，在里则烦呕。心烦喜呕者，邪在表，方传里也。经曰热淫于内，以苦发之，柴芩之苦以发传邪之热。里不足者，以甘缓之，参草之甘以缓中和之气。邪半入里，则里气逆，辛以散之，半夏以除烦呕。邪在半表，则

荣卫争之，辛甘解之，姜枣以和荣卫。仲景曰：胸烦不呕，去半夏、人参，加栝蒌实一枚；渴者去半夏，更加人参一两五钱，栝蒌根四两；腹痛者，去芩，加芍药三两；胁下痞，去大枣，加牡蛎四两；心悸、小便不利，去芩，加茯苓四两；不渴，外有微热，去参，加桂枝三两，温覆，取微汗；咳者去参、姜、枣，加五味子半升，干姜二两。愚按：近世治伤寒，不分表里阴阳，概用此方。去参投之，取其平稳，不知此为半表半里之剂。太阳经之表热，阳明经之标热，皆不能解也。若夫阳气虚寒，面赤发热，脉沉足冷者，服之立至危殆，可不慎哉。即大便不实，脉息小弱者，皆在所禁。信乎！用方不当，皆可杀人，不独峻剂也。

大陷胸汤 伤寒下之早，从心下至少腹硬满而痛，手不可近者，大结胸也，此方主之。

甘遂一钱 芒硝一升 大黄六两，去皮

水六升，先煮大黄，取二升，去滓，纳芒硝，煮一二沸，纳甘遂末。温服一升，得快利，止后服。

三阳经表症未解，用承气以攻里者，下之早也。下早则里虚，表邪乘之而入，三焦皆实，故心下至少腹，痛不可近也。成氏曰：诸阳受气于胸中，邪气与阳气相结，不可分解，高者陷之，故曰陷胸。陷胸破结，非苦寒直达者不能，是以甘遂为君。经曰：咸味涌泄为阴[①]。又曰：咸以软之。是以芒硝为臣。荡涤邪寇，将军之职也，是以大黄为使。伤寒错恶，结胸为甚，非此驶剂不能通利。

小陷胸汤 下早，热结胸中，按之则痛，小结胸也。

半夏汤洗，半升 黄连一两 栝蒌实大

---

① 咸味涌泄为阴：文见《素问·至真要大论》。

者，一枚

水六升，先煮栝蒌，取三升。去滓，纳诸药，煮取二升，分温三服。

止在胸中，不及于腹，按之则痛，不按犹未痛也，故曰小结胸。经曰：苦以泄之。辛以散之。黄连泄胸中之热，栝蒌泄胸中之气，半夏散胸中之痰。一服未能即和，再服，微解下黄涎便安也。

半夏泻心汤　主伤寒下早，心满而不痛者为痞。

半夏半升，洗　黄芩　干姜　人参去芦　甘草炙。以上各三两　黄连一两[①]　大枣十二枚，去核

水一斗，煮六升，去滓，煎取三升。温服一升，日三服。加甘草一两，即甘草泻心汤，治痞硬吐利。加生姜四两，即生姜泻心汤，治痞硬噫气。

成氏曰：结[②]而不散，壅而不通为结胸，陷胸汤为直达之剂。塞而不通，否而不分为痞，泻心汤为分解之剂，痞与结胸有高下焉。邪结在胸中，故曰陷胸汤。留邪在心下，故曰泻心汤。黄连、黄芩皆苦寒，经曰：苦先入心。以苦泄之，是以黄连为君，黄芩为臣，以降阳而升阴也。半夏辛温，干姜辛热，经曰：辛走气。辛以散之，故以半夏、干姜为佐，以分阴而行阳也。甘草甘平，参、枣甘温。阴阳不交为痞，上下不通为满，欲通上下，交阴阳，必平[③]其中，中者脾胃也。脾不足者，以甘补之，故用参、枣、甘草为使，上下得通，水升火降，则痞热自消矣。

真武汤　太阳病发汗过多，心悸有水，头眩筋惕，身瞤动，振振欲擗地者，此方主之。

茯苓三两　白术二两　芍药　生姜各三两　附子制，一枚

水八升，煮三升。温服七合，日三服。

经曰：阳气者，精则养神，柔则养筋。汗多而心悸有水，此心亡津液，肾水反上而凌心。虚邪内动，筋内失养，故跳动也。成氏曰：真武，北方水神，属肾应水，水在心下，外带表而属阳，必应发散，故治以真武汤。茯苓甘平，白术甘温。脾恶湿，腹有水气则脾不治。脾欲缓，急食甘以缓之，故以茯苓为君，白术为臣。芍药酸寒，生姜辛温。经曰湿淫所胜，佐以酸辛，故以为佐。附子辛热，经曰：寒淫所胜，平以辛热。故以为使。今之汗多而成瞤动之症者多矣，医者畏附而不投，病者亦甘毙而不悟，于是夭折者多矣。古人惓惓立方之意，其谓之何？

建中汤　主伤寒腹中急痛。

胶饴一升　甘草一两，炙　桂枝三两，去皮　芍药六两　大枣十二枚，去核　生姜三两，切

水七升，煮三升，去滓。纳胶饴，微火消解。温服一升，日三服。呕家不用建中，以甜故也。

邪气入里，与正气搏则腹痛。太阳腹不痛，少阳有胸胁痛而无腹痛，阳明腹满痛，此为里实宜下之。三阴下痢而腹痛者，里寒也，宜温之。阳气传太阴而痛，其症有二：腹满便闭，按之痛者，实也，宜下之。肠鸣泄利而痛者，虚也，宜与建中汤。成氏曰：脾应中央，一有不调，则荣卫失所育，津液失所行，必以此汤温建中脏，故建中名焉。胶饴甘温，甘草甘平，脾欲缓，急食甘以缓之，故以饴为君，甘草为臣。桂枝辛热，辛散也，润也。荣卫不足，润而散之。芍药酸寒，酸收也，泄也。津液不逮，收而行之。是以桂枝、芍药为佐。生姜辛温，大枣甘温。

---

① 黄连一两：原脱，依《伤寒论》补。
② 结：《伤寒明理论》卷下此上有"气"字。
③ 平：《伤寒明理论》卷下作"和"。

胃者卫之源，脾者荣之本。《黄帝针经》曰：荣出中焦，卫出上焦。是已卫为阳，益之必以辛；荣为阴，补之必以甘。辛甘相合，脾胃健而荣卫通，是以姜枣为使。

栀子豉汤 主汗吐下后，心烦不得眠，心中懊憹。

栀子十四枚 香豉四合，绵裹

水四升，先取栀子，取二升半。去滓，纳豉，更煮取一升半。分二服，温进一服，得快吐者，止后服。

成氏曰：经曰其高者，因而越之；其下者，引而竭之；中满者，泻之于内；其有邪者，渍形以为汗；其在皮者，汗而发之[1]。治伤寒之妙，虽有变通，终不越此数法也。邪气自表传里，留于胸中，为邪在高分，则可吐之。所吐之症，亦自不同。如不经汗下，邪气蕴郁于膈，谓之膈实，应以瓜蒂散吐之。若汗吐下后，邪气乘虚留于胸中，谓之虚烦，应以栀子豉汤吐之。栀子苦寒。经曰：酸苦涌泄为阴。涌者，吐也，是以栀子为君。烦为热胜，涌热者必以苦，胜热者必以寒，香豉苦寒，是以为臣。经曰：气有高下，病有远近，证有中外，治有轻重[2]。适其所以为治，依而行之，所谓良矣。愚按：心中懊憹，若无燥屎，大便软者，吐症也。若有燥屎，不大便者，下症也。毫厘疑似之间，关人生死，奈何不悚然惧耶！

抵当汤 主身黄如狂，屎黑喜忘，皆有畜血症也。

水蛭三十个，熬 虻虫三十个，去足翅熬

桃仁三十个，去皮尖 大黄三两，酒浸

水五升，煮取三升。温服一升，未利再服。

成氏曰：血蓄于下[3]，非大毒驶剂，不能抵当，故曰抵当汤。经曰咸胜[4]血，故以水蛭咸寒为君。苦走血，血结不行，必以苦为助，故以虻虫苦寒为臣。肝者血之源，血聚则肝燥，肝苦急，急食甘以缓之，散血缓肝，故以桃仁苦甘为佐。湿气在下，以苦泄之，血亦湿类也，是以大黄苦寒为使。

九味羌活汤 主两感伤寒及四时不正之气，憎寒壮热，头疼身痛口渴，人人相似者。

羌活二钱 防风一钱五分 苍术一钱

细辛三分 川芎一钱三分 白芷一钱 黄芩一钱 甘草三分 生地黄一钱

上生姜三片，葱一茎，水煎服。出汗用热，止汗用温。

两感为死症，其人壮盛者，犹可活百中之一。黄芩、生地为里热之药，羌活、细辛为解表之药，乃和平表里之轻剂耳。吴昆曰：非其时而有其气，长幼之病多相似。药之辛者，得天地之金气，于人则义，故能匡正而黜[5]邪。羌活、苍、细、芎、芷，皆辛物也。邪在太阳，治以羌活；邪在阳明，治以白芷；邪在少阳，治以黄芩；邪在太阴，治以苍术；邪在少阴，治以细辛；邪在厥阴，治以川芎。防风为诸药之卒徒，生地去血热，甘草和诸药而除气中之热。易老自序云：冬可治寒，夏可治热，春可治温，秋可治燥，是诸路之应兵也。但阴虚气弱之人，非所宜与。

清燥汤 治元气不足，湿热乘之，遍身酸痛，或肺受火邪，肾无所养，小便赤少，大便不调，腰腿痿软，口干作渴，体

---

[1] 其高者……汗而发之：文见《素问·阴阳应象大论》。

[2] 气有高下……治有轻重：文见《素问·至真要大论》。

[3] 下：原作"上"，依《伤寒明理论》卷下抵当汤方改。

[4] 胜：《素问·宣明五气篇》、《灵枢·五味论》并作"走"。

[5] 黜（chù 触）：祛除。

重麻木，头目晕眩，饮食少思，自汗盗汗，肢体倦怠，胸满气促。

黄芪一钱五分　五味子九粒　黄连炒　神曲炒　猪苓　柴胡　甘草炙，各二分　苍术炒　白术炒　麦门冬去心　陈皮　生地黄　泽泻　白茯苓去皮　人参去芦　当归　升麻各三分　黄柏酒拌，一分

上水煎服。

金者水之母也，气者水之源也。肺被火伤，真气不足，绝寒水生化之源，则水液衰涸，金燥转增而诸症作矣。黄芪甘温，益元气而实皮毛，用以为君。人参、茯苓、麦冬、五味，扶其不胜之金；地黄、当归、黄柏、泽泻，救其衰微之水；二术补金宫之母；升、柴法春令之升；黄连、神曲、陈皮、甘草、猪苓，渗中州之湿热，亦顾母救子之法也。湿去热清，燥金获润，则水出高源，何疾不瘳哉。

葛花解酲汤　专治酒积，上中下分消。

白豆蔻　砂仁　葛花各一钱　木香一分　青皮六分　陈皮　白茯苓　猪苓　人参各二分　白术炒　神曲炒　泽泻　干姜各四分

水二钟，煎一钟服。

曲蘖之积，令人腹痛，盖中州受伤，气逆而湿郁也。豆蔻、砂仁推逆气有功，且兼辛散之力。葛花独入阳明，令湿热之毒从肌肉而解，故以三味为君，解上焦之酲也。茯苓、猪苓、泽泻，令湿热之毒从小便而出，故以三味为臣，解下焦之酲也。参、术、木香、二皮、干姜，中气赖以调和湿热，捣其巢穴，解中焦之酲也。

人参安胃汤　治脾胃虚热，呕吐或泄泻，不食。

人参一钱　黄芪二钱，炒　生甘草五分　炙甘草五分　白芍药七分　白茯苓四分　陈皮三分　黄连二分，炒

上水煎服。

脾胃虚伤，补中益气，或四君子、异功散可也。此独于甘温剂中，加芍药之酸寒，黄连之苦寒，盖因乍虚而内有燥热，故暂用以伐其标也。白术为补胃正药，何不用乎？此名安胃，与补胃不同，胃气纯虚，术为要品。今虽虚而有燥热，则胃不安也，故不用术者，惧其燥耳。以三钱之参、芪，投以二分之炒连，与世俗之肆用苦寒者，自有别也。

竹叶黄芪汤　治胃虚火盛而作渴。

竹叶二钱　黄芪　生地黄　麦门冬　当归　川芎　甘草　黄芩炒　石膏煅　芍药　人参各一钱

上水煎服。

夫胃气大虚，苦寒、甘寒皆在禁例。此云胃虚者，其人居恒胃虚，而又为火邪迫之，则水精不能上输，乃为烦渴。是非中暑之余殃，即是伤寒之遗害。以竹叶清心用为主剂；石膏、甘草直入阳明而涤热；黄芩、麦冬直入太阴以清燥。火甚则血液不荣，用地黄、芎、归润泽之品者，血主濡之也。胃虚则气道不充，用人参、黄芪甘温之品者，气主煦之也。芍药泻东方，安胃土之仇雠也。心肺俱清，肝脾俱治，则水精四布，五经并行，何烦渴之不痊哉！

竹叶石膏汤　治胃实火盛而作渴。

竹叶　石膏煅　桔梗　木通　薄荷　甘草各一钱

上水煎服。

阳明外实，柴葛解肌；阳明内实，承气攻涤。此云胃实，非有稽留，但多阳焰耳。火实则南方必盛，以竹叶泻之，火亢则西方必囚，以桔梗救之，薄荷清其上，木通清其下，石膏、甘草直入戊土而清其中。三焦之火皆平，则水精上输于肺，水道下输膀胱，熠蒸若扫，而津液自充矣。

四七汤　治七情郁结，心腹绞痛，或为膨胀。

人参　官桂　半夏各一钱　甘草炙，五分

上姜三片，水煎服。

夫七情过极，皆伤其气，怒则气上，喜则气缓，悲则气消，恐则气下，惊则气乱，思则气结。丹溪以越鞠丸主之，而此独异者，盖郁久则浊气不通，为闭塞成冬之象，而清气日以薄矣。故心腹虽痛，胸膈虽臌，而不与木香、厚朴，但用人参以壮主气之脏，官桂以制谋虑之官。久郁生痰，半夏为之祛逐；久郁不和，国老为之调停。况桂性辛温，疏气甚捷，譬如阳春至而闭塞通，郁结者还而为和畅矣。汤名四七者，以四味治七情也。

犀角地黄汤　治血虚火盛，吐衄妄行，溺血便血。

犀角镑末　生地黄　白芍药　牡丹皮各一钱五分

上水煎去渣，入犀角末服之。如因忿怒致血者，加山栀、柴胡。

血，阴位也，主乎静定者也。阳火扰之，则不得安其静定之常。或从口鼻，或从二便，妄行而不止，法当急治之。禀阴气至纯者，莫过于犀角；得浊阴下降者，莫过于地黄。白芍酸收，丹皮清降，凉血止血之要品，泻南实北之神方也。因于怒者，气必逆上，故加山栀以屈曲下行。肝喜疏泄，故加柴胡以达其木郁。本用四味，独名犀角地黄者，所重在二味，白芍、丹皮不过佐助耳。

地黄饮子　治肾气虚弱，语言蹇涩，足膝痿废。

熟地黄　巴戟去心　山茱萸　肉苁蓉去甲　附子炮　五味子　石斛　白茯苓　石菖蒲　远志去心　肉桂　麦门冬

上各一钱，入薄荷少许，姜三片，枣二枚，煎服。

肾之脉出然谷，循内踝上踹及股，故虚则足痿不能行。其直者挟舌本，故虚则舌蹇不能言。地黄、巴戟、茱萸、苁蓉，精不足者，补之以味也。附子、官桂，阳不足者，温之以气也。远志、菖蒲，使心气下交也。麦冬、五味，壮水之上源也。茯苓、石斛，走水谷之府，化荣卫而润宗筋者也。不及肝者，肾肝同治也。诸脏各得其职，则筋骨强而机关利，蹇涩痿废，失复何虞。

清胃汤　治膏粱之变，曲蘖之灾，唇齿作痛，或溃烂生疮，甚而头面颈项俱痛。

黄连炒，一钱五分　当归　生地各一钱　牡丹皮一钱　升麻二钱

上水二钟，煎一钟服。

胃者水谷之海，一切饮食之毒，阳明先受之。口齿者，胃之应也。内毒酝酿，积热熏蒸，则病显于外，故口齿疮溃而疼痛不已。诸痛属实也，升麻为阳明之引经，且症在上者，尤为相宜也，用以为君。黄连之苦，本归丙丁，得升麻则引而入胃矣。况诸疮痛痒，皆属于心火，故用以为臣。归、地益阴，杀其亢烈之威。丹皮下行，开其一面之路，而仓廪之官获有宁宇矣。加犀角、连翘、甘草，无非泻其南方，为症深者设也。

调中益气汤　治劳伤元气，肢体倦怠，脾肺虚弱，自汗盗汗，内热作渴等症。

黄芪一钱　人参　甘草炙　当归　白术各五分　白芍药　柴胡　升麻各三分　陈皮二分　五味子十五粒

水二钟，煎至一钟，去渣温服。

此方但于补中益气加白芍、五味而已。补中益气纯用甘温，但行春升之令，此加酸敛，兼持秋肃之权，气虚多汗，散

而不收，如夏气之蒸溽也。金商一奏而炎歊如失矣。盖有升有降，能发能收，则天地交通，菀薬生遂。此东垣先生别行一路，以广补中之妙者乎。

桃仁承气汤[1]　治蓄血中焦，腹中急结，下利脓血。

桃仁五个　桂心旧误桂枝　芒硝　甘草各二钱　大黄四钱

水二碗，煎一碗，去渣，内芒硝，待沸温服。

腹中急结，缓以桃仁之甘；中焦蓄血，散以官桂之辛。盖甘以缓之，辛以散之也。热甚血凝，或干闭，或下脓血，非硝、黄不足以彻其藩篱。入甘草者，欲其委曲搜剔，不欲其一往而尽耳。按：犀角地黄汤治上焦之血，抵当汤治下焦之血，此治中焦之血。宜用桂心，旧本误作桂枝，成氏随文顺释，不足据也，今改正之。

升麻葛根汤　治脾脏发咳，咳而右胁痛，痛引肩背，甚则不可以动，及无汗恶寒，阳明发斑，欲出未出，以此发之。

升麻　白芍药　甘草各二钱　葛根三钱

上水二钟，煎一钟服。

右胁者，脾胃之乡也。肩者，手阳明之脉也。斑缘胃热，胃主肌肉，用升麻、葛根直入阳明而逐其邪热，佐之以芍药，使之以甘草，和其营也，俾无伏匿之邪也。其治发斑，止宜于将出者。若已出而用之，重虚其表，反增斑烂矣。

升麻六物汤　治赤斑、口疮赤烂。

升麻　栀子各一钱五分　大青　杏仁　黄芩各一钱　葱白三茎

水二钟，煎一钟，温服。

斑者，肌肉之症，应在阳明，或失汗或失下，或下早或下迟，或阳症误温，则热甚伤血，里实表虚，皆为斑症。口亦阳明之应，热上蒸迫，故疮赤而烂也。以升麻为向导之兵，以青、栀为解纷之客，杏仁佐升麻，黄芩佐栀子，皆引邪外出，自肌肉而达于皮毛也。毒气外宣，火威下抑，中州之祸，吾知免夫。

大黄黄连泻心汤　治心下痞，按之濡，关上脉浮。

大黄五钱　黄连二钱五分

上取沸汤泡，须臾去渣温服。

仲景曰：心下痞，明明在胃脘矣。用大黄、黄连泻胃中湿热，非泻心也。病发于阴而下之则痞满，乃寒伤营血，邪气乘虚结于胃脘。胃之上脘正当心下，故名泻心，实则泻胃也。详见大黄条下。不用煎煮，但取汤渍者，泻虚热者，宜气薄也。

四逆汤　治阴症脉沉身痛，太阴自利不渴。

附子三钱　甘草　干姜各一钱五分

水钟半，煎八分服。

脾为太阴而主四肢，四肢厥冷，蘇于真火无光，无气以布也。寒伤营卫则身痛，幽门气衰则不禁，有水无火，故不渴。非附子斩关之将，将有噬脐[2]之悔矣。得干姜则达中州，贯至高而阳气可回耳。偏于燥热，恐有喜攻之害，甘草以缓之，赫曦[3]转为青帝[4]矣。

散方十二首

散者，散也，主于散去病邪，较丸剂则功速，较煎剂则功缓。补剂亦有散者，则又以燥湿为义，往往为脾胃之方也。

瓜蒂散　主胸中多痰，气上冲，咽喉不得息。

瓜蒂炒黄　赤小豆各等分

---

① 汤：此下原有"要去"两小字，今依文义删。
② 噬脐：比喻后悔已迟。《左传·庄公六年》："若不早图，后君噬齐。"杜预注："若啮腹齐，喻不可及。"齐通脐。噬，咬。
③ 赫曦：光明炎盛貌。
④ 青帝：天帝名，东方之神。

上为细末。取一钱，用豉一合，汤七合，煮作稀糜，去滓取汁，和散顿服之。不吐少少加，得吐乃止。诸亡血虚家，不可与服。

华佗曰：四日在胸，可吐之，迎而夺之之法也。《千金方》曰：气浮上部，胸中满者吐之。经曰：湿气在上，以苦吐之。瓜蒂苦寒，是以为君。经曰：酸苦涌泄为阴。赤小豆味酸，是以为臣。香豉苦寒，苦以涌泄，寒以胜热，是以为使。吐中之驶剂，重亡津液之药也。

稀涎散 主中风暴仆，痰涎壅盛，此药取吐。

牙皂四条，去皮弦，炙　白矾二两，枯

共为末。每进三字，水下。

经曰：邪风之至，疾如风雨①。又曰：暴气象雷。又曰：阳气者闭塞②。又曰：狗蒙招尤，目冥耳聋③。皆言阳气之乘人，以明症之急且重也。吴氏曰：清阳在上，浊阴在下，天冠地履，无暴仆也。若浊邪逆涌，清阳失位，故暴仆而多痰耳。经曰：病发而不足，标而本之，先治其标，后治其本④。故不与疏风补虚，而先吐其痰涎。白矾酸苦，经曰酸苦涌泄，故以为君。皂角辛咸，经曰辛以散之，咸以软之，故以为佐，此固夺门之兵也。咽喉疏通，能进汤液便止。若攻尽其痰，则无液以养筋，令人挛急偏枯，此大戒也。

平胃散 治脾湿痰饮痞隔，或岚气雾露，不服水土。

苍术泔浸七日，五斤　陈皮去白　厚朴姜汁炒。各三斤　甘草炙，三十两

共为末。白滚汤点服。

湿土太过，谓之敦阜。肾挟肝邪，侮所不胜，土不能制，留于中焦，故痞隔也。岚雾之毒，水土之症，阳明虚者受之。苍术甘燥，甘则入脾，燥则胜湿，故以为君。厚朴苦温，温能益脾，苦可下

气，故以为臣。佐以陈皮之辛，正下行之令。和以炙草之甘，为向导之兵。湿气分消，敦阜以平，所以有平胃之名也。

参苓白术散 治脾胃虚弱，不进饮食，或泻或呕。

人参去芦　茯苓去皮　白术土炒　甘草炙　山药炒　扁豆去壳炒。各四两　砂仁炒去衣　桔梗炒去芦　薏苡仁炒　莲肉去衣及心。各二两

上共为末。姜枣汤调服。

脾胃属土，土为万物之母，故东垣曰脾胃虚则百病生，然则调理中州，其首务也。脾悦甘，故用人参、甘草、苡仁；脾喜燥，故用白术、茯苓；脾喜香，故用砂仁；心生脾，故用莲子治心；土恶水，故用山药治肾；桔梗入肺，能升能降，所以通天气于地道，而无否塞之忧也。

玉屏风散 主气虚表弱，自汗不已，易感风寒。

黄芪炙　防风各一两　白术二两，土炒

共为末。每服三钱，白汤下。

卫气虚薄，则玄府不闭，阳不能固，自汗乃出。黄芪甘温，专充肉分，是以为君。防风入肺，贯彻皮毛，故东垣曰黄芪得防风而功愈大，是以为臣。白术甘温入脾，脾主肌肉，故以为佐。以其善补卫外，足为吾身之倚庇，故玉屏风之名立焉。

六一散 主中暑，身热烦渴，小便不利。

滑石六两，白腻者水飞细　甘草一两

上为末。每用五钱，新汲水调服。

---

① 邪风之至，疾如风雨：文见《素问·阴阳应象大论》。

② 阳气者闭塞：文见《素问·四气调神大论》。

③ 狗蒙招尤，目冥耳聋：文见《素问·五脏生成篇》。

④ 病发而不足……后治其本：文见《素问·标本病传论》。

身热烦渴，阳明症也。小便不利，太阳症也。滑石味甘淡，甘入中央，淡则五脏无归，专入太阳利便，滑则利窍，不独小便也，故以为君。然石性大寒，能伤中州，太滑能渗真气，经曰以甘缓之，故用甘草为佐。经曰：治温以清，冷①而行之。故用新汲水调。夫天一生水，地六成之，此太阳寒水之数也。经曰：寒胜热，此方专主丙丁，故有取于六一之数焉。

二妙散 主湿热为患，腰膝疼痛，不能行动。

黄柏乳润一宿 苍术泔浸七宿

上二味，等分为末。空心酒服三钱。

湿性有就下之义，故其病在中半以下。湿则生热，湿热相搏，其痛乃作。黄柏味苦，苦胜热，且能下行，故以为君。苍术性燥，燥胜湿，且能辛散，故以为臣。黄柏可去热中之湿，苍术可去湿中之热，两者相缩，各有妙用，故曰二妙。

十灰散 治呕血、吐血、咯血、嗽血，先用此方止之。

大蓟 小蓟 柏叶 荷叶 茅根 茜根 大黄 栀子 丹皮 棕榈皮各等分

上烧灰存性，研细，碗盖地上一夕，出火毒。用时先将藕汁或萝卜汁，磨京墨半碗，调服五钱。

血属阴，反从火化，故其色赤。为阳所动，则血菀于上，使人薄厥。黑属壬癸，见黑则止者，火见水而伏也，故用灰与墨汁。苦涩之味聚而用者，苦能胜火，涩可固脱，更得童便引之下行，尤尽折伏之妙，胜于萝卜、藕汁也。

藿香正气散 治外感风寒，内伤饮食，头痛寒热，或霍乱泄泻，或作疟疾。

桔梗 大腹皮 厚朴制 升麻 茯苓各一钱 甘草炙，五分 藿香一钱五分 紫苏一钱

上姜三片，枣一枚，煎热服。

正气旺则皮毛充固，外无感冒之虞。脾胃健行，内无停食之患。正气稍有不足，外感内伤交作，以甘、桔、紫苏，辛甘发散其外邪，厚朴、大腹苦辛宣通其内滞，更以藿香为君主，内可和中，外可解表，统领诸剂成功，正气赖以复矣，故名藿香正气。

不换金正气散 治脾气虚弱，寒邪相搏，痰停胸膈，寒热为疟。

厚朴姜制 藿香 半夏 苍术泔浸，糠妙 陈皮各一钱 甘草炙，五分

上姜三片，枣一枚，水煎热服。

正气，指中气也。中气不和，水湿不行，则痰生为患。苍、朴、陈、甘，平胃散也，所以锄胃土之敦阜，而使之平也。佐以藿香，一身之滞气皆宣；助以半夏，满腹之痰涎尽化，俾正气得以转输，邪气无繇乘袭，可贵孰甚焉。虽有黄金，吾不与易矣，故名。

霹雳散 治阴盛隔阳，身热脉浮，烦躁欲水。

附子一只，炮

用冷灰埋之，取出细研，入真腊茶一钱同研，分二服。每服水一钟，煎六分，入蜜一匙，冷服。

阴寒太盛，隔阳于外，此即内真寒而外假热也。无根之虚阳在外，故脉浮而大，按之如无，非表邪也。烦躁者，阴寒发躁，水极似火之象。欲水者，欲坐井中，为外有虚热故也。此寒极反见胜己之化，譬如冬月严寒，水泉冰坚，坚为阳象，反于极寒乃见也。若误以为热，轻与寒凉，须臾之顷，便入幽泉矣。可不谨诸？方名霹雳者，即所谓一声雷破腊，万象尽回春之义也。

紫雪散 治脚气及暑中三阳，所患必

---

① 冷：原作"凉"，依《素问·五常政大论》改。

热，烦躁发斑等症。

升麻六钱　黄金十两　寒水石　石膏各四两八钱　犀角　羚羊角各一两　玄参一两六钱　沉香　木香　丁香各五钱　甘草八钱

水五碗，煮金至三碗。去金，入诸药再煎至一钟，去渣，投朴硝三两二钱，微火煎，柳条勿停手搅，候欲凝，入盆中，更下朱砂、麝香各三钱，急搅令匀，候冷凝成雪。每服一钱，细细咽之。

烦躁发斑，症在阳明，大青、升麻，用而不效，其毒深矣。草木无功，进求金石。黄金禀中央阴已之气，合西方从革之行，且能镇定，可肃妄炎。二石有冰霜之度，二角有凛冽之风，玄参补其北，朱砂泻其南，制以四香，无增气之虞。君以朴硝，有隆冬之象。群阴并集，赖升麻以导入阳明。虽有苛毒，行且冰消矣。方名紫雪者，取其色，喻其功也。

膏方六首

膏者，膏也。虚则重补其脂膏，又肺经之药不厌频而少，既取其便于频，又取其润也。

地黄膏　主滋阴降火，养血清肝。

生地黄一斤，酒洗　当归身三两，酒洗　白芍药一两五钱，炒　甘枸杞六钱　牡丹皮二钱，便炒　知母盐酒多炒　地骨皮炒　人参去芦　甘草各五钱

水二斗，煎一斗，去滓，熬炼成膏。

夫阴虚者，未有不火动。苦寒直泄之药，惟病端初起，元气未虚，势方蕴隆，脉鼓而数者，暂取治标，稍久涉虚，便不可服。王太仆曰：治热未已，而中寒更起，且足太阴伤而绝肺金孕育之原矣。兹以地黄为君，知母为臣，壮天一之水，以制丙丁，不与之直争也。当归、芍药以沃厥阴，肾肝同治之法也。水衰则火旺，是以二皮为钤制；火盛则金衰，是以二冬为屏障。人参、莲子补金位之母，甘草生

用，所以奉令承使，奔走赞成者也。若火势既平，而中宫虚弱者，亟进参术膏以壮仓廪之官。

参术膏　治虚劳之人脾胃亏损，或胀或泻。

人参去芦　白术土炒。各八两　薏苡仁四两，炒　莲肉三两，去皮及心　黄芪二两，蜜炙　茯苓二两，去皮　神曲一两，炒　泽泻炒　甘草炙. 各三钱

水二斗，熬一斗，去滓，再熬成膏。

经曰：清气在下，则生飧泄；浊气在上，则生䐜胀。此皆土虚，并金亦薄，遂失其升降之常耳。经曰：脾欲缓，急食甘以缓之，以苦泄之①。白术苦甘，是以为君。东垣曰脾胃虚则气不足。人参甘温补气，是以为臣。气不足者，肉分不充，故佐以黄芪；土虚则不能生金，故佐以苡仁；虚则补其母，故佐以莲子；土恶湿，虚则水寡于畏，故佐以茯苓、泽泻；土虚则不善散精输肺，故佐以神曲；通五方之气于太阴，和诸药之性而无忤者，甘草为使之力也。

人参固本膏　治肾虚肺热，喘嗽烦渴。

人参二两　天门冬去心　麦门冬去心　生地黄酒洗　熟地黄各四两

上以二冬二地熬成膏，以人参细末和匀，时时挑少许置口中噙化。

天一生水，故肾为万物之元，人身之本。自伐其元，则本不固而劳热作矣。热则火刑金而喘嗽生焉。取二地以补肾为君，精不足者，补之以味也。取二冬以保肺为臣，虚则补其母也。火刑金而肺气衰，非人参莫可救援，东垣所谓无阳则阴无以生也。倘泥肺热伤肺之说，则孤阴不长，不几于坐而待毙耶。

————————

① 以苦泄之：《素问·脏气法时论》作"用苦泻之"。

琼玉膏　治虚劳干咳。

生地黄四斤　白茯苓十三两　白蜜二斤
人参六两

上以地黄汁同蜜熬沸，搅匀，用绢滤过，将参、苓为细末，和匀前汁，入磁瓶。用绵纸十数层，加箬①封札瓶口，入砂锅内，以长流水煮没瓶颈，用桑柴火煮三昼夜。取出，换油纸扎口，以蜡封固，悬井中一日。取起仍煮半日，白汤点服。

干咳者，有声无痰，火来乘金，金极而鸣也。此本元之病，非悠游渐渍，难责成功。若误用苦寒，只伤脾土，金反无母，故丹溪以地黄为君，令水盛则火自息也。损其肺者，益其气，故用人参以鼓生发之元。虚则补其母，故用茯苓以培万物之本。白蜜为百花之精，味甘归脾，性润悦肺，且缓燥急之火。四者皆温良和厚之品，诚堪宝重。郭机曰：起吾沉瘵，珍赛琼瑶，故有琼玉之名，示人知所珍也。

五味子膏　治梦遗精滑及火嗽，极效。

北五味子一斤，水浸一宿，去核，入砂锅煎之。去渣，入蜜三斤，共熬成膏，须微火为妙

上每服二三匙，空心白汤下。

北方之令主闭藏，神气虚怯，则不能收固。五味子味酸，酸者束而收敛，能固耗散之精，有金水相生之妙。况酸味正入厥阴，厥阴偏喜疏泄，乃围魏救赵之法也。一物单行，功专力锐，更无监制，故为效神速。不可多服，久服必有偏胜之患。

龟鹿二仙胶　大补精髓，益气养神。

鹿角血取者，十斤　龟板自败者，五斤
枸杞子甘州者，三十两　人参清河者，去芦，十五两

上用铅坛如法熬胶。初服酒化一钱五分，渐加至三钱，空心下。

人有三奇，精、气、神，生生之本也。精伤无以生气，气伤无以生神，故曰天一生水，水为万物之元。精不足者，补之以味，故鹿角为君，龟板为臣。鹿得天地之阳气最全，善通督脉，足于精者，故能多淫而寿。龟得天地之阴气最厚，善通任脉，足于气者，故能伏息而寿。二物气血之属，又得造化之玄微，异类有情，竹破竹补之法也。人参为阳，补气中之怯；枸杞为阴，清神中之火，故以为佐。是方也，一阴一阳，无偏攻之忧，入气入血，有和平之美。繇是精生而气旺，气旺而神昌，庶几享龟鹿之年矣，故曰二仙。

白术膏　补胃健脾，和中进食。

白术十斤，取于潜出者。先煮粥汤待冷，浸一宿，刮去皮，净切片，用山黄土蒸之，晒干，再以米粉蒸之，晒干听用

上用水百碗，桑柴火煎取三十碗，加白蜜二斤，熬成膏。每服一酒杯，淡姜汤点服。

太阴主生化之元，其性喜燥，其味喜甘，其气喜温，白术备此三者，故为中宫要药。配以白蜜和其燥也，且甘味重则归脾速。陶氏颂云：绿叶抽条，紫花标色，百邪外御，六府内充。木荣火谢，尽采撷之难；启旦移申，穷淋漉之剂。味重金浆，芳逾玉液。夫岂无故而得此隆誉哉！

医案论第二十三

医典极博，茫如望洋，自非有恒，未有不废然返者。夫医之难，非处常之难，处变之难也。毫厘疑似之间，判若千里之隔。苟无确然之见而拘于常，其不夭人之年者鲜矣。余儒者也，铅椠②是攻，而

---

① 箬（ruò若）：笋皮
② 铅椠：铅，铅粉笔，用来写字。椠（qiàn 欠），古代用木削成的以备书写的版片。铅椠，系古代用以书写的文具，后亦指著作及校雠。此指著作。

又与知医，宁免挂漏之讥。然沉心综考之余，冰兢倍谨，愚而自用，矢不敢为。缪辱知信，往往取验。其疗处常之症，不敢赘录，摘一二治之变者，谨述如下。知我者，其惟此案乎！罪我者，其惟此案乎！

吏部少宰蒋恬庵，署礼部时患手足麻痹，目中睹一成两，服补血药不应，改服脾药、痰药，精神困倦。余诊得寸口脉大，两尺独涩。此心肾不交，水泛为痰之故也。乃取地黄丸料作煎剂，倍用泽泻、茯苓，入青盐少许。凡六剂而歧视遂收，乃兼进参芪安神之剂，一月而康复如常。

屯田孙待御潇湘夫人，久痢不止，口干发热，饮食不进，犹服香连等药，完谷不化，尚谓邪热不杀谷，欲进芩连，数日不食，热甚危迫。余诊之，脉大而数，按之极微。询之小便仍利，腹痛而喜手按，此火衰不能生土，内真寒而外假热也。小便利则不热可知，腹喜按则虚寒立辨，亟进附子理中汤，待冷与一剂而痛止。连进一十余剂，兼服八味丸而康。

徽州太学方鲁儒，精神疲倦，腰膝异痛不可忍。医者皆曰肾主腰膝，乃用桂附之剂，绵延两月，愈觉四肢痿软，腰膝寒冷，遂恣服热药，了无疑惧。比余视之，脉伏于下，极重按之，振指有力。因思阳盛格阴，乃火热过极，反兼胜己之化，欲用苦寒之药，骇而弗从。又半月而寒愈甚，复来求治。余曰：寒势日增，乃热毒愈甚也，小便当赤，必畏沸汤。询之果然，方能信悦。余以黄柏三钱，龙胆草二钱，芩、连、栀子各一钱五分，加生姜七片为之向导，乘热顿饮。移时便觉腰间畅快，三剂而痛若失矣。用人参固本丸，日服二两，一月而痊安。

孟太宗师胃脘痛甚，状若感冒，因而废食。用木香、豆蔻、陈皮、枳壳理气之剂，痛势不减，心脾两部缓而且涩，此内

伤不足之候也。法当峻补，而原医者曰：痛无补法，通则不痛矣。宁敢用此反剂耶？余曰：此固正剂也，若再进攻伐之药，请勿复敢见矣。乃进参、芪各三钱，归、术、陈皮各二钱，酸枣仁一钱服之。是夕能食，痛势顿减，调补数日而瘥。

同邑郡守张三星，脾胃不和，久患泄泻，用分利燥湿之剂，不效。诊其脉，右手寸关滑甚，与二陈、滚痰之药，再服而泻止。未几感冒，发热恶寒，困倦之甚，诊得六部大而无力，人迎与气口亦略相当，遂与补中益气汤，连服一月而安。

同邑社友俞敬敷，饮食不均，远行劳倦，发热烦闷，症类伤寒，乃禁食不与。比余视之，言语轻微，手背不热，六脉数而软，此真气不足，非有外邪也。力勉其进粥，乃与甘温大补之剂，恪服数日，热退而安。

同邑吴君明，患伤寒至六日，谵语狂笑，不大便，众皆欲用大承气汤下之。余见其小便清，因思仲景曰伤寒不大便六七日，头痛有热，小便清，知不在里，仍在表也。欲用桂枝汤，群然诽谤，以为此阳盛之症，桂枝到口必毙矣。余曰：汗多亡阳，故发谵语。虽不大便，腹无所苦，和其荣卫，必自愈耳。遂违众用之，及夜而笑语皆止，明日大便亦通，故知病变多端，不可胶执，向使狐疑而用下药，祸不旋踵。

给谏晏怀泉如夫人，时当盛暑，心腹大痛，自汗甚多，清火行气之药遍服弗效。诊其左寸涩、右寸濡，此气弱不行，血因以阻耳。乃进参、芪、姜、桂、桃仁、归尾、玄胡索之剂[①]，二剂而痊。调理年余，再妊生子。盛暑而用姜桂，舍时从症也。

————————

① 之剂：《里中医案》作"苏木、郁金"。

江右太学李明奇，素雄壮，忽患左胁痛，手不可近，用左金丸、泻肝汤。至月余痛处渐大，右胁亦痛，不能行动，神气如痴，惚惚若有所失，面色黄，两关脉促，此蓄血已深，非快剂不下也。用桃仁承气汤，一服不动。再加干漆、生大黄五钱，下血块十余枚，痛未全减，又下数枚如鸡子大者，痛遂止，神乃爽然。惟见困倦，先与独参汤，再用八珍汤调理三月而康。

南都许轮所孙女，十八岁，患痰嗽，夏月诊之，太阴搏指，少阴如烂绵，其为水衰而火乘金，了然可见。余曰：金以火为仇，今不浮涩而反洪大，贼脉见矣。肾水又不能救，秋金之令可忧。至八月初五日诊之，忽见肺之洪者变而为细，肾之软者变而为大。余曰：岁在戊午，少阴司天，法当两尺不应。今尺当不应而反大，寸当浮大而反细，经曰：尺寸反者死。况肺部如丝，悬悬欲绝。经曰：肺脉悬绝，十二日死。计其期，当死于十六日，然而安谷者过期，不安谷者不及期。以饮食不减，故当逾期。况十六、十七，二日皆金，助其旺气，安得遽绝？十八日交寒露节，又属火日。经曰：手太阴气绝，丙日笃，丁日死，言火日也。寅时乃气血注肺之时，不能注则绝，必死于十八日寅时矣。轮所听之，潸然泪下。自谓能食，犹不肯信，果至十八日未晓而终。

闽中太学张仲辉，喜食瓜果，纵饮无度，忽患大泻。先用分利不应，再用燥湿，反加沉困。余见其六脉皆浮，因思经曰春伤于风，夏生飧泄，非汗不解。以麻黄三钱，人参、白术各二钱，甘草、升麻各一钱与之。有医者笑曰：书生好奇，妄用险峻。伤寒且不轻用麻黄，此何病也，而以杀之耶？仲辉惑之，既而困甚。叹曰：吾已将死，姑服此药，以幸万一。遂煎服之，覆取大汗，泄泻顿止。以四君子调治而痊。遗书谢曰：玙以放纵，蒙此奇疴，药剂杂投，无益反害，夙世有缘，得兄手援，而庸夫谗阻，几至败亡。天未绝弟，于沉困之中结肝膈之信，一匕才投，病邪立解。麻黄、人参，人视之如鸩毒，兄用之如弄丸①，竟救余生，以有今日，沦肌沁骨之感，永劫难忘，敢忘报耶！

海宁刑部主政许同生令爱，痢疾腹痛，脉微而软。余曰：此气虚不能运化，其窘迫后重，乃下陷耳。用升阳散火汤一剂，继用补中益气汤，数剂而愈。

同邑业师吴玄水如夫人，吐血发热，上气咳嗽，其脉大而虚，心部尤甚。此气虚不能摄血，忌用降火之药，遂用归脾汤加干姜数服，血止热退而安。

五家嫂发热烦渴，胸腹痛甚，肢节皆疼，服理气降火和血之药不效。余诊其脉紧而非数，乃中有痼冷也，遂用八味丸料加人参服之，数剂而霍然。

江西学宪黄贞父，患肠风下血，久用四物汤、芩、连、槐花之属，屡发不止，而色颇黄。诊其脉，惟脾部浮而缓，此土虚而风湿交乘也。遂用苍术三钱，茯苓、人参、黄芪、升麻、柴胡、防风各一钱，进四剂而血止，改服十全大补汤调养而愈。

同邑社友宋敬夫，患心腹大痛，遂不敢食，服行气消食温中诸药不效。诊其左寸滑而急，视其气不能以息，偶得一咳，痛楚难支。余曰：此为心疝无疑，非有食也。亟进米粥，以小茴香、吴茱萸、玄胡索、木通、川楝、甘草煎成，加食盐少许，一剂而痛止，数剂而安。

嘉善孝廉叶行可，腹胀而泻，肠风下

---

① 弄丸：也叫"跳丸"。古代民间技艺。双手上下扔接多枚弹丸而不落地。比喻用药得心应手。

血，用凉血行气之剂，反深不快，用黄柏、知母，胃气愈伤，饮食减少。余曰：此土气虚甚，因而下陷，不能摄血也。以异功散加升麻、干姜，数十剂而痊。

浙江太学俞望之，郁热呕吐，余授以方，曰四剂可止。用竹茹、山栀各三钱，陈皮、茯苓各二钱，甘草一钱，煎成加姜汁五匙，和匀热服。望之曰：昨得一方，与此相类，服而不效，何也？余曰：热甚而呕，口有冷气，此火极似水之象，须凉药热饮，方得《素问》之旨。前所服必不甚热耳，第热饮之，必当速愈。已而果验。

同邑张少椿女，以丧子悲伤，忽当雷雨交作，大恐，苦无所避，且日或泣或笑，或自语或骂詈，如中鬼祟。诊其心脉浮滑，余皆沉细，此气血两亏，忧恐伤心，心伤则热，热积生风也。以滚痰丸，用桔梗、玄胡索、陈皮、杏仁①煎汤送下，出痰积甚多而愈。

兵尊高悬②圃老公祖，患两足酸软，神气不足。向服安神壮骨之药不效，改服滋肾、牛膝、苡仁、二妙散之属，又不效。纯用血药，脾胃不实，召余诊之。脉皆冲和，按之亦不甚虚，惟脾部重取之涩而无力。此土虚下陷，不能制水，则湿气坠于下焦，故膝胫为患耳。进补中益气，倍用升、柴，数日即愈。夫脾虚下陷之症，若误用牛膝等下行之剂，则愈陷，此前药之所以无功也。

邑宰夏仪仲太夫人，年已八秩③。戊寅新夏，仪仲远任闽邑，忧思不已，偶因暑浴，遂患发热头痛。医者以为伤寒，禁其食而肆行解散，越三日气高而喘，汗出如洗，昏冒发厥，业已治凶事，始问治于余。余诊其脉，大而无力，乃为之辨曰：外感发热，手背为甚；内伤发热，手心为甚。外感头痛，常痛不休；内伤头痛，时

作时止。今头痛无定而手背不热，是与虚也，与外邪无涉。即进食补中，犹惧或失之，反禁食攻表，安得不败乎？遂用人参、黄芪各五钱，白术、半夏各二钱，橘红一钱，甘草六分。原医者为之咻曰：喘为气逆，此药到咽，即不可救。举家惊疑不决，余百口陈辨，甫投一剂，喘汗减半，更倍用参、术二剂，症减七八，惟饮食不进耳。余曰：火衰不能生土，但于原方加附子一钱五分，干姜一钱。十剂而食进，调理三月，计用参二斤而安。

新安吴修予令侄，烦躁发热，肌体骨立，目不得瞑已三年矣。大江以南，迎医几遍，非清热养阴，即化痰安神，药剂及千，求一刻安卧不能也。时寓嘉定卢店典中，迎余视之。肝脉独沉而搏，此怒久久伏，木郁宜达也，用柴胡四钱，白芍药二钱，丹皮、山栀各二钱五分，甘草五分，桂枝四分。日晡进剂，未及黄昏而鼾鼾熟寐，达旦未寤，伊兄里伯大为忧惶。余曰：卧则魂归于肝，三岁不归，疲劳已极。譬如久热得凉，乐而忘返，无足惧者。至午方苏，喜不自禁。从床褥叩首曰：积患沉深，自揣必毙，三年之病，一朝而起之，人非土木，感极涕零。索余丸方，惟逍遥散加人参而已。一月之后，顿复康和。

楚中中翰林秦五梅，奉旨祭葬董玄宰，昏倦发热，头痛恶风。郡侯方公祖命余诊之。余曰：中气大虚，元气下陷，阳气不充而头痛，形气衰少而内热。用调中益气加葛根，一剂而愈，再煎而起。更制脾肾两丸，俾服逾月，而健旺倍常矣。

翰林掌院杨方壶夫人，怒后饮食，

---

① 杏仁：《里中医案》此后尚有"丹参"。
② 兵尊高悬：《里中医案》作"苏松道方玄"。
③ 八秩：十年为一秩。八秩，即八十岁。

停滞作痛，每用枳、朴、楂、芽，七日无功，商治于余。遂以六君子汤加玄明粉投之，宿垢顿下。滞痛虽除，昏倦不能进食，稍得食便泄泻，困乏难状。日用人参一两，熟附三钱，黄芪、白术、肉果各二钱，甘草六分，半夏一钱，间以六君子、补中汤调理，参必一两，附必三钱。百日之内，未尝少间。越五月，服人参至八斤，姜附至二斤，方复居处之常。

太学姚三省，膈噎呕吐，或与清火，或与疏通，或与化痰，或与散郁，居半载而愈甚。余曰：气口无力，两尺迟难，脾肾交虚之诊也。脾虚则升降失职，而痰起中焦，肾虚则真火衰微，食难运化，与白术五钱，炒令焦色，半夏①二钱，炮姜二钱，沉香一钱②。一剂而呕吐减半，再剂而食进。凡二十日而善啖，如汤沃雪，余亦不意其速效至此。

相国杨文老，历吾郡督兑时，与余有生平，垂顾就诊，极言痰气作楚，喘急而不能食，遍体作痛，服清气化痰无异服水，何也？余曰：岂止无益，翻受害矣。肥人气居于表，中气必虚，脾弱不能胜湿，气虚不能健运，是以多痰而喘，盍用四君子加星、夏，佐以姜汁，可数剂已也。遂恪服之。计下车至起行凡七日，而痰喘果平。

文学金伯含，三年吐血，计二冬、二母、四物之类，不啻五百剂。形容憔悴，面色痿黄，咳嗽喘急，每岁必吐血数次，渐至一月而吐五六次，苦不可支，悉简所服方案，专来商治。余细诊之，沉而不浮，尺小于寸，右弱于左，色夭而血黯，不觉喟然叹曰：此阳气本虚，寒凉复伤之，肃杀之气，色脉并告矣，夫复何疑！遂用生脉散加肉桂一钱，熟附子一钱，甘草五分，一剂而安然，再剂而嗽减。伯含曰：温剂若不相宜，助体瘦，幼科多以退

热消积治之，女科多以通经行血治之，大方以为虚而议补，俱不效。比余视之，脉大而尺独数，肌肤甲错，为小肠有痈脓已成而将溃矣。亟与葵根一两，皂刺二钱，银花三钱，甘草节一钱，陈皮二钱。再剂而脓血大溃，更以太乙膏同参、芪治之，一月始安。

感应论第二十四③

医以活人为心，当念人身疾苦，与我无异。凡有招者，急去无违。或止求药，宜即发付，勿问贵贱，勿择贫富，勿论风雨，勿拘远近，尽心拯济。惟日不足，冥中自有佑之者。倘乘人之急，设巧求财，轻言谈笑，乱说是非，危言骇听，邪说惑人，以不我信，因循坐视，万一痊安，己冒其功，一旦沦亡，人分其咎，冥中自有祸之者。若险症濒危，惟峻重之法尚可救百中之一二，但医者重惜名誉，虽有一线生机，知而不为。己真心救济者，岂若是乎？至于侪辈，胜己者师之，不若己者佐之，毋道人短，毋恃己长，宁人谤吾，毋吾谤人。谨此数者，庶几有恒。嗟乎，善恶之报，如影随形，前古及今，昭昭不爽，搜集十则，以告同志，用征天鉴不远，人亦奈何而不为善也哉。

许叔微，少尝以登科为祷，梦神人告曰：汝欲登科，须凭阴德。叔微自念家贫无力，惟医乃可，奋志方书，久乃通妙。人无高下，皆急赴之，活人甚多。复梦神人曰：药有阴功，陈楼间处，堂上呼卢，喝五作六，遂中第六名。上一名陈祖言，

①　半夏：《里中医案》此前有"补骨脂三钱"。
②　钱：《里中医案》此后有"人参二钱"。
③　感应论第二十四：此标题及下述正文均无，今依明万历戊午书林叶仰峰刊《颐生微论》补。

下一名楼材。如第五名授官，与梦中之言，无一字差。出《医说》

陈获，富阳人也。偶授数方，自矜神妙，贪利善妒，逞舌致富。忽患齿疼，汤饮俱废。梦神告曰：必某治之可救耳。不得已求治，寻愈。二三年间，诸疾杂发，凡千金皆以酬医，金尽而卒。《困学卮言》

仪州聂从志，治邑丞妻李氏病愈。他日李伪称疾，邀至语曰：几入鬼录，赖君复生，愿以身奉枕席。聂拒而出。及夜李复就之，聂绝袖脱去。后仪州推官黄靖国，阴吏逮入冥且还，见狱吏捽一妇剖其肠，旁有僧曰：此汝同官邑丞之妻，欲与聂通，聂不从，可谓善士。其人寿止六十，今延一纪，赐其子孙官。靖国既苏，密访之。聂惊曰：方私语时，无一人知者，君安得闻？靖具以告。聂死，子孙果以官显。出《夷坚志》

宣城符助教，能治痈疽，掺心无状。病者疮不毒，反用药发之，以为谋利之法。梦黄衣持片纸示之曰：阴司追汝，以藤杖点其背，符大叫痛。黄衣曰：汝元来也痛，随手成一大疽，呼号七昼夜而死。《季明医说》

张彦明善医，贫者求药，不受钱，反济之。有召者，虽贫必往。即富者持钱求药，不计事寡，期于必效。病虽不可治，亦多与好药，以安其心。城中火灾，四面焚燕，独存其居。里中牛灾，其庄独全。子登魁荐，孙二三人皆庞厚俊爽，天之福善信矣。《季明医说》

王居安患痔，闻萧山有善治者，力不能致。命舟自乌程走钱塘就医。医者欣然曰：五日除根，先以一药放下大肠，又以一药洗之。及放下大肠，遂议报谢，病者知命悬其手，尽许行囊为酬，方肯为治。后医者贫顿无聊，饿而死。出《泊宅编》

宣和间有士人抱病经年，百治不瘥。闻何澄善医，其妻召至，告曰：良人久疾，无以供医，愿以身酬。澄正色曰：但当调治，不可相污。未几疾愈，澄梦判官语曰：医药有功，不于艰急之际，以色为贪，上帝赐钱五万贯，官一员。后东宫疾，国医不能治，诏草泽医。澄应诏，进剂而愈，赐钱五万贯与官。《季明医说》

宜兴段成务善医，然性贪，非大势力不能致。适一富人病，求医。段曰：非五百金为谢不可。许以半，拂衣而起。如其请，然后与治。别奉五十金为药费。段求益至百两。数日病愈，载所获归。梦朱衣语之曰：上帝以尔为医而厚取货赂，殊无济物之心，命脊杖二十。既醒，觉脊痛，杖痕宛在，还家而卒。出《辛志》

张琰精于医，视人疾苦，泪不能禁，忘寝忘食，必期全效，乃能释然。嗣后慕者日益众，琰旦暮忧人之忧，忽成胀疾。床褥间闻人言曰：仁者五脏，第得姜粥便好。如言立愈。后子嗣繁衍，五世贵显。《困学卮言》

娄思孝遇症，多为两歧之语，处方专用平药，意欲待病自瘥，不求功于药也。梦父告之曰：冥中最重财货，无故取人一文，亦必登筹。汝以医起家，上帝谓汝侥幸取略，将遽治矣，速散之可免。思孝散其半，余则不忍。一日与老者借出。老者失足死，疑其加害，讼于公，坐以罪，尽出所有赂而免。《北泽琐言》

里中医案

明·李中梓 撰

包来发 郑贤国 校注

里中医案序

　　盖闻万变而不可拘者，命曰病机；一定而不可易者，命曰方药。若夫胶一定之方以应无穷之变，未有见其或可者也。故曰：用古方治今病，譬犹拆旧料改新房，不再经匠氏之手，其可用乎？余以方药起沉疴，盖比比也，而不至于阴阳逆用，虚实倒施者，诚有见于病状万殊，刹那生死，不敢不穷源而治也。而源于何穷，不过以色合脉，以脉合症，以症合问，谨持四者，互而求之。病机虽人人殊，而方药且符节合矣。以是受知于当世，四十余年，吹枯振槁，固非褚墨所胜纪，兹摘其朱紫易淆者，聊录一二，以传后世。非敢妄自矜诩，良欲偕天下为穷源之学，勿得草草以欺世而自欺也。仲景云：观今之医，务在口给，相对须臾，便定汤剂。按寸不及尺，握手不及足，人迎趺阳，三部不参，动数发息，不满五十，明堂阙庭，概不见察，夫欲定死决生，实为难矣！余也三复斯言，肌肤粟起，遂沉湎于三坟，惟鱼蠹是师，故可幸无罪耳。倘天下后世，因予之案以尚友三世，弗令南阳捧腹则几矣。

云间李中梓士材甫识

目 录

里 中 医 案

顾六吉胸痛呕吐，不食神昏

文学顾六吉，胸中有奇痛，不吐则不安者，已历两载。偶为怒触，四十日不进粥浆，三十日不下溲便，面赤如绯，神昏如醉。终事毕备，以为旦夕死矣。余视其脉，举之则濡，按之则滑，是胃中有火，膈上有痰，浸淫不已，侵犯膻中，壅遏心窍，故迷昧乃尔。以沉香、海石、胆星、瓦楞子、牛黄、雄黄、天竺黄、朱砂、冰、麝为细末，姜汁、竹沥和沸汤调送。初进犹吐其半，继进乃全纳矣。随服六君子加星、香、姜、沥，两日而溲便通，三日而糜饮进。调摄百余日，遂复正常。

遗书鸣感云，不肖允谦气暴于怒，神戕于思，形体不得休息，饮馔不能谐，宜中外弗戢，痰伺为殃，淫沔綦深，直干心主，沉疚越乎寻常，谷液荒于累月，焦腧否塞，溲便交封，刹那就木，谁曰不然。命意老先生隔垣洞视，病魔陡遁三舍，甘露一洒，起死而更生之。嗟乎！今日有生之年，糜非老先生手援之力，劫运可消，血悰不泯，生生世世，衔结奚穷。请以数行，收纪案帙。俾普天之下，知秦越人犹在今日，不得舍上池神饵，而听命于庸人也。不其胥吾世于仁寿之域哉。

陈眉公疟症

隐士[①] 陈眉公，患三日疟，浃气[②]未瘥。素畏药饵，尤不喜人参。余诊其脉，浮之则濡，沉之则弱，营卫俱穷，故绵延不已。因固请曰：夫素不服参者，天畀之丰也。今不可缺者，病魔之久也。正气虚惫，脉如悬丝，而可拘以常乎？变通趋时，不得失也。先服人参钱许，口有津生，腹无烦满。乃色喜云：素所胶而不化者，今日发吾覆矣。敢以性命委重，惟兄所命耳。遂以人参一两，何首乌一两，煎成膏，加姜汁一钟。甫一剂而势减七八，再进而疟遂绝。

钱机山两膺隐痛，食后刺酸

相国钱机山，两膺隐隐痛，膈间不快，食后苦刺酸。余门人孙黄绪，以六君子加黄连、山栀未效。余曰：肝木挟火，脾土伏寒，乃以参、术各三钱，干姜、黄连、甘草各一钱，煎成加姜汁少许，调治一月而愈。

许霞城寒热腹满

给谏许霞城，悲郁之余，陡发寒热，腹中满闷。医者谓外感风而内挟食也。余独以为不然。举之无浮盛之象，按之无坚搏之形，安在其内伤外感乎？不过郁伤中气耳！以补中益气加木香、白蔻，十剂而复其居处之常。

施元廓饮后嘈杂

浦东施元廓，剧饮后忽发嘈杂，似痛非痛，似饥非饥。或曰痰因火动，治之以芩、连、花粉、知母、瓜蒌，剂盈百矣，而病犹是也。余为诊之，满指而缓且软，是脾家湿痰，非肺家燥痰也。贝母、瓜蒌何缘下乎？是虚气为孽，非实火为殃也。

---

① 隐士：《脉诀汇辨》作“征君”。

② 气：原脱，依《脉诀汇辨》补。

芩、连、花粉安敢用乎？为处六君子汤，加苍术以胜湿，加姜汁以行痰。越半月不复来招，余意其更医矣。比使者至，遗手启云：弟为酒误，酿此奇疴，他人历岁月无功，仁兄以一七立起，不十日而尽扫病。夫形景何幸如之，何感如之！业已改煎作丸，兹且朝夕服矣。以其神效，遂不敢易丝毫耳。

沈子凡气虚晕绝

文学沈子凡之内，忽然晕绝，周身如冰，自寅至申，竟不得苏。咸曰不可救矣。余曰：脉虽潜伏，而气口则隐隐见也。但真微之脉，粗浮者不能察耳。东垣以卒倒为气虚，正谓是症也。以人参一两，生姜汁一钟，冰片一分，和匀灌之，下咽便醒。

秦景明痰饮

社友秦景明，素有痰饮，每岁必四五发，发即呕吐不能食。余曰：病日久而结成窠囊，非大涌之弗愈也，须进补中益气十日，而后以瓜蒂散频投，涌如豆汁，继如赤豆沙者数升，已而复得水晶者升许。如是者七补之，七涌之。百日而窠囊始尽，专服六君子汤、八味丸，经年不辍。

张萃甫之妾产后蒸热，昏困不食

盟友张萃甫之妾，产后蒸热昏困，不进食者半月有奇，口不能言，身不能动，业已瞑目而治凶具。余闻而往，诊之寸关已不可见，左尺犹瞥瞥如羹上肥珠。余曰：症虽万无一生，脉可百中救一。以人参五钱，煨姜五钱煎汤，磨琥珀丸抉口灌之。一服目开，再服能言，三服而进浆粥遂愈。

施笠泽两足肿重剧痛

别驾施笠泽，两足肿重，痛若虎啮，叫号彻于户外。医以四物汤加槟榔、木通、牛膝、苡仁，数剂病不少减。余曰：阴脉细矣，按之至骨则坚，未可竟以虚责

也。况两膝如绯，拊之烙手，当以黄柏五钱为君，木通四钱为佐，槟榔一钱为使，日进两剂，可使遄已。笠泽[1]服之。十余剂而愈[2]。

张侗初胸痛不寐

少司丞张侗初，善怒善郁，且酬应繁剧，胸中痛甚，夜不成寐。医用菖蒲、枳、朴、木香、豆蔻，殊不知此症属虚，虚则浊阴不降，神气失守，故痛不寐也。遂以归脾汤倍加人参、当归，不十剂而胸次快然安寝。

朱□和阳痿

永平兵宪朱□和，醉而使内，会有盛怒，阳事遂痿，诸温热助阳之药无益。余曰：乙癸同源，是以肾肝同治。既匿于内则肾阴亏歉，复因于怒，则肾气激张，况筋者木脏独司之，自非疏泄东方，何由复其常耶？乃取沉香、木香各二钱，肉桂三钱，当归四钱，两日服四剂而阳痿[3]。

邹中涵喘嗽

太学邹中涵，久困痿喘，痰中时或带血，服清金保肺、降火滋阴无益。余曰：阳强而阴弱，本于中气不足，而虚炎干清肃之司也。若血家之药，投在上苦腻膈，在下苦滑润矣。中涵曰：胸中滞闷，已非朝夕，肠胃近滑泄矣。遂煎参术膏，日暮同二陈汤服，喘嗽咸宁。

品公原内疝

孝廉品公原，宦途失志，胸膈间觉有一物忽上忽下，甚则少腹痛不可忍。服开郁化气药无益。余问块之上下时作声否？曰：其声甚长。余曰：此丙丁之气郁于小肠之间，乃内疝也。用青木香、广木香、沉香、肉桂、黄连、菖蒲煎饮，十日瘥。

---

① 泽：《脉诀汇辨》此后有"颔余言，遂遵"。
② 而愈：《脉诀汇辨》作"后，竟安适如常矣"。
③ 痿：此后疑脱"愈"字。

然元本日亏，必须十全大补丸，竟以不用而毙。

许惺初泄泻腹满不食

银台许惺初，腹满不食，日泻数次，医用六一、香薷。余曰：非暑也，是高年土虚，频伤于饱，当扶其本。以六君子加姜、桂，二十剂而泻止食进。

朱文哉痰饮

文学朱文哉，遍体如虫螫，口舌糜烂，寅卯时必见二鬼执盘餐以献，时年尚未满三十①。余诊之寸脉，乍大乍小，亦知其为鬼②祟矣。细察两关弦滑且大，定为痰饮之痼。投滚痰丸，一服微有所下。更以小胃丹③下痰及积，身痛减半，至明旦而鬼亦不见矣。更以参、术煎汤送小胃丹④，复下数行而愈。

杜完三夫人蓄血

大司寇杜完三夫人，淋沥两年，靡药弗用。余诊得两尺沉数，为有畜血，法当攻下。因在高年，不敢轻投，但于八珍汤中加郁金、琥珀、牛膝。然此等缓药须以岁月奏功，而夫人急于期效，数剂未平，辄欲更疗，遂成痼疾。

黄敬如小便癃涩

郡守黄敬⑤如，痰火喘嗽，小便癃涩，服五苓、八正无功。余曰：右寸独⑥大，是金燥不能生水，气化不及州都。惟用紫菀五钱，麦门冬三钱⑦，人参二钱，一剂而溲如泉涌。

俞彦直小便癃闭

孝廉俞彦直，修云府志，形神交疲，忽小便癃闭。余曰：寸微而尺鼓，是肾水涸而心火伤也。用人参、丹皮⑧、地黄、知母、茯苓、黄柏，数剂而溲始快。

徐厚源神倦满闷不食

宪副徐厚源，神气困倦，满闷不食已经月矣。余曰：湿郁生痰，凝泣于经。以苍术、菖蒲、半夏、白蔻、橘红、茯苓连

饮十剂，闷少舒而食亦进，每日吐出痰数口。更以二陈、二术、姜、芥汁为丸，日服之。痰泛、大便出甚多，月余而神旺。

吴玄水白浊淋漓，茎痛如刺

光禄卿吴玄水，闭精入房有年，时有文字之劳，白浊淋漓，茎痛如刺。服疏利药、服补肾药无当。余曰：败精久蓄，已足为害，何况心劳，则水火不交，坎离顺用也。萆薢分清饮加茯神、牛膝、黄连、肉桂，使心肾交而阏败之精有以疏导，因服之而愈。

陆文蔚之内腹痛

内侄陆文蔚之内，自上脘抵少腹奇痛欲绝，服山栀、枳、朴，弥甚。余曰：脉诚数矣，独不察其沉则软乎？不第土愈，抑且火衰。六君子加姜、桂，大剂饮之而痛减，原医犹谓之火症。文蔚信余言，调一月愈。

张七泽子舍心腹痛而动

廉宪张七泽子舍，心腹痛而动、或注于两足、或升于高巅、或在手腕、或在肩髃。余朝诊之而大如鼎沸，暮诊之而小如蛛丝，此祟凭也。磨苏合丸，入獭肝，甫进一口，大呼曰：秽物也，何污吾口耶？忽跃起尺许，凭虚而走数步呼余。晋曰：吾于成庙时构冤，得请于上帝，汝何以粪灌我耶？余因不治。七泽请其期。余曰：

---

① 时年尚未满三十：《脉诀汇辨》作"向余恸哭曰：余年未满三十，高堂有垂白之亲，膝下无承欢之子，一旦抱病，二鬼来侵，决无生理。倘邀如天之赐，得以不死，即今日之秦越人矣。遂叩头流血"。
② 为鬼：原脱，依《医宗必读》补。
③ 丹：原脱，依《医宗必读》此下有"二钱"。
④ 丹：原脱，依《脉诀汇辨》、《医宗必读》补。后者尚有"三钱"二字。
⑤ 黄敬：《医宗必读》作"王镜"。
⑥ 独：《医宗必读》作"数"。
⑦ 钱：《医宗必读》此后有"北五味十粒"。
⑧ 丹皮：《医宗必读》作"丹参"。

秋分仓公日，安谷者逾期，不安谷者不及期。今糜饮未绝，可逾期也。果秋分后三日而绝。

杜仲豌子大热，胸腹满痛

医者杜仲豌子，伤寒八日而大热不休，胸腹满痛，脉细且软，为阳症得阴脉，法在不治。余曰：欲攻之，则形体已虚；欲补之，则邪气犹在。无已，用杏仁五钱，苏子、枳实、厚朴、当归各三钱服之，外用姜、楂、葱白炒热熨之，又令两人更互揉摩，时时以浓山㭎茶加生蜜饮之。至夜分腹中大响，下结粪殊多，更以前汤服，仍令揉摩，复下宿物，而后热退神已，困倦虚热蒸蒸不已，令食糜菜，继食人乳一钟，日进数次，两日而神清热止。更以生地、麦冬、茯苓、知母、陈皮、甘草、大枣服二日，更以四君子加陈皮、麦冬，服数日而元神复。夫阳症阴脉，十发九死，况大积未消，犹难措手，乃知法不可以尽拘也。

钱相国孙女伤寒发癍

钱相国孙女，患伤寒发癍，昏闷大热，鼻多出血，晕不知人。医用黄芩，烦躁愦乱，遍床跌掷，鼻血不已。余曰：癍毒未彻而壮火方炎，欲发其癍则血益甚，欲凉其血则癍愈伏。乃以紫草五钱，干葛一钱，陈皮、甘草各八分饮之，癍乃快而血□止。然后以玄参、犀角等剂授之而愈。

夏彝仲太夫人发热喘促

邑宁夏彝仲太夫人，年届八十，因彝仲远仕闽中，忧思成疾，忽发热头疼，医以伤寒发散禁食，一剂而汗如洗，气喘促，神昏倦。业已[1]治凶具矣。余谓其脉大无力，即令食而投参、芪，犹恐或失之，禁其食而攻之，未[2]遽绝者幸耳。用人参、黄芪各五钱，白术三钱，橘、半各一钱五分，甘草六分，煨姜三钱。诸医鼎沸[3]。用一剂而喘汗差减，倍用参、术至一两，症愈七八，惟食未强耳。此火衰不能生土耳，加熟附二钱，干姜一钱，服二月而始全愈。

王汉梁泄泻神乱

工部主政王汉梁，郁怒成痞，形坚痛甚，攻下之剂太过，遂若洞泄，一日一夜计下一百余次，肌肉尽消，神气愦乱，舌不能言。余曰：在症已无活理，在脉犹有生机，以真藏脉未见也。此甚虚之症，法当甚补。以枯矾、龙骨、粟壳、肉果[4]以固其肠，人参二两，熟附五钱以救其气。三日之内用参半斤，用附二两，泻减大半，舌遂能言。更以补中益气加生附、炮姜、肉果，大补百日而食进神强，然昼夜下四五行，两手[5]痿废，以仙茅、巴戟、桂、附等为丸，参附汤送下。□五日余而痞消、泻止、能步。向使畏多参、附，或掣肘于投剂之时，或懈弛于将愈之际，安望其在生哉。信医不专者，戒诸。

薛昙孚之内小肠痈

门人薛昙孚之内，十五岁，腹痛甚，面黄体瘦。服[6]清热药，通[7]经药，疏气药，补[8]血养气等药，无效。余察其皮肤甲错，左尺独数，是小肠有痈。脉数知脓已成，当以药溃之。以葵根一两，皂角刺二钱，陈皮三钱，两剂而脓血大下。更以太乙膏为丸，参、芪汤送下，一月而愈。

---

① 业已：原脱，依《脉诀汇辨》补。
② 未：此后原有"处"字，依《脉诀汇辨》删。
③ 鼎沸：《脉诀汇辨》作"皆曰：喘为气壅，参若入口，即不可救。余百口陈辨，赖许霞城至，力赞决之"。
④ 肉果：《医宗必读》作"樗根之类"。
⑤ 手：《医宗必读》作"足"。
⑥ 服：《脉诀汇辨》作"幼科与之"。
⑦ 通：《脉诀汇辨》此前有"女科与之"。
⑧ 补：《脉诀汇辨》此前有"大方与之"。

吴玄水夫人大肠痈

光禄卿吴玄水夫人，腹满而痛，喘急不能食。或以中满治之，无效①。余诊其脉，右尺偏大，皮肤甲错。余谓此②大肠痈也。先用黄芪、白术、陈皮、当归、白芷托里，三日而脉始③数，数④则脓已熟矣。用黄芪、角刺、白芷、山甲，加葵根五钱，连投两剂而脓溃⑤如注，昏晕不支。饮独参一两，更以八珍汤补养，一月而康宁。

张介甫之内妊娠泄泻

龙华张介甫之内，怀娠腹胀泄泻，肢体肿重。余谓六脉缓大而软，皆缘以泄伤脾，先止其泻，后补其中，参、术、茯苓、肉果、补骨脂，十剂而泄止。更以补中益气加茯苓、牛膝、车前、泽泻、木香、炮姜，二十剂而肿胀愈。未几生男无所苦，□日进参、术平复。

杨方壸夫人伤食腹痛

太史杨方壸⑥夫人，怒余伤食腹痛，枳、朴、楂、芽饮之。余曰：中虚而□积滞，须补而逐之。以人参五钱，白术三钱，陈皮、山楂、神曲各二钱，玄明粉二钱服之，宿垢消，腹胀痛止。但昏倦甚，食下便泻，日用人参一两，熟附二钱，芪、术、肉果各二钱，甘草八分，间服补中益气汤，参必一两，附必三钱，百日之内未尝少间。服人参八斤，姜、附二斤方愈。

吴君明伤寒谵狂

儒者吴君明，伤寒六日，谵狂笑语，头痛有汗，大便不通，小便自利，众议承气下之。余谓其脉浮而大，察腹不硬不痛。因思仲景云：伤寒不大便六七日，头疼有热，小便清，知不在里，仍在表也。方今仲冬严寒，宜用桂枝汤。众皆⑦咋舌云：谵狂为阳盛，用桂枝必死。余曰：汗多神昏故妄语。虽不大便，腹无所苦，

和其营卫，必自愈耳。用之及夜而笑语止，明日大便通。夫既谵语而能察为表症者，百不得一也。向使误行下剂，则立毙可知。

王月怀伤寒协热自利

医者⑧王月怀，伤寒五六日以来，下利日数十行，懊恼目胀，众谓泻将脱矣，必山药、苡仁补之。余谓其脉沉且数，按其腹便攒眉作楚，此协热自利，谓之旁流，非正粪也，当有燥屎。饮以承气汤，果得结粪数枚，利乃止，懊恼亦定。

韩茂远伤寒

文学⑨韩茂远，伤寒九日，体不能动，口不能言，目不能视，四肢俱冷，众认阴症欲温之。余诊六脉皆无，惟趺阳脉大而有力，以手柱其腹，则热且坚也。煎承气汤下之，得燥屎甚多，遂能言动矣。若按手不及足，察面不及腹者，何以拯此垂绝之症哉！

姚岱之吐痰泄泻

大司寇姚岱之，吐痰泄泻，满闷不快，见食则恶，面黄神困，自秋□春多药病增，致目不能开，口不能语。余以补中益气加熟附、肉果各二钱。人参五钱，日饮二剂，四日而泻止，但痰不减耳。余以为肾虚水泛为痰，乃以八味丸、补中汤并进，四十日进饮食，不吐痰而愈。

张三星泄泻

郡守张三星，泄泻无度，自服燥湿分

---

① 无效：原脱，依《脉诀汇辨》补。
② 此：原脱，依《脉诀汇辨》补。
③ 始：原脱，依《脉诀汇辨》补。
④ 数：原脱，依《脉诀汇辨》补。
⑤ 溃：原脱，依《脉诀汇辨》补。
⑥ 壸（kǔn 捆）：《删补颐生微论》同，《医宗必读》作"壶（hu 胡）"。下同。
⑦ 皆：原脱，依《脉诀汇辨》、《医宗必读》补。
⑧ 医者：《医宗必读》作"社友"。
⑨ 文学：《医宗必读》作"社友"。

利达气药。余诊其脉滑而无力，此中虚下陷，而痰滞不化也。以六君子加升、柴、沉香、五倍子，十剂而安。

俞元济背痛

明[①] 经俞元济，背心一点痛，久而渐大。用行气和血药，绝不取效。余问之曰：遇天阴觉痛增否？元济曰：天阴痛即甚[②]。余曰：脉既滑而遇天阴痛辄甚，其为湿痰无疑。以胃苓汤加半夏三钱，数剂而痛消。

徐凌如汗出昏倦，语言错乱

刑部主政徐凌如，劳与怒并，遂汗出昏倦，语言错乱，危笃殆甚[③]，迎余视之[④]，脉滑而软，为气大虚而痰上涌。以补中益气汤加半夏、附子，四日而稍苏。更以六君子加姜汁、熟附[⑤] 将两月而愈。

张方之颠疾

文学张方之，久忧暴惊，遂发颠妄，服补心神药，服逐痰涩药，均无俾也[⑥]。余曰：六脉结而有力，非大下其痰，无由瘳也。先服宁志膏三日，遂以小胃丹下之。三月之内，服小胃丹数次，去痰积始尽。更以归脾、妙香加牛黄、龙骨为丸，剂毕而康。向使下之不如是之屡屡[⑦]，以尽其痰，将成痼疾矣。

史明麟咳嗽

太学史明麟，经年咳嗽，医谓虚劳。余曰：脉无虚数之象，惟浮大而滑，是风痰胶固于至高之府，未得宣越耳。且多服酸收之剂，故久而日剧。乃用麻黄、杏仁、半夏、橘红、甘、桔、苏子，五剂而愈。

姚三省噎膈

太学姚三省，膈噎呕吐，服清火疏气药、化痰开郁药半载而食减。余曰：气口无神，神门衰软，脾肾[⑧] 两虚之象也。脾虚则升[⑨] 降失耶，而痰起中焦；肾虚则真火衰残而精微不奉。用白术五钱，补

骨脂三钱，半夏、炮姜各一钱，沉香、人参各二钱，一剂而减，十剂而食进。

张孟端夫人噎症

邑侯张孟端夫人，忧愤交乘，食下辄噎，胸中隐隐痛。余曰：阳脉滑而阴脉搏，痰血互凝之象也。以二陈汤加归尾、桃仁、郁金、五灵脂，四剂未效。因思五灵脂与人参同剂，善于浚血，即前方入人参二钱，倍用五灵脂。再剂而血从大便出，十剂而噎止，一月而愈。

金元之之内噎症

金元之之内患噎，胸腹有奇痛而经阻，医认瘀血。余察其脉，细为气衰，沉为寒痼，若攻瘀血，加霜于雪也。况自下而上，处处皆痛，明非血矣。参、芪、术各二钱，木香、姜、桂各一钱，煎成，和醇酒饮之。甫入口便快，半月而痛止。因常服理中汤，数年弗辍。

倪念岚胸膈闷满，畏食如仇

文学倪念岚，累劳积郁，胸与膈俱闷满，畏食如仇，服理气，改服行痰，改服清火而益病[⑩]。余曰：脉大而软，两尺为尤，火衰不能生金，反以寒剂伤之，是下井而投石也。乃用六君子加姜、桂，十剂稍效，兼服八味丸，半载而瘳。

宋敬夫令爱喘急厥逆不知人

---

① 明：原作"阴"，依《脉诀汇辨》改。
② 绝不取效。余问之曰：遇天阴觉痛增否？元济曰：天阴痛即甚：原脱，依《脉诀汇辨》补。
③ 殆甚：原脱，依《脉诀汇辨》补。
④ 迎余视之：原作"余视"，依《脉诀汇辨》改。
⑤ 熟附：此前原有"而用"二字，其后有"服数月，兼进八味丸"八字。
⑥ 均无俾也：原脱，依《脉诀汇辨》补。
⑦ 向使下之不如是之屡屡：《脉诀汇辨》作"向使不与下之，或虽下之未必屡屡下之"。
⑧ 肾：原作"胃"，依下文及《删补颐生微论》改。
⑨ 升：原作"下"，依下文及《删补颐生微论》改。
⑩ 而益病：《医宗必读》作"半载之间，药百余剂，而病势日增，始来求治于余"。

宋敬夫令爱，中气素虚，食少神倦，仲春忽然喘急，厥逆不知人，将死。余曰：气虚之极，土府违转输之职，金宫失治节之权，非大温大补，奚以极其积虚。用人参一两①，熟附三钱②，煎成加醇酒饮之。一剂苏，十剂愈，服参至七斤而使起病。

张七泽夫人小便不禁

大方伯张七泽夫人，谷食不安，小便不禁。余曰：六脉沉迟，两尺益甚，水泉不藏，转输违度，是衰火不能生弱土也。以理中汤、八味丸并进，再剂而验，十剂而痊。

顾淡之虚烦

顾淡之，劳神之后，燥热甚，头角掣痛，时作时止。医禁其食而解表，越四日而热不衰③，议将攻内。余细视之，脉不浮紧，安得表耶？又不沉实，安得里耶？只有少阴大而无力，为劳神太过，乃虚烦类伤寒也。若禁饮食则病深矣，先饮糜粥，用大剂归脾汤，十日而痊。

钱台石类中风

钱台石，年近六十，肢体不能转侧，昏倦不能言，鼻窍不利，二便俱秘。是心肺俱虚，为类中风也。医伐其气，攻其痰，几危矣。余诊之④，六脉洪盛，按之搏指。此至虚有盛候，以形色验之灼然也。法当从症不从脉，补中为主，方可回生。不信余言两日⑤，余发声曰：今日不进药，不治矣⑥。以补中益气加秦艽⑦、天麻、竹沥、姜汁，再剂而神清，十日而转侧利便，珍摄半载全愈。

杨方壶夫人肝木乘脾

太史杨方壶夫人，盛怒得食，忽然晕倒，医认中风。余曰：左关弦急，右关滑大而软，本中气不足，又为肝木乘脾，故食不能化。先用理中汤加枳壳、玄明粉，二剂下黑粪数枚，急以六君子加姜汁

而服，四剂晕乃止。

董玄宰少妾下焦瘀血

大宗伯董玄宰少妾，吐血咳⑧嗽，蒸热烦心，先服清火，继而补中。药饵杂投，竟无少效，而后乞治于余⑨。余曰：两尺沉且坚，小腹按之即痛，此有下焦瘀血，当峻剂行之。若平和之剂，血不得行也。以四物汤加郁金、穿山甲、䗪虫、大黄，武火煎服。一剂而黑血下二碗，而痛犹未去⑩，更与⑪一服，又下三四碗而痛止。遂用十全大补丸，四斤而愈。

唐名必思虑伤脾

工部主政唐名必，心劳大过，又多食海鲜，吐血多痰，喉间如鲠，日晡发热，喜其六脉不数，惟右寸细且涩，右关大且软，思虑伤脾之象也。以归脾汤加⑫生地、麦冬二十余剂，兼进六味丸三月，永不发。

冯五玉令爱吐血咳嗽，大便溏泻

侍御冯五玉令爱，灼热咳嗽将一年矣，时仲冬吐血甚，饮食少，大肉消瘦，大便溏泻，脉来七至。余曰：在法不救，然脉尚有根，可以救十中之一二。每剂人

---

① 两：《医宗必读》此后有"干姜三钱"。
② 钱：《医宗必读》此后有"白术五钱"。
③ 越四日而热不衰：原作"四日"，依《脉诀汇辨》改。
④ 之：原脱，依《脉诀汇辨》补
⑤ 不信余言两日：《脉诀汇辨》作"举家惑于他言，两日不决"。《医宗必读》"举家惶惧，两日不决"。
⑥ 矣：此后《脉诀汇辨》有"若补之而病进，余独任其咎"。
⑦ 秦艽：此后《医宗必读》有"钩藤、防风"。
⑧ 咳：《脉诀汇辨》作"喘"。
⑨ 药饵杂投，……而后乞治于余：原脱，依《脉诀汇辨》补。《医宗必读》作"俱不见效，迎余治之"。
⑩ 而痛犹未去：原作"犹痛"，依《脉诀汇辨》改。
⑪ 与：原脱，依《脉诀汇辨》补。
⑫ 加：此后《医宗必读》有"丹参、丹皮"二药。

参五钱，芪、术、附①各一钱五分，陈皮、归身各一钱，日投三剂。约进十余②剂，及壮水丸五③斤而起床。

顾明华哮喘

文学顾明华，十年哮喘，遍治无功。余曰：两寸俱涩，馀部俱实。涩者痰凝之象，实者气壅之征。非吐利交行，则根深蒂固之痰，何能去耶？于是半载之间，吐五次而下七次④，更以补中之剂⑤加鸡子、秋石，期年而愈。

王邃初哮喘

王邃初，老于经商，患哮喘者二十年。舟次谈及，余谓年望六十难治，及诊⑥脉尚有神，右寸浮滑，是风痰胶固于太阴之经。以杏仁、防风、甘、桔、白芥子、麻黄，三剂而病状减。因以丹溪治哮丸与之，仍日进六君子汤，连服无间，经年而愈。

陈文阿两足麻痹

文学陈文阿，两足麻痹，初服和血，改服攻痰，更服导湿，并两手亦患矣。余曰：脉洪而软，阴阳并虚，虚风鼓动，良由攻治太深，真元日削耳。用神效黄芪汤加茯苓、白术、当归、生地，十剂而小效，更以十全大补加秦艽，六十余服而安。

王春卿行痹

孝廉王春卿，久患行痹，俗云流火，伤于药饵，病甚。余曰：病魔日深，痛伤元气，况有读书之癖，心血衰痼，非大补何以救乎？春卿曰：去冬服参芪，痛益甚。余曰：症有新久之殊，医无胶执之法，不以新是图，而以旧是惩，毋乃因噎而废食乎？不听而守祛风抑火，后两月而殁。

叶作舟痛痹

叶作舟，同体疼痛，尻髀皆肿，足膝挛急，分□病营，气衰□□，寒□采之。

经云寒则筋急血痹，则无以荣筋，断痛痹也。以十全大补加□□、秦艽、羌活，一日而安。后辄以己意□方以致⑦。

张远公久嗽

张远公，久嗽将死⑧。余问其饥时，则胸中大痛⑨。视其上唇则有白点，痛发则口角流涎，此虫啮其肺，故咳嗽耳。用百部、乌梅煎膏与服，十日而痛止嗽止。令其家人从⑩净桶索之，得寸白虫数十条而愈。

陈卧子之内眩晕、心腹痛

司理陈卧子之内，眩晕吐清□，每心腹痛必进食方止，屡止屡发，苦甚。余曰：视其上下唇，俱有白癜者数处，故知其痛、其吐皆虫也，非痰也。以黑丑、槟榔、雄黄、青黛为末，以蜜水调之，空心进五钱。不移时而大下，虫如柳叶者，不可胜数。凡三下之，虫尽而痛吐止。

叶震瀛夫人临终时症候

京卿叶震瀛夫人，痞闷而喘，肌肤如灼，汗出如洗，目不得瞑，六脉皆代，有医者请以十剂决效。余谓之曰：神气不甚衰者，灯将灭而复明也，汗如油，喘不休，明旦死矣。果夜分神□，初晓死。

---

① 附：《医宗必读》此前有"桂"字。
② 十余：《医宗必读》作"七十"。
③ 五：《医宗必读》作"三"。
④ 吐五次而下七次：《医宗必读》作"凡吐下十次，服剂百余，遂愈"。
⑤ 之剂：《医宗必读》作"益气为丸"。
⑥ 舟次谈及，余谓年望六十难治，及诊：《脉诀汇辨》作"偶值舟次谈及，问余尚可治否？余曰：年望六旬，困顿日久，恐不可治。姑与诊之，喜其"。
⑦ 致：疑为"治"之音误。
⑧ 将死：《脉诀汇辨》作"得药如水，委命待尽。一日以他事晤谈，自谓必不可治、姑乞诊之"。
⑨ 余问其饥时，则胸中大痛：《脉诀汇辨》、《医宗必读》并作"余曰：饥时胸中痛否？远公曰：大痛"。
⑩ 其家人从：原脱，依《脉诀汇辨》补。

顾以功滑精

文学顾以功，科试老瘁，从南都归，苦精滑溲后，至梦①必遗，服金樱子膏弗效，且沉困住床矣。余曰：从来精滑无如是之频且数者，今气将脱矣。须人参一两，煎好调莲鸦不二散服之，十日而苏，百日而起。

张宁之精漏

武科张宁之，纵饮违度，一□小便后滴□数点②，谓③有余之疾，不医。逾月时有精漏，头目眩晕，神气困倦，服固涩药益漏。余曰：六脉滑大，此曲药中④湿热下干精道。以干葛、白豆蔻、白术、茯苓、陈皮、甘草、黄柏，大剂煎，日恣饮五六碗而精止，更以地黄丸料加黄柏，服十余日而愈。

朱宁侯之子滑精

太学朱宁侯之子，年十六而精滑，闻女子声即下莫禁，其脉大而无力。此中气虚而下陷，以补中益气汤，倍用升、柴，以六味丸料多加芡实、金樱、五味、人参，服三月而精固。

钱用宾梦遗滑精

儒者钱用宾，色欲过度，梦遗精滑，服清火药，服固涩药弗效。余以玉华白丹浓煎，人参汤送五钱。两服稍固，兼服生脉散、连鸦散、六味丸，交互服之，一月愈。

李易斋白浊

郡侯李易斋，患白浊，服五苓散、六一散、知柏散。余曰：寸与尺交数而滑，为心肾不交之症，以六味丸加杏仁、远志、麦冬、丹参为丸，朱砂为衣，生脉散送下，五服而霍然矣。

罗忍庵滑精

文学罗忍庵，精滑经年，膀足肿痛，困顿床席两月余。忽被巨寇火灼之，误以黄柏、井泥傅之，遍身糜烂。医谓火毒入腹，拟用连翘、薄荷等药凉之。余曰：久虚之人脉如蜘丝，气将竭绝，非参、附恐无生理。其弟怒色不允，忍庵信余言，遂煎服而神稍复，肌肤痂脱，用温补二月始安。

王征美腰痛

孝廉王征美，腰痛不得坐卧，服补肾药弗效。余曰：脉缓大而无力，为风湿交侵，用独活寄生汤四剂而痛止，但苦软弱。余曰：邪去则正虚。服八味丸数日而愈。

宋敬夫心疝

上舍⑤宋敬夫，心腹大痛，伛偻不能仰。日服行气和血药，无益也⑥。余谓寸脉左手滑而急，其气不能以息，偶得⑦一咳，攒眉欲绝。此为心疝无疑。以酱姜进粥，取小茴香、川楝子、青木香、广木香、茱萸、木通、玄胡索、归身、青皮，一服而痛减，五日而安。

徐淡宁腹胀气粗

大傅徐淡宁，病余膏粱不节，且伤于怒，腹胀气粗，其脉盛大而滑，按之不甚虚。余用疏肺达肝之剂稍愈，即旦暮更医，两月病增。余曰：今病仍用参、术、香、砂等药矣。用二十余剂而安。

张少椿令爱悲惊伤心

张少椿令爱，以丧子过丧，伤惊于迅雷，时泣时笑，时语时骂，如中鬼祟者，左寸浮滑，余皆沉细。是悲恐伤心，心伤则热，热积生风，痰因以聚也。用滚痰丸

---

① 至梦：《医宗必读》作"及梦寐间"。
② 一□小便后滴□数点：《医宗必读》作"忽小便毕有白精数点"。
③ 谓：《医宗必读》作"自以为"。
④ 曲药中：《医宗必读》作"因酒味"。
⑤ 上舍：《删补颐生微论》作"同邑社友"。
⑥ 无益也：原脱，依《脉诀汇辨》补。
⑦ 得：原脱，依《脉诀汇辨》补。

七钱①，陈皮、杏仁、丹参煎汤，遂下出痰积甚多，更进四钱，再下而痊。

念山尿闭气喘

先兄念山，谪官浙江按察，郁怒之余，又当炎暑，小便不通，气高而喘，服胃苓汤不效②。余曰：六脉大且结，乃气滞也。用盐炒枳壳八钱，木通三钱，生姜五大片，急火煎服。一剂遂通，四剂霍然矣。

杨方壶疟

太史杨方壶，疟发间日，脉见弦紧，两发后苦不可支，且不能忌口③，急欲截之。余曰：强截之必变他症，当令其自止。用升麻、柴胡各二钱，提阳气上升，使远于阴而寒可止；黄芩、知母一钱半，引阴气下降，使远于阳而热自已；生姜五钱，劫邪归正；以甘草五分，和其阴阳；以苍术、陈皮，正其胃气④。两⑤剂而寒热减，再剂进而止。

顾伟男之内下痢

文学顾伟男之内，痢下一月，脉大而无力，其虚可知。余禁痢药，第以十全大补汤兼补中益气汤加姜、桂，相间而服，二十余日而安。

董玄宰泄泻

大宗伯董玄宰，夏初水泄，完谷不化，服胃苓汤、四君子汤。余曰：春伤于风，夏生飧泄，谓完谷也。用升麻除湿汤加人参二钱，两⑥剂顿止。

董生公心脾痛不食

邑宰董生公，八月应试，心脾痛甚，不食，两寸涩而无力。余用大剂归脾汤，加人参三钱，官桂二钱。生公曰：痛无补法，得无碍乎？余保其无碍。不逾时而服药痛减，再剂而痛止。

吴伯玉少妾缠喉风

京卿吴伯玉少妾，颈间肿胀，喉间且痛且麻。余曰：此急喉痹也，亦名缠喉风。若不治，明日必死。今胀而喘，毒势方张，且恶寒者，病方在表，急以甘、桔、荆、防、牛蒡、枳壳、薄荷煎成，加生姜汁五匙服之，喘胀如故。急刺少商穴出血，再进前剂愈矣。此症一见恶寒便是表邪，是症若用寒冷药，食冷物，毒邪凝闭无救矣。又硼矾□敛□之剂，无表邪者可用。若见脉浮恶寒，亦在禁例。

陈邃玄令郎脱发

陈邃玄令郎，年十六岁，发尽脱落，脉数而大。余曰：肾之合骨也，其荣发也。多食甘则骨痛而发落，此《内经》之言也。及揣股髀间骨，果觉大⑦痛。用还少丹加生地、当归作丸，日服一两。兼进清胃汤，半载而发出。

吴凝所令郎皮肤甲错

文学吴凝所令郎，初秋到馆，忽遍身搔痒，皮肤涩而不滑，在《内经》谓之索泽，在仲景谓之皮肤甲错，此肺金燥邪也，精血枯痼，故体无膏泽。以地黄、枸杞、当归、麦冬煎膏，加白蜜、真酥油拌匀，服至三月而润泽如故。

姚元长手足不随

姚元长，自奉奢侈形肥，以艰于嗣，郁郁不乐，当夏末忽手足不随，医认中风经月矣。余曰：形乐志苦，病生于筋，治之以熨是也。乃内服归脾汤加钩藤、木瓜，外用吴茱萸、桂枝、晚蚕沙，共为末，入葱打和如膏，以绢盛着患处，火斗熨之，七日瘥。

---

① 钱：《删补颐生微论》此后有"桔梗、玄胡索"。
② 不效：原脱，依《脉诀汇辨》补。
③ 间日，脉见弦紧，两发后苦不可支，且不能忌口：原作"甚殊不□不忌"，文义不通，依《医宗必读》卷七改。
④ 以苍术、陈皮，正其胃气：《医宗必读》无。
⑤ 两：《医宗必读》作"一"。
⑥ 两：《医宗必读》作"三"。
⑦ 觉大：原脱，依《脉诀汇辨》补。

俞彦直伏火

孝廉俞彦直，肌肤灼热，神气昏闷，闻食即呕，强食即吐，困惫不支。或欲温补①，余按其热处在骨间，脉沉而搏，此伏火也。用黄连一钱五分，山栀、黄柏各一钱，枳壳、陈皮各二钱，甘草五分，煎成入姜汁三匙，服四剂而痊。更以六味丸加生脉散，调摄次②岁。

张仲舆令爱谵妄

张③仲舆令爱，未出阁时，困于邪祟④，终日谵妄。服安神化痰、祛邪辛香之剂。已无遗用，病不少间也⑤。余曰：六脉忽大忽小、忽沉忽浮，确为祟凭。内服八毒赤丸，外以帛紧拴两臂，复以二拇指相并扎定，以小艾炷于两介甲侧肉处灼之。甫十壮而乞哀愿去，更与⑥四壮，且日复报七壮而祟绝。

鞠上囡谵语

鞠上囡⑦，抑郁蒸热如焚，引饮不休，卧床谵语，户外事如见。医认伤寒，又认鬼祟。余曰：肝脉浮濡，肺脉沉数。夫木性虽浮，肝则藏血藏魂，而隶于下焦，脉当沉长而弦。金性虽沉，肺则主气藏魄，而居乎至高，脉当浮短而涩。肺燥而失其相傅之权，则肝为将军之官，无所畏制，遂飞扬而上越，不能自藏其魂耳。魄强则魂安，今魄弱而魂不肯退藏，乃逐虚阳而放荡，此名离魂。魂既离矣，则出入无时，故户外事皆见皆闻也。当救肺金之燥，使金气足而肝木有制，则魂归矣。用清燥加减，人参、黄芪、麦冬、天冬、五味、当归以润肺养气；芍药、枣仁、栀子、甘草以摄肝归魂；橘红、沉香使九天之阳下降；升麻、柴胡使九天之阴上升。两剂而呓语止，十剂而烦渴皆除，一月而病魔退。

已下四方医案

吴文邃真热假寒

新安吴文邃，眩晕者三载，战栗恶寒，五月而向火。数妾拥居帷帐，屡服姜、桂，千里延余。予谓脉浮之细小，沉而坚搏，是郁火内伏，不得宣越也。用山栀三钱，黄连二钱，黄柏一钱五分，柴胡一钱，甘草五分，生姜五片，乘热亟饮之。移时而恶寒稍减，再剂而辍去火炉，逾月而起。更以六味丸、知、柏，用人参汤送下，两月全安。余知此病者，虽恶寒而喜饮热汤，虽脉细而按之搏指，灼然为内真热而外假寒，热极反兼胜己之化。以凉药热饮者，内真寒而外假热之剂也。

张石林胫膝红肿疼痛

制台张石林，胫膝肿痛，赤如涂丹。服槟榔、木通、牛膝、苡仁等药⑧，继服苍术、黄柏。余曰：尺大而软，责在少阴。用人参、地黄各三钱，麦冬二钱，丹皮、牛膝、枸杞各三钱，沉香一钱。四剂少减，二月而安。

万玄圃神气不充，两足酸软

苏淞道万玄圃，神气不充，两足酸软。服安神壮骨，服补肾养阴，服清热去湿，卒不效也⑨。余曰：六脉冲和，独有中州涩而无力，是土虚不能制水，湿气注于下焦。以补中益气汤加苍术，旬日愈。夫脉虚下陷之症，用牛膝、苡仁、黄柏等下行之剂则愈陷，故前药所以无功也。

顾邻初脚麻痹，大便燥结

---

① 或欲温补：《脉诀汇辨》作"医者欲温补，而众论挠之。彼告彦直云，必延李士材商之"。
② 次：《脉诀汇辨》作"浃"。
③ 张：《脉诀汇辨》作"章"。
④ 困于邪祟：原脱，依《脉诀汇辨》补。
⑤ 已无遗用，病不少间也：原脱，依《脉诀汇辨》补。
⑥ 与：原脱，依《脉诀汇辨》补。
⑦ 囡：《脉诀汇辨》作"舍"。
⑧ 等药：原脱，依《脉诀汇辨》补。
⑨ 卒不效也：原脱，依《脉诀汇辨》补。

少宗伯顾邻初，手①脚麻痹，大便燥结。余曰：肾虚不能上交，心虚不能下济。服八味丸、十全大补汤，一月而精神旺，肌肉渐充。

赵昌期臂痛

车驾郎赵昌期，两臂痛甚，两手灼热。用清胃健脾，三日溺色如泔。余曰：六脉俱涩，喉有喘呼。《内经》曰：肺所生病者，上气喘满，臂痛，掌中热，溺色变。今病是也。用枳壳、桔梗各三钱，茯苓、知母各二钱，甘草一钱，一剂而痛减，再剂而溺清，三剂而安。

胡慕东不寐

太常卿胡慕东，形神俱劳，十昼夜目不得瞑，服归脾汤②数剂，中夜见鬼。更服苏合丸，无功③。余曰：脉大而滑，痰气胶固也。二陈汤加枳实、苏子，两日进④四剂，未效。以人参汤送滚痰丸，下痰积甚多，因而瞑眩。大剂六君子汤，服一月愈。

赵荣庵食厥

内臣赵荣庵，忽然昏仆，胸膈肚腹硬满⑤，气口独强。此食厥也，以枳实、橘红二两，煎服四碗，加食盐少许，探吐颇多。更用香砂平胃散，数剂而安。

钱长玉夫人疝症

沔阳州学宪钱长玉夫人，腹痛肠鸣，或谓怒伤肝气，又谓虫积血积。余见其身伛偻而气喘呼，脉弦而细。此女子之疝也，用青木香、广木香各一钱五分，川楝子、木通、肉桂、茴香各一钱，当归、甘草各八分。一剂痛止，四剂已。

樊山甫肠风下血

黄州樊山甫，形服善饮，肠风下血。余知其热而且虚，以枳壳、黄连烧灰，升麻、生地、甘草煎汤，调服血止后，以八珍汤培养之。

邹子尹梦遗

江右邹子尹，患梦遗，服清心固精剂。余曰：两尺俱濡，伤在少阴。以六味丸料、人参固本膏为丸，尽剂而精固。

褚怒飞腹痛白浊

京口褚怒飞，腹痛白浊，其脾湿下陷也。以补中益气加莲实十剂效，四十剂平复。两月再发，以前方加莲实、五味子丸服愈。

吴声宏眩仆

新安吴声宏，荒于酒色，立辄眩仆。余诊两尺如烂绵，左关弦且急。病得之立而使内，筋与骨俱伤也⑥。用萆薢蠲痹汤加龟板、虎骨、鹿茸，服两旬而痛若失。

王伟然呕血

维扬孝廉王伟然，无寒暑读书。忽呕血碗许，不药而愈。余曰：尊恙虽愈，元本日亏，须保任过长夏乃安。伟然不以余言为意⑦，余复谓其弟张甫曰：令兄神门欲脱，水不胜火，炎赫之令，将不禄矣。盖因阳躁而不鼓，阴衰而欲绝也。果至六月十九日呕血而死。

王维凝伤寒

丹阳邑侯⑧王维凝，伤寒汗下后时时灼热，医谓汗后不为汗衰，邪气深重，禁其食，服清剂。困倦已极，求治于余⑨。余曰：脉小腹濡，此邪气已尽，正气未复，谷气不加，阳明失养，非病也，

---

① 手：原脱，依《医宗必读》补。此前《医宗必读》尚有"丙辰年患发热困倦，目昏耳鸣、脚软不能行"，其后有"腰胯疼痛"。

② 数剂：原脱，依《脉诀汇辨》补。

③ 无功：原脱，依《脉诀汇辨》补。

④ 进：原脱，依《脉诀汇辨》补。

⑤ 硬满：原作"□满而硬"，依《脉诀汇辨》改。

⑥ 也：《脉诀汇辨》此下有"声宏鼓掌曰：先生胸中有镜，指下有神，古之仓扁，勿是过也，幸善以教吾"。

⑦ 伟然不以余言为意：原脱，依《脉诀汇辨》补。

⑧ 侯：《脉诀汇辨》作"尊"。

⑨ 困倦已极，求治于余：原脱，依《脉诀汇辨》补。

饥也。病者不能言，但首肯不已①。徐进糜粥日五六次，居五日②，不药愈。

郭履台昏倦不食

吴门金宪郭履台，年高入房，昏倦不食。医知其虚，服补中益气汤加姜、桂，不效。遣使迎余，兼夜而往视之③，目不能瞬，口不能言，肌体如烙。余曰④：脉大而鼓，按之如无，真气欲绝，正嫌病重而药轻耳。以人参三两，熟附三钱，煎液，半日饮尽，目开。再剂⑤能言笑，数日神气渐复。用大剂补中，兼服八味丸，五十日而起。

王征明喘咳吐血

吴门孝廉王征明，喘咳吐血十余年，余曰：脉浮而濡，是金脏既薄而飞风客之，为处薄荷二钱五分，人参、麦冬各三钱，桔梗、苏子、甘草各一钱，橘红、茯苓各八分，二剂效，三月而除根。

方禹修足疮浸淫

相国方禹修，足疮浸淫三载。服解毒药、燥湿药、清热祛风药。余曰：脉大无力，气虚之候也。气虚则下陷，服疏利药⑥，则愈下矣。以补中益气加萆薢、苍术服之，外用当归白术膏和二妙散涂之，脓水渐干，更以六味丸加苍术、黄柏，间服一年而愈。

□望之呕吐

诸暨□望之，积热呕吐，洒淅恶寒。余曰：竹茹、栀子三钱，茯苓、陈皮二钱，甘草一钱，煎成加姜汁七匙，乘热服。望之曰：他医方相类，不效。何故？余曰：热甚而呕，口有冷气，此火极似水之象，须冷药热饮，方得《内经》之旨。昨他医未知热服，热饮有效而速，望之曰：然。

吴修宇令侄不寐

新安吴修宇令侄，烦躁发热，肌体骨立，三年在床，目不得瞑。余⑦诊其肝脉沉而坚，此怒火久伏，木郁宜达也。以柴胡五钱，白芍、丹皮、栀子各三钱，甘草、桂枝各五分。日晡方进剂，未抵暮⑧而熟寐，至明午未觉，举家惊疑。余曰；卧则魂归于肝。三岁不归，疲劳已极，譬如久热得凉，乐而忘返，无庸虑⑨也。直夜分方醒，喜不自禁，愈⑩。

秦五梅发热困倦头痛

楚中中翰秦五梅，发热困倦头痛，以风治转剧。余曰：六脉虚软，中气下陷，阳气不充而头痛，阴气衰少而内热。补中益气加葛根一剂而减，数剂而愈。

杨文若痰喘善饥不能食

相国杨文若，痰喘极楚，善饥不能食，服清气化痰丸。余曰：翻受药害矣。肥人气居于表，中气必虚，脾弱不能胜湿，气虚不能健运，故虽饥而弗能食，痰滞而气上升也。以六君子汤加苍术、南星、姜汁，数剂而痰喘止，嗣后胁痛眩晕，使来求方。余制白术半夏天麻丸，参姜汤送下而愈。

方禹修夫人眩晕欲仆

相国方禹修夫人，触于惊恐，身霭霭

---

① 病者不能言，但首肯不已：原脱，依《脉诀汇辨》补。
② 居五日：原脱，依《脉诀汇辨》补。
③ 不效。遣使迎余，兼夜而往视之：原脱，依《脉诀汇辨》补。
④ 余曰：《脉诀汇辨》作"或谓此人参、姜、桂之毒也，余捧腹曰"。
⑤ 再剂：《脉诀汇辨》作"再作剂如前，至旦日饮尽"。
⑥ 药：《脉诀汇辨》作"靡不遍尝，而势不少衰"。
⑦ 余：《脉诀汇辨》此前有"大江以南迎医几遍，求一刻安卧，竟不可得也。"
⑧ 未抵暮：原脱，依《脉诀汇辨》补。
⑨ 无庸虑：原脱，依《脉诀汇辨》补。
⑩ 愈：《脉诀汇辨》作"遗书致谢曰：积患沉深，揣无生理，三年之疾，一剂而起之，人非木石，刻骨感衷，当与江河俱永耳。"

如在车船，开目则眩，起立欲仆。医[1] 补虚化痰，屡投弗效[2]。余为察脉，左独沉牢。是惊气入心，畜血为祟。用大黄、川山甲、归尾、桃仁、降真、苏木、郁金，一剂而血下，再剂而复[3]下数升而愈。

汪华泉中风脱症

徽商汪华泉，忽然昏仆，遗尿撒手，汗出如珠，口不能言。余曰：法[4]在不治，然大进参、附或救万一。用人参三两，熟附子五钱，浓煎灌，至晚而汗减。再一剂，身体转展动，更用参、附、白术煎膏，加竹沥、姜汁，数日神气渐爽，调补二百日而安。

唐东瀛中风

延平郡唐东瀛，多思善郁，昏冒痰涌，口喝语涩，四肢不随，时时悲泣，脉大而软，为脾肺气虚，风乘经遂。余以补中益气加羌活、防风、秦艽、天麻、半夏、钩藤，十剂而症减。又以前方去风药，倍用人参、黄芪，兼八味丸，两月乃安。

张可真中风

燕邸张可真，中风昏冒，牙关紧闭，先以皂角末取嚏，挟口灌苏合丸，继以防风散连三服，汗出如洗，邪从外解矣。去麻黄、独活、羚羊角，加秦艽、半夏、胆星[5]、姜汁、竹沥，十余剂而痰清神爽。

姚现闻中风

吴门太史姚现闻，中风昏愦，面赤发笑，难饮食月余。余于孟秋诊之得石脉，即语门生唐名璧曰：石者，冬脉也。新秋见之非其时，果殁于冬。

□□之父肠风下血

江右学宪□□之父，肠风下血，面色枯黄，腹高不快。余诊脉右关浮缓，此脾土□足风湿交浸也。白术一钱，人参、茯苓、黄芪、陈皮、甘草各一钱，升麻、柴胡各八分，数十剂而色润。

叶行可下血

昆山□公叶行可，腹胀下血，服凉剂久而食减。余曰：脾土下陷，且末传寒中也。补中益气汤加益智仁、炮姜，久服全效。

何金阳令郎虚劳

邵武邑宰何金阳令郎，久困虚劳，已濒于危，数千里招余[6]。其脉大而数，按之极软，此中气积虚，反为凉剂所苦耳。乃以归脾汤入桂一钱，人参五钱，当晚得熟寐。二十日而汗敛精藏。更以还少[7]丹与补中益气间服，数月而康。

章鲁斋令郎吐血蒸热，遗精自汗

给谏章鲁斋[8]令郎凌九，吐血蒸热，遗精自汗，医戒用人参。余曰：脾肺大虚之候，非大剂参芪不可。鲁斋以参为骇。余曰：必佳参数斤□□可效，以六君子汤及七味丸间服，百日而蒸热退，肌肉渐生。

陈县尊名镳夫人蒸热干咳，肌体骨立

青溪陈县尊名镳夫人，蒸热干咳，肌体骨立，服滋阴降火而食减泄泻。余曰：脉状如丝，阳气虚也，以补中益气加肉果、诃子、干姜，月余而泻止减咳矣。

许轮所孙女痰喘

南都许轮所孙女，十八岁，患痰喘羸

---

① 医：《脉诀汇辨》作"众议"。

② 屡投弗效，原脱，依《脉诀汇辨》补。

③ 复：原脱，依《脉诀汇辨》补。

④ 法：此前《医宗必读》有"手撒脾绝，遗尿肾绝"。

⑤ 胆星：此后《医宗必读》有"钩藤"。

⑥ 久困虚劳，已濒于危，数千里招余：《脉诀汇辨》作"久耽书癖，昕夕劳神而不自节，气暴阴伤，形瘁于劳，精摇于梦，汗出乎寐而柴栅其中，饵药历岁，毫末无功，不远数千里，以乞刀圭，余比至而病益进矣"。

⑦ 还少：原脱，依《脉诀汇辨》补。

⑧ 斋：《脉诀汇辨》同《医宗必读》作"齐"。

弱。于四月初诊之，手太阴脉搏指，足少阴脉如烂绵，水衰而火乘金也。余曰：金以火为仇，今不浮涩而反洪大，贼脉见矣。肾水不能救，秋令可忧。至八月初五日复诊之，脉之洪大者变为细，肾之软者变而为大。岁在戊午，君火司天，法当两尺不应。今尺当不应而反大，寸当浮大而反细。经曰：尺寸反者死。况肺脉如丝，悬悬欲绝。经云：肺至悬绝，十二日死。此病[1] 短期，当在十六日。然安谷者逾期，不安谷者不及期，今食不断，于十六、十七二日皆金，助其一线之气，安得遽绝！十八日交寒露节，又值火日。经云：手太阴气绝，丙日笃，丁日死。寅时乃气血注肺之时，不能注则绝，轮所以能食，不信。于十八日寅时死[2]。

方太和肢体肿胀，烦闷欲绝

新安上□方太和，怒后大醉，肢体肿胀，烦满欲绝，六脉大且坚，当逐其水。用疏凿饮子一剂，而小便大行，再服而四肢宽，以五皮饮加木香、沉香，服数日而瘥。

钱赏之遍体肿急

武林钱赏之，酒色无度，遍体肿急，脐突皆平。余辞不治，举家迫余下药。余以金匮肾气丸料大剂煎服，兼进理中汤，五日不效。举家迫余尤急，乃以人参一两，生附三钱，牛膝、茯苓各五钱，小便忽通而进食。计服人参四斤，附子、姜、桂各斤余而安。

李来吴肢体胀满

两广都宪李来吴，积劳善郁，肢体胀满，服胃苓汤加木香、白豆蔻，转增痞闷。余曰：脉沉涩而软，色黄而枯，宜大温大补。不从，仅用人参二钱，稍觉宽舒，欲投姜、附不肯。余曰：症坐虚寒，喜行攻伐。弗听，果两月殁。

周东志胃火

闽中周东志，形羸善饭，忽胀满。医认食多不化，服槟榔、枳、楂、麦芽、神曲、厚朴，胀势转增[3]。余曰：右手脉滑，知为胃火。用石膏、黄连、山栀、木香、陈皮、酒蒸大黄，二剂而胀止。

张仲辉泄泻

闽中太学张仲辉，纵饮无度，兼嗜瓜果，忽患泄泻，日一十余次[4]。先服分利，不应[5]；继服燥药，转见沉剧[6]。余曰：六脉俱浮，因思经云春伤于风，夏生飧泄。非大汗之，不能解也。用麻黄[7]、升麻、干葛、甘草、生姜煎服。或曰[8]麻黄为重剂，虽伤寒不敢轻用者[9]。仲辉[10] 叹曰：吾命将尽，姑服此剂，以冀万一。遂服而取汗，泄泻顿止。

姚越甫传尸

白下姚越甫，乙卯秋二子俱瘵瘵死，悲痛不已。蒸热咳嗽，两目不明，腰肢无力，口吐清涎，唇有白点。服滋阴药，开郁药，补中药，清火药[11]。余曰：左脉数大无伦，右脉沉缓无力。此为传尸，有虫蚀藏，不去虫，无生理。用加芎归血余

---

① 此病：《脉诀汇辨》作"予之"。
② 轮所以能食，不信。于十八日寅时死：《脉诀汇辨》作"必死于十八日寅时矣。轮所闻之，清然泪下，以为能食，犹不肯信。果至十八日未晓而终"。
③ 胀势转增：原脱，依《脉诀汇辨》补。
④ 日一十余次：《脉诀汇辨》作"自中夜至黎明洞下二十余次"。
⑤ 不应：原脱，依《脉诀汇辨》补。
⑥ 转见沉剧：原脱，依《脉诀汇辨》补。
⑦ 麻黄：《删补颐生微论》此后有"人参、白术各二钱"。
⑧ 或曰：《脉诀汇辨》作"原医者笑云：书生好奇，妄行险峻"。
⑨ 者：《脉诀汇辨》作"斯何证也，而以杀之耶"。
⑩ 仲辉：《脉诀汇辨》此后有"惑之，已而困甚"。
⑪ 药：《脉诀汇辨》此后有"药无遗用，病日益深，夜梦亡父语之曰：汝病已深，时医束手，非士材先生不能疗也。醒时漏下四鼓，张灯扣门乞治"。

散，加甘遂、天灵盖，共为末。以东引桃枝煎汤，于八月初二天未明时空心调服，至辰、巳时，下虫如小鼠者三枚，两头尖者数枚。以病者困顿，亟于人参一两煎服。薄暮又服参一两。明日四鼓，更以末药减半服之，下两头尖虫数枚。另以十全大补汤料丸服半载平复。其虫以烈火煅过，雄黄末研匀，入瓶封固，埋于僻地绝人行处。

孟文时虚痛

大司丞孟文时，□□□痛甚，服理气药。余曰：脉缓而涩，法当峻补。医曰：诸痛属实，痛无补法。余强用参、芪、术各三钱，陈皮钱半，甘草四分服之。是夕痛定，明日进食。

晏怀泉如夫人腹痛

江右给谏晏怀泉如夫人，盛暑腹痛，自汗淋漓。服清火行气药，俱无当也。余曰：左脉涩，右脉濡。此气弱不能运行，血因以阻耳。用参、芪、姜、桂、桃仁、归尾、苏木、玄胡索、郁金，二剂而痊。当暑而用姜、桂，舍时从症也。

周洱如胀满喘嗽

抚台周洱如，伤于拂郁，胀满喘嗽，多药愈肿，卧床不起，粥饮一杯。余曰：左寸大而滑，右关弱而沉，法当参、附。门人柳子青曰：曾服参喘急，服附烦焦矣。余以秋石制人参，黄连制附子，白蔻制白术，薄荷制橘红，沉香末佐之，另以通草、茯苓各一两，煎液二碗。投药煎成，加姜汁半酒钟，和匀热服，更以红铅、煅鼠粪、乌、附、冰、麝，蒸其脐，小便如泉涌。治五日而肿胀减十之七，进饭一碗。又十日而肉食，精神焕发矣。会部院索钱谷舟楫，乃昼夜草文，忧劳靡宁，三日而前疴复作。脉数大无伦，按之则了不可见，是根本败坏，虚阳上亢之象也，且春杪如得夏脉，因辞不治，果于午月殁。

蒋恬庵歧视，手足麻痹

吏部少宰蒋恬庵，目中歧视，手足麻痹，服滋阴药，补土药，化痰汤液屡更，迄无功验[1]。余曰：寸口独大，两尺独涩，是心肾不交也。以六味地黄丸料配补心丹作煎液，六剂而歧视收，一月而麻痹释然。更服十全大补丸数斤，遂[2]不复发。

张大燹子中虚有积

常镇道张大燹子，舍有腹疾。余曰：六脉俱濡，气口独牢，乃中气太虚而有坚积也。困惫不食者，以攻积太过也。虽用补中汤，只可延时日耳，果月余毙。

章鲁斋肤痒起块

给谏章鲁斋，肌痒且麻，三日发黑块如博棋子，大便痛楚，呕恶，一岁四五发，服热毒药[3]。余诊其脉，举之则大，按之则缓，湿与风俱也。以荆、防、羌、独、二术[4]、芎、归、甘、桔、黄芪、茯苓、木通，十剂而旋效。更以前料为末，酒糊为丸，参汤送下，以杜其根蒂。

孙潇湘夫人真寒假热

屯院孙潇湘夫人，久痢发热不食，犹服香、连、芩、芍[5]。余曰：脉大而数，按之如蜘丝，腹痛喜按，此火衰不能生土，内真寒而外假热也。煎附子理中汤，待水冷服之，一剂而减，再加肉果、五味子，二十余剂而起。

---

① 屡更，迄无功验：原脱，依《脉诀汇辨》补。
② 遂：原脱，依《脉诀汇辨》补。
③ 服热毒药：《脉诀汇辨》作"医者以热毒治之，绝不取效"。
④ 二术：《脉诀汇辨》作"苍术、白术"。
⑤ 久痢发热不食，犹服香、连、芩、芍：《医宗必读》作"下痢四十日，口干发热，饮食不进，腹中胀闷，完谷不化，尚有谓其邪热不杀谷者，计服香连、枳壳、豆蔻、厚朴等三十余剂，绝谷五日，命在须臾。迎余诊之"

傅世烈疟痢

郡侯傅世烈，疟发而汗如雨，此风伤卫耳。医认气虚，用参、术致病。余以青皮饮加卜子、麦芽而愈。因不节饮食，腹痛下痢。余曰：既经下后，愈而复发，一月之疟，两月之痢，脉如悬丝，其虚已极，正须大补，第杯水不救车薪火矣。用二剂少安，逾旬不起。

何宗鲁腹胀气喘

山右何宗鲁，夏令好饮凉水，因宗师发放，晨起候至未申，为炎威蒸逼，饮水过多，胀满不食，腹如抱瓮，气高而喘。余曰：皮薄而光泽，土伤不化也，且病暴成，六脉坚实，法当峻剂攻之，以舟车丸三钱，香薷汤送下，再剂而二便下水，腹减如故。

韩原善阴黄

青浦邑尊韩原善，遍体发黄，服茯苓渗湿汤。余曰：脉细如丝，身冷如冰，口中不渴，此阴黄也。以姜汁同茵陈遍身擦之，服六君子加干姜、熟附、茵陈，应手而效。

张绹阃下痢

苏淞道张绹[①]庵，秋初下痢，服香、连、归、芍、枳、朴、槟榔、陈皮。用之两月而病不衰[②]。余曰：脉滑而有力，失下故也。于前剂中加大黄一钱，两剂下积秽甚多，更以香砂六君子调摄而神旺。

毛孺初痢疾呕吐

抚台毛孺初，痢如鱼脑，肠鸣切痛，闻食即呕。余曰：脉虽洪大，按之濡软，右尺倍甚，此命门火衰，不能生土。若非参、附，无益于病。今脾土太虚，虚则补母，复何疑乎？用人参五钱，熟附一钱五分，炮姜二[③]钱，白术、陈皮各二[④]钱。三剂呕吐止，更服补中汤加姜、附，十四剂即理事。

尹文辉腹痛睾肿

常州尹文辉，嗜火酒。闽中溪水涨，涉水里许，腹痛半月后右睾丸肿大。余曰：嗜火酒则湿热蕴于中，涉大水则湿寒束于外，今病在右者，脾湿下注睾丸也。以胃苓汤加黄柏、枳壳、茴香、川楝子，数剂差减，即以前方为丸，服十五斤乃愈。

骆元宾厥疝

文学骆元宾，患疝十年，左胁有形如臂，以手握之，沥沥有声。此《内经》所谓厥疝也，用[⑤]当归四逆汤。半月积形减少，更服八味丸，五月而疝积消。

于鉴如腹痛有积

襄阳邑侯[⑥]于鉴如，酒后腹痛，痛处渐坚。余曰：脉大而长，且搏指矣，必有坚积。然两尺濡软，不敢峻攻。先以四君子汤补完胃气，然后以攻积丸，下十数行黑而韧者，腹犹痛也。经曰：大积大聚，其可犯也，衰其半而止。但以补中益气加蓬术为丸，服两月而霍然。

程旃林肥气

新安程旃林，素禀虚羸，左腹有肥气。余以补中汤，兼肥气丸，三增三减，积始尽去，更以参、术、姜、附为丸，调摄数月而瘳。

沈明缜疟症蛔动

相国沈明缜，丙辰仲秋疟发呕吐，出蛔虫五枚，昏闷不能食，六脉沉细。余曰：疟邪干犯太阴，中寒而蛔动也，以理中汤加乌梅、黄连，数剂吐止，去乌梅、黄连，加熟附子[⑦]五剂愈。（此病素有寒

---

① 绹：《医宗必读》作"纲"。
② 用之两月而病不衰：原脱，依《医宗必读》补。
③ 二：《医宗必读》作"一"。
④ 二：《医宗必读》作"三"。
⑤ 用：原脱，依《医宗必读》补。
⑥ 邑侯：《医宗必读》作"郡守"。
⑦ 熟附子：《医宗必读》作"黄芪二钱，生姜五钱"。

中之患者。)

程武修疟症

新安程①武修，患疟一日一发，自巳午时起至次日寅时退，月余困顿。余曰：脉沉②而大，头痛，恶寒，寒势甚于热势，此非失汗，必误截耳。武修云：曾服家中截疟丹，百发百中。弟服之病势增剧，何也③？余曰：邪方炽而止之，邪不能伏，愈猖獗矣。以石膏、黄芩各三钱，抑阳明之热，使其退就太阴；豆蔻三钱，生姜五钱，救太阴之寒，使其退就阳明；脾胃为夫妻，使之和合，则无乖乱之愆。半夏、槟榔各钱半，祛胸中之痰；苏叶三钱，发越太阳之邪；干葛一钱，断其入阳明之路。服三剂而势减半，改用小柴胡汤四剂④，而疟不复发矣。四日服八剂效。

吴文哉真寒假热

休邑吴文哉，伤寒发躁，面赤足冷，时时索水不能饮，且手扬足掷，难以候脉。五六人制之就诊，则脉大而无伦，按之如无。余曰：浮大沉小，阴证似阳，谓之阴躁，非附子理中汤不可。伊弟日休曰：不用柴胡、承气、不用三黄、石膏，反用热剂耶？余曰：内真寒而外假热，服温补犹救十中之七⑤。日休卜之吉，乃用人参四钱，熟附一钱，白术二钱，干姜一钱，甘草八分，煎成冷服之。甫一时许，而狂躁少定，数剂而神清气爽。

张尔和伤寒

类江张尔和，伤寒头痛发热。余曰：症在太阴，方今正月，天令犹寒，必麻黄取汗，当两日愈。若中和汤不惟不得汗，即得汗，必致传经沉困，乃以麻黄汤热饮之，更以滚水于床下熏之，得汗如雨，密覆移时，神已爽，头痛止，至晚索粥。余曰：邪已解矣，可粥也。粥之明日愈。

周复庵伤寒汗后晕昏不苏

吴门周复庵，年五旬，荒于酒色。忽头痛发热，服羌活汤以散邪，汗出不止，晕昏不苏，余灸⑥关元十余壮而醒，用四君子加姜、桂服之而愈。因分析家产，劳而且怒，复晕而厥，用参、附大剂煎服稍醒。但一言语一展动便昏，一日昏绝者数四。服参三两，以人参煮羊肉、大米羹服之，至五日昏止。余曰：元气虽虚，幸脉有根蒂，非三年调摄⑦不可。乃遵余言，两月服人参四斤，投剂六百，丸药三十斤愈。

王文麓吐血干咳

湖州王文麓，吐血干咳五年。余曰：察君之脉，望君之色，俱合补气，却闻服参必喘而见血，肺素有热也。然疾已危，非人参不能振其衰者，乃以秋石制之，便可大进而无虞也。何则？人参入肺补气，金家有火，故不胜也，然人参畏溲及卤，咸润下可以制其上升之性耳。先服一钱，明日服二钱，嗽减少，用四君子加麦冬、五味、陈皮，以秋石汤泛为丸，同地黄丸兼进，服至两年竟愈。

张饮光发热干咳喘促

吴门张饮光，发热干咳，呼吸喘促，服苏子降气，改服八味、理中⑧。余曰：两颊俱赤，六脉数而有力，金木两家蕴热不得越也。用逍遥散济以秋石⑨，地黄丸

---

① 程：《医宗必读》作"陈"。
② 沉：《医宗必读》作"浮"。
③ 弟服之病势增剧，何也？：原脱，依《医宗必读》补。
④ 四剂：《医宗必读》此前有"倍人参，服"四字。此后有"补中益气服十剂"。七字。
⑤ 七：此后《脉诀汇辨》有"若用塞凉，立见败坏矣"。
⑥ 灸：原作"炙"，依《医宗必读》改。
⑦ 摄：原作"撮"，依《医宗必读》改。
⑧ 理中：《医宗必读》作"丸，喘益急，迎余"。
⑨ 济以秋石《医宗必读》作"用牡丹皮一两，苡仁五钱，兰叶三钱，连进二剂，喘息顿止"。

济以龟胶，历岁不怠，乃克全功①。

须日华吐血

京师② 须日华，暴怒伤阴，吐血甚多。余思《内经》云：大怒则血菀于上，令人薄厥。今血厥而呕数升，金气大虚，而木寡于畏也。以人参一两，培养金宫，且木欲实，金当平之。又况血脱益气，治其母也。以沉香三钱制肝木，更以炮姜少许为向导之兵，再进而血始定，然脉法则已违度矣。经云：至如颓土，按之不得，是肌气予不足，白蒻发而死。言木克土也。及期果验。

张太羹令郎昏不知人

邑尊张太羹令郎，丙子六月间未、申时，昏不知人，夜半未苏，得之纳凉广厦，过食生冷，阴寒外遏，阳气不得发舒。用皂角末取嚏，沉香焚之，便芳香满室，以宣其窍。用姜汁调皂角灰，沸汤点服，至寅卯时获神爽，更服十味香薷饮加姜汁半酒钟，以解其未尽之邪。

陈莲石感冒

郡侯陈莲石，易于感冒，得风剂乃安。频发频服，四五年矣。余曰：脉大如波涌，软若羹肥，表虚而玄府不密③ 也。日散其邪，是开门延寇矣。制玉屏风散三斤，剂毕而永不再发。

程九屏嘈杂

苏淞道程九屏，嘈杂不宁五月矣，服痰剂、凉剂。余曰：脉阳强而阴弱，病得之酒且内，用连理汤同加减八味丸并服，三月而胸中之楚尽释。

杨龙交少妾瘄疹

青田县令杨龙交少妾，发热头疼，遍身有细点。医认癍也，治以升麻、犀角，转加烦闷懊侬。余曰：脉浮而大，皆有头粒，此太阴之疹，非阳明之癍。癍为热毒，蕴于阳明，病在肌肉。疹为风邪客于太阴，病在皮毛，乃用荆、防、甘、桔、蝉退、陈皮、生姜，二剂而疹透。

袁启莘癃闭

江右袁启莘，居恒劳心，遇事沉滞。时当仲夏，溲便不通。服五苓、六一累进无功④。余曰：两寸洪大，知为心火刑金，故气化不及州都也。黄连、知、柏、麦冬、牛膝、茯苓、人参、两剂而小便如泉。

陈实庵脾肾两虚

太史陈实庵，脾肾素虚，心神抑郁，大便不实，饮食不化，吐痰不已。用六君子加炮姜、益智，理之而痊。若误用清火理气，是顾标而失本矣。

顾以贞风秘

文学顾以贞，素苦风痰，大便秘结。余曰：此风秘也，治风者先治血。以十全大补加防风、杏仁、麻仁，半月愈。

李集虚劳

太史李集，虚劳而无度，醉而使内，汗发知雨，痰涌如泉，脉沉而涩，两尺为□，余语伊修杨玄润曰：涩脉见于痰家，实艰于治，况尺涩更甚，伤精之象也，在法不治。勉用六君子合补中数剂小效，众皆喜。余曰：涩象不减，按重无根，有日无月矣，果越十六日而殁。

黄健庵真寒假热

樵李给谏黄健庵，中风大虚，喘急自汗，得食即吐，脉大且疾，沉之豁然，内有真寒，外有假热，当用理中汤冷饮之。不从，反服清火剂而死。

朱修之脉痿

---

① 济以龟胶，历岁不怠，乃克全功：《医宗必读》作"料用麦冬、五味子煎膏及龟胶为丸，至十斤而康"。

② 京师：《脉诀汇辨》作"京卿"，《医宗必读》作"尚宝卿"。

③ 密：原作"蜜"依文义改。

④ 累进无功：原脱，依《脉诀汇辨》补。

金陵① 朱修之，八年痿废②。余曰：六脉有力，按之搏指，犹是强饭。此心阳独亢，壮火炎蒸，故称脉痿者是也。以承气下数行，右足展舒。再下之，手中可以持物。更用芩、连、山栀、酒蒸大黄蜜丸，以参汤送。一月之内，积滞尽去，四肢皆能屈伸。余曰：积滞虽祛，真元虚惫矣。用三才膏十斤，尽剂而康③。

倪君俦痿症

崇明文学倪君俦，痿废着床，春秋四易。余曰：脉浮之则大，沉之则濡，荣卫交损也。用十全大补汤加附子、鹿茸、虎骨、龟板、黄柏为丸，日进一两。百日而机关利④，半载而康。

侯启东腹痛嘈杂吐涎

给练侯启东，腹⑤ 中嘈杂，左肋异痛，呕吐涎沫，每饮食到口，咽嗌间若有一物接之者。余曰：脉大而数，按之辄减，此虚而挟湿，湿热相兼，虫乃生焉。中气素虚，当以参汤送槟榔丸以涤虫，种虫不祛而服补汤无益。不从，竟至不起。

方春和噎

江右方⑥ 春和，年近五⑦ 旬，多欲善怒，患噎三月，日粥一钟犹吐其半，六脉弱薄，神情困倦，喜饮热汤，小便清白。用理中汤加人乳、姜汁、白蜜，二剂便减，十剂而多粥，加减至四十剂，而噎与吐咸绝迹矣。

钱远之蓄血

练川钱远之⑧，以鼓盆之戚太过，胸痛不能饭，数日粥不下咽，随食随吐，涎如卵白，溲便坚涩。余曰：脉有根本，其畜血可下也，用酒蒸大黄加桃仁、归尾、郁金、延胡索、降真香、山甲，蜜丸酒送四钱，再剂而黑皆下⑨，补养数月，病苦减去。

蕉漪园腹痛

太史蕉漪⑩ 园，当脐切痛。余曰：

肾脾俱弱矣，当益火之元，以消阴翳，用八味丸⑪ 作煎液，两剂而痛止。

高肖泉吐血

上海邑尊高肖泉，大醉大劳，吐血二十余碗。服滋阴止血药，两颊俱赤，六脉洪大，按之有力，时仲春重裘登火炕。余曰：此因形体过暖，为有余之症，法当凉之。用生地、芍药、栀、连、白蔻、橘红、甘草，十剂而止，更以清胸汤料为丸，服之而安。

严知非淋沥大痛

浙江邑宰严知非，淋沥大痛，阴脉疾而鼓，为龙火虚炎，医泥痛无补法，转通转虚。余以六味丸料加车前、牛膝、沉香、通草，八剂痛减。医曰：实火妄行而淋痛反补耶。余仍用补中⑫ 汤、六味加减互进，五月而愈。

张鸣之吐血

锡山张鸣之，吐血两年，面色痿黄，

---

① 金陵：《医宗必读》作"太学"。

② 废：《脉诀汇辨》此后有"更医殆遍，卒无中病者，千里招余"。《医宗必读》作"更医累百，毫末无功。一日读余《删补颐生微论》，千里相招"。

③ 康：《脉诀汇辨》此后有"复，如是元气之实，如是治法之峻，如是相信之专，皆得未曾有，不可以为训也"。

④ 痿废着床……百日而机关利：《医宗必读》作"四年不能起床，延余航海治之。简其平日所服，寒凉者十六，补肝肾者十三，诊其脉大而无力，此营卫交虚。以十全大补加秦艽、熟附各一钱，朝服之；夕用八味丸加牛膝、杜仲、远志、草薢、虎骨、龟板、黄蘗，温酒送七钱，凡三月而机关利"。

⑤ 腹：原作"胸"，依《医宗必读》改。

⑥ 方：《医宗必读》作"太学张"。

⑦ 五：《医宗必读》作"六"。

⑧ 之：《医宗必读》此后有"二十五岁"。

⑨ 再剂而黑皆下：《医宗必读》作"凡五服而下燥屎干血甚多"。

⑩ 蕉漪：《医宗必读》作"焦猗"。

⑪ 丸：原脱，依《医宗必读》补。

⑫ 中：《医宗必读》此下有"益气"两字。

潮热咳嗽，膈有微痛，服滋肾，服补中。时仲冬，余曰：脉数而沉且搏，其痛而不可按，而甚于夜分，是坚血畜积，非大下不可，又以久痛，不敢峻攻，用郁金、降真香、当归、生地、山甲、蓬术、人参，下血如漆者数次而痛减，月余复痛。余曰：病重而药轻也，乃以大黄、干漆、蓬术、郁金、山甲、肉桂、归尾、桃仁、䗪虫为丸。每日服参芪之剂，午后服丸钱许。十日而血积大下，数次痛止神旺，吐血烦热咸已。

后记

此书系我曾祖于磐公手录，至今有五十余年矣。其残编犹存于古架之上，览其前后，凋落不堪，已成半废。吾父见之曰：此士材李公家藏之脉案，因吾祖与李公旧交，故得此抄录以秘藏之，当须珍重。噫！我曾祖手录之时，不知四世孙之续其全矣。吾续之后，不知复有何人重较耶！

丙辰小春下浣四世孙升庵续记。

李中梓医学学术思想研究

目　录

李中梓医学学术思想研究

李中梓，生于明万历十六年（1588），卒于清顺治十二年（1655），享年六十八岁。字士材，号念莪，又号尽凡居士。江苏云间（又名华亭、松江府）南汇（今属上海市南汇县）人。为明末清初著名医学家。

一、家史与著述

李氏先代居住在南汇守御所城里，他的曾祖李府（字一乐）是位负有守卫地方责任的哨官，训练本族庄丁，协助军队。明嘉靖三十二年（1553）秋，倭寇侵犯所城，他率领次子李香（字友兰）出战，不幸一同阵亡。第二年倭寇又来侵犯，李府的儿子李黍，年方十九，慨然迎战报仇，在城头上被敌寇炮击身亡。巡抚在本城东门设立忠勇祠，祭祠府、香、黍三人。李香有三子，次子李尚袞是中梓的父亲，初名李袞，字补之，号震瀛，因直指使尚维持在巡视的时候，很赏识李袞的文章，便把自己的姓加在他的名上，以示宠信，遂改名为李尚袞。为明万历十七年进士，精通理学，兼究漕运、河防、火攻、壬遁诸书。万历二十年补延试，授兵部主事。同年病故，当时中梓年仅四岁。李香长子名李尚雅，字伯安，号鹤汇。据《南吴旧话录》卷一载，少负异才，下笔千言立就，又精武艺。因家贫而放弃功名之路，天天渔猎，日得百钱，以供尚袞就塾读书。李尚袞的弟弟名李尚绅，字袭之，为县文学，是一位忠厚的长者。

到了李中梓的一代，仍居住南汇所城里。他的胞兄名李中植，号念曾，三应乡试而不中，至明万历四十年壬子（1612）因病身亡。李尚雅之子李中立，字士强、正宇，号念山，明万历二十三年（1595）进士。历知公安县，大理评事，四川主考，所至多治绩。兼通医术，著有《本草原始》十二卷，明万历四十年（1612）刊行于世。其子李延昰，字期叔、我生、辰山，号漫庵、寒村，跟随李中梓学医，成为名医，著有《脉诀汇辨》十卷等。李尚绅之子李中孚，字士修，善于骑射。明崇祯十五年（1642）武举人，任浏河游击。崇祯十七年（1644）清兵南下时，抗战阵亡。李中梓自幼丧父，天性聪颖，早年习举业，十二岁就取得生员（秀才）资格，并获有声名。后来因清刚之气、隽上之才，不合"诗文要歌颂者，人物取软滑者"的录取标准，应考九次而未能中举，仅两中副车（副榜贡生）。其门人董廙（字晋臣）说："吾师以七步才，春秋十二，辄童试冠军。观场者九，副榜者再，而奇于遇，遂隐居乐道。"（《诊家正眼》序）明末清军入关，占领北京，崇祯帝自缢后，马士英等在南京拥立福王。士英与中梓素有交情，听说李中梓家中藏有董其昌行书的绢本手卷，长二十余丈，非常珍贵。士英便写信给李中梓，商量借阅，并说将派充知州的官职。原来此手卷是中梓的一位姨兄将赴通判之任，因缺乏川资，用此卷向中梓抵借二百金。李中梓估计绢本难再留藏，便设立了董其昌神位，焚香祝告后，把绢本驰送士英邸第。隔了数天，士英即送来押款原数，并将征聘中梓为官的诏书，同时发到松江府。中梓急忙还金托病，坚辞不出。南明乙酉（1645年）东阁大学士马士英又以中梓深知兵法，推荐朝廷，授中书舍人的官衔，并派监军杨文骢逼他上道。中江社头目阮大铖也修书劝他接职，中梓不得不佯狂拒任，另外央求钱牧斋调解了事，始终没有出山。因中梓早年多病，父母妻兄及两亲子被庸医药误而亡，遂转而业医，精研岐黄之术，这一点他在自序中写得很清楚。他说："余壬辰（1592）亡父，癸卯（1603）亡妻，乙巳（1605）亡母，壬子（1612）亡兄……仓卒求医，半为药误，而余又早岁多疴，未免临方思订，是历境之有感者也。"（《颐生微论》）"余少治经生言，及两亲子俱以药误。予又早岁多疴，始惕然迫于思，而以邹鲁之业（指儒家，孟轲为邹人，孔丘为鲁人），兼岐黄家言，药世道之受病，而因以通有生之疾，似同源而流矣。"（《删补颐生微论》）门人秦卿胤谓："遇太夫人疾，因事灵兰，学博道精，悟入玄妙，弹指间使沉疴顿起，遍地阳春。"《诊家正眼》自序中李氏自述从事医学四十余载。据此推测，他接触医学约从母病开始，自究医理，攻研医学。士材抱着不为良相，便为良医的志向，依靠自学成才。一方面系统学习经典著作和历代名著，继承前贤医学理论和经验；另一方面边学习边实践，在实践中增长才干。他认为《内经》"垂不朽之弘慈，开生民之寿域。第其理道渊深，文辞古雅，非谙熟精思，鲜有得其解者"，于是勤求古训，精选经文，并作了必要的校勘和大量的注释工作，又在每章之末，以"愚按"标志加

上按语。清代薛雪称赞此书说："惟《内经知要》比余向日所辑《医经原旨》，尤觉近人。以其仅得上下两卷，至简至要，方便时师之不及。用功于鸡声灯影者，亦可以稍有准则于其胸中也。"对于张仲景学说，中梓参考历代注家，提要钩玄地编撰《伤寒括要》二卷。书以分类简明，立论平正，括义详，征词简而无漏义为特点。对于张仲景、刘完素、李东垣、朱丹溪四大医家的学术思想，他有自己的见解。《医宗必读·四大家论》认为东汉张仲景著《伤寒论》，其所论疗皆冬月之正伤寒。若夫至春变为温病，至夏变为热病，俱未之及也。至金代刘守真，始穷春温夏热之变，补仲景之未备。李东垣详辨内伤与外感，用枳术丸治饮食伤，补中益气汤治劳倦伤。元代丹溪发明阴虚发热，阳常有余，阴常不足，真水少衰，壮火上亢，以黄柏、知母借四物而理之。四大医家各自成一家之言，阐发《内经》之要旨，发前人之未备，不相撼拾，却相发明。主张师仲景莫偏于峻重，当春夏不胶于辛热；师守真莫偏于苦寒，值隆冬不滞于苦寒；师东垣莫偏于升补，疗火逆不执于升提；师丹溪莫偏于清降，治脾虚不泥于凉润。他博览群书，简要中肯地评述了历代三十余位医家及其代表作的精到之处与偏颇不足，著《医宗论》，载入《删补颐生微论》中。李氏的学术思想渊源于《内经》、《伤寒论》外，还继承了后世张元素、李东垣脾胃学说，薛立斋补肾学说，吸取张景岳擅用温补，反对以苦寒为滋阴、重视医学心理的论述。其一生治学严谨尚实，勤于探索，并能在实践中有所创新。在学术上谨守绳墨，佐以变通，主张淹通众家之长，不偏不倚。学验俱富，桃李成荫，临证多奇效，为明清间江南著名医学家。中梓一生除了以医为业外，还壮年学道，晚

岁参禅，颇得真诠。他有一个儿子，名允恒，字寿臣，不以医名。

其一生著作甚富，先后共撰二十余种，著述屡经兵燹，散佚过半，迄今仅存九种。现将著述的情况简述于下：

《颐生微论》是李中梓第一部著作，于明万历四十六年戊午（1618）年刊刻问世。项煜在序文中解释了书名的含义，他说："颐者，养也。""夫微非幽隐之谓也。既观其所养，复观其自养，二义尽其蕴矣。"书前有"采辑书目"，共列七十七种，有《素问》、《灵枢》、《脉经》、《丹溪四书》、《仲景全书》、《东垣十书》、《河间三书》、《伤寒六书》、《儒门事亲》、《证治准绳》、《玉机微义》、《本草纲目》、《养生主论》、《易经》、《悟真篇》等明以前的著名著作。此书问世后，李中梓自序云："乃翕然遍走天下……三吴中遂以长沙氏目相之。"后经门人沈颋（字朗中）修订、后学吴进（字石虹）、儿子李允恒（字寿臣）校阅，改名为《删补颐生微论》，于崇祯十五年壬午（1642年）以《李士材医书二种》本形式刊行于世。

明万历四十七年（1619）李中梓撰写了《药性解》，它在自序中说："余以少孤，不及操药以进慈父，间为母氏尝之，退而考诸方书，多所不合，斯用痛心，乃于读书之暇，发《本经》、《仙经》暨十四家本草、四子等书，靡不悉究，然后辩阴阳之所属，五行之所宜，著《药性解》二卷。"后由姑苏钱允治订补，在各药之下增补《雷公炮炙论》中有关炮制方法，厘为六卷，名为《（镌补）雷公炮制药性解》，于明天启二年（1622）刊刻问世。所引书目有《黄帝素问》、《神农本经》、《蜀本草》、《吴氏本草》、《食疗本草》、《四声本草》、《删繁本草》、《食性本草》、《唐本草余》、《药对》、《本草性事类》、《日华子本草》、《证类本草》、《陈藏器本草》、《药性论》、《南海药谱》、《太上玄变经》、《三洞要录》、《修真秘旨》、《本草衍义》、《东垣药性》、《丹溪药性》、《开宝重定本草》、《开宝新详定本草》、《太清草木记》、《陈承别说》、《神仙服饵法》、《博物志》等三十六种。

李中梓"尝考古之著医书者，汉有七家，唐九倍之，得六十四，宋益以一百九十有七，兼之近代，无虑充栋。然《金匮玉函》之精，而六气之外不详；《天元玉册》之密，而拘方之词多泥。孝忠乱（钱乙）之撰，完素假异人之传；上谷之书久湮，睢水之法偏峻，况其他乎？俚者不堪入目，肤者无能醒心，约者多所挂漏，繁者不胜流览。盖余究心三十余年，始知合变，而及门者苦于卓也。曩所著《微论》诸书，未尽玄旨。用是不揣鄙陋，纂述是编。颜曰《必读》，为二三子指南。"明崇祯十年（1637）《医宗必读》十卷刻印问世。

《内经》为医学之祖，他从《素问》、《灵枢》中精选出临床切用的经文，参考杨上善、王冰、滑寿、张介宾等人的注释，编成《内经知要》二卷。明崇祯十五年（1642）以《李士材医书二种》形式出版，成为初学者入门读本。

对于仲景的《伤寒论》，李氏于清顺治二年（1645）撰《伤寒授珠》十卷，后毁于兵火，遂以《伤寒授珠》删繁去复，提要钩玄，兼采各家之注，加以融炼发挥，于清顺治六年（1649）编成《伤寒括要》二卷。

清顺治十七年（1660）李氏撰写《诊家正眼》二卷问世，此书后经尤乘增补较多内容，以《士材三书》丛书本的形式于清康熙六年丁未（1667）刊刻行世。原刻本与增补本并存，但增补本流传广泛。

《士材三书》除《诊家正眼》外，同时刊刻的尚有《病机沙篆》二卷、《本草通玄》二卷。

《李中梓医案》一卷，由李氏旧交于磬公据李中梓家藏医案抄录，复经其四世孙于升庵将凋落不堪的抄本续全，现存清抄本。

除了上述九种医书外，据文献记载李氏尚著有《医学传心》、《医统》、《内外景图说》、《脉鉴》、《铜人穴经》、《外科微论》、《外科点化》、《运气考》、《居士传灯录》、《道火录》等，均已亡佚。

二、医友

李中梓从事医学四十余年，与刘道深、徐子瞻、沈元裕一起，被民间誉为上海四大医家。与当时的相国钱机山、给谏许霞城、文学沈子凡、少司丞张侗初、郡守黄敬如、光禄卿吴玄水、工部主政王汉梁、郡守张三星、刑部主政徐凌如、工部主政唐名必、孝廉王征美、制台张石林、苏淞道万玄圃、相国杨文若、徽商汪华泉、邵武邑宰何金阳、给谏章鲁斋、两广都宪李来吴、抚台周洱如、吏部少宰蒋恬庵、抚台毛孺初、浙江邑宰严知非、青浦邑尊韩原善等耆宿、学人、官僚都有交往。中梓性素矜贵，非富贵人家不能延致。从现存的医案看，他所诊的病人大多为富商权贵，所治甚验。他除了临证、著述、课徒外，常与施沛、秦昌遇、王肯堂、吴县的郭大川、闵曙公等名医切磋医技，探讨医理。还经常出诊苏州、浙江北部等地。曾两次较长时间寓居苏州上津里郭大川处，其治疗癥积的名方阴阳攻积丸，就是在郭园向当地老妪访得。长洲县张璐（字路玉，号石顽），因久困场屋，弃儒习医，成为清代名医，撰有《伤寒绪论》、《本经逢原》、《诊宗三昧》、《张氏医通》等多种著作。年龄比李中梓约小三十岁，十分敬重士材，在《张氏医通》中纂用了《内经知要》、《医宗必读》、《士材三书》等内容，并邀请了李中梓门人沈朗仲、马元仪、李延是等参阅校订。

医学文献还记载了他与一些名医共同诊疗及中梓为医家治病的情况。现将有关资料摘录于下：

1. 同乡施沛（字沛然，号笠泽，称元元子），曾授河南廉州通判，兼通医术，撰《祖剂》四卷、《云起堂诊籍》一卷、《脉征》二卷，今存。尚著有《藏府指掌图》、《经穴指掌图》、《说疗》、《脉微》、《医医》、《黄帝脉书》等书，未见流传。

《里中医案》记载了李中梓为施沛诊治关节肿痛的医案，"别驾（通判）施笠泽，两足肿重，痛若虎啮，叫号彻于户外。医以四物汤加槟榔、木通、牛膝、苡仁，数剂病不少减。余曰：阴脉细矣，按之至骨则坚，未可竟以虚责也。况两膝如绯，扪之烙手，当以黄柏五钱为君，木通四钱为佐，槟榔一钱为使，日进两剂，可使遄已。笠泽服之。十余剂而愈。"

《诊家正眼》卷下收录了二人共同诊病，讨论代脉的情况。"善化县黄桂岩，心疼夺食，脉三动一止，良久不能自还。施笠泽云：五脏之气不至，法当旦夕死。余（指李中梓）曰：古人谓痛甚者脉多代。周梅屋云少得代脉者死，老得代脉者生。今桂岩春秋高矣，而胸腹负痛，虽有代脉，不足虑也。果越两旬而桂岩起矣。故医非博览，未易穷脉之变耳！"

《云起堂诊籍》载："庠友唐仲宣乃政，产后心神恍惚，言语错乱。召余治，余曰：此产后心虚，败血停积，上干于胞络，致病若此。先用佛手散加石菖蒲、五灵脂、刘寄奴、姜黄等药，以除败血，后以归脾汤调理而安。至明年五月复产，产后复患前证，遍延诸医。予仍书前方，一医讶曰：寄奴、姜黄等药，从何来耶？仲宣疑不复用。至是岁仲冬，予偶同李士材过大洪桥，忽遇仲宣，喜而迎曰：内子自乳子后，或歌哭嗔笑，或狂妄不常，向服安神清心之剂不效，夜来几自缢矣。今偶值二子，岂天赐耶？幸为诊之。余同士材往诊，六脉沉涩，余曰：瘀血夹痰，久且益坚，非前药所能疗也。用归尾、桃仁煎浓汤，下滚痰丸，二服。每服三钱，下去恶物。后用镇肝丸调理而痊。"

《医宗必读》卷五伤寒载："社友韩茂远，伤寒九日以来，口不能言，目不能视，体不能动，四肢俱冷，众皆曰阴证。比余诊之，六脉皆无，以手按腹，两手护之，眉皱作楚，按其趺阳，大而有力，乃知腹有燥屎也。欲与大承气汤，病家惶惧不敢进。余曰：吾郡能辨是证者，惟施笠泽耳。延至诊之，与余言若合符节，遂下之，得燥屎六七枚，口能言，体能动矣。故按手不及足者，何以救此垂绝之证耶？

2. 华亭（松江）泗泾秦昌遇（字景明，号广野山人），因自少多病而学医，虽无师授，妙悟入微，成为儿科名医，治婴儿疾称神。著有《幼科折衷》二卷、《幼科金针》二卷、《脉法领珠》二卷（抄本）、《痘疹折衷》二卷（抄本），以及由从孙秦之祯（字皇士）整理的《脉因证治》四卷。李中梓撰著的《医宗必读》十卷，于明崇祯十年丁丑（1637年）刊印问世。四年后秦昌遇撰《辨正医宗必读》，补充和纠正书中的疏漏之处，阐发精到之处。

《里中医案》记载了李中梓应用涌吐法为秦景明治疗痰饮病。"社友秦景明，素有痰饮，每岁必四五发，发即呕吐不能食。余曰：病日久而结成窠囊，非大涌之弗愈也，须进补中益气十日，而后以瓜蒂散频投，涌如豆汁，继如赤豆沙者数升，已而复得水晶者升许。如是者七补之，七涌之。百日而窠囊始尽，专服六君子汤、八味丸，经年不辍。"

3. 王肯堂，字宇泰，号损庵，自号念西居士。为明代著名医家，著有《六科证治准绳》一百二十卷、《医论》三卷、《医辨》三卷等多种医书。他的年龄比李中梓大三十七岁，是中梓的前辈，对中梓的医术十分信赖，晚年脾泄由中梓用巴豆霜治愈。《医学达变》载："王肯堂精医术，年八旬患脾泄，群医咸以年高体虚，辄投滋补，疾愈甚。惟李士材先生视之曰：公体肥多痰，愈补则愈滞，当用迅利药荡涤之，能弗疑乎？王曰：当世知医者惟我与尔，君定方，我服药，又何疑。遂用巴豆霜去油净服，即下痰涎数升，疾顿愈，使拘年高体虚及下多伤阴之说，疾何能瘳。经云：通因通用，信然。"此案还记载在《对山书屋墨余录》中。

三、门生与学派

李中梓一生勤于笔耕，所撰医书版本众多，流传广泛，学验俱富，医名远扬。三吴中遂以长沙氏目相之，彭孙贻在《脉诀汇辨·序》称他为"近代之和、扁也"，声震江左。李氏弟子众多，桃李成荫，群星闪烁，大多来自苏州府、徽州府、杭州府、松江府、绍兴府、湖州府、吴县、上海县、华亭县、长洲县、青浦县等地。据有关资料记载，门人有沈颀（字朗仲）、尤乘（字生洲）、董廙（字晋臣）、秦卿胤（字古怀）、许友绪（字名子）、董尔正（字季方）、李玄度（字公超）、包时化（字象蕃）、朱天定（字道力）、黄寅锡（字清伯）、张介福（字受慈）、孙三锡（字黄绪）、杨时明（字亮生）、富日章（字伯含）、董宏度（字君节）、傅持容（字元厚）、陆智严（字毅生）、李廷杰（字弘雅）、徐化鳌（字神诸）、徐廷圭

（字君执）、陆蒨（字臣如）、朱景旸（字玄宾）、邵德延（字公远）、江青（字子巽）、徐复（字雪凡）、薛晖（字昙孚）、徐以荣（字山友）、戴期腾（字景升）、吴国奇（字君正）、程懋绩（字介眉）、叶挺秀（字天生）、王克劭（字叔云）、蒋示吉（字仲芳）、王兆麟（字圣生）等人，均得李氏之传。在亲属中承其业者有侄子李果瑛（字朗润）、李延昰（字期叔、辰山）、侄孙李廷芳（字衡伯）、中表刘道深（字公原）。虽然生徒满宇内，但他"誓不传之子弟，虑为赵括之续也"。其子李允恒（字寿臣）曾参与医书的校阅，但未承父业，不以医名。在诸多门人中以刘道深、沈朗仲、尤乘、李延昰、蒋示吉尤为出众，不仅继承了李中梓的医术，而且著书立说，宏扬传播师说。

刘道深从中梓学医，发愤二年，尽得其秘。凡求治者，无分贵贱必应。著有《症脉合参》《伤寒探微》《医案心印》等书，均佚。与老师李中梓一起，同为上海四大医家之一，医名卓著。留有"黄花篱下迎人笑，老来求闲不自由"的佳句。

沈朗仲，崇祯十三年庚辰（1640）从李受业，参加《颐生微论》的删补，崇祯十五年壬午（1642）删补告成。李中梓在壬午四月于飞映阁书写的自序中讲述了删补过程以及本人的感受，他说："庚辰秋，吴门沈子朗仲翩然来归，一握手而莫逆于心，端凝厚藏，慷慨浩直而不漫齿颊，峨然载道之伟器，与语移旦暮，鲜弗神领。《灵枢》诸经典，了然会大意，投药中窾，恚然如庖丁游刃。岂特曰吾道西矣，而邈然弗可量已。于是相与辨几微，参益损，跻颠极，破偏拘，皇皇登于大道，以俟百世，可以画一，则庶几其快我隐，谢我过焉。嗟乎，吾道之不孤，其有赖于朗仲也乎。"可见师生情谊至深，中梓对朗仲寄

于厚望。沈朗仲著有《病机汇论》十八卷存世。今人徐荣斋先生认为"《病机汇论》是《必读》五至十卷的衍化物，是士材学说的继承；增广部分，则是郎仲学术经验的新创获"。近人谢利恒《医学源流沦》对此评为："《病机汇论》十八卷本朗仲所辑，元仪晚年与在泾参订成之。……辑前贤方论，皆终于士材，实士材一派之学最完全之书也。"

尤乘，字生洲，号无求子，清初江苏吴县人。早年习儒，后弃而习医。弱冠时从中梓学医，后遍访良师，得针灸之传。曾任太医院御前侍值，三年后回归乡里，在虎邱悬壶于世。曾对李中梓所撰的《诊家正眼》、《本草通玄》、《病机沙篆》进行增补，自己撰写了《寿世青编》二卷，合编成丛书《士材三书》，于清康熙六年刊刻问世。其后历代不断翻刻，现存有二十余种不同的版本。尤氏尚著有《勿药须知》、《脏腑性鉴》、《喉科秘书》、《食治秘方》，还修订明代贾所学的《药品辨义》三卷，重辑《经络全书》二卷，为传播李氏学说作出了贡献。

李延昰，早年习举业，师事同郡举人高孚远。生逢乱世，志不得遂，于是从中梓学医。医术高明，诊病多能著手成春。明亡，曾至桂林投唐王。抗清失败后，遁迹于浙江平湖佑圣宫为道士，以医自给，称西园老人。晚年与嘉兴知医的文学家朱彝尊交往，以所著及藏书二千五百卷赠之。清康熙年间卒，享年七十岁。朱彝尊为他写了《塔铭》，记述生平，此文载入《曝书亭集》卷七十八中。著有《脉诀汇辨》十卷，认为当时广为流传的高阳生《脉诀》谬误颇多，遂汇集七十余种脉学文献，结合家学和个人体会，阐述中梓未尽之意，卷九载李中梓医案五十七则，刊于清康熙五年。所撰《医学口诀》、《痘

疹全书》，未见流传。还著有野史杂记性质、载有零星医药史料的《南吴旧话录》，及诗文《放鹇亭集》等

蒋示吉，字仲芳，号自了汉，江苏吴县人。尤乘称他"往来松、浙间，临证已多，活人无算"。撰有《医宗说约》六卷，摘录《内经》及历代医家论述，结合个人临证经验，分科整理而成，刊于清康熙二年（1663）。卷首为总论，论述四诊、药性、治则等；卷一、二载内科杂病；卷三为伤寒；卷四小儿、妇产科；卷五疡科。各科分症论述，有论有方有歌诀，便于记诵，为医学入门著作，有十余种不同版本，流传较广。书中卷一"脉法"按语、"治法、虚中实"第一案、卷四"伤寒阴阳毒"按语中，三次提到"士材先师"、"先师李士材"等称谓。徐荣斋认为"蒋是私淑于李，亦间常问业于李，可能由李已是晚年，蒋示吉亦知名于时，不欲屈蒋于门墙之列。所以尤乘在《医宗小补》序文中，称示吉为先生而不称同门，亦乘承师意而尊之之义"。尚有《医疗歌括》一卷（清抄本）。

李中梓的学术经验除了上述门人弟子直接继承外，再传于马元仪。马俶，字元仪，江苏吴县人，为清康熙间名医。受业于沈朗仲，又问业于李中梓、张璐（字路玉，号石顽），还私淑于喻昌（字嘉言，晚号西昌老人）。他替业师沈朗仲校定《病机汇论》十八卷时，对每一门病类都加上了按语。按语既有综合师承的内容，更有自己的经验，对士材学说、起到阐发隐微的作用。还著有《印机草》（又名《马氏医案》）一卷，收载医案 73 则，按证分类，初刻附于《病机汇论》之后，医案与《医宗必读》及书中论述的理法方药可以相互印证。书中伤寒类末录有张石顽有关伤寒的医论数则。此后有周学海的

《评点印机草》，收入《周氏医学丛书》中。其弟子姜思吾辑《马师津梁》八卷，均存于世。

李氏医学三传于尤在泾，尤怡，字在泾、饮鹤，号拙吾、饮鹤山人，江苏吴县人，少时从马元仪学医。马氏素负盛名，门生甚众，晚年得尤在泾，甚喜。谓其妻曰：吾今日得一人，胜得千万人矣。怡得师传后，治病多奇中，以医名著称于世。晚年隐居花溪，著书立说。曾协助校订《病机汇论》，撰有《伤寒贯珠集》八卷、《金匮心典》三卷、《金匮翼》八卷、《医学读书记》三卷、《续记》一卷、《静香楼医案》（又名《医案三十一条》）一卷、《吴门尤北田在泾氏大方杂证集议》四集（旧写本）皆存于世。李中梓医术经过门人弟子共同努力，特别是经沈朗仲、马元仪、尤在泾继承发扬后，不论在理论研究或临床经验方面，均有发展，学术上从平正不偏进入到精深广博，从内科杂病、伤寒发展到温病，自成一家，独树风格，形成了士材学派。诚如《中国医学源流论》所说："明末诸家中，虽无特见而大体平正不颇者，当推李士材。……士材之学，一传为沈朗仲，再传为马元仪，三传为尤在泾。"

四、学术思想

（一）肾为先天本，脾为后天本

《删补颐生微论》列"先天根本论"和"后天根本论"，《医宗必读》有"肾为先天本脾为后天本论"。李氏继承《内经》及前贤对脾肾问题的论述，并作了进一步的发挥，提出"未有此身，先有两肾，故肾为脏腑之本，十二脉之根，呼吸之本，三焦之源，而人资之以始者也。故曰先天之本在肾"。"人之有脾胃，犹兵家之有饷道也，饷道一绝，万众立散，脾胃一败，百病难施"。"谷入于胃，洒陈于六腑而气

至，和调于五脏而血生，而人资之以为生者也。故曰后天之本在脾"。他举伤寒为例，认为必诊太溪以察肾气的盛衰，必诊冲阳以察胃气的有无。在治疗方面，李氏治肾宗薛立斋、赵献可，治先天之本分水火，水不足者，用六味地黄丸壮水之主，以制阳光；火不足者，用附桂八味丸益火之源，以消阴翳。治后天根本，分饮食劳倦，治脾依张元素、李东恒，枳术丸治饮食伤，补中益气汤治劳倦伤。历史上有补脾不如补肾和补肾不如补脾之争，李氏对此说："愚尝统而论之，脾胃者，其坤顺之德，而有乾健之运，故坤德或惭，补土以培其卑监，乾健稍弛，益火以助其转运。此东垣、谦甫以补土立言，士学、用和以壮火垂训。盖有见乎土强则出纳自如，火强则转输不息，火为土母，虚则补其母，治病之常经也。"李氏主张脾肾并重同治，"独主脾肾者，水为万物之元，土为万物之母，二脏安和，一身皆治，百疾不生"。（《医宗必读》虚痨）认为脾肾两脏有相赞的功能，先天可济后天，后天可助先天，肾安则脾愈安，脾安则肾愈安。士材注重脾肾、阳重于阴的学术思想，在脉诊和虚劳、痢疾、痰饮、肿胀、泄泻、反胃、癃闭、遗精、小便黄赤等病症中处处可见。

如虚劳伤及肺脾两脏时，士材主张补脾保肺；伤及脾肾两脏时，主张补脾理肾。脾喜温燥，肺喜清润，保肺则碍脾，补脾则碍肺；甘寒补肾，恐妨脾气；辛温扶脾，恐妨肾水。针对这种矛盾，如何用药？士材对此积累了丰富的经验。他说："惟燥热而盛，能食而不泻者，润肺当急，而补脾之药亦不可缺也。倘虚羸而甚，食少泻多，虽咳嗽不宁，但以补脾为急，而清润之品宜戒矣。脾有生肺之能，肺无扶脾之力，故补脾之药，尤要于保肺也。

……又如补肾理脾，法当兼行，然方欲以甘寒补肾，其人减食，又恐不利于脾；方欲以辛温快脾，其人阴伤，又恐愈耗其水。两者并衡而较重脾者，以脾土上交于心，下交于肾故也。若肾大虚，而势困笃者，又不可拘。要知滋肾之中，佐以砂仁、沉香，壮脾之中，参以五味、肉桂，随时活法可耳。"（《医宗必读》）

痢疾是以大便次数增多、腹痛、里急后重、下赤白脓血便为主证的肠道病。士材认为此病"在肠胃乃属标病，其所感之邪与所受之经乃本病也"，"痢之为证，多本脾肾"。临证须依见证与色脉，辨别寒热虚实。李氏经验：胀满恶食，急痛拒按，脉强而实者，属实；烦渴引饮，喜冷畏热，脉数而滑者，属热；外此皆为虚寒。对于口渴、腹痛、小便短赤、里急后重等疑似之证，审辨尤详。口渴为泻痢伤津，当以喜热喜冷分虚实。腹痛当以痛之缓急、按之可否、脏之阴阳、腹之胀与不胀、脉之有力无力分虚实。小便黄赤短少是因水从痢去而阴伤所致，须依下利热与不热、液之固与不固、色之泽与不泽分虚实。里急后重，当以病之新久、质之强弱、脉之盛衰分虚实。本病治疗常法，初起属湿蒸热郁者，宜清热导滞，调气行血，以芍药汤、香连丸或藿香正气散加减；虚寒久痢，宜用真人养脏汤涩肠固脱。但攻邪之品能耗气损血，固涩之方能使气血壅滞，闭门留寇。虚寒久痢如何滋补脾肾？李氏有着精辟的论述，主张调补脾肾。脾司仓廪，肾主蛰藏。认为"在脾者病浅，在肾者病深。肾为胃关，开窍于二阴，未有久痢而肾不损者。故治痢不知补肾，非其治也"。在辨证用药方面亦积有丰富的经验，指出"脉来微弱者，形色虚薄者，疾后而痢者，因攻而剧者"，均为宜补之证。凡口腹怕冷、脉沉细，冷痢积如胶冻或如鼻涕，屡服凉药不愈，大便血色紫黯，均宜理中汤加木香、肉豆蔻等药。若里急而频见污衣，后重得解而转甚，下利久而虚滑者，宜补中益气汤加诃子、五味子、肉豆蔻等药。下利以五更及午前甚者，或病属肾阳不足、火不生土者，宜用肉桂、附子、补骨脂、山药、五味子、赤石脂、禹余粮之类。关于本病的预后，他认为："先泻而后痢者，脾传肾为贼邪难疗；先痢而后泻者，肾传脾为微邪易医"。（《医宗必读》）脉象以沉小细微者为顺，洪大滑数者为逆。对于久痢坏症，主张勿论其脉，惟用人参、附、芪、木香、砂仁补脾健胃，有十可救一之效。现举治验二例：

屯田孙待御潇湘夫人。久痢不止，口干发热，饮食不进。犹服香连等药，完谷不化，尚谓邪热不杀谷，欲进芩连。数日不食，热甚危迫。余诊之，脉大而数，按之极微。询之小便仍利，腹痛而喜手按。此火衰不能生土，内真寒而外假热也，小便利则不热可知，腹喜按则虚寒立辨。亟进附子理中汤，待冷与服。一剂而痛止，连进一十余剂，兼服八味丸而康。（《删补颐生微论》卷四医案论）

抚台毛孺初痢如脑，肠鸣切痛，闻食则呕。所服皆芩、连、木香、葛、蒲、藿香、橘红、芍药而已。后有进四君子汤者，疑而未果。飞艇相招，兼夜而往。诊得脉虽洪大，按之无力，候至右尺，倍觉濡软。余曰："命门火衰，不能生土，亟须参附，可以回阳。"孺翁曰："但用参术可愈否？"余曰："若无桂附，虽进参术，无益于病；且脾土大虚，虚则补母，非补火乎？"遂用人参五钱，熟附一钱半，炮姜一钱，白术三钱。连进三剂，吐止食粥。再以补中益气加姜附十四剂而痊。（《医宗必读》）

痰饮为病，士材认为分五痰（在脾为湿痰，在肺为燥痰，在肝为风痰，在心为热痰，在肾为寒痰）、五饮（痰饮、悬饮、支饮、溢饮、伏饮）、非痰非饮（时吐白沫，不甚稠粘），证各不同，治法迥别。先哲云：脾为生痰之源。士材谓"惟脾土虚湿，清者难升，浊者难降，留中滞膈，瘀而成痰。故治痰先补脾，脾复健运之常，而痰自化矣"。"脾肺二家之痰，尤不可混，脾为湿土，喜温燥而恶寒润，故二术、星、夏为要药；肺为燥金，喜凉润而恶温燥，故二母、二冬、地黄、桔梗为要药。二者易治，鲜不危困。每见世俗恶半夏之燥，喜贝母之润，一见有痰，便以贝母投之，若是脾痰，则土气益伤，饮食忽减矣。即使肺痰，毋过于凉润，以伤中州，稍用脾药，以生肺金，方为善治。故曰：治痰不理脾胃，非其治也"。

对于水肿胀满之症，因脾土主运行，肺金主气化，肾水主五液。凡五气所化之液，悉属于肾；五液所行之气，悉属于肺；转输二脏，以制水生金者，悉属于脾。诸经虽皆有肿胀，无不由于脾、肺、肾。他的经验是治实颇易，理虚恒难。察其实者，直清阳明，反掌收功；苟涉虚者，温补脾肾，渐次康复。其有不大实亦不大虚者，先以清利见功，继以补中调摄。又有表实而本虚者，泻之不可，补之无功，极为危险。从上所述的内容可知，李中梓不仅对肾为先天本，脾为后天本的学术思想作了深入的阐述，并且积累了宝贵的辨证用药经验，值得重视。

（二）补气先于补血，养阳在滋阴之上

李中梓在《内经》阴为之基，阳为之主的思想指导下，认为"万物皆听命于阳，而阴特为之顺承者也。阳气生旺，则阴血赖以长养；阳气衰杀，则阴血无由和调，此阴从阳之至理也"。(《内经知要》)在阴阳、气血、水火关系上，李氏赞同古人在阳重于阴思想指导下总结的阳生阴长，独阴不长，血脱补气，甘温能除大热，还进一步提出"人身之水火，即阴阳也，即气血也。无阳则阴无以生，无阴则阳无以化。然物不生于阴而生于阳，譬如春夏生而秋冬杀也。又如向日之草木易荣，潜阴之花卉善萎也。故气血俱要，而补气在补血之先；阴阳并需，而养阳在滋阴之上"。(《医宗必读·水火阴阳论》)《删补颐生微论》说："又如补气补血均不可少，然气药有生血之功，血药无益气之理也。""夫气药甘温，法天地春生之令，而发育万物，况阳气充则脾土受培转输健运，由是食入于胃，变化精微，不特洒陈于六腑而气至，抑且和调五脏而血生，故曰气药有生血之功也。血药凉润，法天地秋肃之令，而凋落万物，又且粘滞滋润之性，所以在上则泥膈而减食，在下则肠滑而易泄，故曰血药无益气之理也。"《医宗必读·药性合四时论》依此解释药性，"故药性之温者，于时为春，所以生万物者也；药性之热者，于时为夏，所以长万物者也；药性之凉者，于时为秋，所以肃万物者也；药性之寒者，于时为冬，所以杀万物者也"。在辨证用药方面，元气不足，主张用甘温之剂补益；阳虚生寒，用辛热之剂温补；热气有余，用甘凉之剂清之；邪盛热极，用苦寒之剂泻之。假令病宜用热，亦当先之以温；病宜用寒，亦当先之以清。士材用药偏于温补而远避寒凉，注重调养而防克伐，反对滥用知母、黄柏等寒凉之品，与他"古今元气不同"的认识有关。"今去朱、李之世，又五百年，元气转薄，乃必然之理。所以抵当、承气，日就减削；补中、归脾，日就增多。临证施治，多事调养，专防克伐；多事温补，

痛戒寒凉。……世人之病，十有九虚，医师之药，百无一补"。对于当时天下喜用寒凉，畏投温热的现象，认为原因有二：一是守丹溪阳常有余之说，河间有寒无热之论。二是温暖之药，象类阳明，苟有过则人皆见之，用寒凉之剂，即有差误，人多未觉。他说："近世治痨，专以四物汤加黄柏、知母，不知四物皆阴，行秋冬之气，非所以生万物者也。且血药常滞，非痰多食少者所宜；血药常润，久行必致滑肠。"李中梓的补气先于补血，养阳在滋阴之上的观点不仅在当时针砭时弊有一定的积极意义，还受到后世医家的重视，对临证治疗有指导意义。但是他"凡温热之剂，均以补虚；凉寒之剂，均以泻实"的过激之论，重视温热药而轻视寒凉药，否认寒凉药的补益作用，为其不足之处。

(三) 化源论

化源，指生化、变化的根源。李氏根据《阴阳应象大论》"治病必求于本"、《素问·六元正纪大论》"资其化源"之说，十分重视化源。在《删补颐生微论》中专列《化源论》，提出"夫不取化源而逐病求疗，譬犹草木将萎，枝叶蜷挛，不知固其根蒂，灌其本源，而仅仅润其枝叶。虽欲不槁，焉可得也"。"苟舍本从标，不惟不胜治，终亦不可治，故曰识得标，只取本，治千人，无一损"。强调了治病求本的重要性。文中依据五行相生、相克、胜复规律制订治则治法。在虚证中，资化源就是虚则补其母。"如脾土虚者，必温燥以益火之源；肝木虚者，必濡湿以壮水之主；肺金虚者，必甘缓以培土之基；心火虚者，必酸收以滋木之宰；肾水虚者，必辛润以保金之宗。"即采用补火生土、滋肾养肝、培土生金、补肝养心、生金滋水法，分别治五脏虚证。对于五脏实证，运用五行"亢害承制"的原理，制订治法。

"金为火制，泻心在保肺之先；木受金残，平肺在补肝之先；土当木贼，损肝在生脾之先；水被土乘，清脾在滋肾之先；火承水克，抑肾在养心之先。"其中清心保肺、清金制木、抑肝扶脾、通阳利水为临床所常用。对于胜复的治疗，李氏逐条分析，指出"金太过，则木不胜而金亦虚，火来为母复仇；木太过，则土不胜而木亦虚，金来为母复仇；水太过，则火不胜而水亦虚，土来为母复仇；火太过，则金不胜而火亦虚，水来为母复仇，皆亢而承制，法当平其所复，扶其不胜"。李氏运用五行生克的规律，针对脏腑虚实引起的病候，以及五脏胜复所致的疑难复杂病证，所制订的治则治法，对于后世治则治法的发展具有一定的启迪作用。

（四）别症、知机、明治

别症，就是区别类似的症候，审证求因。知机，即审察病机，因病用法。明治，指掌握治则治法。此三项是辨证施治的重要内容，李中梓对此很重视，在《删补颐生微论》中撰写《别症论》、《知机论》、《明治论》三篇专论，阐述自己的学术观点。《别症论》谓："历观名论，皆以别症为先。"提出需要鉴别的疑似情况，"脉有雷同，症有疑似，水火亢制，阴阳相类。脏之发也，混于腑，血之变也，近于气。大实有羸状，误补益疾；至虚有盛势，反泻含冤。或辨色已真，而诊候难合，或指下既察，而症状未彰"。对于疑似之症，士材辨别的经验是"大抵症之不足凭，当参之脉理；脉又不足凭，当取之沉候。……脉辨已真，犹未敢恃。更察禀之厚薄，症之久新，医之误否，夫然后济以汤丸，可以十全"。（《医宗必读·疑似之症须辨论》）并告诫医生在"展转进退，毫厘千里"疑似之时，"设有未确，阙疑以待高明，慎勿轻狂尝试，以图侥幸"，

"毋以疑惧起因循之弊，必以精详操独断之权"。《知机论》认为要正确地掌握病机，要领在于"理熟则机得，机得则言中"。若无至微至活的医理，没有至著至确的认识，就不能知机。病机内容十分丰富，不易枚举。李氏以《素问》"审察病机，无失气宜"为提纲，要求掌握《素问·至真要大论》病机十九条，运气胜复之道，以及仲景学说，考虑"运气参差，标本缓急，脏腑阴阳，贵贱贫富，虚实邪正，南北东西"等多种因素。《本草通玄·用药机要》说："居养有贵贱，年齿有老少，禀赋有厚薄；受病有久新，脏腑有阴阳，性情有通滞；运气有盛衰，时令有寒暄，风气有南北。六气之外客不齐，七情之内伤匪一，不能随百病而为变通，乃欲执一药而理众病，何可得也！"反对庸医"以依稀为实据，胶柱鼓瑟，以硬套为神良"的治病方式。必须掌握病机，因病用法，不能专执病形。《明治论》在因病制宜的前提下，提出"三法、四因、五治、六淫、八要、十失"诊治大法。其中四因为疾病的分类；六淫为病因；八要指虚实、冷热、邪正、内外，后世发展为八纲辨证；十失为治疗需要注意的事项。与治疗有关的是三法、五治。"三法者，初、中、末也。一曰初法，当用峻猛，缘病新暴，感之轻，发之重，以峻猛之药亟去之。二曰中法，当用宽猛相济，缘病非新非久，须缓急得中，养正去邪，相兼治之。三曰末法，当用宽缓，药性平善，广服无毒，取其安中补益，缘病久邪去，正气日微也"。"五治者，和、取、从、折、属也。一曰和。假令小热之病，当以凉药和之，和之不已，次用取。二曰取。为热势稍大，当以寒药取之，取之不已，次用从。三曰从。为热势既甚，当以温药从之，从之不已，次用折。四曰折。为病势

极甚，当以逆制之，制之不已，当以下夺之，下夺不已，次用属。五曰属。为求其属以衰之，如热陷骨髓，针药之所不及，故必求其属。属者，生克之本，王太仆所谓壮水之主，以制阳光是也"。此三法五治对于内伤杂病、外感热病的治疗具有普遍指导意义。

五、注重养生

李中梓一生早年攻儒，壮年学道，晚岁参禅，对儒、道、佛均有研究，养生颇有心得。认为脾为后天根本，肾为先天根本，二本固则老可还少，二本伤则少有老态。足于精者，百疾不生；穷于精者，万邪蜂起。《颐生微论》提出保肾精的方法为：贵寡欲、贵节劳、贵息怒、宜戒酒、淡食五谷。其中节劳，包括心劳和体劳。他说："然损精伤神，是非一端。若目劳于视，精以视耗；耳劳于听，精以听耗；心劳于思，精以思耗；体劳于力，精以力耗，随事而节之，则精与日积矣。"又胃为水谷之海，五脏六腑，皆受灌输。若起居失度，饮食失节，未有不伤脾胃。脾胃一伤，元气必耗。七情戕其内，六气攻其外，皆足以致虚，惟饮食与劳倦两端，其关尤巨。他总结前贤保养脾胃的经验，认为在饮食方面，宁少毋食多，宁饥无食饱，宁迟毋食速，宁热毋食冷，宁零毋食顿，宁软毋食硬。此六者，调理脾虚之要法也。饮食到胃，俱以温和为妙。不问冷物热物，但细嚼缓咽，自然温矣。醉后勿饮冷，饱余勿便卧。食后勿怒，怒后勿食。冷热之物，不宜互食。饮以养阳，食以养阴，食宜常少，亦勿令虚。不饥强食，不渴强饮，则脾劳发胀。朝勿令饥，夜勿令饱。淡食则多补，五辛善助火。修养不如节劳，服药不如忌口。斯言虽鄙，颇切理要。这些经验至今仍有指导意义。

人有三奇，精气神。气乃神之祖，精乃气之子。气者，精神之根蒂也。士材对于道家气功养生颇得真诠，经过他本人的实践，洞知不根虚静者，即是邪术。不归于易简者，即是旁门。方法简易而无繁赜之苦，自然而无勉强之劳。《内经知要》谓："气入身来谓之生，神去离形谓之死，知神气者可以长生。气有先天后天之别，后天者，呼吸往来之气也；先天者，无形无象，生天生地，生人生物者也。"《颐生微论》三奇论说："随守一处，皆可收心。""只须一香之顷。先天祖气忽然扯入，鼻孔如迎风之状。扯入一次即盗夺一次，三日之后当源源而来，七日来复，百日工毕。""招之者，非口鼻呼吸，非津液灌咽，非脐内存神，非丹田凝抱，非心下肾上，非两肾中间，非升坎填离，非通任会督，非阴跷一关，非眉间一穴，非泥丸峰顶，非涌泉海底，非窥中极，非守阳根，非丹炉烹炼，非房中采取。"虚劳内损，痼疾经年，行之却病有神功。篇中附有二十五条修摄法，如呼吸吐纳；一手擦脐下，一手兜外肾以固精；按摩涌泉；咽津；六字（呵、呼、呬、嘘、嘻、吹）诀；腰痛、头眩、感冒、停滞、目昏等导引；却病十法；十五宜（发宜多梳，面宜多擦，胸宜常护，目宜常运，耳宜常凝，口宜常闭，齿宜常扣，气宜常提，津宜常咽，浊宜常呼，背宜常暖，腹宜常摩，囊宜常裹，肢节宜常摇动，皮肤宜常干沐）；四时调摄法等，方法简便有效。士材称："虽非至道，而习之无间，自有奇征，勿以易而忽之。"

六、诊治经验

临床病证千变万化，《医宗必读·辨治大法论》说："病不辨则无以治，治不辨则无以痊。辨之之法，阴阳、寒热、脏腑、气血、表里、标本先后、虚实缓急七者而已。"诊病应如王应震所说"见痰休治痰，见血休治血，无汗不发汗，有热莫攻热，喘生毋耗气，精遗勿涩泄，明得个中趣，方是医中杰"。只要洞察阴阳，针对病本，因时因地因人进行治疗，就会效如桴鼓，得心应手。若疑似之际，混而弗明，攻补之间，畏而弗敢，就会犯实实虚虚之祸。就会出现"至虚有盛候，反泻含冤；大实有羸状，误补益疾；阴症似阳，清之者必败；阳症似阴，温之者必亡。病在腑而误攻其脏，谓之引贼入门；病在脏而误攻其腑，譬之隔靴搔痒"的情况。李中梓临证四十余年，在辨证施治方面积累了丰富的经验，现择要简述于下：

（一）处方用药反对胶执不变

李中梓主张不以一定之方应无穷之变，处方用药必须切合病机，因时因地因人制宜。《删补颐生微论·医方论》说："上古因证处方，初无胶执，故《内经》翻造化之玄机而不设方剂，不欲以一定之迹应无穷之变也。……如弈之有势，不过略陈间架，对局之变无穷，吾亦与之俱无穷。若执一定之势以应千变之局，其有不败者几希。今名方俱在，弈之势也，反正逆从，势之用也。运气不齐，古今易辙，风土异宜，强弱异禀，贵贱异境，老少异躯，新久异法，内外异因，局之变也。"在《删补颐生微论·知机论》中他批评了治病死守习惯用药，不知因病用法，灵活化裁的做法。"如虚劳发热，吐血痰嗽，辄用一冬、二母、四物、芩、连、款花、紫菀之属；中风痿痹，辄用三生、二陈、秦艽、天麻之属；伤寒发热，辄用柴胡、黄芩、陈皮、甘草之属；水肿腹胀，辄用五皮、枳壳、泽泻之属；疟疾寒热，辄用青皮、草果、柴胡、干葛、厚朴、常山之属；痢疾腹痛，辄用芍药、当归、黄连、木香、枳壳、槟榔之属；……目疾，辄用四物、三黄、蔓荆、甘菊之属；妇科辄用香附、乌药、四物、陈皮之属。诸若此类，不可胜举。果尔则医亦何难之有耶？"

（二）治疗因人制宜

对于《素问·异法方宜论》所述的五方治法及朱丹溪论述的西北、东南之地不同治法，他认为"方土之候，各有不齐，所生之病，多随土著。西方气厚，饮食倍常，居室俭素，元气不戕。一有疾病，辄用疏利，其病如脱。若夫东南体质柔脆，腠理不密，饮食色欲，与西北迥别，概用疏利，不几于操刃杀人耶。虽然西北固厚，安能人人皆实，东南固薄，安得人人皆虚，必观其人。因症而药，斯无一偏之弊耳"。（《删补颐生微论·风土论》）

富贵贫贱之人，由于平时饮食、居住条件不同，存在着劳心、劳力的差异，两者脏腑有娇固、腠理有疏密，李氏主张治病有别。"大抵富贵之人多劳心，贫贱之人多劳力。富贵者膏粱自奉，贫贱者藜藿苟充。富贵者曲房广厦，贫贱者陋巷茅茨。劳心则中虚而筋柔骨脆，劳力则中实而骨劲筋强。膏粱自奉者脏腑恒娇，藜藿苟充者脏腑恒固。曲房广厦者，玄府疏而六淫易客，茅茨陋巷者，腠理密而外邪难干。故富贵之疾，宜于补正；贫贱之疾，利于攻邪。""虽然贫贱之家亦有宜补，但攻多而补少；富贵之家亦有宜攻，但攻少而补多。是又当以宜为辨，禀受为别，老壮为衡，虚实为度，不得胶于居养一途，而概为施治也。（《医宗必读·富贵贫贱治病有别论》）

《医宗必读·行方智圆心小胆大论》强调高明的医生要知常达变，掌握天时、患者个体的生理、病理、心理情况。"禀赋有厚薄，年岁有老少，身形有肥瘦，性情有缓急，境地有贵贱，风气有柔强，天时有寒热，昼夜有重轻，气色有吉凶，声音有高下，受病有久新，运气有太过不及，知常知变，能神能明，如是者谓之智圆"。关于时令与诊脉的关系，《诊家正眼》有六气分合六部、时日诊候之图，李氏谓："乃余所自悟而自制，实六气至理而古今所未发者。"名医姜春华认为"自李氏发明后，李氏医案中从未提及，后人也一直无用者，今人更不知此事，是其空言欺世也"。

（三）重视医学心理

《医宗必读·不失人情论》一文，据张英强考证，其内容、形式与张景岳《类经·脉色类八·诊有大方》不失人情的注文基本相同，二人虽然同是明代人，李氏晚生二十五年，《医宗必读》比《类经》晚出版十三年。文中所反映的思想，不是李中梓所首创（《成都中医药大学学报》1995；18（4）：44）。但是张景岳的注文原来夹在经文注释中，不大被人注意，经李中梓的稍加修改后载于《医宗必读》中，并随此书反复翻刻，广为流传，影响深远，其功亦不可没。李氏抄录此文，说明他本人重视医学心理现象。文中论述的病人之情、旁人之情、医人之情，至今仍有参考价值。所述的"性好吉者危言见非，意多忧者慰安云伪，未信者忠告难行，善疑者深言则忌"；"富者多任性而禁戒勿遵，贵者多自尊而骄恣悖理"；"境缘不偶，营求未遂，深情牵挂，良药难医"；"有性急者遭迟病，更医而致杂投；有性缓者遭急病，濡滞而成难挽"；"有讳疾不言，有隐情难告，甚而故隐病状，试医以脉"等病人的医学心理临证必须予以考虑。

封建时代妇女在三纲五常，三从四德的封建礼教束缚下，出现医学心理问题较为常见，以致产生"宁医十男子，莫医一妇人"之说。对此现象李中梓在《删补颐生微论·妇科论》中作了较为详细得论述。"凡病皆始于七情，而后六气之邪乘虚来犯。妇人女子之性，阴浊胜而阳明微，慈恋爱憎，嫉妒忧恚，性情郁滞，染着坚牢，加之不出闺户，无可遣解，不习诗书，无可宽慰，义命之理茫然，怨尤之心横起。或有怀未能畅遂，或有病不可告人，含羞讳疾，偏信师巫，鄙吝恣睚，反疏药饵，所以受病之处蒂固根深，卒难全愈，况乎产蓐带下，三十六病损气伤血，挟症多端，故曰女人嗜欲过于丈夫，感病倍于男子，诚非虚语。""若妇人脉病不相应，既不得见其形，惟据脉供药，其可得乎？医者慎重，不免尽理，质问愚者，见所问繁多，以为医学不精，往往得药不信。……至于师尼寡妇及违时未笄之女郁情尤甚，奏效尤难，褚澄所以有疗各不同之说。"

《删补颐生微论·明治论》总结病家十失，谓："十失者，病在骄恣背理，不遵医戒，不自珍爱，一失也。轻身重财，治疗不早，诊视不勤，二失也。听从师巫，广行杀戮，不信医药，三失也。忧思想慕，怨天尤人，广生懊恼，四失也。讳疾忌医，言不由中，药不合症，五失也。不能择医，或信佞言，或凭龟卜，六失也。室家不和，处事乖戾，尽成荆棘；七失也。不明药理，且暮更医，杂剂妄投，八失也。但索速写方，药材滥恶，妄为加减，九失也。奉持匪人，煎丸失法，急不精详，十失也。"其中大多与病人心理有关，可资借鉴。

邪祟一症，前人论述不深。症状为或面黄肌瘦，或奇梦惊心，或昏倦嗜卧，或异症蜂起，或语言错乱，或嗜好失常，或饮食久绝而神色未变，或危笃垂毙而忽尔康强，或妄言祸福而明征不谬，或叫号震击而猛悍非常，或两脉而如出两人，或一脉而浮沉不等，乍疏乍数，乍大乍小，或促或结，或滑或实。李中梓认为此病发病机理有二："一则曰因虚而入，正气虚则阳明之气不足以胜其幽潜。一则曰因心而客，邪心起，则淫乱之神适足以招其类聚。畏惧深，则疑似之念大足以惑其心神"。"凡遇此症，但以补虚安神为主，祛邪逐祟为佐，有痰者吐之消之，有积者下之攻之，用禁咒灸法以治其外，用正言激论以醒其心，未有不瘳者也"。

（四）自制新方七首（《医宗必读》）

1. 润肺饮

【组成】 贝母（糯米拌炒）、天花粉各9克，桔梗3克，甘草1.5克，麦门冬（去心）、橘红（去白）、茯苓（去皮）各4.5克，知母（酒炒）2.1克，生地黄7.5克。

水二钟，姜3片，煎至七分，食后服。

【功效】 润肺清热化痰。

【临床应用】 主治肺经燥痰。症见咳嗽呛急、痰涩难出、咽喉干痛、上气喘促、舌红苔黄、脉弦。贝母有川贝母、浙贝母之分，原书未注明用何种，但从润肺要求看，以川贝母为宜。士材云："肺为燥金，喜凉润而恶温燥，故二母、二冬、地黄、桔梗为要药。"此方即二陈汤去温燥之半夏，加川贝母、知母、麦冬、生地、桔梗、天花粉诸味，能使肺润气肃，热清痰消，诸症自愈。《类证治裁》引用本方治燥痰，并加杏仁、白蜜佐之。

2. 利金汤

【组成】 桔梗（炒）、贝母（姜汁炒）各9克，陈皮（去白）9克，茯苓6克，甘草1.5克，枳壳（麸炒）4.5克。

水二钟，姜5片，煎一钟，不拘时服。

【功效】 理气化痰。

【临床应用】 主治痰饮咳嗽，痰涩难出，胸闷不适。此方即二陈汤去半夏，佐以桔梗、贝母、枳壳，润肺化痰、宽胸理气。

3. 阴阳攻积丸

【组成】 吴茱萸（炮）、干姜（炒）、官桂（去皮）、川乌（炮）各30克，黄连（炒）、半夏（洗）、橘红、茯苓、槟榔、厚朴（炒）、枳实（炒）、菖蒲（忌铁）、玄胡索（炒）、人参（去芦）、沉香、琥珀（另研）、桔梗各2.4克，巴豆霜（另研）15克。

为细末。皂角180克煎汁，泛为丸，如绿豆大。每服2.4克，渐加4.5克，生姜汤送下。

【功效】 散寒化痰，行气活血，通下散积。

【临床应用】 主治腹部癥瘕积聚，痃癖虫积痰食，脉沉有力或沉紧，不问阴阳皆效。积聚一症，李氏主张分初中末三期论治。初期邪浅，正气尚强，胜任攻邪；中期病久，邪气较深，正气较弱，宜且攻且补；末期邪盛正衰，则宜补益。此方吴茱萸、干姜、官桂、川乌温中散寒暖肾；半夏、橘红、茯苓、菖蒲、桔梗、皂角化痰理气；槟榔、厚朴、枳实、沉香下气导滞，消积除痞；巴豆霜能消腹中癥结；玄胡索、琥珀活血行瘀；人参大补元气；黄连苦寒燥湿，作为反佐，配吴茱萸可用于肝胃不和的胃痛泛酸，伍肉桂可用于心肾不交之失眠，合干姜能止寒性腹痛，一寒一热，互相制约而取效。李氏应用此丸的经验是"补中数日，然后攻伐，不问其积去多少，又与补中，待其神壮则复攻之，屡攻屡补，以平为期"，"去积及半，纯与甘温调养，使脾气健运，则破残之余积，不攻自走"，自谓"此余独得之诀，百发百中者也"。

治验举例 襄阳郡守于鉴如，在白下时，每酒后腹痛，渐至坚硬，得食辄痛。

余诊之曰："脉浮大而长，脾大有积矣。然两尺按之软，不可峻攻。"令服四君子汤七日，投以自制攻积丸三钱，但微下。更以四钱服之，下积十余次，皆黑而韧者。察其形不倦，又进四钱，于是腹大痛而所下甚多。服四君汤十日，又进丸药四钱，去积二次。又进二次，而积下遂至六七碗许。脉大而虚，按之关部豁如矣。乃以补中益气调补一月全愈。

4. 肺痈神汤

【组成】 桔梗 6 克，金银花 3 克，薏苡仁 15 克，甘草节 4.5 克，黄芪（炒）3 克，贝母 4.8 克，甜葶苈（微炒）2.4 克，陈皮 3.6 克，白及 3 克。

水二钟，姜 2 片，煎一钟，食后徐徐服。

【功效】 清热解毒，化痰排脓。

【临床应用】 主治肺痈。症见咳嗽胸痛、咳吐黄稠脓痰、气味腥臭、咽干口燥、脉滑数或实大。方中桔梗、甘草、苡仁化痰排脓；金银花清热解毒；贝母、葶苈、陈皮消痰止咳；白及止血补肺，逐瘀生新；黄芪补中益气，托毒排脓。初起者，去黄芪，加防风一钱；溃后加人参一钱；久不收敛，加合欢皮一钱。士材自制此方，作为肺痈通治方，谓未成可消，已成即溃，已溃能愈，屡用屡验。按：肺痈是由多种原因引起的肺组织化脓症，方中清热解毒之力尚嫌不足，遇有壮热，宜酌加连翘、金荞麦根、鱼腥草、红藤、蒲公英、败酱草等清热解毒之品。

5. 清宁膏

【组成】 麦门冬（去心）300 克，生地黄（酒炒）300 克，广橘红 90 克，桔梗 60 克，甘草 60 克，龙眼肉 240 克。

煎成膏。以苡仁 240 克（淘净炒热）、川贝母 60 克（糯米拌炒，米熟去米）、薄荷净叶 15 克（忌火），俱为细末。拌匀煎膏。时时挑置口中噙化。

【功效】 润肺健脾，止咳化痰。

【临床应用】 主治劳嗽吐血，干咳痰少，口干舌燥，神疲乏力，食少气短，舌红少苔，脉细数或弱。方中麦冬滋阴润肺；生地滋阴补肾、凉血清热；橘红、桔梗、甘草、川贝止咳化痰；龙眼肉、苡仁健脾；薄荷消食下气。此方以润肺不伤脾，补脾不碍肺为其特点。

6. 拯阳理痨汤

【组成】 黄芪（酒炒）6 克，人参（去芦）6 克，肉桂（去皮）2.1 克，当归（酒炒）4.5 克，白术（土炒）3 克，甘草（酒炒）1.5 克，陈皮（去白）3 克，北五味（打碎）1.2 克。

水二钟，姜 3 片，枣肉 2 枚，煎一钟服。

【功效】健脾益气，养血补肾。

【临床应用】 主治虚劳气耗、倦怠懒言、动作喘乏、表热自汗、心烦、遍身作痛。方中黄芪、人参、白术补气健脾；当归补血；肉桂温补肾阳；陈皮理气开胃；五味子敛肺补肾、养心敛汗；甘草调和诸药。如烦热口干，加生地黄；心悸失眠，加丹参、枣仁；咳嗽加麦门冬，痰多加半夏、茯苓；胸闷倍陈皮，加桔梗；食少体重，脘腹胀满，舌苔白腻而厚，加茯苓、苍术；泄泻加升麻、柴胡；口渴加干葛；脉沉迟，加熟附子；脉数有力，去肉桂，加生地。夏月去肉桂，冬月加干姜。

治验举例 侍御冯五玉令爱。发热咳嗽已半载。十月间吐鲜血甚多。一日之内不过食粥一盏，大肉消陷，大便溏泄，沉困着床，脉来七至。余曰："法在不救，人所共知。若能惟余是听，不为旁挠，可救十中之一。"每帖用人参五钱，桂、附各一钱，耆、术各三钱，归、芍各二钱，陈皮一钱。日投三帖。约进七十剂，及壮水丸三斤，而后起于床。又三月而饮食如旧。若泥常法而弃之，幽潜沉冤矣。

7. 拯阴理痨汤

【组成】 牡丹皮3克，当归身（酒洗）3克，麦门冬（去心）3克，炙甘草1．2克，苡仁9克，白芍药（酒炒）2．1克，北五味0．9克，人参1．8克，莲子9克（不去皮），橘红3克，生地黄6克（忌铜铁器，酒姜汁炒透）。

水二钟，枣1枚，煎一钟，分2次徐徐呷之。

【功效】 滋阴清热，益气养血。

【临床应用】 主治虚劳阴虚火动。症见皮寒骨热，食少痰多，咳嗽短气，倦怠焦烦。方中丹皮、麦冬、生地滋阴凉血清热；白芍、当归补血，人参、苡仁、莲子益气健脾；橘红、甘草理气化痰；五味子敛肺补肾。如肺脉重按有力者，去人参；干咳痰少，难以咯出，加贝母、桑皮；咳嗽痰多，色白易咯，加半夏、茯苓；咳痰有血，加阿胶、童便；热盛加地骨皮；倦甚加参三七；不寐或汗多，加酸枣仁；泄泻减当归、生地，加山药、茯苓。此方能补脾保肺，久服无败胃之虞。

（五）治泄泻九法

1. 淡渗：《素问·阴阳应象大论》云："湿胜则濡泻。"李氏根据"治湿不利小便，非其治也"的理论，对于湿邪为主的泄泻，以茯苓、泽泻、猪苓、车前子等淡渗之品，利小便所以实大便，湿去而泻止。

2. 升提：脾主升，司运化水谷。脾气下陷，则脘腹坠胀，肛门坠重，泄泻脱肛，少气乏力，头晕目眩。以补中益气汤升阳益气，亦可佐以风药胜湿之品，如升阳除湿汤治之。

3. 清凉：热邪引起的暴注下迫，烦热口渴，苔黄脉数，宜用黄芩、黄连苦寒清热治之。

4. 疏利：痰凝气滞，食积水停，皆可令人泄泻，宜用祛痰理气，消积逐水法治之，如保和丸、痛泻要方、承气汤、二陈汤、胃苓汤之类。

5. 甘缓：甘能缓中，善禁急速，对于泻利不止，急迫下坠者，可佐以甘草等甘味之品。

6. 酸收：泄泻日久，便次仍多，精气耗散而不收，宜用乌梅、五味子等酸收之品治之。

7. 燥脾：脾喜燥而恶湿，燥湿健脾为治本之法。胜湿以平胃散为主，健脾则宜用四君、六君、参苓白术散等治之。

8. 温肾：肾开窍于二阴。泄泻日久，肾阳虚衰，不能温养脾胃，致成五更泄泻，形寒肢冷，舌淡苔白，脉沉而细，当以四神丸、八味丸、《金匮》肾气丸治之。

9. 固涩：注泄日久，肠道滑脱，须行涩剂，如赤石脂、禹余粮、粟壳、诃子之类。

（六）治癃闭八法

癃闭即小便不利，其中以小便不畅，点滴而短少，病势较缓的为癃；小便闭塞，点滴不通，病势较急者称为闭。癃闭一症，虽属膀胱为病，但与肺脾肾三脏、气滞血瘀、湿热蕴积等有关。李氏治法有下列八种：

1. 清金润肺：肺为水之上源，肺燥不能生水，气化不及膀胱，当清金润肺，以车前、紫菀、麦冬、茯苓、桑皮之类治之。

2. 燥脾健胃：脾气散精，上归于肺，脾失健运，致肺失通调而病癃，当燥脾健胃，治以苍术、白术、茯苓、半夏之类。

3. 滋肾涤热：下焦湿热壅滞，肾水燥热，膀胱不利，当以黄柏、知母、茯苓、泽泻、通草之类滋肾涤热。

4. 淡渗分利：若水液只渗大肠，膀胱因无液而癃闭，宜用茯苓、猪苓、通草、泽泻之品淡渗分利。

5. 疏理气机：《素问·宣明五气篇》云："膀胱不利为癃，不约为遗溺。"膀胱气化不利，宜以枳壳、木通、橘红疏理气机。

6. 苦寒清热：实热内蕴，以致膀胱气化受阻，宜分三焦论治。上焦热者，用山栀、黄芩；中焦热者，用黄连、芍药；下焦热者，用黄柏、知母。

7. 温补脾肾：久病体弱，脾气不升，浊阴难以下降，宜用补中益气汤，气虚宜用独参汤；肾阳不足，命门火衰，膀胱气化无权，而尿不能出，宜用《金匮》肾气丸治之，以温阳益气，补肾利尿。

8. 行瘀散结：瘀血阻塞而小便闭，宜行瘀散结，清利水道，用牛膝、桃仁治之。若兼血虚，面色不华，宜用芎归汤养血。

李氏对癃闭的治法，丰富多采，为后世学者提供了许多有益的经验，值得玩味。

(七) 用药心得

李中梓论药见于四部著作，各有侧重。一为《颐生微论》（1618 年初刻，1642 年删补再版），卷三载最切要者 140 种，悉以时珍《纲目》为主，剪繁去复，独存精要，采集名论，窃附管窥。比之旧本，十更四五。二为《(镌补)雷公炮制药性解》（1622 年），收录 335 种，李中梓在吸取了《神农本草经》、《药性论》、《丹溪药性》、《东垣药性》、《仲景全书》等精华的基础上，对药性作了充分的阐述，明代钱允治在药性之下增补了《雷公炮炙论》的有关内容，使该书成为一部较为详备的药性、炮制方面的专著。三为《医宗必读》（1637 年）卷三、四，论药 440 余

种，每药论述了药物的性味、归经、功用、主治、配伍及禁忌等。各药以歌赋体裁写成，便于初学者诵读，并有小字注文予以阐述。四为《本草通玄》（1667 年），载药 346 种，每药论述了药物的性味、归经、功用、主治、配伍、产地、炮制、煎服法、注意事项、禁忌及辨别药物真伪等。李氏论药精当明晰，切于实用，医著中不仅记载了本人临证用药、亲眼目睹的宝贵经验，而且指正当时世俗滥用寒凉，畏惧温补之药错误，这些论述至今仍有借鉴作用。现摘录部分用药心得，以供参考。

半夏辛温有毒，能燥湿和中，消痰止嗽，开胃健脾，止呕定吐，消痞堕胎。"俗以半夏有毒，用贝母代之。不知贝母寒润，治肺家燥痰之药。半夏温燥，治脾胃湿痰之药。二者天渊，何可代乎"？"俗以半夏为燥，误矣。湿去则土燥，则痰涎不生，非其性燥也。惟阴虚劳损，非湿热之邪而用之，是重竭其津液，医之咎也，岂药之罪哉？愚谓同苍术、茯苓则治湿痰；同栝楼、黄芩则治热痰；同南星、前胡则治风痰；用芥子、姜汁则治寒痰；惟治燥痰但宜以贝母、栝楼，非半夏所司也。半夏主治颇多，总是去湿健脾之力，苟无湿症，与半夏不相蒙也。古人半夏有三禁：谓汗家、渴家、血家，以其行湿利窍耳"。（《本草通玄》）"故寒痰、湿痰、风痰、食积痰、肾虚泛为痰，均非贝母所司也"。（《医宗必读》）

知母苦寒，为肾经本药，兼能清肺。"多服令人泄泻，令人减食。此惟实火燔灼者，方可暂用。若施之于虚损之人，如水益深矣。盖苦寒之味行天地肃杀之令，非长养万物者也。今世未明斯义，误以为滋阴上剂，劳瘵神丹，因而夭枉者不可胜数。予故特表而出之，永为鉴戒"。"每见

俗医，疗虚热之症，往往四物主之，或兼知柏芩连而投之，遂使脾土受伤，上呕下泄，至死不悟，良可悲也"？（《本草通玄》）"知母性寒，不宜多服，近世理痨，尊为上品，往往致泄泻而毙。故肾虚阳痿，脾虚溏泄，不思食，不化食者，皆不可用"。（《医宗必读》）

黄柏泻阴火，除湿热。"苦寒之性，利于实热，不利于虚热。凡脾虚食少，或泻或呕，或好热，或恶冷，或肾虚五更泄泻，小便不禁，少腹冷痛，阳虚发热，瘀血停止，产后血虚发热，金疮发热，痈疽溃后发热，伤食发热，阴虚小水不利，血虚烦躁不眠等症，法咸忌之"。（《医宗必读》）

豨莶草祛风通络，化湿活血，古有补益之说，李氏在《雷公炮制药性解》卷四中亦认为"久服大能补益"。后来士材通过自身实践，证明此说是错误的。"按豨莶苦寒之品，且有毒，令人吐，以为生寒熟温，理或有之。以为生泻熟补，未敢尽信，岂有苦寒搜风之剂，一经蒸煮，便有补益之功耶？世俗以慎微《本草》誉之太过，遂误认为风家至宝。余少时亦信之，及恪诚修事，久用无功，始知方书未可尽凭也"。（《本草通玄》）

大黄苦寒，泻热通肠，破积行瘀，有将军之号。士材说："本血分之药，若在气分用之，未免诛伐太过矣。……凡病在气分，胃虚血虚，胎前产后，并勿轻用，其性苦寒，能伤气耗血也。欲下行者，必生用之。若邪在上者，必须酒服引上至高，祛热而下也"。（《本草通玄》）"大黄虽有拨乱反正之功，然峻剂猛烈，长驱直捣，苟非血分热结，六脉沉实者，切勿轻与推荡"。（《医宗必读》）吐血主用大黄，"吐血之初，多宜大黄下之。夫血以下行为顺，上行为逆，盖因曲而为直也。然又

曰亡血虚家，切禁下之，何也？宜下者，下于畜妄之初。禁下者，禁于亡失之后。不可不明辨也"。（《病机沙篆》）姜春华在《历代中医学家评析》中说："此说极是，当其血之暴吐，可直折之；当其血已亡失，补之不暇，更何能下。"

附子辛热有毒，通十二经，无所不至。具有暖脾胃而驱寒湿，补命门而救阳虚的作用，他的体会是"予每遇大虚之候，参、术无用，必加附子，便得神充食进。若阴虚阳旺，形瘦，脉数者，不可轻投。附子，以蹲坐正节角少，重一两者佳。形不正而伤缺风皱者，不堪用也。"（《本草通玄》）

常山苦寒，有小毒。截疟如神，但有呕吐的副作用。他认为"常山劫痰疗疟，无他药可比，须在发散表邪之后，用之得宜，立建神功。……殊不知常山发吐，惟生用与多用为然，为甘草同行，则亦必吐。若酒浸炒透，但用钱许，余每用必建奇功，未有见其或吐者也。……酒浸一宿，切薄片，慢炙，久炒，形如鸡骨者良"。（同上）

金银花甘而微寒，主胀满下利，消痈散毒，补虚疗风。"世人但知其消毒之功，昧其胀利风虚之用。余于诸症中用之，屡屡见效，奈何忽之耶"？（同上）

硫黄咸热有毒，士材认为硫黄"益命门之火，热而不燥，能润肠结，亦救危神剂。故养正丹用之，常收起死之功"。"绢袋盛碱水煮三日夜，取出清水漂净用。畏细辛、醋、诸血。土硫，止可入疮科，不堪服饵。壬子秋，余应试北雍，值孝廉张抱赤，久荒于色，腹满如斗。参汤送金匮丸，小便稍利，满亦差减。越旬日而满如故，肢体厥逆，仍投前丸，竟无裨也。举家哀乱，惟治终事，抱赤泣而告曰：若可救我，当终其身父事之。余曰：即不敢保

万全，然饵金液丹至数十粒，尚有生理。抱赤连服百粒，小便遄行，满消食进，更以补中八味并进，遂获痊安"。（同上）

香附为女科圣药，应用甚广。《雷公炮制药性解》认为"惟气实而血不大虚者宜之，不然，损其气，燥其血，愈致其疾。惜乎未有发明，而世俗多受女科圣药一句之累矣。性燥，故便制以润之；性散，故醋制以敛之"。

益母草，主行血养血，安胎利产，消浮肿、恶毒疔疮，治头风血虚目疾、瘾疹发痒，堪作浴汤。李氏总结此药的特点为"行血而不伤新血，养血而不滞瘀血，所以为胎产圣药。又能消疮肿者，取其行血而且辛甘发散也"。（同上）

丹砂有毒，他告诫说："自唐世太平日久，膏粱之家，弗得其理，惑于方士，都致殒身，习俗成风，至今未已。斯民何辜，蒙此惨祸，其理渊奥，察之实难，吾愿好事者慎之"。（同上）

斑蝥有大毒，士材记载了服药中毒死亡的情况，"斑蝥入腹，有开山凿岭之势，最称猛烈，故辄致腹痛不可忍。余见里中一壮年患痞疾，服斑蝥数剂，初则大泻不止、烦闷欲绝，继则二便来红，三日而死"。（同上）

外治法方面，李氏著作中还记载了不少内病外治的方法，如商陆根贴脐，能利小便，消除水肿。大蒜捣涂脐，消下焦水，利二便。贴足心，引火下行，止吐衄。口眼歪斜，蓖麻子外治，左歪贴右，右歪贴左。疟疾，生半夏塞鼻，男左女右，立止。卒头痛，用皂荚末搐鼻取嚏；又鹅儿不食草阴干为末，取嚏亦妙。简便易行，可资参考。

李中梓行医四十余年，十分重视研究医学理论，对医学造诣颇深。一生勤于探索，学验兼优，桃李成荫，著作等身，流传极广，影响深远，是一位明清时期的著名医学家。《中医历代各家学说》谓其"既能淹取前贤之精华，又有新的创见，为医学的普及与提高作出了较大贡献。他的学术思想及治疗经验，在祖国医学的发展史中，占有一定地位"。沪上名医姜春华在《历代中医学家评析》中说："李氏无重大的独特思想见解。从其整个著作看，似乎接近东垣，少偏见，无派别。""李氏淡于名利，崇奉释老之学，并未影响其医学。""李氏著述为'懒人便利'，寓普及于提高之中"。"其治验多可参考"。这些评价都是颇为中肯而恰当的。

附：李中梓医学思想研究论文题录
（1949～1997）

1. 李融元 . 明季上海名医李中梓 . 上海中医药杂志 1955；（8）：7～9.

2. 杨春波 . 试论李中梓的学术思想及其主要成就 . 福建中医药 1963；8（4）：24～26.

3. 徐荣斋 . 略论李士材学说 . 浙江中医学院学报 1978；（2）：7～11. 1978；（3）：8～13. 1978；（4）：6～12.

4. 徐荣斋 . 李士材学派考略 . 上海中医药杂志 1980；（2）：43～44.

5. 谭学林 . 李中梓脾肾学说探讨 . 浙江中医学院学报 1982；（6）：1～3.

6. 曹云霖 . 李中梓治疗疑难重症经验初探 . 浙江中医杂志 1985；（1）：31～33.

7. 王米渠 . 李中梓的医学心理学探讨 . 天津中医学院学报 1987；（2）：16～19.

8. 包来发 . 海上名医：注重脾肾自成一派，李中梓治痢用补经验 . 上海中医药杂志 1990；（12）：31.

9. 冯恩波 . 李中梓治泻九法补识 . 北京中医药大学学报 1994；17（3）：12～14.

10. 金庆江，等 . 李中梓对吴中医学的影响 . 江苏中医 1994；15（9）：45.

11. 倪世美，等 . 李中梓"水火阴阳论"浅析 . 浙江中医学院学报 1995；19（2）：1～2.

12. 张英强 . 医宗必读·不失人情论 . 成都中医药大学学报 1995；18（4）：44～45.